日本人の食事摂取基準

厚生労働省「日本人の食事摂取基準」策定検討会報告書

Dietary Reference Intakes for Japanese, 2020

伊藤貞嘉／佐々木 敏〔監修〕

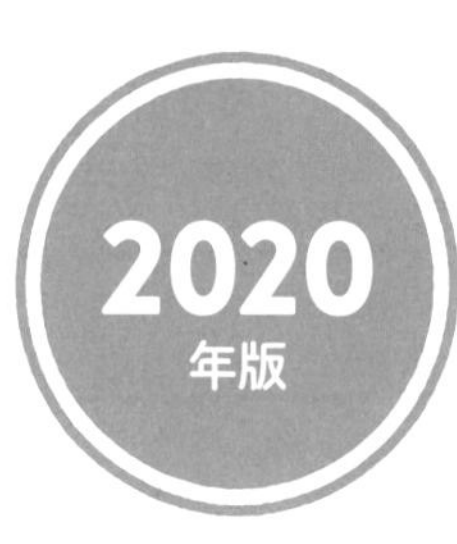

第一出版

刊行にあたって

「日本人の食事摂取基準」は、健康増進法の規定に基づき、国民の健康の保持・増進を図る上で摂取することが望ましいエネルギー及び栄養素の量の基準を厚生労働大臣が定めるもので、5年毎に改定を行っています。厚生労働省は令和元年12月24日に、新たな基準（2020年版）の策定検討会の報告書を発表しました。それを掲載したホームページ上には、サブタイトルとして「**～誰もがより長く元気に活躍できる社会を目指し、高齢者のフレイル予防のほか、若いうちからの生活習慣病予防に対応～**」と記載されています。本書は食事摂取基準（2020年版）とその有効活用を目的としています。

食事摂取基準（2020年版）の策定方法は原則として2015年版の方法を踏襲しましたが、いくつかの重要な改定がされています。特に高齢社会の更なる進展とその先の社会への対応を視野に入れております。栄養に関連した身体・代謝機能の低下の回避の観点から、2015年版でのテーマである健康の保持・増進、生活習慣病の発症予防及び重症化予防に加え、2020年版では高齢者の低栄養予防やフレイル予防も視野に入れて策定が行われました。また、関連する各種疾患ガイドラインとも調和が図られています。各論では、「エネルギー・栄養素」、「対象特性」、「生活習慣病とエネルギー・栄養素との関連」が章立てでまとめられています。主な改定のポイントは下記のとおりです。

【主な改定のポイント】

○活力ある健康長寿社会の実現に向けて

- きめ細かな栄養施策を推進する観点から、50歳以上について、より細かな年齢区分による摂取基準を設定。
- 高齢者のフレイル予防の観点から、総エネルギー量に占めるべきたんぱく質由来エネルギー量の割合（%エネルギー）について、65歳以上の目標量の下限を13%エネルギーから15%エネルギーに引き上げ。
- 若いうちからの生活習慣病予防を推進するため、以下の対応を実施。
  - ― 飽和脂肪酸、カリウムについて、小児の目標量を新たに設定。
  - ― ナトリウム（食塩相当量）について、成人の目標量を0.5 g/日引き下げるとともに、高血圧及び慢性腎臓病（CKD）の重症化予防を目的とした量として、新たに6 g/日未満と設定。
  - ― コレステロールについて、脂質異常症の重症化予防を目的とした量として、新たに200 mg/日未満に留めることが望ましいことを記載。

○ EBPM（Evidence Based Policy Making：根拠に基づく政策立案）の更なる推進に向けて

- 食事摂取基準を利用する専門職等の理解の一助となるよう、目標量のエビデンスレベルを対象栄養素ごとに新たに設定。

構成もよりわかりやすくなるように改定し、各項目の記載についても統一した形式となっています。2015年版では参考資料とされていた「対象特性」である妊婦・授乳婦、乳児・小児、高齢者が、各論の一部として加えられています。特に若年女性のやせの問題についても記載され、小児について一部未設定となっていた摂取基準が設定されました。また、生活習慣病とエネルギー・栄養素との関連について、高血圧、脂質異常症、糖尿病、慢性腎臓病（CKD）の記述が新たに加えられました。さらに、総論及び各論（エネルギー・栄養素）については、各項目の末尾にそこで記載されている重要事項が概要として記載されており、内容の理解が一層促進されるように工夫されています。

2020年には東京で国際栄養サミットが開催されます。「日本人の食事摂取基準」は国際的視点から見ても優れたものですので、内容を海外に積極的に発信（英語版の公表等）していくことも視野に入れて策定されました。

「医食同源」、適切な食は健康の基本です。本書が行政・医療・介護領域の管理栄養士等の多くの方々に活用されることを期待します。

最後に、「日本人の食事摂取基準」策定検討会の各委員の皆様、佐々木敏東京大学教授をはじめとするワーキンググループの委員の皆様のお力により素晴らしい成果物ができました。衷心より感謝申し上げます。

令和２年２月

「日本人の食事摂取基準」策定検討会
座長　伊藤 貞嘉

ワーキンググループ座長を代表して

日本人の食事摂取基準（2020 年版）は、14 人のワーキンググループ・メンバーが中心となり、たくさんの専門家の協力を得て、研究論文の検索と抽出、読解を行い、策定にあたりました。また、今回は、厚生労働科学研究『日本人の食事摂取基準（2020 年版）の策定に資する代謝性疾患の栄養評価並びに各栄養素等の最新知見の評価に関する研究（H29-循環器等-指定-001)』において 27 人の若手研究者の協力を得て詳細な系統的レビューが行われました（この研究成果は厚生労働科学研究成果データベースで公開されています)。

今回の食事摂取基準は、このように数多くの専門家の献身的な作業によって策定されたものです。ぜひ広くかつ積極的に活用していただきたく、よろしくお願い申し上げます。

●最大・最高の栄養情報を国民に

ワーキンググループの作業量は膨大でした。その背景には、食事摂取基準が直接の対象とする人間栄養学の論文数の急激な増加があります。**図 1** は科学的根拠に基づく医療（evidence-based medicine：EBM）と科学的根拠に基づく栄養学・栄養業務（evidence-based nutrition：EBN）という用語が論題または抄録に含まれていた論文数を PubMed（医学文献データベース MEDLINE を中心として世界中の医学文献を検索できるシステム）で数えたものです。EBN を扱った論文数が 2005 年（食事摂取基準が初めて策定された年度）以後急増しています。これとほぼ比例して食事摂取基準の参考文献数も増えてきました（**図 2**)。国民に最大・最高の栄養情報を届けるべく、ワーキンググループのメンバーは膨大な研究論文を検索、抽出、精査し、2020 年版をまとめ上げました。

●臨床栄養・高齢者栄養への拡張

今回の食事摂取基準のトピックスのひとつに、「エネルギー・栄養素と生活習慣病の関連」が正式な章になったことがあります。このために、生活習慣病と栄養に関連する研究論文が今まで以上にていねいに収集され精査されました。生活習慣病の重症化予防は治療であり、臨床栄養に属します。食事摂取基準が臨床栄養にまで拡張された意義は大きいと思います。また、高齢社会に対応すべく、フレイルを中心に、高齢者栄養への拡張も試みられました。いずれもまだ「試み」の段階ですが、新たな時代に入った感があります。

●研究者の枯渇

その一方で、食事摂取基準の策定に資する研究を行える研究者、食事摂取基準の策定を担える専門家の枯渇が指摘されました。**図3**は、「総論、5. 今後の課題、5-1. 策定上の課題」の一部分です。この問題は栄養業務に関わるすべての人が真摯に捉え、打開策を模索すべき、喫緊の課題です。みなさん、どうぞ、この問題を自分自身のこと、そして、明日の日本人のこととして考えてください。よろしくお願いいたします。

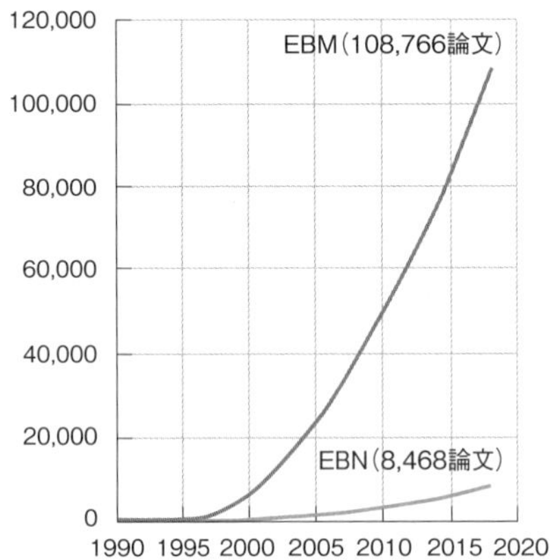

図1 科学的根拠に基づく医療（evidence-based medicine: EBM）と科学的根拠に基づく栄養学・栄養業務（evidence-based nutrition: EBN）という用語が論題または抄録に含まれていた論文数をPubMedで数えた結果
検索期日：2020年2月11日

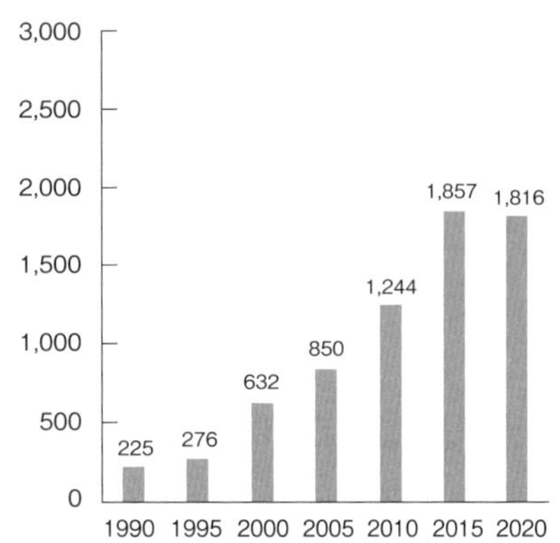

図2 「日本人の食事摂取基準」または「日本人の栄養所要量」で使われた（引用された）論文数の推移（筆者調べ）
章のあいだでの論文の重複は考慮していない。

> （前略）ところが、我が国における当該分野の研究者の数とその質は、論文数の増加と食事摂取基準の策定に要求される能力に対応できておらず、近い将来、食事摂取基準の策定に支障を来すおそれが危惧される。当該分野における質の高い研究者を育成するための具体的な方策が早急に講じられなければならない。

図3 総論、5. 今後の課題、5-1. 策定上の課題の一部分（p.46）

令和2年2月

東京大学大学院医学系研究科　社会予防疫学分野　佐々木 敏

目　次

オリジナル資料

「日本人の食事摂取基準」策定検討会
構成員名簿

五十音順，敬称略
（平成 31 年 3 月現在）

氏名	所属
雨海　照祥	武庫川女子大学　教授
◎伊藤　貞嘉	東北大学大学院　教授
宇都宮　一典	東京慈恵会医科大学　総合健診・予防医学センター センター長・臨床専任教授
柏原　直樹	川崎医科大学　主任教授
勝川　史憲	慶應義塾大学　教授
木戸　康博	金沢学院大学　教授
○葛谷　雅文	名古屋大学大学院　教授
斎藤　トシ子	新潟医療福祉大学　教授
櫻井　孝	国立長寿医療研究センター　センター長
佐々木　敏	東京大学大学院　教授
佐々木　雅也	滋賀医科大学　教授
柴田　克己	甲南女子大学　教授
土橋　卓也	製鉄記念八幡病院　理事長・病院長
横手　幸太郎	千葉大学大学院　教授
横山　徹爾	国立保健医療科学院　部長

◎座長，○副座長

「日本人の食事摂取基準」策定検討会
ワーキンググループ　構成員名簿

五十音順，敬称略
（平成31年3月現在）

氏名	所属
朝倉　敬子	東邦大学　准教授
上西　一弘	女子栄養大学　教授
宇都宮　一典	東京慈恵会医科大学　総合健診・予防医学センター センター長・臨床専任教授
梅垣　宏行	名古屋大学大学院　准教授
勝川　史憲	慶應義塾大学　教授
神田　英一郎	川崎医科大学　学長付特任教授
◎佐々木　敏	東京大学大学院　教授
柴田　克己	甲南女子大学　教授
清水　俊明	順天堂大学　教授
瀧本　秀美	国立健康・栄養研究所　部長
竹本　稔	国際医療福祉大学　主任教授
田中　清	神戸学院大学　教授
三浦　克之	滋賀医科大学　教授
吉田　宗弘	関西大学　副学長・教授

◎座長

「日本人の食事摂取基準」策定検討会
ワーキンググループ　協力者名簿

五十音順，敬称略
（平成31年3月現在）

水溶性ビタミン

渡邉　文雄　　鳥取大学　教授

脂質異常症

藤岡　由夫　　神戸学院大学　教授

慢性腎臓病（CKD）

加藤　明彦　　浜松医科大学　准教授

蒲澤　秀門　　新潟大学　特任助教

菅野　義彦　　東京医科大学病院　主任教授

鈴木　芳樹　　新潟大学保健管理センター　教授

幡谷　浩史　　東京都立小児総合医療センター　部長

細島　康宏　　新潟大学大学院　特任准教授

I　総論

1　策定方針

日本人の食事摂取基準は、健康な個人及び集団を対象として、国民の健康の保持・増進、生活習慣病の予防のために参照するエネルギー及び栄養素の摂取量の基準を示すものである。

日本人の食事摂取基準（2020 年版）策定の方向性を**図 1** に示した。平成 25 年度に開始した健康日本 21（第二次）では、高齢化の進展や糖尿病等有病者数の増加等を踏まえ、主要な生活習慣病の発症予防と重症化予防の徹底を図るとともに、社会生活を営むために必要な機能の維持及び向上を図ること等が基本的方向として掲げられている。こうしたことから、2020 年版については、栄養に関連した身体・代謝機能の低下の回避の観点から、健康の保持・増進、生活習慣病の発症予防及び重症化予防に加え、高齢者の低栄養予防やフレイル予防も視野に入れて策定を行うこととした。このため、関連する各種疾患ガイドラインとも調和を図っていくこととした。なお、フレイル（Frailty）の用語については、2015 年版では「フレイルティ」を用いたが、平成 26 年 5 月の日本老年医学会の提唱を踏まえ、2020 年版においては「フレイル」を用いることとした[1)]。

また、科学的根拠に基づく策定を行うことを基本とし、現時点で根拠は十分ではないが重要な課題については、今後、実践や研究を推進していくことで根拠の集積を図る必要があることから、研究課題の整理も行うこととした。

さらに、本文読後の理解を助けるものとして、総論及び各論（エネルギー・栄養素）については、分野ごとに概要を示した。

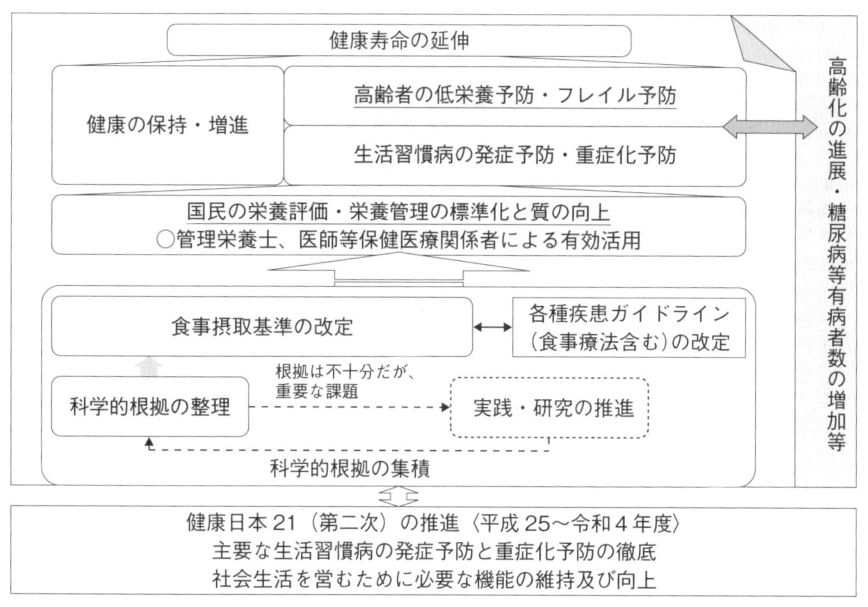

図 1　日本人の食事摂取基準（2020 年版）策定の方向性

1-1 対象とする個人及び集団の範囲

食事摂取基準の対象は、健康な個人及び健康な者を中心として構成されている集団とし、生活習慣病等に関する危険因子を有していたり、また、高齢者においてはフレイルに関する危険因子を有していたりしても、おおむね自立した日常生活を営んでいる者及びこのような者を中心として構成されている集団は含むものとする。具体的には、歩行や家事などの身体活動を行っている者であり、体格〔body mass index：BMI、体重(kg)÷身長$(m)^2$〕が標準より著しく外れていない者とする。なお、フレイルについては、現在のところ世界的に統一された概念は存在せず、フレイルを健常状態と要介護状態の中間的な段階に位置づける考え方と、ハイリスク状態から重度障害状態までをも含める考え方があるが、食事摂取基準においては、食事摂取基準の対象範囲を踏まえ、前者の考え方を採用する[1)]。

また、疾患を有していたり、疾患に関する高いリスクを有していたりする個人及び集団に対して治療を目的とする場合は、食事摂取基準におけるエネルギー及び栄養素の摂取に関する基本的な考え方を必ず理解した上で、その疾患に関連する治療ガイドライン等の栄養管理指針を用いることになる。

1-2 策定するエネルギー及び栄養素

食事摂取基準は、健康増進法に基づき、厚生労働大臣が定めるものとされている**図2**に示したエネルギー（熱量）及び栄養素について、その摂取量の基準を策定するものである。

併せて、国民の健康の保持・増進を図る上で重要な栄養素であり、かつ十分な科学的根拠に基づき、望ましい摂取量の基準を策定できるものがあるかについて、諸外国の食事摂取基準も参考に検討する。

1　国民がその健康の保持増進を図る上で摂取することが望ましい**熱量**に関する事項

2　国民がその健康の保持増進を図る上で摂取することが望ましい次に掲げる**栄養素の量**に関する事項
　イ　国民の栄養摂取の状況からみてその欠乏が国民の健康の保持増進に影響を与えているものとして厚生労働省令で定める栄養素
　　・たんぱく質
　　・n-6系脂肪酸、n-3系脂肪酸
　　・炭水化物、食物繊維
　　・ビタミンA、ビタミンD、ビタミンE、ビタミンK、ビタミンB_1、ビタミンB_2、ナイアシン、ビタミンB_6、ビタミンB_{12}、葉酸、パントテン酸、ビオチン、ビタミンC
　　・カリウム、カルシウム、マグネシウム、リン、鉄、亜鉛、銅、マンガン、ヨウ素、セレン、クロム、モリブデン
　ロ　国民の栄養摂取の状況からみてその過剰な摂取が国民の健康の保持増進に影響を与えているものとして厚生労働省令で定める栄養素
　　・脂質、飽和脂肪酸、コレステロール
　　・糖類（単糖類又は二糖類であって、糖アルコールでないものに限る。）
　　・ナトリウム

図2　健康増進法に基づき定める食事摂取基準

1-3　指標の目的と種類

●エネルギーの指標

エネルギーについては、エネルギー摂取の過不足の回避を目的とする指標を設定する。

●栄養素の指標

栄養素の指標は、三つの目的からなる五つの指標で構成する。具体的には、摂取不足の回避を目的とする３種類の指標、過剰摂取による健康障害の回避を目的とする指標及び生活習慣病の発症予防を目的とする指標から構成する（**図３**）。なお、食事摂取基準で扱う生活習慣病は、高血圧、脂質異常症、糖尿病及び慢性腎臓病（chronic kidney disease：CKD）を基本とするが、我が国において大きな健康課題であり、栄養素との関連が明らかであるとともに栄養疫学的に十分な科学的根拠が存在する場合には、その他の疾患も適宜含める。また、脳血管疾患及び虚血性心疾患は、生活習慣病の重症化に伴って生じると考え、重症化予防の観点から扱うこととする。

摂取不足の回避を目的として、「推定平均必要量」（estimated average requirement：EAR）を設定する。推定平均必要量は、半数の者が必要量を満たす量である。推定平均必要量を補助する目的で「推奨量」（recommended dietary allowance：RDA）を設定する。推奨量は、ほとんどの者が充足している量である。

十分な科学的根拠が得られず、推定平均必要量と推奨量が設定できない場合は、「目安量」（adequate intake：AI）を設定する。一定の栄養状態を維持するのに十分な量であり、目安量以上を摂取している場合は不足のリスクはほとんどない。

過剰摂取による健康障害の回避を目的として、「耐容上限量」（tolerable upper intake level：UL）を設定する。十分な科学的根拠が得られない栄養素については設定しない。

一方、生活習慣病の発症予防を目的として食事摂取基準を設定する必要のある栄養素が存在する。しかしながら、そのための研究の数及び質はまだ十分ではない[2)]。そこで、これらの栄養素に関して、「生活習慣病の発症予防のために現在の日本人が当面の目標とすべき摂取量」として「目標量」（tentative dietary goal for preventing life-style related diseases：DG）を設定する。なお、生活習慣病の重症化予防及びフレイル予防を目的として摂取量の基準を設定できる栄養素については、発症予防を目的とした量（目標量）とは区別して示す。

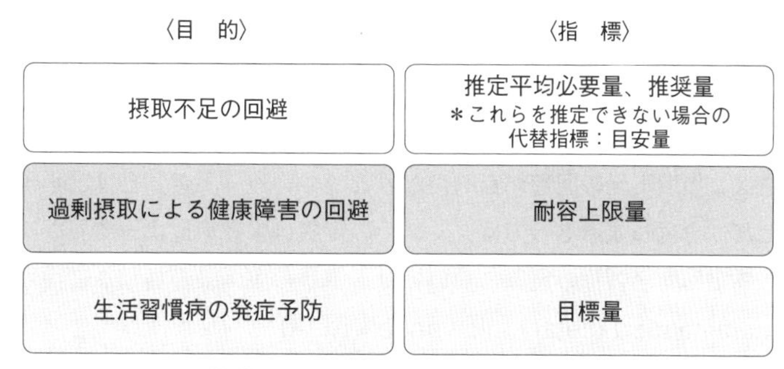

図３　栄養素の指標の目的と種類

※十分な科学的根拠がある栄養素については、上記の指標とは別に、生活習慣病の重症化予防及びフレイル予防を目的とした量を設定

1-4 年齢区分

乳児については、前回と同様に、「出生後6か月未満（0～5か月）」と「6か月以上1歳未満（6～11か月）」の二つに区分することとし、特に成長に合わせてより詳細な年齢区分設定が必要と考えられる場合には、「出生後6か月未満（0～5か月）」及び「6か月以上9か月未満（6～8か月）」、「9か月以上1歳未満（9～11か月）」の三つの区分とする。

1～17歳を小児、18歳以上を成人とする。なお、高齢者については、65～74歳、75歳以上の二つの区分とする。

2 策定の基本的事項

2-1 指標の概要

2-1-1 エネルギーの指標

エネルギーについては、エネルギーの摂取量及び消費量のバランス（エネルギー収支バランス）の維持を示す指標として、BMIを用いた。このため、成人における観察疫学研究において報告された総死亡率が最も低かったBMIの範囲、日本人のBMIの実態などを総合的に検証し、目標とするBMIの範囲を提示した。なお、BMIは、健康の保持・増進、生活習慣病の発症予防、さらには、加齢によるフレイルを回避するための要素の一つとして扱うことに留めるべきである。

なお、エネルギー必要量については、無視できない個人間差が要因として多数存在するため、性・年齢区分・身体活動レベル別に単一の値として示すのは困難であるが、エネルギー必要量の概念は重要であること、目標とするBMIの提示が成人に限られていること、エネルギー必要量に依存することが知られている栄養素の推定平均必要量の算出に当たってエネルギーの必要量の概数が必要となることなどから、参考資料としてエネルギー必要量の基本的事項や測定方法、推定方法を記述するとともに、併せて推定エネルギー必要量を参考表として示した。

2-1-2 栄養素の指標

●**推定平均必要量**（estimated average requirement：EAR）

ある対象集団において測定された必要量の分布に基づき、母集団（例えば、30～49歳の男性）における必要量の平均値の推定値を示すものとして「推定平均必要量」を定義する。つまり、当該集団に属する50%の者が必要量を満たす（同時に、50%の者が必要量を満たさない）と推定される摂取量として定義される。

推定平均必要量は、摂取不足の回避が目的だが、ここでいう「不足」とは、必ずしも古典的な欠乏症が生じることだけを意味するものではなく、その定義は栄養素によって異なる。それぞれの栄養素で用いられた推定平均必要量の定義については、本章の**表4**及び各論を参照されたい。

●**推奨量**（recommended dietary allowance：RDA）

ある対象集団において測定された必要量の分布に基づき、母集団に属するほとんどの者（97～98%）が充足している量として「推奨量」を定義する。推奨量は、推定平均必要量が与えられる栄養素に対して設定され、推定平均必要量を用いて算出される。

推奨量は、実験等において観察された必要量の個人間変動の標準偏差を、母集団における必要量の個人間変動の標準偏差の推定値として用いることにより、理論的には、（推定必要量の平均値＋

2×推定必要量の標準偏差）として算出される。しかし、実際には推定必要量の標準偏差が実験から正確に与えられることは稀である。そのため、多くの場合、推定値を用いざるを得ない。

したがって、

推奨量＝推定平均必要量×（1＋2×変動係数）＝推定平均必要量×推奨量算定係数

として、推奨量を求めた。

●目安量（adequate intake：AI）

特定の集団における、ある一定の栄養状態を維持するのに十分な量として「目安量」を定義する。十分な科学的根拠が得られず「推定平均必要量」が算定できない場合に算定するものとする。実際には、特定の集団において不足状態を示す者がほとんど観察されない量として与えられる。基本的には、健康な多数の者を対象として、栄養素摂取量を観察した疫学的研究によって得られる。

目安量は、次の三つの概念のいずれかに基づく値である。どの概念に基づくものであるかは、栄養素や性・年齢区分によって異なる。

①特定の集団において、生体指標等を用いた健康状態の確認と当該栄養素摂取量の調査を同時に行い、その結果から不足状態を示す者がほとんど存在しない摂取量を推測し、その値を用いる場合：対象集団で不足状態を示す者がほとんど存在しない場合には栄養素摂取量の中央値を用いる。

②生体指標等を用いた健康状態の確認ができないが、健康な日本人を中心として構成されている集団の代表的な栄養素摂取量の分布が得られる場合：原則、栄養素摂取量の中央値を用いる。

③母乳で保育されている健康な乳児の摂取量に基づく場合：母乳中の栄養素濃度と哺乳量との積を用いる。

●耐容上限量（tolerable upper intake level：UL）

健康障害をもたらすリスクがないとみなされる習慣的な摂取量の上限として「耐容上限量」を定義する。これを超えて摂取すると、過剰摂取によって生じる潜在的な健康障害のリスクが高まると考える。

理論的には、「耐容上限量」は、「健康障害が発現しないことが知られている習慣的な摂取量」の最大値（健康障害非発現量、no observed adverse effect level：NOAEL）と「健康障害が発現したことが知られている習慣的な摂取量」の最小値（最低健康障害発現量、lowest observed adverse effect level：LOAEL）との間に存在する。しかし、これらの報告は少なく、特殊な集団を対象としたものに限られること、さらには、動物実験や *in vitro* など人工的に構成された条件下で行われた実験で得られた結果に基づかねばならない場合もあることから、得られた数値の不確実性と安全の確保に配慮して、NOAEL 又は LOAEL を「不確実性因子」（uncertain factor：UF）で除した値を耐容上限量とした。具体的には、基本的に次のようにして耐容上限量を算定した。

- ヒトを対象として通常の食品を摂取した報告に基づく場合：

  UL＝NOAEL÷UF（UF には 1 から 5 の範囲で適当な値を用いた）

- ヒトを対象としてサプリメントを摂取した報告に基づく場合、又は、動物実験や *in vitro* の実験に基づく場合：

  UL＝LOAEL÷UF（UF には 10 を用いた）

●目標量（tentative dietary goal for preventing life-style related diseases：DG）

生活習慣病の発症予防を目的として、特定の集団において、その疾患のリスクや、その代理指標となる生体指標の値が低くなると考えられる栄養状態が達成できる量として算定し、現在の日本人が当面の目標とすべき摂取量として「目標量」を設定する。これは、疫学研究によって得られた知見を中心とし、実験栄養学的な研究による知見を加味して策定されるものである。しかし、栄養素摂取量と生活習慣病のリスクとの関連は連続的であり、かつ、閾値が存在しない場合が多い（図 4）。このような場合には、好ましい摂取量として、ある値又は範囲を提唱することは困難である。そこで、諸外国の食事摂取基準や疾病予防ガイドライン、現在の日本人の摂取量・食品構成・嗜好などを考慮し、実行可能性を重視して設定することとした。また、生活習慣病の重症化予防及びフレイル予防を目的とした量を設定できる場合は、発症予防を目的とした量（目標量）とは区別して示すこととした。

各栄養素の特徴を考慮して、基本的には次の 3 種類の算定方法を用いた。なお、次の算定方法に該当しない場合でも、栄養政策上、目標量の設定の重要性を認める場合は基準を策定することとした。

- 望ましいと考えられる摂取量よりも現在の日本人の摂取量が少ない場合：範囲の下の値だけを算定する。食物繊維とカリウムが相当する。これらの値は、実現可能性を考慮し、望ましいと考えられる摂取量と現在の摂取量（中央値）との中間値を用いた。小児については、目安量で用いたものと同じ外挿方法（参照体重を用いる方法）を用いた。ただし、この方法で算出された摂取量が現在の摂取量（中央値）よりも多い場合は、現在の摂取量（中央値）を目標量とした。
- 望ましいと考えられる摂取量よりも現在の日本人の摂取量が多い場合：範囲の上の値だけを算定する。飽和脂肪酸、ナトリウム（食塩相当量）が相当する。これらの値は、最近の摂取量の推移と実現可能性を考慮して算定した。小児のナトリウム（食塩相当量）については、推定エネルギー必要量を用いて外挿し、実現可能性を考慮して算定した。
- 生活習慣病の発症予防を目的とした複合的な指標：構成比率を算定する。エネルギー産生栄養素バランス〔たんぱく質、脂質、炭水化物（アルコールを含む）が、総エネルギー摂取量に占めるべき割合〕がこれに相当する。

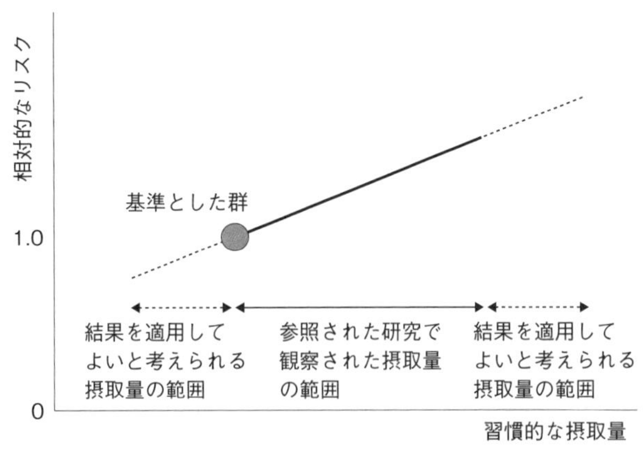

図 4　目標量を理解するための概念図

栄養素摂取量と生活習慣病のリスクとの関連は連続的であり、かつ、閾値が存在しない場合が多い。関連が直線的で閾値のない典型的な例を図に示した。実際には、不明確ながら閾値が存在すると考えられるものや関連が曲線的なものも存在する。

参考 1 食事摂取基準の各指標を理解するための概念

推定平均必要量や耐容上限量などの指標を理解するための概念図を**図 5** に示す。この図は、習慣的な摂取量と摂取不足又は過剰摂取に由来する健康障害のリスク、すなわち、健康障害が生じる確率との関係を概念的に示している。この概念を集団に当てはめると、摂取不足を生じる者の割合又は過剰摂取によって健康障害を生じる者の割合を示す図として理解することもできる。

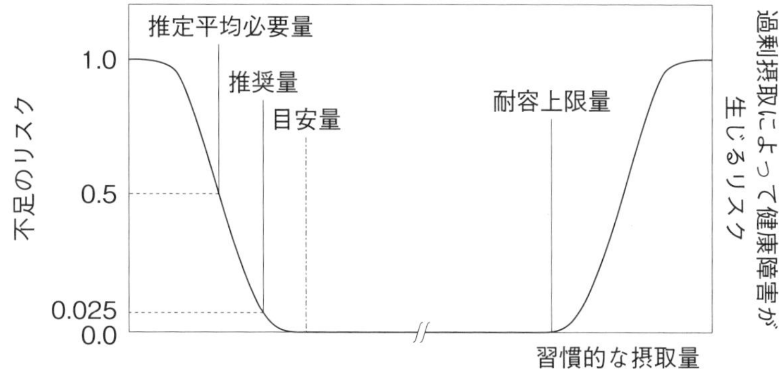

図 5　食事摂取基準の各指標（推定平均必要量、推奨量、目安量、耐容上限量）を理解するための概念図

縦軸は、個人の場合は不足又は過剰によって健康障害が生じる確率を、集団の場合は不足状態にある者又は過剰摂取によって健康障害を生じる者の割合を示す。

不足の確率が推定平均必要量では 0.5（50%）あり、推奨量では 0.02～0.03（中間値として 0.025）（2～3% 又は 2.5%）あることを示す。耐容上限量以上の量を摂取した場合には過剰摂取による健康障害が生じる潜在的なリスクが存在することを示す。そして、推奨量と耐容上限量との間の摂取量では、不足のリスク、過剰摂取による健康障害が生じるリスクともに 0（ゼロ）に近いことを示す。

目安量については、推定平均必要量及び推奨量と一定の関係を持たない。しかし、推奨量と目安量を同時に算定することが可能であれば、目安量は推奨量よりも大きい（図では右方）と考えられるため、参考として付記した。

目標量は、ここに示す概念や方法とは異なる性質のものであることから、ここには図示できない。

2-2 レビューの方法

可能な限り科学的根拠に基づいた策定を行うことを基本とした。システマティック・レビューの手法を用いて、国内外の学術論文や入手可能な学術資料を最大限に活用することにした。

エネルギー及び栄養素についての基本的なレビューにおいては、「日本人の食事摂取基準（2015年版）」の策定において課題となっていた部分について特に重点的にレビューを行った。併せて、高齢者、乳児等の対象特性についてのレビューを行った。エネルギー及び栄養素と生活習慣病の発症予防・重症化予防との関係についてのレビューは、高血圧、脂質異常、高血糖及び腎機能低下に関するリサーチクエスチョンの定式化を行うため、可能な限りPICO形式を用いてレビューした[3)]。このほか栄養素摂取量との数量的関連が多数の研究によって明らかにされ、その予防が日本人にとって重要であると考えられている疾患に限ってレビューの対象とした。この際、研究対象者の健康状態や重症度の分類に留意して検討することとした。これらのレビューは、平成29～30年度厚生労働行政推進調査事業費補助金（循環器疾患・糖尿病等生活習慣病対策総合研究事業）の「日本人の食事摂取基準（2020年版）の策定に資する代謝性疾患の栄養評価及び各栄養素等の最新知見の評価に関する研究」を中心に行った。こうしたレビューの方法については、今後、その標準化を図っていく必要がある。特に、摂取量の数値の算定を目的とする食事摂取基準で求められるレビューの方法は、定性的な予防及び治療指針の策定を目的とする他のガイドラインで求められるレビューの方法とは異なるため、食事摂取基準に特化したレビュー方法の開発、向上及びその標準化を図る必要がある。

なお、前回の策定までに用いられた論文や資料についても必要に応じて再検討を行った。ただし、他の医療分野と異なり、エビデンスレベルを判断し明示する方法は、人間栄養学、公衆栄養学、予防栄養学では十分に確立していない。加えて、得られるエビデンスレベルは、栄養素間でばらつきが生じる。

こういった実情を踏まえ、メタ・アナリシスなど、情報の統合が定量的に行われている場合には、基本的にはそれを優先的に参考にすることとした。実際には、それぞれの研究の内容を詳細に検討し、現時点で利用可能な情報で、最も信頼度の高い情報を用いるように留意した。さらに、食事摂取基準のように、「定性的な文章」ではなく、「量」の算定を目的とするガイドラインにおいては、通常のメタ・アナリシスよりも量・反応関係メタ・アナリシス（dose-response meta-analysis）から得られる情報の利用価値が高い。そこで、今回の策定では、目標量に限って、**表1**のような基準でエビデンスレベルを付すことにした。

表1　目標量の算定に付したエビデンスレベル[1,2]

エビデンスレベル	数値の算定に用いられた根拠	栄養素
D1	介入研究又はコホート研究のメタ・アナリシス、並びにその他の介入研究又はコホート研究に基づく。	たんぱく質、飽和脂肪酸、食物繊維、ナトリウム（食塩相当量）、カリウム
D2	複数の介入研究又はコホート研究に基づく。	—
D3	日本人の摂取量等分布に関する観察研究（記述疫学研究）に基づく。	脂質
D4	他の国・団体の食事摂取基準又はそれに類似する基準に基づく。	—
D5	その他	炭水化物[3]

[1] 複数のエビデンスレベルが該当する場合は上位のレベルとする。

[2] 目標量は食事摂取基準として十分な科学的根拠がある栄養素について策定するものであり、エビデンスレベルはあくまでも参考情報である点に留意すべきである。

[3] 炭水化物の目標量は、総エネルギー摂取量（100％エネルギー）のうち、たんぱく質及び脂質が占めるべき割合を差し引いた値である。

2-3　指標及び基準改定の採択方針

●推定平均必要量（estimated average requirement：EAR）

- 十分な科学的根拠が得られたものについては、推定平均必要量を設定する。
- 推定平均必要量の算定において、身体的エンドポイントを変更した場合には、その根拠に基づき推定平均必要量の値を変更する。
- 参照体位の変更に伴い、必要に応じて推定平均必要量の値を変更する。

●推奨量（recommended dietary allowance：RDA）

- 推定平均必要量を設定したものについては、推奨量を設定する。
- 変動係数の変更が必要と判断される明確な根拠が得られ、変動係数を変更したものについては、推奨量を変更する。

●目安量（adequate intake：AI）

- 栄養素の不足状態を示す者がほとんど存在しない集団で、日本人の代表的な栄養素摂取量の分布が得られる場合は、その中央値とする。この場合、複数の報告において、最も摂取量が少ない集団の中央値を用いることが望ましい。

　また、目安量の策定に当たっては、栄養素の不足状態を示さない「十分な量」の程度に留意する必要があることから、その取扱いは以下のとおりとする。

①他国の食事摂取基準や国際的なガイドライン、調査データ等を参考に判断できる場合には、中央値にこだわらず、適切な値を選択する。

②得られる日本人の代表的な栄養素摂取量のデータが限定的かつ参考となる情報が限定的で「十分な量」の程度の判断が困難な場合には、そのことを記述の上、得られるデータの中央値を選択しても差し支えない。

●耐容上限量（tolerable upper intake level：UL）

- 十分な科学的根拠が得られたものについては、耐容上限量を設定する。
- 新たな知見により、健康障害発現量を見直す必要が生じた場合には、耐容上限量を変更する。
- 不確実性要因の決定において変更が必要な知見が新たに得られた場合には、不確実性因子（UF）を変更する。

●目標量（tentative dietary goal for preventing life-style related diseases：DG）

- 値を設定するに十分な科学的根拠を有し、かつ現在の日本人において、食事による摂取と生活習慣病との関連での優先度が高いものについては、目標量を設定する。
- 十分な科学的根拠により導き出された値が、国民の摂取実態と大きく乖離している場合は、当面摂取を目標とする量として目標量を設定する。
- なお、生活習慣病の重症化予防及びフレイル予防を目的として摂取量の基準を設定する必要のある栄養素については、発症予防を目的とした量（目標量）とは区別して設定し、食事摂取基準の各表の脚注に示す。

2-4 年齢区分

表2に示した年齢区分を用いることとした。乳児については、前回と同様に、「出生後6か月未満（0～5か月）」と「6か月以上1歳未満（6～11か月）」の二つに区分することとしたが、特に成長に合わせてより詳細な年齢区分設定が必要と考えられたエネルギー及びたんぱく質については、「出生後6か月未満（0～5か月）」及び「6か月以上9か月未満（6～8か月）」、「9か月以上1歳未満（9～11か月）」の三つの区分で表した。なお、エネルギー及びたんぱく質以外の栄養素でも詳細な月齢区分の設定が必要と考えられるが、母乳中の栄養素濃度や乳児の離乳食に関して信頼度の高い新たな知見が得られなかったことから、今後の課題とする。

1～17歳を小児、18歳以上を成人とした。なお、高齢者については、65歳以上とし、年齢区分については、65～74歳、75歳以上の二つの区分を設けた。ただし、栄養素等によっては、高齢者における各年齢区分のエビデンスが必ずしも十分ではない点には留意すべきである。

表2 年齢区分

年齢等
0～5（月）※
6～11（月）※
1～2（歳）
3～5（歳）
6～7（歳）
8～9（歳）
10～11（歳）
12～14（歳）
15～17（歳）
18～29（歳）
30～49（歳）
50～64（歳）
65～74（歳）
75以上（歳）

※エネルギー及びたんぱく質については、「0～5か月」、「6～8か月」、「9～11か月」の三つの区分で表した。

2-5 参照体位

2-5-1　目的

食事摂取基準の策定において参照する体位（身長・体重）は、性及び年齢区分に応じ、日本人として平均的な体位を持った者を想定し、健全な発育及び健康の保持・増進、生活習慣病の予防を考える上での参照値として提示し、これを参照体位（参照身長、参照体重）と呼ぶ（**表 3**）。

表 3　参照体位（参照身長、参照体重）[1]

性　別	男　性		女　性[2]	
年齢等	参照身長（cm）	参照体重（kg）	参照身長（cm）	参照体重（kg）
0～5（月）	61.5	6.3	60.1	5.9
6～11（月）	71.6	8.8	70.2	8.1
6～8（月）	69.8	8.4	68.3	7.8
9～11（月）	73.2	9.1	71.9	8.4
1～2（歳）	85.8	11.5	84.6	11.0
3～5（歳）	103.6	16.5	103.2	16.1
6～7（歳）	119.5	22.2	118.3	21.9
8～9（歳）	130.4	28.0	130.4	27.4
10～11（歳）	142.0	35.6	144.0	36.3
12～14（歳）	160.5	49.0	155.1	47.5
15～17（歳）	170.1	59.7	157.7	51.9
18～29（歳）	171.0	64.5	158.0	50.3
30～49（歳）	171.0	68.1	158.0	53.0
50～64（歳）	169.0	68.0	155.8	53.8
65～74（歳）	165.2	65.0	152.0	52.1
75 以上（歳）	160.8	59.6	148.0	48.8

1　0～17 歳は、日本小児内分泌学会･日本成長学会合同標準値委員会による小児の体格評価に用いる身長、体重の標準値を基に、年齢区分に応じて、当該月齢及び年齢区分の中央時点における中央値を引用した。ただし、公表数値が年齢区分と合致しない場合は、同様の方法で算出した値を用いた。18 歳以上は、平成 28 年国民健康･栄養調査における当該の性及び年齢区分における身長・体重の中央値を用いた。

2　妊婦、授乳婦を除く。

2-5-2　基本的な考え方

乳児・小児については、日本小児内分泌学会･日本成長学会合同標準値委員会による小児の体格評価に用いる身長、体重の標準値[4)]を参照体位とした。

一方、成人・高齢者については、現時点では、性別及び年齢区分ごとの標準値となり得る理想の体位が不明なことから、これまでの日本人の食事摂取基準での方針を踏襲し、原則として利用可能な直近のデータを現況値として用い、性別及び年齢区分ごとに一つの代表値を算定することとした。

なお、現況において、男性では肥満の者の割合が約 3 割、女性では 20～30 歳代でやせの者の割合が２割程度見られる。また、高齢者においては、身長、体重の測定上の課題を有している。今後、こうした点を踏まえ、望ましい体位についての検証が必要である。

2-5-3 算出方法等

●乳児・小児

日本小児内分泌学会・日本成長学会合同標準値委員会による小児の体格評価に用いる身長、体重の標準値[4)]を基に、年齢区分に応じて、当該月齢及び年齢区分の中央時点における中央値を引用した。ただし、公表数値が年齢区分と合致しない場合は、同様の方法で算出した値を用いた。

●成人・高齢者（18 歳以上）

平成 28 年国民健康・栄養調査における当該の性・年齢区分における身長・体重の中央値とし、女性については、妊婦、授乳婦を除いて算出した。

参考資料として、分布を示す統計量を以下に示す（**参考表1、2**）。

参考表1　身長（cm）の分布（25、50、75 パーセンタイル）（性、年齢区分別）[1]

年　齢		パーセンタイル		
		25	50	75
男性	18～29（歳）	167.9	171.0	175.0
	30～49（歳）	168.0	171.0	175.0
	50～64（歳）	165.0	169.0	173.0
	65～74（歳）	161.5	165.2	169.1
	75 以上（歳）	156.9	160.8	165.0
女性[2]	18～29（歳）	154.0	158.0	162.0
	30～49（歳）	154.3	158.0	161.6
	50～64（歳）	152.2	155.8	159.3
	65～74（歳）	148.2	152.0	155.8
	75 以上（歳）	144.0	148.0	151.8

[1] 平成 28 年国民健康・栄養調査における当該の性及び年齢区分における身長の分布。全国補正値。
[2] 妊婦、授乳婦を除く。

参考表2　体重（kg）の分布（25、50、75 パーセンタイル）（性、年齢区分別）[1]

年　齢		パーセンタイル		
		25	50	75
男性	18～29（歳）	57.4	64.5	74.0
	30～49（歳）	62.0	68.1	76.4
	50～64（歳）	61.6	68.0	75.0
	65～74（歳）	58.5	65.0	71.5
	75 以上（歳）	53.6	59.6	66.4
女性[2]	18～29（歳）	46.5	50.3	55.2
	30～49（歳）	48.0	53.0	59.1
	50～64（歳）	48.6	53.8	59.7
	65～74（歳）	47.0	52.1	58.0
	75 以上（歳）	43.0	48.8	54.8

[1] 平成 28 年国民健康・栄養調査における当該の性及び年齢区分における身長の分布。全国補正値。
[2] 妊婦、授乳婦を除く。

2-6 策定した食事摂取基準

1歳以上について基準を策定した栄養素と指標を**表4**に示す。

なお、健康増進法に基づき厚生労働大臣が定めるものとされている栄養素の摂取量の基準について参考情報がある場合は、原則として、該当栄養素の摂取量の基準に係る表の脚注に記載する。

表4 基準を策定した栄養素と指標[1]（1歳以上）

栄養素			推定平均必要量(EAR)	推奨量(RDA)	目安量(AI)	耐容上限量(UL)	目標量(DG)
たんぱく質[2]			○$_{b}$	○$_{b}$	—	—	○[3]
脂質		脂質	—	—	—	—	○[3]
		飽和脂肪酸[4]	—	—	—	—	○[3]
		n-6系脂肪酸	—	—	○	—	—
		n-3系脂肪酸	—	—	○	—	—
		コレステロール[5]	—	—	—	—	—
炭水化物		炭水化物	—	—	—	—	○[3]
		食物繊維	—	—	—	—	○
		糖類	—	—	—	—	—
主要栄養素バランス[2]			—	—	—	—	○[3]
ビタミン	脂溶性	ビタミンA	○$_{a}$	○$_{a}$	—	○	—
		ビタミンD[2]	—	—	○	○	—
		ビタミンE	—	—	○	○	—
		ビタミンK	—	—	○	—	—
	水溶性	ビタミンB_1	○$_{c}$	○$_{c}$	—	—	—
		ビタミンB_2	○$_{c}$	○$_{c}$	—	—	—
		ナイアシン	○$_{a}$	○$_{a}$	—	○	—
		ビタミンB_6	○$_{b}$	○$_{b}$	—	○	—
		ビタミンB_{12}	○$_{a}$	○$_{a}$	—	—	—
		葉酸	○$_{a}$	○$_{a}$	—	○[7]	—
		パントテン酸	—	—	○	—	—
		ビオチン	—	—	○	—	—
		ビタミンC	○$_{x}$	○$_{x}$	—	—	—
ミネラル	多量	ナトリウム[6]	○$_{a}$	—	—	—	○
		カリウム	—	—	○	—	○
		カルシウム	○$_{b}$	○$_{b}$	—	○	—
		マグネシウム	○$_{b}$	○$_{b}$	—	○[7]	—
		リン	—	—	○	○	—
	微量	鉄	○$_{x}$	○$_{x}$	—	○	—
		亜鉛	○$_{b}$	○$_{b}$	—	○	—
		銅	○$_{b}$	○$_{b}$	—	○	—
		マンガン	—	—	○	○	—
		ヨウ素	○$_{a}$	○$_{a}$	—	○	—
		セレン	○$_{a}$	○$_{a}$	—	○	—
		クロム	—	—	○	○	—
		モリブデン	○$_{b}$	○$_{b}$	—	○	—

[1] 一部の年齢区分についてだけ設定した場合も含む。
[2] フレイル予防を図る上での留意事項を表の脚注として記載。
[3] 総エネルギー摂取量に占めるべき割合（% エネルギー）。
[4] 脂質異常症の重症化予防を目的としたコレステロールの量と、トランス脂肪酸の摂取に関する参考情報を表の脚注として記載。
[5] 脂質異常症の重症化予防を目的とした量を飽和脂肪酸の表の脚注に記載。
[6] 高血圧及び慢性腎臓病（CKD）の重症化予防を目的とした量を表の脚注として記載。
[7] 通常の食品以外の食品からの摂取について定めた。
[a] 集団内の半数の者に不足又は欠乏の症状が現れ得る摂取量をもって推定平均必要量とした栄養素。
[b] 集団内の半数の者で体内量が維持される摂取量をもって推定平均必要量とした栄養素。
[c] 集団内の半数の者で体内量が飽和している摂取量をもって推定平均必要量とした栄養素。
[x] 上記以外の方法で推定平均必要量が定められた栄養素。

今回、推奨量が設定された栄養素で、その算定のために用いられた標準偏差について変動係数（標準偏差÷平均値）として一覧表にすると**表5**のようになる。

また、耐容上限量が設定された栄養素で、その算定のために用いられた不確実性因子の値は、**表6**のとおりである。

表5　推定平均必要量から推奨量を算定するために用いられた変動係数と推奨量算定係数の一覧

変動係数	推奨量算定係数	栄養素
10%	1.2	ビタミンB_1、ビタミンB_2、ナイアシン、ビタミンB_6、ビタミンB_{12}、葉酸、ビタミンC、カルシウム、マグネシウム、鉄（6歳以上）、亜鉛、銅、セレン
12.5%	1.25	たんぱく質
15%	1.3	モリブデン
20%	1.4	ビタミンA、鉄（6か月～5歳）、ヨウ素

表6　耐容上限量が策定された栄養素で、その算定のために用いられた不確実性因子（UF）

不確実性因子	栄養素
1	ビタミンE、マグネシウム[1]、マンガン、ヨウ素（成人）[2]
1.2	カルシウム、リン
1.5	亜鉛、銅、ヨウ素（小児）
1.8	ビタミンD（乳児）
2	鉄（成人）、セレン、クロム[1]、モリブデン
2.5	ビタミンD（成人）
3	ヨウ素（乳児）
5	ビタミンA（成人）、ナイアシン、ビタミンB_6、葉酸[1]
10	ビタミンA（乳児）、ヨウ素（成人）[3]
30	鉄（小児）

[1] 通常の食品以外の食品からの摂取について設定。
[2] 健康障害非発現量を用いた場合。
[3] 最低健康障害発現量を用いた場合。

2-7 ライフステージ別の留意点

●妊婦・授乳婦

推定平均必要量及び推奨量の設定が可能な栄養素については、非妊娠時、非授乳時のそれぞれの値に付加すべき量として食事摂取基準を設定することとした。目安量の設定に留まる栄養素については、原則として、胎児の発育に問題ないと想定される日本人妊婦や授乳婦の摂取量の中央値を用いることとし、これらの値が明らかでない場合には、非妊娠時、非授乳時の値を目安量として用いることとした。

胎児の成長に伴う蓄積量を考える場合には、妊娠期間の代表値を280日として、1日当たり量として表すこととした。妊娠期間を細分化して考える必要がある場合は、妊娠初期（～13週6

日)、妊娠中期（14週0日～27週6日)、妊娠後期（28週0日）に三分割した。

授乳期には、泌乳量のデータが必要であるが、日本人女性の泌乳量に関する信頼度の高いデータは存在しない。そこで、哺乳量（0.78 L/日)[5,6] を泌乳量として用いることとした。

耐容上限量については、妊婦、授乳婦における報告が乏しく、算定できない栄養素が多かった。しかし、これは、多量に摂取しても健康障害が生じないことを保障するものではない。基本的には、当該年齢の非妊婦、非授乳婦における耐容上限量を参考とするのが便宜的であると考えられるが、妊婦における胎児への影響や、授乳婦における母乳への影響は考慮されていないため、慎重に、つまり、耐容上限量を厳しく考えることが望まれる。しかし、この問題に関する科学的根拠は乏しいため、その量的な基準は示さなかった。

目標量については、妊婦・授乳婦ともに、非妊娠・非授乳中女性と同じ基準とした。しかし、妊娠高血圧症候群や妊娠糖尿病など、妊娠に関連する生活習慣病が存在し、これらを無視することはできないことから、今後、妊婦の目標量を設定する必要性と、そうした目標量を適切に設定できるかについて詳細な研究が必要である。

●乳児

出生後6か月未満の乳児では「推定平均必要量」や「推奨量」を決定するための実験はできない。そして、健康な乳児が摂取する母乳の質と量は乳児の栄養状態にとって望ましいものと考えられる。このような理由から、乳児における食事摂取基準は、「目安量」を算定するものとし、具体的には、母乳中の栄養素濃度と健康な乳児の母乳摂取量の積とした。この期間を通じた哺乳量は平均0.78 L/日との報告があるため[5,6]、今回は0.78 L/日を基準哺乳量とした。

6～11か月の乳児では、母乳（又は人工乳）だけでなく、通常の食品の摂取も考えなくてはならない。しかし、この集団における知見は乏しい。そこで、0～5か月の乳児及び（又は）1～2歳の小児の値から外挿して求めた。

しかし、0～5か月又は6～11か月というそれぞれ一つの月齢区分の中でも、区分内での成長は著しい。したがって、各月齢区分に与えられた値はあくまでもその月齢区分を代表する一点に過ぎないことに留意し、対象とする乳児の成長に合わせて柔軟に活用することが望まれる。

●小児

食事摂取基準の策定に有用な研究で小児を対象としたものは少ない。そこで、十分な資料が存在しない場合には、成人の値から外挿して求めた。

耐容上限量に関しては、情報が乏しく、算定できないものが多かった。しかし、これは、多量に摂取しても健康障害が生じないことを保障するものではないことに十分に注意すべきである。

●高齢者

高齢者では、咀嚼能力の低下、消化・吸収率の低下、運動量の低下に伴う摂取量の低下などが存在する。特に、これらは個人差の大きいことが特徴である。また、多くの者が、何らかの疾患を有していることも特徴として挙げられる。そのため、年齢だけでなく、個人の特徴に十分に注意を払うことが必要である。

3　策定の留意事項

3-1　摂取源

食事として経口摂取される通常の食品に含まれるエネルギーと栄養素を対象とする。耐容上限量については、いわゆる健康食品やサプリメント（以下「通常の食品以外の食品」という。）由来のエネルギーと栄養素も含むものとする。耐容上限量以外の指標については、通常の食品からの摂取を基本とするが、通常の食品のみでは必要量を満たすことが困難なものとして、胎児の神経管閉鎖障害のリスク低減のために、妊娠を計画している女性、妊娠の可能性がある女性及び妊娠初期の女性に付加する葉酸に限り、通常の食品以外の食品に含まれる葉酸の摂取について提示する。

3-2　摂取期間

食事摂取基準は、習慣的な摂取量の基準を与えるものであり、「1日当たり」を単位として表現したものである。短期間（例えば、1日間）の食事の基準を示すものではない。これは、栄養素摂取量は日間変動が大きい[7-10]ことに加え、食事摂取基準で扱っている健康障害がエネルギー及び栄養素の習慣的な摂取量の過不足によって発生するためである。

栄養素摂取の不足や過剰に伴う健康障害を招くまでに要する期間は、栄養素や健康障害の種類によって大きく異なる。例えば、ほぼ完全にビタミンB_1を除去した食事を与えると2週間後に血中ビタミンB_1濃度が大きく減少し、欠乏に由来すると考えられる様々な症状が4週間以内に出現したとの報告があり[11]、これは1か月間以内での栄養管理の必要性を示している。一方、ナトリウム（食塩）の過剰摂取は加齢に伴う血圧上昇に相関するとの報告があり[12]、これは数十年間にわたる栄養管理の重要性を示している。このように、健康障害を招くまで、又は改善させるまでに要する期間は、栄養素の種類や健康障害の種類によって大きく異なる。

一方、栄養素等の摂取特性、すなわち日間変動の点からも習慣的な摂取の期間を具体的に示すのは困難である。極めて大雑把ではあるが、エネルギー及び栄養素摂取量の日間変動を観察した研究結果[8-10]に基づくと、ある程度の測定誤差、個人間差を容認し、さらに、日間変動が非常に大きい一部の栄養素を除けば、習慣的な摂取を把握するため、又は管理するために要する期間はおおむね「1か月間程度」と考えられる。

3-3　行動学的・栄養生理学的な視点

食事摂取基準は主に栄養生化学的な視点から策定されている。しかし、食習慣やエネルギー・栄養素摂取量の健康影響を考えるためには、栄養生化学的な視点だけでなく、行動学的な視点や栄養生理学的な視点も欠かせない。例えば、1日の中での食事回数（頻度）、特に朝食の有無が肥満や循環器疾患、2型糖尿病などの発生率に関与している可能性が報告されている[13,14]。1日の中の食事の間でのエネルギーや栄養素の摂取割合の違いがメタボリック・シンドロームなどに影響していたとする報告もある[15]。また、摂取速度が肥満やメタボリック・シンドローム、糖尿病の罹患や発症に関与しているとの報告も存在する[16-20]。しかしながら、この領域における知見を食事摂取基準に直接に取り入れるには更なる概念整理や研究が必要であり、今後の課題であると考えられる。

参考 2 栄養素の指標の概念と特徴

栄養素の5種類の指標の概念とその特徴を値の算定根拠となる研究の特徴、値を考慮するポイント及び摂取源と健康障害との関係という観点から整理し、それぞれ表にまとめた[21]。

栄養素の指標の概念と特徴—値の算定根拠となる研究の特徴—

	推定平均必要量（EAR） 推奨量（RDA） 〔目安量（AI）〕	耐容上限量（UL）	目標量（DG）
値の算定根拠となる主な研究方法	実験研究、疫学研究（介入研究を含む）	症例報告	疫学研究（介入研究を含む）
対象とする健康障害に関する今までの報告数	極めて少ない～多い	極めて少ない～少ない	多い

栄養素の指標の概念と特徴—値を考慮するポイント—

	推定平均必要量（EAR） 推奨量（RDA） 〔目安量（AI）〕	耐容上限量（UL）	目標量（DG）
算定された値を考慮する必要性	可能な限り考慮する（回避したい程度によって異なる）	必ず考慮する	関連する様々な要因を検討して考慮する
対象とする健康障害における特定の栄養素の重要度	重要	重要	他に関連する環境要因が多数あるため一定ではない
健康障害が生じるまでの典型的な摂取期間	数か月間	数か月間	数年～数十年間
算定された値を考慮した場合に対象とする健康障害が生じる可能性	推奨量付近、目安量付近であれば、可能性は低い	耐容上限量未満であれば、可能性はほとんどないが、完全には否定できない	ある（他の関連要因によっても生じるため）

3-4 調査研究の取扱い

●国民の栄養素摂取状態に関するデータ

国民の栄養素摂取状態を反映していると考えられる代表的な研究論文を引用し、適切な論文がない場合には、公表された直近の国民健康・栄養調査結果で安定したデータを用いた値として、平成28年国民健康・栄養調査のデータ[22]を引用する。この引用に関しては参考文献番号を付さない。

なお、食事記録法を含むほとんどの食事調査法に過小申告が存在することが報告されている。これについては後述するが、その過小評価がどの程度であるのかは、まだ十分には明らかでない。このことに十分留意するとともに、今後、この点について詳細な検証が必要である。

●研究結果の統合方法

研究結果の統合方法については、**表7**に示す方針に沿って行った。

表７　研究結果の統合方法に関する基本的方針

研究の質	日本人を対象とした研究の有無	統合の基本的な考え方
比較的、均一な場合	日本人を対象とした研究が存在する場合	日本人を対象とした研究結果を優先して用いる
	日本人を対象とした研究が存在しない場合	全体の平均値を用いる
研究によって大きく異なる場合	日本人を対象とした質の高い研究が存在する場合	日本人を対象とした研究結果を優先して用いる
	日本人を対象とした研究が存在するが、全体の中で、相対的に質が低い場合	質の高い研究を選び、その平均値を用いる
	日本人を対象とした研究が存在しない場合	

●通常の食品以外の食品を用いた介入研究の取扱い

通常の食品から摂取できる量を著しく超えて摂取することによって、何らかの生活習慣病の発症予防を期待できる栄養素が存在し、その効果を検証するために、通常の食品以外の食品を用いた介入研究が行われることがある。しかしながら、ある一定の好ましい効果が報告された後に、別の好ましくない健康影響を惹起する可能性があると報告された例も存在する[23)]。そのため、通常の食品以外の食品から大量に特定の栄養素を摂取することが妥当か否かに関しては、慎重な立場をとるべきであると考えられる。

したがって今回の策定では、通常の食品の組合せでは摂取することが明らかに不可能と判断される量で行われた研究や、食品ではなく医薬品扱いの製品を投与した研究については、原則として、数値の算定には用いないこととするが、そのような研究の報告も数値の算定に当たって参考資料として用いることを目的として、検索、収集、読解作業の対象とした。

3-5　外挿方法

●基本的な考え方

栄養素について食事摂取基準で用いられた５種類の指標（推定平均必要量、推奨量、目安量、耐容上限量、目標量）を算定するに当たって用いられた数値は、ある限られた性及び年齢の者において観察されたものである。したがって、性別及び年齢区分ごとに食事摂取基準を設けるためには、何らかの方法を用いてこれらの値、すなわち参照値から外挿を行わなければならない。

推定平均必要量、目安量の参照値は、１日当たりの摂取量（重量/日）として得られることが多く、一方、耐容上限量の参照値は体重１ kg 当たりの摂取量（重量/kg 体重/日）として得られることが多い。そのため、個別に外挿方法を定めることにした。

推奨量は、まず、推定平均必要量の参照値から外挿して性・年齢区分別の推定平均必要量を求め、次に、外挿された各推定平均必要量に推奨量算定係数を乗じて算定した。目標量の場合は、まず、目安量の参照値から外挿して性・年齢区分別に目安量を求め、次に、外挿された各目安量と性・年齢区分別摂取量の中央値とを用いて、その性・年齢区分別の目標量を算定した。

●推定平均必要量と目安量

栄養素の特性を考慮した外挿方法を決定することは困難である。そこで、エネルギー代謝効率と体表面積の間に高い相関があることに着目し、さらに、身長及び（又は）体重から体表面積を推定する式を考案し、それを用いることが広く行われてきた[24)]。身長及び（又は）体重から体表面積を推定する式は多数提案されているが、今回の策定では、1947年に提唱された体重比の0.75乗を用いる方法を採用した[25)]。これは、最近、更に詳細な検討が行われ、哺乳動物の循環器及び呼吸器重量の推定を含む各種生物の器官重量の推定に有用であると報告されている[26)]。

そこで、成人と小児については次のように考えることとした。

推定平均必要量又は目安量の参照値が1日当たりの摂取量（重量/日）で与えられ、参照値が得られた研究の対象集団における体重の代表値（中央値又は平均値）が明らかな場合は、

$$X : X_0 \times (W/W_0)^{0.75} \times (1+G)$$

を用いて外挿した。ただし、

X ：求めたい年齢区分の推定平均必要量又は目安量（1日当たり摂取量）
X_0 ：推定平均必要量又は目安量の参照値（1日当たり摂取量）
W ：求めたい年齢区分の参照体重
W_0：推定平均必要量又は目安量の参照値が得られた研究の対象者の体重の代表値(平均値又は中央値)
G ：成長因子（数値は**表8**を参照のこと）

である。

研究によっては、推定平均必要量又は目安量の参照値が、体重1 kg当たりで与えられている場合がある。この場合には、

$$X = X_0 \times W \times (1+G)$$

を用いて外挿した。ただし、

X ：求めたい年齢区分の推定平均必要量又は目安量（1日当たり摂取量）
X_0 ：推定平均必要量又は目安量の参照値（体重1 kg当たり摂取量）
W ：求めたい年齢区分の参照体重
G ：成長因子（数値は**表8**を参照のこと）

である。

小児の場合は、成長に利用される量、成長に伴って体内に蓄積される量を加味する必要がある。そこで、成長因子として、FAO/WHO/UNU[27)]とアメリカ・カナダの食事摂取基準[24)]が採用している値を、日本人の年齢区分に合うように改変して用いた（**表8**）。

表8　推定平均必要量又は目安量の推定に用いた成長因子

年齢等	成長因子
6～11か月	0.30
1～2歳	0.30
3～14歳	0.15
15～17歳（男児）	0.15
15～17歳（女児）	0
18歳以上	0

6～11か月児については、0～5か月児の値から外挿する場合と、0～5か月児と1～2歳の中間値を採用する場合の二通りが主に考えられる。

0～5か月児の食事摂取基準から外挿する場合には、

(6～11か月児の参照体位の体重÷0～5か月児の参照体位の体重)$^{0.75}$

という式が提案されている[24)]。ただし、この式では、0～5か月児が成長途中であり、その食事摂取基準の中に成長因子に帰する分が含まれていると考えられるため、成長因子は考慮しない。参照体重を代入すると、男女それぞれ、$(8.8 \div 6.3)^{0.75}$、$(8.1 \div 5.9)^{0.75}$となり、1.28、1.27となる。この式からは男女で微妙に異なる外挿値が得られるため、男女の外挿値の平均をとり、平均値を男女共通の目安量として用いることにする。

これらの方法以外に、栄養素の特性や入手できる情報を考慮し、以下の方法で外挿した栄養素もある。

- 母乳からの栄養素の摂取量と、母乳以外からの摂取量に基づき算出

次の式を用いて算出した。

母乳中の栄養素濃度×哺乳量＋母乳以外からの摂取量

- 0～5か月児の食事摂取基準から外挿した値と、18～29歳の食事摂取基準から外挿した値から算出

二つの方法による外挿値の平均値を目安量とする方法であり、水溶性ビタミンに用いた。具体的には、0～5か月の目安量及び18～29歳の推定平均必要量（又は目安量）それぞれから0～6か月の目安量算定の基準となる値を算出。次に、男女ごとに求めた値を平均し、男女同一の値とした後、丸め処理をして男女共通の目安量とした。なお、外挿はそれぞれ以下の方法で行った。

- 0～5か月児の目安量からの外挿

  （0～5か月児の目安量）×（6～11か月児の参照体重／0～5か月児の参照体重)$^{0.75}$

- 18～29歳の推定平均必要量（又は目安量）からの外挿

  〔18～29歳の推定平均必要量（又は目安量)〕×（6～11か月児の参照体重/18～29歳の参照体重)$^{0.75}$ ×（1＋成長因子)

ただし、成長因子には、FAO/WHO/UNUとアメリカ・カナダの食事摂取基準が採用している値を参考に、0.30を用いた（**表8**）。

●耐容上限量

耐容上限量についても、推定平均必要量、目安量と同様に、理論的かつ十分に信頼できる外挿方法は存在していない。そこで、十分なエビデンスが存在しない年齢区分については、基本的に次の二つの方法のいずれかを用いて値を算定することにした。

耐容上限量の参照値が体重1kg当たりで与えられる場合は、

$$X = X_0 \times W$$

を用いた。ただし、

X：求めたい年齢区分の耐容上限量（1日当たり摂取量）
X_0：耐容上限量の参照値（体重1kg当たり摂取量）
W：求めたい年齢区分の参照体位の体重

である。

耐容上限量の参照値が1日当たりで与えられる場合は、

$$X = X_0 \times (W/W_0)$$

を用いた。ただし、

X ：求めたい年齢区分の耐容上限量（1日当たり摂取量）
X_0 ：耐容上限量の参照値（1日当たり摂取量）
W ：求めたい年齢区分の参照体位の体重
W_0：耐容上限量の参照値が得られた研究の対象者の体重の代表値（平均値又は中央値）

である。

3-6 値の丸め方

値の信頼度と活用の利便性を考慮し、推定平均必要量、推奨量、目安量、耐容上限量、目標量について、基本的には表9に示す規則に沿って丸め処理を行った。これは、小児、成人、高齢者については、男女ともに、栄養素ごとに一つの規則を適用することにした。乳児、妊婦の付加量、授乳婦の付加量については、その他の性・年齢区分における数値で用いたのと同じ表示桁数を用いた。

丸め処理を行った後に、年齢区分間で大きな凹凸が生じないように、必要に応じて数値の平滑化を行った。ここに示した以外の方法で丸め処理を行った栄養素については、それぞれの項を参照されたい。

表9　値の丸め処理に関する基本的規則

値のおよその中央値	計算方法	表示桁数（X、Yに数値が入る。Xは任意の数値、Yは0又は5）
0.5前後	小数点以下2桁の数字で四捨五入を行う	0.X
1.0前後	小数点以下2桁の数字で四捨五入を行う	X.X
5前後	小数点以下1桁の数字が0か5になるように、四捨五入と同じ要領で丸めを行う	X.Y
10前後	小数点以下1桁の数字で四捨五入を行う	XX
50前後	1の桁の数字が0か5になるように、四捨五入と同じ要領で丸めを行う	XY
100前後	1の桁の数字で四捨五入を行う	XX0
500前後	10の桁の数字が0か5になるように、四捨五入と同じ要領で丸めを行う	XY0
1,000前後	10の桁の数字で四捨五入を行う	XX00
5,000前後	100の桁の数字が0か5になるように、四捨五入と同じ要領で丸めを行う	XY00

4　活用に関する基本的事項

4-1　活用の基本的考え方

健康な個人又は集団を対象として、健康の保持・増進、生活習慣病の発症予防及び重症化予防のための食事改善に、食事摂取基準を活用する場合は、PDCA サイクルに基づく活用を基本とする。その概要を図 6 に示す。まず、食事摂取状況のアセスメントにより、エネルギー・栄養素の摂取量が適切かどうかを評価する。食事評価に基づき、食事改善計画の立案、食事改善を実施し、それらの検証を行う。検証を行う際には、食事評価を行う。検証結果を踏まえ、計画や実施の内容を改善する。

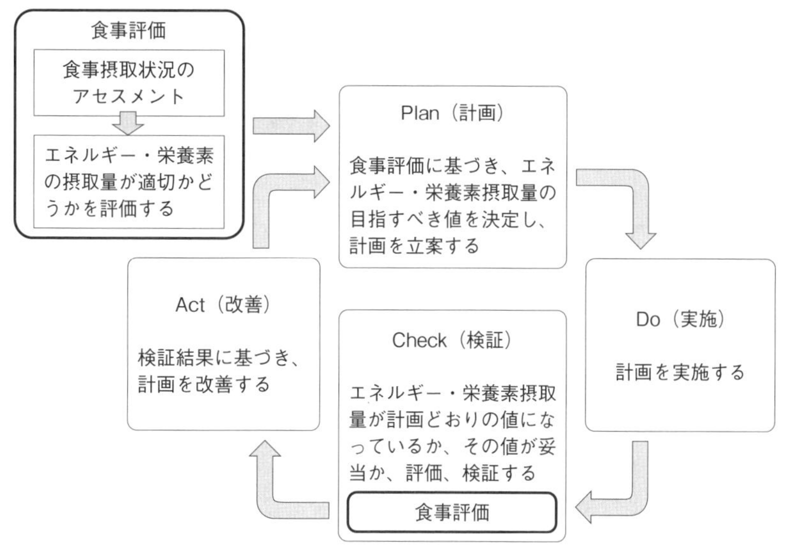

図 6　食事摂取基準の活用と PDCA サイクル

4-2　食事摂取状況のアセスメントの方法と留意点

●食事摂取基準の活用と食事摂取状況のアセスメント

食事摂取、すなわちエネルギー及び各栄養素の摂取状況を評価するためには、食事調査によって得られる摂取量と食事摂取基準の各指標で示されている値を比較することによって行うことができる。ただし、エネルギー摂取量の過不足の評価には、BMI 又は体重変化量を用いる。

食事調査によって得られる摂取量には必ず測定誤差が伴う。このため、実施する食事調査について、より高い調査精度を確保するため、調査方法の標準化や精度管理に十分配慮するとともに、食事調査の測定誤差の種類とその特徴、程度を知ることが重要である。食事調査の測定誤差で特に留意を要するのは、過小申告・過大申告と日間変動の二つである。

また、食事調査からエネルギー及び各栄養素の摂取量を推定する際には、食品成分表を用いて栄養価計算を行う。そのため、食品成分表の栄養素量と実際にその摂取量を推定しようとする食品の中に含まれる栄養素量は必ずしも同じではなく、そうした誤差の存在を理解した上で対応しなければならない。

さらに、エネルギーや栄養素の摂取量が適切かどうかの評価は、生活環境や生活習慣等を踏まえ、対象者の状況に応じて臨床症状や臨床検査値も含め、総合的に評価する必要がある。なお、臨床症状や臨床検査値は、対象とする栄養素の摂取状況以外の影響も受けた結果であることに留意する。図7に食事摂取基準を用いた食事摂取状況のアセスメントの概要を示す。

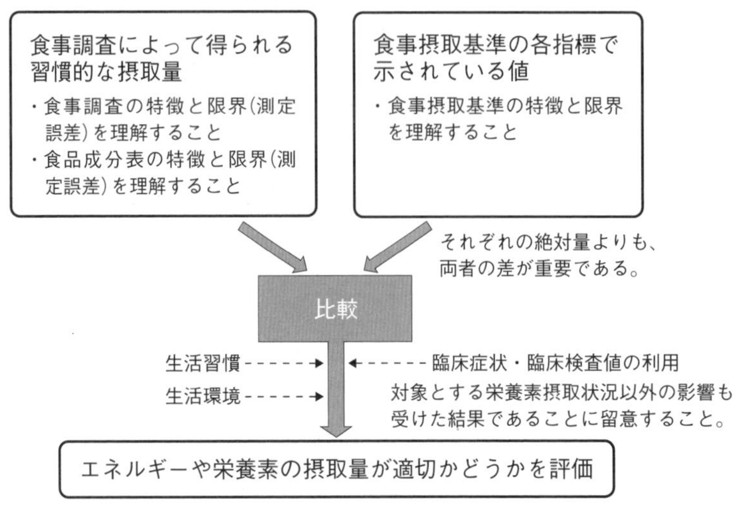

図7　食事摂取基準を用いた食事摂取状況のアセスメントの概要

●食事調査

食事摂取状況に関する調査方法には、陰膳法、食事記録法、24時間食事思い出し法、食物摂取頻度法、食事歴法、生体指標などがある（**表10**）。それぞれの特徴によって長所と短所があることに留意し、食事調査の目的や状況に合わせて適宜選択する必要がある[28, 29]。

食事摂取基準は、習慣的な摂取量の基準を示したものであることから、その活用における調査では、習慣的な摂取量の推定が可能な食事調査法を選択する必要がある。**表10**に示したとおり、長期間の平均的な摂取量を個人レベルで評価するためには、実施負担や精度管理上の課題が存在する。こうしたことに留意し、食事摂取基準の活用場面での目的や状況を考慮した場合、習慣的な摂取量の推定に適した食事調査法として、食物摂取頻度法と食事歴法が挙げられる。しかし、これらの調査法は、食べたものをそのままデータ化する方法ではないため、その信頼度（妥当性と再現性）について検証する必要があり、信頼度に関する研究が論文化され、国際的にも認められているものを使用することが望ましい。また、食事調査では摂取量の推定精度が低い栄養素があり、そうした場合には、尿などの生体指標を用いて推定する方法も考慮する必要がある。

ところで、最近、食事（料理）の写真を撮影し、その情報を用いて食品の種類と量（摂取量）を推定し、栄養価計算に用いる方法も用いられるようになっている。しかし、画像認識能力など開発段階であり、撮影もれの問題、そもそも習慣的摂取量を把握する方法ではないなどの問題とともに、その利用には慎重さが望まれる[30]。

表 10　食事摂取状況に関する調査法のまとめ

	概　要	長　所	短　所	習慣的な摂取量を評価できるか	利用に当たって特に留意すべき点
食事記録法	・摂取した食物を調査対象者が自分で調査票に記入する。重量を測定する場合（秤量法）と、目安量を記入する場合がある（目安量法）。食品成分表を用いて栄養素摂取量を計算する。	・対象者の記憶に依存しない。 ・ていねいに実施できれば精度が高い。	・対象者の負担が大きい。 ・対象者のやる気や能力に結果が依存しやすい。 ・調査期間中の食事が、通常と異なる可能性がある。 ・データ整理に手間がかかり、技術を要する。 ・食品成分表の精度に依存する。	・多くの栄養素で長期間の調査を行わないと不可能。	・データ整理能力に結果が依存する。 ・習慣的な摂取量を把握するには適さない。 ・対象者の負担が大きい。
24 時間食事思い出し法	・前日の食事、又は調査時点からさかのぼって 24 時間分の食物摂取を、調査員が対象者に問診する。フードモデルや写真を使って、目安量を尋ねる。食品成分表を用いて、栄養素摂取量を計算する。	・対象者の負担は、比較的小さい。 ・比較的高い参加率を得られる。	・熟練した調査員が必要。 ・対象者の記憶に依存する。 ・データ整理に時間がかかり、技術を要する。 ・食品成分表の精度に依存する。	・多くの栄養素で複数回の調査を行わないと不可能。	・聞き取り者に特別の訓練を要する。 ・データ整理能力に結果が依存する。 ・習慣的な摂取量を把握するには適さない。
陰膳法	・摂取した食物の実物と同じものを、同量集める。食物試料を化学分析して、栄養素摂取量を計算する。	・対象者の記憶に依存しない。 ・食品成分表の精度に依存しない。	・対象者の負担が大きい。 ・調査期間中の食事が通常と異なる可能性がある。 ・実際に摂取した食品のサンプルを、全部集められない可能性がある。 ・試料の分析に、手間と費用がかかる。		・習慣的な摂取量を把握する能力は乏しい。
食物摂取頻度法	・数十～百数十項目の食品の摂取頻度を、質問票を用いて尋ねる。その回答を基に、食品成分表を用いて栄養素摂取量を計算する。	・対象者 1 人当たりのコストが安い。 ・データ処理に要する時間と労力が少ない。 ・標準化に長けている。	・対象者の漠然とした記憶に依存する。 ・得られる結果は質問項目や選択肢に依存する。 ・食品成分表の精度に依存する。 ・質問票の精度を評価するための、妥当性研究を行う必要がある。	・可能。	・妥当性を検証した論文が必須。また、その結果に応じた利用に留めるべき。（注）ごく簡易な食物摂取頻度調査票でも妥当性を検証した論文はほぼ必須。
食事歴法	・上記（食物摂取頻度法）に加え、食行動、調理や調味などに関する質問も行い、栄養素摂取量を計算に用いる。				
生体指標	・血液、尿、毛髪、皮下脂肪などの生体試料を採取して、化学分析する。	・対象者の記憶に依存しない。 ・食品成分表の精度に依存しない。	・試料の分析に、手間と費用がかかる。 ・試料採取時の条件（空腹か否かなど）の影響を受ける場合がある。摂取量以外の要因（代謝・吸収、喫煙・飲酒など）の影響を受ける場合がある。	・栄養素によって異なる。	・利用可能な栄養素の種類が限られている。

食事調査の測定誤差

・過小申告・過大申告

食事調査法には複数種類が知られているが、その多くが対象者による自己申告に基づいて情報を収集するものである。その場合、申告誤差は避けられない。最も重要な申告誤差として、過小申告・過大申告が知られている。このうち、出現頻度が高いのは過小申告であり、その中でも特に留意を要するものはエネルギー摂取量の過小申告である。

調査法や対象者によってその程度は異なるものの、エネルギー摂取量については、日本人でも集団平均値として男性 11% 程度、女性 15% 程度の過小申告が存在することが報告されている[31)]。この研究では、16 日間の秤量食事記録法によって得られたエネルギー摂取量を、性及び年齢区分から推定した基礎代謝量と比較している。また、平成 28 年国民健康・栄養調査（案分法による 1 日間食事記録法）によって得られた平均エネルギー摂取量と推定エネルギー必要量（身体活動レベル II）を年齢区分ごとに比較すると、**図 8** のようになる。対象者個人ごとの推定エネルギー必要量との比較ではないために解釈には注意を要するものの、幼児期における過大申告と小児期から成人期における過小申告の可能性が読み取れる。平成 24 年国民健康・栄養調査のデータでも類似の結果が得られている[32)]。

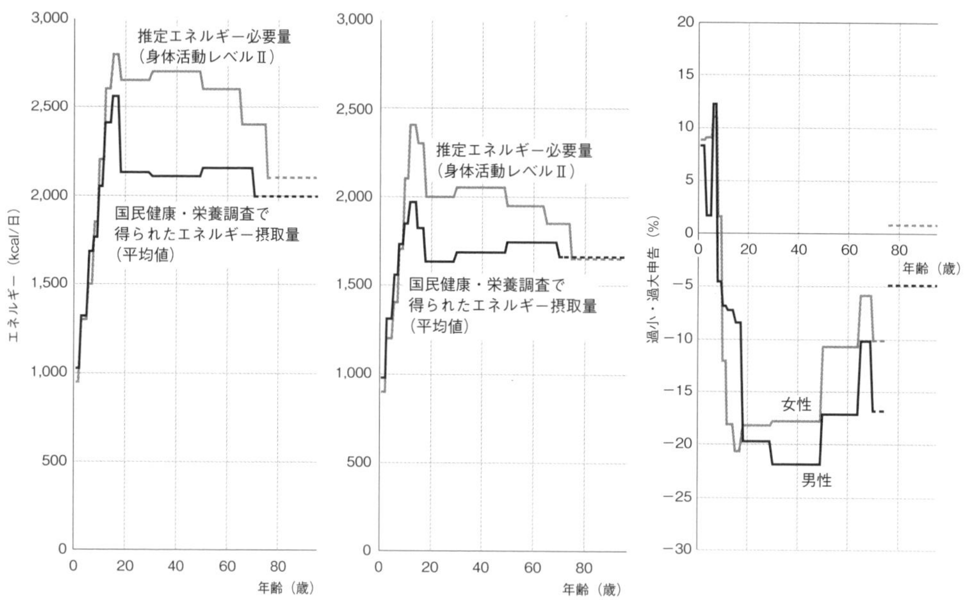

図 8　平成 28 年国民健康・栄養調査（案分法による 1 日間食事記録法）によって得られた平均エネルギー摂取量と推定エネルギー必要量（身体活動レベル II）の比較
（左）男性、（中）女性、（右）過小・過大申告率（男・女）

（注）国民健康・栄養調査によって得られた平均エネルギー摂取量も推定エネルギー必要量も高齢者では年齢の上限が示されていない。そのため点線で示した。

さらに、過小申告・過大申告の程度は肥満度の影響を強く受けることが知られている。エネルギーについての詳細は、エネルギーの章を参照されたい。栄養素については、例えば、24時間尿中排泄量から推定した窒素（たんぱく質摂取量の生体指標）、カリウム、ナトリウムの摂取量を比較基準として申告された摂取量との関係を肥満度（この研究ではBMI）別に検討した報告が日本人若年女性で存在し、3種類全ての栄養素においてBMIが低い群で過大申告の傾向、BMIが高い群で過小申告の傾向であった（**表11**）[31]。日本人の小児や妊婦でも肥満度とエネルギー摂取量の間に負の相関が観察されている[32,33]。

表11　24時間尿中排泄量から推定した窒素（たんぱく質摂取量の生体指標）、カリウム、ナトリウムの摂取量を比較基準として申告された摂取量との関係をBMI別に検討した例[31]

（日本人女子大学生353人、年齢18～22歳）

	BMI（kg/m²）、中央値（範囲）					傾向性の *p* 値
	18.4（14.8～19.2）	19.9（19.3～20.4）	21.1（20.4～21.6）	22.2（21.6～23.1）	24.7（23.1～34.2）	
窒　素	1.11	0.98	1.00	0.93	0.85	<0.0001
カリウム	1.15	1.10	1.06	0.96	0.89	<0.0001
ナトリウム	1.34	1.21	1.09	1.14	0.94	0.0002

数値は推定摂取量（g/日）〔申告摂取量（g/日）/排泄量（g/日）〕の中央値、食事調査は自記式食事歴法質問票による。

・エネルギー調整

エネルギー摂取量と栄養素摂取量との間には、多くの場合、強い正の相関が認められる。**図9**にその一例を示す〔参考文献34）で用いられたデータの一部を用いて解析した結果〕。そのために、栄養素摂取量の過小・過大申告はエネルギー摂取量の過小・過大申告に強く相関し、また、栄養素摂取量の日間変動はエネルギー摂取量の日間変動に強く同期する。

そこで、エネルギー摂取量の過小・過大申告及び日間変動による影響を可能な限り小さくした上で栄養素摂取量を評価することが望まれる。そのための計算方法が幾つか知られており、これらはまとめてエネルギー調整と呼ばれている。その一つとして、密度法が知られている。密度法では、エネルギー産生栄養素については、当該栄養素由来のエネルギーが総エネルギー摂取量に占める割合（％エネルギー）として表現される。エネルギーを産生しない栄養素については、一定のエネルギー（例えば、1,000kcal）を摂取した場合に摂取した栄養素量（重量）で表現する。後者に推定エネルギー必要量を乗じれば、推定エネルギー必要量を摂取したと仮定した場合における当該栄養素の摂取量（重量/日）が得られる。密度法以外に残差法も知られているが、こちらは主に研究に用いられている。

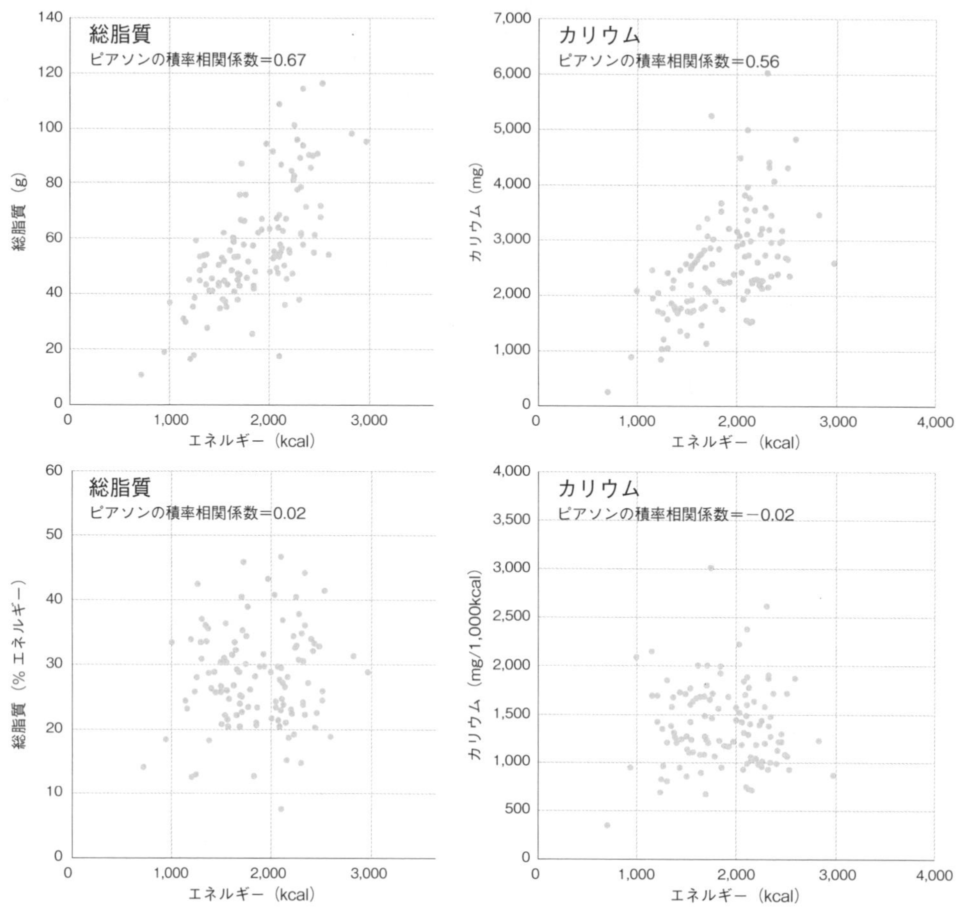

図9　エネルギー摂取量と栄養素摂取量の相関とエネルギー調整の例
〔参考文献 34）で用いられたデータの一部を用いて解析した結果〕

成人女性 119 人を対象とした半秤量式食事記録（1 日間）で観察された例。16 日間調査から無作為に選んだ 1 日（11 日目）。調査参加者は 121 人。極端にエネルギー摂取量が少なかった 2 人（600kcal 未満）を除いた 119 人。

（左上）総脂質。摂取量の単位は重量（g）。

（右上）カリウム。摂取量の単位は重量（mg）。

（左下）総脂質。摂取量の単位はエネルギーに占める割合（% エネルギー）。

（右下）カリウム。摂取量の単位はエネルギー 1,000kcal 当たりの重量（mg）。

参考文献 34）のデータを用いて計算。

・日間変動

エネルギー及び栄養素摂取量に日間変動が存在することは広く知られている[7]。一例として、健康な日本人の成人男女３人で観察されたエネルギー摂取量（kcal/日）の日間変動を**図 10** に示す〔参考文献 34）で用いられたデータの一部を用いて解析した結果〕。さらに、ほぼ全ての栄養素の日間変動は、エネルギーの日間変動よりも更に大きいことが知られている[34]。一例を**図 11** に示す〔参考文献 34）で用いられたデータの一部を用いて解析した結果〕。一方、食事摂取基準が対象とする摂取期間は習慣的であるため、日間変動を考慮し、その影響を除去した摂取量の情報が必要となる。

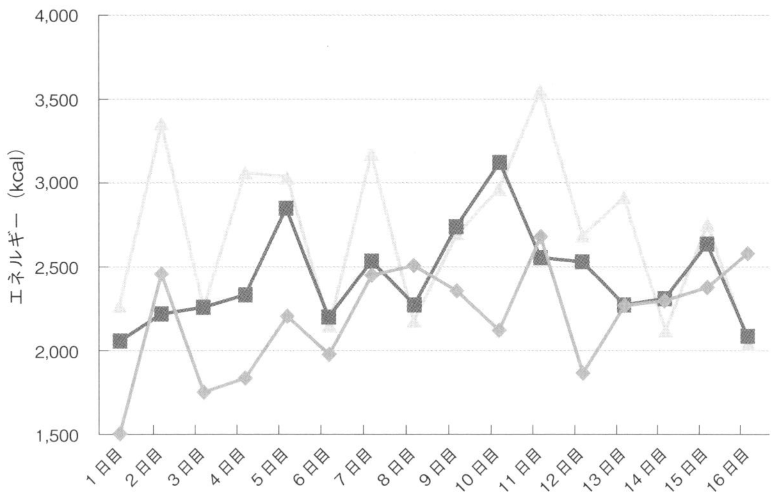

図 10　エネルギー摂取量における日間変動：健康な成人男性３人で観察された結果

参考文献 34）で用いられた男性（121 人）のデータから無作為に３人を取り出したもの。

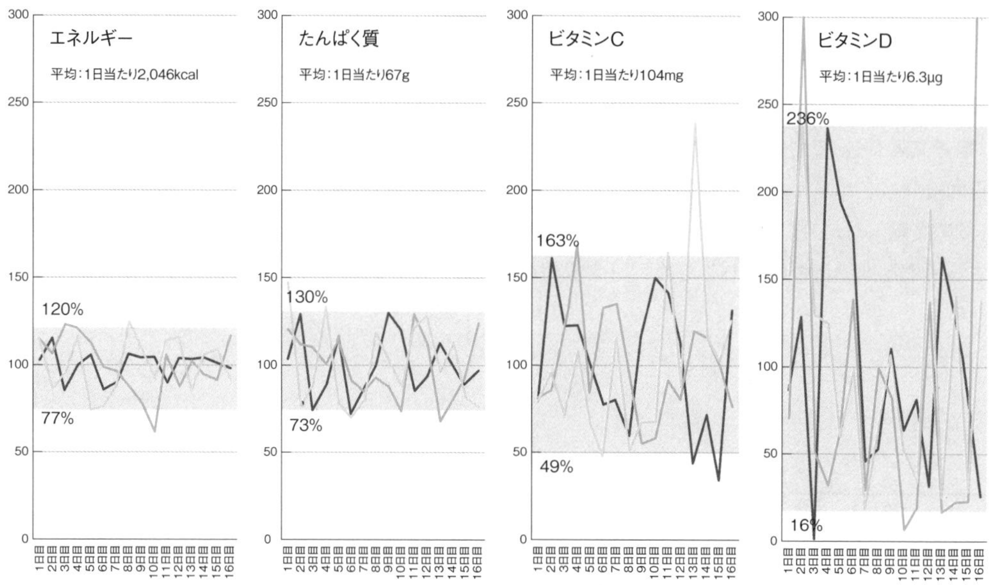

図 11　栄養素摂取量における日間変動：健康な成人女性 3 人においてエネルギー、たんぱく質、ビタミン C、ビタミン D 摂取量で観察された結果

網がけ部分（及びその数値）は正規分布を仮定した場合に 95% のデータが存在する区間。
参考文献 34）で用いられた女性（121 人）のデータから無作為に 3 人を取り出したもの。

日間変動の程度は個人及び集団によっても異なる[8, 9, 10, 34)]。例えば、日本人の成人女性では、個人レベルで習慣的な摂取量の± 5 % 又は±10% の範囲に入る摂取量を得るためにそれぞれ必要な調査日数は、**表 12** のようになると報告され[8, 9, 10, 34)]、栄養素や年齢によっても異なる。

集団を対象として摂取状態の評価を行うときには、集団における摂取量の分布のばらつきが結果に無視できない影響を与える。日間変動の存在のために、調査日数が短いほど、習慣的な摂取量の分布曲線に比べて、調査から得られる分布曲線は幅が広くなる。そのために、食事摂取基準で示された数値を用いて、摂取不足や過剰摂取を示す者の割合を算出すると、その割合は、短い日数の調査から得られた分布を用いる場合と習慣的な摂取量の分布を用いる場合では異なる。例えば、50 ～69 歳の男女を対象に、12 日間にわたって秤量食事記録調査法を用いて行われた調査では、**表 13** のような結果が報告されている[35)]。

日間変動だけでなく、季節間変動すなわち季節差の存在も推測されるが、日本人の摂取量に明確な季節差が存在する栄養素としてはビタミン C が報告されている（**表 14**）[7, 35, 36)]。その他の栄養素についても季節差を認めた報告もあるため[7, 35)]、季節によって食事内容が大幅に変動することが予想される場合には、留意することが望ましい。

表 12　日本人の成人において、習慣的な摂取量の±５％ 又は±10％ の範囲に入る摂取量を個人レベルで得るために必要な調査日数[1]

許容する誤差範囲	±5%				±10%			
性　別	女　性		男　性		女　性		男　性	
年齢範囲　（歳）	30～49	50～69	30～49	50～76	30～49	50～69	30～49	50～76
対象者数　（人）	58	63	54	67	58	63	54	67
エネルギー　(kcal/日)	16	13	17	13	4	3	4	3
たんぱく質　(g/日)	25	21	25	22	6	5	6	5
脂質　(g/日)	47	47	53	49	12	12	13	12
飽和脂肪酸　(g/日)	64	64	78	65	16	16	20	16
多価不飽和脂肪酸　(g/日)	62	62	64	61	16	15	16	15
コレステロール　(mg/日)	107	101	92	87	27	25	23	22
炭水化物　(g/日)	16	13	17	15	4	3	4	4
食物繊維　(g/日)	44	40	45	36	11	10	11	9
β-カロテン　(μg/日)	273	148	246	167	68	37	61	42
ビタミンＣ　(mg/日)	104	72	108	97	26	18	27	24
ナトリウム　(mg/日)	44	45	49	45	11	11	12	11
カリウム　(mg/日)	29	27	26	22	7	7	6	5
カルシウム　(mg/日)	58	45	61	46	14	11	15	12
鉄　(mg/日)	47	42	47	38	12	11	12	9

[1] 16 日間秤量食事記録法による。
参考文献 34)。

表 13　調査日別に見た、栄養素摂取量が不足又は過剰している可能性のある者の割合（%）

（50～69 歳の男女、各季節に３日間ずつ合計 12 日間にわたって行われた秤量食事記録調査による）[1]

栄養素	男性（208 人）				女性（251 人）			
	判別に用いた閾値	調査日数			判別に用いた閾値	調査日数		
		1	3	12		1	3[2]	12
たんぱく質　(g/日)	＜ 50	3.9	1.0	0	＜ 40	2.4	0	0
脂質　(g/日)	25 ≦	27.9	22.1	24.9	25 ≦	39.8	37.8	43.0
食塩　(g/日)	10 ≦	74.0	86.5	90.9	8 ≦	82.5	88.4	96.0
葉酸　(μg/日)	＜ 200	5.8	2.9	0.5	＜ 200	6.4	3.2	1.2
ビタミンＣ　(mg/日)	＜ 85	27.9	21.6	19.7	＜ 85	25.1	17.1	15.1
カルシウム　(mg/日)	＜ 600	48.6	47.1	46.2	＜ 600	48.2	48.6	45.0
鉄　(mg/日)	＜ 6	7.2	3.4	1.0	＜ 5.5	6.0	3.2	2.0

[1] 摂取量分布が正規分布に近くなるように関数変換を行った上で栄養素摂取量が不足又は過剰している可能性のある者の割合を計算した。
[2] 秋に実施した３日間調査による。
参考文献 35)。

表 14 ビタミンC摂取量の季節差：我が国で1年間にわたって行われた三つの調査における平均摂取量（mg/日）（秤量食事記録法による）

参考文献番号	調査年（年）	地域	対象者特性	性	平均年齢（歳）	人数	季節ごとの調査日数	ビタミンC摂取量（平均：mg/日）				季節間差（一元配置分散分析のp値）
								春	夏	秋	冬	
7)	1996 ~1997	愛知県	栄養士	女性	48	80	7	136	128	160[1]	154	< 0.001
35)	2004 ~2005	青森県、秋田県、岩手県、山形県、長野県、群馬県、千葉県、岡山県、徳島県、高知県、福岡県、宮崎県	一般住民	男性	61	208	3	120[1]	124	145	125	< 0.001
			一般住民	女性	60	251	3	132[1]	123	158	137	< 0.001
36)	1994 ~1995	岩手県、秋田県、長野県	一般住民	男性	56	75	7	113	127	154	130[1]	< 0.001
			一般住民	女性	54	85	7	120	131	163	145[1]	< 0.001

[1] は調査が開始された季節を示す。

●身体状況調査

身体状況の中でも体重及びBMIは、エネルギー管理の観点から最も重要な指標であり、積極的に用いることが勧められる。

食事改善を計画し実施した結果を評価する場合には、BMIの変化よりも体重の変化の方が数値の変化が大きいため、鋭敏な指標である。体重の減少又は増加を目指す場合は、おおむね4週間ごとに体重を継続的に計測記録し、16週間以上の追跡を行うことが勧められる[37)]。

体格の指標としては、この他に腹囲や体脂肪率などがある。必要に応じて利用することが望ましい。

●臨床症状・臨床検査値の利用

栄養素摂取量の過不足の指標として、臨床症状及び臨床検査値が利用できる場合がある。

例えば、鉄欠乏性貧血における血中ヘモグロビン濃度などの血液指標や月経のある女性における経血量、血清LDL（low-density lipoprotein）コレステロールやアルブミンなども利用可能である。しかし、臨床症状や臨床検査値は、対象とする栄養素の摂取状況以外の影響も受けた結果であるため、慎重な解釈と利用が望まれる。

●食品成分表の利用

食事調査によってエネルギー及び栄養素の摂取量を推定したり、献立からエネルギー及び栄養素の給与量を推定したりする際には、食品成分表を用いて栄養価計算を行う。現在、我が国で最も広く用いられているものは日本食品標準成分表2015年版（七訂）[38)]であるが、栄養素の定義に関しては、食事摂取基準と日本食品標準成分表2015年版（七訂）とで異なるものがある。そこで、留意を要する栄養素について、**表15**にその内容を示す。

食品成分表の栄養素量と、実際にその摂取量や給与量を推定しようとする食品の中に含まれる栄養素量は、必ずしも同じではない。しかし、この誤差の方向やその程度を定量化して示すことは困難である。そのため、食品成分表を利用する際には、この誤差の存在を十分に理解した上で柔軟な対応が望まれる。

ところで、食事摂取基準で示されている数値は摂取時を想定したものである。そのため、調理中に生じる栄養素量の変化を考慮して栄養価計算を行わなければならない。栄養素の中には調理によって変化するものが知られており、水溶性ビタミンや一部のミネラルなど、無視できない変化率を示す場合もある[39-43]。しかしながら、調理中に生じる栄養素量の変化を考慮して栄養価計算を行うことは現時点では必ずしも容易ではない。そのため、栄養素の摂取量や給与量を計算して食事摂取基準との比較を行う場合には、この点に留意し、慎重に対応することが望ましい。

表 15　食事摂取基準と日本食品標準成分表 2015 年版（七訂）及び日本食品標準成分表 2015 年版（七訂）追補 2017 年版で定義が異なる栄養素とその内容

栄養素	定義		食事摂取基準の活用に際して日本食品標準成分表を用いる時の留意点
	食事摂取基準	日本食品標準成分表	
ビタミンE	α-トコフェロールだけを用いている。	α-、β-、γ-及びδ-トコフェロールをそれぞれ報告している。	α-トコフェロールだけを用いる。
ナイアシン	ナイアシン当量を用いている。	ナイアシンとナイアシン当量をそれぞれ報告している。	ナイアシン当量だけを用いる。

4-3 指標別に見た活用上の留意点

各指標について活用上の留意点を記述する。ただし、活用の目的と栄養素の種類によって活用方法は異なるため、活用の目的、指標の定義、栄養素の特性を十分に理解することが重要である。

●エネルギー収支バランス

エネルギーについては、エネルギーの摂取量及び消費量のバランス（エネルギー収支バランス）の維持を示す指標として提示した BMI を用いることとする。実際には、エネルギー摂取の過不足について体重の変化を測定することで評価する。又は、測定された BMI が、目標とする BMI の範囲を下回っていれば「不足」、上回っていれば「過剰」のおそれがないか、他の要因も含め、総合的に判断する。生活習慣病の発症予防の観点からは、体重管理の基本的な考え方や、各年齢階級の望ましい BMI（体重）の範囲を踏まえて個人の特性を重視し、対応することが望まれる。また、重症化予防の観点からは、体重の減少率と健康状態の改善状況を評価しつつ、調整していくことが望まれる。

●推定平均必要量

推定平均必要量は、個人では不足の確率が 50% であり、集団では半数の対象者で不足が生じると推定される摂取量であることから、この値を下回って摂取することや、この値を下回っている対象者が多くいる場合は問題が大きいと考える。しかし、その問題の大きさの程度は栄養素によって異なる。具体的には問題の大きさは、おおむね次の順序となる（冒頭の記号は、**表 4** で用いた記号に対応している）。

- a 集団内の半数の者に不足又は欠乏の症状が現れ得る摂取量をもって推定平均必要量とした栄養素：問題が最も大きい。
- b 集団内の半数の者で体内量が維持される摂取量をもって推定平均必要量とした栄養素：問題が次に大きい。

- c 集団内の半数の者で体内量が飽和している摂取量をもって推定平均必要量とした栄養素：問題が次に大きい。
- x 上記以外の方法で推定平均必要量が定められた栄養素：問題が最も小さい。

●推奨量

推奨量は、個人の場合は不足の確率がほとんどなく、集団の場合は不足が生じていると推定される対象者がほとんど存在しない摂取量であることから、この値の付近かそれ以上を摂取していれば不足のリスクはほとんどないものと考えられる。

●目安量

目安量は、十分な科学的根拠が得られないため、推定平均必要量が算定できない場合に設定される指標であり、目安量以上を摂取していれば、不足しているリスクは非常に低い。したがって、目安量付近を摂取していれば、個人の場合は不足の確率がほとんどなく、集団の場合は不足が生じていると推定される対象者はほとんど存在しない。なお、その定義から考えると、目安量は推奨量よりも理論的に高値を示すと考えられる。一方、目安量未満を摂取していても、不足の有無やそのリスクを示すことはできない。

●耐容上限量

耐容上限量は、この値を超えて摂取した場合、過剰摂取による健康障害が発生するリスクが0（ゼロ）より大きいことを示す値である。しかしながら、通常の食品を摂取している限り、耐容上限量を超えて摂取することはほとんどあり得ない。また、耐容上限量の算定は理論的にも実験的にも極めて難しく、多くは少数の発生事故事例を根拠としている。これは、耐容上限量の科学的根拠の不十分さを示すものである。そのため、耐容上限量は「これを超えて摂取してはならない量」というよりもむしろ、「できるだけ接近することを回避する量」と理解できる。

また、耐容上限量は、過剰摂取による健康障害に対する指標であり、健康の保持・増進、生活習慣病の発症予防を目的として設けられた指標ではない。耐容上限量の活用に当たっては、このことに十分留意する必要がある。

●目標量

生活習慣病の発症予防を目的として算定された指標である。生活習慣病の原因は多数あり、食事はその一部である。したがって、目標量だけを厳しく守ることは、生活習慣病の発症予防の観点からは正しいことではない。

例えば、高血圧の危険因子の一つとしてナトリウム（食塩）の過剰摂取があり、主としてその観点からナトリウム（食塩）の目標量が算定されている。しかし、高血圧が関連する生活習慣としては、肥満や運動不足等とともに、栄養面ではアルコールの過剰摂取やカリウムの摂取不足も挙げられる[44)]。ナトリウム（食塩）の目標量の扱い方は、これらを十分に考慮し、更に対象者や対象集団の特性も十分に理解した上で、決定する。

また、栄養素の摂取不足や過剰摂取による健康障害に比べると、生活習慣病は非常に長い年月の生活習慣（食習慣を含む）の結果として発症する。生活習慣病のこのような特性を考えれば、短期間に強く管理するものではなく、長期間（例えば、生涯）を見据えた管理が重要である。

●指標の特性などを総合的に考慮

食事摂取基準は、エネルギーや各種栄養素の摂取量についての基準を示すものであるが、指標の特性や示された数値の信頼度、栄養素の特性、更には対象者や対象集団の健康状態や食事摂取状況などによって、活用においてどの栄養素を優先的に考慮するかが異なるため、これらの特性や状況を総合的に把握し、判断することになる。

食事摂取基準の活用のねらいとしては、エネルギー摂取の過不足を防ぐこと、栄養素の摂取不足を防ぐことを基本とし、生活習慣病の発症・重症化予防を目指すことになる。また、通常の食品以外の食品等特定の成分を高濃度に含有する食品を摂取している場合には、過剰摂取による健康障害を防ぐことにも配慮する。

栄養素の摂取不足の回避については、十分な科学的根拠が得られる場合には推定平均必要量と推奨量が設定され、得られない場合にはその代替指標として目安量が設定されていることから、設定された指標によって、数値の信頼度が異なることに留意する。また、推定平均必要量と推奨量が設定されている場合でも、その根拠が日本人を対象にしたものではなく、諸外国の特定の国の基準を参考にして算定されている場合や、日本人における有用な報告がないため、諸外国の研究結果に基づき算定されている場合がある。このように同一の指標でも、その根拠により、示された数値の信頼度が異なることに留意する。

生活習慣病の発症予防に資することを目的に目標量が設定されているが、生活習慣病の発症予防に関連する要因は多数あり、食事はその一部である。このため、目標量を活用する場合は、関連する因子の存在とその程度を明らかにし、これらを総合的に考慮する必要がある。

例えば、心筋梗塞では、その危険因子として肥満、高血圧、脂質異常症とともに、喫煙や運動不足が挙げられる（図 12）。栄養面では、食塩の過剰摂取、飽和脂肪酸の過剰摂取など、関連する因子は数多くある。それらの存在を確認するとともに、それぞれの因子の科学的根拠の強さや発症に影響を与える程度を確認する必要がある。また、対象者や対象集団における疾患のリスクがどの程度で、関連する因子を有している状況やその割合がどのくらいかを把握した上で、どの栄養素の摂取量の改善を目指すのか、総合的に判断することになる。2020 年版では、目標量についてエビデンスレベルを示している。目標量の活用に当たっては、エビデンスレベルも適宜参照するのが望ましい。

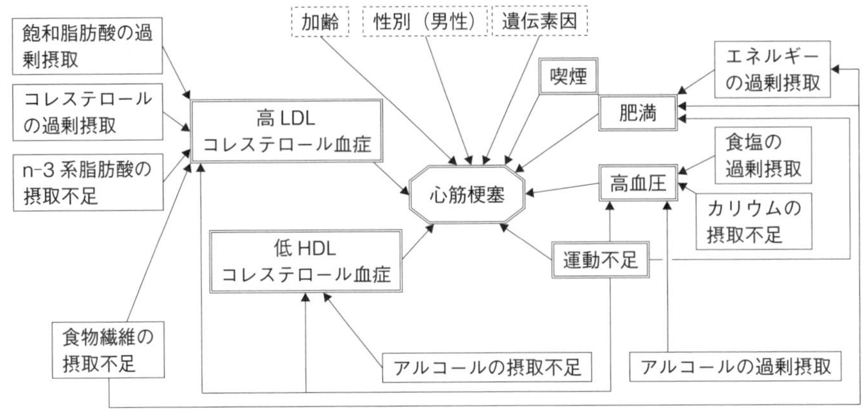

図 12　心筋梗塞に関連する生活習慣要因 [45)]

（注）内容は、今回の策定内容と直接の関連はない。

4-4 目的に応じた活用上の留意点

4-4-1　個人の食事改善を目的とした活用

個人の食事改善を目的とした食事摂取基準の活用の基本的概念を**図 13** に示す。

食事調査を行い、食事摂取基準を活用して個人の摂取量から摂取不足や過剰摂取の可能性等を推定する。その結果に基づいて、食事摂取基準を活用し、摂取不足や過剰摂取を防ぎ、生活習慣病の発症予防のための適切なエネルギーや栄養素の摂取量について目標とする値を提案し、食事改善の計画、実施につなげる。

また、目標とする BMI や栄養素摂取量に近づけるためには、料理・食物の量やバランス、身体活動量の増加に関する具体的な情報の提供、効果的なツールの開発等、個人の食事改善を実現するための栄養教育の企画や実施、検証も併せて行うこととなる。

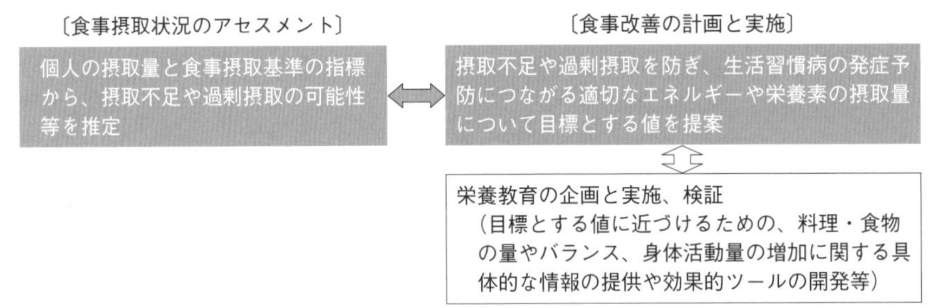

図 13　食事改善（個人）を目的とした食事摂取基準の活用の基本的概念

●食事摂取状況のアセスメント

個人の食事改善を目的として食事摂取基準を活用した食事摂取状況のアセスメントの概要を**図 14** に示す。

アセスメントには、食事調査による個人の摂取量を用いるが、個人が日々選択する食品は異なり、食欲も違うなど、日々の摂取量に影響を及ぼす様々な要因が存在するため、個人の習慣的な摂取量を把握することは困難である。このように個人の摂取量は、大きな測定誤差が含まれた値であり、特に日間変動が大きく、個人の真の摂取量ではないことを理解する。

そうした数値の限界を理解した上で、摂取量から、食事摂取基準の指標を適用して、アセスメントを行う。なお、エネルギー摂取量のアセスメントは、エネルギー出納の正負を評価するものであり、その評価指標には BMI 又は体重変化量を用いる。

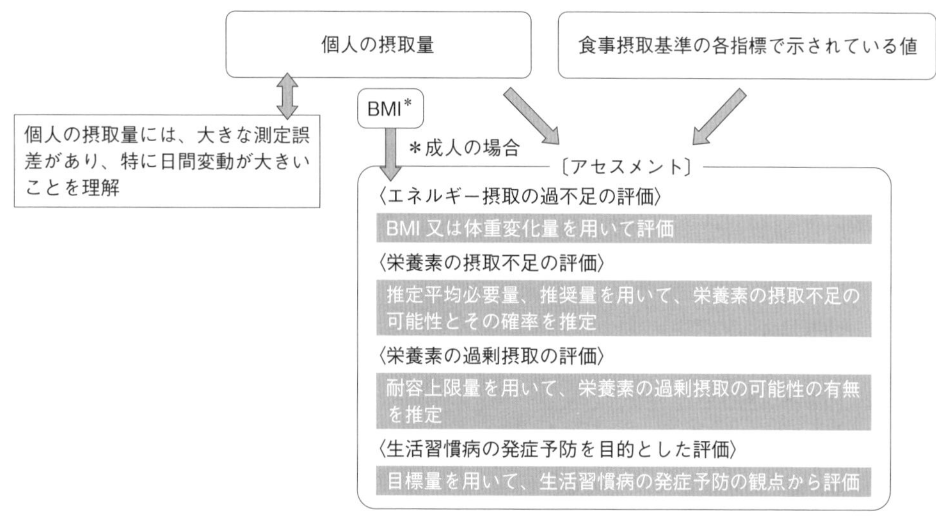

図 14　食事改善（個人）を目的とした食事摂取基準の活用による食事摂取状況のアセスメント

エネルギー摂取量の過不足の評価には、成人の場合、BMI 又は体重変化量を用いる。BMI については、今回提示した目標とする BMI の範囲を目安とする。ただし、たとえこの範囲にあっても、体重が増加傾向又は減少傾向にある場合は、エネルギー出納バランスが正又は負になっていることを示すため、留意して適切に対応することが必要である。

乳児及び小児のエネルギー摂取量の過不足のアセスメントには、成長曲線（身体発育曲線）を用いる。体重や身長を計測し、成長曲線（身体発育曲線）のカーブに沿っているか、体重増加が見られず成長曲線から大きく外れていっていないか、成長曲線から大きく外れるような体重増加がないかなど、成長の経過を縦断的に観察する。

栄養素摂取量の評価には、基本的には食事調査の結果（測定された摂取量）を用いる。ただし、食事調査法に起因する測定誤差（特に過小申告・過大申告と日間変動）が、結果に及ぼす影響の意味とその程度を、十分に理解して評価を行うことが必要である。個人においては、日間変動が評価に与える影響が特に大きい点に留意する。

栄養素の摂取不足の回避を目的とした評価を行う場合には、推定平均必要量と推奨量を用いる。推定平均必要量が算定されていない場合は、目安量を用いる。測定された摂取量と推定平均必要量及び推奨量から不足の確率を推定する。推奨量付近か推奨量以上であれば不足のリスクはほとんどないと判断される。推定平均必要量以上であるが推奨量に満たない場合は、推奨量を目指すことが勧められる。ただし、他の栄養素の摂取状態なども考慮し、総合的に判断する。推定平均必要量未満の場合は不足の確率が 50% 以上あるため、摂取量を増やすための対応が求められる。目安量を用いる場合は目安量と測定値を比較し、目安量以上を摂取していれば不足のリスクはほとんどないものと判断される。一方、摂取された摂取量が目安量未満であっても、目安量の定義から理解されるように、不足のリスクを推定することはできない。

栄養素の過剰摂取の回避を目的とした評価を行う場合には、耐容上限量を用いる。測定された摂取量が耐容上限量を超えている場合には、過剰摂取と判断する。

生活習慣病の発症予防を目的とした評価を行う場合には、目標量を用いる。目標量は範囲で示されているものがあるため、目標量の特徴を考慮して、測定された摂取量との比較を行う。なお、生活習慣病には多数の原因があり、その複合的な結果として疾患が発症するため、ある種類の栄養素の結果だけを過大に重要視することは避けなければならない。対象とする生活習慣病の中で対象とする栄養素がどの程度、相対的な重要度を有しているのかを理解した上で、総合的な評価を行うことが勧められる。

●食事改善の計画と実施

個人の食事改善を目的とした食事摂取状況のアセスメント結果に基づき、食事摂取基準を活用した食事改善の計画と実施の概要を図15に示す。

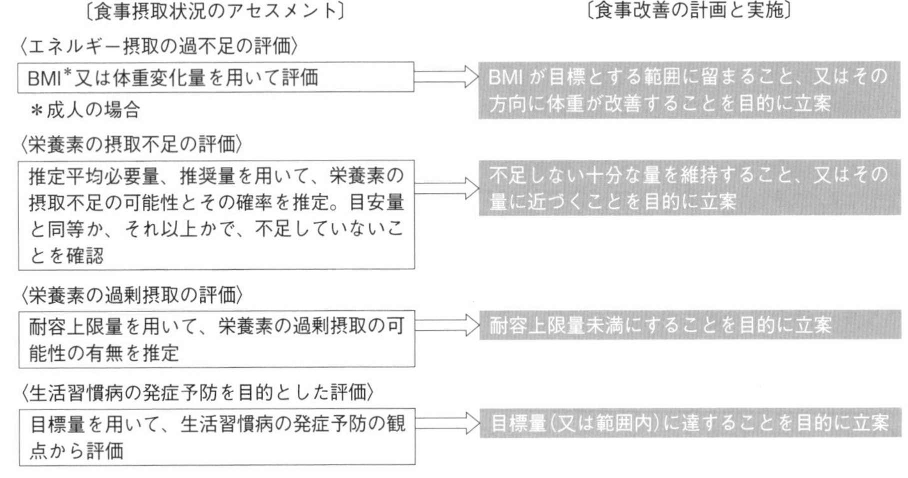

図15　食事改善（個人）を目的とした食事摂取基準の活用による食事改善の計画と実施

食事改善の計画と実施は、食事摂取状況の評価を行い、その結果に基づいて行うことが基本である。そうした結果を参考にして、食事改善の計画を立案し、実施する。そのためには、対象とする個人の特性を十分に把握しておくことが重要となる。ここでいう特性とは、性別、年齢、身体活動レベル、その他の主要な生活環境や生活習慣を指している。また、目的に応じて臨床症状や臨床検査のデータを用いる。

エネルギーの過不足に関する食事改善の計画立案及び実施には、BMI又は体重変化量を用いる。BMIが目標とする範囲内に留まることを目的として計画を立てる。体重の減少又は増加を目指す場合は、おおむね4週間ごとに体重を計測記録し、16週間以上フォローを行うことが勧められる。例えば、食事制限又は運動、もしくはその両方を用いて体重減少を目的に行われた493の介入研究のメタ・アナリシスによると、平均BMIは33.2 kg/m^2、平均介入期間は16週間であり、平均11 kgの体重減少であったと報告されている[37)]。

推奨量が算定されている栄養素については、推奨量を用いる。推奨量付近かそれ以上であれば現在の摂取量を維持させ、それ未満である場合は推奨量に近づくように計画を立てる。ただし、実施可能性や他の栄養素の摂取状態を考慮し、総合的に判断する。目安量が算定されている栄養素については、目安量を用いる。目安量付近かそれ以上であれば、現在の摂取量を維持させる。目安量未満の場合は、不足の有無やそのリスクが判断できない。なお、大幅に下回っている場合には、エネルギーや他の栄養素の摂取量、身体計測や臨床検査の結果等を考慮した総合的な判断により、摂取量の改善の必要性を検討する。

耐容上限量を超えて摂取している場合は、耐容上限量未満にするための計画を立てる。耐容上限量を超えた摂取は避けるべきであり、それを超えて摂取していることが明らかになった場合は、問題を解決するために速やかに計画を立て、実施する。

目標量の範囲外の量を摂取している場合は、範囲内に入ることを目的とした計画を立てる。ただし、発症予防を目的としている生活習慣病が関連する他の栄養関連因子及び非栄養性の関連因子の存在とその程度を明らかにし、これらを総合的に考慮した上で、対象とする栄養素の摂取量の改善の程度を判断することが勧められる。また、生活習慣病の特徴から考え、長い年月にわたって実施可能な改善計画の立案と実施が望ましい。

以上の作成に当たっては、アメリカ・カナダの食事摂取基準で採用された考え方を参照し[46-48]、我が国における食事摂取基準の活用事例を考慮した。個人を対象とした食事改善を目的として食事摂取基準を用いる場合の基本的事項を**表 16** に示す。

表 16 個人の食事改善を目的として食事摂取基準を活用する場合の基本的事項

目 的	用いる指標	食事摂取状況のアセスメント	食事改善の計画と実施
エネルギー摂取の過不足の評価	体重変化量 BMI	○体重変化量を測定 ○測定された BMI が、目標とする BMI の範囲を下回っていれば「不足」、上回っていれば「過剰」のおそれがないか、他の要因も含め、総合的に判断	○ BMI が目標とする範囲内に留まること、又はその方向に体重が改善することを目的として立案 〈留意点〉おおむね 4 週間ごとに体重を計測記録し、16 週間以上フォローを行う
栄養素の摂取不足の評価	推定平均必要量 推奨量 目安量	○測定された摂取量と推定平均必要量及び推奨量から不足の可能性とその確率を推定 ○目安量を用いる場合は、測定された摂取量と目安量を比較し、不足していないことを確認	○推奨量よりも摂取量が少ない場合は、推奨量を目指す計画を立案 ○摂取量が目安量付近かそれ以上であれば、その量を維持する計画を立案 〈留意点〉測定された摂取量が目安量を下回っている場合は、不足の有無やその程度を判断できない
栄養素の過剰摂取の評価	耐容上限量	○測定された摂取量と耐容上限量から過剰摂取の可能性の有無を推定	○耐容上限量を超えて摂取している場合は耐容上限量未満になるための計画を立案 〈留意点〉耐容上限量を超えた摂取は避けるべきであり、それを超えて摂取していることが明らかになった場合は、問題を解決するために速やかに計画を修正、実施
生活習慣病の発症予防を目的とした評価	目標量	○測定された摂取量と目標量を比較。ただし、発症予防を目的としている生活習慣病が関連する他の栄養関連因子及び非栄養性の関連因子の存在とその程度も測定し、これらを総合的に考慮した上で評価	○摂取量が目標量の範囲に入ることを目的とした計画を立案 〈留意点〉発症予防を目的としている生活習慣病が関連する他の栄養関連因子及び非栄養性の関連因子の存在と程度を明らかにし、これらを総合的に考慮した上で、対象とする栄養素の摂取量の改善の程度を判断。また、生活習慣病の特徴から考えて、長い年月にわたって実施可能な改善計画の立案と実施が望ましい

4-4-2 集団の食事改善を目的にした活用

集団の食事改善を目的とした食事摂取基準の活用の基本的概念を図 16 に示した。

食事摂取基準を適用し、食事摂取状況のアセスメントを行い、集団の摂取量の分布から、摂取不足や過剰摂取の可能性がある者の割合等を推定する。その結果に基づいて、食事摂取基準を適用し、摂取不足や過剰摂取を防ぎ、生活習慣病の発症予防のための適切なエネルギーや栄養素の摂取量について目標とする値を提案し、食事改善の計画、実施につなげる。

また、目標とする BMI や栄養素摂取量に近づけるためには、そのための食行動・食生活や身体活動に関する改善目標の設定やそのモニタリング、改善のための効果的な各種事業の企画・実施等、公衆栄養計画の企画や実施、検証も併せて行うこととなる。

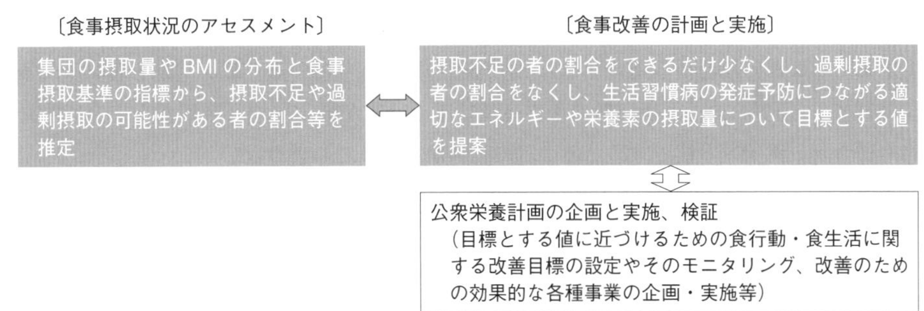

図 16 集団の食事改善を目的とした食事摂取基準の活用の基本的概念

●食事摂取状況のアセスメント

集団の食事改善を目的として食事摂取基準を適用した食事摂取状況のアセスメントの概要を図 17 に示す。

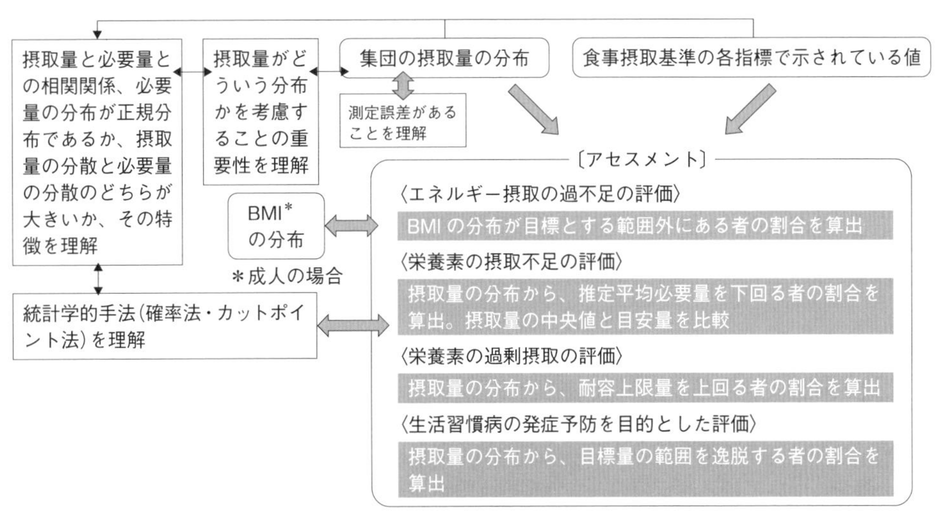

図 17 食事改善（集団）を目的とした食事摂取基準の活用による食事摂取状況のアセスメント

エネルギー摂取の過不足を評価する場合にはBMIの分布を用いる。エネルギーについては、BMIが目標とする範囲内にある者（又は目標とする範囲外にある者）の割合を算出する。BMIについては、今回提示した目標とするBMIの範囲を目安とする。

栄養素については、食事調査法によって得られる摂取量の分布を用いる。しかしながら、食事調査法に起因する測定誤差（特に過小申告・過大申告と日間変動）が結果に及ぼす影響の意味と程度を十分に理解して評価を行わねばならない。集団においては、過小申告・過大申告が評価に与える影響が特に大きい点に留意する。推定平均必要量が算定されている栄養素については、推定平均必要量を下回る者の割合を算出する。正しい割合を求めるためには確率法と呼ばれる方法を用いるべきであるが、現実的には確率法が利用可能な条件が整うことは稀である[46)]。そこで、簡便法としてカットポイント法を用いることが多い。確率法とカットポイント法の概念をそれぞれ**図18**と**図19**に示す[46)]。しかし、必要量の分布形が正規分布から大きく歪んでいる場合は、カットポイント法で求めた値は真の割合から遠くなることが理論的に知られている。この問題を有する代表的な栄養素は鉄である[46)]。また、摂取量の平均値及びその分布が推定平均必要量から大きく離れている場合も、カットポイント法で求めた値は真の割合から離れてしまう。

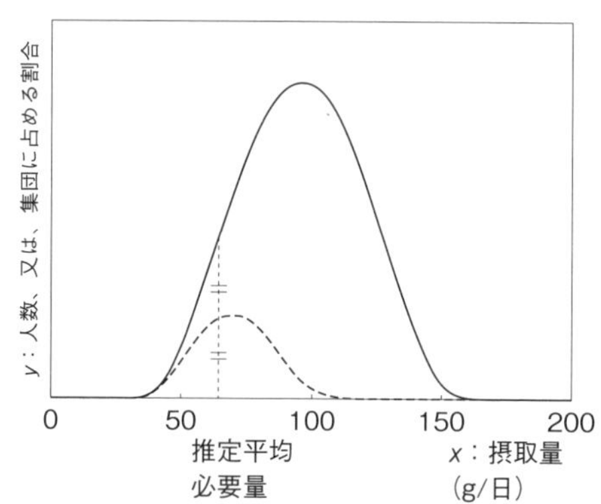

図18　集団における食事摂取状況の評価を行うための方法(確率法)の概念

実線は対象集団における摂取量の分布、点線はこの中で摂取量が不足している者によって構成される集団における摂取量の分布を示す。不足者の割合は、(点線と x 軸で囲まれた部分の面積) ÷ (実線と x 軸で囲まれた部分の面積) で与えられる。

それぞれの摂取量において、ある確率で不足者が存在する。その確率は摂取量が推定平均必要量の場合に50%であり、それより摂取量が少ないところでは50%より高く、それより摂取量が多いところでは50%より低い。そして、推奨量付近で2～3%となる。この図は、摂取量の分布は正規分布に従うと仮定し、平均値を96 g/日に、推定平均必要量を65 g/日に、推奨量を101 g/日に設定した場合である。

目安量を用いる場合は、摂取量の中央値が目安量以上かどうかを確認する。摂取量の中央値が目安量未満の場合は、不足状態にあるかどうか判断できない。

耐容上限量については、測定値の分布と耐容上限量から過剰摂取の可能性を有する者の割合を算出する。

目標量については、測定値の分布と目標量から目標量の範囲を逸脱する者の割合を算出する。

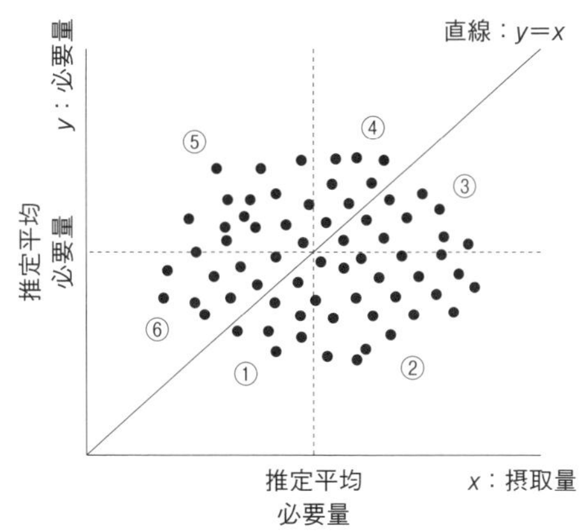

図 19　集団における食事摂取状況の評価を行うための方法(カットポイント法)の概念

個人が自分の必要量を知り得ないと仮定すると、集団における摂取量と必要量の関連はない。この仮定はエネルギーを除いて成り立つものと考えられる。次に、摂取量と必要量のそれぞれの分布がともに正規分布に従うと仮定し、摂取量の平均値が推定平均必要量付近にあると仮定すると、不足している者は直線 $y=x$ と y 軸で囲まれた部分に存在し、不足していない（充足している）者は直線 $y=x$ と x 軸で囲まれた部分に存在することになる。さらに、x=推定平均必要量と y=推定平均必要量という直線を加えると、全ての領域は六つの者（①～⑥）に分かれる。すなわち、不足している者は領域④＋⑤＋⑥に存在する。ところで、領域①と領域④に存在する人数はほぼ同じになると考えられるため、不足している人数は領域①＋⑤＋⑥に等しい。これは、摂取量が推定平均必要量に満たない者の人数に他ならない。

なお、カットポイント法では、集団における特定の誰が必要量を満たしているのか、あるいは、満たしていないのかを判定できないことに留意しておく必要がある。

食事改善の計画と実施

集団の食事改善を目的とした食事摂取状況のアセスメント結果に基づき、食事摂取基準を活用した食事改善の計画と実施の概要を図 20 に示す。

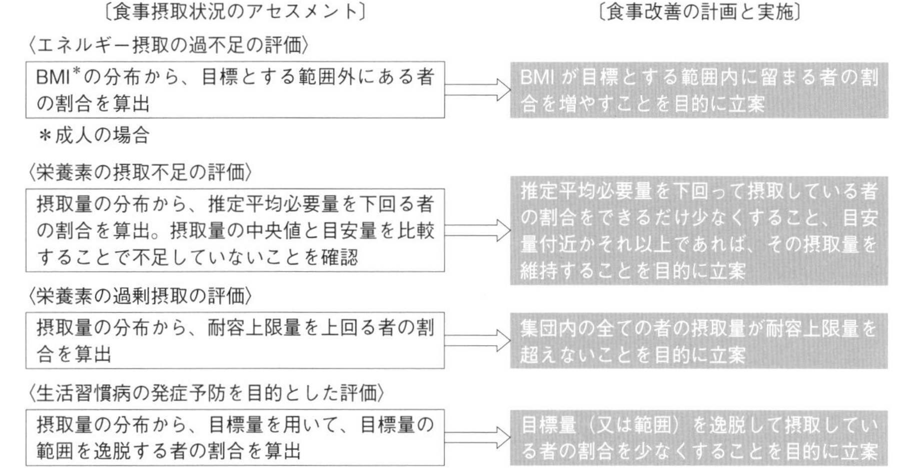

図 20　食事改善（集団）を目的とした食事摂取基準の活用による食事改善の計画と実施

エネルギー摂取の過不足に関する食事改善の計画立案及び実施には、BMI 又は体重変化量を用いる。BMI が目標とする範囲内に留まっている者の割合を増やすことを目的として計画を立てる。数か月間（少なくとも 1 年以内）に 2 回以上の評価を行い、体重変化を指標として用いる計画を立てる。

栄養素の摂取不足からの回避を目的とした食事改善の計画立案及び実施には、推定平均必要量又は目安量を用いる。推定平均必要量では、推定平均必要量を下回って摂取している者の集団内における割合をできるだけ少なくするための計画を立てる。目安量では、摂取量の中央値が目安量付近かそれ以上であれば、その摂取量を維持する計画を立てる。摂取量の中央値が目安量を下回っている場合、不足状態にあるかどうか判断できない。なお、大幅に下回っている場合には、エネルギーや他の栄養素の摂取、身体計測や臨床検査の結果等を考慮した総合的な判断により、摂取量の改善の必要性を検討する。

栄養素の過剰摂取からの回避を目的とした食事改善の計画立案及び実施には、耐容上限量を用いる。集団内の全ての者の摂取量が耐容上限量未満になるための計画を立てる。耐容上限量を超えた摂取は避けるべきであり、それを超えて摂取している者がいることが明らかになった場合は、この問題を解決するために速やかに計画を修正し、実施する。

生活習慣病の発症予防を目的とした食事改善の計画立案及び実施には、目標量を用いる。摂取量が目標量の範囲内に入る者又は近づく者の割合を増やすことを目的とした計画を立てる。発症予防を目的とする生活習慣病が関連する他の栄養関連因子及び非栄養性の関連因子の存在とその程度を明らかにし、これらを総合的に考慮した上で、対象とする栄養素の摂取量の改善の程度を判断することが勧められる。また、生活習慣病の特徴から考え、長い年月にわたって実施可能な食事改善の計画立案と実施が望ましい。

以上の作成に当たっては、アメリカ・カナダの食事摂取基準で採用された考え方を参照し[46, 47, 49)]、我が国における食事摂取基準の活用事例を考慮した。集団を対象とした食事改善を目的として食事摂取基準を用いる場合の基本的事項を**表 17** に示す。

表 17　集団の食事改善を目的として食事摂取基準を活用する場合の基本的事項

目　的	用いる指標	食事摂取状況のアセスメント	食事改善の計画と実施
エネルギー摂取の過不足の評価	体重変化量 BMI	○体重変化量を測定 ○測定された BMI の分布から、BMI が目標とする BMI の範囲を下回っている、あるいは上回っている者の割合を算出	○ BMI が目標とする範囲内に留まっている者の割合を増やすことを目的として計画を立案 〈留意点〉一定期間をおいて 2 回以上の評価を行い、その結果に基づいて計画を変更し、実施
栄養素の摂取不足の評価	推定平均必要量 目安量	○測定された摂取量の分布と推定平均必要量から、推定平均必要量を下回る者の割合を算出 ○目安量を用いる場合は、摂取量の中央値と目安量を比較し、不足していないことを確認	○推定平均必要量では、推定平均必要量を下回って摂取している者の集団内における割合をできるだけ少なくするための計画を立案 ○目安量では、摂取量の中央値が目安量付近かそれ以上であれば、その量を維持するための計画を立案 〈留意点〉摂取量の中央値が目安量を下回っている場合、不足状態にあるかどうかは判断できない
栄養素の過剰摂取の評価	耐容上限量	○測定された摂取量の分布と耐容上限量から、過剰摂取の可能性を有する者の割合を算出	○集団全員の摂取量が耐容上限量未満になるための計画を立案 〈留意点〉耐容上限量を超えた摂取は避けるべきであり、超えて摂取している者がいることが明らかになった場合は、問題を解決するために速やかに計画を修正、実施
生活習慣病の発症予防を目的とした評価	目標量	○測定された摂取量の分布と目標量から、目標量の範囲を逸脱する者の割合を算出する。ただし、発症予防を目的としている生活習慣病が関連する他の栄養関連因子及び非栄養性の関連因子の存在と程度も測定し、これらを総合的に考慮した上で評価	○摂取量が目標量の範囲に入る者又は近づく者の割合を増やすことを目的とした計画を立案 〈留意点〉発症予防を目的としている生活習慣病が関連する他の栄養関連因子及び非栄養性の関連因子の存在とその程度を明らかにし、これらを総合的に考慮した上で、対象とする栄養素の摂取量の改善の程度を判断。また、生活習慣病の特徴から考え、長い年月にわたって実施可能な改善計画の立案と実施が望ましい

5 今後の課題

策定上の課題と活用上の課題に分けて記載する。

5-1 策定上の課題

食事摂取基準が参照すべき当該分野（人間栄養学、栄養疫学、公衆栄養学、予防栄養学）の研究論文数は、近年、増加の一途をたどっている。特に、当該分野の研究論文を扱ったシステマティック・レビュー及びメタ・アナリシスの増加はめざましい。食事摂取基準の策定作業においてもこれらを積極的かつ正しく活用することが提唱されており、数多くの試みがなされている[50)]。ところが、我が国における当該分野の研究者の数とその質は、論文数の増加と食事摂取基準の策定に要求される能力に対応できておらず、近い将来、食事摂取基準の策定に支障を来すおそれが危惧される。当該分野における質の高い研究者を育成するための具体的な方策が早急に講じられなければならない。

今回の改定では、目標量の設定対象を生活習慣病の４疾患とフレイルに限った。しかし、食事が関連する生活習慣病は肥満症、がん、骨粗鬆症・骨折など、他にも存在する。肥満症は、健康障害を合併するなど医学的に減量を要する疾患であるが、肥満症に該当しない肥満も、高血圧、脂質異常症、糖尿病、慢性腎疾患の危険因子である[51)]。一方で、若年成人女性を中心とするやせは乳児の出生時体重の低下にも影響する健康課題である。したがって、食事摂取基準において、肥満・肥満症、やせ及び他の生活習慣病を取り扱う必要性とその具体的方法について検討が必要であると考えられる。

5-2 活用上の課題

個人を対象とする場合も、集団を対象とする場合も、食事摂取基準の正しい活用には正しい食事アセスメントが前提である。ところが、食事摂取基準の活用に適した食事アセスメント法の開発（そのための研究を含む）と、食事アセスメント法に関する教育と普及は十分とは言い難い。食事摂取基準の活用に適した食事アセスメント法の開発研究と教育・普及活動が、必須かつ急務の課題である。

〈概要〉

- 食事摂取基準は、国民の健康の保持・増進、生活習慣病の予防（発症予防）を目的として策定され、個人にも集団にも用いるものである。また、生活習慣病の重症化予防に当たっても参照すべきものである。
- 食事摂取基準で示されるエネルギー及び栄養素の基準は、次の六つの指標から構成されている。すなわち、エネルギーの指標はBMI、栄養素の指標は推定平均必要量、推奨量、目安量、目標量及び耐容上限量である。なお、生活習慣病の重症化予防を目的として摂取量の基準を設定する必要のある栄養素については、発症予防を目的とした量（目標量）とは区別して示した。各指標の定義及び注意点は全て総論で述べられているため、これらを熟知した上で各論を理解し、活用することが重要である。
- 目標量の設定で対象とした生活習慣病は、高血圧症、脂質異常症、糖尿病、慢性腎臓病である。また、高齢者におけるフレイルも検討対象とした。
- 同じ指標であっても、栄養素の間でその設定方法及び活用方法が異なる場合があるので注意を要する。
- 食事摂取基準で示される摂取量は、全て各性・年齢区分における参照体位を想定した値である。参照体位と大きく異なる体位を持つ個人又は集団に用いる場合には注意を要する。また、栄養素については、身体活動レベルII（ふつう）を想定した値である。この身体活動レベルと大きく異なる身体活動レベルを持つ個人又は集団に用いる場合には注意を要する。
- 食事摂取基準で示される摂取量は、全て習慣的な摂取量である。原則として、1皿、1食、1日、数日間等の短期間での管理を前提としたものではないため、これらに用いる場合には注意を要する。
- 食事摂取基準の活用に当たっては、食事調査によって習慣的な摂取量を把握し、食事摂取基準で示されている各指標の値を比較することが勧められている。なお、エネルギーはエネルギー摂取量ではなく、体格指数及び体重の変化を用いることが勧められている。また、食事調査はそれぞれの長所・短所を十分に理解した上で用いることが重要である。

参考文献

1) 荒井秀典（編集主幹），長寿医療研究開発費事業（27-23）：要介護高齢者，フレイル高齢者，認知症高齢者に対する栄養療法，運動療法，薬物療法に関するガイドライン作成に向けた調査研究班（編集）．フレイル診療ガイド 2018 年版．一般社団法人日本老年医学会，国立研究開発法人国立長寿医療研究センター．2018.

2) Trumbo PR. Challenges with using chronic disease endpoints in setting dietary reference intakes. *Nutr Rev* 2008; **66**: 459-64.

3) Schardt C, Adams MB, Owens T, *et al*. Utilization of the PICO framework to improve searching PubMed for clinical questions. *BMC Med Inform Decis Mak* 2007; **7**: 16.

4) 日本小児内分泌学会・日本成長学会合同標準値委員会．日本人小児の体格の評価に関する基本的な考え方．日本小児科学会雑誌 2011; **115**: 1705-9.

5) 鈴木久美子，佐々木晶子，新澤佳代，他．離乳前乳児の哺乳量に関する研究．栄養学雑誌 2004; **62**: 369-72.

6) 廣瀬潤子，遠藤美佳，柴田克己，他．日本人母乳栄養児（0～5 ヵ月）の哺乳量．日本母乳哺育学会雑誌 2008; **2**: 23-8.

7) Tokudome Y, Imaeda N, Nagaya T, *et al*. Daily, weekly, seasonal, within- and between-individual variation in nutrient intake according to four season consecutive 7 day weighed diet records in Japanese female dietitians. *J Epidemiol* 2002; **12**: 85-92.

8) Nelson M, Black AE, Morris JA, *et al*. Between- and within-subject variation in nutrient intake from infancy to old age: estimating the number of days required to rank dietary intakes with desired precision. *Am J Clin Nutr* 1989; **50**: 155-67.

9) Ogawa K, Tsubono Y, Nishino Y, *et al*. Inter- and intra-individual variation of food and nutrient consumption in a rural Japanese population. *Am J Clin Nutr* 1999; **53**: 781-5.

10) 江上いすず，若井建志，垣内久美子，他．秤量法による中高年男女の栄養素および食品群別摂取量の個人内・個人間変動．日本公衛誌 1999; **46**: 828-37.

11) 桂　英輔．人体ビタミン B1 欠乏実験における臨床像について．ビタミン 1954; **7**: 708-13.

12) Intersalt Cooperative Research Group. Intersalt: an international study of electrolyte excretion and blood pressure. Results for 24 hour urinary sodium and potassium excretion. *BMJ* 1988; **297**: 319-28.

13) Bi H, Gan Y, Yang C, *et al*. Breakfast skipping and the risk of type 2 diabetes: a meta-analysis of observational studies. *Public Health Nutr* 2015; **18**: 3013-9.

14) Horikawa C, Kodama S, Yachi Y, Heianza Y, *et al*. Skipping breakfast and prevalence of overweight and obesity in Asian and Pacific regions: a meta-analysis. *Prev Med* 2011; **53**: 260-7.

15) Almoosawi S, Prynne CJ, Hardy R, *et al*. Time-of-day and nutrient composition of eating occasions: prospective association with the metabolic syndrome in the 1946 British birth cohort. *Int J Obes* 2013; **37**: 725-31.

16) Sasaki S, Katagiri A, Tsuji T, *et al*. Self-reported rate of eating correlates with body mass index in 18-y-old Japanese women. *Int J Obes Relat Metab Disord* 2003; **27**: 1405-10.

17) Ohkuma T, Hirakawa Y, Nakamura U, *et al*. Association between eating rate and obesity: a systematic review and meta-analysis. *Int J Obes* (Lond) 2015; **39**: 1589-96.

18) Murakami K, Miyake Y, Sasaki S, *et al.* Self-reported rate of eating and risk of overweight in Japanese children: Ryukyus Child Health Study. *J Nutr Sci Vitaminol* 2012; **58**: 247-52.
19) Ohkuma T, Fujii H, Iwase M, *et al.* Impact of eating rate on obesity and cardiovascular risk factors according to glucose tolerance status: the Fukuoka Diabetes Registry and the Hisayama Study. *Diabetologia* 2012; **56**: 70-7.
20) Sakurai M, Nakamura K, Miura K, *et al.* Self-reported speed of eating and 7-year risk of type 2 diabetes mellitus in middle-aged Japanese men. *Metabolism* 2012; **61**: 1566-71.
21) 佐々木敏. わかりやすいEBNと栄養疫学：CHAPTER 8　疫学で理解する食事摂取基準. 同文書院, 2005: 217-40.
22) 厚生労働省. 平成28年国民健康･栄養調査結果.
https://www.mhlw.go.jp/bunya/kenkou/dl/kenkou_eiyou_chousa_tokubetsushuukei_h28.pdf（体格、栄養素等摂取量データ）
https://www.mhlw.go.jp/bunya/kenkou/dl/kenkou_eiyou_chousa_tokubetsushuukei_ninpu_h28.pdf（妊婦･授乳婦別データ）
23) Miller ER 3rd, Pastor-Barriuso R, Dalal D, *et al.* Meta-analysis: high-dosage vitamin E supplementation may increase all-cause mortality. *Ann Intern Med* 2005; **142**: 37-46.
24) Food and Nutrition Board, Institute of Medicine. The B vitamins and choline: overview and methods. In: Institute of Medicine. Dietary Reference Intakes for thiamin, riboflavin, niacin, vitamin B_6, folate, vitamin B_{12}, pantothenic Acid, biotin, and choline. National Academy Press, Washington D.C. 1998: 27-40.
25) Kleiber M. Body size and metabolic rate. *Physiol Rev* 1947; **27**: 511-41.
26) West GB, Brown JH, Enquist BJ. A general model for the origin of allometric scaling laws in biology. *Science* 1997; **276**: 122-6.
27) FAO/WHO/UNU. Energy and protein requirements. Technical Report Series 724, WHO, Geneva. 1985.
28) 坪野吉孝, 久道　茂. 栄養疫学. 南江堂, 2001: 58-59
29) 佐々木敏. わかりやすいEBNと栄養疫学：CHAPTER 5　栄養疫学入門. 同文書院, 2005: 110-39.
30) Archundia Herrera MC, Chan CB. Narrative review of new methods for assessing food and energy intake. *Nutrients* 2018; **10**: E1064.
31) Murakami K, Sasaki S, Takahashi Y, *et al.* Misreporting of dietary energy, protein, potassium and sodium in relation to body mass index in young Japanese women. *Eur J Clin Nutr* 2008; **62**: 111-8.
32) Murakami K, Livingstone MBE, Okubo H, *et al.* Younger and older ages and obesity are associated with energy intake underreporting but not overreporting in Japanese boys and girls aged 1-19 years: the National Health and Nutrition Survey. *Nutr Res* 2016; **36**: 1153-61.
33) Shiraishi M, Haruna M, Matsuzaki M, *et al.* Pre-pregnancy BMI, gestational weight gain and body image are associated with dietary under-reporting in pregnant Japanese women. *J Nutr Sci* 2018; **7**: e12.

34) Fukumoto A, Asakura K, Murakami K, *et al.* Within-and between-individual variation in energy and nutrient intake in Japanese adults: effect of age and sex difference on group size and number of records required for adequate dietary assessment. *J Epidemiol* 2013; **23**: 178-86.
35) Ishiwaki A, Yokoyama T, Fujii H, *et al.* A statistical approach for estimating the distribution of usual dietary intake to assess nutritionally at-risk populations based on the new Japanese Dietary Reference Intakes (DRIs) . *J Nutr Sic Vitaminol* 2007; **53**: 337-44.
36) Sasaki S, Takahashi T, Iitoi Y, *et al.* Food and nutrient intakes assessed with dietary records for the validation study of a self-administered food frequency questionnaire in JPHC Study Cohort I. *J Epidemiol* 2003; **13**: S23-50.
37) Miller WC, Koceja DM, Hamilton EJ. A meta-analysis of the past 25 years of weight loss research using diet, exercise or diet plus exercise intervention. *Int J Obesity* 1997; **21**: 941-7.
38) 文部科学省科学技術・学術審議会資源調査分科会報告．日本食品標準成分表 2015 年版（七訂）．全官報，2014.
39) Krehl WA, Winters RW. Effect of cooking methods on retention of vitamins and minerals in vegetables. *J Am Diet Assoc* 1950; **26**: 966-72.
40) Adams CE, Erdman Jr, JW. Effects of home food preparation practices on nutritional content of foods. *In*: Karmas E, Harris RS, eds. Nutritional evaluation of food processing. Van Nostrand Reinhold, New York 1988; **21**: 557-605.
41) Kimura M, Itokawa Y. Cooking losses of minerals in foods and its nutritional significance. *J Nutr Sci Vitaminol* 1990; **36**: S25-32.
42) Kimura M, Itokawa Y, Fujiwara M. Cooking losses of thiamin in food and its nutritional significance. *J Nutr Sci Vitaminol* 1990; **36**: S17-24.
43) McKillop DJ, Pentieva K, Daly D, *et al.* The effect of different cooking methods on folate retention in various foods that are amongst the major contributors to folate intake in the UK diet. *Br J Nutr* 2002; **88**: 681-8.
44) Japanese Society of Hypertension. Japanese Society of Hypertension guidelines for the management of hypertension (JSH 2004). Hyper Res 2006; **29**: S1-105.
45) 佐々木敏．食事摂取基準入門－そのこころを読む－，同文書院，2012; 46-47.
46) Food and Nutrition Board, Institute of Medicine. Dietary reference intakes: applications in dietary assessment (dietary reference intakes) . National Academies Press, Washington, D.C. 2001.
47) Barr SI. Applications of Dietary Reference Intakes in dietary assessment and planning. *Appl Physiol Nutr Metab* 2006; **31**: 66-73.
48) Barr SI, Murphy SP, Agurs-Collins TD, *et al.* Planning diets for individuals using the dietary reference intakes. *Nutr Rev* 2003; **61**: 352-60.
49) Murphy SP, Barr SI. Challenges in using the dietary reference intakes to plan diets for groups. *Nutr Rev* 2005; **63**: 267-71.
50) Brannon PM, Taylor CL, Coates PM. Use and applications of systematic reviews in public health nutrition. *Annu Rev Nutr* 2014; **34**: 401-19.
51) 日本肥満学会．肥満症診療ガイドライン 2016，ライフサイエンス出版，2016.

Ⅱ　各論

1　エネルギー・栄養素

各論では、エネルギー及び栄養素について、食事摂取基準として設定した指標とその基準（数値）及び策定方法を示す。

各論で使われている用語、指標等についての基本的事項や本章で設定した各指標の数値の活用方法は、全て総論で解説されているので、各論では説明しない。したがって、総論を十分に理解した上で各論を理解し、活用することが重要である。

なお、各論で設定した各指標の基準は、全て当該性・年齢区分における参照体位を想定した値である。参照体位と大きく異なる体位を持つ個人又は集団に用いる場合には注意を要する。また、栄養素については、身体活動レベルⅡ（ふつう）を想定した値である。この身体活動レベルと大きく異なる身体活動レベルを持つ個人又は集団に用いる場合には、注意を要する。

1-1　エネルギー

①　基本的事項

生体が外界から摂取するエネルギーは、生命機能の維持や身体活動に利用され、その多くは最終的に熱として身体から放出される。このため、エネルギー摂取量、消費量及び身体への蓄積量は、これと等しい熱量として表示される。国際単位系におけるエネルギーの単位はジュール（J）であるが、栄養学ではカロリー（cal）が用いられることが多い。1 J は非常に小さい単位であるため、kJ（又は MJ）、kcal を用いることが実際的であり、ここでは後者を用いる。kcal から kJ への換算は、FAO（国際連合食糧農業機関）/WHO（世界保健機関）合同特別専門委員会報告[1)]に従い、1 kcal＝4.184 kJ とした。

エネルギー摂取量は、食品に含まれる脂質、たんぱく質、炭水化物のそれぞれについて、エネルギー換算係数（各成分 1 g 当たりの利用エネルギー量）を用いて算定したものの和である。一方、エネルギー消費量は、基礎代謝、食後の熱産生、身体活動の三つに分類される。身体活動は、さらに、運動（体力向上を目的に意図的に行うもの）、日常の生活活動、自発的活動（姿勢の保持や筋トーヌスの維持など）の三つに分けられる。

エネルギー出納バランスは、エネルギー摂取量－エネルギー消費量として定義される（**図 1**）。成人においては、その結果が体重の変化と体格（body mass index：BMI）であり、エネルギー摂取量がエネルギー消費量を上回る状態（正のエネルギー出納バランス）が続けば体重は増加し、逆に、エネルギー消費量がエネルギー摂取量を上回る状態（負のエネルギー出納バランス）では体重が減少する。したがって、短期的なエネルギー出納のアンバランスは、体重の変化で評価可能である。一方、エネルギー出納のアンバランスは、長期的にはエネルギー摂取量、エネルギー消費量、体重が互いに連動して変化することで調整される。例えば、長期にわたってエネルギー制限を続けると、体重減少に伴いエネルギー消費量やエネルギー摂取量が変化し、体重減少は一定量で頭打ちとなり、エネルギー出納バランスがゼロになる新たな状態に移行する（**図 1**）。多くの成人では、長期間にわたって体重・体組成は比較的一定で、エネルギー出納バランスがほぼゼロに保たれた状態にある。肥満者もやせの者も、体重、体組成に変化がなければ、エネルギー摂取量とエネルギー消費量は等しい。したがって、健康の保持・増進、生活習慣病予防の観点からは、エネルギー摂取量が必要量を過不足なく充足するだけでは不十分であり、望ましいBMIを維持するエネルギー摂取量（＝エネルギー消費量）であることが重要である。そのため、エネルギーの摂取量及び消費量のバランスの維持を示す指標としてBMIを採用する。

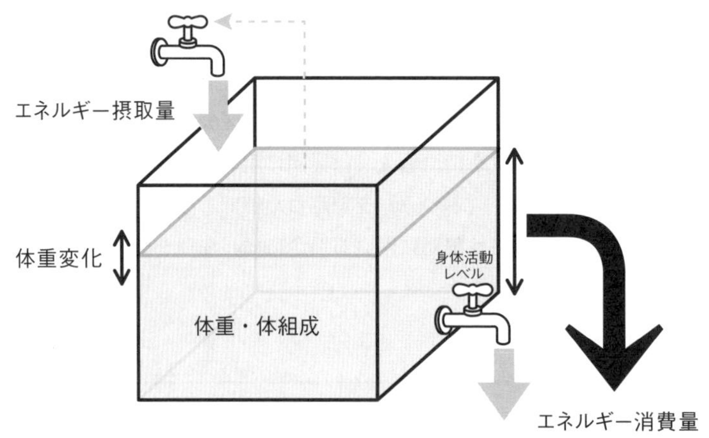

図1　エネルギー出納バランスの基本概念

体重とエネルギー出納の関係は、水槽に水が貯まったモデルで理解される。エネルギー摂取量とエネルギー消費量が等しいとき、体重の変化はなく、体格（BMI）は一定に保たれる。エネルギー摂取量がエネルギー消費量を上回ると体重は増加し、肥満につながる。エネルギー消費量がエネルギー摂取量を上回ると体重が減少し、やせにつながる。しかし、長期的には、体重変化によりエネルギー消費量やエネルギー摂取量が変化し、エネルギー出納はゼロとなり、体重が安定する。肥満者もやせの者も体重に変化がなければ、エネルギー摂取量とエネルギー消費量は等しい。

② エネルギー摂取量・エネルギー消費量・エネルギー必要量の推定の関係

エネルギー必要量を推定するためには、体重が一定の条件下で、その摂取量を推定する方法とその消費量を測定する方法の二つに大別される。前者には各種の食事アセスメント法があり、後者には、二重標識水法と基礎代謝量並びに身体活動レベル（physical activity level：PAL）の測定値や性、年齢、身長、体重を用いてエネルギー消費量を推定する方法がある。二重標識水法では、エネルギー消費量が直接測定される。後述するように、食事アセスメント法は、いずれの方法を用いてもエネルギー摂取量に関しては測定誤差が大きく、そのために、エネルギー摂取量を測定してもそこからエネルギー必要量を推定するのは極めて困難である。そこで、エネルギー必要量の推定には、エネルギー摂取量ではなく、エネルギー消費量から接近する方法が広く用いられている（**図2**）。特に、二重標識水法は、２週間程度の（ある程度習慣的な）総エネルギー消費量を直接に測定でき、その測定精度も高いため、エネルギー必要量を推定するための有用な基本情報が提供される[2)]。これに身体活動レベルを考慮すれば、性・年齢階級・身体活動レベル別にエネルギー必要量が推定できる。しかしながら、後述するように、これらによって推定はできないが無視できない量の個人間差がエネルギー必要量には存在する[3)]。そのために、基礎代謝量と身体活動レベル等を用いる推定式も含めて、二重標識水法で得られたエネルギー消費量に身体活動レベルを考慮して推定されたエネルギー必要量でも、個人レベルのエネルギー必要量を推定するのは困難であると考えられている[4)]。なお、エネルギー摂取量の測定とエネルギー消費量の測定は、全く異なる測定方法を用いるため、それぞれ固有の測定誤差を持つ。したがって、測定されたエネルギー摂取量と測定されたエネルギー消費量を比較する意味は乏しい。

それに対して、エネルギー出納の結果は体重の変化やBMIとして現れることを考えると、体重の変化やBMIを把握すれば、エネルギー出納の概要を知ることができる。しかしながら、体重の変化もBMIもエネルギー出納の結果を示すものの一つであり、エネルギー必要量を示すものではないことに留意すべきである。

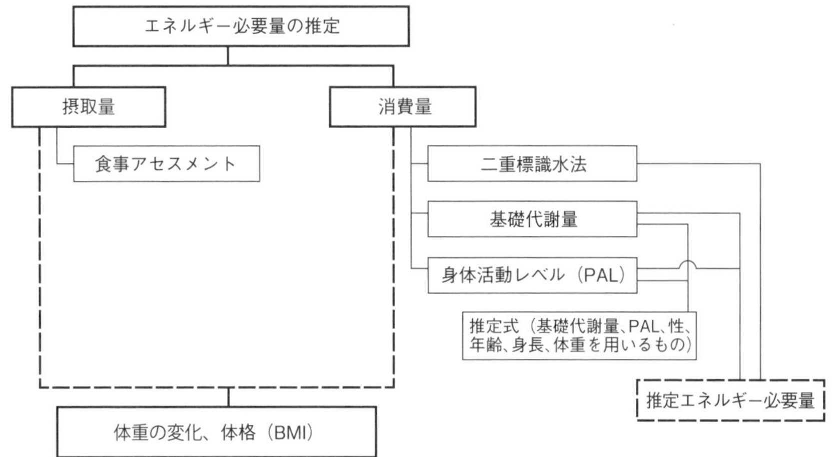

図2　エネルギー必要量を推定するための測定法と体重変化、体格（BMI）、推定エネルギー必要量との関連

③ 体重管理

3-1 体重管理の基本的な考え方

身体活動量が不変であれば、エネルギー摂取量の管理は体格の管理とほぼ同等である。したがって、後述する推定エネルギー必要量でも、何らかの推定式を用いて推定したエネルギー必要量でもなく、また、エネルギー摂取量や供給量を測るのでもなく、体格を測り、その結果に基づいて変化させるべきエネルギー摂取量や供給量を算出し、エネルギー摂取量や供給量を変化させることが望ましい。そのためには望ましい体格をあらかじめ定めなくてはならない。

成人期以後には大きな身長の変化はないため、体格の管理は主として体重の管理となる。身長の違いも考慮して体重の管理を行えるように、成人では体格指数、主としてBMIを用いる。本来は、脂肪か脂肪以外の体組織（主として筋肉）かの別、脂肪は皮下脂肪か内臓脂肪かの別なども考慮しなくてはならない。そのための一つに腹囲の測定（計測）がある。例えば、糖尿病及び循環器疾患の発症率や循環器疾患及び総死亡率との関連は、BMIよりも腹囲や腹囲・身長比の方が強いという報告がある[5,6)]。しかし、研究成果の蓄積の豊富さや、最も基本的な体格指数という観点から、ここでは体重又はBMIに関する記述に留める。糖尿病や循環器疾患の発症予防や重症化予防は腹囲も考慮して行うことが勧められる。

なお、乳児・小児では、該当する性・年齢階級の日本人の身長・体重の分布曲線（成長曲線）を用いる。

高い身体活動は肥満の予防や改善の有用な方法の一つであり[7)]、不健康な体重増加を予防するには身体活動レベルを1.7以上とすることが推奨されている[8)]。また、高い身体活動は、体重とは独立して総死亡率の低下に関連することも明らかにされている[9,10)]。体重増加に伴う生活習慣病の発症予防及び重症化予防の観点からは、身体活動レベルⅠ（低い）は望ましい状態とは言えず、身体活動量を増加させることでエネルギー出納のバランスを図る必要がある。一方、高齢者については、低い身体活動レベルは摂取できるエネルギー量の減少を招き、栄養素の不足を来しやすくする[11,12)]。身体活動量の増加により、高いレベルのエネルギー消費量と摂取量の出納バランスを維持することが望ましい。

3-2 発症予防

3-2-1 基本的な考え方

健康的な体重を考えるためには、何をもって健康と考えるかをあらかじめ定義して、それへの体重の影響を検討しなくてはならない。「理想（ideal）体重」、「望ましい（desirable）体重」、「健康（healthy）体重」、「適正（optimal）体重」、「標準（standard）体重」、「普通（normal）体重」など、健康的な体重を表す用語は定義の異なる種々のものがあるが、同一の用語でも定義は必ずしも一定でない場合もある[13,14)]。ここでは、死因を問わない死亡率（総死亡率）が最低になる体重（以下、成人ではBMIを用いる）をもって最も健康的であると考えることとした。その他には、ある一時点に有する疾患や健康障害の数（有病数又は有病率）が最も少ないBMIをもって最も健康的であるとする考え方もあり得る。しかし、有病率が高い疾患や健康障害で必ずしも死亡率が高いわけではない。そのため、両者は必ずしも一致しないことに注意を要する。

また、総死亡率は乳児や小児に用いるのは適切ではなく、妊娠時の体重管理に用いるのも適切ではない。

3-2-2 総死亡率を指標とする方法（歴史的経緯）

総死亡率を指標にした健康的な体重の検討は、アメリカのメトロポリタン生命保険会社が保険契約者のデータを基に発表した理想体重表[15,16)]に端を発する。これは体格（body frame）が大、中、小の三つの表からなり、それぞれ同一の身長に対し総死亡率の最も低い体重の「幅」が示されたもので、適用は20歳以上の全ての成人であった。しかし、表が三つあり体重幅で示されていて煩雑なため、体格・中の表の体重幅の中間値をとった表が提唱され[17)]、肥満度の計算に用いられるようになる。

我が国では、上記の表[17)]から靴の厚さ、着衣の重量を補正した松木の標準体重表[18)]、保険契約者の最低死亡率を基にした明治生命標準体重表[19,20)]などが提唱された。これらはいずれも身長に対し最適な一つの体重を呈示していた。

なお、現在、我が国で使われる標準体重（＝22×〔身長（m）〕^{2}）は、職域健診の異常所見の合計数が最も少なくなるBMIに基づくものである[21,22)]。すなわち、30～59歳の男性3,582人、女性983人を対象に、健診データ10項目〔胸部X線、心電図、上部消化管透視、高血圧、血尿・

蛋白尿、AST（GOT）・ALT（GPT）、総コレステロール・トリグリセライドなど、高尿酸血症、血糖（空腹時、糖負荷後）、貧血〕の異常所見の合計数をBMIで層別に平均し、BMIとの関係を二次回帰したものである。なお、この論文では、被験者集団の年齢範囲から、データの適応範囲を30～59歳と限定している[22]。

3-2-3　総死亡率を指標とする方法

35～89歳を対象とした欧米諸国で実施された57のコホート研究（総対象者数は894,576人）のデータを用いて追跡開始時のBMIとその後の総死亡率との関連についてまとめたメタ・アナリシスによると、年齢調整後で、男女ともに22.5～25.0 kg/m^{2}の群で最も低い総死亡率を認めた[23]。一方、健康な者を中心とした我が国の代表的な二つのコホート研究及び七つのコホート研究のプール解析における追跡開始時のBMI（kg/m^2）とその後の総死亡率との関連を**図3**に示す[24-26]。また、近隣東アジア諸国からの代表的な報告を**図4**にまとめた[27-29]。

図3及び**図4**の中で、対象（追跡開始時）年齢が65～79歳であった集団に限って解析したJACC Studyだけで、BMIが高いほど総死亡率が低い傾向が認められている。このように、BMIと総死亡率の関連は年齢によって異なり、追跡開始年齢が高くなるほど総死亡率を最低にするBMIは男女ともに高くなる傾向がある。**図4**に示した韓国の研究でも、65歳以上の群を分けたサブ解析では、BMIが30.0 kg/m^{2}を超えても総死亡率に明確な増加は観察されていない[29]。また、追跡開始時の年齢階級別に総死亡率を最低にするBMIを検討した我が国での研究によると、男女それぞれ40～49歳で23.6と21.6 kg/m^2、50～55歳で23.4と21.6 kg/m^2、60～69歳で25.1と22.8 kg/m^2、70～79歳で25.5と24.1 kg/m^{2}であった[30]。

アメリカ人白人を対象とした19のコホート研究（合計146万人）のデータをまとめたプール解析の結果（生涯非喫煙者の結果）は、22.5～24.9 kg/m^{2}を基準としたハザード比が、例えば±0.1未満を示したBMIは、20～49歳では18.5～24.9 kg/m^2、50～59歳では20.0～24.9 kg/m^2、60～69歳と70～84歳では20.0～27.4 kg/m^{2}であった[31]。同様に、システマティック・レビューにより検索された世界239のコホート研究で、20～90歳の研究参加者のプール解析[32]における、東アジア地域コホート（61コホート、追跡期間の中央値13.9年）の年齢階層別のBMIと総死亡率の関連を**図5**に示す。最も低い総死亡率を示すBMIは、35～49歳では18.5～25、50～69歳では20～25、70～89歳では20～27.5であった。高齢者を対象に、フレイルとそれに関連する死亡のリスクを検討した研究でも、死亡リスクの低いBMIは、ほぼ同様の結果であった[33-36]。なお、70歳以上では死亡率が最も低くなるBMIに男女差があることを示唆する報告[37]もある。

この種の研究では、ベースライン調査時に、喫煙の影響や潜在的な疾患、健康障害が存在していたために体重減少を来していた対象者の存在を否定できず、これはある種の「因果の逆転」となり得る。そのため、真の関連よりもやや高めのBMIで最低の総死亡率が観察されている可能性を否定できない。喫煙による体重減少と死亡率の上昇の影響については、喫煙の有無で総死亡率が最低となるBMIには差を認めないとする研究[38]がある一方、非喫煙者では、最低死亡率を示すBMIがやや低めの値を示す研究もある[31]。コホート研究のシステマティック・レビュー[39]では、喫煙歴の有無、ベースライン時の健康状態や疾病の有無、追跡直後の死亡の除外によって、BMIと総死亡率のU字型の関連がどのように変化するかが検討され、こうした因果の逆転を引き起こす可能性のある因子を考慮しないと、やや高めのBMIで総死亡率が低く示されることを示唆している。

高いBMIが死亡リスクの低下に関連する現象は、高齢者のみならず種々の疾患を有する者で観察され、obesity paradox（肥満のパラドックス）と呼ぶ[40]。こうした現象に関連するもう一つの要因として、体重が体組成（体脂肪量、除脂肪体重）を必ずしも反映しないことも挙げられる。しかし一方で、obesity paradoxを疑問視する考えもあり、結論はまだ得られていない[41]。

肥満者では、合併する種々の生活習慣病の結果として、脳心血管病により中年期から死亡リスクが増加する。例えば、我が国の糖尿病患者の平均死亡年齢（2001～2010年）は男性71.4歳、女性75.1歳である[42]。したがって、高齢者では、生活習慣病の死亡リスクを有する者が少ない集団を見ていることになる（サバイバー効果）。上記のコホート研究は、高齢者で肥満や糖尿病などの生活習慣病の合併を放置してよいことを必ずしも意味しない。

百寿者（年齢100歳以上の者）は、多くの者が90歳代初めまで自立した生活を営んでいたことが明らかにされており、サクセスフル・エイジングの例と考えられる。百寿者のBMIは男性22.8、女性20.8（沖縄）[43]、19.3（東京）[44]などと報告されており、糖尿病[45]や高コレステロール血症[46]の合併が少ないことも報告されている。また、平均72.4（66～81）歳の女性を14～19年追跡し、調査開始時のBMIで層別化し、85歳までの疾患や運動制限の発生についてのリスクを比較した研究[47]では、BMI18.5～25よりもそれ以上の者で、疾患を発症したり、身体活動に制限が生じる割合が高いことが示されている。したがって、後期高齢者においても、特に糖尿病や高コレステロール血症などを合併する場合、肥満（BMI≧25）は好ましくない状態と考えられる。なお、百寿者には肥満が少ないと報告されている[46]が、過去の体重経過を明らかにした研究はない。今後、70歳代、80歳代からの体重経過に関する前向き研究が必要である。

ところで、高齢者を対象に、体重変化と総死亡率の関連を見たメタ・アナリシスでは、体重減少、体重増加、体重変動のいずれかを認めた者は、体重が維持されていた者に比べて、総死亡率が増加していた[48]。ただし、体重の増減は意図したものか意図しないものかによってもその健康影響が異なることも考えられる。肥満者が意図して体重を落とした群の総死亡率は、体重が変化しなかった群のそれに比べて有意に低かったとする報告[49]がある一方で、意図した体重減少による総死亡率の減少は必ずしも明らかでないとしたメタ・アナリシスもあり[50]、これについて結論はまだ得られていない。体重変動が総死亡率に及ぼす影響についても、今後更に検討が必要である。

死因別にBMIとの関連を観察した研究によると、循環器疾患、特に心疾患の死亡率が最低を示すBMIは総死亡率が最低となるBMIよりも低めであり、逆に、その他の疾患、特に呼吸器疾患の死亡率が最低を示すBMIは高めである[23,24,26,32]。我が国の七つのコホート研究のプール解析の結果を一例として**図6**に示す。さらに、発症率との関連を観察した研究によると、例えば、糖尿病の発症率はBMIが低いほど低く[51,52]、その関連は総死亡率で認められる関連とは大きく異なる。

このように、観察疫学研究において報告された総死亡率が最も低かったBMIの範囲をまとめると**表1**のようになる。ただし、BMIと総死亡率の関連性が明らかに変化する年齢については不明である。

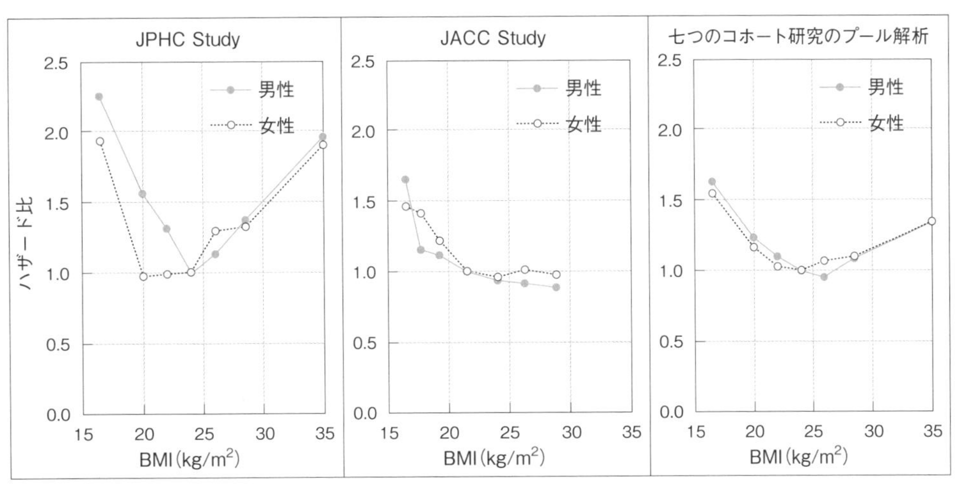

図3　健康な者を中心とした我が国の代表的な二つのコホート研究並びに七つのコホート研究のプール解析における、追跡開始時のBMI（kg/m^2）とその後の総死亡率との関連 [24-26)]

BMIの範囲の中間値をその群のBMIの代表値として結果を示した。BMIの最小群又は最大群で最小値又は最大値が報告されていなかった場合は、その群の結果は示さなかった。

JPHC Study：BMI＝23.0～24.9 kg/m^{2}の群に比較したハザード比。追跡開始時年齢＝40～59歳、平均追跡年数＝10年、対象者数（解析者数）＝男性19,500人、女性21,315人、死亡者数（解析者数）＝男性943人、女性483人、調整済み変数＝地域、年齢、20歳後の体重の変化、飲酒、余暇での身体活動、教育歴。

JACC Study：BMI＝20.0～22.9 kg/m^{2}の群に比較したハザード比。追跡開始時年齢＝65～79歳、平均追跡年数＝11.2年、対象者数（解析者数）＝男性11,230人、女性15,517人、死亡者数（解析者数）＝男性5,292人、女性3,964人、調整済み変数＝喫煙、飲酒、身体活動、睡眠時間、ストレス、教育歴、婚姻状態、緑色野菜摂取、脳卒中の既往、心筋梗塞の既往、がんの既往。

七つのコホート研究のプール解析：BMI＝23.0～24.9 kg/m^{2}の群に比較したハザード比。追跡開始時年齢＝40～103歳、平均追跡年数＝12.5年、対象者数（解析者数）＝男性162,092人、女性191,330人、死亡者数（解析者数）＝男性25,944人、女性16,036人、調整済み変数＝年齢、喫煙、飲酒、高血圧歴、余暇活動又は身体活動、その他（それぞれのコホート研究によって異なる）。備考＝追跡開始後5年未満における死亡を除外した解析。

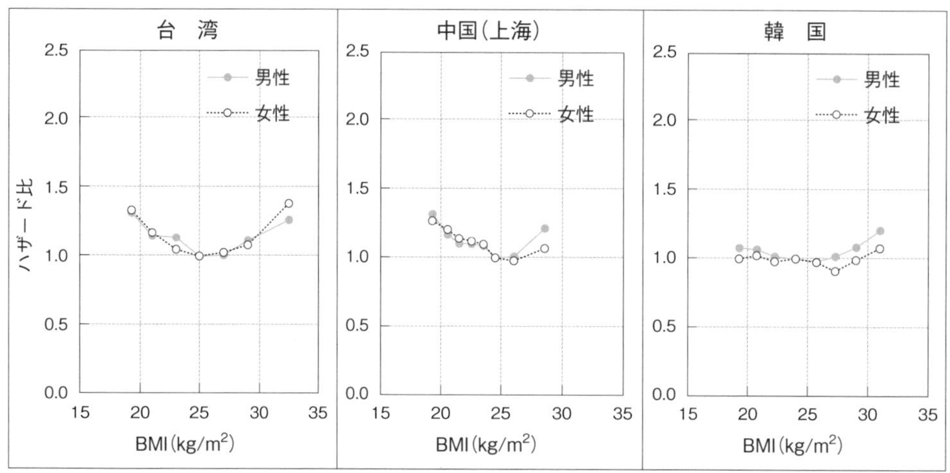

図4 健康な者を中心とした東アジアの代表的な三つのコホート研究における、追跡開始時のBMI（kg/m^2）とその後の総死亡率との関連[27-29]

BMIの範囲の中間値をその群のBMIの代表値として結果を示した。BMIの最小群又は最大群で最小値又は最大値が報告されていなかった場合は、その群の結果は示さなかった。

台湾：BMI＝24.0～25.9 kg/m^{2}の群に比較したハザード比。追跡開始時年齢＝20歳以上、平均追跡年数＝10年、対象者数（解析者数）＝男性58,738人、女性65,718人、死亡者数（解析者数）＝男性3,947人、女性1,549人、調整済み変数＝年齢、飲酒、身体活動レベル、教育歴、喫煙、収入、ベテルナッツの使用。

中国（上海）：BMI＝24.0～24.9 kg/m^{2}の群に比較したハザード比。追跡開始時年齢＝40歳以上、平均追跡年数＝8.3年、対象者数（解析者数）＝男女合計158,666人、死亡者数（解析者数）＝男性10,047人、女性7,640人、調整済み変数＝年齢、喫煙、飲酒、身体活動、居住地域、居住地の都市化。

韓国：BMI＝23.0～24.9 kg/m^{2}の群に比較したハザード比。追跡開始時年齢＝30～95歳、平均追跡年数＝12年、対象者数（解析者数）＝男性770,556人、女性443,273人、死亡者数（解析者数）＝男性58,312人、女性24,060人、調整済み変数＝年齢、喫煙、飲酒、運動への参加、空腹時血糖、収縮期血圧、血清コレステロール。

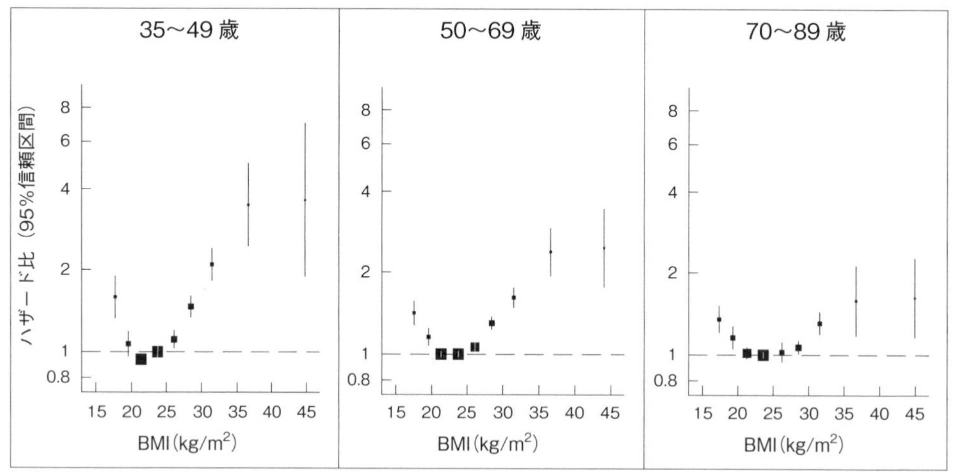

図5 東アジアの61コホート研究のデータをまとめたプール解析における年齢階級（歳）別にみたハザード比：生涯非喫煙者を対象とした解析[32]

BMI＝22.5～24.9 kg/m^{2}の群に比較したハザード比。追跡開始時年齢＝35～89歳（平均52.4歳）、追跡年数の中央値＝13.9年、対象者数＝1,055,636人（男性60.0%）、死亡者数＝100,310人。慢性疾患のない生涯非喫煙者を対象に、初期段階（追跡開始5年間）で追跡が終了した者を除いた解析。

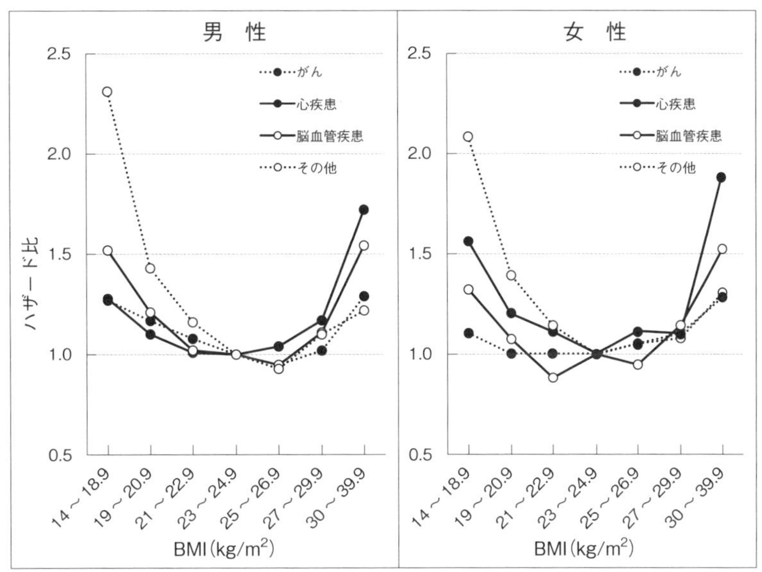

図6 主要死因別にみたBMI（kg/m²）と死亡率の関連：BMIが23.0～24.9の群に比べたハザード比：我が国における七つのコホート研究のプール解析[26)]

BMI＝23.0～24.9 kg/m² の群に比較したハザード比。追跡開始時年齢＝40～103 歳、平均追跡年数＝12.5 年、対象者数（解析者数）＝男性 162,092 人、女性 191,330 人、死亡者数（解析者数）＝男性 25,944 人、女性 16,036 人、調整済み変数＝年齢、喫煙、飲酒、高血圧歴、余暇活動又は身体活動、その他（それぞれのコホート研究によって異なる)。備考＝追跡開始後５年未満における死亡を除外した解析。

表1 観察疫学研究において報告された総死亡率が最も低かったBMIの範囲（18歳以上）[1]

年齢（歳）	総死亡率が最も低かった BMI (kg/m²)
18～49	18.5～24.9
50～64	20.0～24.9
65～74	22.5～27.4
75以上	22.5～27.4

[1] 男女共通。

しかし、**図7**に示すように、日本人のBMIの実態から、総死亡率が最も低かったBMIの範囲について、範囲を下回る者、範囲内の者、範囲を上回る者の割合を見ると、65歳以上の高齢者で実態との乖離が見られる。

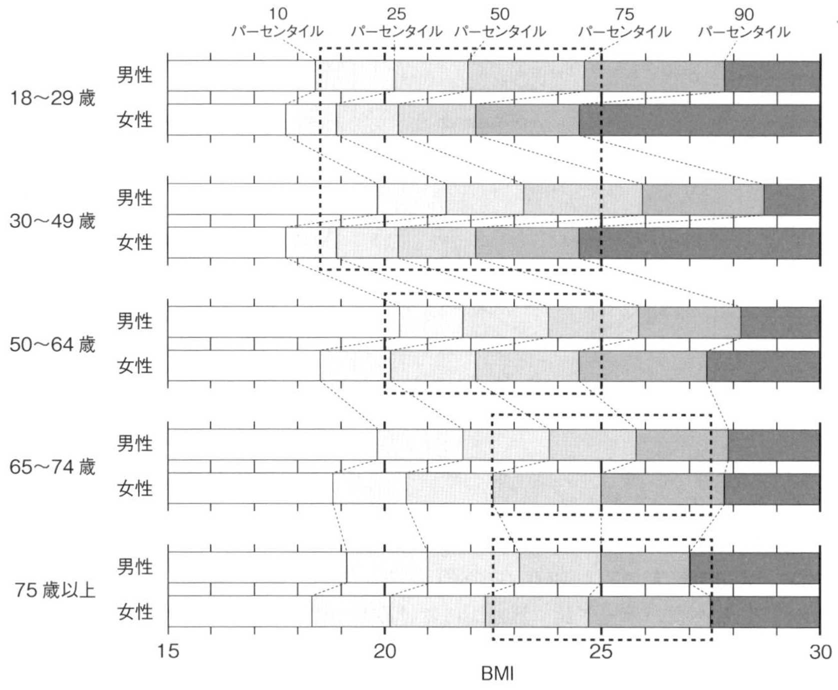

図7　性・年齢階級別 BMI の分布

平成28年国民健康・栄養調査による。点線四角内が、観察疫学研究において報告された総死亡率が最も低かったBMIの範囲。

3-2-4　目標とするBMIの範囲

観察疫学研究の結果から得られた総死亡率、疾患別の発症率とBMIとの関連、死因とBMIとの関連、さらに、日本人のBMIの実態に配慮し、総合的に判断した結果、当面目標とするBMIの範囲を**表2**のとおりとした。特に65歳以上では、総死亡率が最も低かったBMIと実態との乖離が見られるため、フレイルの予防及び生活習慣病の発症予防の両者に配慮する必要があることも踏まえ、当面目標とするBMIの範囲を21.5～24.9 kg/m^2とした。しかしながら、総死亡率に関与する要因（生活習慣を含む環境要因、遺伝要因等）は数多く、体重管理においてBMIだけを厳格に管理する意味は乏しい。さらに、高い身体活動は肥満の予防や改善の有用な方法の一つであり[7]、かつ、高い身体活動は体重とは独立して総死亡率の低下に関連することも明らかにされている[9,10]。したがって、BMIは、あくまでも健康を維持し、生活習慣病の発症予防を行うための要素の一つとして扱うに留めるべきである。特に、65歳以上では、介護予防の観点から、脳卒中を始めとする疾病予防とともに、低栄養との関連が深い高齢によるフレイルを回避することが重要であるが、様々な要因がその背景に存在することから、個々人の特性を十分に踏まえた対応が望まれる。

例えば、後述する基礎代謝基準値及び参照身長を用い、身体活動レベルをふつう（II）としてエネルギー必要量を計算すると、18～29歳、30～49歳、50～64歳でそれぞれ、男性で2,450～2,900、2,450～2,900、2,350～2,800 kcal/日、女性で1,800～2,100、1,850～2,200、1,800～2,100 kcal/日となり、幅があることが分かる。さらに、同じBMI又は体重でも、エネルギー必要量には無視できない個人差が存在することに注意すべきである。

表2 目標とするBMIの範囲（18歳以上）[1,2]

年齢（歳）	目標とするBMI（kg/m^2）
18～49	18.5～24.9
50～64	20.0～24.9
65～74[3]	21.5～24.9
75以上[3]	21.5～24.9

[1] 男女共通。あくまでも参考として使用すべきである。

[2] 観察疫学研究において報告された総死亡率が最も低かったBMIを基に、疾患別の発症率とBMIの関連、死因とBMIとの関連、喫煙や疾患の合併によるBMIや死亡リスクへの影響、日本人のBMIの実態に配慮し、総合的に判断し目標とする範囲を設定。

[3] 高齢者では、フレイルの予防及び生活習慣病の発症予防の両者に配慮する必要があることも踏まえ、当面目標とするBMIの範囲を21.5～24.9 kg/m^2とした。

3-3 重症化予防

3-3-1 発症予防との違い

既に何らかの疾患を有する場合は、その疾患の重症化予防を他の疾患の発症予防よりも優先させる必要がある場合が多い。この場合は、望ましい体重の考え方もその値も優先させるべき疾患によって異なる。

3-3-2 食事アセスメントの過小評価を考慮した対応の必要性

前述（『I 総論、4 活用に関する基本的事項』の4-2を参照）のように、種々の食事アセスメントは、日間変動による偶然誤差の他、系統誤差として過小申告の影響を受け、集団レベルでは実際のエネルギー摂取量を過小評価するのが一般である。食事指導においても、指導を受ける者に同等の過小評価が生じている可能性を考慮した対応が必要である。

3-3-3 減量や肥満の是正への考え方

高血圧、高血糖、脂質異常の改善・重症化予防に、減量や肥満の是正が推奨されている。生活習慣修正（食事や運動）の介入研究においては、一般に体重減少率と生活習慣病関連指標の改善率がよく関連する[53)]。必要な減量の程度は高血圧では4 kgと指摘されており[54,55)]、これは対象集団の平均体重が80～92 kgなので約5％の減量に相当する。血圧正常高値を対象にした減量による高血圧予防効果を検討した総説でも、5～10％の減量が有効と結論している[56)]。内臓脂肪の減少と血糖（糖尿病患者を除く）、インスリン感受性、脂質指標、血圧の改善の関係を見ると、指標の有意な改善を認めた研究の内臓脂肪の減少率は平均22～28％、体重減少率で7～10％に相当する[57)]。さらに、特定保健指導の終了者3,480人を対象にした検討では、指導後6か月で3％以上の体重減少を認めた者では、特定健診の全ての健診項目の改善が認められた[58)]。肥満者では、発症予防を目標とするBMIの範囲まで減量しなくても、上記の程度の軽度の減量を達成し、それを維持することが重症化予防の観点では望ましい。

3-3-4 エネルギー摂取制限と体重減少（減量）との関係（理論的なモデルの考察）

エネルギー出納が保たれ体重が維持された状態にある多人数の集団で、二重標識水法によるエネルギー消費量と体重の関係を求めた検討によれば、両者の間に次の式が成り立っていた[59]。

$$\ln(W)=0.712\times\ln(E)+0.005\times H+0.004\times A+0.074\times S-3.431$$

ここで、ln：自然対数、E：エネルギー消費量（kJ/日）＝エネルギー摂取量（kJ/日）、
H：身長（cm）、A：年齢（歳）、S：性（男性＝0、女性＝1）。

ここで、両辺の指数を取り、同じ身長、同じ年齢、同じ性別の集団を考えれば、身長、年齢、性別の項は両辺から消去されることによってこの影響はなくなる。個人が異なるエネルギー摂取量を変化させた場合にも、理論的にはこの式が適用できると考えられる。この式から次の式が得られる。

$$\varDelta W=0.712\times\varDelta E$$

ここで、$\varDelta W$：体重（kg）の変化を初期値からの変化の割合で表現したもの（%）、
$\varDelta E$：エネルギー消費量（kJ/日）の変化を初期値からの変化の割合で表現したもの（%）。

例えば、エネルギー消費量（＝エネルギー摂取量）を 10% 減少させた場合に期待される体重の減少はおよそ 7％となる。

【計算例】体重が 76.6 kg、エネルギー消費量＝エネルギー摂取量＝2,662 kcal/日の個人がいたとする（これは上記の論文の対象者の平均体重及び平均エネルギー消費量である[59]）。この個人が 100 kcal/日だけエネルギー摂取量を減らしたとする。

エネルギー摂取量の変化（減少）率＝100/2,662≒3.76%

期待される体重変化（減少）率＝3.76×0.7≒2.63%

期待される体重変化（減少）量＝76.6×（2.63/100）≒2.01 kg

ところで、エネルギー消費量には成人男性でおよそ 200 kcal/日の個人差が存在すると報告されている[3]。また、個人のエネルギー消費量を正確に測定することは極めて難しい。そこで、エネルギー消費量が仮に 2,462～2,862 kcal/日の範囲にあると推定し、期待される体重変化（減少）量を計算すると、1.87～2.18 kg となる。逆に、期待される体重変化（減少）量を 2 kg にするためには、エネルギー摂取量の変化（減少）が 92～107 kcal/日であることになる。

なお、脂肪細胞 1 g が 7 kcal を有すると仮定すれば、100 kcal/日のエネルギー摂取量の減少は 14.3 g/日の体重減少、つまり、5.21 kg/年の体重減少が期待できるが、上記のようにそうはならない。これは、一つには、体重の減少に伴ってエネルギー消費量も減少するためであると考えられる。体重の変化（減少）は徐々に起こるため、それに呼応してエネルギー消費量も徐々に減少する。そのため、時間経過に対する体重の減少率は徐々に緩徐になり、やがて、体重は減少しなくなる。この様子は、理論的には**図 8** のようになると考えられる。

さらに、体重の減少に伴ってエネルギー摂取量が増加する（食事制限が緩む）可能性も指摘されている[60,61]。したがって、現実的には以下の点に留意が必要である。まず、大きな減量を目指して食事制限を開始しても、減量に伴ってエネルギー消費量と消費量の両方が変化するため、少ない体重減少で平衡状態となることである。厳しい食事制限が減量とともに緩んで約 100 kcal/日の食事制限となり、2 kg 程度の減量に落ち着くものと考えられる。また、現実的にはその他の種々の行動学的な要因の影響を受けて計画どおりには減量できないことも多い。そのため、一定期間ごとに体重測定を繰り返し、その都度、減少させるべきエネルギー量を設定し直すことが勧められる。その期間は、個別に種々の状況を考慮し、柔軟に考えられるべきであるが、体重減少を試みた介入試験のメタ・アナリシスによると、介入期間の平均値はおよそ 4 か月間であった[62]。運動で体重減

少を試みた介入試験のメタ・アナリシスでも、4か月間以下では、運動量に応じた体重減少が得られるが、6か月以上では減量が頭打ちになる現象が観察されている[63]。どの程度の期間ごとに体重測定を行って減量計画を修正していくかを決めるに当たり、以上のことが参考になるかもしれない。

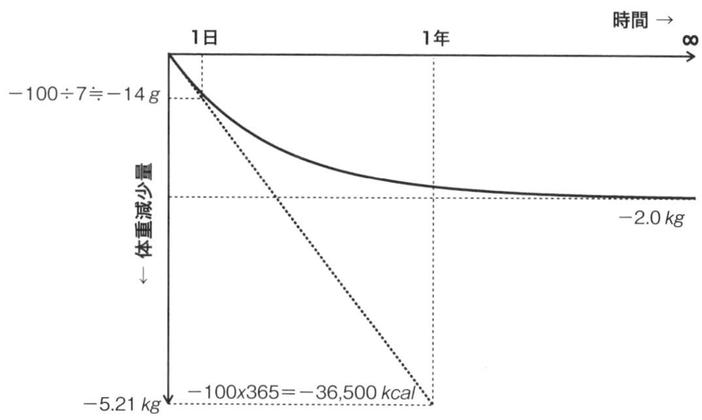

図8　エネルギー摂取量を減少させたときの体重の変化（理論計算結果）

体重が 76.6 kg、エネルギー消費量＝エネルギー摂取量＝2,662 kcal/日の個人がいたとする（これは上記の論文の対象者の平均体重並びに平均エネルギー消費量である[59]）。この個人が 100 kcal/日のエネルギー摂取量を減らしたとすると、次のような変化が期待される。

エネルギー摂取量の変化（減少）率＝100/2,662≒3.76%

体重変化（減少）率＝3.76×0.7≒2.63%

体重変化（減少）量＝76.6×（2.63/100）≒2.01 kg　…この点は settling point と呼ばれる。

脂肪細胞 1 g がおよそ 7 kcal を有すると仮定すれば、単純には、100 kcal/日のエネルギー摂取量の減少は 14.3 g/日の体重減少、つまり、5.21 kg/年の体重減少が期待できる。しかし、体重の変化（減少）に呼応してエネルギー消費量が減少するため、時間経過に対する体重の減少率は徐々に緩徐になり、やがて、ある時点（settling point）において体重は減少しなくなり、そのまま維持される。実際には、体重の変化（減少）に伴い、食事制限も緩んでいく[58,59]ため、**図8**よりも体重減少の曲線はより急激に緩徐となる。当初は、100 kcal/日以上のエネルギー摂取量の制限で開始しても、最終的に 100 kcal/日の制限まで増加して、2 kg の減量が達成、維持されることになる。

3-4　特別の配慮を必要とする集団

高齢者、乳児、小児、妊婦などでは、それぞれ特有の配慮が必要となる。また、若年女性はやせの者の割合が高く、平成 29 年国民健康・栄養調査では 18～29 歳の女性で 20.9% となっている。若年女性のやせ対策として、より早い年齢からの栄養状況の精査と対応が必要である。

3-4-1　高齢者

高齢者では、基礎代謝量、身体活動レベルの低下により、エネルギー必要量が減少する。同じ BMI（体重）を維持する場合でも、身体活動レベルが低いとエネルギー摂取量は更に少なくなり（**参考表 2**）、たんぱく質や他の栄養素の充足がより難しくなる[11,12]。身体活動量を増加させ、多いエネルギー消費量と摂取量のバランスにより望ましい BMI を維持することが重要である。身体活動量の低下は、フレイルの表現型であり[64]原因でもある。

なお、高齢者では、BMI の評価に当たり、脊柱や関節の変形による身長短縮[65]が影響することも考慮しておく。体組成評価の必要性も指摘される[66-68]が、近年では筋力などを重視する考え方[69]もあり、現場で評価可能な指標について更に検討が必要である。

3-4-2 乳児・小児

乳児・小児では、成長曲線に照らして成長の程度を確認する。成長曲線は、集団の代表値であって、必ずしも健康か否かということやその程度を考慮したものではない。しかし、現時点では成長曲線を参照し、成長の程度を確認し、判断するのが最も適当と考えられる。

成長曲線は、一時点における成長の程度（肥満・やせ）を判別するためよりも、一定期間における成長の方向（成長曲線に並行して成長しているか、どちらかに向かって遠ざかっているか、成長曲線に向かって近づいているか）を確認し、成長の方向を判断するために用いるのに適している。

3-4-3 妊婦

妊婦の体重は妊娠中にどの程度増加するのが最も望ましいかについては、数多くの議論がある。それは、望ましいとする指標によっても異なる。詳しくは、『2 対象特性、2-1 妊婦・授乳婦、2-3 妊娠期の適正体重増加量』を参照のこと。

3-4-4 若年女性

我が国の若年女性は、やせの者の割合が高い。国民健康・栄養調査によれば、20歳代女性のやせの者（BMI＜18.5）の割合は、1990年代初頭に20％台前半に達し、以降はばらつきがあるものの横ばい傾向である（**図9**）。若年女性の低体重は骨量低下を来しやすく、将来の骨粗鬆症のリスクとなる[70-72]。また、20歳代以降は、女性も男性と同様に平均BMIが増加し、肥満者（BMI≧25）の割合が増加し、やせの者の割合が減少している（**図9**）。平均BMIの増加は、高齢期において死亡率の低いBMIの範囲に移行する望ましい変化の可能性もあるが、やせの体重増加は、サルコペニア肥満を招き、インスリン抵抗性と関連する代謝異常[73]や高齢期のADL低下[74]の原因となる可能性もある。若年女性のやせは、出生コホートの影響[75]（**図9**）や小児から思春期のBMIの増加不良（**図10**）など、より早い年齢からの栄養状況の精査と対応が必要である。また、原因についても更に研究が必要である。

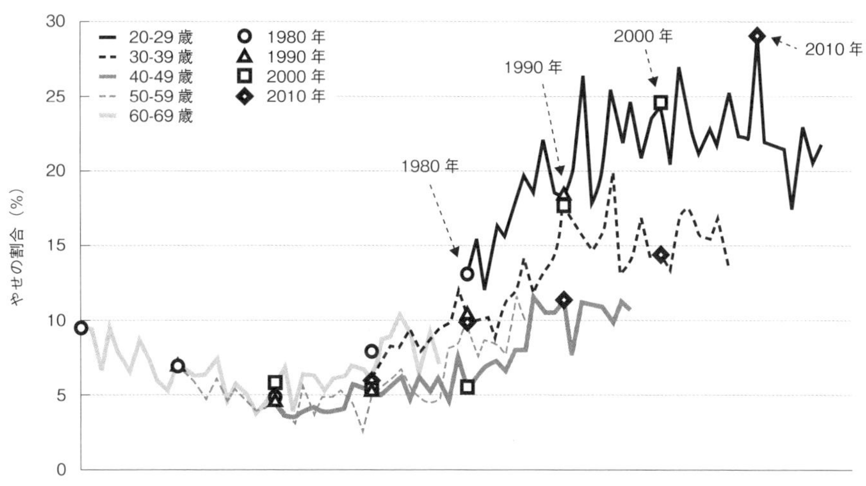

図 9　女性のやせの者の割合の推移（1980～2017 年国民健康・栄養調査、20～69 歳）

国民健康・栄養調査の各年齢階級のやせの者の割合のデータを、10 年ずつずらして、出生年が同じ範囲の集団（出生コホート）が縦に並ぶようプロットした（折れ線グラフの途中に、測定年を表わすマークを 10 年ごとに入れてある）。やせの者の割合は各年齢階級で同時に変化しておらず、出生年で揃えるとやせの者の割合の変化パターンがよく一致する。なお、同じ出生コホートで見ると、年齢階級が上がるにつれやせの者の割合は減少している。

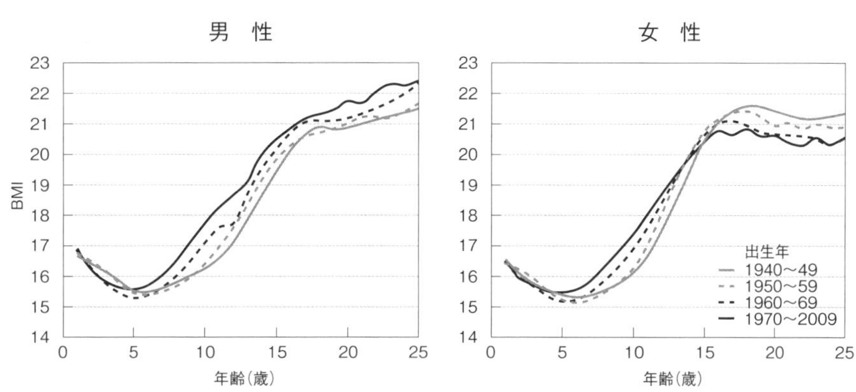

図 10　出生コホート別にみた adiposity rebound とその後の BMI の推移

国民健康・栄養調査における 1 ～25 歳の平均身長と体重から BMI を計算した。ある出生年のコホートは毎年 1 歳ずつ年齢が上がるので、毎年の国民健康・栄養調査データから、1 歳ずつ上の年齢の BMI のデータをつないでいき、出生コホート別に BMI の成長曲線を描いた [76]。

小児期の加齢に伴う皮脂厚の変化と BMI は同じ経過で変化する。そこで、個人の成長に伴う体脂肪量の変化を同年齢の集団の中の位置（パーセンタイル）で見るため、BMI の成長曲線が小児で用いられることがある。BMI は生後 1 年間増加し、その後は減少する。そして、6 歳頃（3 ～ 8 歳）より再び急速に増加する。この BMI の再上昇を adiposity rebound（体脂肪リバウンド）と呼ぶ [77]。Adiposity rebound が早い年齢で起きた者は、その後は成長が終わるまでほとんど同じパーセンタイルの曲線に沿って変化し、成長し終わった時点で高い BMI になるとされる [77]。実際に、国民健康・栄養調査のデータから求めた 1 ～25 歳男性の BMI の成長曲線は、出生年が後の集団ほど adiposity rebound が早期に出現し、その後は高い BMI で推移している。しかし女性では、adiposity rebound が早期化しているにもかかわらず、10 歳前後から BMI 増加が鈍化し、10 歳代後半以降は低い BMI となり、若年女性のやせにつながっている [76,78]。

④ 今後の課題

エネルギーについて、健康の保持・増進、生活習慣病の発症予防の観点から、エネルギーの摂取量及び消費量のバランスの維持を示す指標として、BMI を採用しているが、目標とする BMI の設定方法については、引き続き検証が必要である。また、目標とする BMI に見合うエネルギー摂取量についての考え方、健康の保持・増進、生活習慣病の発症予防の観点からは、身体活動の増加も望まれることから、望ましいエネルギー消費量についての考え方についても、整理を進めていく必要がある。

〈参考資料〉 エネルギー必要量

① 基本的事項

エネルギー必要量は、WHO の定義に従い、「ある身長・体重と体組成の個人が、長期間に良好な健康状態を維持する身体活動レベルのとき、エネルギー消費量との均衡が取れるエネルギー摂取量」と定義する[79)]。さらに、比較的に短期間の場合には、「そのときの体重を保つ（増加も減少もしない）ために適当なエネルギー」と定義される。

また、小児、妊婦又は授乳婦では、エネルギー必要量には良好な健康状態を維持する組織沈着あるいは母乳分泌量に見合ったエネルギー量を含む。

エネルギー消費量が一定の場合、エネルギー必要量よりもエネルギーを多く摂取すれば体重は増加し、少なく摂取すれば体重は減少する。したがって、理論的にはエネルギー必要量には「範囲」は存在しない。これはエネルギーに特有の特徴であり、栄養素と大きく異なる点である。これは、エネルギー必要量には「充足」という考え方は存在せず、「適正」という考え方だけが存在することを意味する。その一方で、後述するように、エネルギー必要量に及ぼす要因は性・年齢階級・身体活動レベル以外にも数多く存在し、無視できない個人間差としてそれは認められる。したがって、性・年齢階級・身体活動レベル別に「適正」なエネルギー必要量を単一の値として示すのは困難であり、同時に、活用の面からもそれはあまり有用ではない。

② エネルギー必要量の測定値

自由な生活下におけるエネルギー必要量を正確に測定するのは極めて難しく、二重標識水法を除けば、後述するように他のいずれの方法を用いてもかなりの測定誤差が存在する。

成人（妊婦、授乳婦を除く）で短期間に体重が大きく変動しない場合には、

エネルギー消費量＝エネルギー摂取量＝エネルギー必要量

が成り立つ。

自由な生活を営みながら一定期間のエネルギー消費量を最も正確に測定する方法は、現時点では二重標識水法である[2)]。二重標識水法は一定量の二重標識水（重酸素と重水素によって構成される水）を対象者に飲ませ、尿中に排泄される重酸素と重水素の濃度の比の変化量からエネルギー消費量を算出する方法である。

2-1 エネルギー必要量の集団平均値（測定値）

二重標識水法を用いて 1 歳以上の健康な集団を対象としてエネルギー消費量を測定した世界各国で行われた 139 の研究結果を用いて、年齢とエネルギー消費量の関連をまとめると**図 11** のようになる[80-85)]。各点は各研究で得られた測定値の平均値（又はそれに相当すると判断された値）である。妊娠中の女性又は授乳中の女性を対象とした研究、集団の BMI の平均値が 18.5 kg/m^2 未満か 30 kg/m^2 以上であった研究、集団の身体活動レベルの平均値が 2.0 以上であった研究、性別が不明な研究、開発途上国の成人（この図では 20 歳以上）集団を対象とした研究は除外した。**図 11** のエネルギー消費量は、体重 1 kg 当たりの値（kcal/kg 体重/日）で表示してある。なお、日本人を測定した研究が二つ含まれている[86, 87)]。

エネルギー消費量は、単純に体重にのみ比例するものではない。しかし、肥満又はやせの者が中

心となって構成された集団ではなく、かつ、比較的に狭い範囲の身体活動レベルを有する者によって構成される集団の平均値では、図 11 のように、年齢との間に比較的に強い関連が認められる。

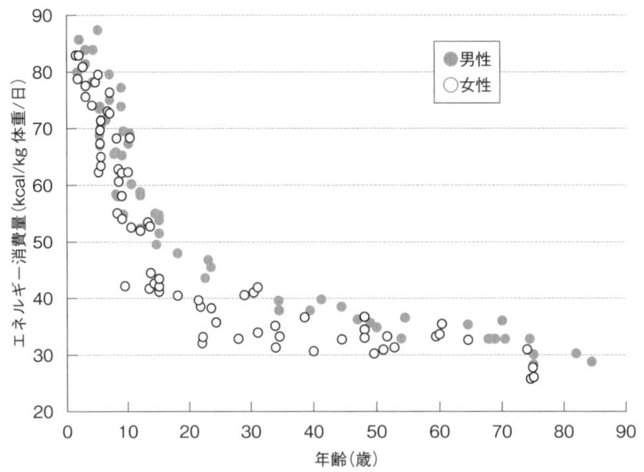

図 11　年齢別に見たエネルギー消費量（kcal/kg 体重/日）（集団代表値）

集団ごとに、エネルギー消費量の平均値が kcal/日で示され，体重の平均値が別に報告されている場合は、エネルギー消費量を体重の平均値で除してエネルギー消費量（kcal/kg 体重/日）の代表値とした。二重標識水を用いた 139 の研究のまとめ。次の研究は除外した：開発途上国で行われた研究、妊娠中の女性や授乳中の女性を対象とした研究、集団の BMI の平均値が 18.5 未満又は 30 kg/m^2 以上であった研究、集団の身体活動レベル（PAL）の平均値が 2.0 以上であった研究、性別が不明な研究

2-2 エネルギー必要量の個人間差

性、年齢、体重、身長、身体活動レベルが同じ集団におけるエネルギー必要量の個人間差は、実験上の変動（二重標識水法の測定誤差など）も考慮した場合、19 歳以上で BMI が 18.5 kg/m^2 以上かつ 25.0 kg/m^2 未満の集団で、標準偏差として男性が 199 kcal/日、女性が 162 kcal/日と報告されている [3)]。これは、BMI が 25.0 kg/m^2 以上の集団でもほぼ同じ値であった [3)]。また、3〜18 歳では、対象者を BMI が 85 パーセンタイル値以内に含まれる対象者に限ると、男児が 58 kcal/日、女児が 68 kcal/日と報告されている [3)]。

エネルギー必要量の分布を正規分布と仮定すると、例えば成人男性の場合、真のエネルギー必要量が推定エネルギー必要量±200 kcal/日（幅として 400 kcal/日）の中に存在する者は全体の 7 割程度に留まり、残りの 3 割の者のエネルギー必要量はそれよりも多いか又は少ないと推定される。これは、エネルギー必要量の個人間差の大きさを示していると理解される。

我が国の成人を対象とした同様の研究によると、それぞれ 399 kcal/日、311 kcal/日と報告されているが、これは集団の単純な標準偏差であり、年齢、身体活動レベル、測定誤差などに起因する誤差も含んでいるため、純粋な個人間差としての標準偏差よりもかなり大きな数値となっているものと考えられる [88)]。

③ エネルギー必要量の推定方法

上述のように、自由な生活下においてエネルギー消費量を正確に測定できる方法は、現在のところ二重標識水法だけであるが、この方法による測定は高価であり、特殊な測定機器も必要であるため、広く用いることはできない。そこで、他の方法を用いてエネルギー必要量を推定する試みが数多く行われており、それは二つに大別できる。一つは、食事アセスメントによって得られるエネルギー摂取量を用いる方法であり、他の一つは、身長、体重などから推定式を用いて推定する方法である。

3-1 食事アセスメントによって得られるエネルギー摂取量を用いる方法

体重が一定の場合は、理論的には、エネルギー摂取量＝エネルギー必要量である。したがって、理論的にはエネルギー摂取量を測定すればエネルギー必要量が推定できる。しかし、特殊な条件下を除けば、エネルギー摂取量を正確に測定することは、過小申告と日間変動という二つの問題の存在のために極めて困難である。

過小申告は系統誤差の一種であり、集団平均値など集団代表値を得たい場合に特に大きな問題となる（『I 総論、4 活用に関する基本的事項』の 4 - 2 を参照）。原因は理論的に異なるが、食習慣を尋ねてエネルギー摂取量を推定する質問紙法でも系統的な過小申告が認められることが多い[87)]。二重標識水法による総エネルギー消費量の測定と同時期に食事アセスメントを行った 81 研究[87, 89-168)]では、第三者が摂取量を観察した場合を除き、通常のエネルギー摂取量を反映する総エネルギー消費量に対して、食事アセスメントによって得られたエネルギー摂取量は総じて小さい（**図 12**）。また、BMI が大きくなるにつれて、過小評価の程度は甚だしくなる。

一方、日間変動は偶然誤差の性格が強く、一定数以上の対象者を確保できれば、集団平均値への影響は事実上無視できる（注意：標準偏差など、分布の幅に関する統計量には影響を与えるために注意を要する）。また、個人の摂取量についても、長期間の摂取量を調査できれば、偶然誤差の影響は小さくなり、その結果、習慣的な摂取量を知り得る。しかし、日本人成人を対象とした研究によると、個人の習慣的な摂取量の± 5 % 以内（エネルギー摂取量が 2,000 kcal/日の場合は 1,900 ～2,100 kcal/日となる）の範囲に観察値の 95% 信頼区間を収めるために必要な調査日数は 52～69 日間と報告されている[169)]。これほど長期間の食事調査は事実上、極めて困難である。

以上の理由により、食事アセスメントによって得られるエネルギー摂取量を真のエネルギー摂取量と考えるのは困難であり、したがって、栄養に関する実務に用いるのも困難である。

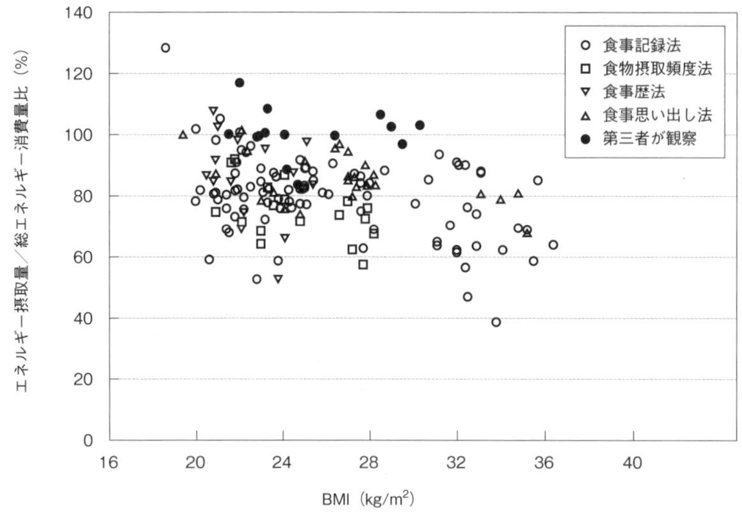

図 12　食事アセスメントの過小評価

健康な者を対象として食事アセスメントによって得られたエネルギー摂取量と二重標識水法によって測定された総エネルギー消費量を評価した 81 の研究における BMI（kg/m^2）とエネルギー摂取量/総エネルギー消費量（%）の関連

3-2 推定式を用いる方法

個人のエネルギー必要量に関連する主な要因として次の五つ（又は四つ）の存在が数多くの研究によって指摘されている：性、年齢（又は年齢階級）、体重、身長〔体重と身長に代えて体格（BMI）が用いられる場合もある〕、身体活動レベル（後述する）。

すなわち、エネルギー必要量の推定値（推定エネルギー必要量）は、

推定エネルギー必要量＝(性、年齢、体重、身長、身体活動レベル）の関数

となる。この中のいずれかの変数を含まない場合や、体重と身長に代えて体格（BMI など）を用いる場合もある。

また、身体活動レベルは、推定エネルギー必要量÷基礎代謝量 と定義されているので、基礎代謝量と身体活動レベルをそれぞれ独立に推定し、この式を利用して推定エネルギー必要量を求める方法もある。この場合、基礎代謝量を

基礎代謝量＝(性、年齢、体重、身長）の関数

として推定した上で、得られた基礎代謝量を上式に代入して、エネルギー消費量を推定する。この場合の注意点は、推定が二つの段階を経るために、推定誤差が大きくなる恐れがあることである。

いずれの方法を用いる場合でも、基礎代謝量と身体活動レベル双方の推定精度に注意すべきである。

3-2-1 推定式に基礎代謝を用いない方法

二重標識法によって得られたエネルギー消費量を基に開発された推定式としては、例えば、アメリカ・カナダの食事摂取基準で紹介されている次の式がある [3)]。

２歳未満　　　：TEE＝89×H−100

３～18 歳の男児：TEE＝88.5−61.9×A＋PAL×(26.7×W＋903×H)

３～18 歳の女児：TEE＝153.3−30.8×A＋PAL×(10.0×W＋934×H)

19 歳以上の男性：TEE＝662−9.53×A＋PAL×(15.9×W＋540×H)

19 歳以上の女性：TEE＝354−6.91×A＋PAL×(9.36×W＋726×H)

ここで、TEE：推定したいエネルギー必要量、A：年齢（歳）、PAL：身体活動レベル（**表 3** による分類を用いる）、W：体重（kg）、H：身長（m）。

表 3　アメリカ・カナダの食事摂取基準で引用されているエネルギー必要量の推定式で用いられている身体活動レベル（PAL）の係数

	非活動的	活動的（低い）	活動的（ふつう）	活動的（高い）
PAL[1]	1.25（1.0～1.39）	1.5（1.4～1.59）	1.75（1.6～1.89）	2.2（1.9～2.5）
男　児	1.00	1.13	1.26	1.42
女　児	1.00	1.16	1.31	1.56
成人男性	1.00	1.11	1.25	1.48
成人女性	1.00	1.12	1.27	1.45

[1] 代表値（範囲）。

上記の式は、19 歳以上では BMI が 18.5 kg/m^2 以上かつ 25.0 kg/m^2 以下に、18 歳以下では身長に対する体重の分布がアメリカ人集団の 5 パーセンタイル以上かつ 85 パーセンタイル以下の者の測定結果のみを用いて作成されているため、日本人への利用可能性も高いものと考えられる。しかし、具体的な利用可能性は不明である。また、この式でも身体活動レベルの係数を正しく選択することは難しいと考えられる。

3-2-2　推定式に基礎代謝を用いる方法

●基礎代謝量

基礎代謝量とは、覚醒状態で必要な最小源のエネルギーであり、早朝空腹時に快適な室内（室温など）において安静仰臥位・覚醒状態で測定される。

一方、直接測定ではなく、性、年齢、身長、体重などを用いて推定する試み（推定式の開発）も数多く行われている。主なものを**表 4** に示す[170)]。健康な日本人を用いてこれらの推定式の妥当性を調べた研究によると、国立健康・栄養研究所の式[171)]は広い年齢範囲で比較的に妥当性が高く（**表 4**）、Harris-Benedict の式は全体として過大評価の傾向にある（特に全年齢階級の女性と 20～49 歳の男性で著しい）と報告されている[4)]。

表4 基礎代謝量の主な推定式

名 称	年齢（歳）	推定式（kcal/日）：上段が男性、下段が女性
基礎代謝基準値	―	―
国立健康・栄養研究所の式（Ganpuleの式）	20～74[1] （18～79）	$(0.0481\times W+0.0234\times H-0.0138\times A-0.4235)\times 1{,}000/4.186$ $(0.0481\times W+0.0234\times H-0.0138\times A-0.9708)\times 1{,}000/4.186$
Harris-Benedictの式	―	$66.4730+13.7516\times W+5.0033\times H-6.7550\times A$ $655.0955+9.5634\times W+1.8496\times H-4.6756\times A$
Schofieldの式	18～29	$(0.063\times W+2.896)\times 1{,}000/4.186$ $(0.062\times W+2.036)\times 1{,}000/4.186$
	30～59	$(0.048\times W+3.653)\times 1{,}000/4.186$ $(0.034\times W+3.538)\times 1{,}000/4.186$
	60以上	$(0.049\times W+2.459)\times 1{,}000/4.186$ $(0.038\times W+2.755)\times 1{,}000/4.186$
FAO/WHO/UNUの式	18～29	$(64.4\times W-113.0\times H/100+3{,}000)/4.186$ $(55.6\times W+1{,}397.4\times H/100+146)/4.186$
	30～59	$(47.2\times W+66.9\times H/100+3{,}769)/4.186$ $(36.4\times W-104.6\times H/100+3{,}619)/4.186$
	60以上	$(36.8\times W+4{,}719.5\times H/100-4{,}481)/4.186$ $(38.5\times W+2{,}665.2\times H/100-1{,}264)/4.186$

略号） W：体重（kg）、H：身長（cm）、A：年齢（歳）。

[1] 推定式は20～74歳の集団で作成され[171)]，18～79歳の集団で妥当性が確認されている[4)]。

●身体活動レベル

身体活動レベル＝エネルギー消費量÷基礎代謝量

として求める以外には、身体活動レベルは身体活動記録法によって得られる。しかし、身体活動記録法によって得られたエネルギー消費量は、二重標識水法で得られたエネルギー消費量よりも系統的に少なめに見積もられることが知られている。幼児・小児を対象とした34の研究をまとめた結果によると、12±9%（平均±標準偏差）（負の値は過小見積もりであることを示す）と報告されている[80)]。

さらに、数値としてではなく、身体活動レベルを区分として見積もる（例えば、身体活動レベルの強度別に3分類する）試みも数多く報告されている。身体活動レベルが「高」の人をそれ以外の身体活動レベルの者から分けることは可能であるが、身体活動レベルが「中」の人と「低」の人を分別することは難しいとの報告がある[88)]。また、更に大雑把に、労働形態を中心に身体活動の種類を定性的に記し、代表的なPALの値をそれに与える試みも行われている[172)]。いずれにしても、エネルギー必要量の推定に身体活動レベルを用いる場合は、その測定精度の存在とその程度に十分に留意しなければならない。

④ 推定エネルギー必要量の算定方法

4-1 算定方法の基本的な考え方

体重が不変で体組成に変化がなければ、エネルギー摂取量はエネルギー消費量に等しく、総エネルギー消費量は二重標識水法で評価が可能である。これに対し、前述のように、種々の食事アセスメントは、日間変動による偶然誤差のほか、系統誤差として一般に過小申告の影響を受ける。したがって、推定エネルギー必要量は、食事アセスメントから得られるエネルギー摂取量を用いず、総エネルギー消費量の推定値から求める。

成人（妊婦、授乳婦を除く）では、推定エネルギー必要量を以下の方法で算出した。

推定エネルギー必要量＝基礎代謝基準値（kcal/kg 体重/日）×参照体重（kg）×身体活動レベル

また、小児、乳児、及び妊婦、授乳婦では、これに成長や妊娠継続、授乳に必要なエネルギー量を付加量として加える。

性・年齢階級・身体活動レベル別に推定エネルギー必要量を、**参考表 2** のように算定した。以下、算定に用いた因子について順に述べる。

4-2　基礎代謝基準値

基礎代謝基準値は、1980 年以降我が国で測定された 50 研究における基礎代謝測定値（**図 13**）[4, 171, 173-220] を踏まえて**表 5** とした。具体的には、各年齢層で重みづけをせずに平均値を求め、65～74 歳男性は前後の年齢層から内挿して算出した。また、75 歳以上男性は 21.5 kcal/kg 体重/日、50 歳以上の女性は 20.7 kcal/kg とした。これは、70 歳以上の測定値が、高齢者施設に入所している全身状態のよい者を対象とした成績が主であるためである。今後、この年齢層、特に 75 歳以上男性の基礎代謝量に関するデータの収集が必要である。

この基礎代謝基準値は、参照体位において推定値と実測値が一致するように決定されている。そのため、基準から大きく外れた体位で推定誤差が大きくなる。日本人でも、肥満者で基礎代謝基準値を用いると、基礎代謝量を過大評価する [221]。逆に、やせの場合は基礎代謝量を過小評価する。この過大評価あるいは過小評価した基礎代謝量に身体活動レベルを乗じて得られた推定エネルギー必要量は、肥満者の場合は真のエネルギー必要量より大きく、やせでは小さい可能性が高く、この推定エネルギー必要量を用いてエネルギー摂取量を計画すると肥満者では体重が増加し、やせの者では体重が減少する確率が高くなる。

年齢、性別、身長、体重を用いた日本人の基礎代謝量の国立健康･栄養研究所の推定式（**表 4**）[171] は、BMI が 30 kg/m^2 程度までならば体重による系統誤差を生じないことが示されており [4]、BMI が 25～29.9 kg/m^2 の肥満者では、この推定式で基礎代謝量の推定が可能である。

なお、基礎代謝量は体重よりも除脂肪量と強い相関が見られ [171, 185, 195]、今後、適切な身体組成の評価により、精度高く基礎代謝量が推定できる可能性がある。

表5　参照体重における基礎代謝量

性 別	男 性			女 性		
年齢(歳)	基礎代謝基準値 (kcal/kg 体重/日)	参照体重 (kg)	基礎代謝量 (kcal/日)	基礎代謝基準値 (kcal/kg 体重/日)	参照体重 (kg)	基礎代謝量 (kcal/日)
1～2	61.0	11.5	700	59.7	11.0	660
3～5	54.8	16.5	900	52.2	16.1	840
6～7	44.3	22.2	980	41.9	21.9	920
8～9	40.8	28.0	1,140	38.3	27.4	1,050
10～11	37.4	35.6	1,330	34.8	36.3	1,260
12～14	31.0	49.0	1,520	29.6	47.5	1,410
15～17	27.0	59.7	1,610	25.3	51.9	1,310
18～29	23.7	64.5	1,530	22.1	50.3	1,110
30～49	22.5	68.1	1,530	21.9	53.0	1,160
50～64	21.8	68.0	1,480	20.7	53.8	1,110
65～74	21.6	65.0	1,400	20.7	52.1	1,080
75 以上	21.5	59.6	1,280	20.7	48.8	1,010

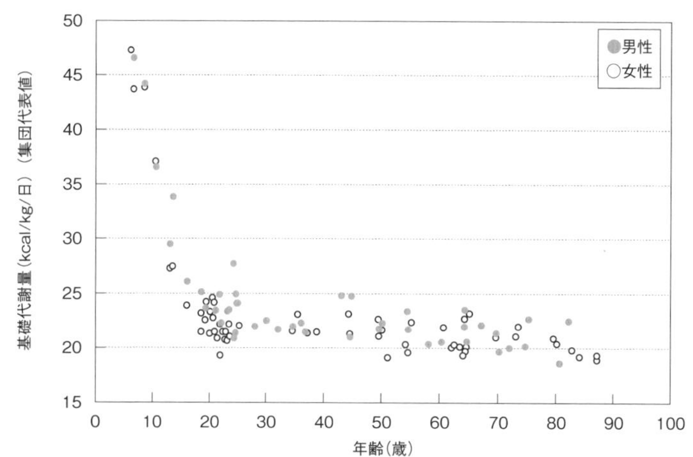

図13　日本人における基礎代謝量の報告例（集団代表値）

集団ごとに、基礎代謝量の平均値がkcal/日で示され、体重の平均値が別に報告されている場合は、基礎代謝量を体重の平均値で除して基礎代謝量（kcal/kg 体重 /日）の代表値とした。早朝空腹時に臥位で測定したことが明記された研究とし、次の研究は除外した：有疾患者、運動選手、集団の BMI の平均値が 18.5 未満又は 25 kg/m^2 以上、妊婦、授乳婦を対象とした研究、例数５人未満、男女を合わせたデータ、16.7 kcal/kg/日以下の値を報告している研究。

4-3 身体活動レベル

4-3-1 成人

成人の身体活動レベルは、健康な日本人の成人（20～59歳、150人）で測定したエネルギー消費量と推定基礎代謝量から求めた身体活動レベル[88]を用いた。すなわち、男女それぞれの身体活動レベルから全体の身体活動レベルを求めると1.72±0.26となり、レベルⅡに相当する63人では1.74±0.26であった（いずれも平均値±標準偏差）。これを基に3種類の身体活動レベルを設定した（**表6**）。

身体活動の強度を示す指標には、メッツ値（metabolic equivalent：座位安静時代謝量の倍数として表した各身体活動の強度の指標）と、Af（activity factor：基礎代謝量の倍数として表した各身体活動の強度の指標）がある。絶食時の座位安静時代謝量は、仰臥位で測定する基礎代謝量よりおよそ10％大きいため[222,223]、メッツ値×1.1≒Afという関係式が成り立つ。健康な成人の種々の身体活動におけるメッツ値は、一覧表[224]としてまとめられている。

身体活動レベルの高い者を比較的多く含む日本人成人（平均50.4±17.1歳）の集団の検討では、三つの身体活動レベル間で、中等度の強度（3～5.9メッツ）の身体活動と、仕事中の歩行時間、それぞれの1日当たりの合計時間に差が見られた（**表6**）[175]。身体活動II（ふつう）は、座位中心の仕事だが、通勤や買物などの移動や家事労働等で1日合計2時間、仕事中の職場内の移動で合計30分程度を費やしている状態といえる。

一方、上記の検討では、余暇時間の身体活動に費やした時間は三つの身体活動レベルともほぼ0（ゼロ）であった。したがって、仕事、移動（通勤、買物）、家事に注目し、個々の身体活動に費やした時間と運動強度から、今後、精度の高い身体活動レベル推定法の開発が望まれる。

なお、アメリカ・カナダの食事摂取基準[3,222]では、身体活動によるエネルギー消費量を活動記録で推定する場合、身体活動後の代謝亢進によるエネルギー消費量（excess post-exercise oxygen consumption：EPOC）を当該身体活動中のエネルギー消費量の15％と仮定して推定エネルギー必要量の計算に含めている。しかし実際には、日常生活におけるEPOCは極めて小さい[225]。

表 6　身体活動レベル別に見た活動内容と活動時間の代表例

	低い（Ⅰ）	ふつう（Ⅱ）	高い（Ⅲ）
身体活動レベル[1]	1.50 （1.40～1.60）	1.75 （1.60～1.90）	2.00 （1.90～2.20）
日常生活の内容[2]	生活の大部分が座位で、静的な活動が中心の場合	座位中心の仕事だが、職場内での移動や立位での作業・接客等、通勤・買い物での歩行、家事、軽いスポーツ、のいずれかを含む場合	移動や立位の多い仕事への従事者、あるいは、スポーツ等余暇における活発な運動習慣を持っている場合
中程度の強度（3.0～5.9 メッツ）の身体活動の 1 日当たりの合計時間（時間/日）[3]	1.65	2.06	2.53
仕事での 1 日当たりの合計歩行時間（時間/日）[3]	0.25	0.54	1.00

[1] 代表値。（　）内はおよその範囲。
[2] Black, *et al.*[172)]、Ishikawa-Takata, *et al.*[88)] を参考に、身体活動レベル（PAL）に及ぼす仕事時間中の労作の影響が大きいことを考慮して作成。
[3] Ishikawa-Takata, *et al.*[175)] による。

4-3-2　高齢者

成人の中でも高齢者は、他の年代に比べて身体活動レベルが異なる可能性がある。平均年齢 75 歳前後までの健康で自立した高齢者について身体活動レベルを測定した報告（**表 7**）から、前期高齢者の身体活動レベルの代表値を 1.70 とし、身体活動量で集団を 3 群に分けた検討[240)] も参考にして、レベル I、レベル II、レベル III を決定した（**表 8**）。

70 歳代後半以降の後期高齢者に関する報告は、自立している者と外出できない者の二つに大別され、身体活動レベルが「高い」に相当する者が想定しづらい年齢層でもある。このため、後期高齢者についてはレベル I、レベル II のみを決定した（**表 8**）。レベル I は、自宅にいてほとんど外出しない者を念頭に置いているが、高齢者施設で自立に近い状態で過ごしている者にも適用できる値である。

表7　高齢者に二重標識水法を用いて身体活動レベルを報告した例（平均±標準偏差）

文献番号	対象者特性	年齢（歳）	性別（人数）	BMI（kg/m²）	身体活動レベル
226)	健康な地域在住者を身体活動レベルで3群に分けた	61±6 65±5 67±8	男性（6）女性（22） 男性（7）女性（4） 男性（2）女性（7）	25.1±2.7 25.9±1.9 26.2±1.5	2.03±0.14 1.82±0.04 1.62±0.09
227)	運動習慣のない健康な者	65.5±4.3	女性（72）	25.6±3.5	1.69
228)	肥満者	65～96 65～96	男性（61） 女性（50）	28.4±2.77 28.2±2.90	1.54 1.47
229)	健康な者	60～≥80	女性（450）		1.66
230)	自立生活者	68±4 67±3	男性（21） 女性（20）	26±4 29±5	1.65 1.61
231)	健常高齢者	68.9±6.4 68.8±6.4	男性（12） 女性（17）	26.7±5.3 26±4.7	1.80±0.19 1.73±0.31
232)	自立生活者	72.8±6.1	男性（8）	22.4±2.5	1.4±0.1
233)	健康な者	73±3	女性（10）		1.80±0.19
129)	健康な者	73	男性（3）女性（9）	25±3	1.73±0.25
234)	健康な者	73.4±4.1	男性（19）		1.71±0.32
235)	健康な者	74±6	男性（14）女性（18）	22.5±2.5	2.05
236)	退職者	74.0±4.4	女性（10）	24.1±2.8	1.59±0.19
237)	自立歩行可能で疾患のない者	74.7±6.5	男性（12）女性（44）	25.8±4.2	1.72 (1.63～1.92)[1]
238)	自立した地域在住者，7.5年後の活動レベルが維持 or 減少で2群に分けた	73.7±3.1 75.5±3.0	男性（27）女性（22） 男性（18）女性（16）	27.8±4.4 27.8±4.8	1.77 1.69
239)	黒人 白人 黒人 白人	74.8±2.9 75.1±3.2 74.6±3.2 74.6±3.2	男性（72） 男性（72） 女性（67） 女性（77）	27.1±4.5 27.6±4.2 28.6±5.9 26.2±5.3	1.71±0.24 1.74±0.22 1.69±0.24 1.65±0.21
240)	文献239)の集団を身体活動のエネルギー消費で3群に分けた	75.2±2.7 75.1±3.1 74.5±3.3 75.5±3.2 74.6±3.1 74.2±2.7	男性（43） 男性（43） 男性（43） 女性（40） 女性（40） 女性（39）	26.4±4.7 27.9±3.9 27.6±4.1 25.5±4.8 27.9±5.8 27.0±5.5	1.49 1.69 1.95 1.45 1.64 1.90
241)	文献129)のフォローアップ，比較的健康な者	78	男性（2）女性（9）	24.3±2.6	1.74±0.25
242)	文献239)の集団の一部8年後に測定	74.7 82.2 74.5 82.0	男性（47） 女性（40）	27.0±4.3 27.1±4.8 28.4±4.5 28.0±4.3	1.77±0.23 1.68±0.21 1.68±0.19 1.67±0.31
243)	在宅者[2]	82±3	男性（17）	24.8±3.0	1.6±0.2
244)	地域在住者	83±12 83±11	男性（51） 女性（58）		1.72 1.60
245)	老人ホーム入所者	84±8	男性（8）女性（8）	22.4±4.6	1.54±0.24
220)	介護老人保健施設入所者，要介護度1～3	80.4±8.3 87.0±5.4	男性（18） 女性（46）	19.4±1.6 20.0±2.6	1.38±0.09 1.38±0.16
246)	自立しているが外出できない者も含む	91-96	男性（8） 女性（13）	23.2±2.4 24.2±4.4	1.36±0.21 1.19±0.19

平均±標準偏差

[1]（　）内は25～75パーセンタイル。

[2] 年齢、BMIは23人のデータ。

4-3-3 小児

小児の身体活動レベルを二重標識水法で測定した報告に関してシステマティック・レビューを行い、身体活動レベルについて、運動選手のデータを除き対象者数で重み付けの平均をとった。基礎代謝を実測した報告[111, 247-279]を原則として用いたが、5歳未満は基礎代謝量の推定値を用いて身体活動レベルを推定した報告[280-287]も利用した。その結果、身体活動レベルは、1～2歳：1.36、3～5歳：1.48、6～7歳：1.57、8～9歳：1.62、10～11歳：1.63、12～14歳：1.74、15～17歳：1.81で、年齢とともに増加する傾向を示した（**図14**）。小児における年齢と身体活動レベルの関係について17の研究結果をまとめた別のメタ・アナリシスでも、年齢とともに増加するとしている[288]。これらを参考にして小児の身体活動レベルの代表値を決定した（**表8**）。12～14歳、15～17歳の代表値は、重み付けの平均値より0.05だけ低い値を代表値とした。この年齢階級では、運動選手の報告[279]も認められ、また、平成29年度体力・運動能力調査においても1日の運動・スポーツ実施時間の多い者の比率が高い年齢層であり、身体活動レベルIIに相当する代表値は、平均値より低い値が想定されるからである。6歳以降は、身体活動レベルの個人差を考慮するために、成人と同じ3区分とした。抽出された文献の標準偏差の各年齢階級別に対象者数で重み付けした平均値は、年齢階級によって0.17～0.27の幅で変動しており、平均値は0.23であった。そのため、小児における各区分の身体活動レベルの値は、各年齢階級の「ふつう」からそれぞれ0.20だけ増加又は減少させた値とした。

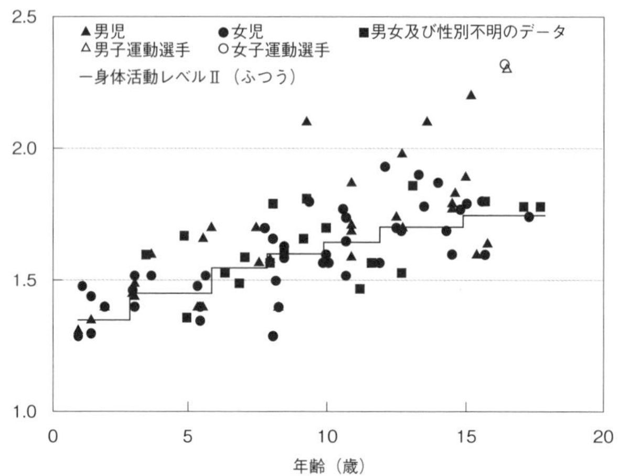

図14　年齢別に見た小児における身体活動レベル

表8 年齢階級別に見た身体活動レベルの群分け（男女共通）

身体活動レベル	Ⅰ（低い）	Ⅱ（ふつう）	Ⅲ（高い）
1～2（歳）	—	1.35	—
3～5（歳）	—	1.45	—
6～7（歳）	1.35	1.55	1.75
8～9（歳）	1.40	1.60	1.80
10～11（歳）	1.45	1.65	1.85
12～14（歳）	1.50	1.70	1.90
15～17（歳）	1.55	1.75	1.95
18～29（歳）	1.50	1.75	2.00
30～49（歳）	1.50	1.75	2.00
50～64（歳）	1.50	1.75	2.00
65～74（歳）	1.45	1.70	1.95
75以上（歳）	1.40	1.65	—

4-4 推定エネルギー必要量

4-4-1 成人

成人（18歳以上）では、推定エネルギー必要量（kcal/日）を

推定エネルギー必要量（kcal/日）＝基礎代謝量（kcal/日）×身体活動レベル

として算出した。18～29歳女性の参照体重は15～17歳より少ないため、15～17歳の参照体重を用いて算出した。

なお、生活習慣病の食事指導では、体重当たりの推定エネルギー必要量（kcal/kg体重/日）が用いられることが多いので、**参考表2**を基に、18歳以上の年齢層について以下の表にまとめた。この表からも、体重当たりの総エネルギー必要量は、成人ではおおむね30～40 kcal/kg体重/日の範囲にある（**図11**）ことが分かる。

参考表1 体重当たりの推定エネルギー必要量

性別	男性			女性		
身体活動レベル	Ⅰ（低い）	Ⅱ（ふつう）	Ⅲ（高い）	Ⅰ（低い）	Ⅱ（ふつう）	Ⅲ（高い）
18～29（歳）	35.5	41.5	47.4	33.2	38.7	44.2
30～49（歳）	33.7	39.3	44.9	32.9	38.4	43.9
50～64（歳）	32.7	38.2	43.6	31.1	36.2	41.4
65～74（歳）	31.3	36.7	42.1	30.0	35.2	40.4
75以上（歳）	30.1	35.5	—	29.0	34.2	—

4-4-2 小児

成長期である小児（1～17歳）では、身体活動に必要なエネルギーに加えて、組織合成に要するエネルギーと組織増加分のエネルギー（エネルギー蓄積量）を余分に摂取する必要がある。そのうち、組織の合成に消費されるエネルギーは総エネルギー消費量に含まれるため、推定エネルギー

必要量（kcal/日）は、

推定エネルギー必要量（kcal/日）＝基礎代謝量（kcal/日）×身体活動レベル＋エネルギー蓄積量（kcal/日）

として算出できる。

組織増加分のエネルギーは、参照体重から1日当たりの体重増加量を計算し、これと組織増加分エネルギー密度[222]との積とした。算出方法の詳細は**表9**を参照されたい。

表9　成長に伴う組織増加分のエネルギー（エネルギー蓄積量）

性別	男児				女児			
年齢等	(A)参照体重(kg)	(B)体重増加量(kg/年)	組織増加分 (C)エネルギー密度(kcal/g)	組織増加分 (D)エネルギー蓄積量(kcal/日)	(A)参照体重(kg)	(B)体重増加量(kg/年)	組織増加分 (C)エネルギー密度(kcal/g)	組織増加分 (D)エネルギー蓄積量(kcal/日)
0～5（月）	6.3	9.4	4.4	115	5.9	8.4	5.0	115
6～8（月）	8.4	4.2	1.5	15	7.8	3.7	1.8	20
9～11（月）	9.1	2.5	2.7	20	8.4	2.4	2.3	15
1～2（歳）	11.5	2.1	3.5	20	11.0	2.2	2.4	15
3～5（歳）	16.5	2.1	1.5	10	16.1	2.2	2.0	10
6～7（歳）	22.2	2.6	2.1	15	21.9	2.5	2.8	20
8～9（歳）	28.0	3.4	2.5	25	27.4	3.6	3.2	30
10～11（歳）	35.6	4.6	3.0	40	36.3	4.5	2.6	30
12～14（歳）	49.0	4.5	1.5	20	47.5	3.0	3.0	25
15～17（歳）	59.7	2.0	1.9	10	51.9	0.6	4.7	10

体重増加量（B）は、比例配分的な考え方により、参照体重（A）から以下のようにして計算した。

例：9～11か月の女児における体重増加量（kg/年）

X＝〔(9～11か月（10.5か月時）の参照体重)－(6～8か月（7.5か月時）の参照体重)〕/〔0.875（歳）－0.625（歳）〕＋〔(1～2歳の参照体重)－(9～11か月の参照体重)〕/〔2（歳）－0.875（歳）〕

体重増加量＝X/2

＝〔(8.4－7.8)/0.25＋(11.0－8.4)/1.125)〕/2

≒2.4

組織増加分のエネルギー密度（C）は、アメリカ・カナダの食事摂取基準[220]より計算。

組織増加分のエネルギー蓄積量（D）は、組織増加量（B）と組織増加分のエネルギー密度（C）の積として求めた。

例：9～11か月の女児における組織増加分のエネルギー（kcal/日）

＝〔(2.4（kg/年）×1,000/365日)〕×2.3（kcal/g）

＝14.8

≒15

4-4-3　乳児

乳児も小児と同様に、身体活動に必要なエネルギーに加えて、組織合成に要するエネルギーとエネルギー蓄積量相当分を摂取する必要がある。そのうち、組織の合成に消費されたエネルギーは総エネルギー消費量に含まれるため、推定エネルギー必要量は、

推定エネルギー必要量（kcal/日）＝総エネルギー消費量（kcal/日）＋エネルギー蓄積量（kcal/日）

として求められる。

乳児の総エネルギー消費量に関して、FAO/WHO/UNUは、二重標識水法を用いた先行研究で報告された結果に基づき、性及び年齢（月齢）、体重、身長、総エネルギー消費量との関係を

種々検討した結果、母乳栄養児の乳児期の総エネルギー消費量は、体重だけを独立変数とする次の回帰式で説明できたと報告している[289, 290]。

総エネルギー消費量（kcal/日）＝92.8×参照体重（kg）－152.0

日本人の乳児について、二重標識水法によって総エネルギー消費量を測定した報告は存在しない。そのため、これらの回帰式に日本人の参照体重を代入して総エネルギー消費量（kcal/日）を求めた。

エネルギー蓄積量は、小児と同様に、参照体重から1日当たりの体重増加量を計算し、これと組織増加分のエネルギー密度[280]との積とした（**表9**）。

推定エネルギー必要量を乳児の月齢別（0～5か月、6～8か月、9～11か月）に示した。なお、体重変化が大きい0～5か月において、前半と後半で推定エネルギー必要量に大きな差があることにも留意すべきである。

また、一般的に人工栄養児は、母乳栄養児よりも総エネルギー消費量が多い[243]ことも留意する必要がある。なお、FAO/WHO/UNUは人工栄養児については、下記の回帰式で総エネルギー消費量を推定できるとしている[289, 290]。

総エネルギー消費量（kcal/日）＝82.6×体重（kg）－29.0

4-4-4 妊婦

妊婦の推定エネルギー必要量は、

妊婦の推定エネルギー必要量（kcal/日）＝妊娠前の推定エネルギー必要量（kcal/日）＋妊婦のエネルギー付加量（kcal/日）

として求められる。

女性の妊娠（可能）年齢が、推定エネルギー必要量の複数の年齢区分にあることを鑑み、妊婦が、妊娠中に適切な栄養状態を維持し正常な分娩をするために、妊娠前と比べて余分に摂取すべきと考えられるエネルギー量を、妊娠期別に付加量として示す必要がある。

二重標識水法を用いた縦断的研究によると、妊娠中は身体活動レベルが妊娠初期と後期に減少するが、基礎代謝量は逆に、妊娠による体重増加により後期に大きく増加する[141, 289-294]結果、総エネルギー消費量の増加率は妊娠初期、中期、後期とも、妊婦の体重の増加率とほぼ一致しており、全妊娠期において体重当たりの総エネルギー消費量は、ほとんど差がない。したがって、妊娠前の総エネルギー消費量（推定エネルギー必要量）に対する妊娠による各時期の総エネルギー消費量の変化分[289, 290]は、妊婦の最終体重増加量11 kg[295]に対応するように補正すると、初期：＋19 kcal/日、中期：＋77 kcal/日、後期：＋285 kcal/日と計算される。

また、妊娠期別のたんぱく質の蓄積量と体脂肪の蓄積量[289, 290]から、最終的な体重増加量が11 kgに対応するようにたんぱく質及び脂肪としてのエネルギー蓄積量をそれぞれ推定し、それらの和としてエネルギー蓄積量を求めた。その結果、各妊娠期におけるエネルギー蓄積量は初期：44 kcal/日、中期：167 kcal/日、後期：170 kcal/日となる。

したがって、最終的に各妊娠期におけるエネルギー付加量は、

妊婦のエネルギー付加量（kcal/日）＝妊娠による総消費エネルギーの変化量（kcal/日）＋エネルギー蓄積量（kcal/日）

として求められ、50 kcal単位で丸め処理を行うと、初期：50 kcal/日、中期：250 kcal/日、後期：450 kcal/日と計算される。

4-4-5 授乳婦

授乳婦の推定エネルギー必要量は

授乳婦の推定エネルギー必要量（kcal/日）＝妊娠前の推定エネルギー必要量（kcal/日）＋授乳婦のエネルギー付加量（kcal/日）

として求められる。

出産直後は、妊娠前より体重が大きく、さらに母乳の合成のために消費するエネルギーが必要であることは、基礎代謝量が増加する要因となる。しかし、実際の基礎代謝量に明らかな増加は見られない[290]。一方、二重標識水法を用いて縦断的に検討した四つの研究のうち一つでは、身体活動によるエネルギーが有意に減少しているが[291]、他の三つにおいては、絶対量が約10％減少しているものの有意な差ではない[292, 293, 296]。その結果、授乳期の総エネルギー消費量は妊娠前と同様であり[290, 292, 293, 296]、総エネルギー消費量の変化という点からは授乳婦に特有なエネルギーの付加量を設定する必要はない。一方、総エネルギー消費量には、母乳のエネルギー量そのものは含まれないので、授乳婦はその分のエネルギーを摂取する必要がある。

母乳のエネルギー量は、泌乳量を哺乳量（0.78 L/日）[297, 298]と同じとみなし、また母乳中のエネルギー含有量は、663 kcal/L[299]とすると、

母乳のエネルギー量（kcal/日）＝0.78 L/日×663 kcal/L≒517 kcal/日

と計算される。

一方、分娩（出産）後における体重の減少（体組織の分解）によりエネルギーが得られる分、必要なエネルギー摂取量が減少する。体重減少分のエネルギーを体重1 kg当たり6,500 kcal、体重減少量を0.8 kg/月[289, 290]とすると、

体重減少分のエネルギー量（kcal/日）＝6,500 kcal/kg体重×0.8 kg/月÷30日≒173 kcal/日

となる。

したがって、正常な妊娠・分娩を経た授乳婦が、授乳期間中に妊娠前と比べて余分に摂取すべきと考えられるエネルギーを授乳婦のエネルギー付加量とすると、

授乳婦のエネルギー付加量（kcal/日）＝母乳のエネルギー量（kcal/日）－体重減少分のエネルギー量（kcal/日）

として求めることができる。その結果、付加量は517－173＝344 kcal/日となり、丸め処理を行って350 kcal/日とした。

4-4-6 低体重者、肥満者における活用の注意点

総エネルギー消費量や基礎代謝量を体重で直線回帰すると、回帰直線は原点を通らずY切片がプラスになる。したがって、体重当たりの総エネルギー消費量や基礎代謝量は、低体重者では普通体重の者よりも大きく、過体重者では逆に小さくなることに注意が必要である。低体重者、肥満者のエネルギー必要量の推定では基礎代謝基準値を用いず、国立健康・栄養研究所の式[171]（**表4**）から直接、基礎代謝量を算出する。

一方、加速度計等の動作センサーで評価した身体活動量は、肥満者では一般に低く、肥満が活動量低下の原因となることが指摘されている[300]。しかし、身体活動レベルはBMIが30程度までの間はBMIと相関しない[301, 302]。また、肥満者の減量前後でも身体活動レベルに変化はない[303, 304]。これは、肥満者では運動効率が悪く、一定の外的仕事を行うのにより多くのエネルギーを要する[305, 306]ためと考えられる。結論として、BMIが25～29.9の肥満者では、身体活動

レベルは普通体重者と同じ値を用いてよいと考えられる。

低体重者、肥満者では、国立健康・栄養研究所の式[171)]（**表4**）を用いて算出した基礎代謝量に、普通体重者と同じ身体活動レベルを乗じて推定エネルギー必要量を算出する。

4-4-7　疾患を有する者について

糖尿病患者の基礎代謝量は、体組成で補正した場合、耐糖能正常者に比べて差がないか5～7％程度高いとする報告が多い（肝臓の糖新生等によるエネルギー消費によると考えられる）[307-315)]。保健指導レベルの高血糖者で検討した成績は少ないが、横断研究で睡眠時代謝量は耐糖能正常＜耐糖能異常（impaired glucose tolerance；IGT）＜糖尿病、同一個人の基礎代謝の継時的変化も耐糖能正常＜IGT（＋４％）＜糖尿病（＋３％）であった[315)]。したがって、保健指導レベルの高血糖の者（空腹時血糖：100～125 mg/dL）では、耐糖能正常者と大きな差はないと考えられる。二重標識水法により糖尿病患者の総エネルギー消費量を見た研究によれば、糖尿病患者と耐糖能正常者で、PAL及び総エネルギー消費量に有意差を認めていない[307-309, 316, 317)]（**図15**）。

したがって、保健指導レベルの高血糖者のエネルギー必要量は、健康な者とほぼ同じと考えて体重管理に当たってよいものと考えられる。一方、糖尿病を含む種々の疾患を有する者のエネルギー摂取量の設定は、それぞれの診療ガイドラインを参照する。

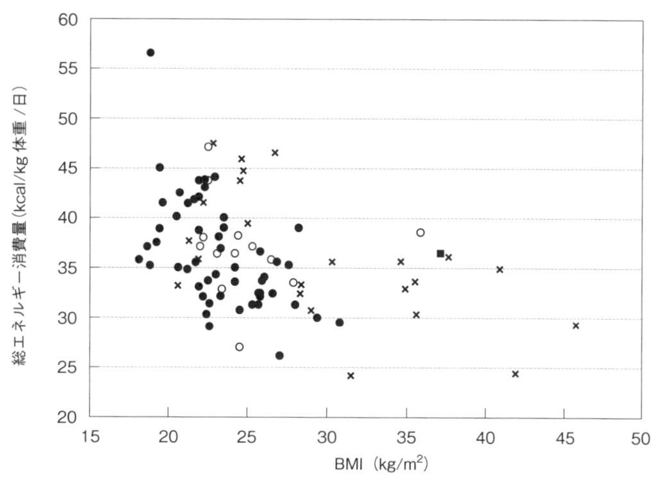

図15　二重標識水法による糖尿病患者の体重当たりの総エネルギー消費量

×と■（集団代表値）は文献308)，310）による。○と●〔文献317)，318)〕は日本人のデータ。

参考表２ 推定エネルギー必要量（kcal/日）

性別	男性			女性		
身体活動レベル[1]	Ⅰ	Ⅱ	Ⅲ	Ⅰ	Ⅱ	Ⅲ
0～5（月）	-	550	-	-	500	-
6～8（月）	-	650	-	-	600	-
9～11（月）	-	700	-	-	650	-
1～2（歳）	-	950	-	-	900	-
3～5（歳）	-	1,300	-	-	1,250	-
6～7（歳）	1,350	1,550	1,750	1,250	1,450	1,650
8～9（歳）	1,600	1,850	2,100	1,500	1,700	1,900
10～11（歳）	1,950	2,250	2,500	1,850	2,100	2,350
12～14（歳）	2,300	2,600	2,900	2,150	2,400	2,700
15～17（歳）	2,500	2,800	3,150	2,050	2,300	2,550
18～29（歳）	2,300	2,650	3,050	1,700	2,000	2,300
30～49（歳）	2,300	2,700	3,050	1,750	2,050	2,350
50～64（歳）	2,200	2,600	2,950	1,650	1,950	2,250
65～74（歳）	2,050	2,400	2,750	1,550	1,850	2,100
75以上（歳）[2]	1,800	2,100	-	1,400	1,650	-
妊婦（付加量）[3] 初期 中期 後期				+50 +250 +450	+50 +250 +450	+50 +250 +450
授乳婦（付加量）				+350	+350	+350

[1] 身体活動レベルは、低い、ふつう、高いの三つのレベルとして、それぞれⅠ、Ⅱ、Ⅲで示した。

[2] レベルⅡは自立している者、レベルⅠは自宅にいてほとんど外出しない者に相当する。レベルⅠは高齢者施設で自立に近い状態で過ごしている者にも適用できる値である。

[3] 妊婦個々の体格や妊娠中の体重増加量及び胎児の発育状況の評価を行うことが必要である。

注１：活用に当たっては、食事摂取状況のアセスメント、体重及びBMIの把握を行い、エネルギーの過不足は、体重の変化又はBMIを用いて評価すること。

注２：身体活動レベルⅠの場合、少ないエネルギー消費量に見合った少ないエネルギー摂取量を維持することになるため、健康の保持・増進の観点からは、身体活動量を増加させる必要がある。

〈概要〉

- エネルギーの摂取量及び消費量のバランス（エネルギー収支バランス）の維持を示す指標として BMI 及び体重の変化を用いる。
- BMI については目標とする範囲を定めた。これは、死因を問わない死亡率（総死亡率）が最低になる BMI をもって最も健康的であるとする考えに基づき、日本人の BMI の実態、生活習慣病の発症予防等（高齢者においてはフレイルの発症予防を含む）を総合的に判断して設定した。ただし、BMI は健康の保持・増進、生活習慣病の予防の要素の一つとして扱うことに留めるべきである。
- エネルギー必要量は重要な概念である。しかし、無視できない個人間差が存在し、そのため、性・年齢区分・身体活動レベル別に単一の値として示すのは困難である。そこで、エネルギー必要量については、基本的事項、測定方法及び推定方法を記述し、推定エネルギー必要量を参考表として示した。

参考文献

1) FAO/WHO. Energy and protein requirements, Report of a Joint FAO/WHO Ad Hoc Expert Committee. WHO Technical Report Series, No. 522. FAO Nutrition Meetings Report Series, No. 52, 1973.
2) 田中茂穂. エネルギー消費量とその測定方法. 静脈経腸栄養 2009; **24**: 1013-9.
3) Brooks GA, Butte NF, Rand WM, *et al.* Chronicle of the Institute of Medicine physical activity recommendation: how a physical activity recommendation came to be among dietary recommendations. *Am J Clin Nutr* 2004 ; **79** (Suppl) : 921S-30S.
4) Miyake R, Tanaka S, Ohkawara K, *et al.* Validity of predictive equations for basal metabolic rate in Japanese adults. *J Nutr Sci Vitaminol* 2011; **57**: 224-32.
5) Kodama S, Horikawa C, Fujihara K, *et al.* Comparisons of the strength of associations with future type 2 diabetes risk among anthropometric obesity indicators, including waist-toheight ratio : a meta-analysis. *Am J Epidemiol* 2012; **176**: 959-69.
6) Savva SC, Lamnisos D, Kafatos AG. Predicting cardiometabolic risk: waist-to-height ratio or BMI. A meta-analysis. *Diabetes Metab Syndr Obes* 2013; **6**: 403-19.
7) Donnelly JE, Blair SN, Jakicic JM, *et al.* American College of Sports Medicine. American College of Sports Medicine Position Stand. Appropriate physical activity intervention strategies for weight loss and prevention of weight regain for adults. *Med Sci Sports Exerc* 2009; **41**: 459-71.
8) Saris WH, Blair SN, van Baak MA, *et al.* How much physical activity is enough to prevent unhealthy weight gain? Outcome of the IASO 1st Stock Conference and consensus statement. *Obes Rev* 2003; **4**: 101-14.
9) Samitz G, Egger M, Zwahlen M. Domains of physical activity and all-cause mortality: systematic review and dose-response meta-analysis of cohort studies. *Int J Epidemiol* 2011; **40**: 1382-400.
10) Inoue M, Iso H, Yamamoto S, *et al.* Japan Public Health Center-Based Prospective Study Group. Daily total physical activity level and premature death in men and women: results from a large-scale population-based cohort study in Japan (JPHC study). *Ann Epidemiol* 2008; **18**: 522-30.
11) U.S. Departments of Health and Human Services. Discretionary calories. *In*: Report of the Dietary Guidelines Advisory Committee on Dietary Guidelines for Americans, 2005. Available at https://health.gov/DIETARYGUIDELINES/dga2005/report/PDF/D3_DiscCalories.pdf
12) Nicklas TA, Weaver C, Britten P, *et al.* The 2005 Dietary guidelines advisory committee: developing a key message. *J Am Diet Assoc* 2005; **105**: 1418-24.
13) 日本腎臓学会：CKD における適正な体重に関する検討報告. 日腎会誌 2014; **56**: 586-99.
14) Simopoulos AP. Body weight reference standards. *In*: VanItalie T, Simopulos A, editors. Obesity: new directions in assessment and management. Charles Press, 1995.
15) Metropolitan Life Insurance Company. Ideal weights for women. *Stat Bull Metrop Insur Co.* 1942; **23**: 6-8.
16) Metropolitan Life Insurance Company. Ideal weights for men. *Stat Bull Metrop Insur Co.* 1943; **24**: 6-8.

17) Walker WJ. Relationship of adiposity to serum cholesterol and lipoprotein levels and their modification by dietary means. *Ann Intern Med* 1953; **39**: 705-16.
18) 松木 駿. 肥満の判定基準. 日本医師会雑誌 1972; **98**: 916-9.
19) 塚本 宏. 保険医学からみた体格の諸問題. 日本保険医学会誌 1985; **83**: 36-64.
20) 塚本 宏, 田村 誠. 死亡率からみた日本人の体格. 厚生の指標 1986; **33**: 3-14.
21) Matsuzawa Y, Tokunaga K, Kotani K, *et al.* Simple estimation of ideal body weight from body mass index with the lowest morbidity. *Diabetes Res Clin Pract* 1990; **10**: S159-64.
22) Tokunaga K, Matsuzawa Y, Kotani K, *et al.* Ideal body weight estimated from the body mass index with the lowest morbidity. *Int J Obes* 1991; **15**: 1-5.
23) Prospective Studies Collaboration, Whitlock G, Lewington S, Sherliker P, *et al.* Body-mass index and cause-specific mortality in 900000 adults: collaborative analyses of 57 prospective studies. *Lancet* 2009; **373**: 1083-96.
24) Tsugane S, Sasaki S, Tsubono Y. Under- and overweight impact on mortality among middleaged Japanese men and women: a 10-y follow-up of JPHC study cohort Ⅰ. *Int J Obesity* 2002; **26**: 529-7.
25) Tamakoshi A, Yatsuya H, Lin Y, *et al.*; JACC Study Group. BMI and all-cause mortality among Japanese older adults: findings from the Japan collaborative cohort study. *Obesity* 2010; **18**: 362-9.
26) Sasazuki S, Inoue M, Tsuji I, *et al.*; Research Group for the Development and Evaluation of Cancer Prevention Strategies in Japan. Body mass index and mortality from all causes and major causes in Japanese: results of a pooled analysis of 7 large-scale cohort studies. *J Epidemiol* 2011; **21**: 417-30.
27) Lin WY, Tsai SL, Albu JB, *et al.* Body mass index and all-cause mortality in a large Chinese cohort. *CMAJ* 2011; **183**: E329-36.
28) Gu D, He J, Duan X, *et al.* Body weight and mortality among men and women in China. *JAMA* 2006; **295**: 776-83.
29) Jee SH, Sull JW, Park J, *et al.* Body-mass index and mortality in Korean men and women. *N Engl J Med* 2006; **355**: 779-87.
30) Matsuo T, Sairenchi T, Iso H, *et al.* Age- and gender-specific BMI in terms of the lowest mortality in Japanese general population. *Obesity* (Silver Spring) 2008; **16**: 2348-55.
31) Berrington de Gonzalez A, Hartge P, Cerhan JR, *et al.* Body-mass index and mortality among 1.46 million white adults. *N Engl J Med* 2010; **363**: 2211-9.
32) The Global BMI Mortality Collaboration, Di Angelantonio E, Bhupathiraju ShN, Wormser D, *et al.* Body-mass index and all-cause mortality: individual-participant-data meta-analysis of 239 prospective studies in four continents. *Lancet* 2016; **388**: 776-86.
33) Nakazawa A, Nakamura K, Kitamura K. Association between body mass index and mortality among institutionalized elderly adults in Japan. *Environ Health Prev Med* 2013; **18**: 502-6.
34) Boutin E, Natella PA, Schott AM, *et al.* Interrelations between body mass index, frailty, and clinical adverse events in older community-dwelling women: The EPIDOS cohort study. *Clin Nutr* 2018; **37**: 1638-44.

35) Hamer M, O'Donovan G. Sarcopenic obesity, weight loss, and mortality: the English Longitudinal Study of Ageing. *Am J Clin Nutr* 2017; **106**: 125-9.
36) Lee Y, Kim J, Han, ES. Frailty and body mass index as predictors of 3-year mortality in older adults living in the community. *Gerontology* 2014; **60**: 475-82.
37) Peter RS, Mayer B, Concin H, *et al.* The effect of age on the shape of the BMI-mortality relation and BMI associated with minimum all-cause mortality in a large Austrian cohort. *Int J Obes* 2015; **39**: 530-4.
38) Hozawa A, Hirata T, Yatsuya H, *et al.* Association between body mass index and all-cause death in Japanese population: pooled individual participant data analysis of 13 cohort studies. *J Epidemiol* doi: 10.2188/jea.JE20180124
39) Aune D, Sen A, Prasad M, *et al.* BMI and all cause mortality: systematic review and non-linear dose-response meta-analysis of 230 cohort studies with 3.74 million deaths among 30.3 million participants. *BMJ* 2016; **353**: i2156. doi: 10.1136/bmj.i2156.
40) Hainer V, Aldhoon-Hainerova I. Obesity paradox does exist. *Diabetes Care* 2013; **36** Suppl 2: S276-81.
41) Standl E, Erbach M, Schnell O. Defending the con side: obesity paradox does not exist. *Diabetes Care* 2013; **36**: S282-6.
42) Nakamura J, Kamiya H, Haneda M, *et al.* Causes of death in Japanese patients with diabetes based on the results of a survey of 45,708 cases during 2001-2010: Report of the Committee on Causes of Death in Diabetes Mellitus. *J Diabetes Investig* 2017; **8**: 397-410.
43) Akisaka M, Asato L, Chan YC, *et al.* Energy and nutrient intakes of Okinawan centenarians. *J Nutr Sci Vitaminol* 1996; **42**: 241-8.
44) 広瀬信，新井康通，川村昌嗣，他．Tokyo centenarian study 5 百寿者における栄養指標と栄養状態の検討．日本老年医学会雑誌 1997; **34**: 324-30.
45) Takayama M, Hirose N, Arai Y, *et al.* Morbidity profile of Tokyo-areacentenarians and its relationship to functional status. *J Gerontol A Biol Sci Med Sci* 2007; **62**: 774-82.
46) Willcox BJ, Willcox DC, Suzuki M. Demographic, phenotypic, and genetic characteristics of centenarians in Okinawa and Japan: Part 1-centenarians in Okinawa. *Mech Ageing Dev* 2017; **165** (Pt B): 75-9.
47) Rillamas-Sun E, LaCroix AZ, Waring ME, *et al.* Obesity and late-age survival without major disease or disability in older women. *JAMA Intern Med* 2014; **174**: 98-106.
48) Cheng FW, Gao X, Jensen GL. Weight change and all-cause mortality in older adults: a meta-analysis. *J Nutr Gerontol Geriatr* 2015; **34**: 343-68.
49) Wannamethee SG, Shaper AG, Lennon L. Reasons for intentional weight loss, unintentional weight loss, and mortality in older men. *Arch Intern Med* 2005; **165**: 1035-40.
50) Harrington M, Gibson S, Cottrell RC. A review and meta-analysis of the effect of weight loss on all-cause mortality risk. *Nutr Res Rev* 2009; **22**: 93-108.
51) Asia Pacific Cohort Studies Collaboration, Ni Mhurchu C, Parag V, Nakamura M, *et al.* Body mass index and risk of diabetes mellitus in the Asia-Pacific region. *Asia Pac J Clin Nutr* 2006; **15**: 127-33.

52) Narayan KM, Boyle JP, Thompson TJ, *et al.* Effect of BMI on lifetime risk for diabetes in the U. S. *Diabetes Care* 2007; **30**: 1562-6.
53) Zomer E, Gurusamy K, Leach R, *et al.* Interventions that cause weight loss and the impact on cardiovascular risk factors: a systematic review and meta-analysis. *Obes Rev* 2016; **17**: 1001-11.
54) Whelton PK, Appel LJ, Espeland MA, *et al.* Sodium reduction and weight loss in the treatment of hypertension in older persons: a randomized controlled trial of nonpharmacologic interventions in the elderly (TONE). TONE Collaborative Research Group. *JAMA* 1998; **279**: 839-46.
55) Siebenhofer A, Jeitler K, Berghold A, *et al.* Long-term effects of weight-reducing diets in hypertensive patients. *Cochrane Database Syst Rev* 2011; **7**: CD008274.
56) Mertens IL, Van Gaal LF. Overweight, obesity, and blood pressure: the effects of modest weight reduction. *Obes Res* 2000; **8**: 270-8.
57) 勝川史憲. 介入試験における内臓脂肪減少にともなう代謝指標の改善効果. 肥満研究 2009; **15**: 162-9.
58) Muramoto A, Matsushita M, Kato A, *et al.* Three percent weight reduction is the minimum requirement to improve health hazards in obese and overweight people in Japan. *Obes Res Clin Pract* 2014; **8**: e466-75.
59) Swinburn BA, Sacks G, Lo SK, *et al.* Estimating the changes in energy flux that characterize the rise in obesity prevalence. *Am J Clin Nutr* 2009; **89**: 1723-8.
60) Polidori D, Sanghvi A, Seeley RJ, *et al.* How strongly does appetite counter weight loss? quantification of the feedback control of human energy intake. *Obesity* 2016; **24**: 2289-95.
61) Hall KD, Guo J. Obesity energetics: body weight regulation and the effects of diet composition. *Gastroenterology* 2017; **152**: 1718-27.
62) Miller WC, Koceja DM, Hamilton EJ. A meta-analysis of the past 25 years of weight loss research using diet, exercise of diet plus exercise intervention. *Int J Obesity* 1997; **21**: 941-7.
63) Ross R, Janssen I. Physical activity, total and regional obesity: dose-response considerations. *Med Sci Sports Exerc* 2001; **33**: S521-7.
64) Fried LP, Tangen CM, Walston J, *et al.* Frailty in older adults: evidence for a phenotype. *J Gerontol A Biol Sci Med Sci* 2001; **56**: M146-56.
65) Takasaki Y, Kaneko S, Anzai S. The effect of aging on stature and body weight for the aged. *J Anthrop Soc Nippon* 1984; **92**: 79-86.
66) Schutz Y, Kyle UUG, Pichard C. Fat-free mass index and fat mass index percentiles in Caucasians aged 18-98. *Int J Obes* 2002; **26**: 953-60.
67) Hull HR, Thornton J, Wang J, *et al.* Fat-free mass index: changes and race/ethnic differences in adulthood. *Int J Obes* 2011; **35**: 121-7.
68) 谷本芳美, 渡辺美鈴, 河野　令, 他. 日本人筋肉量の加齢による特徴. 日本老年医学会雑誌 2010; **47**: 52-7.
69) Cruz-Jentoft AJ, Bahat G, Bauer J, *et al.* Sarcopenia: revised European consensus on definition and diagnosis. *Age Ageing* 2019; **48**: 16-31.
70) Ho AY, Kung AW. Determinants of peak bone mineral density and bone area in young women. *J Bone Miner Metab* 2005; **23**: 470-5.

71) Tatsumi Y, Higashiyama A, Kubota Y, *et al.* Underweight young women without later weight gain are at high risk for osteopenia after midlife: The KOBE Study. *J Epidemiol* 2016; **26**: 572-8.
72) Lim J, Park HS. Relationship between underweight, bone mineral density and skeletal muscle index in premenopausal Korean women. *Int J Clin Pract* 2016; **70**: 462-8.
73) Srikanthan P, Hevener AL, Karlamangla AS. Sarcopenia exacerbates obesity-associated insulin resistance and dysglycemia: findings from the National Health and Nutrition Examination Survey III. *PLoS One* 2010; **5**: e10805.
74) Baumgartner RN, Wayne SJ, Waters DL, *et al.* Sarcopenic obesity predicts instrumental activities of daily living disability in the elderly. *Obes Res* 2004; **12**: 1995-2004.
75) Olsen LW, Baker JL, Holst C, *et al.* Birth cohort effect on the obesity epidemic in Denmark. *Epidemiology* 2006; **17**: 292-5.
76) Funatogawa I, Funatogawa T, Yano E. Do overweight children necessarily make overweight adults? Repeated cross sectional annual nationwide survey of Japanese girls and women over nearly six decades. *BMJ* 2008; **337**: a802.
77) Rolland-Cachera MF. Prediction of adult body composition from infant and child measurements. *In*: Davies PSW, Cole TJ, editor. Body composition techniques in health and diseases. Cambridge Univ Press, Cambridge, 1995; 101-45.
78) Funatogawa I, Funatogawa T, Nakao M, *et al.* Changes in body mass index by birth cohort in Japanese adults: results from the National Nutrition Survey of Japan 1956-2005. *Int J Epidemiol* 2009; **38**: 83-92.
79) World Health Organization. Energy and protein requirements. Report of a joint FAO/WHO/UNU Expert Consultation. WHO, 1985: 206.
80) Torun B. Energy requirements of children and adolescents. *Public Health Nutr* 2005; **8**: 968-93.
81) Dugas LR, Harders R, Merrill S, *et al.* Energy expenditure in adults living in developing compared with industrialized countries : a meta-analysis of doubly labeled water studies. *Am J Clin Nutr* 2011; **93**: 427-41.
82) Gaillard C, Alix E, Salle A, *et al.* Energy requirements in frail elderly people: a review of the literature. *Clin Nutr* 2007; **26**: 16-24.
83) Speakman JR, Westerterp KR. Associations between energy demands, physical activity, and body composition in adult humans between 18 and 96 y of age. *Am J Clin Nutr* 2010; **92**: 826-34.
84) Shetty P. Energy requirements of adults. *Public Health Nutr* 2005; **8**: 994-1009.
85) McCrory MA, Hajduk CL, Roberts SB. Procedures for screening out inaccurate reports of dietary energy intake. *Public Health Nutr* 2002; **5**: 873-82.
86) Rafamantanantsoa HH, Ebine N, Yoshioka M, *et al.* Validation of three alternative methods to measure total energy expenditure against the doubly labeled water method for older Japanese men. *J Nutr Sci Vitaminol* 2002; **48**: 517-23.
87) Okubo H, Sasaki S, Rafamantanantsoa HH, *et al.* Validation of self-reported energy intake by a self-administered diet history questionnaire using the doubly labeled water method in 140 Japanese adults. *Eur J Clin Nutr* 2008; **62**: 1343-50.

88) Ishikawa-Takata K, Tabata I, Sasaki S, *et al.* Physical activity level in healthy free-living Japanese estimated by doubly labelled water method and International Physical Activity Questionnaire. *Eur J Clin Nutr* 2008; **62**: 885-91.
89) Westerterp KR, Meijer GA, Janssen EM, *et al.* Long-term effect of physical activity on energy balance and body composition. *Br J Nutr* 1992; **68**: 21-30.
90) Schoeller DA, van Santen E. Measurement of energy expenditure in humans by doubly labeled water method. *J Appl Physiol Respir Environ Exerc Physiol* 1982; **53**: 955-9.
91) Seale JL, Rumpler WV, Conway JM, *et al.* Comparison of doubly labeled water, intake-balance, and direct- and indirect-calorimetry methods for measuring energy expenditure in adult men. *Am J Clin Nutr* 1990; **52**: 66-71.
92) Diaz EO, Prentice AM, Goldberg GR, *et al.* Metabolic response to experimental overfeeding in lean and overweight healthy volunteers. *Am J Clin Nutr* 1992; **56**: 641-55.
93) Jones PJ, Leitch CA. Validation of doubly labeled water for measurement of caloric expenditure in collegiate swimmers. *J Appl Physiol* 1993; **74**: 2909-14.
94) Sjodin AM, Andersson AB, Hogberg JM, *et al.* Energy balance in cross-country skiers: a study using doubly labeled water. *Med Sci Sports Exerc* 1994; **26**: 720-4.
95) Branth S, Hambraeus L, Westerterp K, *et al.* Energy turnover in a sailing crew during offshore racing around the world. *Med Sci Sports Exerc* 1996; **28**: 1272-6.
96) Persson M, Elmstahl S, Westerterp KR. Validation of a dietary record routine in geriatric patients using doubly labelled water. *Eur J Clin Nutr* 2000 ; **54**: 789-96.
97) Hise ME, Sullivan DK, Jacobsen DJ, *et al.* Validation of energy intake measurements determined from observer-recorded food records and recall methods compared with the doubly labeled water method in overweight and obese individuals. *Am J Clin Nutr* 2002; **75**: 263-7.
98) Prentice AM, Black AE, Coward WA, *et al.* High levels of energy expenditure in obese women. *BMJ* 1986; **292**: 983-7.
99) Livingstone MBE, Prentice AM, Strain JJ, *et al.* Accuracy of weighed dietary records in studies of diet and health. *BMJ* 1990; **300**: 708-12.
100) Schulz S, Westerterp KR, Bruck K. Comparison of energy expenditure by the doubly labeled water technique with energy intake, heart rate, and activity recording in man. *Am J Clin Nutr* 1989; **49**: 1146-54.
101) Bandini LG, Schoeller DA, Cyr HN, *et al.* Validity of reported energy intake in obese and nonobese adolescents. *Am J Clin Nutr* 1990; **52**: 421-5.
102) Tuschl RJ, Platte P, Laessle RG, *et al.* Energy expenditure and everyday eating behavior in healthy young women. *Am J Clin Nutr* 1990; **52**: 81-6.
103) Goran MI, Poehlman ET. Total energy expenditure and energy requirements in healthy elderly persons. *Metabolism* 1992; **7**: 744-53.
104) Lichtman SW, Pisarska K, Berman ER, *et al.* Discrepancy between self-reported and actual caloric intake and exercise in obese subjects. *N Engl J Med* 1992; **327**: 1893-8.
105) Clark D, Tomas F, Withers RT, *et al.* Energy metabolism in free-living, 'large-eating' and 'small-eating' women: studies using $^{2}H_{2}{}^{(18)}O$. *Br J Nutr* 1994; **72**: 21-31.

106) Buhl KM, Gallagher D, Hoy K, *et al.* Unexplained disturbance in body weight regulation: diagnostic outcome assessed by doubly labeled water and body composition analyses in obese patients reporting low energy intakes. *J Am Diet Assoc* 1995; **95**: 1393-400.

107) Warwick PM, Baines J. Energy expenditure in free-living smokers and nonsmokers: comparison between factorial, intake-balance, and doubly labeled water measures. *Am J Clin Nutr* 1996; **63**: 15-21.

108) Black AE, Bingham SA, Johansson G, *et al.* Validation of dietary intakes of protein and energy against 24 hour urinary N and DLW energy expenditure in middle-aged women, retired men and post-obese subjects: comparisons with validation against presumed energy requirements. *Eur J Clin Nutr* 1997 ; **51**: 405-13.

109) Seale JL, Rumpler WV. Comparison of energy expenditure measurements by diet records, energy intake balance, doubly labeled water and room calorimetry. *Eur J Clin Nutr* 1997; **51**: 856-63.

110) Carpenter WH, Fonong T, Toth MJ, *et al.* Total daily energy expenditure in free-living older African-Americans and Caucasians. *Am J Physiol* 1998; **274**: E96-101.

111) Bratteby LE, Sandhagen B, Fan H, *et al.* Total energy expenditure and physical activity as assessed by the doubly labeled water method in Swedish adolescents in whom energy intake was underestimated by 7-d diet records. *Am J Clin Nutr* 1998; **67**: 905-911.

112) Gretebeck RJ, Boileau RA. Self-reported energy intake and energy expenditure in elderly women. *J Am Diet Assoc* 1998; **98**: 574-6.

113) Withers RT, Smith DA, Tucker RC, *et al.* Energy metabolism in sedentary and active 49- to 70-yr-old women. *J Appl Physiol* 1998; **84**: 1333-40.

114) Taren DL, Tobar M, Hill A, *et al.* The association of energy intake bias with psychological scores of women. *Eur J Clin Nutr* 1999; **53**: 570-8.

115) Tomoyasu NJ, Toth MJ, Poehlman ET. Misreporting of total energy intake in older men and women. *J Am Geriatr Soc* 1999; **47**: 710-5.

116) Goris AH, Westerterp-Plantenga MS, Westerterp KR. Undereating and underrecording of habitual food intake in obese men: selective underreporting of fat intake. *Am J Clin Nutr* 2000; **71**: 130-4.

117) Kaczkowski CH, Jones PJ, Feng J, *et al.* Four-day multimedia diet records underestimate energy needs in middle-aged and elderly women as determined by doubly-labeled water. *J Nutr* 2000; **130**: 802-5.

118) Tomoyasu NJ, Toth MJ, Poehlman ET. Misreporting of total energy intake in older African Americans. *Int J Obes Relat Metab Disord* 2000; **24**: 20-6.

119) Goris AH, Meijer EP, Kester A, *et al.* Use of a triaxial accelerometer to validate reported food intakes. *Am J Clin Nutr* 2001; **73**: 549-53.

120) Weber JL, Reid PM, Greaves KA, *et al.* Validity of self-reported energy intake in lean and obese young women, using two nutrient databases, compared with total energy expenditure assessed by doubly labeled water. *Eur J Clin Nutr* 2001; **55**: 940-50.

121) Seale JL, Klein G, Friedmann J, *et al.* Energy expenditure measured by doubly labeled water, activity recall, and diet records in the rural elderly. *Nutrition* 2002; **18**: 568-73.
122) Champagne CM, Bray GA, Kurtz AA, *et al.* Energy intake and energy expenditure: a controlled study comparing dietitians and non-dietitians. *J Am Diet Assoc* 2002; **102**: 1428-32.
123) Bandini LG, Must A, Cyr H, *et al.* Longitudinal changes in the accuracy of reported energy intake in girls 10-15 y of age. *Am J Clin Nutr* 2003; 78: 480-4.
124) Black AE, Jebb SA, Bingham SA, *et al.* The validation of energy and protein intakes by doubly labelled water and 24-hour urinary nitrogen excretion in post-obese subjects. *J Hum Nutr Diet* 1995; **8**: 51-64.
125) Livingstone MB, Prentice AM, Coward WA, *et al.* Validation of estimates of energy intake by weighed dietary record and diet history in children and adolescents. *Am J Clin Nutr* 1992; **56**: 29-35.
126) Sawaya AL, Tucker K, Tsay R, *et al.* Evaluation of four methods for determining energy intake in young and older women: comparison with doubly labeled water measurements of total energy expenditure. *Am J Clin Nutr* 1996; **63**: 491-9.
127) Johnson RK, Soultanakis RP, Matthews DE. Literacy and body fatness are associated with underreporting of energy intake in US low-income women using the multiple-pass 24-hour recall: a doubly labeled water study. *J Am Diet Assoc* 1998; **98**: 1136-40.
128) Tran KM, Johnson RK, Soultanakis RP, *et al.* In-person vs telephone-administered multiplepass 24-hour recalls in women: Validation with doubly labeled water. *J Am Diet Assoc* 2000; **100**: 777-80.
129) Rothenberg E, Bosaeus I, Lernfelt B, *et al.* Energy intake and expenditure: validation of a diet history by heart rate monitoring, activity diary and doubly labeled water. *Eur J Clin Nutr* 1998; **52**: 832-8.
130) Bathalon GP, Tucker KL, Hays NP, *et al.* Psychological measures of eating behavior and the accuracy of 3 common dietary assessment methods in healthy postmenopausal women. *Am J Clin Nutr* 2000; **71**: 739-45.
131) Black AE, Welch AA, Bingham SA. Validation of dietary intakes measured by diet history against 24 h urinary nitrogen excretion and energy expenditure measured by the doubly-labelled water method in middle-aged women. *Br J Nutr* 2000; **83**: 341-54.
132) Barnard JA, Tapsell LC, Davies PS, *et al.* Relationship of high energy expenditure and variation in dietary intake with reporting accuracy on 7 day food records and diet histories in a group of healthy adult volunteers. *Eur J Clin Nutr* 2002; **56**: 358-67.
133) Hebert JR, Ebbeling CB, Matthews CE, *et al.* Systematic errors in middle-aged women's estimates of energy intake : comparing three self-report measures to total energy expenditure from doubly labeled water. *Ann Epidemiol* 2002; **12**: 577-86.
134) Larsson CL, Westerterp KR, Johansson GK. Validity of reported energy expenditure and energy and protein intakes in Swedish adolescent vegans and omnivores. *Am J Clin Nutr* 2002; **75**: 268-74.

135) Andersen LF, Tomten H, Haggarty P, *et al.* Validation of energy intake estimated from a food frequency questionnaire: a doubly labelled water study. *Eur J Clin Nutr* 2003; **57**: 279-84.

136) Sjoberg A, Slinde F, Arvidsson D, *et al.* Energy intake in Swedish adolescents: validation of diet history with doubly labelled water. *Eur J Clin Nutr* 2003; **57**: 1643-52.

137) Lof M, Forsum E. Validation of energy intake by dietary recall against different methods to assess energy expenditure. *J Hum Nutr Diet* 2004; **17**: 471-80.

138) Riumallo JA, Schoeller D, Barrera G, *et al.* Energy expenditure in underweight free-living adults: impact of energy supplementation as determined by doubly labeled water and indirect calorimetry. *Am J Clin Nutr* 1989; **49**: 239-46.

139) Velthuis-te Wierik EJ, Westerterp KR, van den Berg H. Impact of a moderately energy-restricted diet on energy metabolism and body composition in non-obese men. *Int J Obes Relat Metab Disord* 1995; **19**: 318-24.

140) Van Etten LM, Westerterp KR, Verstappen FT, *et al.* Effect of an 18-wk weight-trainingprogram on energy expenditure and physical activity. *J Appl Physiol* 1997; **82**: 298-304.

141) Goldberg GR, Prentice AM, Coward WA, *et al.* Longitudinal assessment of energy expenditure in pregnancy by the doubly labeled water method. *Am J Clin Nutr* 1993; **57**: 494-505.

142) Kempen KP, Saris WH, Westerterp KR. Energy balance during an 8-wk energy-restricted diet with and without exercise in obese women. *Am J Clin Nutr* 1995; **62**: 722-9.

143) Martin LJ, Su W, Jones PJ, *et al.* Comparison of energy intakes determined by food records and doubly labeled water in women participating in a dietary-intervention trial. *Am J Clin Nutr* 1996; **63**: 483-90.

144) Ross R, Dagnone D, Jones PJ, *et al.* Reduction in obesity and related comorbid conditions after diet-induced weight loss or exercise-induced weight loss in men. A randomized, controlled trial. *Ann Intern Med* 2000; **133**: 92-103.

145) 彭雪英，柴田麗，吉武裕，他．長期の運動習慣を有する中年女性におけるエネルギーバランスおよび栄養素等の摂取状況．日本栄養・食糧学会誌 2005; **58**: 329-35.

146) 高田和子，別所京子，田中茂穂，他．日本人成人における秤量法によるエネルギー摂取量の推定精度．栄養学雑誌 2011; **69**: 57-66.

147) Paul DR, Novotny JA, Rumpler WV. Effects of the interaction of sex and food intake on the relation between energy expenditure and body composition. *Am J Clin Nutr* 2004; **79**: 385-9.

148) Westerterp KR, Plasqui G, Goris AH. Water loss as a function of energy intake, physical activity and season. *Br J Nutr* 2005; **93**: 199-203.

149) Paul DR, Rhodes DG, Kramer M, *et al.* Validation of a food frequency questionnaire by direct measurement of habitual ad libitum food intake. *Am J Epidemiol* 2005; **162**: 806-14.

150) Mahabir S, Baer DJ, Giffen C, *et al.* Calorie intake misreporting by diet record and food frequency questionnaire compared to doubly labeled water among postmenopausal women. *Eur J Clin Nutr* 2006; **60**: 561-5.

151) Kimm SY, Glynn NW, Obarzanek E, *et al.* Racial differences in correlates of misreporting of energy intake in adolescent females. *Obesity* 2006; **14**: 156-64.
152) Svendsen M, Tonstad S. Accuracy of food intake reporting in obese subjects with metabolic risk factors. *Br J Nutr* 2006; **95**: 640-9.
153) Blanton CA, Moshfegh AJ, Baer DJ, *et al.* The USDA Automated Multiple-Pass Method accurately estimates group total energy and nutrient intake. *J Nutr* 2006; **136**: 2594-9.
154) Fuller Z, Horgan G, O'Reilly LM, *et al.* Comparing different measures of energy expenditure in human subjects resident in a metabolic facility. *Eur J Clin Nutr* 2008; **62**: 560-9.
155) Moshfegh AJ, Rhodes DG, Baer DJ, *et al.* The US Department of Agriculture Automated Multiple-Pass Method reduces bias in the collection of energy intakes. *Am J Clin Nutr* 2008; **88**: 324-32.
156) Scagliusi FB, Ferriolli E, Pfrimer K, *et al.* Underreporting of energy intake in Brazilian women varies according to dietary assessment: a cross-sectional study using doubly labeled water. *J Am Diet Assoc* 2008; **108**: 2031-40.
157) Ma Y, Olendzki BC, Pagoto SL, *et al.* Number of 24-hour diet recalls needed to estimate energy intake. *Ann Epidemiol* 2009; **19**: 553-9.
158) Karelis AD, Lavoie ME, Fontaine J, *et al.* Anthropometric, metabolic, dietary and psychosocial profiles of underreporters of energy intake: a doubly labeled water study among overweight/ obese postmenopausal women-a Montreal Ottawa New Emerging Team study. *Eur J Clin Nutr* 2010; **64**: 68-74.
159) Pietilainen KH, Korkeila M, Bogl LH, *et al.* Inaccuracies in food and physical activity diaries of obese subjects: complementary evidence from doubly labeled water and co-twin assessments. *Int J Obesity* 2010; **34**: 437-45.
160) Preis SR, Spiegelman D, Zhao BB, *et al.* Application of a repeat-measure biomarker measurement error model to 2 validation studies: examination of the effect of within-person variation in biomarker measurements. *Am J Epidemiol* 2011; **173**: 683-94.
161) Raymond NC, Peterson RE, Bartholome LT, *et al.* Comparisons of energy intake and energy expenditure in overweight and obese women with and without binge eating disorder. *Obesity* 2012; **20**: 765-72.
162) Arab L, Tseng CH, Ang A, *et al.* Validity of a multipass, web-based, 24-hour self-administered recall for assessment of total energy intake in blacks and whites. *Am J Epidemiol* 2011; **17**: 1256-65.
163) Racette SB, Das SK, Bhapkar M, *et al.*; CALERIE Study Group. Approaches for quantifying energy intake and % calorie restriction during calorie restriction interventions in humans: the multicenter CALERIE study. *Am J Physiol Endocrinol Metab* 2012; **302**: E441-8.
164) Cameron JD, Riou ME, Tesson F, *et al.* The TaqIA RFLP is associated with attenuated intervention-induced body weight loss and increased carbohydrate intake in post-menopausal obese women. *Appetite* 2013; **60**: 111-6.
165) Judice PB, Matias CN, Santos DA, *et al.* Caffeine intake, short bouts of physical activity, and energy expenditure: a double-blind randomized crossover trial. *PLoS One* 2013; **8**: e68936.

166) Champagne CM, Han H, Bajpeyi S, *et al.* Day-to-day variation in food intake and energy expenditure in healthy women: The Dietitian II Study. *J Acad Nutr Diet* 2013; **113**: 1532-8.

167) Martin CK, Correa JB, Han H, *et al.* Validity of the Remote Food Photography Method (RFPM) for estimating energy and nutrient intake in near real-time. *Obesity* 2012; **20**: 891-9.

168) Christensen SE, Moller E, Bonn SE, *et al.* Two new meal- and web-based interactive food frequency questionnaires: validation of energy and macronutrient intake. *J Med Internet Res* 2013; **15**: e109.

169) Fukumoto A, Asakura K, Murakami K, *et al.* Within-and between-individual variation in energy and nutrient intake in Japanese adults: effect of age and sex difference on the group size and number of records required for adequate dietary assessment. *J Epidemiol* 2013; **23**: 178-86.

170) 三宅理江子, 田中茂穂. エネルギーを知る・運動を知る−その関係と仕組みを学ぶ−基礎代謝の推定式について. 臨床栄養 2012; **121**: 786-90.

171) Ganpule AA, Tanaka S, Ishikawa-Takata K, *et al.* Interindividual variability in sleeping metabolic rate in Japanese subjects. *Eur J Clin Nutr* 2007; **61**: 1256-61.

172) Black AE, Coward WA, Cole TJ, *et al.* Human energy expenditure in affluent societies: an analysis of 574 doubly-labelled water measurements. *Eur J Clin Nutr* 1996; **50**: 72-92.

173) Kaneko K, Ito C, Koizumi K, *et al.* Resting energy expenditure (REE) in six- to seventeen year-old Japanese children and adolescents. *J Nutr Sci Vitaminol* 2013; **59**: 299-309.

174) 山村千晶, 柏崎 浩. 早朝空腹時安静代謝量の変動要因：公表された個人別測定値の再検討より. 栄養学雑誌 2002; **60**: 75-83.

175) Ishikawa-Takata K, Naito Y, Tanaka S, *et al.* Use of doubly labeled water to validate a physical activity questionnaire developed for the Japanese population. *J Epidemiol* 2011; **21**: 114-21.

176) Okura T, Koda M, Ando F, *et al.* Relationships of resting energy expenditure with body fat distribution and abdominal fatness in Japanese population. *J Physiol Anthropol Appl Human Sci* 2003; **22**: 47-52.

177) Usui C, Takahashi E, Gando Y, *et al.* Resting energy expenditure can be assessed by dual-energy X-ray absorptiometry in women regardless of age and fitness. *Eur J Clin Nutr* 2009; **63**: 529-35.

178) Usui C, Takahashi E, Gando Y, *et al.* Relationship between blood adipocytokines and resting energy expenditure in young and elderly women. *J Nutr Sci Vitaminol* 2007; **53**: 529-35.

179) Matsuo T, Saitoh S, Suzuki M. Effects of the menstrual cycle on excess postexercise oxygen consumption in healthy young women. *Metabolism* 1999; **48**: 275-7.

180) Matsuo T, Saitoh S, Suzuki M. Resting metabolic rate and diet-Induced thermogenesis during each phase of the nenstrual cycle in healthy young Wwomen. *J Clin Biochem Nutr* 1998; **25**: 97-107.

181) 田原靖昭. 基礎代謝および寒冷暴露時における身体組成別産熱量の季節変動. 日本栄養・食糧学会誌 1983; **36**: 255-63.

182) 柳井玲子, 増田利隆, 喜多河佐知子, 他. 若年男女における食事量の過小・過大評価と身体的, 心理的要因および生活習慣との関係. 川崎医療福祉学会誌 2006; **16**: 109-19.
183) 藤林真美, 山田陽介, 安藤創一, 他. 女子長距離選手における気分状態と自律神経活動との関連. スポーツ精神医学 2012; **9**: 54-8.
184) 島田美恵子, 西牟田守, 児玉直子, 他. 血漿トリヨードサイロニン（T3）は低値者が存在し, しかも早朝空腹仰臥位安静時代謝（PARM）と正相関する：T3は基礎代謝基準値策定のためのPARM測定時の必須測定項目である. 体力科学 2006; **55**: 295-305.
185) 田口素子, 樋口　満, 岡　純, 他. 女性持久性競技者の基礎代謝量. 栄養学雑誌 2001; **59**: 127-34.
186) 荒川恭子. 若年女子エネルギー代謝の変動要因の検討. 埼玉県立大学短期大学部紀要 2002; **4**: 89-93.
187) 平川文江, 松本義信, 小野章史, 他. 若年女性のレジスタンストレーニングが体組成と安静時代謝量に及ぼす影響. 川崎医療福祉学会誌 1998; **8**: 353-9.
188) Nagai N, Sakane N, Tsuzaki K, *et al.* UCP1 genetic polymorphism (-3826 A/G) diminishes resting energy expenditure and thermoregulatory sympathetic nervous system activity in young females. *Int J Obes* 2011; **35**: 1050-5.
189) 田口素子, 辰田和佳子, 樋口　満. 競技特性の異なる女子スポーツ選手の安静時代謝量. 栄養学雑誌 2010; **68**: 289-97.
190) 山田哲雄, 倉沢新一, 松崎政三, 他. 増食と付加運動を併用した体重増量による血中の糖と脂質成分の変動. 日本臨床栄養学会雑誌 2010; **31**: 84-9
191) Taguchi M, Tatsuta W, Nagasaka S, *et al.* The relation between menstrual disturbance and basal metabolic rate in Japanese female athletes. *J Exerc Sci* 2007; **17**: 12-9.
192) Midorikawa T1, Kondo M, Beekley MD, *et al.* High REE in Sumo wrestlers attributed to large organ-tissue mass. *Med Sci Sports Exerc* 2007; **39**: 688-93.
193) 武田秀勝, 渡邊　綾, 角田和彦, 他. 若年女性の運動習慣が基礎代謝量, および体組成に及ぼす影響. 北星学園大学社会福祉学部北星論集 2013; **50**: 173-80.
194) Oba M, Lee JS, Kawakubo K, *et al.* Effects of 20 days of bed rest and concomitant resistance training on basal energy expenditure and body composition. *Jpn J Health & Human Ecology* 2010; **76**: 120-9.
195) 高橋恵理, 樋口　満, 細川　優, 他. 若年成人女性の基礎代謝量と身体組成. 栄養学雑誌 2007; **5**: 241-7.
196) Sun G. Re-examination of Basal Metabolism and Its Seasonal Variation on Residents in the Northeast Heavy Snowy District of Japan. 弘前医学 1993; **45**: 146-53.
197) Hasegawa A, Usui C, Kawano H, *et al.* Characteristics of body composition and resting energy expenditure in lean young women. *J Nutr Sci Vitaminol* 2011; **57**: 74-9.
198) 高橋恵理, 薄井澄誉子, 田畑　泉, 他. 若年女性の基礎代謝量は除脂肪量から簡便に高い精度で推定できる　スポーツ選手と運動習慣のない女性を対象とした研究. トレーニング科学 2008; **20**: 25-31.
199) 海老根直之, 島田美恵子, 田中宏暁, 他. 二重標識水法を用いた簡易エネルギー消費量推定法の評価　生活時間調査法, 心拍数法, 加速度計法について. 体力科学 2002; **51**: 151-63.

1-1 エネルギー（参考文献）

200）Satomura S, Yokota I, Tatara K, *et al*. Paradoxical weight loss with extra energy expenditure at brown adipose tissue in adolescent patients with Duchenne muscular dystrophy. *Metabolism* 2001; **50**: 1181-5.

201）Kashiwazaki H, Dejima Y, Suzuki T. Influence of upper and lower thermoneutral room temperatures（20℃ and 25℃）in fasting and post-prandial resting metabolism under different outdoor temperatures. *Eur J Clin Nutr* 1990; **44**. 405-13.

202）Ogata H, Kobayashi F, Hibi M, *et al*. A novel approach to calculating the thermic effect of food in a metabolic chamber. *Physiol Rep* 2016; **4**: e12717.

203）Maeda T, Fukushima T, Ishibashi K, *et al*. Involvement of basal metabolic rate in determination of type of cold tolerance. *J Physiol Anthropol* 2007; **26**: 415-8.

204）増田利隆，松枝秀二，喜多河佐知子，他．車椅子バスケットボール選手の DEXA 法による体組成と基礎代謝量．川崎医療福祉学会誌 2007; **17**: 121-7.

205）田中茂穂，田中千晶，二見 順，他．ヒューマンカロリメーターを用いて測定した座位中心の生活における 1 日当りのエネルギー消費量．日本栄養･食糧学会誌 2003; **56**: 291-6.

206）Yamamura C, Tanaka S, Futami J, *et al*. Activity diary method for predicting energy expenditure as evaluated by a whole-body indirect human calorimeter. *J Nutr Sci Vitaminol* 2003; **49**: 262-9.

207）Kashiwazaki H. Heart rate monitoring as a field method for estimating energy expenditure as evaluated by the doubly labeled water method. *J Nutr Sci Vitaminol* 1999; **45**: 79-94.

208）廣瀬昌博．現在の日本人中高年者における基礎代謝に関する研究．愛媛医学 1989; **8**: 192-210.

209）彭 雪英，齊藤愼一，引原有輝，他．長期の運動習慣を有する中年女性におけるエネルギー消費量，体組成および最大酸素摂取量．体力科学 2005; **54**; 237-48.

210）Rafamantanantsoa HH, Ebine N, Yoshioka M, *et al*. The role of exercise physical activity in varying the total energy expenditure in healthy Japanese men 30 to 69 years of age. *J Nutr Sci Vitaminol* 2003; **49**: 120-4.

211）松枝秀二，小野章史，武政睦子，他．血液透析患者の消費エネルギーと食事管理．日本透析療法学会雑誌 1991; **24**: 527-32.

212）松枝秀二，松本義信，平川文江，他．健康スポーツ教室に参加した中高年者の基礎代謝量．栄養学雑誌 2000; **58**; e131-5.

213）Okamoto H, Sasaki M, Johtatsu T, *et al*. Resting energy expenditure and nutritional status in patients undergoing transthoracic esophagectomy for esophageal cancer. *J Clin Biochem Nutr* 2011; **49**: 169-73.

214）薄井澄誉子，岡 純，山川 純，他．閉経後中高年女性の基礎代謝量に及ぼす身体組成の影響．体力科学 2003; **52**: 189-98.

215）薄井澄誉子，金子香織，岡 純，他．中高年男女スポーツ愛好者の身体組成と基礎代謝量．栄養学雑誌 2005; **63**: 21-5.

216）Ozeki O, Ebisawa L, Ichikawa M, *et al*. Physical activities and energy expenditures of institutionalized Japanese elderly women. *J Nutr Sci Vitaminol* 2000; **46**: 188-92.

217）横関利子．寝たきり老人の基礎代謝量とエネルギー所要量．日本栄養･食糧学会誌 1993; **46**: 459-66.

218）横関利子．高齢者の基礎代謝量と身体活動量．日本栄養･食糧学会誌 1993; **46**: 451-8.

219) Yamada Y, Hashii-Arishima Y, Yokoyama K, *et al.* Validity of a triaxial accelerometer and simplified physical activity record in older adults aged 64-96 years: a doubly labeled water study. *Eur J Appl Physiol* 2018; **118**: 2133-46.
220) Nishida Y, Nakae S, Yamada Y, *et al.* Validity of one-day physical activity recall for estimating total energy expenditure in elderly residents at long-term care facilities: CLinical EValuation of Energy Requirements Study (CLEVER Study). *J Nutr Sci Vitaminol* 2019; **65**: 148-56.
221) Tanaka S, Ohkawara K, Ishikawa-Takata K, *et al.* Accuracy of predictive equations for basal metabolic rate and contribution of abdominal fat distribution to basal metabolic rate in obese Japanese People. *Anti-Aging Med* 2008; **5**: 17-21.
222) Food and Nutrition Board, Institute of Medicine. Dietary reference intakes for energy, carbohydrate, fiber, fat, fatty acids, cholesterol, protein, and amino acids. National Academies Press, Washington D. C. 2005; 107-264.
223) Taguri E, Tanaka S, Ohkawara K, *et al.* Validity of physical activity indices for adjusting energy expenditure for body size: do the indices depend on body size? *J Physiol Anthropol.* 2010; **29**: 109-17.
224) Ainsworth BE, Haskell WL, Whitt MC, *et al.* Compendium of physical activities: an update of activity codes and MET intensities. *Med Sci Sports Exerc* 2000; **32**: S498-504.
225) Ohkawara K, Tanaka S, Ishikawa-Takata K, *et al.* Twenty-four-hour analysis of elevated energy expenditure after physical activity in a metabolic chamber: models of daily total energy expenditure. *Am J Clin Nutr* 2008; **87**: 1268-76.
226) Valenti G, Bonomi AG, Westerterp KR. Diurnal patterns of physical activity in relation to activity induced energy expenditure in 52 to 83 years-old adults. *PLoS One* 2016; **11**: e0167824.
227) Wang X, Bowyer KP, Porter RR, *et al.* Energy expenditure responses to exercise training in older women. *Physiol Rep* 2017; **5**: e13360.
228) Brochu P, Bouchard M, Haddad S. Physiological daily inhalation rates for health risk assessment in overweight/obese children, adults, and elderly. *Risk Anal* 2014; **34**: 567-82.
229) Neuhouser ML, Di C, Tinker LF, *et al.* Physical activity assessment: biomarkers and self-report of activity-related energy expenditure in the WHI. *Am J Epidemiol* 2013; **177**: 576-85.
230) Pfrimer K, Vilela M, Resende CM, *et al.* Under-reporting of food intake and body fatness in independent older people: a doubly labelled water study. *Age Ageing* 2015; **44**: 103-8.
231) Calabro MA, Kim Y, Franke WD, *et al.* Objective and subjective measurement of energy expenditure in older adults: a doubly labeled water study. *Eur J Clin Nutr* 2015; **69**: 850-5.
232) Baarends EM, Schols AM, Pannemans DL, *et al.* Total free living energy expenditure in patients with severe chronic obstructive pulmonary disease. *Am J Respir Crit Care Med* 1997; **155**: 549-54.
233) Reilly JJ, Lord A, Bunker VW, *et al.* Energy balance in healthy elderly women. *Br J Nutr* 1993; **69**: 21-7.

234) Bonnefoy M, Normand S, Pachiaudi C, *et al.* Simultaneous validation of ten physical activity questionnaires in older men: a doubly labeled water study. *J Am Geriatr Soc* 2001; **49**: 28-35.
235) Yamada Y, Yokoyama K, Noriyasu R, *et al.* Light-intensity activities are important for estimating physical activity energy expenditure using uniaxial and triaxial accelerometers. *Eur J Appl Physiol* 2009; **105**: 141-52.
236) Sawaya AL, Saltzman E, Fuss P, *et al.* Dietary energy requirements of young and older women determined by using the doubly labeled water method. *Am J Clin Nutr* 1995; **62**: 338-44.
237) Colbert LH, Matthews CE, Havighurst TC, *et al.* Comparative validity of physical activity measures in older adults. *Med Sci Sports Exerc* 2011; **43**: 867-76.
238) Valiani V, Sourdet S, Schoeller DA, *et al.* Surveying predictors of late-life longitudinal change in daily activity energy expenditure. *PLoS One* 2017; **12**: e0186289.
239) Blanc S, Schoeller DA, Bauer D, *et al.* Energy requirements in the eighth decade of life. *Am J Clin Nutr* 2004; **79**: 303-10.
240) Manini TM, Everhart JE, Patel KV, *et al.* Health, Aging and Body Composition Study. Activity energy expenditure and mobility limitation in older adults: differential associations by sex. *Am J Epidemiol* 2009; **169**: 1507-16.
241) Rothenberg EM, Bosaeus IG, Steen BC. Energy expenditure at age 73 and 78-a five year follow-up. *Acta Diabetol* 2003; **40**: S134-8.
242) Cooper JA, Manini TM, Paton CM, *et al.* Longitudinal change in energy expenditure and effects on energy requirements of the elderly. *Nutr J* 2013; **12**: 73.
243) Fuller NJ, Sawyer MB, Coward WA, *et al.* Components of total energy expenditure in freeliving elderly men (over 75 years of age): measurement, predictability and relationship to quality-of-life indices. *Br J Nutr* 1996; **75**: 161-73.
244) Kim S, Welsh DA, Ravussin E, *et al.* An elevation of resting metabolic rate with declining health in nonagenarians may be associated with decreased muscle mass and function in women and men, respectively. *J Gerontol A Biol Sci Med Sci* 2014; **69**: 650-6.
245) Yamada Y, Hashii-Arishima Y, Yokoyama K, *et al.* Validity of a triaxial accelerometer and simplified physical activity record in older adults aged 64-96 years: a doubly labeled water study. *Eur J Appl Physiol* 2018; **118**: 2133-46.
246) Rothenberg EM, Bosaeus IG, Westerterp KR, *et al.* Resting energy expenditure, activity energy expenditure and total energy expenditure at age 91-96 years. *Br J Nutr* 2000; **84**: 319-24.
247) Fontvieille AM, Harper IT, Ferraro RT, *et al.* Daily energy expenditure by five-year-old children, measured by doubly labeled water. *J Pediatr* 1993; **123**: 200-7.
248) Bunt JC, Salbe AD, Harper IT, *et al.* Weight, adiposity, and physical activity as determinants of an insulin sensitivity index in pima Indian children. *Diabetes Care* 2003; **26**: 2524-30.
249) Franks PW, Ravussin E, Hanson RL, *et al.* Habitual physical activity in children: the role of genes and the environment. *Am J Clin Nutr* 2005; **82**: 901-8.

250）Hoos MB, Plasqui G, Gerver WJ, Westerterp KR. Physical activity level measured by doubly labeled water and accelerometry in children. *Eur J Appl Physiol* 2003; **89**: 624-6.

251）Livingstone MB, Coward WA, Prentice AM, *et al.* Daily energy expenditure in free-living children: comparison of heart-rate monitoring with the doubly labeled water (2H2 (18) O) method. *Am J Clin Nutr* 1992; **56**: 343-52.

252）Dugas LR, Ebersole K, Schoeller D, *et al.* Very low levels of energy expenditure among pre-adolescent Mexican-American girls. *Int J Pediatr Obes* 2008; **3**: 123-6.

253）Luke A, Roizen NJ, Sutton M, *et al.* Energy expenditure in children with Down syndrome: correcting metabolic rate for movement. *J Pediatr* 1994; **125**: 829-38.

254）Ramirez-Marrero FA, Smith BA, Sherman WM, *et al.* Comparison of methods to estimate physical activity and energy expenditure in African American children. *Int J Sports Med* 2005; **26**: 363-71.

255）Treuth MS, Figueroa-Colon R, Hunter GR, *et al.* Energy expenditure and physical fitness in overweight vs non-overweight prepubertal girls. *Int J Obes Relat Metab Disord* 1998; **22**: 440-7.

256）Treuth MS, Butte NF, Wong WW. Effects of familial predisposition to obesity on energy expenditure in multiethnic prepubertal girls. *Am J Clin Nutr* 2000; **71**: 893-900.

257）Maffeis C, Pinelli L, Zaffanello M, *et al.* Daily energy expenditure in free-living conditions in obese and non-obese children: comparison of doubly labelled water ($^{2}H_{2}{}^{(18)}O$) method and heart-rate monitoring. *Int J Obes Relat Metab Disord* 1995; **19**: 671-7.

258）Spadano JL, Bandini LG, Must A, *et al.* Longitudinal changes in energy expenditure in girls from late childhood through midadolescence. *Am J Clin Nutr* 2005; **81**: 1102-9.

259）Anderson SE, Bandini LG, Dietz WH, *et al.* Relationship between temperament, nonrusting energy expenditure, body composition, and physical activity in girls. *Int J Obes Relat Metab Disord* 2004; **28**: 300-6.

260）DeLany JP, Bray GA, Harsha DW, *et al.* Energy expenditure and substrate oxidation predict changes in body fat in children. *Am J Clin Nutr* 2006; **84**: 862-70.

261）DeLany JP, Bray GA, Harsha DW, *et al.* Energy expenditure in preadolescent African American and white boys and girls: the Baton Rouge Children's Study. *Am J Clin Nutr* 2002; **75**: 705-13.

262）足立　稔，笹山健作，引原有輝，他．小学生の日常生活における身体活動量の評価：二重標識水法と加速度計法による検討．体力科学 2007; **56**: 347-55.

263）Perks SM, Roemmich JN, Sandow-Pajewski M, *et al.* Alterations in growth and body composition during puberty. IV. Energy intake estimated by the youth-adolescent food-frequency questionnaire: validation by the doubly labeled water method. *Am J Clin Nutr* 2000; **72**: 1455-60.

264）DeLany JP, Bray GA, Harsha DW, *et al.* Energy expenditure in African American and white boys and girls in a 2-y follow-up of the Baton Rouge Children's Study. *Am J Clin Nutr* 2004; **79**: 268-73.

265) Bandini LG, Schoeller DA, Dietz WH. Energy expenditure in obese and nonobese adolescents. *Pediatr Res* 1990; **27**: 198-203.
266) Arvidsson D, Slinde F, Hulthen L. Physical activity questionnaire for adolescents validated against doubly labelled water. *Eur J Clin Nutr* 2005; **59**: 376-83.
267) Slinde F, Arvidsson D, Sjoberg A, *et al.* Minnesota leisure time activity questionnaire and doubly labeled water in adolescents. *Med Sci Sports Exerc* 2003; **35**: 1923-8.
268) Ekelund U, Aman J, Yngve A, *et al.* Physical activity but not energy expenditure is reduced in obese adolescents: a case-control study. *Am J Clin Nutr* 2002; **76**: 935-41.
269) Eriksson B, Henriksson H, Lof M, *et al.* Body-composition development during early childhood and energy expenditure in response to physical activity in 1.5-y-old children. *Am J Clin Nutr* 2012; **96**: 567-973.
270) Sijtsma A, Schierbeek H, Goris AH, *et al.* Validation of the TracmorD triaxial accelerometer to assess physical activity in preschool children. *Obesity* 2013; **21**: 1877-83.
271) Corder K, van Sluijs EM, Wright A, *et al.* Is it possible to assess free-living physical activity and energy expenditure in young people by self-report? *Am J Clin Nutr* 2009; **89**: 862-70.
272) Bell KL, Davies PS. Energy expenditure and physical activity of ambulatory children with cerebral palsy and of typically developing children. *Am J Clin Nutr* 2010; **92**: 313-919.
273) Zinkel SR, Moe M 3rd, Stern EA, *et al.* Comparison of total energy expenditure between school and summer months. *Pediatr Obes* 2013; **8**: 404-10.
274) Bandini LG, Lividini K, Phillips SM, *et al.* Accuracy of Dietary Reference Intakes for determining energy requirements in girls. *Am J Clin Nutr* 2013; **98**: 700-4.
275) Butte NF, Ekelund U, Westerterp KR. Assessing physical activity using wearable monitors: measures of physical activity. *Med Sci Sports Exerc* 2012; **44**: S5-12.
276) Ishikawa-Takata K, Kaneko K, Koizumi K, *et al.* Comparison of physical activity energy expenditure in Japanese adolescents assessed by EW4800P triaxial accelerometry and the doubly labelled water method. *Br J Nutr* 2013; **110**: 1347-55.
277) Foley LS, Maddison R, Rush E, *et al.* Doubly labeled water validation of a computerized use-of-time recall in active young people. *Metabolism* 2013; **62**: 163-9.
278) Arvidsson D, Slinde F, Hulthen L. Free-living energy expenditure in children using multisensory activity monitors. *Clin Nutr* 2009; **28**: 305-12.
279) Santos DA, Silva AM, Matias CN, *et al.* Validity of a combined heart rate and motion sensor for the measurement of free-living energy expenditure in very active individuals. *J Sci Med Sport* 2014; **17**: 387-93.
280) Butte NF, Wong WW, Hopkinson JM, *et al.* Energy requirements derived from total energy expenditure and energy deposition during the first 2 y of life. *Am J Clin Nutr* 2000; **72**: 1558-69.
281) Tennefors C, Coward WA, Hernell O, *et al.* Total energy expenditure and physical activity level in healthy young Swedish children 9 or 14 months of age. *Eur J Clin Nutr* 2003; **57**: 647-53.

282) Davies PS, Gregory J, White A. Physical activity and body fatness in pre-school children. *Int J Obes Relat Metab Disord* 1995; **19**: 6-10.

283) Atkin LM, Davies PSW. Diet composition and body composition in preschool children. *Am J Clin Nutr* 2000; **72**: 15-21.

284) Reilly JJ, Jackson DM, Montgomery C, *et al.* Total energy expenditure and physical activity in young Scottish children: mixed longitudinal study. *Lancet* 2004; **363**: 211-2.

285) Salbe AD, Weyer C, Harper I, *et al.* Assessing risk factors for obesity between childhood and adolescence: II. Energy metabolism and physical activity. *Pediatrics* 2002; **110**: 307-14.

286) Montgomery C, Reilly JJ, Jackson DM, *et al.* Relation between physical activity and energy expenditure in a representative sample of young children. *Am J Clin Nutr* 2004; **80**: 591-6.

287) Henriksson H, Forsum E, Lof M. Evaluation of Actiheart and a 7d activity diary for estimating free-living total and activity energy expenditure using criterion methods in 1 center dot 5- and 3-year-old children. *Br J Nutr* 2014; **111**: 1830-40.

288) Hoos MB, Gerver WJ, Kester AD, *et al.* Physical activity levels in children and adolescents. *Int J Obes Relat Metab Disord* 2003; **27**: 605-9.

289) FAO. Human energy requirements. Report of a Joint FAO/WHO/UNU Expert Consultation.FAO Food and Nutrition Technical Report Series No.1. FAO, 2004.

290) Butte NF, King JC. Energy requirements during pregnancy and lactation. *Public Health Nutr* 2005; **8**: 1010-27.

291) Goldberg GR, Prentice AM, Coward WA, *et al.* Longitudinal assessment of the components of energy balance in well-nourished lactating women. *Am J Clin Nutr* 1991; **54**: 788-98.

292) Forsum E, Kabir N, Sadurskis A, *et al.* Total energy expenditure of healthy Swedish women during pregnancy and lactation. *Am J Clin Nutr* 1992; **56**: 334-42.

293) Kopp-Hoolihan LE, van Loan MD, Wong WW, *et al.* Longitudinal assessment of energy balance in well-nourished, pregnant women. *Am J Clin Nutr* 1999; **69**: 697-704.

294) Butte NF, Wong WW, Treuth MS, *et al.* Energy requirements during pregnancy based on total energy expenditure and energy deposition. *Am J Clin Nutr* 2004 ; **79**: 1078-87.

295) Takimoto H, Sugiyama T, Fukuoka H, *et al.* Maternal weight gain ranges for optimal fetal growth in Japanese women. *Int J Gynaecol Obstet* 2006; **92**: 272-8.

296) Butte NF, Wong WW, Hopkinson JM. Energy requirements of lactating women derived from doubly labeled water and milk energy output. *J Nutr* 2001; **131**: 53-8.

297) 鈴木久美子，佐々木晶子，新澤佳代，他．離乳前乳児の哺乳量に関する研究．栄養学雑誌 2004; **62**: 369-72.

298) 廣瀬潤子，遠藤美佳，柴田克己，他．日本人母乳栄養児（0～5ヵ月）の哺乳量．日本母乳哺育学会雑誌 2008; **2**: 23-8.

299) Yamawaki N, Yamada M, Kan-no T, *et al.* Macronutrient, mineral and trace element composition of breast milk from Japanese women. *J Trace Elem Med Biol* 2005; **19**: 171-81.

300) Tucker JM, Tucker LA, Lecheminant J, *et al.* Obesity increases risk of declining physical activity over time in women: a prospective cohort study. *Obesity* 2013; **21**: E715-20.

301) Park J, Ishikawa-Takata K, Tanaka S, *et al.* Relation of body composition to daily physical activity in free-living Japanese adult women. *Br J Nutr* 2011; **106**: 1117-27.

302) Park J, Ishikawa-Takata K, Tanaka S, *et al.* The relationship of body composition to daily physical activity in free-living Japanese adult men. *Br J Nutr* 2013; **10**: 1-7.

303) Amatruda JM, Statt MC, Welle SL. Total and resting energy expenditure in obese women reduced to ideal body weight. *J Clin Invest* 1993; **92**: 1236-42.

304) Weinsier RL, Hunter GR, Zuckerman PA, *et al.* Energy expenditure and free-living physical activity in black and white women: comparison before and after weight loss. *Am J Clin Nutr* 2000; **71**: 1138-46.

305) Salvadori A, Fanari P, Mazza P, *et al.* Work capacity and cardiopulmonary adaptation of the obese subject during exercise testing. *Chest* 1992; **101**: 674-9.

306) Hulens M, Vansant G, Lysens R, *et al.* Exercise capacity in lean versus obese women. *Scand J Med Sci Sports* 2001; **11**: 305-9.

307) Chong PK, Jung RT, Rennie MJ, *et al.* Energy expenditure in lean and obese diabetic patients using the doubly labelled water method. *Diabet Med* 1993; **10**: 729-35.

308) Chong PK, Jung RT, Rennie MJ, *et al.* Energy expenditure in type 2 diabetic patients on metformin and sulphonylurea therapy. *Diabet Med* 1995; **12**: 401-8.

309) Salle A, Ryan M, Ritz P. Underreporting of food intake in obese diabetic and non-diabetic patients. *Diabetes Care* 2006; **29**: 2726-7.

310) Fontvieille AM, Lillioja S, Ferraro RT, *et al.* Twenty-four-hour energy expenditure in Pima Indians with type 2 (non-insulin-dependent) diabetes mellitus. *Diabetologia* 1992; **35**: 753-9.

311) Bitz C, Toubro S, Larsen TM, *et al.* Increased 24-h energy expenditure in type 2 diabetes. *Diabetes Care* 2004; **27**: 2416-21.

312) Bogardus C, Taskinen MR, Zawadzki J, *et al.* Increased resting metabolic rates in obese subjects with non-insulin-dependent diabetes mellitus and the effect of sulfonylurea therapy. *Diabetes* 1986; **35**: 1-5.

313) Nair KS, Webster J, Garrow JS. Effect of impaired glucose tolerance and type II diabetes on resting metabolic rate and thermic response to a glucose meal in obese women. *Metabolism* 1986; **35**: 640-4.

314) Miyake R, Ohkawara K, Ishikawa-Takata K, *et al.* Obese Japanese adults with type 2 diabetes have higher basal metabolic rates than non-diabetic adults. *J Nutr Sci Vitaminol* 2011; **57**: 348-54.

315) Weyer C, Bogardus C, Pratley RE. Metabolic factors contributing to increased resting metabolic rate and decreased insulin-induced thermogenesis during the development of type 2 diabetes. *Diabetes* 1999; **48**: 1607-14.

316) Yoshimura E, Ohkawara K, Ishikawa-Takata K, *et al.* Assessment of energy expenditure using doubly-labeled water, physical activity by accelerometer, and reported dietary intake in male Japanese patients with type 2 diabetes: a preliminary study. *Diabetes Investig* 2018; **10**: 318–21.
317) Morino K, Kondo K, Tanaka S, *et al.* Total energy expenditure is comparable between patients with and without diabetes mellitus: Clinical Evaluation of Energy Requirements in Patients with Diabetes Mellitus (CLEVER-DM) Study. *BMJ Open Diabetes Research and Care* 2019; **7**: e000648. doi: 10.1136/bmjdrc-2019-000648

1-2 たんぱく質

① 基本的事項

1-1 定義と分類

たんぱく質（蛋白質、たん白質、タンパク質、protein）とは、20 種類の L-アミノ酸がペプチド結合してできた化合物である。たんぱく質は他の栄養素から体内で合成できず、必ず摂取しなければならない。したがって、たんぱく質は必須栄養素である。たんぱく質が欠乏するとクワシオルコル（クワシオルコール又はカシオコアとも呼ぶ）となる。

たんぱく質はこれを構成するアミノ酸の数や種類、またペプチド結合の順序によって種類が異なり、分子量 4,000 前後のものから、数千万から億単位になるウイルスたんぱく質まで多種類が存在する。ペプチド結合したアミノ酸の個数が少ない場合にはペプチドという。たんぱく質を構成するアミノ酸は 20 種である。ヒトはその 20 種のうち、11 種を他のアミノ酸又は中間代謝物から合成することができる。それ以外の 9 種は食事から直接に摂取しなければならず、それらを不可欠アミノ酸（必須アミノ酸）と呼ぶ。不可欠アミノ酸はヒスチジン、イソロイシン、ロイシン、リシン、メチオニン、フェニルアラニン、トレオニン、トリプトファン、バリンである。

1-2 機能

たんぱく質は、生物の重要な構成成分の一つである。また、酵素やホルモンとして代謝を調節し、ヘモグロビン、アルブミン、トランスフェリン、アポリポたんぱく質などは物質輸送に関与し、γ-グロブリンは抗体として生体防御に働いている。たんぱく質を構成しているアミノ酸は、たんぱく質合成の素材であるだけでなく、神経伝達物質やビタミン、その他の重要な生理活性物質の前駆体ともなっている。さらに、酸化されるとエネルギーとしても利用される。

1-3 消化、吸収、代謝

体たんぱく質は、合成と分解を繰り返しており、動的平衡状態を保っている。たんぱく質の種類によりその代謝回転速度は異なるが、いずれも分解されてアミノ酸となり、その一部は不可避的に尿素などとして体外に失われる。したがって、成人においてもたんぱく質を食事から補給する必要がある。なお、授乳婦は、母乳に含まれるたんぱく質も同様に補給する必要がある。

このほかに、成長期には新生組織の蓄積に必要なたんぱく質を摂取しなければならない。妊婦の場合は、胎児及び胎盤などの成長もこれに相当する。

② 指標設定の基本的な考え方

乳児に目安量を、1 歳以上の全ての年齢区分に推定平均必要量、推奨量及び目標量を定めることとし、耐容上限量はいずれの年齢区分にも定めないこととした。

たんぱく質の栄養素としての重要性に鑑み、全ての性・年齢区分において、数値の算定に当たっては四捨五入でなく、切り上げを用いた。また、必要に応じて、前後の年齢区分における値を参考にした数値の平滑化も行った。

③ 健康の保持・増進

3-1 欠乏の回避

3-1-1　必要量（たんぱく質維持必要量）

3-1-1-1　窒素出納法によるたんぱく質維持必要量：特に性差及び年齢差について

たんぱく質の必要量は、窒素出納法を用いて研究が進められてきた。各国の食事摂取基準は、窒素出納法によって得られたたんぱく質維持必要量を用いてたんぱく質の必要量を算定している。具体的には、これらの測定結果に基づき、アメリカ・カナダの食事摂取基準では 19 歳以上の全ての年齢区分において男女ともにたんぱく質維持必要量（平均値）を 0.66 g/kg 体重/日としており[1)]、2007 年に発表された WHO/FAO/UNU によるたんぱく質必要量に関する報告でも同じ値を全年齢におけるたんぱく質維持必要量としている[2)]。また、ほぼ同様の値を用いて、イギリスは NRI（nutrient reference intake）を、オーストラリアは RDI（recommended dietary intake）を定めている[3)]。

また、15～84 歳を対象として行われたメタ・アナリシス（28 研究、合計対象者数 348）は、維持必要量は 0.66（平均、95% 信頼区間は 0.64～0.68）g/kg 体重/日であったと報告している（**表 1**）[4)]。また、このサブ解析では、性差、年齢差〔若年・中年（60 歳未満）と高齢者（60 歳以上）の間〕は共に認められなかった。小児を対象とした 10 の研究（**表 2**）は、維持必要量を 0.67 g/kg 体重/日（平均）と報告しており、前述の成人の値とほぼ同じであった[5-11)]。ただし、これは成長に伴う体たんぱく質の増加分を含んでいない。なお、窒素出納法を用いて高齢者を対象としてたんぱく質の維持必要量を測定した研究の中には、0.83 g/kg 体重/日、0.91 g/kg 体重/日といった高い値を報告した研究もあるが、この理由についてはまだ十分には明らかになっていない[12, 13)]。

しかしながら、窒素出納法の実験は、全て良質のたんぱく質を用いて行われている。したがって、この値をそのまま食事摂取基準の推定平均必要量とはできない。そこで、ここではこの種の研究で得られた数値をたんぱく質維持必要量と呼ぶことにする。

3-1-1-2　窒素出納法の限界と課題

窒素出納法には様々な限界があり、その結果を活用する場合には注意を要する。例えば、窒素出納法では全ての窒素摂取量と全ての窒素排泄量について正確に定量する必要がある。窒素摂取量は、皿などからこぼしたものや皿に残っているものなど摂取できなかった食物の全てを集めることは難しいため、摂取量を高く見積もられる可能性が高い。身体からの窒素排泄量は主に尿と糞便であるが、これ以外にも皮膚、汗、落屑、毛髪、爪など様々な体分泌物による損失もある。そのために、総排泄量は高く見積もられるよりも低く見積もられる可能性が高い。以上のように、たんぱく質摂取量を高く見積もり、たんぱく質排泄量を低く見積もるので、誤って正の窒素出納という結果になりやすい。したがって、窒素出納法では、正に誤って算出され、たんぱく質又はアミノ酸必要量は低く見積もられる傾向となる。また、以前のたんぱく質必要量に関する実験では、エネルギー出納が正の条件で行われる傾向があり、たんぱく質必要量が低く見積もられた研究があったのではないかと推測される。これらは、系統的に必要量を過小に見積もる方向に働くために注意を要する。

3-1-1-3 指標アミノ酸酸化法

最近、指標アミノ酸酸化法（indicator amino acid oxidation technique）によって必要量を測定する研究が進んでいる。それらによって得られた値をまとめると**表3**のようになり[14-21]、窒素出納法を用いて得られた必要量よりも一様に高く、そのため、窒素出納法によって求められた値は真の必要量よりもかなり、例えば40～50%程度、低いのではないかとする意見がある[22,23]。

しかしながら、食事摂取基準の策定根拠として用いるためには、まだ研究数、研究の質ともに十分でない。そこで、今回の策定では指標アミノ酸酸化法によって得られた結果は直接には用いず、窒素出納法で得られたたんぱく質維持必要量を用いることにした。

表1　15歳以上のたんぱく質維持必要量：メタ・アナリシスの結果

年齢区分	研究数	対象者数	たんぱく質維持必要量（g/kg体重/日）	
			平均値	95%信頼区間
15～59歳	25	294	0.65	0.64～0.67
60～84歳	5	54	0.69	0.64～0.74
全　体	28*	348	0.66	0.64～0.68

* 15～59歳と60～84歳を分けて結果を報告した論文が二つあったため、研究数の合計は一致しない。

表2　乳児及び小児におけるたんぱく質維持必要量

参考文献番号	年齢等	対象人数	平均窒素出納維持量（mg窒素/kg体重/日）	たんぱく質維持必要量（g/kg体重/日）
5)	9～17か月	24	112	0.70
5)	9～17か月	10	116	0.73
8)	18～26か月	7	102	0.64
9)	17～31か月	10	66	0.41
10)	17～31か月	10	90	0.56
11)	22～29か月	5	149	0.93
10)	34～62か月	6	76	0.48
10)	34～62か月	7	127	0.79
6)	8～9歳	8	126	0.79
7)	12～14歳	8	107	0.67
平　均	—	—	107	0.67

表3 指標アミノ酸酸化法を用いてたんぱく質維持必要量を測定した研究

参考文献番号	年齢（歳）	性［特性］	対象者数	必要量（平均値）(g/kg 体重/日)
14)	8.4±1.4	男女	7	1.3
20)	21.1±1.1	男性	10	0.88
20)	21.3±1.1	女性	9	0.85
21)	21.6±0.9	女性	20	0.91
19)	26.8±5.7	男性	8	0.93
15)	71.3±4.5	男性	6	0.94
18)	74.3±7.4	女性	12	0.96
16)	82±1	女性	6	0.85
17)	30.6±3.9	妊婦（初期）	17	1.22
17)	30.3±2.8	妊婦（後期）	19	1.52

3-1-2 推定平均必要量、推奨量の策定方法

3-1-2-1 基本的な考え方

たんぱく質の必要量（推定平均必要量）は、

(推定平均必要量)＝(維持必要量)＋(新生組織蓄積量)

と表される。

また、推奨量は、

(推奨量)＝(推定平均必要量)×(推奨量算定係数)

と表される。

3-1-2-2 推定平均必要量

3-1-2-2-1 維持必要量

・良質な動物性たんぱく質における維持必要量

前述したように、アメリカ・カナダの食事摂取基準では 19 歳以上の全ての年齢区分において男女ともにたんぱく質維持必要量（平均値）を 0.66 g/kg 体重/日としており [1)]、2007 年に発表された WHO/FAO/UNU によるたんぱく質必要量に関する報告でも同じ値を全年齢におけるたんぱく質維持必要量として用いている [2)]。また、ほぼ同様の値を用いて、イギリスは NRI を、オーストラリアは RDI を定めている [3)]。さらに、前述のメタ・アナリシスでも、成人で 0.66 g/kg 体重/日 [4)]、小児で 0.67 g/kg 体重/日 [5-11)] と報告されている。

以上より、1 歳以上全ての年齢区分に対して男女ともに、たんぱく質維持必要量を 0.66 g/kg 体重/日とすることにした。

ただし、窒素出納法は良質な動物性たんぱく質で行われ、その利用効率（消化率）は 100% と見積もれる。したがって、この維持必要量は、良質な動物性たんぱく質における維持必要量である。

・日常食混合たんぱく質における維持必要量

成人を対象として日常食混合たんぱく質の利用効率を実測した研究では平均 92.2% と報告され

ている[24)]。そこで、日常食混合たんぱく質の利用効率を90％と見積もった。また、1～9歳小児における利用効率には、9～14か月児について検討された結果（1歳児における体重維持の場合の利用効率が70％）[5)]を用いた。体重維持の場合の利用効率は成長に伴い成人の値（90％）に近づくと考え、**表4**に示す値を用いた。

日常食混合たんぱく質における維持必要量は、すなわち、

(維持必要量)＝(良質な動物性たんぱく質における維持必要量) / (日常食混合たんぱく質の利用効率)

とした。

ところで、たんぱく質維持必要量はkg体重当たりで報告されている。そこで、これに参照体重を乗じて1人1日当たりのたんぱく質維持必要量とした。すなわち、

(維持必要量（g/日))＝(維持必要量（g/kg体重/日))×(参照体重（kg))

とした。

・授乳婦における付加量

授乳中は母体から見れば母乳に含まれるたんぱく質を損失する。したがって、この分を維持必要量に付加しなくてはならない。母乳に必要な母体のたんぱく質量は、母乳中たんぱく質量を食事性たんぱく質から母乳たんぱく質への変換効率で割ったものであると考えた。すなわち、

(維持必要量への付加量)＝(母乳中たんぱく質量)/(食事性たんぱく質から母乳たんぱく質への変換効率)

とした。

ここで、離乳開始期までの6か月間を母乳のみによって授乳した場合、総論で示したとおり、1日当たりの平均泌乳量を0.78L/日、この間の母乳中のたんぱく質濃度の平均値は12.6 g/Lとした。また、食事性たんぱく質から母乳たんぱく質への変換効率は、1985年のFAO/WHO/UNUによる報告に基づき70％とした[25)]。

表4　日常食混合たんぱく質の利用効率

年齢区分（歳）	利用効率（％）（男女共通）
1～9	70
10～11	75
12～14	80
15～17	85
18以上	90

3-1-2-2-2　新生組織蓄積分

新生組織におけるたんぱく質の蓄積は小児と妊婦において生じる。

・小児

1～17歳の小児において成長に伴い蓄積されるたんぱく質蓄積量を要因加算法によって算出した。すなわち、

(たんぱく質蓄積量)＝(体重増加量)×(体たんぱく質)

とした。以上の計算手順を**表5**にまとめた。

たんぱく質蓄積量は、成長に伴うたんぱく質の蓄積量として、小児の各年齢階級における参照体重の増加量と参照体重に対する体たんぱく質の割合から算出した。小児の体重に対する体たんぱく質の割合は、出生時から10歳までの体組成値[27]、4か月齢から2歳までの体組成値[28]、4歳から18歳までの体組成値[29]に基づき算出した。そして、

(新生組織蓄積量)=(たんぱく質蓄積量)/(蓄積効率)

とした。

なお、小児におけるたんぱく質摂取の重要性を考慮し、丸め処理には切り上げを用いた。

表5　小児において成長に伴い蓄積されるたんぱく質蓄積量（要因加算法）

年齢区分	男児					女児				
(歳)	(A) 参照体重 (kg)	(B) 体重増加量 (kg/年)	(C) 体たんぱく質 (%)	(D)* たんぱく質蓄積量 (g/kg 体重/日)	(E) 蓄積効率 (%)	(A) 参照体重 (kg)	(B) 体重増加量 (kg/年)	(C) 体たんぱく質 (%)	(D)* たんぱく質蓄積量 (g/kg 体重/日)	(E) 蓄積効率 (%)
1～2	11.5	2.1	13.2	0.064	40	11.0	2.2	13.0	0.070	40
3～5	16.5	2.1	14.7	0.050		16.1	2.1	14.1	0.051	
6～7	22.2	2.7	15.5	0.051		21.9	2.5	14.1	0.045	
8～9	28.0	3.2	14.5	0.046		27.4	3.4	13.7	0.046	
10～11	35.6	4.7	13.9	0.050		36.3	5.1	14.6	0.057	
12～14	49.0	5.1	13.9	0.039		47.5	3.0	14.8	0.026	
15～17	59.7	2.0	15.0	0.014		51.9	0.7	11.9	0.004	

* (たんぱく質蓄積量：D) = 〔(B)×1,000 / 365〕 × 〔(C) / 100〕/ (A)。

• 妊婦

妊娠期の体たんぱく質蓄積量は体カリウム増加量より間接的に算定できる。妊娠後期の平均の体カリウム増加量は2.08 mmol/日であり[30-33]、これにカリウム・窒素比（2.15 mmol カリウム/g 窒素）[30]、及びたんぱく質換算係数（6.25）を用いると、体たんぱく質蓄積量は、

(たんぱく質蓄積量)=(体カリウム蓄積量)/(カリウム・窒素比)×(たんぱく質換算係数)

となる。

ここで、新生組織における体たんぱく質蓄積量は、妊娠中の体重増加量により変化することを考慮に入れる必要がある。すなわち、最終的な体重増加量を11 kgとし[34]、多くの研究者の報告による妊娠中体重増加量に対して補正を加えて、それぞれの研究における体カリウム増加量を求め[30-33]、体たんぱく質蓄積量を**表6**のように算定した。

妊娠各期におけるたんぱく質蓄積量の比は、初期：中期：後期＝0：1：3.9であるという報告[33]を用いて、観察期間が中期・後期である報告については、この期間の総体たんぱく質蓄積量を求め（妊娠日数280に2/3を乗ずる）、単純に上記の比率で中期と後期に割り当てた後、それぞれの期間の1日当たりの体たんぱく質蓄積量を算出した。

このようにして各研究から得られた値を単純平均して算出すると、初期：0 g/日、中期：1.94 g/日、後期：8.16 g/日となる。たんぱく質の蓄積効率を43%[30]として、

(新生組織蓄積量)＝(たんぱく質蓄積量) / (たんぱく質の蓄積効率)

とした。

表6 妊娠による体たんぱく質蓄積量

参考文献番号	対象人数	体カリウム増加量（mmol/日）	体たんぱく質蓄積量（g/日）	妊娠中における観察期間	中期の体たんぱく質蓄積量（g/日）	後期の体たんぱく質蓄積量（g/日）
30)	10	3.41	9.91	後期	—	9.91
31)	27	1.71	4.97	中期・後期	2.03	7.91
32)	22	2.02	5.87	中期・後期	2.40	9.35
33)	34	1.18	3.43	中期・後期	1.40	5.45
平均値	—	—	—	—	1.94	8.16

3-1-2-3 推奨量

これまでに報告されている窒素出納維持量には、研究者間で10% から40% 程度の大きな幅が見られる。この変動幅の中には個人間変動の他、個人内変動や、実験条件、実験誤差などの研究者による変動も含まれている。19 の研究の対象者235 人のデータを解析した結果によると、観察された変動の40% は研究者間の変動であり、残りの60% が各研究者内の変動であると報告されている[26)]。また、同一対象者で繰り返し測定された成績から、各研究者内の変動の2/3 は個人内変動であり、1/3 が真の個人間変動であり、その変動係数は12% であった。しかし、変動曲線に偏りがあるので、変動係数を12.5% とした。これより、推定平均必要量から推奨量を求めるときの推奨量算定係数を1.25 とし、全ての年齢区分（乳児を除く）で用いた。すなわち、

(推奨量)＝(推定平均必要量)×(推奨量算定係数)

とした。

3-1-2-4 値の平滑化

前後の年齢区分の値を考慮して、次のように値の平滑化を行った。男性（18～29 歳）の推奨量を前後の年齢区分の値に合わせた。男性（75 歳以上）の推定平均必要量及び推奨量を前の年齢区分の値に合わせた。女性（75 歳以上）の推奨量を前の年齢区分の値に合わせた。

3-1-3 目安量の策定方法

・乳児（目安量）

乳児のたんぱく質必要量は窒素出納法では決められない。一方、健康な乳児が健康な授乳婦から摂取する母乳は、乳児が健全に発育するのに必要なたんぱく質を質・量ともに十分に含んでいると考えられる。

乳期に入ると、哺乳量が減るとともに食事（離乳食）からのたんぱく質摂取量が増える。そこで、乳児（0～11 か月）を更に3区分し、0～5か月、6～8か月、9～11 か月とした。

以上より、

(目安量)＝((母乳中たんぱく質濃度)×(哺乳量))＋(食事（離乳食）からのたんぱく質摂取量)

とした。以上の計算手順を表7にまとめた。

なお、母乳のたんぱく質利用効率と（乳児用調製粉乳で使われる）牛乳たんぱく質の利用効率はともに70% 程度であるとされている[2)]。したがって、人工栄養で育児を行う場合でも、目安量は母乳で育児を行う場合と同じと考え、両者の区別は設けなかった。

表7　乳児におけるたんぱく質の目安量の算出方法

年齢区分	(A) 母乳中 たんぱく質濃度 (g/L)	(B) 哺乳量 (L/日)	(C) 食事（離乳食）からの たんぱく質摂取量 (g/日)	目安量 (g/日)
0～5　(月)	12.6*	0.78#	0	9.8
6～8　(月)	10.6**	0.60##	6.1&	12.5
9～11 (月)	9.2***	0.45###	17.9&&	22.0

目安量＝（A）×（B）＋（C）。

参考文献：*〔35), 36), 37), 38), 39), 40), 41), 42)〕, **〔37), 39), 43)〕, ***〔37), 38), 39), 43)〕, #〔35), 36), 43), 44), 45), 46), 47)〕, ##〔36), 43)〕, ###〔36), 43)〕, &48), &&〔48), 49)〕

3-2　過剰摂取の回避

3-2-1　耐容上限量の策定方法

たんぱく質の耐容上限量は、たんぱく質の過剰摂取により生じる健康障害を根拠に設定されなければならない。最も関連が深いと考えられるのは、腎機能への影響である。健康な者を対象としてたんぱく質摂取量を変えて腎機能への影響を検討した比較試験のメタ・アナリシスでは、35% エネルギー未満であれば腎機能を低下させることはないだろうと結論している[50)]。また、20% エネルギー以上（又は 1.5 g/kg 体重/日以上又は 100 g/日以上）の高たんぱく質摂取が腎機能（糸球体濾過率）に与える影響を通常または低たんぱく質（高たんぱく質摂取群よりも 5 % エネルギー以上低いものとする）に比べたメタ・アナリシスでは、有意な違いは観察されなかった[51)]。しかし、試験期間が短いなど課題が多く残されている。したがって、現時点ではたんぱく質の耐容上限量を設定し得る明確な根拠となる報告は十分ではない。以上より、耐容上限量は設定しないこととした。

3-3　生活習慣病等の発症予防

3-3-1　生活習慣病及びフレイルとの関連

たんぱく質の摂取不足が最も直接的に、そして、量的に強い影響を及ぼし得ると考えられる疾患は高齢者におけるフレイル（frailty）及びサルコペニア（sarcopenia）である。習慣的なたんぱく質摂取量とフレイルの発症率又は罹患率との関連を検討した観察疫学研究（横断研究及びコホート研究）のメタ・アナリシスは、観察集団内における相対的なたんぱく質摂取量が多いほどフレイルの発症率又は罹患率が低い傾向があると結論している[52, 53)]。例えば、高齢者女性およそ 2.4 万人を 3 年間追跡してたんぱく質摂取量とフレイルの発症率との関連を検討したアメリカのコホート研究では、たんぱく質摂取量を 20% 増やすとフレイルの発症率を 30% 下げると予想できるとしている[54)]。また、65 歳以上（平均 75 歳）の日本人女性高齢者 2,108 人を対象とした横断研究では、たんぱく質摂取量が 63 g/日未満の群に対して 70 g/日以上の群におけるフレイル罹患率のオッズ比は 0.62～0.66 であった[55]。

ところで、若年及び中年成人に比べて高齢者では、たんぱく質摂取に反応して筋たんぱく質合成が惹起されるために必要なたんぱく質摂取量が多いとする研究報告が存在する[56-58]。これは加齢に伴って減少していく筋肉量及び筋力を維持する上で、つまりサルコペニアを予防する上で、若年及び中年成人に比べて高齢者では多くのたんぱく質摂取が必要なことを示している。この考え方に基づき、健康な高齢者に勧めるべきたんぱく質摂取量を、例えば、The European Union Geriatric Medicine Society（EUGMS）（等４団体合同）では 1.0～1.2 g/kg 体重/日[59]、The European Society for Clinical Nutrition and Metabolism（ESPEN）Expert group では 1.0～1.2g/kg 体重/日[60]、The European Society for Clinical and Economic Aspects of Osteoporosis and Osteoarthritis（ESCEO）では 1.0～1.2 g/kg 体重/日[61]、The Society for Sarcopenia, Cachexia, and Wasting Disease（アメリカ）では 1.0～1.5 g/kg 体重/日[62] としている。

高齢者を対象としてたんぱく質摂取量とその後の身体機能の変化との関連を検討したコホート研究のメタ・アナリシスでは、解析対象にできた研究数が少なかった（合計７研究。サブ・アナリシスでは２研究又は３研究）ために結論を出すのは難しいが、追跡開始時におけるたんぱく質摂取量が 0.8 g/kg 体重/日だった群に比べて 1.0 g/kg 体重/日未満だった群では、追跡完了時における下肢身体能力が有意に高かったと報告している[63]。

その一方で、たんぱく質をサプリメントで負荷した場合の筋肉重量、筋力、生活能力（歩行速度及び椅子からの立ち上がり回数）への効果を検討した無作為割付比較試験のメタ・アナリシスでは、筋力トレーニングをせずにサプリメントを負荷した研究、筋力トレーニングをしながらサプリメントを負荷した研究のいずれでも、筋肉重量、筋力、生活能力のいずれにおいても有意な効果は認められなかった。ただし、これらの研究では対象者のサプリメント負荷前の食事からのたんぱく質摂取量が平均として 1.1～1.2 g/kg 体重/日であり、たんぱく質をこれ以上負荷しても更なる効果は期待できない可能性が考えられた[64]。

また、平均年齢 65 歳以上の高齢者を対象として、たんぱく質又はアミノ酸を、サプリメント又は食事に添加して負荷した無作為割付比較試験のメタ・アナリシスでは、抽出された 37 全ての研究を解析に用いると、除脂肪体重、筋力、身体能力で有意な改善が観察されたものの、抽出された研究の質は全体として低く、研究の質が高いと判断された七つの研究だけを解析に用いると、上記のいずれでも有意な改善は認められなかったと報告している[65]。

以上より、フレイル及びサルコペニアの発症予防を目的とした場合、高齢者（65 歳以上）では少なくとも 1.0 g/kg 体重/日以上のたんぱく質を摂取することが望ましいと考えられる。

また、特定のたんぱく質又は特定のアミノ酸、特定の食品とフレイルの罹患率又は発症率を観察した研究もわずかながら存在するが、一定の結果は得られておらず、現時点で特定のたんぱく質（例えば、動物性たんぱく質又は植物性たんぱく質）や特定のアミノ酸、特定の食品を勧める十分な根拠は得られていない[55,66,67]。

他には、たんぱく質の摂取不足は脳卒中のリスクになるとするコホート研究による報告もあるが、コホート研究のメタ・アナリシスは両者に有意な関連を認めなかったと報告している[68]。

また、たんぱく質の過剰摂取が２型糖尿病の発症リスクとなる可能性を示唆したコホート研究が複数あり、そのメタ・アナリシスは、総たんぱく質及び動物性たんぱく質は２型糖尿病の発症リスクとなるが、植物性たんぱく質は関連がないか、むしろ予防的に働いている可能性を示している[69]。したがって、たんぱく質そのものが２型糖尿病の発症リスクとなるか否かはまだ明らかでない。また、血圧への影響もコホート研究及び介入試験で検討されており、そのメタ・アナリシスは高たんぱく質摂取が血圧低下につながる可能性を示唆している[70]。しかし、研究によって結果のばらつきは大きく、また、その閾値はまだ明らかでない。高たんぱく質摂取が骨密度の低下及び骨折予防につながるとするメタ・アナリシスも存在する[71,72]。しかし、研究によって結果のばらつきは大きく、また、その閾値もまだ明らかでない。

3-3-2　目標量（下限）の策定方法

• 成人・高齢者・小児（目標量）

たんぱく質摂取量は、低すぎても高すぎても他のエネルギー産生栄養素とともに主な生活習慣病の発症及び重症化に関連する。したがって、目標量を範囲として定める必要がある。また、高齢者では特にフレイル及びサルコペニアの発症予防も考慮した値であることが望まれる。

推奨量と目標量のそれぞれの定義から考えて、そのいずれか一方を満たすのではなく、推奨量を満たした上で、主な生活習慣病やフレイルの発症予防を目的とする場合に目標量を満たさなければならない。すなわち、目標量（下限）は、推奨量以上でなければならない。

1歳から64歳の年齢区分（非妊婦及び非授乳婦）において、当該性・年齢階級・身体活動レベルⅠ（低い）の推定エネルギー必要量（kcal/日）を用いてたんぱく質の推奨量（g/日）を%エネルギーで表現すると、50～64歳女性で12.1%エネルギーと最も高くなり、12%エネルギーを超える。

次に、同じく、65歳以上の男女について、当該性・年齢階級・身体活動レベルⅠ（低い）の推定エネルギー必要量（kcal/日）を用いてたんぱく質の推奨量（g/日）を%エネルギーで表現すると、11.7～12.9%エネルギーとなる。これらは専らたんぱく質の維持を目的としており、目標量としては他の健康障害時に生活習慣病の発症のリスクも低く抑えるべきことを考えると、これらの値をそのまま用いるのではなく、目標量（下限）はこれらよりも多めの値とするのが適当と考えられる。

• 妊婦・授乳婦（目標量）

18～49歳〔身体活動レベルⅠ（低い）〕の妊婦及び授乳婦のたんぱく質の推奨量（g/日）を%エネルギーで表現すると、妊婦（中期）は11.0～11.6%エネルギー、妊婦（後期）は12.7～13.3%エネルギー、授乳婦は13.3～14.0%エネルギーとなる。

目標量（下限）は上記の値よりもやや高めに算定しておく方が安全であると考えられる。

以上より、目標量（下限）は1歳から49歳（男女共通、非妊婦及び非授乳婦）及び妊婦（中期）で13%エネルギー、50～64歳（男女共通、非妊婦及び非授乳婦）で14%エネルギー、65歳以上（男女共通）及び妊婦（後期）、授乳婦で15%エネルギーとした。

3-3-3　目標量（上限）の策定方法

• 成人・高齢者・小児（目標量）

目標量（上限）は、耐容上限量を考慮すべきである。たんぱく質には耐容上限量は与えられていないが、成人においては各種代謝変化に好ましくない影響を与えない摂取量、高齢者においては健康障害を来す可能性が考えられる、20～23%エネルギー前後のたんぱく質摂取については、検証すべき課題として残されているとしたメタ・アナリシスがある[73]。以上より、十分な科学的根拠はまだ得られていないものの、目標量（上限）は1歳以上の全年齢区分において20％エネルギーとすることとした。

それぞれの身体活動レベルにおける目標量をg/日の単位で表すと**表8**のようになる。

なお、特定の疾患の管理を目的としてたんぱく質摂取量の制限や多量摂取が必要な場合は目標量ではなく、そちらを優先すべきである。

表8　身体活動レベル別に見たたんぱく質の目標量（g/日）（非妊婦、非授乳婦）

性	男　性			女　性		
身体活動レベル	Ⅰ	Ⅱ	Ⅲ	Ⅰ	Ⅱ	Ⅲ
1～2（歳）	—	31～48	—	—	29～45	—
3～5（歳）	—	42～65	—	—	39～60	—
6～7（歳）	44～68	49～75	55～85	41～63	46～70	52～80
8～9（歳）	52～80	60～93	67～103	47～73	55～85	62～95
10～11（歳）	63～98	72～110	80～123	60～93	68～105	76～118
12～14（歳）	75～115	85～130	94～145	68～105	78～120	86～133
15～17（歳）	81～125	91～140	102～158	67～103	75～115	83～128
18～29（歳）	75～115	86～133	99～153	57～88	65～100	75～115
30～49（歳）	75～115	88～135	99～153	57～88	67～103	76～118
50～64（歳）	77～110	91～130	103～148	58～83	68～98	79～113
65～74（歳）	77～103	90～120	103～138	58～78	69～93	79～105
75以上（歳）	68～90	79～105	−	53～70	62～83	−

・妊婦・授乳婦（目標量）

妊婦及び授乳婦の目標量については、十分な報告がないため、非妊婦及び非授乳婦と同じ値とした。

④ 生活習慣病等の重症化予防

たんぱく質が関与し重症化予防の対象となる重要な疾患として、フレイル（サルコペニアを含む）、慢性腎臓病がある。なお、研究報告はあるものの、その数が十分でなく、一定の結論が得られていないと判断されたものはここでは触れなかった。また、たんぱく質ではなく、アミノ酸レベルでの重症化予防との関連についてもここでは扱わないことにした。

4-1 フレイル

フレイル又はサルコペニアを有する高齢者を対象として、運動負荷に加えてたんぱく質を負荷して、筋肉量、筋機能等の改善を検討した介入試験は相当数存在する[74)]。この種の研究のメタ・アナリシスでは、body mass、握力などの増強を認めているが、これらが運動負荷によるものか、たんぱく質負荷によるものか、両者の相乗的な効果なのかは明らかでない[75)]。また、たんぱく質の負荷量は報告されていても、食事からのたんぱく質摂取量は多くの研究で報告されていないために、総たんぱく質摂取量は不明である。そのために、フレイルを改善させ得るたんぱく質摂取量がいくらであるかは明らかでない。一方、フレイル又はプレフレイルの状態にある高齢者を対象とした介入試験では、1.5 g/kg 体重/日のたんぱく質摂取量は、0.8 g/kg 体重/日のたんぱく質摂取量に比べて有意に筋肉量や身体機能を改善させたとする報告もある[76)]。しかし、研究数、研究の質ともにまだ十分でなく、フレイルを改善させるためのたんぱく質摂取量に関して結論を出すことはできない。

4-2　慢性腎臓病

慢性腎臓病においては、たんぱく質摂取が腎機能の低下を促進させるおそれがあるため、たんぱく質の摂取制限が長らく行われてきた。最近のメタ・アナリシスは、低たんぱく質食（0.8 g/kg 体重/日より低摂取）は高たんぱく質食（0.8 g/kg 体重/日より高摂取）に比べて末期腎疾患への進行が有意に少なかったと報告している[77)]。他のメタ・アナリシスでも類似の結果が得られている[78)]。一方、別のメタ・アナリシスでは、この効果はかなり厳しい低たんぱく質食（0.3～0.4 g/kg 体重/日）に限定されていたと報告している[79)]。このように、全体としては、低たんぱく質（0.8 g/kg 体重/日より低摂取）は、慢性腎臓病の病状の進行を遅らせるために有用であると考えられるものの、推奨すべき摂取量の範囲や、そのような食事療法を行った場合の効果の確実さについては、まだ結論が得られていない。

〈参考資料〉 不可欠アミノ酸の必要量

たんぱく質の栄養価は、それを構成するアミノ酸（特に不可欠アミノ酸）組成により評価される。ヒトの必要とする個々の不可欠アミノ酸量がその評価の基準となるため、不可欠アミノ酸必要量を正確に把握することは重要である。^{13}C 標識アミノ酸を用い、呼気への $^{13}CO_2$ 排泄量からアミノ酸必要量を算定する方法が開発された[80)]。それには、24 時間のアミノ酸出納法、直接アミノ酸酸化法、指標アミノ酸酸化法があり、これらの方法の信頼性は比較的高く測定における種々の利点もあることから、現在ではこれらの方法によりアミノ酸必要量が求められている[2)]。2007 年に WHO/FAO/UNU から報告された成人の不可欠アミノ酸の必要量を**参考表**に示す[2)]。ただし、上記のアミノ酸必要量の測定では、測定しようとするアミノ酸の摂取量を不足から過剰の範囲で変化させ、その他の全てのアミノ酸の必要量は満たされた条件に設定されている。したがって、**参考表**の合計の不可欠アミノ酸（総不可欠アミノ酸）量を摂取しても全てのアミノ酸の必要量が満たされるわけではないことに注意すべきである。

小児の不可欠アミノ酸の必要量では、たんぱく質の必要量の項で述べられているように、体重維持のためのアミノ酸必要量に加えて成長に伴うアミノ酸必要量も加えられる。したがって、それぞれの不可欠アミノ酸の必要量は成人のそれらに比べて高い。これらの数値を求めるために実施された研究は極めて少なく、主に要因加算法によりその数値は算出されている。実験的データの裏付けは成人の不可欠アミノ酸の必要量のデータに比べて少ないが、乳児（6～11 か月）と小児（1～17 歳）の年代別不可欠アミノ酸の必要量が、2007 年に発表された WHO/FAO/UNU の報告[2)]に示されている（**参考表**）。

食品中のたんぱく質のアミノ酸スコアは、化学的に分析された食品中のアミノ酸組成を用いて計算されたものである。しかし、ヒトが摂取する場合は、たんぱく質の消化吸収率やアミノ酸の有効性についても考慮する必要がある。そこで、通常のアミノ酸評点パターンにたんぱく質の消化率を加味したたんぱく質消化率補正アミノ酸評点パターンが、より正確な評価法として用いられるようになってきた[81)]。また、加熱、アルカリ処理などによってもアミノ酸の有効性は変化するので、これらの要因についても考慮する必要がある。

〈参考表〉　たんぱく質必要量に対する不可欠アミノ酸の必要量（男女共通）[22)] [1]

年　齢（歳）	たんぱく質必要量（g/kg 体重/日）		不可欠アミノ酸の必要量（mg/kg 体重/日）									
	維持量	成長量[2]	ヒスチジン	イソロイシン	ロイシン	リシン	含硫アミノ酸	芳香族アミノ酸	トレオニン	トリプトファン	バリン	合計
0.5	0.66	0.46	22	36	73	63	31	59	35	9.5	48	376
1～2	0.66	0.20	15	27	54	44	22	40	24	6.4	36	267
3～10	0.66	0.07	12	22	44	35	17	30	18	4.8	29	212
11～14	0.66	0.07	12	22	44	35	17	30	18	4.8	29	212
15～17	0.66	0.04	11	21	42	33	16	28	17	4.5	28	200
18 以上	0.66	0.00	10	20	39	30	15	25	15	4.0	26	183

[1] 維持（維持＋維持アミノ酸パターン）と成長（成長量×組織アミノ酸パターン）のための食事必要量中に含まれるアミノ酸の合計。

[2] 食事たんぱく質の利用効率 58％で補正した各年齢区分での組織蓄積量。

〈概要〉

- 推定平均必要量（１歳以上）は、窒素出納法で得られたたんぱく質維持必要量を用いて策定した。近年、指標アミノ酸酸化法を用いた研究結果も増えてきているが、まだその質・量ともに十分ではないことから、これらは今回の策定では採用しなかった。
- 目標量は、たんぱく質摂取量は低すぎても高すぎても他のエネルギー産生栄養素とともに主な生活習慣病の発症予防及び重症化予防に関連することから、範囲として設定した。目標量の下限は、推奨量以上であり、かつ高齢者においてはフレイル等の発症予防も考慮した値であることが望まれる。しかしながら、フレイルの発症予防を目的とした量を算定することは難しいため、少なくとも推奨量以上とし、高齢者については摂取実態とたんぱく質の栄養素としての重要性を鑑みて、他の年齢区分よりも引き上げた。目標量の上限は、成人における各種の代謝変化への影響や、高齢者における高窒素血症の発症を予防する観点などから、1 歳以上の全年齢区分において 20％ エネルギーとした。
- 耐容上限量は、最も関連が深いと考えられる腎機能への影響を考慮すべきではあるが、基準を設定し得る明確な根拠となる報告が十分ではないことから、設定しなかった。

参考文献

1) Food and Nutrition Board, Institute of Medicine. Dietary reference intakes for energy, carbohydrate, fiber, fat, fatty acids, cholesterol, protein, and amino acids (macronutrients). National Academic Press, Washington D. C., 2005.
2) FAO/WHO/UNU. Protein and amino acid requirements in human nutrition. Technical Report Series 935, WHO, Geneva. 2007.
3) Nowson C, O'Connell S. Protein Requirements and Recommendations for Older People: A Review. *Nutrients* 2015; **7**: 6874-99.
4) Li M, Sun F, Piao JH, Yang XG. Protein requirements in healthy adults: a meta-analysis of nitrogen balance studies. *Biomed Environ Sci* 2014; **27**: 606-13.
5) Huang PC, Lin CP, Hsu JY. Protein requirements of normal infants at the age of about 1 year: maintenance nitrogen requirements and obligatory nitrogen losses. *J Nutr* 1980; **110**: 1727-35.
6) Gattas V, Barrera GA, Riumallo JS, *et al.* Protein-energy requirements of prepubertal school-age boys determined by using the nitrogen-balance response to a mixed-protein diet. *Am J Clin Nutr* 1990; **52**: 1037-42.
7) Gattas V, Barrera GA, Riumallo JS, *et al.* Protein-energy requirements of boys 12-14 y old determined by using the nitrogen-balance response to a mixed-protein diet. *Am J Clin Nutr* 1992; **56**: 499-503.
8) Intengan CL, Roxas BV, Loyola A, *et al.* Protein requirements of Filipino Children 20 to 29 Months Old Consuming Local Diets. *In*: Torun B, Young VR, Rand WM, (eds.) . Protein-energy requirements of developing countries: Evaluation of new data. United Nations University, Tokyo. Protein-energy requirements of developing countries: Evaluation of new data. 1981: 172-81.
9) Torun B, Cabrera-Santiago MI, Viteri FE. Protein requirements of pre-school children: milk and soybean protein isolate. *In*: Torun B, Young VR, Rand WM, (eds.). Protein-energy requirements of developing countries: Evaluation of new data. United Nations University, Tokyo. Protein-energy requirements of developing countries: Evaluation of new data. 1981: 182-90.
10) Egana MJI, Fuenes A, Uauy R. Protein needs of chilean pre-school children fed milk and soy protein isolate diets. *In*: Rand WM, Uauy R, Scrimshaw NS, (eds.). Protein-energy-requirement studies in developing countries: Results of international research. United Nations University, Tokyo. Protein-energy-requirement studies in developing countries: Results of international. 1984: 249-57.
11) Intengan CL. Protein requirements of filipino children 22-29 months old consuming local diets. *In*: Rand WM, Uauy R, Scrimshaw NS, (eds.). Protein-energy-requirement studies in developing countries: Results of international research. United Nations University, Tokyo. Protein-energy-requirement studies in developing countries: Results of international research. 1984: 258-64.
12) Uauy R, Scrimshaw NS, Young VR. Human protein requirements: nitrogen balance response to graded levels of egg protein in elderly men and women. *Am J Clin Nutr* 1978; **31**: 779-85.

13) Campbell WW, Crim MC, Dallal GE, *et al.* Increased protein requirements in elderly people: new data and retrospective reassessments. *Am J Clin Nutr* 1994; **60**: 501-9.
14) Elango R, Humayun MA, Ball RO, *et al.* Protein requirement of healthy school-age children determined by the indicator amino acid oxidation method. *Am J Clin Nutr* 2011; **94**: 1545-52.
15) Rafii M, Chapman K, Elango R, *et al.* Dietary Protein Requirement of Men >65 Years Old Determined by the Indicator Amino Acid Oxidation Technique Is Higher than the Current Estimated Average Requirement. *J Nutr* 2016; **146**: 681-7.
16) Tang M, McCabe GP, Elango R, *et al.* Assessment of protein requirement in octogenarian women with use of the indicator amino acid oxidation technique. *Am J Clin Nutr* 2014; **99**: 891-8.
17) Stephens TV, Payne M, Ball RO, *et al.* Protein requirements of healthy pregnant women during early and late gestation are higher than current recommendations. *J Nutr* 2015; **145**: 73-8.
18) Rafii M, Chapman K, Owens J, *et al.* Dietary protein requirement of female adults >65 years determined by the indicator amino acid oxidation technique is higher than current recommendations. *J Nutr* 2015; **145**: 18-24.
19) Humayun MA, Elango R, Ball RO, *et al.* Reevaluation of the protein requirement in young men with the indicator amino acid oxidation technique. *Am J Clin Nutr* 2007; **86**: 995-1002.
20) Li M, Wang ZL, Gou LY, *et al.* Evaluation of the protein requirement in Chinese young adults using the indicator amino acid oxidation technique. *Biomed Environ Sci* 2013; **26**: 655-62.
21) Tian Y, Liu J, Zhang Y, *et al.* Examination of Chinese habitual dietary protein requirements of Chinese young female adults by indicator amino acid method. *Asia Pac J Clin Nutr* 2011; **20**: 390-6.
22) Courtney-Martin G, Ball RO, Pencharz PB, *et al.* Protein Requirements during Aging. *Nutrients* 2016; **8**: E492
23) Elango R, Humayun MA, Ball RO, *et al.* Evidence that protein requirements have been significantly underestimated. *Curr Opin Clin Nutr Metab Care* 2010; **13**: 52-7.
24) Kaneko K, Ishikawa K, Setoguchi K, *et al.* Utilization and requirement of dietary protein taking into account the dermal and miscellaneous nitrogen losses in Japanese women. *J Nutr Sci Vitaminol* (Tokyo) 1988; **34**: 459-67.
25) FAO/WHO/UNU. Energy and protein requirements. Technical Report Series 724, WHO, Geneva. 1985.
26) Rand WM, Pellett PL, Young VR. Meta-analysis of nitrogen balance studies for estimating protein requirements in healthy adults. *Am J Clin Nutr* 2003; **77**: 109-27.
27) Fomom SJ, Haschke F, Ziegler EE, *et al.* Body composition of reference children from birth to age 10 years. *Am J Clin Nutr* 1982; **35** (5 Suppl): 1169-75.
28) Butte NF, Hopkinson JM, Wong WW, *et al.* Body composition during the first 2 years of life: an updated reference. *Pediatr Res* 2000; **47**: 578-85.
29) Ellis KJ, Shypailo RJ, Abrams SA, *et al.* The reference child and adolescent models of body composition. A contemporary comparison. *Ann N Y Acad Sci* 2000; **904**: 374-82.

30) King JC, Calloway DH, Margen S. Nitrogen retention, total body 40 K and weight gain in teenage pregnant girls. *J Nutr* 1973; **103**: 772-85.
31) Pipe NG, Smith T, Halliday D, *et al.* Changes in fat, fat-free mass and body water in human normal pregnancy. *Br J Obstet Gynaecol* 1979; **86**: 929-40.
32) Forsum E, Sadurskis A, Wager J. Resting metabolic rate and body composition of healthy Swedish women during pregnancy. *Am J Clin Nutr* 1988; **47**: 942-7.
33) Butte NF, Ellis KJ, Wong WW, *et al.* Composition of gestational weight gain impacts maternal fat retention and infant birth weight. *Am J Obstet Gynecol* 2003; **189**: 1423-32.
34) Takimoto H, Sugiyama T, Fukuoka H, *et al.* Maternal weight gain ranges for optimal fetal growth in Japanese women. *Int J Gynaecol Obstet* 2006; **92**: 272-8.
35) Allen JC, Keller RP, Archer P, *et al.* Studies in human lactation: milk composition and daily secretion rates of macronutrients in the first year of lactation. *Am J Clin Nutr* 1991; **54**: 69-80.
36) 米山京子．母乳栄養児の発育と母乳からの栄養素摂取量．小児保健研究 1998; **57**: 49-57.
37) 山本良郎，米久保明得，飯田耕司，他．日本人の母乳組成に関する研究（第 1 報）－ 一般組成ならびにミネラル組成についてー．小児保健研究 1981; **40**: 468-75.
38) 井戸田正，桜井稔夫，石山由美子，他．最近の日本人人乳組成に関する全国調査（第一報）－一般成分およびミネラル成分についてー．日本小児栄養消化器病学会雑誌 1991; **5**: 145-58.
39) 米山京子，後藤いずみ，永田久紀．母乳の栄養成分の授乳月数に伴う変動．日本公衛誌 1995; **42**: 472-81.
40) 磯村晴彦．母乳成分の分析 －最近の日本人の母乳分析に関してー．産婦人科の実際 2007; **56**: 305-13.
41) Dewey KG, Lonnerdal B. Milk and nutrient intake of breast-fed infants from 1 to 6 months: relation to growth and fatness. *J Pediatr Gastroenterol Nutr* 1983; **2**: 497-506.
42) Butte NF, Garza C, Smith EO, *et al.* Human milk intake and growth in exclusively breast-fed infants. *J Pediatr* 1984; **104**: 187-95.
43) Nommsen LA, Lovelady CA, Heinig MJ, *et al.* Determinants of energy, protein, lipid, and lactose concentrations in human milk during the first 12 mo of lactation: the DARLING Study. *Am J Clin Nutr* 1991; **53**: 457-65.
44) 高井俊夫，久原良躬，合瀬徹，他．母乳ならびに粉乳を ad libitum に与えた場合の観察（第 2 報）．日本小児科学会雑誌 1968; **72**: 1583-84.
45) 北村キヨミ，落合富美江，清水嘉子，他．母乳中の主要成分濃度の逐次的変化．母性衛生 2002; **43**: 493-9.
46) 鈴木久美子，佐々木晶子，新澤佳代，他．離乳前乳児の哺乳量に関する研究．栄養学雑誌 2004; **62**: 369-72.
47) 廣瀬潤子，遠藤美佳，柴田克己，他．日本人母乳栄養児（0～5 ヵ月）の哺乳量．日本母乳哺育学会雑誌 2008; **2**: 23-8.
48) 中埜拓，加藤健，小林直道，他．乳幼児の食生活に関する全国実態調査－離乳食および乳汁からの栄養素等の摂取状況についてー．小児保健研究 2003; **62**: 630-9.
49) 外間登美子，安里葉子，仲里幸子．沖縄県中城村における離乳食の鉄の摂取状況 第 2 報 離乳食後期の栄養調査成績．小児保健研究 1998; **57**: 45-8.

50) Van Elswyk ME, Weatherford CA, McNeill SH. A Systematic Review of Renal Health in Healthy Individuals Associated with Protein Intake above the US Recommended Daily Allowance in Randomized Controlled Trials and Observational Studies. *Adv Nutr* 2018; **9**: 404-18.
51) Devries MC, Sithamparapillai A, Brimble KS, *et al.* Changes in kidney function do not differ between healthy adults consuming higher- compared with lower- or normal-protein diets: A systematic review and meta-analysis. *J Nutr* 2018; **148**: 1760-75.
52) Coelho-Junior HJ, Rodrigues B, Uchida M, *et al.* Low protein intake is associated with frailty in older adults: A systematic review and meta-analysis of observational studies. *Nutrients* 2018; **10**: E1334.
53) Lorenzo-Lopez L, Maseda A, de Labra C, *et al.* Nutritional determinants of frailty in older adults: A systematic review. *BMC Geriatr* 2017; **17**: 108.
54) Beasley JM, LaCroix AZ, Neuhouser ML, *et al.* Protein intake and incident frailty in the Women's Health Initiative observational study. *J Am Geriatr Soc* 2010; **58**: 1063-71.
55) Kobayashi S, Asakura K, Suga H, *et al.* High protein intake is associated with low prevalence of frailty among old Japanese women: a multicenter cross-sectional study. *Nutr J* 2013; **12**: 164-73.
56) Moore DR, Churchward-Venne TA, Witard O, *et al*, Tipton KD, Phillips SM. Protein ingestion to stimulate myofibrillar protein synthesis requires greater relative protein intakes in healthy older versus younger men. *J Gerontol A Biol Sci Med Sci* 2015; **70**: 57-62.
57) Franzke B, Neubauer O, Cameron-Smith D, *et al.* Dietary Protein, Muscle and Physical Function in the Very Old. *Nutrients* 2018; **10**: E935.
58) Shad BJ, Thompson JL, Breen L. Does the muscle protein synthetic response to exercise and amino acid-based nutrition diminish with advancing age? A systematic review. *Am J Physiol Endocrinol Metab* 2016; **311**: E803-17.
59) Bauer J, Biolo G, Cederholm T, *et al.* Evidence-based recommendations for optimal dietary protein intake in older people: a position paper from the PROT-AGE Study Group. *J Am Med Dir Assoc* 2013; **14**: 542-59.
60) Deutz NE, Bauer JM, Barazzoni R, *et al.* Protein intake and exercise for optimal muscle function with aging: recommendations from the ESPEN Expert Group. *Clin Nutr* 2014; **33**: 829-36.
61) Rizzoli R, Stevenson JC, Bauer JM, *et al.*; ESCEO Task Force. The role of dietary protein and vitamin D in maintaining musculoskeletal health in postmenopausal women: a consensus statement from the European Society for Clinical and Economic Aspects of Osteoporosis and Osteoarthritis (ESCEO). *Maturitas* 2014; **79**: 122-32.
62) Morley JE, Argiles JM, Evans WJ, *et al.*; Society for Sarcopenia, Cachexia, and Wasting Disease. Nutritional recommendations for the management of sarcopenia. *J Am Med Dir Assoc* 2010; **11**: 391-6.

63) Coelho-Junior HJ, Milano-Teixeira L, Rodrigues B, *et al.* Relative protein intake and physical function in older adults: A systematic review and meta-analysis of observational studies. *Nutrients* 2018; **10**: E1330.
64) Ten Haaf DSM, Nuijten MAH, Maessen MFH, *et al.* Effects of protein supplementation on lean body mass, muscle strength, and physical performance in nonfrail community-dwelling older adults: a systematic review and meta-analysis. *Am J Clin Nutr* 2018; **108**: 1043-59.
65) Cheng H, Kong J, Underwood C, *et al.* Systematic review and meta-analysis of the effect of protein and amino acid supplements in older adults with acute or chronic conditions. *Br J Nutr* 2018; **119**: 527-42.
66) Sandoval-Insausti H, Perez-Tasigchana RF, Lopez-Garcia E, *et al.* Macronutrients intake and incident frailty in older adults: A prospective cohort study. *J Gerontol A Biol Sci Med Sci* 2016; **71**: 1329-34.
67) Yamaguchi M, Yamada Y, Nanri H, *et al.*; Kyoto-Kameoka Study Group. Association between the frequency of protein-rich food intakes and Kihon-Checklist Frailty Indices in older Japanese adults: The Kyoto-Kameoka study. *Nutrients* 2018; **10**: E84.
68) Zhang XW, Yang Z, Li M, *et al.* Association between dietary protein intake and risk of stroke: A meta-analysis of prospective studies. *Int J Cardiol* 2016; **223**: 548-51.
69) Shang X, Scott D, Hodge AM, *et al.* Dietary protein intake and risk of type 2 diabetes: results from the Melbourne Collaborative Cohort Study and a meta-analysis of prospective studies. *Am J Clin Nutr* 2016; **104**: 1352-65.
70) Tielemans SM, Altorf-van der Kuil W, Engberink MF, *et al.* Intake of total protein, plant protein and animal protein in relation to blood pressure: a meta-analysis of observational and intervention studies. *J Hum Hypertens* 2013; **27**: 564-71.
71) Wu AM, Sun XL, Lv QB, *et al.* The relationship between dietary protein consumption and risk of fracture: a subgroup and dose-response meta-analysis of prospective cohort studies. *Sci Rep* 2015; **5**: 9151.
72) Wallace TC, Frankenfeld CL. Dietary Protein Intake above the Current RDA and Bone Health: A Systematic Review and Meta-Analysis. *J Am Coll Nutr* 2017; **36**: 481-96.
73) Pedersen AN, Kondrup J, Borsheim E. Health effects of protein intake in healthy adults: a systematic literature review. *Food Nutr Res* 2013; **57**: 21245.
74) Walrand S, Short KR, Bigelow ML, *et al.* Functional impact of high protein intake on healthy elderly people. *Am J Physiol Endocrinol Metab* 2008; **295**: E921-8.
75) Liao CD, Lee PH, Hsiao DJ, *et al.* Effects of protein supplementation combined with exercise intervention on frailty indices, body composition, and physical function in frail older adults. *Nutrients* 2018; **10**: E1916.
76) Park Y, Choi JE, Hwang HS. Protein supplementation improves muscle mass and physical performance in undernourished prefrail and frail elderly subjects: a randomized, double-blind, placebo-controlled trial. *Am J Clin Nutr* 2018; **108**: 1026-33.
77) Hahn D, Hodson EM, Fouque D. Low protein diets for non-diabetic adults with chronic kidney disease. Cochrane Database *Syst Rev* 2018; **10**: CD001892.

78) Yan B, Su X, Xu B, *et al*. Effect of diet protein restriction on progression of chronic kidney disease: A systematic review and meta-analysis. *PLoS One* 2018; **13**: e0206134.

79) Rhee CM, Ahmadi SF, Kovesdy CP, *et al*. Low-protein diet for conservative management of chronic kidney disease: a systematic review and meta-analysis of controlled trials. *J Cachexia Sarcopenia Muscle* 2018; **9**: 235-45.

80) Pencharz PB, Ball RO. Different approaches to define individual amino acid requirements. *Ann Rev Nutr* 2003; **23**: 101-16.

81) FAO. Dietary protein quality evaluation in human nutrition. FAO Food and Nutrition Paper 92 2011.

たんぱく質の食事摂取基準
（推定平均必要量、推奨量、目安量：g/日、目標量：% エネルギー）

性 別	男 性				女 性			
年齢等	推定平均必要量	推奨量	目安量	目標量[1]	推定平均必要量	推奨量	目安量	目標量[1]
0～5（月）	—	—	10	—	—	—	10	—
6～8（月）	—	—	15	—	—	—	15	—
9～11（月）	—	—	25	—	—	—	25	—
1～2（歳）	15	20	—	13～20	15	20	—	13～20
3～5（歳）	20	25	—	13～20	20	25	—	13～20
6～7（歳）	25	30	—	13～20	25	30	—	13～20
8～9（歳）	30	40	—	13～20	30	40	—	13～20
10～11（歳）	40	45	—	13～20	40	50	—	13～20
12～14（歳）	50	60	—	13～20	45	55	—	13～20
15～17（歳）	50	65	—	13～20	45	55	—	13～20
18～29（歳）	50	65	—	13～20	40	50	—	13～20
30～49（歳）	50	65	—	13～20	40	50	—	13～20
50～64（歳）	50	65	—	14～20	40	50	—	14～20
65～74（歳）[2]	50	60	—	15～20	40	50	—	15～20
75以上（歳）[2]	50	60	—	15～20	40	50	—	15～20
妊婦（付加量） 初期 中期 後期					 +0 +5 +20	 +0 +5 +25	—	 —[3] —[3] —[4]
授乳婦（付加量）					+15	+20	—	—[4]

[1] 範囲に関しては、おおむねの値を示したものであり、弾力的に運用すること。

[2] 65歳以上の高齢者について、フレイル予防を目的とした量を定めることは難しいが、身長・体重が参照体位に比べて小さい者や、特に75歳以上であって加齢に伴い身体活動量が大きく低下した者など、必要エネルギー摂取量が低い者では、下限が推奨量を下回る場合があり得る。この場合でも、下限は推奨量以上とすることが望ましい。

[3] 妊婦（初期・中期）の目標量は、13～20% エネルギーとした。

[4] 妊婦（後期）及び授乳婦の目標量は、15～20% エネルギーとした。

1-3 脂質

① 基本的事項

1-1 定義と分類

脂質（lipids）は、水に不溶で、有機溶媒に溶解する化合物である[1]。栄養学的に重要な脂質は、脂肪酸（fatty acid）、中性脂肪（neutral fat）、リン脂質（phospholipid）、糖脂質（glycolipid）及びステロール類（sterols）である。脂肪酸は、炭化水素鎖（水素と炭素のみからできている）の末端にカルボキシル基を有し、総炭素数が4～36の分子である。カルボキシル基があるので生体内での代謝が可能になり、エネルギー源として利用され、また細胞膜の構成成分になることができる。脂肪酸には炭素間の二重結合がない飽和脂肪酸、1個存在する一価不飽和脂肪酸、2個以上存在する多価不飽和脂肪酸がある（**図1**）。さらに、多価不飽和脂肪酸はメチル基末端からの最初の2重結合の位置により、n-3系脂肪酸（メチル基末端から3番目）とn-6系脂肪酸（メチル基末端から6番目）に区別される。二重結合のある不飽和脂肪酸には幾何異性体があり、トランス型とシス型の二つの種類がある。自然界に存在する不飽和脂肪酸のほとんどはシス型で、トランス型はわずかである。中性脂肪は、グリセロールと脂肪酸のモノ、ジ及びトリエステルであり、モノアシルグリセロール、ジアシルグリセロール、トリアシルグリセロール（トリグリセライド、トリグリセロール、中性脂肪）という。リン脂質は、リン酸をモノ又はジエステルの形で含む脂質である。糖脂質は、1個以上の単糖がグリコシド結合によって脂質部分に結合している脂質である。

コレステロールは、四つの炭素環で構成されているステロイド骨格と炭化水素側鎖を持つ両親媒性の分子であり、脂肪酸とはその構造が異なる。しかし、食品中ではその大半が脂肪の中に存在することやその栄養学的な働きの観点から、本章に含めて検討することとした。

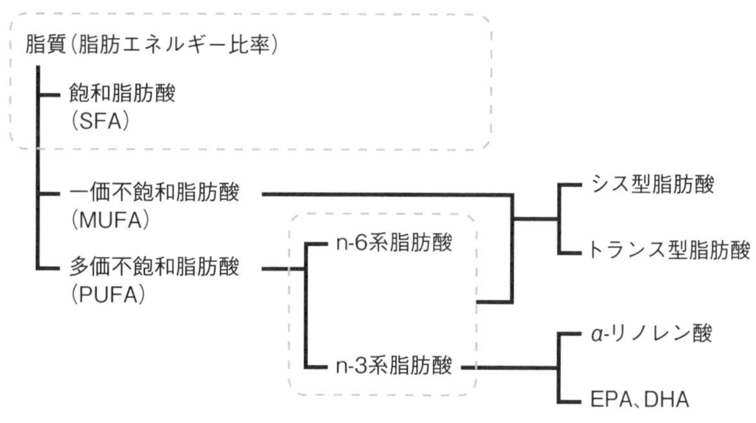

図1 脂質とその構成

点線で囲んだ4項目について基準を策定した。

1-2 機能

脂質は、細胞膜の主要な構成成分であり、エネルギー産生の主要な基質である。脂質は、脂溶性ビタミン（A、D、E、K）やカロテノイドの吸収を助ける。脂肪酸は、炭水化物あるいはたんぱく質よりも、1 g 当たり2倍以上のエネルギー価を持つことから、ヒトはエネルギー蓄積物質として優先的に脂質を蓄積すると考えられる。コレステロールは、細胞膜の構成成分である。肝臓において胆汁酸に変換される。また、性ホルモン、副腎皮質ホルモンなどのステロイドホルモン、ビタミンDの前駆体となる[1)]。

n-6系脂肪酸とn-3系脂肪酸は、体内で合成できず、欠乏すると皮膚炎などが発症する。したがって、必須脂肪酸である。

② 指標設定の基本的な考え方

脂質は、エネルギー産生栄養素の一種であり、この観点からたんぱく質や炭水化物の摂取量を考慮して設定する必要がある。このため、脂質の食事摂取基準は、1歳以上については目標量として総エネルギー摂取量に占める割合、すなわちエネルギー比率（%エネルギー）で示した。乳児については、目安量として%エネルギーで示した。また、飽和脂肪酸については、生活習慣病の予防の観点から目標量を定め、エネルギー比率（%エネルギー）で示した。一方、必須脂肪酸であるn-6系脂肪酸及びn-3系脂肪酸については、目安量を絶対量（g/日）で算定した。

他の主な代表的な脂肪酸、すなわち、一価不飽和脂肪酸、α-リノレン酸、eicosapentaenoic acid（EPA）並びにdocosahexaenoic acid（DHA）とコレステロールについては、今回は、指標の設定には至らず、必要な事項の記述に留めた。また、その健康影響が危惧されているトランス型脂肪酸についても必要な事項の記述を行った。

③ 脂質（脂肪エネルギー比率）

3-1 基本的事項

脂質全体には、必須栄養素としての働きはない。その一方で、エネルギー供給源として重要な役割を担っている。また、脂質の一部を構成する脂肪酸のうち、多価不飽和脂肪酸（n-6系脂肪酸及びn-3系脂肪酸）は後述するように必須栄養素である。さらに、脂質の一部を構成する脂肪酸のうち、飽和脂肪酸は、後述するように、生活習慣病に深く関連することが知られている栄養素である。

3-2 摂取状況

平成28年国民健康・栄養調査における脂質摂取量の中央値は、**表1**のとおりである。

また、日本人成人（31～76歳、男女各92人）における脂質及び主な脂肪酸の摂取量（平均）は、**図2**のとおりである[2)]。日本人成人が最も多く摂取している脂肪酸は、一価不飽和脂肪酸であり、以下、飽和脂肪酸、多価不飽和脂肪酸と続いている。

表１　脂質の摂取量（中央値）[1]

性別	男性		女性	
年齢	(g/日)	(% エネルギー)	(g/日)	(% エネルギー)
1～2（歳）	30.1	26.3	27.1	25.5
3～5（歳）	39.5	28.6	41.3	28.3
6～7（歳）	54.8	30.0	49.4	29.1
8～9（歳）	56.7	29.0	54.1	29.1
10～11（歳）	62.9	29.7	58.4	29.0
12～14（歳）	72.5	27.9	61.2	28.7
15～17（歳）	78.4	27.5	59.7	30.5
18～29（歳）	63.9	28.1	52.2	30.3
30～49（歳）	61.7	27.2	53.7	29.1
50～64（歳）	61.1	25.9	53.5	28.4
65～74（歳）	55.3	24.8	51.0	26.8
75以上（歳）	50.0	23.8	43.5	25.2

[1] 平成28年国民健康・栄養調査。

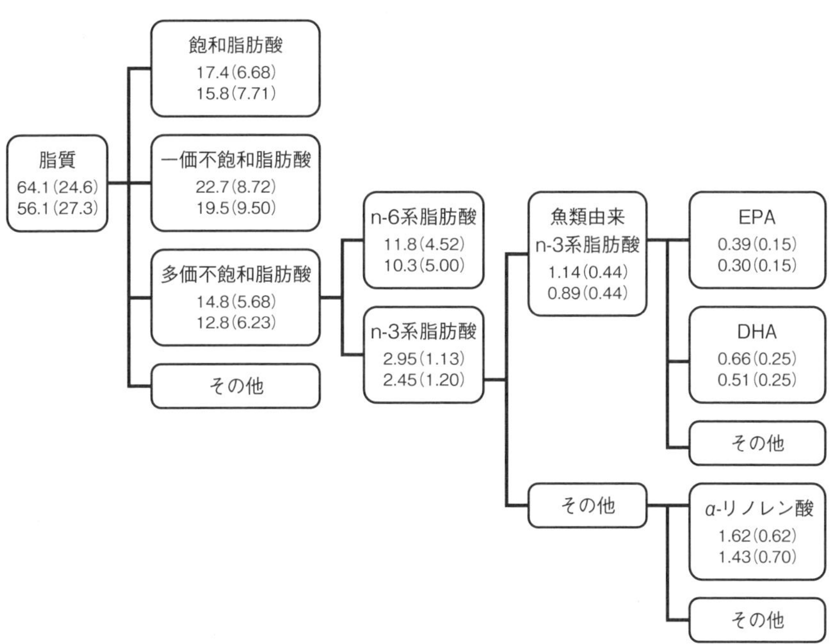

図２　脂質及び主な脂肪酸の摂取量：日本人３地域に居住する健康な成人（31～76歳、男女各92人、16日間の半秤量式食事記録法による調査（上：男性、下：女性。平均値：g/日、括弧内は平均値：% エネルギー）[2)]

3-3 健康の保持・増進

3-3-1 欠乏の回避

3-3-1-1 目安量の策定方法

• 乳児（0～5か月）（目安量）

この時期は、母乳（又は乳児用調製粉乳）から栄養を得ている。母乳中の脂肪濃度を 3.5 g/100 g とすると〔日本食品標準成分表 2015 年版（七訂）〕、100 g 中の脂質由来のエネルギーは 3.5 g ×9 kcal=31.5 kcal/100 g となる。母乳 100 g 中の総エネルギーは 65 kcal であるので、脂肪エネルギー比率は以下のとおり 48.46% エネルギーとなり、丸め処理を行って 50% エネルギーを目安量とした。

脂肪エネルギー比率（% エネルギー）=31.5/65=48.46% エネルギー

なお、0～5か月児の1日当たりの脂質摂取量は、日本人の母乳中脂肪濃度（35.6 g/L）に基準哺乳量（0.78 L/日）を乗じると 27.8 g/日となる。

• 乳児（6～11 か月）（目安量）

6か月頃の乳児は、離乳食への切り替えが始まる時期であり、6～11 か月の乳児は母乳（又は乳児用調製粉乳）と離乳食の両方から栄養を得ている。この時期は幼児への移行期と考え、以下のとおり、0～5か月児の目安量と1～2歳児の目安量（中央値：男児が 26.3% エネルギー、女児が 25.5% エネルギー：**表1**参照）の中間値を用いると、37.2% エネルギーとなり、丸め処理を行って 40% エネルギーを目安量とした。

脂肪エネルギー比率（% エネルギー）=〔48.46+(26.3+25.5)/2〕/2=37.2% エネルギー

3-3-2 生活習慣病との関連

脂質（総脂質）摂取量との関連が認められている生活習慣病は少ない。その関連が観察される場合は次の三つの理由によるところが大きい。一つ目は脂質が供給するエネルギーとの関連が認められる場合（他のエネルギー産生栄養素に差や変化がなく、脂質摂取量だけに差や変化があった場合がこれに相当する）、二つ目は脂質に含まれる脂肪酸の中でもその割合が高い飽和脂肪酸との関連が認められる場合、三つ目は炭水化物（特に糖）との関連が認められる場合〔炭水化物（特に糖）摂取量と脂質摂取量の間には通常かなり強い負の相関が存在するため〕、のいずれかである。

例えば、脂質（総脂質）摂取量の制限が体重減少に与え得る効果を検証した介入試験のメタ・アナリシスでは、介入前の脂質（総脂質）摂取量が 28～43% エネルギーの集団において有意な体重減少を観察している[3)]。しかし、介入前の肥満度によってその効果が異なることを示した総説も存在し、肥満度の低い集団においては、脂質（総脂質）摂取量を低く留める必要性が示されている[4)]。また、脂質摂取量が循環器疾患の発症及び死亡に与える影響を検証した介入試験をまとめたメタ・アナリシスは、脂質（総脂質）摂取量は循環器疾患の発症及び死亡に有意な関連を示さず、脂質（脂肪酸）が循環器疾患の発症及び死亡に与える影響は、脂質に含まれる脂肪酸の量（割合）によって説明された[5)]。

3-3-2-1 目標量の策定方法

• 成人・高齢者・小児（目標量）

脂質の目標量の算定に先立ち、後述するように、飽和脂肪酸の目標量を算定した。

脂質の目標量は、日本人の代表的な脂質（脂肪酸）摂取量（脂肪酸摂取比率）を考慮し、飽和脂肪酸の目標量の上限を超えないように上限を算定する必要がある。同時に、脂質は必須脂肪酸を含んでいるため、日本人の代表的な脂質（脂肪酸）摂取量（脂肪酸摂取比率）を考慮し、必須脂肪酸の目安量を下回らないように下限を算定する必要もある。

目標量の上限は、日本人の脂質及び飽和脂肪酸摂取量の特徴に基づき、飽和脂肪酸の目標量の上限（7% エネルギー。後述する）を超えないと期待される脂質摂取量の上限として 30% エネルギーとした。

目標量の下限は、次のように算定した。日本人の n-6 系脂肪酸、n-3 系脂肪酸摂取量の中央値（目安量）が、それぞれ 4 ～ 5 % エネルギー、約 1 % エネルギー、一価不飽和脂肪酸摂取量の中央値が少なくとも 6 % エネルギーであり、脂肪酸合計では 18～19% エネルギーとなる。さらに、トリアシルグリセロールやリン脂質には脂肪酸の他にグリセロールの部分があり、脂質全体の約 10% を占める。グリセロール部分を考慮した場合、脂肪エネルギー比率は、20（=18÷0.9）～ 21% エネルギー（≒19÷0.9）となる。これを丸めて 20% エネルギーとした。

• 妊婦・授乳婦（目標量）

生活習慣病の発症予防の観点から見て、妊婦及び授乳婦が同年齢の非妊娠・非授乳中の女性と異なる量の総脂質を摂取すべきとするエビデンスは見いだせない。したがって、目標量は非妊娠・非授乳中の女性と同じとした。

④ 飽和脂肪酸

4-1 基本的事項

飽和脂肪酸は、体内合成が可能であり、したがって必須栄養素ではない。その一方、後述するように、高 LDL コレステロール血症の主なリスク要因の一つであり、心筋梗塞を始めとする循環器疾患の危険因子でもある。また、重要なエネルギー源の一つであるために肥満の危険因子としても忘れてはならない。したがって、目標量を算定すべき栄養素である。

4-2 摂取状況

平成 28 年国民健康・栄養調査において、成人（18 歳以上）における飽和脂肪酸摂取量の中央値は**表 2** のとおりである。また、幼児・小児における飽和脂肪酸摂取量を調べた最近の三つの全国調査によると、性・年齢区分別に見た摂取量の中央値は**表 3** のとおりであった[6,7]。

表2　日本人成人における飽和脂肪酸の摂取量（中央値）[1]

性　別	男　性		女　性	
年　齢	(g/日)	(% エネルギー)	(g/日)	(% エネルギー)
18～29（歳）	17.4	7.6	14.1	8.2
30～49（歳）	15.7	7.1	14.4	7.9
50～64（歳）	15.4	6.5	14.1	7.5
65～74（歳）	14.5	6.4	13.3	6.9
75 以上（歳）	13.1	6.2	11.4	6.5

[1] 平成 28 年国民健康・栄養調査。

表3　日本人幼児・小児における飽和脂肪酸摂取量（% エネルギー）の中央値（対象者数）

調　査	年齢区分（歳）	男　児	女　児
平成 28 年国民健康・栄養調査*			
	1 ～ 2	8.0 (171)	7.1 (192)
	3 ～ 5	8.8 (330)	9.0 (322)
	6 ～ 7	9.7 (245)	9.2 (226)
	8 ～ 9	9.5 (249)	9.4 (251)
	10～11	9.2 (248)	9.0 (222)
	12～14	8.7 (413)	8.9 (363)
	15～17	7.9 (366)	8.7 (337)
全国 24 道府県 2015 年** [7)]			
	3 ～ 5	9.9 (143)	9.6 (143)
全国 12 地域（20 道府県）、2014 年** [6)]			
	8 ～ 9	9.5 (154)	9.7 (155)
	10～11	9.3 (144)	9.4 (176)
	13～14	9.0 (134)	9.4 (147)

* 1 日間秤量食事記録法（案分法）、** 3 日間半秤量食事記録法（個人法）。

4-3　健康の保持・増進

4-3-1　生活習慣病の発症予防

4-3-1-1　生活習慣病との関連

成人においては、飽和脂肪酸摂取量と血中（血清又は血漿）総コレステロール濃度との間に正の関連が観察されることは Keys の式[8)] 及び Hegsted の式[9)] として古くから知られており、27 の介入試験をまとめたメタ・アナリシス[10)] でも、さらに、研究数を増やした別のメタ・アナリシス[11)] でもほぼ同様の結果が得られている。これは、LDL コレステロール濃度でも同様である[10,11)]。ただし、飽和脂肪酸の炭素数別に検討したメタ・アナリシスによると、ラウリン酸、ミリスチン酸、パルミチン酸（炭素数が 12～16）では有意な上昇が観察されたが、ステアリン酸（炭素数が 18）では有意な変化は観察されず[11)]、飽和脂肪酸の中でも炭素数の違いによって血清コレステロール濃度への影響が異なることも指摘されている。

ところが、飽和脂肪酸摂取量と総死亡率、循環器疾患死亡率、冠動脈疾患死亡率、冠動脈疾患発症率、脳梗塞発症率、２型糖尿病発症率との関連をコホート研究で検討した結果を統合したメタ・アナリシスでは、いずれも有意な関連は認められなかったと報告されている[12)]。また、飽和脂肪酸摂取量と循環器疾患発症率との関連を検討した 21（心筋梗塞発症率の検討では 16）のコホート研究の結果をまとめたメタ・アナリシスでも、心筋梗塞との間に有意な関連を認めていない[13)]。しかし、その中の七つの研究が血清総コレステロール濃度を調整しており、これは過調整（over-adjustment）に当たり、両者の関連を正しく評価できていないおそれがあるとの指摘もある[14)]。一方で、飽和脂肪酸を多価不飽和脂肪酸に置き換えた場合の冠動脈疾患発症率への影響をコホート研究で検討した結果を統合したプールド・アナリシスでは、発症率の有意な減少を報告している[15)]。さらに、介入研究（一次予防、二次予防を含む）を統合したメタ・アナリシス[16)]で、飽和脂肪酸を多価不飽和脂肪酸に置き換えた場合、心筋梗塞発症率（死亡を含む）の有意な減少が観察されている。一方で、メタ・アナリシスによると、日本人は、他の国民と異なり、飽和脂肪酸の摂取量と脳出血及び脳梗塞の発症（又は死亡）率との間には負の関連が観察されている[17)]。しかし、この関連が飽和脂肪酸の直接作用によるものか、他の栄養素等摂取量を介するものかについては更なる研究を要すると考えられる。

小児では、生活習慣病の発症や死亡との関連を検討し、飽和脂肪酸摂取について検討するのは適切ではない。しかしながら、メタ・アナリシスによると、小児でも飽和脂肪酸摂取量を減少させると血中総コレステロール及び LDL コレステロールが有意に低下することが認められている[18)]。

以上より、循環器疾患の発症及び死亡に直結する影響は十分ではないものの、その重要な危険因子の一つである血中総コレステロール及び LDL コレステロールへの影響は成人、小児ともに明らかであり、目標量を設定すべきであると考えられる。

しかしながら、両者の間に明確な閾値の存在を示した研究は乏しく、飽和脂肪酸摂取量をどの程度に留めるのが好ましいかを決める科学的根拠は十分ではない。

4-3-1-2　目標量の策定方法

• 成人・高齢者（目標量）

上記で述べたように、既存の研究成果を基に目標量（上限）を算定することは困難である。そこで、日本人が現在摂取している飽和脂肪酸量を測定し、その中央値をもって目標量（上限）とすることにした。最近の調査で得られた摂取量（中央値）を基に、活用の利便性を考慮し、目標量（上限）を７% エネルギーとした。

• 小児（目標量）

上記で述べたように、既存の研究成果を基に目標量（上限）を算定することは困難である。そこで、日本人が現在摂取している飽和脂肪酸量を測定し、その中央値をもって目標量（上限）とすることにした。

最近の調査で得られた摂取量（中央値）を基に、活用の利便性を考慮し、目標量（上限）を男女共通の値として、３～14 歳は 10% エネルギー、15～17 歳は８% エネルギーとした。１～２歳については、この年齢区分における循環器疾患危険因子との関連を検討した研究が少なかったこと、日本人の摂取量の実態に関する信頼度の高い報告はまだ少なく、その実態はまだ十分に明らかにされていないと考えられたことなどを考慮して、今回は目標量の設定を見送った。

・妊婦・授乳婦（目標量）

生活習慣病の発症予防の観点から見て、妊婦及び授乳婦が同年齢の非妊娠・非授乳中の女性と異なる量の飽和脂肪酸を摂取すべきとするエビデンスは見いだせない。したがって、目標量は非妊娠・非授乳中の女性と同じとした。

4-4 重症化予防

発症予防と同様に重症化予防においても、飽和脂肪酸摂取量の制限が有効であることがメタ・アナリシスによって示されている[19)]。ところが、心筋梗塞の既往者に特化し、その後の総死亡率等への脂質（脂肪酸）摂取量が与える影響を検討した研究をまとめたメタ・アナリシスでは、飽和脂肪酸を多価不飽和脂肪酸に変える食改善は、総死亡率、循環器疾患死亡率、循環器疾患発症率、心筋梗塞発症率のいずれとも有意な関連を示さなかったとしている[20)]。

しかしながら、飽和脂肪酸摂取量の制限が血中総コレステロール濃度及びLDLコレステロール濃度を下げることは健康な者のみならず、既に脂質異常症を有する患者でも観察されている[21)]。したがって、脂質異常症、特に高LDLコレステロール血症の患者においては、発症予防の観点からのみならず、重症化予防の目的からも、飽和脂肪酸摂取量の低減が求められる。

⑤ n-6系脂肪酸

5-1 基本的事項

n-6系脂肪酸には、リノール酸（18：2 n-6）、γ-リノレン酸（18：3 n-6）、アラキドン酸（20：4 n-6）などがあり、γ-リノレン酸やアラキドン酸はリノール酸の代謝産物である。生体内では、リノール酸をアセチルCoAから合成することができないので、経口摂取する必要がある。日本人で摂取されるn-6系脂肪酸の98％はリノール酸である。γ-リノレン酸やアラキドン酸の単独摂取による人体への影響について調べた研究は少ない。

5-2 摂取状況

平成28年国民健康・栄養調査におけるn-6系脂肪酸摂取量の中央値は**表4**のとおりである。

表4 n-6系脂肪酸の摂取量（中央値：g/日）[1]

年 齢	男 性	女 性
1～2（歳）	4.30	4.48
3～5（歳）	6.29	6.20
6～7（歳）	8.06	7.24
8～9（歳）	8.15	7.36
10～11（歳）	10.12	8.45
12～14（歳）	10.73	9.17
15～17（歳）	12.62	9.13
18～29（歳）	10.67	8.43
30～49（歳）	10.44	8.57
50～64（歳）	10.53	8.64
65～74（歳）	9.46	8.21
75以上（歳）	8.25	7.23
妊 婦		9.13
授乳婦		10.17

[1] 平成28年国民健康・栄養調査。

5-3 健康の保持・増進

5-3-1 欠乏の回避

完全静脈栄養を補給されている者では、n-6系脂肪酸欠乏症が見られ、リノール酸7.4～8.0 g/日あるいは2％エネルギー投与により、欠乏症が消失する[22-26)]。したがって、n-6系脂肪酸は必須脂肪酸である。リノール酸以外のn-6系脂肪酸も理論的に考えて必須脂肪酸である。

n-6系脂肪酸の必要量を算定するために有用な研究は存在しない。したがって、推定平均必要量を算定することができない。その一方で、日常生活を自由に営んでいる健康な日本人にはn-6系脂肪酸の欠乏が原因と考えられる皮膚炎等の報告はない。そこで、現在の日本人のn-6系脂肪酸摂取量の中央値を用いて目安量を算定した。

5-3-1-1 目安量の策定方法

• 成人・高齢者・小児（目安量）

平成28年国民健康・栄養調査から算出されたn-6系脂肪酸摂取量の中央値を1歳以上の目安量（必須脂肪酸としての量）とした。なお、必要に応じて前後の年齢区分における値を参考にして値の平滑化を行った。

• 乳児（目安量）

母乳は、乳児にとって理想的な栄養源と考え、母乳脂質成分[27,28)]と基準哺乳量（0.78 L/日）[29,30)]から目安量を設定した。0～5か月の乳児は母乳（又は乳児用調製粉乳）から栄養を得ているが、6か月頃の乳児は離乳食への切り替えが始まる時期であり、6～11か月の乳児は母乳（又は乳児用調製粉乳）と離乳食の両方から栄養を得ている。この時期は幼児への移行期と考え、

0～5か月の乳児の目安量と1～2歳児の目安量（中央値）の平均を用いた。

0～5か月児の目安量は、母乳中のn-6系脂肪酸濃度（5.16 g/L）に基準哺乳量（0.78 L/日）を乗じて求めた。

n-6系脂肪酸：目安量（g/日）=5.16 g/L×0.78 L/日=4.02 g/日

6～11か月児の場合は、0～5か月児の目安量と1～2歳児の平成28年国民健康・栄養調査の摂取量の中央値（男女平均）の平均値として、以下のように求めた。

n-6系脂肪酸：目安量（g/日）=〔4.0+(4.7+4.5)/2〕/2=4.3 g/日

• 妊婦・授乳婦（目安量）

平成28年国民健康・栄養調査から算出された妊婦のn-6系脂肪酸摂取量の中央値は、9.13 g/日である。これを、胎児の発育に問題ないと想定される値として捉え、目安量を9 g/日とした。

授乳婦は、日本人の平均的な母乳脂質成分を持つ母乳を分泌することが期待される。平成28年国民健康・栄養調査から算出された授乳婦のn-6系脂肪酸摂取量の中央値は10.17 g/日である。これを、授乳婦の大多数で必須脂肪酸としての欠乏症状が認められない量であり、かつn-6系脂肪酸を十分含む母乳を分泌できる量と考え、目安量を10 g/日とした。

5-3-2　生活習慣病の発症予防

5-3-2-1　生活習慣病との関連

コホート研究をまとめたメタ・アナリシスで、リノール酸摂取が冠動脈疾患を予防する可能性が示唆されている[31)]。また、上述のように、飽和脂肪酸を多価不飽和脂肪酸（現実的にn-3系脂肪酸よりもn-6系脂肪酸が大部分を占める）に置き換えた場合の冠動脈疾患発症率への影響をコホート研究で検討した結果を統合したプールド・アナリシスでは、発症率の有意な減少を報告している[15)]。さらに、介入研究（一次予防、二次予防を含む）を統合したメタ・アナリシス[17)]で、飽和脂肪酸を多価不飽和脂肪酸に置き換えた場合、心筋梗塞発症率（死亡を含む）の有意な減少が観察されている。その反面、n-6系脂肪酸摂取と循環器疾患予防との関連を検討した介入試験をまとめたメタ・アナリシスでは、両者の間に意味のある関連を認めていない[32)]。

これらは全体として、n-6系脂肪酸が冠動脈疾患の予防に役立つ可能性を示唆しているものの、これらの研究報告に基づいて目標量を算定するのは難しいと考えられる。

5-4　生活習慣病の重症化予防

n-6系脂肪酸摂取と循環器疾患予防との関連を検討した介入試験をまとめたメタ・アナリシスでは、発症予防と同様に重症化予防においても、両者の間に意味のある関連を認めていない[20)]。n-6系脂肪酸特有の作用としてよりも、飽和脂肪酸を多価不飽和脂肪酸（現実的にn-3系脂肪酸よりもn-6系脂肪酸が大部分を占める）に置き換えた場合の効果が期待されている[33)]。詳細は飽和脂肪酸の重症化予防の項を参照されたい。

⑥ n-3系脂肪酸

6-1 基本的事項

n-3系脂肪酸は、生体内で合成できず（他の脂肪酸からも合成できない）、欠乏すれば皮膚炎などが発症する[34,35]。したがって、必須脂肪酸である。また、n-3系脂肪酸の生理作用は、n-6系脂肪酸の生理作用と競合して生じるものもある。さらに、n-3系脂肪酸はα-リノレン酸（18：3 n-3）、EPA（20：5 n-3）及びdocosapentaenoic acid（DPA、22：5 n-3）、DHA（22：6 n-3）に大別されることから、それぞれの健康効果についても研究が進められている。

6-2 摂取状況

平成28年国民健康・栄養調査におけるn-3系脂肪酸摂取量の中央値は、**表5**のとおりである。

また、日本人成人（31～76歳、男女各92人）における主なn-3系脂肪酸の摂取量（平均）は**図2**のとおりであり[2)]、日本人にとって最も摂取量の多いn-3系脂肪酸はα-リノレン酸である。

表5　n-3系脂肪酸の摂取量（中央値：g/日）[1]

年　齢	男　性	女　性
1～2（歳）	0.71	0.75
3～5（歳）	1.13	0.99
6～7（歳）	1.59	1.28
8～9（歳）	1.39	1.31
10～11（歳）	1.58	1.64
12～14（歳）	1.91	1.59
15～17（歳）	2.16	1.64
18～29（歳）	1.92	1.62
30～49（歳）	2.03	1.59
50～64（歳）	2.16	1.85
65～74（歳）	2.23	1.99
75以上（歳）	2.09	1.83
妊　婦		1.48
授乳婦		1.81

[1] 平成28年国民健康・栄養調査。

6-3 健康の保持・増進

6-3-1 欠乏の回避

小腸切除や脳障害等のため経口摂取できず、n-3系脂肪酸摂取量が非常に少ない患者で、鱗状皮膚炎、出血性皮膚炎、結節性皮膚炎、又は成長障害を生じ、n-3系脂肪酸を与えたところ、これらの症状が消失または軽快したことが報告されている[36,37)]。具体的には、0.2～0.3％エネルギーのn-3系脂肪酸投与により皮膚症状は改善し[36,37)]、1.3％エネルギーのn-3系脂肪酸投与により体重の増加が認められている[36)]。しかしながら、n-3系脂肪酸の必要量を算定するために有用な研究は十分には存在しない。その一方で、日常生活を自由に営んでいる健康な日本人にはn-３系脂肪酸の欠乏が原因と考えられる症状の報告はない。そこで、現在の日本人のn-３系脂肪酸摂取量の中央値を用いて目安量を算定した。

6-3-1-1 目安量の策定

・成人・高齢者・小児（目安量）

平成28年国民健康・栄養調査から算出されたn-３系脂肪酸摂取量の中央値を１歳以上の目安量（必須脂肪酸としての量：g/日）とした。なお、必要に応じて前後の年齢区分における値を参考にして値の平滑化を行った。

・乳児（目安量）

母乳は、乳児にとって理想的な栄養源と考え、母乳脂質成分[27,28]と基準哺乳量（0.78 L/日）[29,30]から目安量を設定した。０～５か月の乳児は母乳（又は乳児用調製粉乳）から栄養を得ているが、６か月頃の乳児は離乳食への切り替えが始まる時期であり、６～11か月の乳児は母乳（又は乳児用調製粉乳）と離乳食の両方から栄養を得ている。この時期は幼児への移行期と考え、０～５か月の乳児の目安量と１～２歳児の目安量（中央値）の平均を用いた。

０～５か月児の目安量は、母乳中のn-３系脂肪酸濃度（1.16 g/L）に基準哺乳量（0.78 L/日）を乗じて求めた。

n-３系脂肪酸：目安量（g/日）＝1.16 g/L×0.78 L/日＝0.9 g/日

６～11か月児の場合は、０～５か月児の目安量と１～２歳児の平成28年国民健康・栄養調査の摂取量の中央値（男女平均）の平均として、以下のように求めた。

n-3系脂肪酸：目安量（g/日）＝〔0.9＋(0.7＋0.8)/2〕/2＝0.8 g/日

・妊婦・授乳婦（目安量）

アラキドン酸やDHAは、神経組織の重要な構成脂質である。DHAは特に神経シナプスや網膜の光受容体に多く存在する。妊娠中は、胎児のこれらの器官生成のため、より多くのn-３系脂肪酸の摂取が必要とされる[38]。平成28年の国民健康・栄養調査から算出された妊婦のn-３系脂肪酸摂取量の中央値は1.48 g/日である。これが胎児の発育に問題のない値と考える。しかし、18～29歳及び30～49歳女性（非妊娠時）の摂取量（中央値）は、これを上回っている。妊娠時にn-３系脂肪酸摂取量を減らす必要は考えられないため、妊婦においても上記のうち摂取量が多かった30～49歳女性（非妊娠）の摂取量（中央値）を参考として用いて、目安量を1.6 g/日とした。

授乳婦は、日本人の平均的な母乳脂質成分を持つ母乳を分泌することが期待される。平成28年の国民健康・栄養調査から算出された授乳婦のn-３系脂肪酸摂取量の中央値は、1.81 g/日である。これが授乳婦の大多数で必須脂肪酸としての欠乏症状が認められない量であり、かつn-3系脂肪酸を十分に含む母乳を分泌できる量と考えられる。この摂取量（中央値）を用いて、目安量を1.8 g/日とした。

6-3-2 生活習慣病の発症予防

6-3-2-1 生活習慣病との関連

n-3系脂肪酸摂取量、特に、EPA及びDHAの摂取が循環器疾患の予防に有効であることを示した観察疫学研究が多数存在し、そのメタ・アナリシスもほぼこの考えを支持している[39]。しかしながら類似の目的で行われた介入研究の結果をまとめたメタ・アナリシスはこの考えを支持せず、予防効果があるとは言えないと結論を述べている[40]。α-リノレン酸と循環器疾患の発症率及び死亡率との関連を調べたコホート研究をまとめたメタ・アナリシスでは、弱いものの有意な負の関連を報告している[41]。

n-3系脂肪酸摂取量、特に、EPA及びDHAの摂取による認知機能低下や認知症の予防効果も期待されている[42]。一方で、治療効果についてまとめたメタ・アナリシスでは治療効果があるとは言えないと報告している[43]。

また、糖尿病の発症率との関連を検討したコホート研究をまとめたメタ・アナリシスではn-3系脂肪酸摂取が糖尿病の発症を増加させる可能性を示唆しているが、その結果は他の要因によって修飾されるため、結論を下すのは難しいとしている[44]。

6-4 生活習慣病の重症化予防

n-3系脂肪酸摂取と循環器疾患予防との関連を検討した介入試験をまとめたメタ・アナリシスでは、発症予防と同様に重症化予防においても、両者の間に意味のある関連を認めていない[40]。n-3系脂肪酸特有の作用としてよりも、飽和脂肪酸を多価不飽和脂肪酸（現実的にはn-3系脂肪酸よりもn-6系脂肪酸が大部分を占めるが）に置き換えた場合の効果が期待されている[45]。また、n-3系脂肪酸単独では、血中総コレステロール及びLDLコレステロールへの低下作用はなく、HDLコレステロールをわずかに上昇させると同時に、トリグリセリド（中性脂肪）を下げる効果が認められている[46]。この他の詳細については、飽和脂肪酸の重症化予防の項を参照されたい。

⑦ その他の脂質

7-1 一価不飽和脂肪酸

7-1-1 基本的事項

一価不飽和脂肪酸には、ミリストオレイン酸（14：1 n-7）、パルミトオレイン酸（16：1 n-7）、オレイン酸（18：1 n-9）、エルカ酸（22：1 n-9）などがある。一価不飽和脂肪酸は食品から摂取されるとともに、⊿9不飽和化酵素（desaturase）と呼ばれる二重結合を作る酵素により、飽和脂肪酸から生体内でも合成ができる。

7-1-2 摂取状況

平成28年国民健康・栄養調査における日本人成人（18歳以上）の摂取量の中央値は、20.0 g/日（男性）、17.0 g/日（女性）である。

7-1-3 健康の保持・増進

7-1-3-1 生活習慣病の発症予防

一価不飽和脂肪酸摂取量と総死亡率、循環器疾患死亡率、脳卒中死亡率、心筋梗塞死亡率の関連を検討したコホート研究の結果をまとめたメタ・アナリシスでは、どの指標でも有意な関連を観察していない[47)]。また、同様の検討を心筋梗塞に限って行ったメタ・アナリシスでも、有意な関連を見いだしていない[48)]。しかし、一つ目のメタ・アナリシスでは、「一価不飽和脂肪酸摂取量/飽和脂肪酸」の比が総死亡率や循環器疾患死亡率と有意な負の関連を示した[47)]。このことは、飽和脂肪酸に比べれば相対的に一価不飽和脂肪酸が循環器疾患の予防に寄与し得る可能性を示唆しているものと考えられる。

以上のように、一価不飽和脂肪酸が主な生活習慣病の予防にどのように、そしてどの程度寄与し得るか（又はリスクになるか）はまだ明らかではないと考え、一価不飽和脂肪酸の目標量は設定しなかった。しかし、一価不飽和脂肪酸もエネルギーを産生するため、肥満予防の観点から過剰摂取に注意すべきである。

7-1-3-2 目標量の策定

必須脂肪酸でなく、同時に、主な生活習慣病への量的影響も明らかではないため、目標量は策定しなかった。

7-2 トランス脂肪酸

7-2-1 基本的事項

トランス脂肪酸（トランス型脂肪酸）は不飽和脂肪酸であり、一つ以上の不飽和結合がトランス型である脂肪酸である（注：自然界に存在する脂肪酸に含まれる不飽和結合のほとんどはシス型結合である）。工業的に水素添加を行い、不飽和脂肪酸（液状油）を飽和脂肪酸（固形油）に変えるときに副産物として生じる。つまり、これらのトランス脂肪酸は工業由来のものである。また、反芻動物の胃で微生物により生成され、乳製品、肉の中に含まれる脂肪酸の中にもトランス脂肪酸が存在する。我々が摂取するトランス脂肪酸は、この二つに大別される。

7-2-2 摂取状況

食品安全委員会は「食品に含まれるトランス脂肪酸」（報告書）で、国民健康・栄養調査（平成15～19年）のデータを解析し、全対象者における平均値、中央値ともに0.3% エネルギーと報告している[49)]。

7-2-3 健康の保持・増進

7-2-3-1 生活習慣病の発症予防

トランス脂肪酸は、飽和脂肪酸よりもLDLコレステロール/HDLコレステロール比を大きく上昇させることが、介入試験をまとめたメタ・アナリシスで示されている[50)]。コホート研究をまとめたメタ・アナリシスでは、工業由来トランス脂肪酸の最大摂取群は最小摂取群に比較して冠動脈疾患発症の相対危険が1.3倍であったと報告されている[51)]。類似の結果は、その後の類似のメタ・アナリシスでも報告されている[52)]。

トランス脂肪酸摂取が数週間以内の血糖変化に与える影響を観察した介入試験をまとめたメタ・アナリシスでは、トランス脂肪酸摂取は血糖値に有意な変化を与えなかったと報告している[53]。また、コホート研究をまとめたメタ・アナリシスでも、糖尿病発症率との間に有意な関連を観察していない[52]。

なお、トランス脂肪酸は工業由来のものと、反芻動物の胃で微生物により生成され、乳製品、肉の中に含まれているものに大別される。冠動脈疾患や脂質系のトランス脂肪酸の影響は前者に限られると報告されている[51]。

また、2型糖尿病発症との関連を検討した観察研究をまとめたメタ・アナリシスでは有意な関連は認められておらず[52]、介入研究をまとめたメタ・アナリシスでもトランス脂肪酸摂取量を2.6～9.0% エネルギー増加させてもインスリンや血糖値の増加は認められていないと報告している[53]。

日本人のトランス脂肪酸摂取量（欧米に比較して少ない摂取量）の範囲で疾病罹患のリスクになるかどうかは明らかでない。しかし、欧米での研究では、トランス脂肪酸摂取量は冠動脈疾患[54]、血中CRP（C反応性たんぱく質）値[55]と用量依存的に正の関連が示され、閾値は示されていない。また、日本人の中にも欧米人のトランス脂肪酸摂取量に近い者もいる[56]。なお、工業的に生産されるトランス脂肪酸の人体での有用性は知られていない。

7-2-3-2　目標量の策定

必須脂肪酸でないため、必要量は存在しない。一方、冠動脈疾患の明らかな危険因子の一つであり、目標量の算定を考慮すべき栄養素である。

「LDLコレステロール/HDLコレステロール」の比への影響を考えるとその影響は、摂取量が同じ場合、トランス脂肪酸の方が飽和脂肪酸よりも2倍程度大きい[50]。これに現在の摂取量（前述のように日本人成人の平均摂取量は、トランス脂肪酸で0.3% エネルギー程度、飽和脂肪酸の7% エネルギー程度である）を考慮すると、トランス脂肪酸の影響は、飽和脂肪酸の影響の12分の1程度〔＝(0.3×２）/（７×１)〕となる。

トランス脂肪酸が冠動脈疾患の明らかな危険因子の一つであるものの、その摂取量及びその健康への影響が飽和脂肪酸に比べてかなり小さいと考えられること、日本人における摂取量の実態がいまだ十分には進んでいないことなどを勘案して、目標量は策定しないこととした。ただし、これはトランス脂肪酸の摂取量を現状のままに留めてよいという意味ではない。日本人の大多数は、トランス脂肪酸に関するWHOの目標を下回っており、通常の食生活ではトランス脂肪酸の摂取による健康への影響は小さいと考えられているものの、様々な努力によって（飽和脂肪酸に置き換えるのではなく）平均摂取量を更に少なくし、また、多量摂取者の割合を更に少なくするための具体的な対策が望まれる。

ところで、世界保健機関（WHO）を始め、アメリカなど幾つかの国では、トランス脂肪酸の摂取量を総エネルギー摂取量の１% 未満に留めることを推奨している[57,58]。したがって、あくまでも参考値ではあるものの、日本人においてもトランス脂肪酸の摂取量は１% エネルギー未満に留めることが望ましく、１% エネルギー未満でもできるだけ低く留めることが望ましいと考えられる。

⑧ 食事性コレステロール

8-1 基本的事項

コレステロールは、ステロイド骨格と炭化水素側鎖を持つ両親媒性の分子である。体内で合成でき、経口摂取されるコレステロール（食事性コレステロール）は体内で作られるコレステロールのおよそ 1/3～1/7 である[59]。また、コレステロールを多く摂取すると肝臓でのコレステロール合成は減少し、摂取量が少なくなるとコレステロール合成は増加し、末梢への補給が一定に保たれるようにフィードバック機構が働く。このため、コレステロール摂取量と血中コレステロール値との間には関連はあるものの、コレステロール摂取量がそのまま血中総コレステロール値に反映されるわけではない[60]。これらのことから、コレステロールは必須栄養素ではない。

8-2 摂取状況

平成 28 年国民健康・栄養調査における日本人成人（18 歳以上）の摂取量の中央値は、315 mg/日（男性）、278 mg/日（女性）である。

8-3 健康の保持・増進

8-3-1 生活習慣病の発症予防

8-3-1-1 生活習慣病との関連

古くは Keys の式[8] 及び Hegsted の式[9] として知られているとおり、コレステロール摂取量の変化は、飽和脂肪酸に摂取量の変化とともに、血中コレステロール値の変化に量的に関連する。つまり、コレステロール摂取量が増えれば血中コレステロールは増加する。類似の研究をまとめたメタ・アナリシスでも、ほぼ同じ結果が示されている[61]。しかし、両者の間に明確な閾値は観察されていない。

上記より、コレステロール摂取量の過剰摂取は循環器疾患の危険因子となり得ると考えられ、幾つかの疫学研究がその結果を報告している。個人や集団ごとに異なるものの、コレステロール摂取源の主なものは卵であり、そのために、疫学研究ではコレステロール摂取量の代わりに卵摂取量や卵摂取頻度を用いた研究も多い。このような方法を用いたコホート研究の結果をまとめたメタ・アナリシスは、卵摂取源と心筋梗塞発症率との間に有意な関連は認められなかったと報告している[62]。我が国で行われたコホート研究でも、ほぼ同様に、虚血性心疾患や脳卒中死亡率、心筋梗塞発症率との間に有意な関連は認められていない[63,64]。しかしながら、少なくとも我が国では、コレステロール摂取又は卵摂取が健康に好ましくないという情報が広く流布していたため、因果の逆転が生じた可能性を否定できないと考えられる。また、上記のメタ・アナリシスでは、習慣的な卵摂取頻度が 1.5 個/日を超えていた集団はわずか一つであり、そのために、この摂取頻度以上の範囲についての結果の信頼度は低いものと考えられる。

最近に発表された個々の研究を概観すると、アメリカで行われた六つのコホート研究のデータをプールして解析した研究では、コレステロール摂取量及び卵摂取量と、循環器疾患発症率及び総死亡率の間に、いずれも有意でほぼ直線的な正の関連が観察されている[65]。一方、中国で行われた 50 万人規模のコホート研究では、卵摂取量と循環器疾患発症率には、「摂取しない」から「1 日に 1 個」までの間で、有意な負の関連が認められている[66]。また、中国で行われた他のコホート研究では、1 日に 1 個以下の卵摂取は循環器疾患発症率及び総死亡率を上げることはなかったと報告している[67]。さらに、スウェーデンで行われた二つのコホート研究をまとめて解析した結果でも、１日に１個以下の卵摂取は心筋梗塞発症率と関連を認めなかったと報告している[68]。

しかしながら、これら疫学研究の多くにおいてコレステロール摂取量（又は卵摂取頻度）と心筋梗塞など循環器疾患の発症率及び死亡率との間に有意な関連が観察されなかったとしても、これをもってコレステロール摂取量の上限を設けなくてもよいとは言えない。一方で、コレステロール摂取量を変化させて血中コレステロールの変化を観察した介入試験においても、上述のように、明確な閾値が観察されていないため、上限を決めるための根拠として用いるのは難しい。

以上より、少なくとも循環器疾患予防（発症予防）の観点からは目標量（上限）を設けるのは難しいと考え、設定しないこととした。しかしながら、これは許容されるコレステロール摂取量に上限が存在しないことを保証するものではないことに強く注意すべきである。

8-4 生活習慣病の重症化予防

脂質異常症を有する者及びそのハイリスク者においては、そのリスクをできるだけ軽減する必要がある。上述のように、コレステロール摂取量の変化と血中コレステロールの変化は有意な相関を示すことから、望ましい摂取量の上限を決める必要があると考えられる。日本動脈硬化学会による「動脈硬化性疾患予防ガイドライン 2017 年版」では、冠動脈疾患のリスクに応じて LDL コレステロールの管理目標値が定められており、高 LDL コレステロール血症患者ではコレステロールの摂取を 200 mg/日未満とすることにより、LDL コレステロールの低下効果が期待できるとしている[69]。以上より、脂質異常症の重症化予防の目的からは、200 mg/日未満に留めることが望ましい。

〈概要〉

- 脂質の目標量を設定する主な目的は、飽和脂肪酸の過剰摂取を介して発症する生活習慣病を予防することにある。このことから、上限は、飽和脂肪酸の目標量の上限を考慮して設定した。一方、下限は、必須脂肪酸の目安量を下回らないように設定した。
- 飽和脂肪酸は、高 LDL コレステロール血症の主な危険因子の一つであり、循環器疾患（冠動脈疾患を含む）の危険因子でもあることから、生活習慣病の発症予防の観点から３歳以上で目標量（上限のみ）を設定した。
- n-6 系脂肪酸及び n-3 系脂肪酸は、必要量を算定するために有用な研究が十分存在しないため、現在の日本人の摂取量の中央値に基づいて目安量を設定した。
- コレステロールは、体内でも合成される。そのために目標量を設定することは難しいが、脂質異常症及び循環器疾患予防の観点から過剰摂取とならないように算定することが必要である。一方、脂質異常症の重症化予防の目的からは、200 mg/日未満に留めることが望ましい。
- トランス脂肪酸は、飽和脂肪酸と同様に、冠動脈疾患に関与する栄養素である。トランス脂肪酸は人体にとって不可欠な栄養素ではなく、健康の保持・増進を図る上で積極的な摂取は勧められないことから、その摂取量は１％エネルギー未満に留めることが望ましく、１％エネルギー未満でもできるだけ低く留めることが望ましい。

参考文献

1) Erdman JW, Macdonald IA, Zeisel SH. Present Knowledge of Nutrition (10th Edition), ILSI. Wiley-Blackwell: Ames Iowa, 2012.

2) Kobayashi S, Honda S, Murakami K, *et al.* Both comprehensive and brief self-administered diet history questionnaires satisfactorily rank nutrient intakes in Japanese adults. *J Epidemiol* 2012; **22**: 151-9.

3) Hooper L, Abdelhamid A, Moore HJ, *et al.* Effect of reducing total fat intake on body weight: systematic review and meta-analysis of randomised controlled trials and cohort studies. *BMJ* 2012; **345**: e7666.

4) Ezaki O. The optimal dietary fat to carbohydrate ratio to prevent obesity in the Japanese population: a review of the epidemiological, physiological and molecular evidence. *J Nutr Sci Vitaminol* 2011; **57**: 383-93.

5) Hooper L, Summerbell CD, Thompson R, *et al.* Reduced or modified dietary fat for preventing cardiovascular disease. *Cochrane Database Syst Rev* 2012; **5**: CD002137.

6) Asakura K, Sasaki S. SFA intake among Japanese schoolchildren: current status and possible intervention to prevent excess intake. *Public Health Nutr* 2017; **20**: 3247-56.

7) Murakami K, Okubo H, Livingstone MBE, *et al.* Adequacy of usual intake of Japanese children aged 3-5 years: A nationwide study. *Nutrients* 2018; **10**: 1150.

8) Keys A, Parlin RW. Serum cholesterol response to changes in dietary lipids. *Am J Clin Nutr* 1966; **19**: 175-81.

9) Hegsted DM, McGandy RB, Myers ML, *et al.* Quantitative effects of dietary fat on serum cholesterol in man. *Am J Clin Nutr* 1965; **17**: 281-95.

10) Doll R, Hill AB. The mortality of doctors in relation to their smoking habits: a preliminary report. 1954. *BMJ* 2004; **328**: 1529-33; discussion 1533.

11) Mensink RP, Zock PL, Kester AD, *et al.* Effects of dietary fatty acids and carbohydrates on the ratio of serum total to HDL cholesterol and on serum lipids and apolipoproteins: a meta-analysis of 60 controlled trials. *Am J Clin Nutr* 2003; **77**: 1146-55.

12) de Souza RJ, Mente A, Maroleanu A, *et al.* Intake of saturated and trans unsaturated fatty acids and risk of all cause mortality, cardiovascular disease, and type 2 diabetes: systematic review and meta-analysis of observational studies. *BMJ* 2015; **351**: h3978.

13) Siri-Tarino PW, Sun Q, Hu FB, *et al.* Meta-analysis of prospective cohort studies evaluating the association of saturated fat with cardiovascular disease. *Am J Clin Nutr* 2010; **91**: 535-46.

14) Scarborough P, Rayner M, van Dis I, *et al.* Meta-analysis of effect of saturated fat intake on cardiovascular disease: overadjustment obscures true associations. *Am J Clin Nutr* 2010; **92**: 458-9.

15) Jakobsen MU, O'Reilly EJ, Heitmann BL, *et al.* Major types of dietary fat and risk of coronary heart disease: a pooled analysis of 11 cohort studies. *Am J Clin Nutr* 2009; **89**: 1425-32.
16) Mozaffarian D, Micha R, Wallace S. Effects on coronary heart disease of increasing polyunsaturated fat in place of saturated fat: a systematic review and meta-analysis of randomized controlled trials. *PLoS Med* 2010; **7**: e1000252.
17) Muto M, Ezaki O. High dietary saturated fat is associated with a low risk of intracerebral hemorrhage and ischemic stroke in Japanese but not in non-Japanese: A review and meta-analysis of prospective cohort studies. *J Atheroscler Thromb* 2018; **25**: 375-92.
18) Te Morenga L, Montez JM. Health effects of saturated and trans-fatty acid intake in children and adolescents: Systematic review and meta-analysis. *PLoS One* 2017; **12**: e0186672.
19) Sacks FM, Lichtenstein AH, Wu JHY, *et al.*; American Heart Association. Dietary Fats and Cardiovascular Disease: A Presidential Advisory from the American Heart Association. *Circulation* 2017; **136**: e1-23.
20) Schwingshackl L, Hoffmann G. Dietary fatty acids in the secondary prevention of coronary heart disease: a systematic review, meta-analysis and meta-regression. *BMJ Open* 2014; **4**: e004487.
21) Howell WH, McNamara DJ, Tosca MA, *et al.* Plasma lipid lipoprotein responses to dietary fat and cholesterol: a meta-analysis. *Am J Clin Nutr* 1997; **65**: 1747-64.
22) Jeppesen PB, Hoy CE, Mortensen PB. Essential fatty acid deficiency in patients receiving home parenteral nutrition. *Am J Clin Nutr* 1998; **68**: 126-33.
23) Barr LH, Dunn GD, Brennan MF. Essential fatty acid deficiency during total parenteral nutrition. *Ann Surg* 1981; **193**: 304-11.
24) Collins FD, Sinclair AJ, Royle JP, *et al.* Plasma lipids in human linoleic acid deficiency. *Nutr Metab* 1971; **13**: 150-67.
25) Goodgame JT, Lowry SF, Brennan MF. Essential fatty acid deficiency in total parenteral nutrition: time course of development and suggestions for therapy. *Surgery* 1978; **84**: 271-7.
26) Wong KH, Deitel M. Studies with a safflower oil emulsion in total parenteral nutrition. *Can Med Assoc J* 1981; **125**: 1328-34.
27) 文部科学省科学技術・学術審議会資源調査分科会．日本食品標準成分表 2015 年版（七訂）．全官報，東京，2014.
28) 井戸田正，桜井稔夫，菅原牧裕，他．最近の日本人人乳組成に関する全国調査（第二報）—脂肪酸組成およびコレステロール，リン脂質含量について—．日本小児栄養消化器病学会雑誌 1991; **5**: 159-73.
29) 鈴木久美子，佐々木晶子，新澤佳代，他．離乳前乳児の哺乳量に関する研究．栄養学雑誌 2004; **62**: 369-72.
30) 廣瀬潤子，遠藤美佳，柴田克己，他．日本人母乳栄養児（0～5ヵ月）の哺乳量．日本母乳哺育学会雑誌 2008; **2**: 23-8.
31) Farvid MS, Ding M, Pan A, *et al.* Dietary linoleic acid and risk of coronary heart disease: a systematic review and meta-analysis of prospective cohort studies. *Circulation* 2014; **130**: 1568-78.

32) Hooper L, Al-Khudairy L, Abdelhamid AS, *et al.* Omega-6 fats for the primary and secondary prevention of cardiovascular disease. *Cochrane Database Syst Rev* 2018; **7**: CD011094.
33) Howell WH, McNamara DJ, Tosca MA, *et al.* Plasma lipid lipoprotein responses to dietary fat and cholesterol: a meta-analysis. *Am J Clin Nutr* 1997; **65**: 1747-64.
34) Bjerve KS. n-3 fatty acid deficiency in man. *J Intern Med Suppl* 1989; **731**: 171-5.
35) Holman RT, Johnson SB, Hatch TF. A case of human linolenic acid deficiency involving neurological abnormalities. *Am J Clin Nutr* 1982; **35**: 617-23.
36) Bjerve KS, Thoresen L, Borsting S. Linseed and cod liver oil induce rapid growth in a 7-year-old girl with N-3- fatty acid deficiency. *JPEN J Parenter Enteral Nutr* 1988; **12**: 521-5.
37) Bjerve KS. Alpha-linolenic acid deficiency in adult women. *Nutr Rev* 1987; **45**: 15-9.
38) Innis SM. Essential fatty acids in growth and development. *Prog Lipid Res* 1991; **30**: 39-103.
39) Alexander DD, Miller PE, Van Elswyk ME, *et al.* A Meta-Analysis of Randomized Controlled Trials and Prospective Cohort Studies of Eicosapentaenoic and Docosahexaenoic Long-Chain Omega-3 Fatty Acids and Coronary Heart Disease Risk. *Mayo Clin Proc* 2017; **92**: 15-29.
40) Abdelhamid AS, Brown TJ, Brainard JS, *et al.* Omega-3 fatty acids for the primary and secondary prevention of cardiovascular disease. *Cochrane Database Syst Rev* 2018; **7**: CD003177.
41) Wei J, Hou R, Xi Y, *et al.* The association and dose-response relationship between dietary intake of α-linolenic acid and risk of CHD: a systematic review and meta-analysis of cohort studies. *Br J Nutr* 2018; **119**: 83-9.
42) Zhang Y, Chen J, Qiu J, *et al.* Intakes of fish and polyunsaturated fatty acids and mild-to-severe cognitive impairment risks: a dose-response meta-analysis of 21 cohort studies. *Am J Clin Nutr* 2016; **103**: 330-40.
43) Burckhardt M, Herke M, Wustmann T, *et al.* Omega-3 fatty acids for the treatment of dementia. *Cochrane Database Syst Rev* 2016; **4**: CD009002.
44) Chen C, Yang Y, Yu X, *et al.* Association between omega-3 fatty acids consumption and the risk of type 2 diabetes: A meta-analysis of cohort studies. *J Diabetes Investig* 2017; **8**: 480-8.
45) Hamley S. The effect of replacing saturated fat with mostly n-6 polyunsaturated fat on coronary heart disease: a meta-analysis of randomised controlled trials. *Nutr J* 2018; **16**: 30.
46) Hartweg J, Farmer AJ, Perera R, *et al.* Meta-analysis of the effects of n-3 polyunsaturated fatty acids on lipoproteins and other emerging lipid cardiovascular risk markers in patients with type 2 diabetes. *Diabetologia* 2007; **50**: 1593-602.
47) Schwingshackl L, Hoffmann G. Monounsaturated fatty acids, olive oil and health status: a systematic review and meta-analysis of cohort studies. *Lipids Health Dis* 2014; **13**: 154.
48) Chowdhury R, Warnakula S, Kunutsor S, *et al.* Association of dietary, circulating, and supplement fatty acids with coronary risk: a systematic review and meta-analysis. *Ann Intern Med* 2014; **160**: 398-406.

49) 食品安全委員会．新開発食品評価書　食品に含まれるトランス脂肪酸．2012: 1-157.
50) Ascherio A, Katan MB, Zock PL, *et al.* Trans fatty acids and coronary heart disease. *N Engl J Med* 1999; **340**: 1994-8.
51) Bendsen NT, Christensen R, Bartels EM, *et al.* Consumption of industrial and ruminant trans fatty acids and risk of coronary heart disease: a systematic review and meta-analysis of cohort studies. *Eur J Clin Nutr* 2011; **65**: 773-83.
52) de Souza RJ, Mente A, Maroleanu A, *et al.* Intake of saturated and trans unsaturated fatty acids and risk of all cause mortality, cardiovascular disease, and type 2 diabetes: systematic review and meta-analysis of observational studies. *BMJ* 2015; **351**: h3978.
53) Aronis KN, Khan SM, Mantzoros CS. Effects of trans fatty acids on glucose homeostasis: a meta-analysis of randomized, placebo-controlled clinical trials. *Am J Clin Nutr* 2012; **96**: 1093-9.
54) Oh K, Hu FB, Manson JE, *et al.* Dietary fat intake and risk of coronary heart disease in women: 20 years of follow-up of the nurses' health study. *Am J Epidemiol* 2005; **161**: 672-9.
55) Lopez-Garcia E, Schulze MB, Meigs JB, *et al.* Consumption of trans fatty acids is related to plasma biomarkers of inflammation and endothelial dysfunction. *J Nutr* 2005; **135**: 562-6.
56) 川端輝江，兵庫弘夏，萩原千絵，他．食事の実測による若年女性のトランス脂肪酸摂取量．日本栄養・食糧学会誌 2008; **61**: 161-8.
57) Nishida C, Uauy R, Kumanyika S, *et al.* The joint WHO/FAO expert consultation on diet, nutrition and the prevention of chronic diseases: process, product and policy implications. *Public Health Nutr* 2004; **7**: 245-50.
58) Lichtenstein AH, Appel LJ, Brands M, *et al.* Diet and lifestyle recommendations revision 2006: a scientific statement from the American Heart Association Nutrition Committee. *Circulation* 2006; **114**: 82-96.
59) Ros E. Intestinal absorption of triglyceride and cholesterol. Dietary and pharmacological inhibition to reduce cardiovascular risk. *Atherosclerosis* 2000; **151**: 357-79.
60) McNamara DJ, Kolb R, Parker TS, *et al.* Heterogeneity of cholesterol homeostasis in man. Response to changes in dietary fat quality and cholesterol quantity. *J Clin Invest* 1987; **79**: 1729-39.
61) Weggemans RM, Zock PL, Katan MB. Dietary cholesterol from eggs increases the ratio of total cholesterol to high-density lipoprotein cholesterol in humans: a meta-analysis. *Am J Clin Nutr* 2001; **73**: 885-91.
62) Rong Y, Chen L, Zhu T, *et al.* Egg consumption and risk of coronary heart disease and stroke: dose-response meta-analysis of prospective cohort studies. *BMJ* 2013; **346**: e8539.
63) Nakamura Y, Okamura T, Tamaki S, *et al.*; NIPPON DATA80 Research Group. Egg consumption, serum cholesterol, and cause-specific and all-cause mortality: the National Integrated Project for Prospective Observation of Non-communicable Disease and Its Trends in the Aged, 1980 (NIPPON DATA80). *Am J Clin Nutr* 2004; **80**: 58-63.

64) Nakamura Y, Iso H, Kita Y, *et al.* Egg consumption, serum total cholesterol concentrations and coronary heart disease incidence: Japan Public Health Center-based prospective study. *Br J Nutr* 2006; **96**: 921-8.
65) Zhong VW, Van Horn L, Cornelis MC, *et al.* Associations of dietary cholesterol or egg consumption with incident cardiovascular disease and mortality. *JAMA* 2019; **321**: 1081-95.
66) Qin C, Lv J, Guo Y, *et al.*; China Kadoorie Biobank Collaborative Group. Associations of egg consumption with cardiovascular disease in a cohort study of 0.5 million Chinese adults. *Heart* 2018; **104**: 1756-63.
67) Xu L, Lam TH, Jiang CQ, *et al.* Egg consumption and the risk of cardiovascular disease and all-cause mortality: Guangzhou Biobank Cohort Study and meta-analyses. *Eur J Nutr* 2018: [Epub ahead of print].
68) Larsson SC, Akesson A, Wolk A. Egg consumption and risk of heart failure, myocardial infarction, and stroke: results from 2 prospective cohorts. *Am J Clin Nutr* 2015; **102**: 1007-13.
69) 日本動脈硬化学会編. 動脈硬化性疾患予防ガイドライン 2017 年版. 日本動脈硬化学会, 2017.

脂質の食事摂取基準（% エネルギー）

性 別	男 性		女 性	
年齢等	目安量	目標量[1]	目安量	目標量[1]
0 ～ 5（月）	50	—	50	—
6 ～11（月）	40	—	40	—
1 ～ 2（歳）	—	20～30	—	20～30
3 ～ 5（歳）	—	20～30	—	20～30
6 ～ 7（歳）	—	20～30	—	20～30
8 ～ 9（歳）	—	20～30	—	20～30
10～11（歳）	—	20～30	—	20～30
12～14（歳）	—	20～30	—	20～30
15～17（歳）	—	20～30	—	20～30
18～29（歳）	—	20～30	—	20～30
30～49（歳）	—	20～30	—	20～30
50～64（歳）	—	20～30	—	20～30
65～74（歳）	—	20～30	—	20～30
75 以上（歳）	—	20～30	—	20～30
妊 婦			—	20～30
授乳婦			—	20～30

[1] 範囲に関しては、おおむねの値を示したものである。

飽和脂肪酸の食事摂取基準（% エネルギー）[1,2]

性別	男性	女性
年齢等	目標量	目標量
0～5（月）	—	—
6～11（月）	—	—
1～2（歳）	—	—
3～5（歳）	10 以下	10 以下
6～7（歳）	10 以下	10 以下
8～9（歳）	10 以下	10 以下
10～11（歳）	10 以下	10 以下
12～14（歳）	10 以下	10 以下
15～17（歳）	8 以下	8 以下
18～29（歳）	7 以下	7 以下
30～49（歳）	7 以下	7 以下
50～64（歳）	7 以下	7 以下
65～74（歳）	7 以下	7 以下
75 以上（歳）	7 以下	7 以下
妊婦		7 以下
授乳婦		7 以下

[1] 飽和脂肪酸と同じく、脂質異常症及び循環器疾患に関与する栄養素としてコレステロールがある。コレステロールに目標量は設定しないが、これは許容される摂取量に上限が存在しないことを保証するものではない。また、脂質異常症の重症化予防の目的からは、200 mg/ 日未満に留めることが望ましい。

[2] 飽和脂肪酸と同じく、冠動脈疾患に関与する栄養素としてトランス脂肪酸がある。日本人の大多数は、トランス脂肪酸に関する世界保健機関（WHO）の目標（1% エネルギー未満）を下回っており、トランス脂肪酸の摂取による健康への影響は、飽和脂肪酸の摂取によるものと比べて小さいと考えられる。ただし、脂質に偏った食事をしている者では、留意する必要がある。トランス脂肪酸は人体にとって不可欠な栄養素ではなく、健康の保持・増進を図る上で積極的な摂取は勧められないことから、その摂取量は 1% エネルギー未満に留めることが望ましく、1% エネルギー未満でもできるだけ低く留めることが望ましい。

n-6 系脂肪酸の食事摂取基準（g/日）

性　別	男　性	女　性
年齢等	目安量	目安量
0 ～ 5 （月）	4	4
6 ～11 （月）	4	4
1 ～ 2 （歳）	4	4
3 ～ 5 （歳）	6	6
6 ～ 7 （歳）	8	7
8 ～ 9 （歳）	8	7
10～11 （歳）	10	8
12～14 （歳）	11	9
15～17 （歳）	13	9
18～29 （歳）	11	8
30～49 （歳）	10	8
50～64 （歳）	10	8
65～74 （歳）	9	8
75 以上（歳）	8	7
妊　婦		9
授乳婦		10

n-3 系脂肪酸の食事摂取基準（g/日）

性　別	男　性	女　性
年齢等	目安量	目安量
0 ～ 5 （月）	0.9	0.9
6 ～11 （月）	0.8	0.8
1 ～ 2 （歳）	0.7	0.8
3 ～ 5 （歳）	1.1	1.0
6 ～ 7 （歳）	1.5	1.3
8 ～ 9 （歳）	1.5	1.3
10～11 （歳）	1.6	1.6
12～14 （歳）	1.9	1.6
15～17 （歳）	2.1	1.6
18～29 （歳）	2.0	1.6
30～49 （歳）	2.0	1.6
50～64 （歳）	2.2	1.9
65～74 （歳）	2.2	2.0
75 以上（歳）	2.1	1.8
妊　婦		1.6
授乳婦		1.8

1-4 炭水化物

① 基本的事項

炭水化物（carbohydrate）は、その細分類（特に、糖類・多糖類の別、多糖類は更にでんぷんと非でんぷん性多糖類の別）によって栄養学的意味は異なる。しかしながら、食品成分表〔日本食品標準成分表 2015 年版（七訂）〕[1] においてそれらの含有量が収載されるに至ったものの、いまだ未測定の食品も多い。そのため、日本人におけるそれらの摂取量を知るのは困難であり、そのための専用の食品成分表を開発する必要がある [2]。そこでここでは、総炭水化物と食物繊維に限定して、その栄養学的意義と食事摂取基準としての指標及びその値について記す。

加えて、炭水化物ではないものの、エネルギーを産生し、かつ、各種生活習慣病との関連が注目されているアルコールについても、この章で触れる。

1-1 定義と分類

炭水化物は、組成式 $Cm(H_2O)n$ からなる化合物である。炭水化物は、単糖あるいはそれを最小構成単位とする重合体である。主な炭水化物を**表 1** に示す [3]。

生理学的には、ヒトの消化酵素で消化できる易消化性炭水化物と消化できない難消化性炭水化物に分類できる。食物繊維という名称は、生理学的な特性を重視した分類法であり、食物繊維の定義は国内外の組織間で少しずつ異なっている [4]。通常の食品だけを摂取している状態では、摂取される食物繊維のほとんどが非でんぷん性多糖類であり、難消化性炭水化物にほぼ一致する。

食物繊維の定義はまだ十分には定まっていないが、食事摂取基準ではその科学性をある程度担保しつつ、活用の簡便性を図ることを目的として、易消化性炭水化物を糖質、難消化性炭水化物を食物繊維と呼ぶことにする。

表 1　主な炭水化物の分類

分　類 （重合度）	下位分類	構成物質	消化性	食事摂取基準で用いた分類	
糖類 （1～2）	単糖類 二糖類 糖アルコール	グルコース、ガラクトース、フルクトース スクロース、ラクトース、マルトース ソルビトール、マンニトール	易[1]	炭水 化物	糖質
オリゴ糖 （3～9）	マルトオリゴ等 他のオリゴ等	マルトデキストリン			
多糖類 （10 以上）	デンプン 非デンプン性多糖類	アミロース、アミロペクチン、他 セルロース、ヘミセルロース、ペクチン、他	難[2]		食物 繊維

[1] 易消化性炭水化物とも呼ばれる。
[2] 難消化性炭水化物とも呼ばれる。

1-2 機能

栄養学的な側面からみた炭水化物の最も重要な役割は、エネルギー源である。炭水化物から摂取するエネルギーのうち、食物繊維に由来する部分はごくわずかであり、そのほとんどは糖質に由来する。したがって、エネルギー源としての機能を根拠に食事摂取基準を設定する場合には、炭水化物と糖質の食事摂取基準はほぼ同じものとなり、両者を区別する必要性は乏しい。

糖質は、約4 kcal/g のエネルギーを産生し、その栄養学的な主な役割は、脳、神経組織、赤血球、腎尿細管、精巣、酸素不足の骨格筋等、通常はぶどう糖（グルコース）しかエネルギー源として利用できない組織にぶどう糖を供給することである。脳は、体重の2％程度の重量であるが、総基礎代謝量の約20％を消費すると考えられている[5)]。基礎代謝量を1,500 kcal/日とすれば、脳のエネルギー消費量は300 kcal/日になり、これはぶどう糖75 g/日に相当する。上記のように脳以外の組織もぶどう糖をエネルギー源として利用することから、ぶどう糖の必要量は少なくとも100 g/日と推定され、すなわち、糖質の最低必要量はおよそ100 g/日と推定される。しかし、肝臓は、必要に応じて筋肉から放出された乳酸やアミノ酸、脂肪組織から放出されたグリセロールを利用して糖新生を行い、血中にぶどう糖を供給する。したがって、これは真に必要な最低量を意味するものではない。

食物繊維は、腸内細菌による発酵分解によってエネルギーを産生する。しかし、その値は一定でなく、有効エネルギーは0～2 kcal/g と考えられている[6)]。さらに、炭水化物に占める食物繊維の割合（重量割合）はわずかであるために、食物繊維に由来するエネルギーが炭水化物全体に由来するエネルギーに占める割合はごくわずかであり、食事摂取基準の活用上は無視し得ると考えられる。

一方、食物繊維摂取量は、数多くの生活習慣病の発症率又は死亡率との関連が検討されており、メタ･アナリシスによって数多くの疾患と有意な負の関連が報告されている稀な栄養素である。代表的なものとして、総死亡率[7)]、心筋梗塞の発症及び死亡[8)]、脳卒中の発症[9,10)]、循環器疾患の発症及び死亡[8,11,12)]、2型糖尿病の発症[13,14)]、乳がんの発症[15,16)]、胃がんの発症[17)]、大腸がんの発症[18,19)]などがある。例えば、食物繊維をほとんど摂取しない場合に比べて、20 g/日程度摂取していた群では心筋梗塞の発症率が15％ほど低かった[8)]と報告されている。また、メタボリックシンドロームの発症率との関連を検討したメタ･アナリシスも存在する[20,21)]。これらの報告は、総合的には食物繊維摂取量が多いほどこれらの発症率や死亡率が低くなる傾向を認めている。2型糖尿病の発症率との関連を検討したメタ･アナリシスでは、20 g/日以上摂取した場合に発症率の低下が観察されており、閾値としてこの値が存在する可能性を示唆している[14)]。血中総コレステロール及びLDLコレステロールとの負の関連も報告されているが、これは水溶性食物繊維に限られるとされている[22)]。また、ヨーロッパで行われた大規模コホート研究では、食物繊維摂取量と体重増加の間に負の関連が観察されている[23)]。

食物繊維摂取量が排便習慣（健康障害としては便秘症）に影響を与える可能性が示唆されている[24)]。食物繊維摂取量と便秘症罹患率との関連を横断的並びに縦断的に検討した疫学研究では、便秘症の罹患率、発症率及び排便頻度と食物繊維摂取量との間に負の関連を認めたとする報告がある[25)]。その一方で、両者の間に関連を認めなかった研究も存在する[26)]。

② 指標設定の基本的な考え方

炭水化物、特に糖質は、エネルギー源として重要な役割を担っているが、上述のようにその必要量は明らかにできない。また、通常、乳児以外の者はこれよりも相当に多い炭水化物を摂取している。そのため、推定必要量を算定する意味も価値も乏しい。さらに、炭水化物が直接に特定の健康障害の原因となるとの報告は、2型糖尿病を除けば、理論的にも疫学的にも乏しい。そのため、炭水化物については推定平均必要量（及び推奨量）も耐容上限量も設定しない。同様の理由により、目安量も設定しなかった。一方、炭水化物はエネルギー源として重要であるため、この観点から指標を算定する必要があり、アルコールを含む合計量として、たんぱく質及び脂質の残余として目標量（範囲）を算定した。

単糖及び二糖類、すなわち糖類の過剰摂取が肥満やう歯の原因となることは広く知られている[27)]。そのため、例えばWHOは、その中のfree sugar（遊離糖類：食品加工又は調理中に加えられる糖類）の摂取量に関する勧告を出しており、総エネルギーの10％未満、望ましくは5％未満に留めることを推奨している[28)]。しかしながら、我が国では、日本食品標準成分表に単糖や二糖類など糖の成分が収載されたのは比較的最近であり、現在においても成分が特定されていない食品が多く、糖類の摂取量の把握がいまだ困難である。そのため、今回はその基準の設定を見送ることにした。

なお、日本食品標準成分表における糖類の欠損値を補完した上で日本人における糖類摂取量を調べた研究によれば、その平均摂取量（男児・男性/女児・女性）は幼児（18～35か月）で6.1/6.9％エネルギー、小児（3～6歳）で7.6/7.7％エネルギー、学童（8～14歳）で5.8/6.0％エネルギー、成人（20～69歳）で6.1/7.4％エネルギーであったと報告しており、我が国でもその過剰摂取に注意すべき状態であるおそれが示唆されている[2,29)]。

一方、食物繊維は、摂取不足が対象とする生活習慣病の発症に関連するという報告が多いことから、目標量を設定することとした。

③ 炭水化物

3-1 健康の保持・増進

3-1-1 生活習慣病の発症予防

3-1-1-1 目標量の策定方法

• 成人・高齢者・小児（目標量）

炭水化物の多い食事は、その質への配慮を欠くと、精製度の高い穀類や甘味料や甘味飲料、酒類に過度に頼る食事になりかねない。これは好ましいことではない。同時に、このような食事は数多くのビタミン類やミネラル類の摂取不足を招きかねないと考えられる。これは、精製度の高い穀類や甘味料や甘味飲料、酒類は数多くのミネラル、ビタミンの含有量が他の食品に比べて相対的に少ないからである。たんぱく質の目標量の下の値（13又は15％エネルギー）と脂質の目標量の下の値（20％エネルギー）に対応する炭水化物の目標量は67又は65％エネルギーとなるが、上記の理由のために、それよりもやや少ない65％エネルギーを目標量（上限）とすることとした。したがって、たんぱく質、脂質、炭水化物のそれぞれの目標量の下の値の合計は100％エネルギーにはならない。この点に注意して用いる必要がある。

一方、目標量（下限）は、たんぱく質の目標量の上の値（20％エネルギー）と脂質の目標量の上の値（30％エネルギー）に対応させた。ただし、この場合には、食物繊維の摂取量が少なくならないように、炭水化物の質に注意すべきである。

ところで、アメリカ人中年男女（45～64歳）15,428人を25年間追跡して、炭水化物摂取量と総死亡率との関連を検討した報告によると、炭水化物摂取量が50～55％エネルギーであった集団で最も低い総死亡率と最も長い平均期待余命が観察された[30)]。同時に、総死亡率の上昇と平均期待余命の短縮は炭水化物摂取量が55～65％エネルギーであった集団ではわずかであった。これは、目標量の範囲を 50～65% エネルギーとすることを間接的に支持する知見であると考えられる。

• **妊婦・授乳婦（目標量）**

生活習慣病の発症予防の観点から見て、妊婦及び授乳婦が同年齢の非妊娠・非授乳中の女性と異なる量の炭水化物を摂取すべきとするエビデンスは見いだせない。したがって、目標量は妊娠可能年齢の非妊娠・非授乳中の女性と同じとした。

3-2 生活習慣病の重症化予防

生活習慣病の発症予防と同様に、栄養学的な側面から見た炭水化物の最も重要な役割は重症化予防においてもエネルギー源としての働きと血糖上昇作用である。なお、食物繊維については後述する。糖類については、今回は触れない。

エネルギー源としての炭水化物摂取（制限）の効果は肥満症患者及び過体重者を対象とした多数の介入試験で検証されている。結果のばらつきは大きいものの、同じエネルギー量を有する炭水化物が有する減量効果は、同じエネルギー量を有する脂質及びたんぱく質と有意に異なるものではないとしたメタ・アナリシスが多い[31-33]。これは、炭水化物摂取量の制限によって総エネルギー摂取量を制限すれば減量効果を期待できるが、炭水化物摂取量の制限によって減少させたエネルギー摂取量を他の栄養素（脂質又はたんぱく質）で補い、総エネルギー摂取量が変わらない場合には減量効果は期待できないことを示している。

糖尿病患者又は高血糖者を対象として、炭水化物摂取量を制限したときの血糖（又は HbA1c）の変化を観察した介入試験も一定数存在する。これらの研究をまとめたメタ・アナリシスでは、短期間（３か月）かつ非常に炭水化物摂取量が少ない（15% エネルギー前後）試験でのみ、対照群（通常の炭水化物摂取量）に比べて有意な HbA1c の低下が観察されたが、それ以上の炭水化物制限や、それ以上の長期試験（６か月以上）では有意な HbA1c の低下は観察されなかった[34]。他の類似のメタ・アナリシスもほぼ同じ結果を得ている[35,36]。これは、現実的に実行可能であり、かつ、他の栄養素による健康への不利益が生じない範囲であり、さらに、糖尿病の管理に求められる十分に長い期間にわたって行うべき食事療法として、炭水化物摂取量の制限は、少なくとも HbA1c の変化を指標とした場合、血糖値の改善に寄与しないことを示している。

高食物繊維摂取が便秘（特に小児の便秘）の改善に有効か否かを検証した介入試験は、その質が不十分なものが多いという限界もあり、有効であるとした研究も存在するものの、結論は得られていない[37]。

④ 食物繊維

4-1 健康の保持・増進

4-1-1 生活習慣病の発症予防

4-1-1-1 生活習慣病との関連

食物繊維摂取量と主な生活習慣病の発症率又は死亡率との関連を検討した疫学研究（及びそのメタ・アナリシス）のほとんどが負の関連を示す一方で、明らかな閾値が存在しないことを示している[38]。アメリカ・カナダの食事摂取基準では、これらの研究論文を中心にレビューを行い、14 g/1,000kcal を目安量としている（注：アメリカ・カナダの食事摂取基準には目標量はなく、目安量を用いている）[5]。これは、それぞれの研究において最も大きな予防効果が観察された群の摂取量の代表値に基づく値である。

4-1-1-2 目標量の策定方法

・成人・高齢者（目標量）

アメリカ・カナダの食事摂取基準では、上記の限界はあるものの、この基準を参考にすれば、成人では理想的には 24 g/日以上、できれば 14 g/1,000 kcal 以上を目標量とすべきであると考えられる。しかしながら、平成 28 年国民健康・栄養調査に基づく日本人の食物繊維摂取量の中央値は、全ての年齢区分でこれらよりかなり少ない（**表 2**）。そのために、これらの値を目標量として掲げてもその実施可能性は低いと言わざるを得ない。そこで、下記の方法で目標量を算定することとした。

現在の日本人成人（18 歳以上）における食物繊維摂取量の中央値（13.7 g/日）と、24 g/日との中間値（18.9 g/日）をもって目標量を算出するための参照値とした。次に、成人（18 歳以上）における参照体重の平均値（58.3 kg）と性別及び年齢区分ごとの参照体重を用い、その体重比の 0.75 乗を用いて体表面積を推定する方法により外挿し、性別及び年齢区分ごとの目標量を算出した。ただし、参照体重の平均値には、性及び年齢区分（全 10 階級）における値の単純平均を用いた。

具体的には、

$$18.9\ (\text{g/日}) \times 〔\text{性別及び年齢区分ごとの参照体重}(\text{kg}) \div 58.3(\text{kg})〕^{0.75}$$

により得られた値を整数にした上で、隣り合う年齢区分間で値の平滑化を行った（**表 2**）。

ところで、目標量の算定に用いられた研究の多くは、通常の食品に由来する食物繊維であり、サプリメント等に由来するものではない。したがって、同じ量の食物繊維を通常の食品に代えてサプリメント等で摂取したときに、ここに記されたものと同等の健康利益を期待できるという保証はない。さらに、食品由来で摂取できる量を超えて大量の食物繊維をサプリメント等によって摂取すれば、ここに記されたよりも多くの（大きな）健康利益が期待できるとする根拠はない。

・小児（目標量）

食物繊維摂取量が対象とする生活習慣病の発症や重症化予防に直接に関与しているとする報告は小児では乏しい。したがって、これらを根拠として目標量を算定するのは難しいと考えられる。

しかしながら、生活習慣病の発症には長期間にわたる習慣的な栄養素摂取量が影響することから、小児期の食習慣が成人後の循環器疾患の発症やその危険因子に影響を与えている可能性が示唆されている[39)]。また、小児期の食習慣はその後の食習慣にある程度影響しているという報告も複数ある[40,41)]。このようなことにより、小児期においても食事摂取基準を設定することが勧められている[42)]。

小児において発生頻度の高い健康障害として便秘がある。高食物繊維摂取が便秘の改善に及ぼす効果をまとめたシステマティック・レビューでは、高食物繊維摂取は便秘の改善に効果があるとした報告が存在すると記述されている[43)]。また、高食物繊維摂取者で便秘保有率が低い傾向があるとした横断研究も我が国に存在する[44)]。しかしながら、いずれの報告でも明確な閾値は示されておらず、量的な議論は乏しく、そのためこれらの報告を目標量の算定に利用するのは難しいと考えられる。

ところで、最近の全国調査において、3～5歳の小児における摂取量の中央値は8.7 g/日（男児）、8.5 g/日（女児）と報告されている[45)]。3歳未満の小児については、我が国における摂取実態の詳細は明らかになっておらず目標量を算定する根拠が乏しいことから、3～17歳については成人と同じ方法で目標量を算出することにした。なお、算出された目標量よりも現在の摂取量の中央値の方が多い場合には、現在の摂取量の中央値を目標量とした。

・妊婦・授乳婦（目標量）

生活習慣病の発症予防の観点から見て、妊婦及び授乳婦が同年齢の非妊娠・非授乳中の女性と異なる量の食物繊維を摂取すべきとするエビデンスは見いだせない。したがって、目標量は妊娠可能年齢の非妊娠・非授乳中の女性と同じとした。

表2　食物繊維の目標量を算定するために参照した値（g/日）

性　別	男　性		女　性	
年　齢	摂取量（中央値）[1]	計算値**	摂取量（中央値）[1]	計算値**
1～2（歳）	6.62	−	6.63	−
3～5（歳）	8.12*	7.33	8.66*	7.20
6～7（歳）	10.44*	9.16	11.03*	9.07
8～9（歳）	11.47*	10.90	12.02*	10.73
10～11（歳）	12.87	13.06*	12.24	13.25*
12～14（歳）	14.55	16.59*	12.56	16.21*
15～17（歳）	13.11	19.24*	10.21	17.32*
18～29（歳）	11.27	20.39*	10.65	16.92*
30～49（歳）	12.16	21.24*	11.57	17.60*
50～64（歳）	14.00	21.21*	13.87	17.79*
65～74（歳）	15.76	20.51*	15.86	17.37*
75以上（歳）	15.61	19.22*	14.35	16.54*

[1] 平成28年国民健康・栄養調査。
* 目標量の算定に用いた値。
** 18.9（g/日）×〔性別及び年齢区分ごとの参照体重(kg)÷58.3(kg)〕$^{0.75}$として計算。

4-2 生活習慣病の重症化予防

食物繊維が数多くの生活習慣病の発症予防に寄与し得ることは前述のとおりであるため、食物繊維の積極的な摂取がそれらの疾患の重症化予防においても重要であろうと考えられる。例えば、食物繊維が各種疾患及びその生体指標に及ぼす効果を検証した介入試験をまとめたメタ・アナリシスでは、体重、血中総コレステロール、LDL コレステロール、トリグリセライド、収縮期血圧、空腹時血糖で有意な改善が認められている[38]。また、こうした結果は、糖尿病患者を対象としたHbA1c の改善を指標とした介入試験のメタ・アナリシスでも同様であったことから[46]、こうした指標の改善が関連する各種生活習慣病の重症化予防においては、食物繊維の積極的摂取が推奨される。どの程度の食物繊維摂取量を勧めるかについてはまだ十分な結論は得られていないものの、前述のメタ・アナリシスでは、観察研究も含めて、25～29g/日の摂取量で最も顕著な効果が観察されたと報告している[38]。これは、現在の日本人成人の食物繊維摂取量に比べるとかなり多く、目標量よりも多い。したがって、少なくとも目標量を勧めるのが適当であると考えられる。

食物繊維が豊富な食品は、グリセミック・インデックス（glycemic index：GI）が低い傾向にある。糖尿病患者に低 GI 食による効果を HbA1c 及び空腹時血糖の変化を指標として検証した介入試験をまとめたメタ・アナリシスは、HbA1c 及び空腹時血糖の有意な改善を観察している[47]。しかしながら、どの程度の GI（値）の食事を勧めるべきかに関する知見はまだ十分ではない。

⑤ アルコール

ヒトが摂取するアルコールは、エタノールである。

少量のアルコールを習慣的に摂取している集団は飲酒習慣を持たないか、ある一定量以上の摂取習慣を有する集団に比べて、心筋梗塞の発症や死亡[48]や糖尿病の発症[49]が少ないとの報告が存在する。その一方で、口腔がんを筆頭に、飲酒は数多くの種類の発がんリスクを上昇させることが多くの研究で示されている[50]。また、195 か国のデータを統合したメタ・アナリシスは、飲酒が関連するあらゆる健康障害を総合的に考慮すると、アルコールとして 10 g/日を超えるアルコール摂取は健康障害のリスクであり、また、10 g/日未満であってもそのリスクが下がるわけではないと報告している[51]。また、およそ 60 万人の飲酒者を含む 83 のコホート研究をまとめたメタ・アナリシスでは、総死亡率を低く保つための閾値（上限）を 100 g/週としている[52]。

アルコール（エタノール）は、ヒトにとって必須の栄養素ではないため、食事摂取基準としては、アルコールの過剰摂取による健康障害への注意喚起を行うに留め、指標は算定しないことにした。

⑥ 今後の課題

次の二つの課題に関する研究を早急に進め、その結果を食事摂取基準に反映させる必要がある。

①糖の健康影響はその種類によって同じではない。特に、糖類（単糖及び二糖類）と多糖類のそれでは大きく異なる。その健康影響は、その摂取量実態も含めて、日本人ではまだ十分には明らかになっていない。それぞれの目標量の設定に資する研究（観察研究及び介入研究）を進める必要がある。

②乳児及び小児における食物繊維の健康影響は、その摂取量実態も含めて、日本人ではまだ十分には明らかになっていない。小児における食物繊維の目標量の設定に資する研究（観察研究及び介入研究）を進める必要がある。

〈概要〉

- 炭水化物の目標量は、炭水化物（特に糖質）がエネルギー源として重要な役割を担っていることから、アルコールを含む合計量として、たんぱく質及び脂質の残余として目標量（範囲）を設定した。ただし、食物繊維の摂取量が少なくならないように、炭水化物の質に留意が必要である。
- 糖類の過剰摂取が肥満やう歯の原因となることは広く知られているが、日本人の糖類の摂取量の把握が現状では困難であることから、目標量は設定しなかった。
- 食物繊維は、摂取量不足が生活習慣病の発症率又は死亡率に関連していることから、3歳以上で目標量（下限のみ）を設定した。食物繊維の理想的な目標量は成人では24g/日以上と考えられるが、現在の日本人の摂取実態を鑑み、その実行可能性を考慮して、これよりも低く設定した点に留意すべきである。

参考文献

1) 文部科学省科学技術・学術審議会資源調査分科会．日本食品標準成分表 2015 年版（七訂）．全官報，2014.
2) Fujiwara A, Murakami K, Asakura K, *et al.* Association of free sugar intake estimated using a newly-developed food composition database with lifestyles and parental characteristics among Japanese children aged 3-6 years: DONGuRI study. *J Epidemiol* 2018: [Epub ahead of print].
3) Erdman JW, Macdonald IA, Zeisel SH. Present Knowledge of Nutrition (10th Edition), ILSI. Wiley-Blackwell: Ames Iowa, 2012.
4) Stephen AM, Champ MM, Cloran SJ, *et al.* Dietary fibre in Europe: current state of knowledge on definitions, sources, recommendations, intakes and relationships to health. *Nutr Res Rev* 2017; **30**: 149-90.
5) Food and Nutrition Board, Institute of Medicine. Dietary reference intakes for energy, carbohydrate, fiber, fat, fatty acids, cholesterol, protein, and amino acids (macronutrients). National Academic Press, Washington D. C., 2005.
6) 奥　恒行，山田和彦，金谷健一郎．各種食物繊維素材のエネルギーの推算値．日本食物繊維研究会誌 2002; **6**: 81-6.
7) Kim Y, Je Y. Dietary fiber intake and total mortality: a meta-analysis of prospective cohort studies. *Am J Epidemiol* 2014; **180**: 565-73.
8) Wu Y, Qian Y, Pan Y, *et al.* Association between dietary fiber intake and risk of coronary heart disease: A meta-analysis. *Clin Nutr* 2015; **34**: 603-11.
9) Chen GC, Lv DB, Pang Z, *et al.* Dietary fiber intake and stroke risk: a meta-analysis of prospective cohort studies. *Eur J Clin Nutr* 2013; **67**: 96-100.
10) Threapleton DE, Greenwood DC, Evans CE, *et al.* Dietary fiber intake and risk of first stroke: a systematic review and meta-analysis. *Stroke* 2013; **44**: 1360-8.
11) Kim Y, Je Y. Dietary fibre intake and mortality from cardiovascular disease and all cancers: A meta-analysis of prospective cohort studies. *Arch Cardiovasc Dis* 2016; **109**: 39-54.
12) Threapleton DE, Greenwood DC, Evans CE, *et al.* Dietary fibre intake and risk of cardiovascular disease: systematic review and meta-analysis. *BMJ* 2013; **347**: f6879.
13) InterAct Consortium. Dietary fibre and incidence of type 2 diabetes in eight European countries: the EPIC-InterAct Study and a meta-analysis of prospective studies. *Diabetologia* 2015; **58**: 1394-408.
14) Yao B, Fang H, Xu W, *et al.* Dietary fiber intake and risk of type 2 diabetes: a dose-response analysis of prospective studies. *Eur J Epidemiol* 2014; **29**: 79-88.
15) Aune D, Chan DS, Greenwood DC, *et al.* Dietary fiber and breast cancer risk: a systematic review and meta-analysis of prospective studies. *Ann Oncol* 2012; **23**: 1394-402.
16) Dong JY, He K, Wang P, *et al.* Dietary fiber intake and risk of breast cancer: a meta-analysis of prospective cohort studies. *Am J Clin Nutr* 2011; **94**: 900-5.
17) Zhang Z, Xu G, Ma M, *et al.* Dietary fiber intake reduces risk for gastric cancer: a meta-analysis. *Gastroenterol* 2013; **145**: 113-20.e3.

18) Aune D, Chan DS, Lau R, *et al.* Dietary fibre, whole grains, and risk of colorectal cancer: systematic review and dose-response meta-analysis of prospective studies. *BMJ* 2011; **343**: d6617.
19) Ma Y, Hu M, Zhou L, *et al.* Dietary fiber intake and risks of proximal and distal colon cancers: A meta-analysis. *Medicine* (Baltimore) 2018; **97**: e11678.
20) Wei B, Liu Y, Lin X, *et al.* Dietary fiber intake and risk of metabolic syndrome: A meta-analysis of observational studies. *Clin Nutr* 2018; **37**: 1935-42.
21) Chen JP, Chen GC, Wang XP, *et al.* Dietary Fiber and Metabolic Syndrome: A Meta-Analysis and Review of Related Mechanisms. *Nutrients* 2017; **10**: E24.
22) Brown L, Rosner B, Willett *WW*, *et al.* Cholesterol-lowering effects of dietary fiber: a meta-analysis. *Am J Clin Nutr* 1999; **69**: 30-42.
23) Du H, van der A DL, Boshuizen HC, *et al.* Dietary fiber and subsequent changes in body weight and waist circumference in European men and women. *Am J Clin Nutr* 2010; **91**: 329-36.
24) Yang J, Wang HP, Zhou L, *et al.* Effect of dietary fiber on constipation: a meta analysis. *World J Gastroenterol* 2012; **18**: 7378-83.
25) Dukas L, Willett WC, Giovannucci EL. Association between physical activity, fiber intake, and other lifestyle variables and constipation in a study of women. *Am J Gastroenterol* 2003; **98**: 1790-6.
26) Murakami K, Sasaki S, Okubo H, *et al.*; the Freshmen in Dietetic Courses Study II Group. Association between dietary fiber, water and magnesium intake and functional constipation among young Japanese women. *Eur J Clin Nutr* 2007; **61**: 616-22.
27) Moynihan P. Sugars and dental caries: Evidence for setting a recommended threshold for intake. *Adv Nutr* 2016; **7**: 149-56.
28) World Health Organization. Guideline: sugars intake for adults and children. Geneva: World Health Organization; 2015.
29) Fujiwara A, Murakami K, Asakura K, *et al.* Estimation of starch and sugar intake in a Japanese population based on a newly developed food composition database. *Nutrients* 2018; **10**: 1474.
30) Seidelmann SB, Claggett B, Cheng S, *et al.* Dietary carbohydrate intake and mortality: a prospective cohort study and meta-analysis. *Lancet Public Health* 2018; **3**: e419-28.
31) Naude CE, Schoonees A, Senekal M, *et al.* Low carbohydrate versus isoenergetic balanced diets for reducing weight and cardiovascular risk: A systematic review and meta-analysis. *PLoS One* 2014; **9**: e100652.
32) Hashimoto Y, Fukuda T, Oyabu C, *et al.* Impact of low-carbohydrate diet on body composition: meta-analysis of randomized controlled studies. *Obes Rev* 2016; **17**: 499-509.
33) Johnston BC, Kanters S, Bandayrel K, *et al.* Comparison of weight loss among named diet programs in overweight and obese adults: a meta-analysis. *JAMA* 2014; **312**: 923-33.
34) Snorgaard O, Poulsen GM, Andersen HK, *et al.* Systematic review and meta-analysis of dietary carbohydrate restriction in patients with type 2 diabetes. *BMJ Open Diabetes Res Care* 2017; **5**: e000354.

35) McArdle PD, Greenfield SM, Rilstone SK, *et al.* Carbohydrate restriction for glycaemic control in Type 2 diabetes: a systematic review and meta-analysis. *Diabet Med* 2019; **36**: 335-48.
36) Huntriss R, Campbell M, Bedwell C. The interpretation and effect of a low-carbohydrate diet in the management of type 2 diabetes: a systematic review and meta-analysis of randomised controlled trials. *Eur J Clin Nutr* 2018; **72**: 311-25.
37) Tabbers MM, Boluyt N, Berger MY, *et al.* Nonpharmacologic treatments for childhood constipation: systematic review. *Pediatrics* 2011; **128**: 753-61.
38) Reynolds A, Mann J, Cummings J, *et al.* Carbohydrate quality and human health: a series of systematic reviews and meta-analyses. *Lancet* 2019; **393**: 434-45.
39) Kaikkonen JE, Mikkila V, Magnussen CG, *et al.* Does childhood nutrition influence adult cardiovascular disease risk? - insights from the Young Finns Study. *Ann Med* 2013; **45**: 120-8.
40) Patterson E, Warnberg J, Kearney J, *et al.* The tracking of dietary intakes of children and adolescents in Sweden over six years: the European Youth Heart Study. *Int J Behav Nutr Phys Act* 2009; **6**: 91.
41) Madruga SW, Araujo CL, Bertoldi AD, *et al.* Tracking of dietary patterns from childhood to adolescence. *Rev Saude Publica* 2012; **46**: 376-86.
42) Kranz S, Brauchla M, Slavin JL, *et al.* What do we know about dietary fiber intake in children and health? The effects of fiber intake on constipation, obesity, and diabetes in children. *Adv Nutr* 2012; **3**: 47-53.
43) Tabbers MM, Boluyt N, Berger MY, *et al.* Nonpharmacologic treatments for childhood constipation: systematic review. *Pediatrics* 2011; **128**: 753-61.
44) Asakura K, Masayasu S, Sasaki S. Dietary intake, physical activity, and time management are associated with constipation in preschool children in Japan. *Asia Pac J Clin Nutr* 2017; **26**: 118-29.
45) Murakami K, Okubo H, Livingstone MBE, *et al.* Adequacy of Usual Intake of Japanese Children Aged 3-5 Years: A Nationwide Study. *Nutrients* 2018; **10**: 1150.
46) Silva FM, Kramer CK, de Almeida JC, *et al.* Fiber intake and glycemic control in patients with type 2 diabetes mellitus: a systematic review with meta-analysis of randomized controlled trials. *Nutr Rev* 2013; **71**: 790-801.
47) Ojo O, Ojo OO, Adebowale F, *et al.* The effect of dietary glycaemic index on glycaemia in patients with type 2 diabetes: A systematic review and meta-analysis of randomized controlled trials. *Nutrients* 2018; **10**: E373.
48) Roerecke M, Rehm J. The cardioprotective association of average alcohol consumption and ischaemic heart disease: a systematic review and meta-analysis. *Addiction* 2012; **107**: 1246-60.
49) Li XH, Yu FF, Zhou YH, *et al.* Association between alcohol consumption and the risk of incident type 2 diabetes: a systematic review and dose-response meta-analysis. *Am J Clin Nutr* 2016; **103**: 818-29.
50) Bagnardi V, Rota M, Botteri E, *et al.* Alcohol consumption and site-specific cancer risk: a comprehensive dose-response meta-analysis. *Br J Cancer* 2015; **112**: 580-93.

51) GBD 2016 Alcohol Collaborators. Alcohol use and burden for 195 countries and territories, 1990-2016: a systematic analysis for the Global Burden of Disease Study 2016. *Lancet* 2018; **392**: 1015-35.
52) Wood AM, Kaptoge S, Butterworth AS, *et al.* Risk thresholds for alcohol consumption: combined analysis of individual-participant data for 599,912 current drinkers in 83 prospective studies. *Lancet* 2018; **391**: 1513-23.

炭水化物の食事摂取基準（% エネルギー）

性 別	男 性	女 性
年齢等	目標量[1,2]	目標量[1,2]
0～5（月）	—	—
6～11（月）	—	—
1～2（歳）	50～65	50～65
3～5（歳）	50～65	50～65
6～7（歳）	50～65	50～65
8～9（歳）	50～65	50～65
10～11（歳）	50～65	50～65
12～14（歳）	50～65	50～65
15～17（歳）	50～65	50～65
18～29（歳）	50～65	50～65
30～49（歳）	50～65	50～65
50～64（歳）	50～65	50～65
65～74（歳）	50～65	50～65
75以上（歳）	50～65	50～65
妊 婦		50～65
授乳婦		50～65

[1] 範囲に関しては、おおむねの値を示したものである。

[2] アルコールを含む。ただし、アルコールの摂取を勧めるものではない。

食物繊維の食事摂取基準（g/日）

性　別	男　性	女　性
年齢等	目標量	目標量
0～5（月）	—	—
6～11（月）	—	—
1～2（歳）	—	—
3～5（歳）	8以上	8以上
6～7（歳）	10以上	10以上
8～9（歳）	11以上	11以上
10～11（歳）	13以上	13以上
12～14（歳）	17以上	17以上
15～17（歳）	19以上	18以上
18～29（歳）	21以上	18以上
30～49（歳）	21以上	18以上
50～64（歳）	21以上	18以上
65～74（歳）	20以上	17以上
75以上（歳）	20以上	17以上
妊　婦		18以上
授乳婦		18以上

1-5 エネルギー産生栄養素バランス

① 基本的事項

エネルギー産生栄養素バランスは、「エネルギーを産生する栄養素（energy-providing nutrients、macronutrients）、すなわち、たんぱく質、脂質、炭水化物（アルコールを含む）とそれらの構成成分が総エネルギー摂取量に占めるべき割合（% エネルギー）」としてこれらの構成比率を示す指標である。これらの栄養素バランスは、エネルギーを産生する栄養素及びこれら栄養素の構成成分である各種栄養素の摂取不足を回避するとともに、生活習慣病の発症予防とその重症化予防を目的とするものである。実質的には、前者を満たした上で、後者を主な目的とするものであるため、その指標は目標量とするのが適当である。

エネルギー産生栄養素バランスの中で、たんぱく質には必要量が存在し、推定平均必要量が算定されている。不足を回避する目的からは、推奨量を摂取することが勧められる。脂質は、脂肪酸に細分類される。n-6系脂肪酸、n-3系脂肪酸には目安量が算定されている。その一方で、飽和脂肪酸には目標量が設定されている。炭水化物は必須栄養素であるが、特殊な条件下を除けば、摂取量が必要量を下回ることは考えにくい。

以上より、エネルギー産生栄養素バランスを定めるには、たんぱく質の量を初めに定め、次に脂質の量を定め、その残余を炭水化物とするのが適切であると考えられる。なお、アルコールはエネルギーを産生するが、必須栄養素でなく、摂取を勧める理由はない。そこで、これらの栄養素バランスにアルコールを含める場合には、たんぱく質と脂質の残余を炭水化物とアルコールと考えるのが最も適当であると考えた。

乳児（1歳未満）については、母乳におけるこれら栄養素の構成比をもって、好ましいエネルギー産生栄養素バランスと考えるものとする。そのため、乳児についてはエネルギー産生栄養素バランスを設定せず、1歳以上について設定することとした。

② エネルギー換算係数

たんぱく質、脂質、炭水化物、アルコールのエネルギー換算係数（それぞれの栄養素が単位重量当たりに産生するエネルギー量）は、その栄養素が由来する食品によってわずかだが異なる[1)]。これらの違いを考慮せず、概数として用いられるのが Atwater 係数（たんぱく質、脂質、炭水化物それぞれ、4、9、4 kcal/g）である。ここで、たんぱく質、脂質、炭水化物それぞれについて、その構成成分となっているアミノ酸、脂肪酸、糖などの種類は問わない。

食物繊維が産生するエネルギー量は、0～2 kcal/g と考えられている[2)]。これは、他の炭水化物に比べると小さい。そのため、正しくは食物繊維を除いた残余を用いるべきである。しかしながら、日本人において炭水化物摂取量に占める食物繊維摂取量は5% 程度（重量比）であるため、活用の利便性や実践可能性の観点を考慮し、炭水化物には食物繊維も含むこととし、さらに、そのエネルギー換算係数には4 kcal/g を用いることとした。

アルコールが産生するエネルギー量は、我が国では 7.1 kcal/g が用いられることが多い[1)]。しかし、ここでは他の栄養素のエネルギー換算係数に整数を採用していることから、アルコールのエネルギー換算係数を 7 kcal/g とする。ただし、これは上記の値（7.1 kcal/g）を否定するものではない。

③ 生活習慣病の発症予防及び重症化予防

たんぱく質、脂質、炭水化物の各章を参照されたい。

④ 目標量の策定方法

4-1 基本的な考え方

エネルギー産生栄養素バランスそのものが、生活習慣病の発症予防やその重症化予防に直接かつ深く関与しているだけでなく、むしろ、脂質の構成成分である個々の脂肪酸（特に飽和脂肪酸）、炭水化物の一部である食物繊維、たんぱく質の摂取源などの方が直接かつ深く関与している場合が多いかもしれない。飽和脂肪酸は脂質に含まれ、食物繊維は炭水化物に含まれるため、これらも考慮してエネルギー産生栄養素バランスを算定しなければならない。

そこで、基本的に次の順序で算定を行った。初めにたんぱく質の目標量（範囲）を算定した。続いて、飽和脂肪酸の目標量（上限）を算定した。飽和脂肪酸の目標量（上限）を主に参照して脂質の目標量（上限）を算定した。また、必須脂肪酸（n-6系脂肪酸及びn-3系脂肪酸）の目安量を参照して脂質の目標量（下限）を算定した。これらの合計摂取量の残りとして、炭水化物の目標量（範囲）を算定した。

ただし、それぞれの栄養素の範囲については、おおむねの値を示したものである。したがって、エネルギー及び他の栄養素の摂取量に十分に配慮し、それぞれの状況に応じたエネルギー産生栄養素のバランスを考慮すべきである。

4-2 策定方法

たんぱく質、脂質、炭水化物の各章を参照されたい。

⑤ 活用上の注意

エネルギー産生栄養素バランスを食事改善などで活用する場合には、次の３点に特に注意すべきである。

①基準とした値の幅の両端は明確な境界を示すものではない。このことを十分に理解して柔軟に用いるべきである。また、各栄養素の範囲の下端や上端を合計しても 100% にならないことにも注意すべきである。

②脂質及び炭水化物については、それぞれの栄養素の質、すなわち、構成成分である個々の脂肪酸や個々の糖の構成（特に、飽和脂肪酸と食物繊維）に十分に配慮すること。

③何らかの疾患を特定してその疾患の発症予防を試みたり、その疾患の重症化予防を試みたりする場合には、期待する予防の効果とともに、これらの栄養素バランスに関する対象者の摂取実態などを総合的に把握し、適正な構成比率を判断すること。

⑥ 今後の課題

次の二つの課題に関する研究を早急に進め、その結果を食事摂取基準に反映させる必要がある。

①エネルギー産生栄養素バランスは、他の栄養素の摂取量にも影響を与える。これらの栄養素バランスと食事摂取基準で扱っている他の栄養素の摂取量との関連を、日本人の摂取量のデータを用いて詳細に検討する必要がある。

②脂質の目標量の上の値を算定するための根拠となる研究は世界的に見ても少ない。日本人の現在の脂質摂取量の分布を考慮した上で、脂質目標量の上の値を算定するための根拠となる研究（観察研究及び介入研究）を進める必要がある。

〈概要〉

- エネルギー産生栄養素バランスは、「エネルギーを産生する栄養素（energy-providing nutrients、macronutrients）、すなわち、たんぱく質、脂質、炭水化物（アルコールを含む）とそれらの構成成分が総エネルギー摂取量に占めるべき割合（% エネルギー）」としてこれらの構成比率を示した。
- これらの栄養バランスは、エネルギーを産生する栄養素及びこれらの栄養素の構成成分である各種栄養素の摂取不足を回避するとともに、生活習慣病の発症予防及び重症化予防を目的とするものである。
- エネルギー産生栄養素バランスを定めるためには、たんぱく質の目標量（範囲）を初めに定め、飽和脂肪酸の目標量（上限）を算定し、それを参照して脂質の目標量（上限）を算定した。また、必須脂肪酸（n-３系脂肪酸、n-６系脂肪酸）の目安量を参照して脂質の目標量（下限）を算定し、これらの合計摂取量の残余を炭水化物の目標量（範囲）を算定した。

参考文献

1）文部科学省科学技術・学術審議会資源調査分科会報告．日本食品標準成分表 2015 年版（七訂）．全官報，2014．

2）奥　恒行，山田和彦，金谷健一郎．各種食物繊維素材のエネルギーの推算値．日本食物繊維研究会誌 2002; **6**: 81-6.

エネルギー産生栄養素バランス（% エネルギー）

性別	男性				女性			
年齢等	目標量[1,2]				目標量[1,2]			
	たんぱく質[3]	脂質[4] 脂質	脂質[4] 飽和脂肪酸	炭水化物[5,6]	たんぱく質[3]	脂質[4] 脂質	脂質[4] 飽和脂肪酸	炭水化物[5,6]
0～11（月）	―	―	―	―	―	―	―	―
1～2（歳）	13～20	20～30	―	50～65	13～20	20～30	―	50～65
3～5（歳）	13～20	20～30	10 以下	50～65	13～20	20～30	10 以下	50～65
6～7（歳）	13～20	20～30	10 以下	50～65	13～20	20～30	10 以下	50～65
8～9（歳）	13～20	20～30	10 以下	50～65	13～20	20～30	10 以下	50～65
10～11（歳）	13～20	20～30	10 以下	50～65	13～20	20～30	10 以下	50～65
12～14（歳）	13～20	20～30	10 以下	50～65	13～20	20～30	10 以下	50～65
15～17（歳）	13～20	20～30	8 以下	50～65	13～20	20～30	8 以下	50～65
18～29（歳）	13～20	20～30	7 以下	50～65	13～20	20～30	7 以下	50～65
30～49（歳）	13～20	20～30	7 以下	50～65	13～20	20～30	7 以下	50～65
50～64（歳）	14～20	20～30	7 以下	50～65	14～20	20～30	7 以下	50～65
65～74（歳）	15～20	20～30	7 以下	50～65	15～20	20～30	7 以下	50～65
75 以上（歳）	15～20	20～30	7 以下	50～65	15～20	20～30	7 以下	50～65
妊婦 初期					13～20	20～30	7 以下	50～65
中期					13～20			
後期					15～20			
授乳婦					15～20			

1 必要なエネルギー量を確保した上でのバランスとすること。
2 範囲に関しては、おおむねの値を示したものであり、弾力的に運用すること。
3 65 歳以上の高齢者について、フレイル予防を目的とした量を定めることは難しいが、身長・体重が参照体位に比べて小さい者や、特に 75 歳以上であって加齢に伴い身体活動量が大きく低下した者など、必要エネルギー摂取量が低い者では、下限が推奨量を下回る場合があり得る。この場合でも、下限は推奨量以上とすることが望ましい。
4 脂質については、その構成成分である飽和脂肪酸など、質への配慮を十分に行う必要がある。
5 アルコールを含む。ただし、アルコールの摂取を勧めるものではない。
6 食物繊維の目標量を十分に注意すること。

1-6　ビタミン

(1) 脂溶性ビタミン

1　ビタミンA

① 基本的事項[1)]

1-1　定義と分類

ビタミンAは、レチノイドといい、その末端構造によりレチノール（アルコール）、レチナール（アルデヒド）、レチノイン酸（カルボン酸）に分類される。経口摂取した場合、体内でビタミンA活性を有する化合物は、レチノールやレチナール、レチニルエステルのほか、β-カロテン、α-カロテン、β-クリプトキサンチンなどおよそ50種類に及ぶプロビタミンAカロテノイドが知られている（**図1**）。ビタミンAの食事摂取基準の数値をレチノール相当量として示し、レチノール活性当量（retinol activity equivalents：RAE）という単位で算定した。

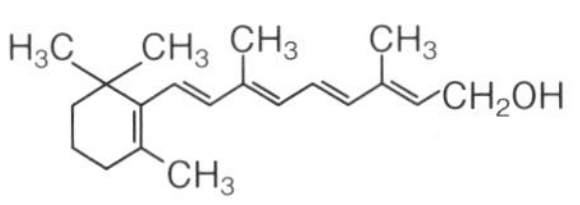

レチノール
（$C_{20}H_{30}O$、分子量=286.5）

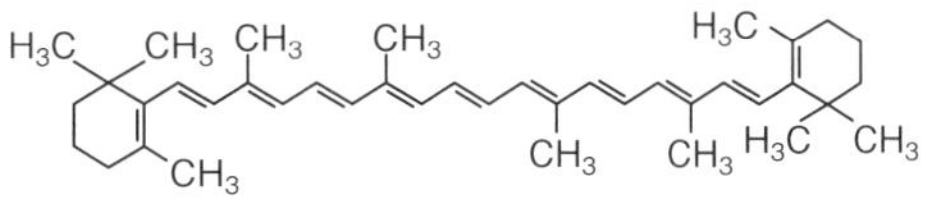

β-カロテン
（$C_{40}H_{56}$、分子量=536.9）

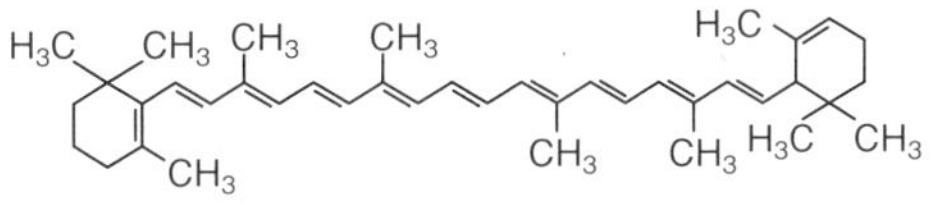

α-カロテン
（$C_{40}H_{56}$、分子量=536.9）

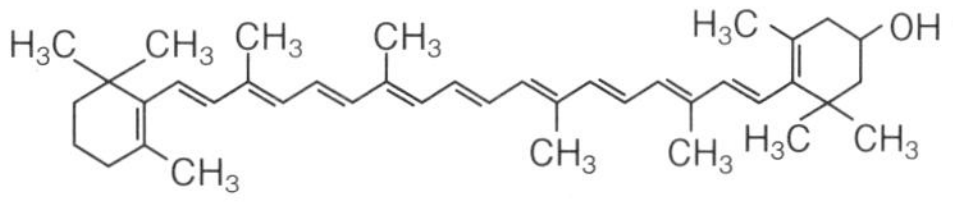

β-クリプトキサンチン
（$C_{40}H_{56}O$、分子量=552.9）

図1　レチノール活性当量の計算に用いられる化合物の構造式

1-2　機能

レチノールとレチナールは、網膜細胞の保護作用や視細胞における光刺激反応に重要な物質である。レチノイン酸は、転写因子である核内受容体に結合して、その生物活性を発現するものと考えられる。ビタミンAが欠乏すると、乳幼児では角膜乾燥症から失明に至ることもあり、成人では眼所見として暗順応障害が生じ、やがて夜盲症になる。角膜上皮や結膜上皮の角質化によって角膜や結膜が肥厚し、ビトー斑という泡状の沈殿物が白眼に現れる。また、皮膚でも乾燥、肥厚、角質化が起こる。

1-3　消化、吸収、代謝

ビタミンAは、動物性食品から主にレチニル脂肪酸エステルとして、植物性食品からプロビタミンAであるカロテノイドとして摂取される。レチニル脂肪酸エステルは小腸吸収上皮細胞において、刷子縁膜に局在するレチニルエステル加水分解酵素によりレチノールとなって細胞内に取り込まれる。レチノールの吸収率は70～90%である[2,3)]。β-カロテンの大部分は、小腸吸収上皮細胞内において中央開裂により2分子のビタミンA（レチナール）を生成する。他のプロビタミンAカロテノイドは、中央開裂により1分子のレチナールを生成する。β-カロテンの吸収率は、精製β-カロテンを油に溶かしたβ-カロテンサプリメントを摂取した場合と比べると1/7程度である。そこで、アメリカ・カナダの食事摂取基準[4]に倣って1/6とした。

β-カロテンからレチノールへの転換効率は、従来どおり50%、すなわち1/2と見積もると、食品由来のβ-カロテンのビタミンAとしての生体利用率は、1/12（=1/6×1/2）となる。したがって、食品由来β-カロテン12 μgはレチノール1 μgに相当する量（レチノール活性当量：RAE）であるとして換算することとした。

そこで、全ての食品中のビタミンA含量はレチノール活性当量として下式で求められる。

レチノール活性当量（μgRAE）＝レチノール(μg)＋β-カロテン(μg)×1/12＋α-カロテン(μg)×1/24
＋β-クリプトキサンチン(μg)×1/24
＋その他のプロビタミンAカロテノイド(μg)×1/24

なお、サプリメントとして摂取する油溶化β-カロテンは、ビタミンAとしての生体利用率が1/2程度なので、従来どおり2 μgのβ-カロテンで1 μgのレチノールに相当し、食品由来のβ-カロテンとは扱いが異なる。

② 指標設定の基本的な考え方

ビタミンAは肝臓に大量に貯えられており、ビタミンAの摂取が不足していても、肝臓のビタミンA貯蔵量が20 μg/g以下に低下するまで血液中濃度低下は見られないので、これを策定指標にすることはできない。そこでこれを維持するのに必要な、ビタミンAの最低必要摂取量を推定平均必要量とした。

③ 健康の保持・増進

3-1 欠乏の回避

3-1-1 必要量を決めるために考慮すべき事項

ビタミンAの典型的な欠乏症として、乳幼児では角膜乾燥症から失明に至ることもあり、成人では夜盲症を発症する。その他、成長阻害、骨及び神経系の発達抑制も見られ、上皮細胞の分化・増殖の障害、皮膚の乾燥・肥厚・角質化、免疫能の低下[5]や粘膜上皮の乾燥などから感染症にかかりやすくなる。上述のとおり、ビタミンAの摂取が不足していても、肝臓のビタミンA貯蔵量が20 μg/g以下に低下するまで血漿レチノール濃度の低下は見られない[6]ので、血漿レチノール濃度はビタミンA体内貯蔵量の判定指標としては不適切である。現在のところ、肝臓のビタミンA貯蔵量がビタミンAの体内貯蔵量の最もよい指標となると考えられているが、侵襲性の高い分析法なので一般に測定されることはない。

3-1-2 推定平均必要量、推奨量の策定方法

成人が4か月にわたってビタミンAの含まれていない食事しか摂取していない場合でも、肝臓内ビタミンA貯蔵量が20 μg/g以上に維持されていれば血漿レチノール濃度は正常値が維持される。すなわち、肝臓内貯蔵量の最低値（20 μg/g）が維持されている限り、免疫機能の低下や夜盲症のような比較的軽微なビタミンA欠乏症状にも陥ることはない[6,7]。この肝臓内のビタミンA最小貯蔵量を維持するために必要なビタミンA摂取量が、推定平均必要量を算出するための生理

学的な根拠となる。そこで、推定平均必要量は次のように算出することができる[8)]。安定同位元素で標識したレチノイドを用いてコンパートメント解析（注意：体内の化合物の動態を調べるときに、例えば体内を「血液」、「肝臓」、「その他」の三つ程度のコンパートメントに分け、その動きをモデル化し、「血液」中の化合物を放射性標識や安定同位体標識により追跡することにより、コンパートメント内の化合物の濃度や流入・流出速度を推定・算出するような解析方法をコンパートメント解析と呼ぶ）によりビタミンAの不可逆的な体外排泄処理率を算出すると、ビタミンA摂取量・体内貯蔵量の比較的高いと考えられるアメリカの成人で14.7 μmol/日（4 mg/日）、ビタミンAの摂取量・体内貯蔵量が比較的低いと考えられる中国の成人で5.58 μmol/日（1.6 mg/日）となり、それぞれ体内貯蔵量の2.35%、1.64%であった[9,10)]。ビタミンAの体外排泄量は、ビタミンAの栄養状態に関係なく体内貯蔵量のおよそ2%とほぼ一定であると考えられる[10,11)]ので、

健康な成人の1日のビタミンA体外最小排泄量（μg/日）

＝体内ビタミンA最小蓄積量（μg）×ビタミンA体外排泄処理率（2%/日[9)]）

という式が成り立つ（従来、ビタミンA欠乏者に対する放射性同位元素で標識されたレチノイドの投与による減衰曲線から体内ビタミンAの体外排泄処理率は体内貯蔵量の0.5%/日とされてきた[6)]）。

一方、体重1 kg当たりの体内ビタミンA最小蓄積量（μg/kg体重）は、

肝臓内ビタミンA最小蓄積量（20 μg/g）

×成人の体重1 kg当たりの肝臓重量（21 g/kg体重）[9,12)]

×ビタミンA蓄積量の体全体と肝臓の比（10：9）[9,13)]

の積として表すことができる。

そこで、体重1 kg当たり1日のビタミンA体外排泄量（μg/kg体重/日）は、

体内ビタミンA最小蓄積量（20 μg/g×21 g/kg×10/9）×ビタミンA体外排泄処理率（2/100）

＝9.3 μg/kg体重/日

となる。

したがって、体重1 kg当たり1日のビタミンA体外排泄量9.3 μg/kg体重/日を補完するために摂取しなければならないビタミンAの必要量は9.3 μgRAE/kg体重/日と推定される。

言い換えると、9.3 μgRAE/kg体重/日を摂取することにより、ビタミンA欠乏症状を示さないで肝臓内ビタミンA貯蔵量の最低値を維持できることになる。この値を推定平均必要量の参照値とする。

・成人（推定平均必要量、推奨量）

推定平均必要量の参照値である9.3 μgRAE/kg体重/日と参照体重から概算し、18歳以上の成人男性のビタミンAの推定平均必要量は600～650 μgRAE/日、18歳以上の成人女性は450～500 μgRAE/日とした。

推奨量は、個人間の変動係数を20%と見積もり[4)]、推定平均必要量に推奨量算定係数1.4を乗じ、成人男性は、850～900 μgRAE/日（≒600～650×1.4）、成人女性は、650～700 μgRAE/日（≒450～500×1.4）とした。

1-6 ビタミンA

・高齢者（推定平均必要量、推奨量）

成人と同様に、推定平均必要量の参照値である 9.3 μgRAE/kg 体重/日と参照体重から概算し、65 歳以上の高齢男性のビタミン A の推定平均必要量は 550～600 μgRAE/日、65 歳以上の高齢女性は 450～500 μgRAE/日とした。

推奨量は、個人間の変動係数を 20% と見積もり[4)]、推定平均必要量に推奨量算定係数 1.4 を乗じ、成人男性は、800～850 μgRAE/日（≒550～600×1.4）、成人女性は、650～700 μgRAE/日（≒450～500×1.4）とした。

・小児（推定平均必要量、推奨量）

これまで健康な小児で推定平均必要量の推定に用いることができるデータは報告されていない。もし、仮に単純に成人の推定平均必要量の参照値である 9.3 μgRAE/kg 体重/日を体重当たりの式で外挿した場合には、1～5 歳の小児の推定平均必要量は 150～200 μgRAE/日と見積もられることになる。しかし、この摂取レベルでは、血漿レチノール濃度が 20 μg/100 mL 以下の小児が見られ、角膜乾燥症の発症リスクが上昇することが発展途上国では報告されている[14)]ことから、1～5 歳の小児の場合に 200 μgRAE/日以上の推奨量にする必要がある。そこで、男児は 18～29 歳の成人男性の推定平均必要量を基にして、また女児は 18～29 歳の成人女性の推定平均必要量を基にして、それぞれ成長因子を考慮し、体重比の 0.75 乗を用いて体表面積を推定する方法により外挿し、推定平均必要量を算出した[4)]。ただし、5 歳以下の小児では体重当たりの肝重量を 42 g/kg 体重[9,12)]として小児期の年齢階級別に推定平均必要量を算出した。以上により、1～5 歳の体重 1 kg 当たり 1 日のビタミン A 体外排泄量（μg/kg 体重/日）は、

体内ビタミン A 最小蓄積量（20 μg/g×42 g/kg×10/9）×ビタミン A 体外排泄処理率（2/100）
＝18.7 μg/kg 体重/日

となる。

したがって、1～5 歳の推定平均必要量は、18.7 μg/kg 体重/日×参照体重×(1＋成長因子) の式で求められる。

推奨量は、小児についても個人間の変動係数を 20% と見積もり[7)]、推定平均必要量に推奨量算定係数 1.4 を乗じた値とした。

・妊婦の付加量（推定平均必要量、推奨量）

ビタミン A は体内で合成できないが、胎児の発達にとって必須の因子であり、胎盤を経由して母体から胎児に供給されている。妊婦のビタミン A 必要量を考える場合には、胎児へのビタミン A の移行蓄積量を付加する必要がある。37～40 週の胎児では、肝臓のビタミン A 蓄積量は 1,800 μg 程度であるので、この時期の体内ビタミン A 貯蔵量を肝臓蓄積量の 2 倍として、3,600 μg のビタミン A が妊娠期間中に胎児に蓄積される[15,16)]。母親のビタミン A の吸収率を 70% と仮定し、最後の 3 か月でこの量のほとんどが蓄積される[16)]。したがって、初期及び中期における付加量を 0（ゼロ）とし、後期における推定平均必要量の付加量は 55.1 μgRAE/日を丸め処理を行った 60 μgRAE/日とした。後期における推奨量の付加量は個人間の変動係数を 20% と見積もり[4)]、推定平均必要量の付加量に推奨量算定係数 1.4 を乗じると 77.1 μgRAE/日となるため、丸め処理を行って 80 μgRAE/日とした。

• **授乳婦の付加量（推定平均必要量、推奨量）**

授乳婦の場合には、母乳中に分泌される量（320 µgRAE/日）を付加することとし、丸め処理を行って 300 µgRAE/日を推定平均必要量の付加量とした。推奨量の付加量は、個人間の変動係数を 20% と見積もり[4]、推定平均必要量の付加量に推奨量算定係数 1.4 を乗じると 449 µgRAE/日となるため、丸め処理を行って 450 µgRAE/日とした。

3-1-3 目安量の策定方法

• **乳児（目安量）**

日本人の母乳中のレチノール濃度は、分娩後 98±7 日で 352±18 µg/L（平均±標準誤差）と報告されている[17]。また、600 例以上の健康な乳児を哺育している日本人の母親から採取した母乳のビタミン A 濃度（平均±標準偏差）は 525±314 µgRE/L であったという報告[18] もあるが、LC-MS/MS 分析により、精密に、しかも詳細に日本人の母乳中のビタミン A 濃度と β-カロテン濃度を測定した結果が報告されている[19]。この報告によると、分娩後 0 ～10 日で 1,026±398 µgRE/L、11～30 日で 418±138 µgRE/L、31～90 日で 384±145 µgRE/L、91～180 日で 359±219 µgRE/L、181～270 日で 267±117 µgRE/L となっている〔文献 16）における RE の算定方法は、今回設定する RAE と同様。以後、RAE と示す〕。母乳中の β-カロテン濃度は初乳では高く（分娩後 0 ～10 日目で 0.35～0.70 µmol/L）、分娩後約 3 か月では 0.062 µmol/L まで低下する[17,19]。

母乳中のビタミン A 濃度（初乳を含めた分娩後 6 か月間の母乳の平均値 411 µgRAE/L）[17] に基準哺乳量（0.78 L/日）[20,21] を乗じると、母乳栄養児のビタミン A 摂取量は 320 µgRAE/日となるため、300 µgRAE/日を 0 ～ 5 か月児の目安量とした。

6 ～11 か月児については、0 ～ 5 か月児の目安量を体重比の 0.75 乗で外挿すると、男児が 385 µgRAE/日、女児が 380 µgRAE/日となるため、400 µgRAE/日を目安量とした。なお、母乳中のプロビタミン A カロテノイド濃度は、乳児にどのように利用されるか解析されていないので、レチノール活性当量の計算には加えていない。

3-2 過剰摂取の回避

3-2-1 摂取状況

過剰摂取による健康障害が報告されているのは、サプリメントあるいは大量のレバー摂取などによるものである[4]。

3-2-2 耐容上限量の策定方法

β-カロテンの過剰摂取によるプロビタミンAとしての過剰障害は、胎児奇形[22,23]や骨折[24]も含めて知られていないので、耐容上限量を考慮したビタミンA摂取量（レチノール相当量）の算出にはプロビタミンAであるカロテノイドは含めないこととした。

・成人・高齢者（耐容上限量）

ビタミンAの過剰摂取により、血中のレチノイン酸濃度が一過性に上昇する[22]。過剰摂取による臨床症状の多くは、レチノイン酸によるものと考えられている[22]。ビタミンAの過剰摂取による臨床症状では頭痛が特徴である。急性毒性では脳脊髄液圧の上昇が顕著であり、慢性毒性では頭蓋内圧亢進、皮膚の落屑、脱毛、筋肉痛が起こる。

成人では肝臓へのビタミンAの過剰蓄積による肝臓障害[25]を指標にし、最低健康障害発現量を13,500 μgRAE/日とした。不確実性因子を5として耐容上限量は2,700 μgRAE/日とした。妊婦の場合は、ビタミンA過剰摂取による胎児奇形の報告[23,26]を基に、健康障害非発現量を4,500 μgRAE/日、不確実性因子を1.5とすると、付加量も含めた耐容上限量は3,000 μgRAE/日となるが、成人と同じ2,700 μgRAE/日を参考とすることが望ましい。

レチノイン酸は、骨芽細胞を阻害し破骨細胞を活性化することが知られている中、推奨量の2倍程度（1,500 μgRAE/日）以上のレチノール摂取を30年続けていると、推奨量（500 μgRAE/日）以下しか摂取していない者に比べて高齢者の骨折のリスクが2倍程度になるとの報告がある[24]。一方、この報告の後に、世界各国で行われた疫学的研究では、否定的な報告も多い[27]。この食事摂取基準では高齢者の耐容上限量を別途決めることなく、他の成人と同じとした。

・小児（耐容上限量）

小児については、18～29歳の耐容上限量を体重比から外挿して設定した。外挿の基にする参照体重の関係で女性の方が男性よりも大きな値となるため、男児の値を女児にも適用することにした。1～2歳では6～11か月児の600 μgRAE/日よりも小さな値（500 μgRAE/日）となるが、600 μgRAE/日とした。

・乳児（耐容上限量）

乳児ではビタミンA過剰摂取による頭蓋内圧亢進の症例報告[28]を基に、健康障害非発現量を6,000 μgRAE/日とした。不確実性因子を10として乳児の耐容上限量は600 μgRAE/日とした。

3-3 生活習慣病の発症予防

ビタミンAによる生活習慣病の発症予防は報告されていないため、目標量は設定しなかった。

④ 生活習慣病の重症化予防

ビタミンAによる生活習慣病の重症化予防は報告されていないため、重症化予防を目的とした量は策定しなかった。

⑤ その他

5-1 カロテノイドに関する基本的な考え方

β-カロテン、α-カロテン、クリプトキサンチンなどのプロビタミンAカロテノイドからのビタミンAへの変換は厳密に調節されているので、ビタミンA過剰症は生じない。ビタミンAに変換されなかったプロビタミンAカロテノイド、リコペン、ルテイン、ゼアキサンチンなどのビタミンAにはならないカロテノイドの一部は体内にそのまま蓄積する。これらカロテノイドの作用としては、抗酸化作用、免疫賦活作用などが想定されている。

世界の代表的なコホート研究のデータをまとめた解析によると、各種カロテノイドの摂取量と肺がん発症率との間に有意な負の関連が示唆されている[29)]。一方、β-カロテンをサプリメントとして大量に摂取させた介入試験の結果を総合すると、β-カロテンの大量摂取はがん（特に肺がん）の予防に対して無効であるか、あるいは有害になる場合もあると考えられる[30-33)]。一方、前立腺に蓄積しやすいリコペンは前立腺がんの予防に[34, 35)]、網膜黄斑に特異的に集積するルテイン及びゼアキサンチンは加齢性網膜黄斑変性症の改善に寄与することが示唆されている[36, 37)]。また、カロテノイドの抗酸化作用は皮膚の光保護に機能すると考えられている[38)]。さらに、ルテイン及びゼアキサンチンの摂取は、網膜の色素維持に必須であることが示唆されている。ただし、カロテノイド摂取の有効性と安全性については、今後の研究成果を待たねばならない。カロテノイドの欠乏症は確認されていないので、現時点では食事摂取基準を定めることは適当とは考えられなかった。

⑥ 今後の課題

これまでビタミンA過剰症に関しては、急性毒性が注目されてきたが、上記骨折リスクのように、慢性的過剰摂取による疾患リスク増大に関する検討も必要である。

2 ビタミンD

① 基本的事項

1-1 定義と分類

天然にビタミンD活性を有する化合物として、キノコ類に含まれるビタミンD_2（エルゴカルシフェロール）と魚肉及び魚類肝臓に含まれるビタミンD_3（コレカルシフェロール）に分類される（図2）。ビタミンDには二つの供給源がある。一つは、ヒトを含む哺乳動物の皮膚には、プロビタミンD_3（7-デヒドロコレステロール、プロカルシフェロール）がコレステロール生合成過程の中間体として存在し、日光の紫外線によりプレビタミンD_3（プレカルシフェロール）となり、体温による熱異性化によりビタミンD_3（カルシフェロール）が生成する。もう一つは、食品から摂取されたビタミンD_2とビタミンD_3である。ビタミンD_2とビタミンD_3は、側鎖構造のみが異なる同族体であり、両者の分子量はほぼ等しく、体内で同様に代謝される。最近ビタミンD_3の方が、ビタミンD_2より効力が大きいという報告が見られるが[39)]、現時点では両者の換算は困難であり、ビタミンDの食事摂取基準は、両者を区別せず、単にビタミンDとして両者の合計量で算定した。

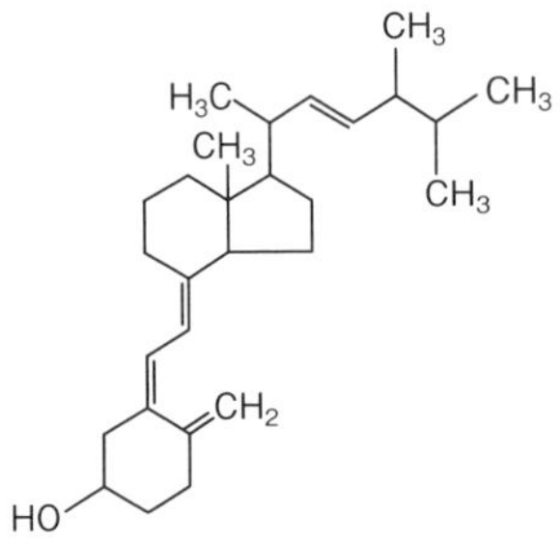

ビタミンD_2
（$C_{28}H_{44}O$、分子量＝396.7）

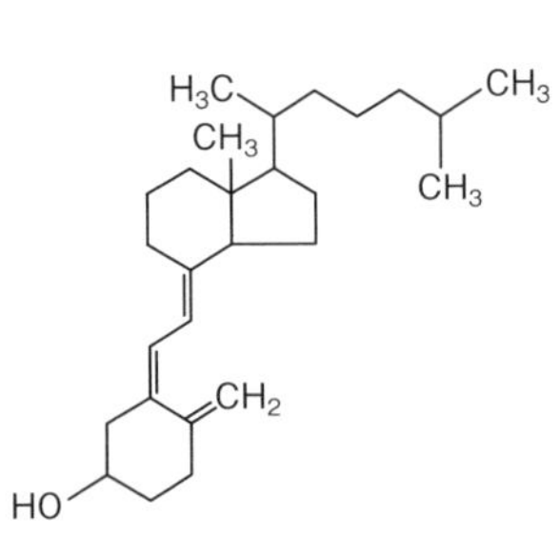

ビタミンD_3
（$C_{27}H_{44}O$、分子量＝384.6）

図2　ビタミンD_2とビタミンD_3の構造式

1-2 機能

ビタミンDは、肝臓で25-ヒドロキシビタミンDに代謝され、続いて腎臓で活性型である1 α, 25-ジヒドロキシビタミンDに代謝される。1 α, 25-ジヒドロキシビタミンDは、標的細胞の核内に存在するビタミンD受容体と結合し、ビタミンD依存性たんぱく質の遺伝子発現を誘導する。ビタミンDの主な作用は、ビタミンD依存性たんぱく質の働きを介して、腸管や肝臓でカルシウムとリンの吸収を促進することである。骨は、コラーゲンを中心としたたんぱく質の枠組みの上に、リン酸カルシウムが沈着（石灰化）して形成され、ビタミンDが欠乏すると、石灰化障害（小児ではくる病、成人では骨軟化症）が惹起される。一方、欠乏よりは軽度の不足であっても、腸管からのカルシウム吸収の低下と腎臓でのカルシウム再吸収が低下し、低カルシウム血症となる。これに伴い二次性副甲状腺機能亢進症が惹起され、骨吸収が亢進し、骨粗鬆症及び骨折のリスクとなる。一方、ビタミンDの過剰摂取により、高カルシウム血症、腎障害、軟組織の石灰化などが起こる。

1-3 消化、吸収、代謝

血中の 25-ヒドロキシビタミンＤ濃度は、皮膚で産生されたビタミンＤと食物から摂取されたビタミンＤの合計量を反映して変動する[40)]。一方、1 α, 25-ジヒドロキシビタミンＤはカルシウム代謝を調節するホルモンであり、健康な者でその血中濃度は常に一定に維持されている。このような理由から、25-ヒドロキシビタミンＤは、ビタミンＤ栄養状態の最もよい指標であり、栄養生化学的な指標として重要である。また、ビタミンＤが欠乏すると、血中のカルシウムイオン濃度が低下し、その結果として、血中副甲状腺ホルモン濃度が上昇する[41)]。したがって、血中副甲状腺ホルモン濃度もビタミンＤの欠乏を示す指標として有効である。

② 指標設定の基本的考え方

ビタミンＤが欠乏すると、小腸や腎臓でのカルシウム及びリンの吸収率が減少し、その結果、小児ではくる病、成人では骨軟化症の発症リスクが高まる。一方、成人、特に高齢者において、ビタミンＤ欠乏とはいえないビタミンＤ不足の状態であっても、それが長期にわたって続くと、骨粗鬆症性骨折のリスクが高まる。

近年我が国におけるコホート研究において、ビタミンＤ不足が骨折リスクであることを示す報告が増加している。長野県におけるコホート研究において、1,470 人の閉経後女性（63.7±10.7 歳）を平均 7.2 年間追跡した結果、血清 25-ヒドロキシビタミンＤ濃度が 20 ng/mL 未満の例は 49.6% に見られ、血清 25-ヒドロキシビタミンＤ濃度が 25 ng/mL 以上群に対し、25 ng/mL 未満群の長管骨骨折に対する相対危険率は 2.20（95% 信頼区間 1.37～3.53）であり、ビタミンＤ不足が骨粗鬆症性骨折リスクを増加させることが示された[42)]。

50 歳以上の女性 1,211 人を 15 年間追跡した、我が国におけるコホート研究の結果が発表されている[43)]。血中 25-ヒドロキシビタミンＤ濃度 20 ng/mL 未満者は 52% に見られ、20 ng/mL 以上に対して、20 ng/mL 未満のハザード比（HR）は、臨床骨折に対して 1.65（95% 信頼区間；1.09～2.51）（5 年）、1.32（0.97～1.80）（10 年）、非椎体骨折に対して 2.29（1.39～3.77）（5 年）、1.51（1.06～2.14）（10 年）、1.42（1.08～1.86）（15 年）と、最長 15 年間の骨折発生率に有意に関連していた。

血清 25-ヒドロキシビタミンＤ濃度の参照値に関して、食事摂取基準においては、20 ng/mL を用いてきた。しかし最近、日本内分泌学会・日本骨代謝学会により発表された「ビタミンＤ不足・欠乏の判定指針」では、30 ng/mL 以上をビタミンＤ充足、20 ng/mL 以上 30 ng/mL 未満をビタミンＤ不足、20 ng/mL 未満をビタミンＤ欠乏とした[44)]。しかしこの参照値を採用した場合、最近の疫学調査結果によると、欠乏/不足者の割合は、男性：72.5%、女性：88.0% にも達することから[45)]、食事摂取基準の参照値として 30 ng/mL を採用するのには、慎重になるべきであり、上に述べた最近の疫学データから考えて、20 ng/mL を参照値とすることには、一定の妥当性があるものと考え、20 ng/mL を参照値とした。

ビタミンＤの摂取必要量に関して、アメリカ・カナダから発表された、カルシウム・ビタミンＤに関する食事摂取基準 2011 年版において、1997 年版においては目安量が定められていたのに対し、推定平均必要量・推奨量に変更された[46)]。ビタミンＤは、食品からの摂取以外にも、紫外線の作用下で皮膚においても産生されることから、ビタミンＤ摂取量と骨の健康維持に関しては、量・反応関係を示す科学的根拠に欠けるが、血清 25-ヒドロキシビタミンＤ濃度は、食品からの摂取と紫外線による産生を合わせた、生体のビタミンＤの優れた指標であるとして、ビタミンＤ

摂取量ではなく、血清25-ヒドロキシビタミンD濃度に基づいて策定が行われた。25-ヒドロキシビタミンD濃度が12 ng/mL未満では、くる病（小児）・骨軟化症（成人）のリスク増大、カルシウム吸収率低下（小児・成人）、骨量低下（小児・若年者）、骨折リスク増加（高齢者）が起こる。骨折予防に関して、20 ng/mLで最大効果になるとして、25-ヒドロキシビタミンD濃度16 ng/mLが50％の必要を満たす（すなわち推定平均必要量に相当する）濃度、20 ng/mLが97.5％の必要を満たす（すなわち推奨量に相当する）濃度とされた。この濃度に相当するビタミンD摂取量については、25-ヒドロキシビタミンD濃度に対する日照関与の割合は算定が不可能であり、しかも種々の要因に影響されることから、高緯度地域の住民のように、日照のほとんどない条件下での、ビタミンD摂取と血清25-ヒドロキシビタミンD濃度の関係に基づいて策定がなされた。

しかし、我が国においては、同一対象者に対して、血清25-ヒドロキシビタミンD濃度測定とビタミンD摂取量を同時に評価した報告が非常に乏しい。また北極圏住民に相当するデータが我が国にはなく、厳密な遮光を要する日本人色素性乾皮症患者の報告はあるものの[47)]、例数が少なく、策定根拠には不十分と考えられた。すなわちアメリカ・カナダの方法論をそのまま我が国に適用して、推定平均必要量及び推奨量を設定することは困難であると考えられた。そこで目安量を策定することとした。

しかし、血清25-ヒドロキシビタミンD濃度の基準値として20 ng/mLを採用した場合であっても、20 ng/mL未満者の割合は高く[43)]、集団の中央値をもって目安量とする策定方法は採用できないものと考えられた。そこで骨折のリスクを上昇させないビタミンDの必要量に基づいて、目安量を策定することとした。

③ 健康の保持・増進

3-1 欠乏の回避

3-1-1 必要量を決めるために考慮すべき事項

上記のように、我が国においては、骨折リスクと血液中25-ヒドロキシビタミンD濃度の関係に関するコホート研究は、少ないながら報告があるものの、摂取量評価が同時に行われた研究が極めて乏しい。また、海外では多くの大規模臨床試験が行われており、1日当たり10 μg程度では無効だが、20 μg程度では大腿骨近位部骨折を抑制するとの報告があるものの[48, 49)]、我が国においては、骨折予防をアウトカムとした介入試験は行われていない。

このような状況から、我が国のデータに基づいて、目安量を定めることは困難と考えられた。アメリカ・カナダの食事摂取基準（2011）においては、ビタミンDの推奨量として、70歳以下に対して15 μg/日、71歳以上に対して20 μg/日とされており、これに準拠することとした。ただし、これらの値は日照による皮膚でのビタミンD産生を考慮しないものであるため、そのまま目安量とすることは過大な策定となる懸念があり、この値から、日照により皮膚で産生されると考えられるビタミンDを差し引いた量を、目安量とすることとした。

3-1-2 目安量の策定方法

• **成人（目安量）**

厳密な遮光を要する色素性乾皮症患者に対する調査より、これら患者ではビタミンＤ欠乏者の割合が高く、ビタミンＤ必要量が大きいことが示されているが、例数が少なく、これだけから目安量を策定することは困難と考えられた[47]。日照がビタミンＤの栄養状態に及ぼす影響に関して、最近、10 μg のビタミンＤ産生に必要な日照量は、600 cm^2（顔面及び両手の甲の面積に相当）の皮膚であれば、minimal erythemal dose（MED；皮膚に紅斑を起こす最小の紫外線量）の 1/3 と算出された[50]。すなわち、皮膚に有害な作用を起こさない範囲で、ビタミンＤ産生に必要な紫外線量を確保することは、現実的に可能であると考えられた。ただし、紫外線の照射は、緯度や季節による影響を大きく受ける。国内３地域（札幌・つくば・那覇）において、顔と両手を露出した状況で、5.5 μg のビタミン D_3 を産生するのに必要な日照への曝露時間を求めた報告によると、那覇では冬季でもビタミンＤ産生が期待できるが、12 月の札幌では正午前後以外ではほとんど期待できず、晴天日の正午前後でも 76 分を要するという結果であった[51]（**表 1、図 3**）。

しかし、これは晴天日に限定した算出であり、晴天日に限定しなかった場合、冬季の札幌では、最大限に見積もっても、5 μg 程度の産生と考えられた。目安量という指標の特質を考慮して、日照による産生が最も低いと考えられる冬季の札幌における値を引用すると、アメリカ・カナダの食事摂取基準で示されている推奨量（15 μg/日）から、この値を引いた残り（10 μg/日）が 1 日における必要量と考えられた。

表 1　5.5 μg のビタミンＤ量を産生するために必要な日照曝露時間（分）

測定地点（緯度）	7 月			12 月		
	9 時	12 時	15 時	9 時	12 時	15 時
札幌（北緯 43 度）	7.4	4.6	13.3	497.4	76.4	2,741.7
つくば（北緯 36 度）	5.9	3.5	10.1	106.0	22.4	271.3
那覇（北緯 26 度）	8.8	2.9	5.3	78.0	7.5	17.0

文献 51）を改変。

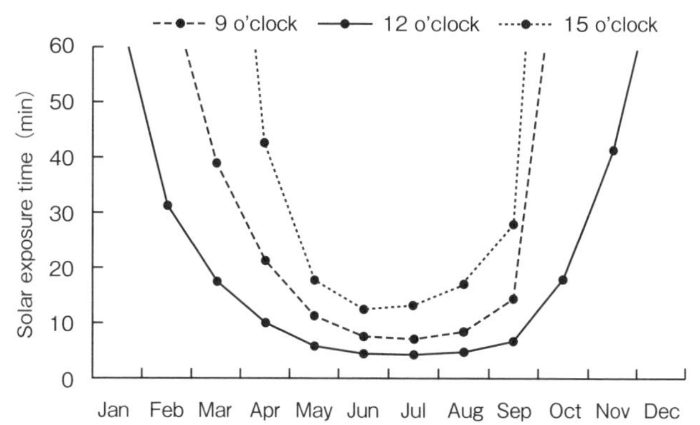

図 3　札幌において、600 cm^2 の皮膚への紫外線曝露によって 5.5 μg のビタミン D_3 を産生するのに必要と推定された時間（分）文献 51）

皮膚面積 600 cm^2 は体重 70 kg の者が通常の生活の中で日光曝露を受ける顔及び両手の甲の面積として設定された。

ところで、ビタミンDは、摂取量の日間変動が非常に大きく[52)]、かつ、総摂取量の8割近くが1種類の食品群である魚介類に由来する（平成28年国民健康・栄養調査）という特殊な栄養素である。また、摂取量の日間変動も極めて大きい。そのために正確な習慣的摂取量を、特に過度な過小申告並びに大きな日間変動の影響を排除した上で、把握することは極めて難しい。健康な成人（男女各121人）を対象として、比較的ていねいな方法を用い、かつ、4季節4日間（合計16日間）にわたって半秤量式食事記録が取られた調査によれば、ビタミンD摂取量の中央値は**表2**のように報告されている[53)]。一方、平成28年国民健康・栄養調査で報告された中央値は上記調査で報告された値よりもかなり小さい。この違いの理由として、調査日数の違いに加えて、季節や調査方法の違いなどが考えられるが詳細は明らかでない。

ビタミンDについては、こうした特殊性を考慮した上で、実現可能性に鑑みた目安量の策定が必要と考えられた。全国4地域における調査結果（16日間食事記録法）データの中央値を単純平均すると8.3 μg/日であり、これを丸めて8.5 μg/日を目安量とした。なお、男女別のデータは十分に存在しないために男女とも同じ値とした。しかしながら、上記に示した日照曝露時間や日照曝露によって産生されるであろうビタミンDの量に現時点では強い根拠はないことに留意すべきである。またこの値を一律に適用するのではなく、夏期又は緯度の低い地域における必要量はより低い可能性を考慮するなど、ビタミンDの特質を理解した活用が求められる。

表2　調査期間及び調査方法が異なる二つの調査における成人ビタミンD摂取量（中央値）

性	年齢幅（歳）	人数（人）	摂取量（中央値、μg/日）
全国4地域における調査（16日間食事記録法による）[53)]			
男　性	30～49	54	7.2
	51～81	67	11.2
女　性	30～49	58	5.9
	50～69	63	8.9
平成28年国民健康・栄養調査（1日間食事記録法による）			
男　性	30～49	2,788	3.1
	50～69	3,793	4.8
女　性	30～49	3,169	2.5
	50～69	4,418	4.7

・高齢者（目安量）

骨粗鬆症により種々の部位の骨折リスクが高まり、ビタミンD不足は、特に大腿骨近位部骨折を含む、非椎体骨折のリスクを増加させる[54]。これらの骨折は、特に高齢者において発生する[54]。ビタミンDが不足状態にある例は、高齢者で特に多いことが日本人でも報告されている[42,55]。さらに、日照の曝露機会が非常に乏しい日本人の施設入所高齢者に対する介入試験では、血清25-ヒドロキシビタミン濃度を20 ng/mL以上とするためには5 µg/日では無効で[56]、20 µg/日でも20 ng/mLを超えたのは約40%に留まったとの報告がある[57]。これらを根拠として、骨粗鬆症の予防と治療ガイドライン2015年度版（日本骨粗鬆症学会）では、10～20 µg/日の摂取を推奨としている[54]。しかしながら、上記で引用した報告の多くは施設入所高齢者を対象とした研究である[55-57]。また、アメリカ・カナダの食事摂取基準では、71歳以上に対して、20 µgという推奨量を定めている。しかし、ここでは日照曝露を考慮していない。これらの結果を我が国の自立した高齢者全体に適用できるか否かについては更なる検討が必要であると考えられる。そのため、65歳以上にも、適切な日照曝露を受けることを推奨し、18～64歳に算定した目安量（8.5 µg/日）を適用することとした。

・小児（目安量）

ビタミンD欠乏性くる病における血清25-ヒドロキシビタミンD濃度の基準は、20 ng/mL以下とされており[58]、成人と同様に小児においても、血清25-ヒドロキシビタミンD濃度の参照値として20 ng/mLを採用した。日本人を対象として、12～18歳の男女1,380人（男児672人、女児718人）を対象として、ビタミンD摂取量を評価し、血清25-ヒドロキシビタミンD濃度を測定した報告[59]があり、ビタミンD摂取の平均値は対象者の性・年齢を問わず約10 µg/日であり、血清25-ヒドロキシビタミンD濃度の中央値は約20 ng/mLであった。しかし、日本人において、摂取と血清25-ヒドロキシビタミンD濃度の比較検討を行った報告が乏しいことから、これによって目安量を算定することは困難と考え、成人で得られた目安量を基に成長因子を考慮し、体重比の0.75乗を用いて体表面積を推定する方法により外挿して求めた。なお、性別を考慮した値の算定は困難と考え、男女別の設定は行わなかった。

・乳児（目安量）

乳児において、ビタミンD欠乏によるくる病は稀ではないことが、海外でも我が国でも報告され[60-62]、日照機会の乏しいこと、母乳栄養などがその危険因子として挙げられている。我が国におけるくる病の正確な頻度調査は発表されていないが、京都で行われた疫学調査[63]において、新生児の22%に頭蓋癆（頭蓋骨の石灰化不良、原因としてビタミンD欠乏が疑われる）が見られ、その発生率は1～5月にかけて上昇、7～11月にかけて低下が認められた。さらに、頭蓋癆と診断された新生児の37%において、1か月健診時点で血清25-ヒドロキシビタミンD濃度の低値（10 ng/mL未満）が認められた。この結果を、母乳のみを与えたグループ（母乳グループ）と母乳・乳児用調製粉乳混合を与えたグループ（混合グループ）で比較すると、母乳グループの57%で血清濃度の低値（10 ng/mL未満）が見られ、さらに17%で著しい低値（5 ng/mL未満）が認められた。一方、混合グループでは血清濃度の低値を示した児はいなかった。これらの結果から、出生時にビタミンD不足であった児は、ビタミンD栄養状態の改善に比較的長い時間を要する場合があることに注意すべきである。また、冬期で新生児の血清25-ヒドロキシビタミンD濃度を測定したところ、その値は 8.7 ng/mL であり、母乳のみを 1 か月間哺乳すると 6 ng/mL に低下したとの報告がある[64]。この結果も、新生児で比較的高率にビタミン D 不足が発生すること、さらに母乳からのビタミン D 供給量では改善が困難な場合があることを示唆している。このような事例はアメリカ・アイオワ州でも見られ、ビタミン D サプリメントを服用していない生後 112 日、168 日、224 日、280 日の母乳栄養児において、血清 25-ヒドロキシビタミン D 濃度が低値（11 ng/mL 未満）を示す乳児の割合がそれぞれ 70、57、33、23% であったと報告されている[65]。

日本人の母乳中の活性代謝物を含むビタミン D 濃度は 3.0 μg/L の値が報告されている[66]。最近開発されたより精度・特異度の高い測定法を用いたものでは、0.6 μg/L の値が報告されている[67]が、その後の続報はない。また、母乳中のビタミン D 濃度は、日本食品標準成分表 2015 年版（七訂）では、従来の測定法により 0.3 μg/100g とされている[68]。母乳中のビタミン D 及びビタミン D 活性を有する代謝物の濃度は、授乳婦のビタミン D 栄養状態、授乳期あるいは季節などによって変動する。これらの理由から、母乳中の濃度に基づき目安量を算出することは困難と考えられ、くる病防止の観点から設定することとした。

日照を受ける機会が少なく、専ら母乳で哺育された乳児では、くる病のリスクが高いとの報告がある[69]。このような状態にある乳児にビタミン D を 6 か月間 2.5、5、10 μg/日で補給したところ、くる病の兆候を示した乳児は見られなかった。母乳に由来するビタミン D 摂取量を 2.38 μg/日と見積もると、総ビタミン D 摂取量は、それぞれ、4.88、7.38、12.38 μg/日となり、4.88 μg/日のビタミン D 摂取で、くる病のリスクは回避できると考えられる。アメリカ小児科学会では 2003 年のガイドラインにおいて、くる病防止に必要な量として 5 μg/日を定めたが[70]、2008 年のガイドラインでは 10 μg/日が必要とした[71]。しかしこれは、ビタミン D サプリメントが必要となる量であり、このガイドラインの達成率は実際には低いという報告もあることから[72]、採用しなかった。以上のような理由により、0 ～ 5 か月児における目安量を 5 μg/日とした。

生後 6 か月、12 か月時のビタミン D 摂取量がそれぞれ 8.6、3.9 μg/日であった乳児（150 人）の 18 か月時における平均血清 25-ヒドロキシビタミン D 濃度の平均値は全て 10 ng/mL 以上であったと報告されている[73]。また、ノルウェーで冬に 10 μg/日（哺乳量不明）のビタミン D 補給を受けた乳児は、夏過ぎに測定された血清濃度と乳児用調製乳で哺育された乳児の血清濃度との中間値付近の血清 25-ヒドロキシビタミン D 濃度を示した。この摂取量を日本人の乳児用調製乳の摂取量（0.8 L/日）[74]とすると、8 μg/日に相当する。しかしこれは、ビタミン D サプリメントが必要となる量であり、かつ、適度な日照を受ける環境にある場合には、更に低い摂取量でも、不足のリスクは大きくないと考えられる。これらの結果より、適度な日照を受ける環境にある 6 ～ 11 か月児の目安量を 5 μg/日とした。日照を受ける機会が少ない 6 ～11 か月児についても、値の算定に有用なデータが十分に存在しないため、同じ値（5 μg/日）とした。

• 妊婦（目安量）

妊婦ではカルシウム要求性が高まるため、妊娠期間に伴って 1 α, 25-ジヒドロキシビタミン D の産生能が高くなり、出産後に低下する。ビタミン D 摂取量が 0.75～5.3 μg/日で、日照を受ける機会の少ない妊婦で妊娠期間中に血清 25-ヒドロキシビタミン D 濃度の低下が見られる[75]。これに対して、ビタミン D 摂取量が 7.0 μg/日以上の妊婦ではビタミン D の不足は認められなかった[76]。このことから、日照を受ける機会の少ない妊婦では少なくとも 7 μg/日以上のビタミン D

摂取が必要と考えられる。しかし、具体的な数値を策定するだけのデータがないことから、適当量の日照を受けることを推奨し、非妊娠時と同じ 8.5 μg を目安量とした。

・**授乳婦（目安量）**

前述のように、母乳中ビタミン D 濃度に関しては、測定法により大きく異なる値が報告されていることから、母乳への分泌量に基づいて策定することは困難と考え、非授乳時の 18 歳以上の目安量と同じ 8.5 μg/日とした。

3-2 過剰摂取の回避

紫外線による皮膚での産生は調節されており、必要以上のビタミン D は産生されない。したがって、日照によるビタミン D 過剰症は起こらない。また、ビタミン D は、肝臓及び腎臓において活性化（水酸化）を受けるが、腎臓における水酸化は厳密に調節されており、高カルシウム血症が起こると、それ以上の活性化が抑制される。

3-2-1 耐容上限量の設定方法

多量のビタミン D 摂取を続けると、高カルシウム血症、腎障害、軟組織の石灰化障害などが起こることが知られている。ビタミン D 摂取量の増加に伴い、血清 25-ヒドロキシビタミン D 濃度は量・反応関係を有して上昇するが、血清 25-ヒドロキシビタミン D 濃度が上昇しても必ずしも過剰摂取による健康障害が見いだされない場合もある。そのため、ビタミン D の過剰摂取による健康障害は、高カルシウム血症を指標とするのが適当であると考えられる。

乳児については、多量のビタミン D 摂取によって成長遅延が生じる危険があり、これを健康障害と考えて行われた研究が存在する。

・**成人（耐容上限量）**

成人男女（21～60 歳、30 人）に 3 か月間にわたって、10、20、30、60、95 μg/日のビタミン D を摂取させたところ、95 μg/日を摂取した群の中に血清カルシウム濃度の上昇を来した例があったが、60 μg/日では血清カルシウム濃度が基準値範囲内であったとの報告がある[77)]。しかし、対象例数が非常に少なく、また、元々高カルシウム血症を来しやすい肉芽腫性疾患患者を対象とした研究であるため、この結果をもって耐容上限量を定めるのは不適切であると考えられた。

この論文を除くと、250 μg/日未満では高カルシウム血症の報告は見られないため、これを健康障害非発現量とし、アメリカ・カナダの食事摂取基準に準拠して、不確実性因子を 2.5 として、耐容上限量を 100 μg/日とした[46)]。さらに、1,250 μg/日にて高カルシウム血症を来した症例報告があり[78,79)]、これを最低健康障害発現量とし、不確実性因子を 10 として耐容上限量を算出しても、ほぼ同等の値となることから、上記の算定は妥当なものと考えられた。なお、性別及び年齢区分ごとの違いは考慮しなかった。

・高齢者（耐容上限量）

現在までのところ、高齢者における耐容上限量を別に定める根拠がないことから、成人と同じ100 μg/日とした[46)]。

・小児（耐容上限量）

小児に関しては、参考とすべき有用な報告が存在しない。そのため、18～29歳の値（100 μg/日）と乳児の値（25 μg/日）の間を、参照体重を用いて体重比から外挿した。計算は男女別に行い、その後、それぞれの年齢区分について、男女において数値が少ない方の値を採用し、男女同じ値とした。

・乳児（耐容上限量）

乳児（13人）に対して出生後6日間にわたって34.5～54.3 μg/日（平均44 μg/日）を摂取させ、その後6か月間における成長を観察した結果、成長の遅れは観察されなかったと報告されている[80)]。アメリカ・カナダの食事摂取基準[46)]では、この結果を基に、44 μg/日を健康障害非発現量と考えている。そして、研究数が一つであること、追跡期間が短いこと、対象児数が少ないことを理由に不確実性因子を1.8とし、24.4 μg/日（丸め処理を行って25 μg/日）を耐容上限量としている。この方法に従い、25 μg/日を乳児の耐容上限量とした。

・妊婦・授乳婦（耐容上限量）

妊婦に対して、100 μg/日までの介入を行った研究において、高カルシウム血症を含む健康障害を認めなかったと報告されている[81)]。また特に、妊婦・授乳婦に高カルシウム血症発症リスクが高いという報告がないことから、成人（妊婦・授乳婦除く）と同じ100 μg/日を耐容上限量とした[46, 82)]。

3-3 生活習慣病の発症予防

近年ビタミンDに関しては、心血管系・免疫系などに対して、種々の作用が報告されている。また最近、我が国における代表的コホート研究であるJPHC研究において、ビタミンD不足は、発がんリスクを上昇させることが報告された[83)]。しかし、目標量を設定できるだけの科学的根拠はないことから、設定を見送った。

④ 生活習慣病の重症化予防

既に骨粗鬆症を有する例において、ビタミンD不足は、負のカルシウムバランスから、二次性副甲状腺機能亢進症を起こし、骨折リスクを増加させる。しかし、重症化予防を目的とした量を設定できるだけの科学的根拠はないことから、設定を見送った。

⑤ フレイルの予防

最近ビタミンDの筋力維持における役割が注目され、ビタミンD不足は転倒のリスクであることが示されている。75歳以上の日本人女性1,393人を対象に、転倒を評価指標としたコホート研究において、ロジスティック回帰分析の結果、血清25-ヒドロキシビタミンD濃度が25 ng/mL以上群に対して、その濃度が20 ng/mL未満群では、転倒のオッズ比は有意に高かった[84)]。椎体骨折以外の骨粗鬆症性骨折は、そのほとんどが転倒によって起こるので、ビタミンＤは骨・骨格筋の両方に作用して、骨折予防に寄与している可能性が考えられる。しかし、フレイル予防を目的とした量を設定できるだけの科学的根拠はないことから、設定を見送った。フレイル予防を目的とした量の設定は見送ったが、日照により皮膚でビタミンＤが産生されることを踏まえ、フレイル予防に当たっては、日常生活において可能な範囲内での適度な日照を心掛けるとともに、ビタミンＤの摂取については、日照時間を考慮に入れることが重要である。

⑥ 活用に当たっての留意事項

ビタミンＤの大きな特徴は、紫外線の作用により、皮膚でかなりの量のビタミンＤが産生されることであり、その量は、緯度・季節・屋外活動量・サンスクリーン使用の有無などの要因によって大きく左右されることから、各個人におけるビタミンＤ摂取の必要量は異なる。例えば、日照の機会が極めて乏しい場合であれば、目安量以上の摂取が必要となる可能性があり、活用に当たっては、各個人の環境・生活習慣を考慮することが望ましい。

⑦ 今後の課題

日本人における日照曝露時間、ビタミンＤの習慣的摂取量及び血清 25-ヒドロキシビタミンＤ濃度の相互関係に関する信頼度の高いデータが必要である。

3 ビタミンE

① 基本的事項

1-1 定義と分類

ビタミンEには、４種のトコフェロールと４種のトコトリエノールの合計８種類の同族体が知られており、クロマノール環のメチル基の数により、α-、β-、γ-及びδ-体に区別されている。

血液及び組織中に存在するビタミンE同族体の大部分がα-トコフェロールである。このことより、α-トコフェロールのみを指標にビタミンEの食事摂取基準を策定し、α-トコフェロールとして表すことにした（図4）。

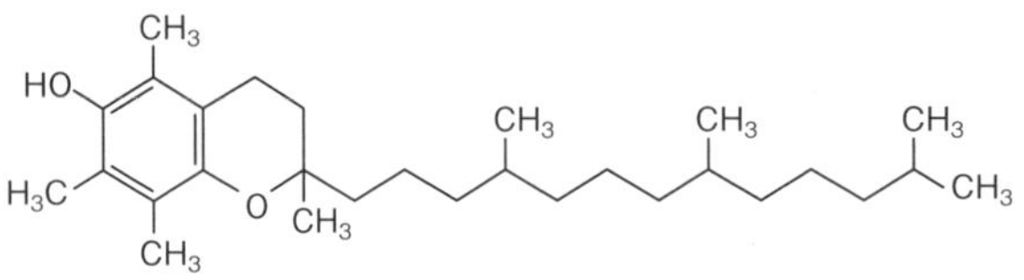

図4　α-トコフェロールの構造式（$C_{29}H_{50}O_2$、分子量＝430.7）

1-2 機能

ビタミンEは、生体膜を構成する不飽和脂肪酸あるいは他の成分を酸化障害から防御するために、細胞膜のリン脂質二重層内に局在する。動物におけるビタミンE欠乏実験では、不妊以外に、脳軟化症、肝臓壊死、腎障害、溶血性貧血、筋ジストロフィーなどの症状を呈する。過剰症としては、出血傾向が上昇する。通常の食品からの摂取において、ビタミンE欠乏症や過剰症は発症しない。

1-3 消化、吸収、代謝

摂取されたビタミンE同族体は、胆汁酸などによってミセル化された後、腸管からリンパ管を経由して吸収される。ビタミンEの吸収率は、51～86％と推定された[85]が、21％あるいは29％という報告[86]もあり、現在のところビタミンEのヒトにおける正確な吸収率は不明である。

吸収されたビタミンE同族体は、キロミクロンに取り込まれ、リポプロテインリパーゼによりキロミクロンレムナントに変換された後、肝臓に取り込まれる。肝臓では、ビタミンE同族体のうちα-トコフェロールが優先的にα-トコフェロール輸送たんぱく質に結合し、他の同族体は肝細胞内で代謝される。肝細胞内をα-トコフェロール輸送たんぱく質により輸送されたα-トコフェロールは、VLDL（very low density lipoprotein）に取り込まれ、再度、血流中に移行する[87]。

② 指標設定の基本的な考え方

ビタミンEの欠乏実験や介入研究によるデータが十分にないため、日本人の摂取量を基に目安量を設定した。

③ 健康の保持・増進

3-1 欠乏の回避

3-1-1 必要量を決めるために考慮すべき事項

血中α-トコフェロール値が6～12 μmol/Lの範囲にある場合には、過酸化水素による溶血反応が上昇することが見いだされており、これがビタミンEの栄養状態の指標として用いられ[88)]、そのときの対象被験者の血中α-トコフェロール値は、16.2 μmol/L（697 μg/dL）であった。さらに、血中α-トコフェロール値が14 μmol/L あれば、過酸化水素による溶血反応を防止できることが認められている[89)]。また、ビタミンE欠乏の被験者に対してビタミンE（0～320 mg/日）を補給した場合の血中α-トコフェロールの変化を見た研究によると、12 μmol/Lの血中濃度に対応する摂取量は12 mg/日であったと報告されている[90)]。しかしながら、これらの報告はかなり古いため、これらの報告を根拠として推定平均必要量と推奨量を算定するのは困難だと考えられる。

3-1-2 目安量の策定方法

一方、日本人を対象として摂取量と血中α-トコフェロール濃度を測定した報告をまとめると（**表3**）[91-93)]、サンプル数は少ないが、全ての集団で血中濃度の平均値は22 μmol/L以上に保たれており、その集団の摂取量の平均値は5.6～11.1 mg/日であった。また、これらの値は、平成28年国民健康・栄養調査における対応する性別及び年齢区分ごとの摂取量の中央値（男性6.1～6.7 mg/日、女性5.8～6.7 mg/日）に近かった。これは、現在の日本人の摂取量（中央値）程度を摂取していればビタミンEの栄養状態に問題がないであろうことを示唆している。以上より、推定平均必要量と推奨量ではなく、目安量を設定することとし、平成28年国民健康・栄養調査における性別及び年齢区分ごとの摂取量の中央値を基に目安量を設定した。

表3 健康な日本人を対象としてα-トコフェロールの血中濃度と摂取量を測定した報告

参考文献番号	性別	対象人数（人）	年齢（歳）	血中濃度（μmol/L）[1]	摂取量（mg/L）[1]	国民健康・栄養調査[2]	
						年齢（歳）	摂取量（mg/日）
91)	男性	42	31～58	25.4±5.6	11.1±4.9	30～49	6.1
	女性	44	24～67	31.8±10.5	9.5±3.9	30～49	5.5
92)	女性	150	21～22	32.0±10.5	7.0±2.4[3]	18～29	5.2
93)	女性	10	21.6±0.8	22.2±2.2	7.1±2.0[4]		
		11	21.2±0.8	26.3±4.2	6.2±2.4[4]		
		10	21.0±0.7	28.5±3.6	5.6±2.0[4]		

[1] 平均±標準偏差。
[2] 参考値として、平成28年国民健康・栄養調査における類似した年齢階級の摂取量を示した。
[3] α-トコフェロール当量。
[4] α-トコフェロール。α-トコフェロール摂取量（mg/kg体重/日）と平均体重（kg）から算出した。

・成人（目安量）

前述のように、血中α-トコフェロール濃度が12 μmol/L以上に保たれることが期待できる摂取量として、平成 28 年国民健康・栄養調査における性別及び年齢区分ごとの摂取量の中央値を加重平均した値を丸め、男性 6.5 mg/日、女性 6.0 mg/日を目安量とした。

・高齢者（目安量）

高齢者でも、加齢に伴い、ビタミン E の吸収や利用が低下するというような報告は存在しないため、平成 28 年国民健康・栄養調査における性別及び年齢階級ごとの摂取量の中央値を目安量とした。

・小児（目安量）

これまで健康な小児のビタミン E の目安量の推定に関するデータは見いだされていない。そのため、それぞれの性別及び年齢階級ごとの摂取量の中央値を基に目安量を設定した。ただし 11 歳以下の各年齢区分において、男女の体格に明らかな差はないことから、男女の平均値を目安量に用いた。

・乳児（目安量）

母乳中のビタミン E 濃度は、初乳、移行乳そして成熟乳となるにつれて低下し、初乳（6.8～23 mg/L）に対し、成熟乳（1.8～ 9 mg/L）ではおよそ 1/3～1/5 である[94]。また、母乳中のビタミン E 濃度は、早期産あるいは満期産には関係なく、さらに日内変動もほとんど見られない[95]。日本人の母乳中の α-トコフェロール量の平均値（約 3.5～4.0 mg/L）[18,19] に基準哺乳量（0.78 L/日）[20,21] を乗じると、2.7～3.1 mg/日となるため（≒3.5～4.0 mg/L×0.78 L/日）、丸め処理を行って 3.0 mg/日を 0 ～ 5 か月児の目安量とした。

6 ～11 か月児については、体重比の 0.75 乗を用いて体表面積を推定する方法で外挿すると、男児が 3.85 mg/日、女児が 3.80 mg/日となるため、4.0 mg/日を目安量とした。

・妊婦（目安量）

妊娠中には血中脂質の上昇が見られ、それとともに血中 α-トコフェロール濃度も上昇する[96]。妊娠中のビタミン E 欠乏に関する報告はこれまでない。したがって、非妊娠時と同様、平成 28 年の国民健康・栄養調査から算出された妊婦のビタミン E 摂取量の中央値（6.4 mg/日）を参考にし、6.5 mg/日を目安量とした。

・授乳婦（目安量）

授乳婦については、児の発育に問題ないと想定される平成 28 年の国民健康・栄養調査から算出された授乳婦のビタミン E 摂取量の中央値（6.6 mg/日）を参考にし、7.0 mg/日を目安量とした。

3-2 過剰摂取の回避

3-2-1 摂取状況

通常の食品からの摂取において欠乏症を来すことや過剰症を来すことはない。

3-2-2　耐容上限量の策定方法

• 成人・高齢者・小児（耐容上限量）

ビタミンＥの耐容上限量を設定する場合、出血作用に関するデータが重要となる。これまでα-トコフェロールを低出生体重児に補充投与した場合、出血傾向が上昇することが一部示されているが、健康な成人男性（平均体重 62.2 kg）においては 800 mg/日のα-トコフェロールを 28 日間摂取しても、非摂取群に比べて血小板凝集能やその他の臨床的指標に有意な差は見られなかったとの報告がある[97]。このことから、健康な成人のα-トコフェロールの健康障害非発現量は、現在のところ 800 mg/日と考えられる。ビタミンＥに対する最低健康障害発現量は現在のところ存在しないことから、不確実性因子を 1 として、小児を含め、800 mg/日と参照体重を用いて体重比から性別及び年齢区分ごとに耐容上限量を算出した。外挿の基となる体重には 62.2 kg を用いた。

• 乳児（耐容上限量）

乳児については、耐容上限量に関するデータがほとんどないことや、実際上、母乳や離乳食では過剰摂取の問題が生じないことから、耐容上限量を設定しないこととした。

3-3　生活習慣病の発症予防

ビタミンＥのサプリメントを用いた多くの介入試験の結果は、冠動脈疾患発症に対して有用であったとする報告と全く効果がないとする報告、さらに、かえって死亡率を増加させるとする報告まで様々である[98-101]。また、過剰量のビタミンＥと骨粗鬆症の関連を示す報告[102]があったが、動物実験データであり、臨床データの裏付けがないことから、考慮しなかった。以上から、目標量の設定を見送った。

④ 生活習慣病の重症化予防

生活習慣病の重症化予防のためのビタミンＥの量を設定するための科学的根拠は十分ではないことから、設定を見送った。

⑤ 活用に当たっての留意事項

通常の食事において、ビタミンＥ不足が起きることは稀であるが、脂質吸収障害によりビタミンＥの吸収が障害されるので、そのような例では注意を要する。

4 ビタミンK

① 基本的事項

1-1 定義と分類

天然に存在するビタミンKには、ナフトキノンを共通の構造として、側鎖構造のみが異なるフィロキノン（ビタミンK_1）とメナキノン類がある。フィロキノンは、側鎖にフィチル基をもつ化合物である。メナキノン類は、側鎖のプレニル基を構成するイソプレン単位の数（4～14）によって11種類の同族体に分かれる。このうち、栄養上、特に重要なものは、動物性食品に広く分布するメナキノン-4（ビタミンK_2）と納豆菌が産生するメナキノン-7である（**図5**）。フィロキノン、メナキノン-4及びメナキノン-7は、ヒトにおける腸管からの吸収率や血中半減期がそれぞれ異なることより、生理活性も異なるものと考えられる[103,104]。近年ビタミンK_1に比して、ビタミンK_2の効果が大きいことが報告されているが[105]、現時点ではビタミンK同族体の相対的な生理活性の換算は困難なので、分子量のほぼ等しいフィロキノンとメナキノン-4についてはそれぞれの重量を、また、分子量が大きく異なるメナキノン-7は下記の式によりメナキノン-4相当量に換算して求めた重量の合計量をビタミンK量として食事摂取基準を算定した。

メナキノン-4相当量（mg）＝メナキノン-7（mg）×444.7/649.0

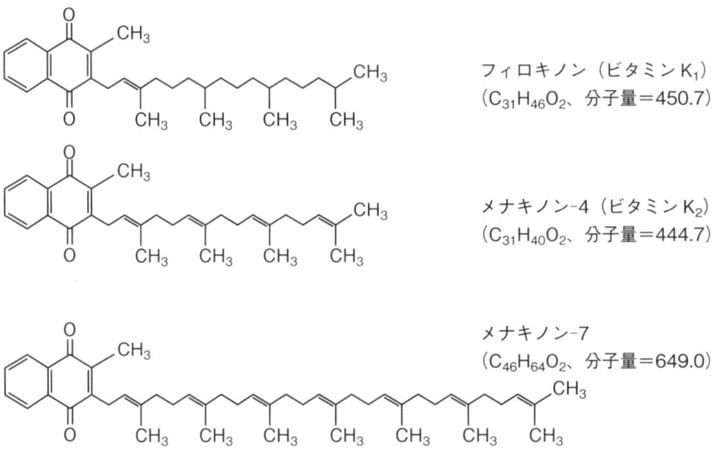

図5　フィロキノン、メナキノン-4、メナキノン-7の構造式

フィロキノン（ビタミンK_1）
（$C_{31}H_{46}O_2$、分子量＝450.7）

メナキノン-4（ビタミンK_2）
（$C_{31}H_{40}O_2$、分子量＝444.7）

メナキノン-7
（$C_{46}H_{64}O_2$、分子量＝649.0）

1-2 機能

ビタミンKは、肝臓においてプロトロンビンやその他の血液凝固因子を活性化し、血液の凝固を促進するビタミンとして見いだされた。肝臓以外にもビタミンK依存性に骨に存在するたんぱく質オステオカルシンを活性化し、骨形成を調節すること、さらに、ビタミンK依存性たんぱく質MGP（Matrix Gla Protein）の活性化を介して動脈の石灰化を抑制することも重要な生理作用である。ビタミンKが欠乏すると、血液凝固が遅延する。通常の食生活では、ビタミンK欠乏症は発症しない。

1-3 消化、吸収、代謝

生体内のメナキノン類は、食事から摂取されるものの他に、腸内細菌が産生する長鎖のメナキノン類と[106]、組織内でフィロキノンから酵素的に変換し生成するメナキノン-4がある[107]。腸内細菌によるメナキノン類産生量や組織でのメナキノン-4生成量が、ヒトのビタミンK必要量をどの程度満たしているのかは明らかでない。しかし、健康な者において通常の食事から体重1 kg当たり0.8～1.0 μg/日の量でフィロキノンの摂取を続けると、潜在的なビタミンK欠乏症に陥る危険性があるので[108]、腸内細菌や組織でのメナキノン類産生量は、生体の需要を満たすほどには多くない。

最近、ビタミンK同族体は、酵素UBIAD1によってメナキノン-4に代謝されることが報告されている[109]。またビタミンKの古典的作用は、肝臓において、血液凝固因子（第II・VII・IX・X因子）にカルボキシル基を導入する酵素γ-カルボキシラーゼの補酵素作用であるが、最近、骨など肝臓以外におけるビタミンK依存性たんぱく質の意義が注目されている。

また、更に近年、核内受容体SXRを介する新規作用が報告されている[110]。

② 指標設定の基本的な考え方

欠乏充足実験や介入研究によるデータが十分ないため、健康な者を対象とした観察研究を基に目安量を設定した。

③ 健康の保持・増進

3-1 欠乏の回避

3-1-1 必要量を決めるために考慮すべき事項

ヒトでビタミンKの欠乏症が明確に認められるのは血液凝固の遅延である。我が国において、健康な者でビタミンK欠乏に起因する血液凝固遅延が認められるのは稀であり、手術後の患者や血液凝固阻止薬ワルファリンの服用者を除き、ビタミンKの栄養はほぼ充足していると考えられる。血液凝固因子の活性化に必要なビタミンK摂取量は明らかでなく、欠乏充足実験として、10人の若年男性（28.3±3.2歳）を対象として40日間にわたってビタミンK欠乏食を与えた研究があるが、例数が非常に少なく、これをもって設定することはできないものと考えられた[108]。

一方、大腿骨近位部骨折とビタミンK摂取量との関連を検討した最近のコホート研究によると、100 μg/日程度（又はそれ以上）を摂取していた群で、それ未満の摂取量の群に比べて発生率の低下が観察されている[111,112]。骨におけるビタミンK作用不足の指標である血中低カルボキシル化オステオカルシン（ucOC）高値は、骨密度とは独立した骨折の危険因子であり、ucOCを低下させるためには、肝臓で凝固因子の活性化に必要な量以上（おおむね500 μg/日以上）を要することが示されている[113,114]。骨折の予防に必要なビタミンK摂取量は、血漿中非カルボキシル化プロトロンビンを指標とする場合に比べて多い可能性が考えられる。ビタミンKのサプリメント投与による骨折発生率の減少に関するメタ・アナリシスが発表されているが[115]、45 mg/日という多量のメナキノン投与によるものである。

以上より、骨折予防のためには肝臓の血液凝固因子活性化より多くのビタミンKを必要とすることが考えられるものの、現状では正常な血液凝固能を維持するのに必要なビタミンK摂取量を基準として適正摂取量を設定するのが妥当と考えた。また、現時点では推定平均必要量及び推奨量を算定するに足る科学的根拠はないものと考え、目安量を設定した。

3-1-2 目安量の策定方法

• 成人（目安量）

血液凝固因子の活性化に必要なビタミン K 摂取量は明らかでなく、我が国において、健康な者でビタミン K 欠乏に起因する血液凝固遅延が認められるのは稀であり、現在の食事摂取においてビタミン K の栄養はほぼ充足していると考えられる。平成 28 年国民健康・栄養調査における 20 歳以上のビタミン K 摂取量は、平均値 236 μg/日、中央値 181 μg/日であり平均値と中央値が乖離している。これは多量摂取者の存在を示しており、日本人では納豆摂取の影響が大きい。納豆摂取者のビタミン K 摂取は 336.2±138.2 μg/日、非摂取者は 154.1±87.8 μg/日との報告があり[116]、納豆非摂取者においても、明らかな健康障害は認められていないことから、これに基づいて 150 μg/日を目安量とした。ただし、この論文は、20 歳代女性を対象としたものであり、他の性・年齢区分に対する妥当性は、今後検討を要する。

• 高齢者（目安量）

高齢者では、胆汁酸塩類や膵液の分泌量低下、食事性の脂質摂取量の減少などにより、腸管からのビタミン K 吸収量が低下すると考えられる。また、慢性疾患や抗生物質の投与を受けている場合には、腸管でのメナキノン産生量が減少することやビタミン K エポキシド還元酵素活性の阻害によるビタミン K 作用の低下が見られる。このような理由から、高齢者に対してはビタミン K の目安量を更に引き上げる必要があると考えられ、また、高齢者ではより多量のビタミン K を要するとの報告もあるが[117]、この点に関する報告がいまだ十分に集積されていないので、50～64 歳と同じ値とした。

• 小児（目安量）

成人で得られた目安量を基に成長因子を考慮し、体重比の 0.75 乗を用いて体表面積を推定する方法により外挿した。

• 乳児（目安量）

日本人の母乳中ビタミン K 濃度の平均値は、5.17 μg/L と報告されている[118]。また、最近開発された測定法を用いた報告では、フィロキノンが 3.771 ng/mL、メナキノン-7 が 1.795 ng/mL であったと報告されている[19]。ビタミン K は胎盤を通過しにくいこと[119]、母乳中のビタミン K 含量が低いこと[19,118]、乳児では腸内細菌によるビタミン K 産生・供給量が低いと考えられること[118]から、新生児はビタミン K の欠乏に陥りやすい。出生後数日で起こる新生児メレナ（消化管出血）や約 1 か月後に起こる特発性乳児ビタミン K 欠乏症（頭蓋内出血）は、ビタミン K の不足によって起こることが知られており、臨床領域では出生後直ちにビタミン K の経口投与が行われる[120]。

以上より、ここでは、臨床領域におけるビタミン K 経口投与が行われていることを前提として、0～5 か月児では、母乳中のビタミン K 濃度（5.17 μg/L）に基準哺乳量（0.78 L/日）[18,19]を乗じて、目安量を 4 μg/日とした。6～11 か月児では、母乳以外の食事からの摂取量も考慮して目安量を 7 μg/日とした。

・**妊婦（目安量）**

周産期におけるビタミンＫの必要量を詳細に検討した資料は極めて乏しい。これまでに、妊娠によって母体のビタミンＫ必要量が増加したり、母体の血中ビタミンＫ濃度が変化したりすることは認められていない。また、妊婦でビタミンＫの欠乏症状が現れることもない。ビタミンＫは胎盤を通過しにくく、このため妊婦のビタミンＫ摂取が胎児あるいは出生直後の新生児におけるビタミンＫの栄養状態に大きく影響することはない。したがって、妊婦と非妊婦でビタミンＫの必要量に本質的に差異はなく、同年齢の目安量を満たす限り、妊婦におけるビタミンＫの不足は想定できない。以上のことから、妊婦の目安量は非妊娠時の目安量と同様に 150 μg/日とした。

・**授乳婦（目安量）**

授乳中には、乳児への影響を考慮して、授乳婦に対するビタミンＫの目安量を算出した方がよいと考えられる。しかし、授乳婦においてビタミンＫが特に不足するという報告が見当たらないため、非授乳時の目安量と同様に 150 μg/日とした。

3-2　過剰摂取の回避

ビタミンＫの類縁化合物であるメナジオンは、大量摂取すると毒性が認められる場合があるが、フィロキノンとメナキノンについては大量に摂取しても毒性は認められていない。我が国では、メナキノン-4 が骨粗鬆症治療薬として 45 mg/日の用量で処方されており、これまでに安全性に問題はないことが証明されている[54)]。この量を超えて服用され、副作用が発生した例は今までに報告がないので、ビタミンＫの健康障害非発現量を設定することはできない。したがって、ビタミンＫの耐容上限量は設定しなかった。

3-3　生活習慣病の発症予防

ビタミンＫ不足と種々疾患リスクに関する報告はあるものの、いまだ十分な根拠はないことから、目標量は設定しなかった。

④ 生活習慣病の重症化予防

ビタミンＫ不足は骨折のリスクを増大させることが報告されているが、栄養素としてのビタミンＫ介入による骨折抑制効果については、更に検討を要するものと考え、重症化予防のための量は設定しなかった。

⑤ 活用に当たっての留意事項

通常の食事において、ビタミンＫ不足が起きることは稀であるが、脂質吸収障害によりビタミンＫの吸収が障害されるので、そのような例では注意を要する。

⑥ 今後の課題

近年、ビタミンK不足は、種々の疾患リスクと関連すると報告されており、その中で注目されるのは骨折リスクである。骨における必要量は、肝臓における必要量より大きいことが知られており、また加入の効果については異論があるものの、観察研究においては、ビタミンK不足は骨折リスクであることを示唆するものが少なくないことから、今後この点に関する研究が更に必要である。

〈概要〉

- 脂溶性ビタミンは摂取量の日間変動が比較的に大きい栄養素である。そのために、習慣的な摂取量や習慣的な給与量を把握した上で、食事摂取基準で定められた値と比較するように努めることが望まれる。
- ビタミンDは、多くの日本人で欠乏又は不足している可能性があるが、摂取量の日間変動が非常に大きく、摂取量の約8割が魚介類に由来し、日照でも産生されるという点で、必要量を算定するのが難しい。このため、ビタミンDの必要量として、アメリカ・カナダの食事摂取基準で示されている推奨量から日照による産生量を差し引いた上で、摂取実態を踏まえた目安量を設定した。日照によりビタミンDが産生されることを踏まえ、フレイル予防を図る者はもとより、全年齢区分を通じて、日常生活において可能な範囲内での適度な日光浴を心掛けるとともに、ビタミンDの摂取については、日照時間を考慮に入れることが重要である。
- 脂溶性ビタミンの摂取と生活習慣病の発症予防及び重症化予防に関しては十分な科学的根拠がなく、目標量及び重症化予防を目的とした量は設定しなかった。

参考文献

1) Vitamin A. The Vitamins (Combs GF, McClung JP eds) 5th edition, Elsevier 2017: 110-60.
2) Moise AR, Noy N, Palczewski K, *et al.* Delivery of retinoid-based therapies to target tissues. *Biochemistry* 2007; **46**: 4449-58.
3) Debier C, Larondelle Y. Vitamins A and E: metabolism, roles and transfer to offspring. *Br J Nutr* 2005; **93**: 153-74.
4) Food and Nutrition Board, Institute of Medicine. Dietary reference intakes for vitamin A, vitamin K, arsenic, boron, chromium, copper, iodine, iron, manganese, molybdenium, nickel, silicon, vanadium, and zinc. 2nd ed. National Academy Press, Washington D.C. 2002.
5) Sigmundsdottir H, Butcher EC. Environmental cues, dendritic cells and the programming of tissue-selective lymphocyte trafficking. *Nat Immunol* 2008; **9**: 981-7.
6) Sauberlich HE, Hodges RE, Wallace DL, *et al.* Vitamin A metabolism and requirements in the human studied with the use of labeled retinol. *Vitam Horm* 1974; **32**: 251-75.
7) Ahmad SM, Haskell MJ, Raqib R, *et al.* Men with low vitamin A stores respond adequately to primary yellow fever and secondary tetanus toxoid vaccination. *J Nutr* 2008; **138**: 2276-83.
8) Olson JA. Recommended dietary intakes (RDI) of vitamin A in humans. *Am J Clin Nutr* 1987; **45**: 704-16.
9) Cifelli CJ, Green JB, Wang Z, *et al.* Kinetic analysis shows that vitamin A disposal rate in humans is positively correlated with vitamin A stores. *J Nutr* 2008; **138**: 971-7.
10) Cifelli CJ, Green JB, Green MH. Use of model-based compartmental analysis to study vitamin A kinetics and metabolism. *Vitam Horm* 2007; **75**: 161-95.
11) Furr HC, Green MH, Haskell M, *et al.* Stable isotope dilution techniques for assessing vitamin A status and bioefficacy of provitamin A carotenoids in humans. *Public Health Nutr* 2005; **8**: 596-607.
12) 島田　馨．内科学書：改訂第６版．中山書店，2002.
13) Raica N Jr, Scott J, Lowry L, *et al.* Vitamin A concentration in human tissues collected from five areas in the United States. *Am J Clin Nutr* 1972; **25**: 291-6.
14) Joint FAO/WHO Expert Group. Human vitamin and mineral requirements, 2nd edition. Chapter 2. Vitamin A. WHO/FAO 2004; 17-44.
15) Montreewasuwat N, Olson JA. Serum and liver concentrations of vitamin A in Thai fetuses as a function of gestational age. *Am J Clin Nutr* 1979; **32**: 601-6.
16) Strobel M, Tinz J, Biesalski HK. The importance of β-carotene as a source of vitamin A with special regard to pregnant and breastfeeding women. *Eur J Nutr* 2007; **46**: 1-20.
17) Canfield LM, Clandinin MT, Davies DP, *et al.* Multinational study of major breast milk carotenoids of healthy mothers. *Eur J Nutr* 2003; **42**: 133-41.
18) Sakurai T, Furukawa M, Asoh M, *et al.* Fat-soluble and water-soluble vitamin contents of breast milk from Japanese women. *J Nutr Sci Vitaminol* 2005; **51**: 239-47.

19) Kamao M, Tsugawa N, Suhara Y, *et al.* Quantification of fat-soluble vitamins in human breast milk by liquid chromatography-tandem mass spectrometry. *J Chromatogr B Analyt Technol Biomed Life Sci* 2007; **859**: 192-200.
20) 鈴木久美子, 佐々木晶子, 新澤佳代, 他. 離乳前乳児の哺乳量に関する研究. 栄養学雑誌 2004; **62**: 369-72.
21) 廣瀬潤子, 遠藤美佳, 柴田克己, 他. 日本人母乳栄養児（0～5ヵ月）の哺乳量. 日本母乳哺育学会雑誌 2008; **2**: 23-8.
22) Penniston KL, Tanumihardjo SA. The acute and chronic toxic effects of vitamin A. *Am J Clin Nutr* 2006; **83**: 191-201.
23) Azaïs-Braesco V, Pascal G. Vitamin A in pregnancy: requirements and safety limits. *Am J Clin Nutr* 2000; **71**: 1325S-33S.
24) Michaelsson K, Lithell H, Vessby B, *et al.* Serum retinol levels and the risk of fracture. *N Engl J Med* 2003; **348**: 287-94.
25) Minuk GY, Kelly JK, Hwang WS. Vitamin A hepatotoxicity in multiple family members. *Hepatology* 1988; **8**: 272-5.
26) Rothman KJ, Moore LL, Singer MR, *et al.* Teratogenicity of high vitamin A intake. *N Engl J Med* 1995; **333**: 1369-73.
27) Ribaya-Mercado JD, Blumberg JB. Vitamin A: is it a risk factor for osteoporosis and bone fracture? *Nutr Rev* 2007; **65**: 425-38.
28) Persson B, Tunell R, Ekengren K. Chronic vitamin a intoxication during the first half year of life; Description of 5 cases. *Acta Paediatr Scand* 1965; **54**: 49-60.
29) Mannisto S, Smith-Warner SA, Spiegelman D, *et al.* Dietary carotenoids and risk of lung cancer in a pooled analysis of seven cohort studies. *Cancer Epidemiol Biomakers Prev* 2004; **13**: 40-8.
30) The Alpha-tocopherol, Beta carotene Cancer Prevention Study Group. The effect of vitamin E and beta carotene on the incidence of lung cancer and other cancers in male smokers. *N Engl J Med* 1994; **330**: 1029-35.
31) Albanes D, Heinonen OP, Taylor PR, *et al.* Alpha-tocopherol and beta-carotene supplements and lung cancer incidence in the alpha-tocopherol, beta-carotene cancer prevention study: effects of base-line characteristics and study compliance. *J Natl Cancer Inst* 1996; **88**: 1560-70.
32) Omenn GS, Goodman GE, Thornquist MD, *et al.* Effects of a combination of beta carotene and vitamin A on lung cancer and cardiovascular disease. *N Engl J Med* 1996; **334**: 1150-5.
33) Hennekens CH, Buring JE, Manson JE, *et al.* Lack of effect of long-term supplementation with beta carotene on the incidence of malignant neoplasms and cardiovascular disease. *N Engl J Med* 1996; **334**: 1145-9.
34) Kavanaugh CJ, Trumbo PR, Ellwood KC. The U.S. Food and Drug Administration's evidence- based review for qualified health claims: tomatoes, lycopene, and cancer. *J Natl Cancer Inst* 2007; **99**: 1074-85.

35) Van Patten CL, de Boer JG, Tomlinson Guns ES. Diet and dietary supplement intervention trials for the prevention of prostate cancer recurrence: a review of the randomized controlled trial evidence. *J Urol* 2008; **180**: 2314-21.
36) Chong EW, Wong TY, Kreis AJ, *et al.* Dietary antioxidants and primary prevention of age related macular degeneration: systematic review and meta-analysis. *BMJ* 2007; **335**: 755.
37) Leung IY. Macular pigment: new clinical methods of detection and the role of carotenoids in age-related macular degeneration. *Optometry* 2008; **79**: 266-72.
38) Stahl W, Sies H. Carotenoids and flavonoids contribute to nutritional protection against skin damage from sunlight. *Mol Biotechnol* 2007; **37**: 26-30.
39) Heaney RP, Recker RR, Grote J, *et al.* Vitamin D_3 is more potent than vitamin D_2 in humans. *J Clin Endocrinol Metab* 2011; **96**: E447-52.
40) Brustad M, Alsaker E, Engelsen O, *et al.* Vitamin D status of middle-aged women at 65-71 degrees N in relation to dietary intake and exposure to ultraviolet radiation. *Public Health Nutr* 2004; **7**: 327-35.
41) Holick MF. Vitamin D. *In*: Holick MF, Dawson-Hughes B, eds. Nutrition and Bone Health. NJ: Humana Press. Totowa. 2004: 403-40.
42) Tanaka S, Kuroda T, Yamazaki Y, *et al.* Serum 25-hydroxyvitamin D below 25 ng/mL is a risk factor for long bone fracture comparable to bone mineral density in Japanese postmenopausal women. *J Bone Miner Metab* 2013; **32**: 514-23.
43) Tamaki J, Iki M, Sato Y, *et al.* Total 25-hydroxyvitamin D levels predict fracture risk: results from the 15-year follow-up of the Japanese Population-based Osteoporosis (JPOS) Cohort Study. *Osteoporos Int* 2017; **28**: 1903-13.
44) Okazaki R, Ozono K, Fukumoto S, *et al.* Assessment criteria for vitamin D deficiency/insufficiency in Japan — proposal by an expert panel supported by Research Program of Intractable Diseases, Ministry of Health, Labour and Welfare, Japan, The Japanese Society for Bone and Mineral Research and The Japan Endocrine Society. *J Bone Miner Metab* 2017; **35**:1-5.
45) Yoshimura N, Muraki S, Oka H, *et al.* Profiles of vitamin D insufficiency and deficiency in Japanese men and women: association with biological, environmental, and nutritional factors and coexisting disorders: the ROAD study. *Osteoporosis Int* 2013; **24**:2775-87.
46) Food and Nutrition Board, Institute of Medicine. Dietary reference intakes for calcium and vitamin D. National Academy Press. Washington D.C. 2011.
47) Kuwabara A, Tsugawa N, Tanaka K, *et al.* High prevalence of vitamin D deficiency in patients with xeroderma pigmetosum (XP) - A under strict sun-protection. *Eur J Clin Nutr* 2015; **69**: 693-6.
48) Bischoff-Ferrari HA, Willett WC, Orav EJ, *et al.* A pooled analysis of vitamin D dose requirements for fracture prevention. *N Engl J Med* 2012; **367**: 40-9.

49) Bischoff-Ferrari HA, Willett WC, Wong JB, *et al.* Prevention of nonvertebral fractures with oral vitamin D and dose dependency: a meta-analysis of randomized controlled trials. *Arch Intern Med* 2009; **169**: 551-61.
50) Miyauchi M, Nakajima H. Determining an effective UV radiation exposure time for vitamin D synthesis in the skin without risk to health: simplified estimations from UV observations. *Phytochemistry and Photobiology* 2016; **92**:863-9
51) Miyauchi M, Hirai C, Nakajima H. The solar exposure time required for vitamin D_3 synthesis in the human body estimated by numerical simulation and observation in Japan. *J Nutr Sci Vitaminol* 2013; **59**: 257-63.
52) 佐々木敏. わかりやすいEBNと栄養疫学. 同文書院, 2005.
53) Tajima R, Sasaki S. Estimation of habitual nutrient intakes in Japanese adults based on 16-day dietary records: reference data for the comparison. 栄養学雑誌 2019:(印刷中).
54) 骨粗鬆症の予防と治療ガイドライン作成委員会. 骨粗鬆症の予防と治療ガイドライン2015年版. ライフサイエンス出版, 2015.
55) Kuwabara A, Himeno M, Tsugawa N, *et al.* Hypovitaminosis D and K are highly prevalent and independent of overall malnutrition in the institutionalized elderly. *Asia Pac J Clin Nutr* 2010; **19**: 49-56.
56) Himeno M, Tsugawa N, Kuwabara A, *et al.* Effect of vitamin D supplementation in the institutionalized elderly. *J Bone Miner Metab* 2009; **27**: 733-7.
57) Kuwabara A, Tsugawa N, Tanaka K, *et al.* Improvement of vitamin D status in Japanese institutionalized elderly by supplementation with 800 IU of vitamin D_3. *J Nutr Sci Vitaminol* 2009; **55**: 453-8.
58) 日本小児内分泌学会ビタミンD診療ガイドライン策定委員会. ビタミンD欠乏性くる病・低カルシウム血症の診断の手引き. 2013.
http://jspe.umin.jp/medical/files/_vitaminD.pdf
59) Tsugawa N, Uenishi K, Ishida H, *et al.* Association between vitamin D status and serum parathyroid hormone concentration and calcaneal stiffness in Japanese adolescents: sex differences in susceptibility to vitamin D deficiency. *J Bone Miner Metab.* 2016; **34**: 464-74
60) Kubota T, Nakayama H, Kitaoka T, *et al.* Incidence rate and characteristics of symptomatic vitamin D deficiency in children: a nationwide survey in Japan. *Endocr J* 2018; **65**: 593-9.
61) Uday S, Högler W. Nutritional rickets and oin the twenty-first century: Revised concepts, public health, and prevention strategies. *Curr Osteoporos Rep* 2017; **15**: 293-302.
62) 大薗恵一. 現代の栄養欠乏としてのビタミンD欠乏. ビタミン 2012; **86**: 28-31.
63) Yorifuji J, Yorifuji T, Tachibana K, *et al.* Craniotabes in normal newborns: the earliest sign of subclinical vitamin D deficiency. *J Clin Endocrinol Metab* 2008; **93**: 1784-8.
64) Nakao H. Nutritional significance of human milk vitamin D in neonatal period. *Kobe J Med Sci* 1988; **34**: 121-8.

65) Ziegler EE, Hollis BW, Nelson SE, *et al.* Vitamin D deficiency in breastfed infants in Iowa. *Pediatrics* 2006; **118**: 603-10.

66) Sakurai T, Furukawa M, Asoh M, *et al.* Fat-soluble and water-soluble vitamin contents of breast milk from Japanese women. *J Nutr Sci Vitaminol* 2005; **51**: 239-47.

67) Kamao M, Tsugawa N, Suhara Y, *et al.* Quantification of fat-soluble vitamins in human breast milk by liquid chromatography-tandem mass spectrometry. *J Chromatogr B Analyt Technol Biomed Life Sci* 2007; **859**: 192-200.

68) 文部科学省科学技術・学術審議会資源調査分科会報告．日本食品標準成分表2015年版（七訂）．http://www.mext.go.jp/a_menu/syokuhinseibun/1365297.htm

69) Specker BL, Ho ML, Oestreich A, *et al.* Prospective study of vitamin D supplementation and rickets in China. *J Pediatr* 1992; **120**: 733-9.

70) Gartner LM, Greer FR; Section on Breastfeeding and Committee on Nutrition. American Academy of Pediatrics. Prevention of rickets and vitamin D deficiency: new guidelines for vitamin D intake. *Pediatrics* 2003; **111**: 908-10.

71) Wagner CL, Greer FR; American Academy of Pediatrics Section on Breastfeeding; American Academy of Pediatrics Committee on Nutrition. Prevention of rickets and vitamin D deficiency in infants, children, and adolescents. *Pediatrics* 2008; **122**: 1142-52.

72) Perrine CG, Sharma AJ, Jefferds ME, *et al.* Adherence to vitamin D recommendations among US infants. *Pediatrics* 2010; **125**: 627-32.

73) Leung SS, Lui S, Swaminathan R. Vitamin D status of Hong Kong Chinese infants. *Acta Paediatr Scand* 1989; **78**: 303-6.

74) 菅野貴浩，神野慎治，金子哲夫．栄養法別に見た乳児の発育，哺乳量，便性ならびに罹病傾向に関する調査成績（第 11 報）―調粉エネルギーが栄養摂取量に及ぼす影響―．小児保健研究 2013; **72**: 253-60.

75) MacLennan WJ, Hamilton JC, Darmady JM. The effects of season and stage of pregnancy on plasma 25-hydroxy-vitamin D concentrations in pregnant women. *Postgrad Med J* 1980; **56**: 75-9.

76) Henriksen C, Brunvand L, Stoltenberg C, *et al.* Diet and vitamin D status among pregnant Pakistani women in Oslo. *Eur J Clin Nutr* 1995; **49**: 211-8.

77) Narang NK, Gupta RC, Jain MK. Role of vitamin D in pulmonary tuberculosis. *J Assoc Physicians India* 1984; **32**: 185-8.

78) Schwartzman MS, Franck WA. Vitamin D toxicity complicating the treatment of senile, postmenopausal, and glucocorticoid-induced osteoporosis. Four case reports and a critical commentary on the use of vitamin D in these disorders. *Am J Med* 1987; **82**: 224-30.

79) Davies M, Adams PH. The continuing risk of vitamin-D intoxication. *Lancet* 1978; **2**: 621-3.

80) Fomon SJ, Younoszai MK, Thomas LN. Influence of vitamin D on linear growth of normal full-term infants. *J Nutr* 1966; **88**: 345-50.

81) Hollis BW, Johnson D, Hulsey TC, *et al.* Vitamin D supplementation during pregnancy: double blind, randomized clinical trial of safety and effectiveness. *J Bone Miner Res* 2011; **26**: 2341-57.

82) EFSA Panel on Dietetic Products, Nutrition and Allergies (NDA). Scientific opinion on the tolerable upper intake level of vitamin D. *EFSA Journal* 2012; **10**: 2813.

83) Budhathoki S, Hidaka A, Yamaji T, *et al.* Plasma 25-hydroxyvitamin D concentration and subsequent risk of total and site specific cancers in Japanese population: large case-cohort study within Japan Public Health Center-based Prospective Study cohort, *BMJ* 2018; **360**: k671.

84) Shimizu Y, Kim H, Yoshida H, *et al.* Serum 25-hydroxyvitamin D level and risk of falls in Japanese community-dwelling elderly women: a 1-year follow-up study. *Osteoporos Int* 2015; **26**, 2185-92.

85) Kelleher J, Losowsky MS. The absorption of alpha-tocopherol in man. *Br J Nutr* 1970; **24**: 1033-47.

86) Blomstrand R, Forsgren L. Labelled tocopherols in man. Intestinal absorption and thoracicduct lymph transport of *dl*-alpha-tocopheryl-3,4-^{14}C2 acetate *dl*-alpha-tocopheramine-3,4-^{14}C2 *dl*-alpha-tocopherol (- 5-methyl-3H) and N (- methyl-3H) -*dl*-gamma-tocopheramine. *Int Z Vitaminforsch* 1968; **38**: 328-44.

87) Traber MG, Arai H. Molecular mechanisms of vitamin E transport. *Annu Rev Nutr* 1999; **19**: 343-55.

88) Horwitt MK, Century B, Zeman AA. Erythrocyte survival time and reticulocyte levels after tocopherol depletion in man. *Am J Clin Nutr* 1963; **12**: 99-106.

89) Farrell PM, Bieri JG, Fratantoni JF, *et al.* The occurrence and effects of human vitamin E deficiency. A study in patients with cystic fibrosis. *J Clin Invest* 1977; **60**: 233-41.

90) Horwitt MK. Vitamin E and lipid metabolism in man. *Am J Clin Nutr* 1960; **8**: 451-61.

91) Sasaki S, Ushio F, Amano K, *et al.* Serum biomarker-based validation of a self-administered diet history questionnaire for Japanese subjects. *J Nutr Sci Vitaminol* 2000; **46**: 285-96.

92) Hiraoka N. Nutritional status of vitamin A, E, C, B_1, B_2, B_6, nicotinic acid, B_{12}, folate, and betacarotene in young women. *J Nutr Sci Vitaminol* 2001; **47**: 20-7.

93) Maruyama C, Imamura K, Oshima S, *et al.* Effects of tomato juice consumption on plasma and lipoprotein carotenoid concentrations and the susceptibility of low density lipoprotein to oxidative modification. *J Nutr Sci Vitaminol* 2001; **47**: 213-21.

94) Jansson L, Akesson B, Holmberg L. Vitamin E and fatty acid composition of human milk. *Am J Clin Nutr* 1981; **34**: 8-13.

95) Lammi-Keefe CJ, Jensen RG, Clark RM, *et al.* Alpha tocopherol, toal lipid and linoleic acid contents of human milk at 2,6,12 and 16 weeks. *In*: Schaub J (ed.). Composition and Physiological Properities of Human Milk. Elsevier Science, New York. 1985: 241-5.

96) Herrera E, Ortega H, Alvino G, *et al.* Relationship between plasma fatty acid profile and antioxidant vitamins during normal pregnancy. *Eur J Clin Nutr* 2004; **58**: 1231-8.
97) Morinobu T, Ban R, Yoshikawa S, *et al.* The safety of high-dose vitamin E supplementation in healthy Japanese male adults. *J Nutr Sci Vitaminol* 2002; **48**: 6-9.
98) Miller ER 3rd, Pastor-Barriuso R, Dalal D, *et al.* Meta-analysis: high-dosage vitamin E supplementation may increase all-cause mortality. *Ann Intern Med* 2005; **142**: 37-46.
99) Bjelakovic G, Nikolova D, Gluud LL, *et al.* Mortality in randomized trials of antioxidant supplements for primary and secondary prevention: systematic review and meta-analysis. *JAMA* 2007; **297**: 842-57.
100) Asleh R, Blum S, Kalet-Litman S, *et al.* Correction of HDL dysfunction in individuals with diabetes and the haptoglobin 2-2 genotype. *Diabetes* 2008; **57**: 2784-800.
101) Milman U, Blum S, Shapira C, *et al.* Vitamin E supplementation reduces cardiovascular events in a subgroup of middle-aged individuals with both type 2 diabetes mellitus and the haptoglobin 2-2 genotype: a prospective double-blinded clinical trial. *Arterioscler Thromb Vasc Biol* 2008; **28**: 341-7.
102) Fujita K, Iwasaki M, Ochi H, *et al.* Vitamin E decreases bone mass by stimulating osteoclast fusion. *Nat Med* 2012; **18**: 589-94.
103) Shearer MJ, Bach A, Kohlmeier M. Chemistry, nutritional sources, tissue distribution and metabolism of vitamin K with special reference to bone health. *J Nutr* 1996; **126**: 1181S-6S.
104) Schurgers LJ, Vermeer C. Differential lipoprotein transport pathways of K-vitamins in healthy subjects. *Biochim Biophys Acta* 2002; **1570**: 27-32.
105) Schurgers LJ, Teunissen KJ, Hamulyák K, *et al.* Vitamin K-containing dietary supplements: comparison of synthetic vitamin K_1 and natto-derived menaquinone-7. *Blood* 2007; **109**: 3279-83.
106) Shearer MJ. Vitamin K. *Lancet* 1995; **345**: 229-34.
107) Okano T, Shimomura Y, Yamane M, *et al.* Conversion of phylloquinone (Vitamin K_1) into menaquinone-4 (Vitamin K_2) in mice: two possible routes for menaquinone-4 accumulation in cerebra of mice. *J Biol Chem* 2008; **283**: 11270-9.
108) Suttie JW, Mummah-Schendel LL, Shah DV, *et al.* Vitamin K deficiency from dietary vitamin K restriction in humans. *Am J Clin Nutr* 1988; **47**: 475-80.
109) Nakagawa K, Hirota Y, Sawada N, *et al.* Identification of UBIAD1 as a novel human menaquinone-4 biosynthetic enzyme. *Nature.* 2010 **468**: 117-21.
110) Azuma K, Ouchi Y, Inoue S. Vitamin K: novel molecular mechanisms of action and its roles in osteoporosis. *Geriatr Gerontol Int* 2014; **14**: 1-7.
111) Feskanich D, Weber P, Willett WC, *et al.* Vitamin K intake and hip fractures in women: a prospective study. *Am J Clin Nutr* 1999; **69**: 74-9.
112) Booth SL, Tucker KL, Chen H, *et al.* Dietary vitamin K intakes are associated with hip fracture but not with bone mineral density in elderly men and women. *Am J Clin Nutr* 2000; **71**: 1201-8.

113) Binkley NC, Krueger DC, Kawahara TN, *et al.* A high phylloquinone intake is required to achieve maximal osteocalcin gamma-carboxylation. *Am J Clin Nutr* 2002; **76**: 1055-60.

114) Bugel S, Sorensen AD, Hels O, *et al.* Effect of phylloquinone supplementation on biochemical markers of vitamin K status and bone turnover in postmenopausal women. *Br J Nutr* 2007; **97**: 373-80.

115) Cockayne S, Adamson J, Lanham-New S, *et al.* Vitamin K and the prevention of fractures: systematic review and meta-analysis of randomized controlled trials. *Arch Intern Med* 2006; **166**: 1256-61.

116) Kamao M, Suhara Y, Tsugawa N, *et al.* Vitamin K content of foods and dietary vitamin K intake in Japanese young women. *J Nutr Sci Vitaminol* 2007; **53**: 464-70.

117) Tsugawa N, Shiraki M, Suhara Y, *et al.* Vitamin K status of healthy Japanese women: agerelated vitamin K requirement for gamma-carboxylation of osteocalcin. *Am J Clin Nutr* 2006; **83**: 380-6.

118) Kojima T, Asoh M, Yamawaki N, *et al.* Vitamin K concentrations in the maternal milk of Japanese women. *Acta Paediatr* 2004; **93**: 457-63.

119) Shearer MJ, Rahim S, Barkhan P, *et al.* Plasma vitamin K_1 in mothers and their newborn babies. *Lancet* 1982; **2**: 460-3.

120) Puckett RM, Offringa M. Prophylactic vitamin K for vitamin K deficiency bleeding in neonates. *Cochrane Database Syst Rev* 2000; CD002776.

ビタミン A の食事摂取基準（μgRAE/日）[1]

性別	男性				女性			
年齢等	推定平均必要量[2]	推奨量[2]	目安量[3]	耐容上限量[3]	推定平均必要量[2]	推奨量[2]	目安量[3]	耐容上限量[3]
0～5（月）	—	—	300	600	—	—	300	600
6～11（月）	—	—	400	600	—	—	400	600
1～2（歳）	300	400	—	600	250	350	—	600
3～5（歳）	350	450	—	700	350	500	—	850
6～7（歳）	300	400	—	950	300	400	—	1,200
8～9（歳）	350	500	—	1,200	350	500	—	1,500
10～11（歳）	450	600	—	1,500	400	600	—	1,900
12～14（歳）	550	800	—	2,100	500	700	—	2,500
15～17（歳）	650	900	—	2,500	500	650	—	2,800
18～29（歳）	600	850	—	2,700	450	650	—	2,700
30～49（歳）	650	900	—	2,700	500	700	—	2,700
50～64（歳）	650	900	—	2,700	500	700	—	2,700
65～74（歳）	600	850	—	2,700	500	700	—	2,700
75 以上（歳）	550	800	—	2,700	450	650	—	2,700
妊婦(付加量)初期					+0	+0	—	—
中期					+0	+0	—	—
後期					+60	+80	—	—
授乳婦（付加量）					+300	+450	—	—

[1] レチノール活性当量（μgRAE）
＝レチノール（μg）＋β-カロテン（μg）×1/12＋α-カロテン（μg）×1/24
＋β-クリプトキサンチン（μg）×1/24＋その他のプロビタミン A カロテノイド（μg）×1/24

[2] プロビタミン A カロテノイドを含む。

[3] プロビタミン A カロテノイドを含まない。

ビタミンDの食事摂取基準（μg/日）[1]

性 別	男 性		女 性	
年齢等	目安量	耐容上限量	目安量	耐容上限量
0～5（月）	5.0	25	5.0	25
6～11（月）	5.0	25	5.0	25
1～2（歳）	3.0	20	3.5	20
3～5（歳）	3.5	30	4.0	30
6～7（歳）	4.5	30	5.0	30
8～9（歳）	5.0	40	6.0	40
10～11（歳）	6.5	60	8.0	60
12～14（歳）	8.0	80	9.5	80
15～17（歳）	9.0	90	8.5	90
18～29（歳）	8.5	100	8.5	100
30～49（歳）	8.5	100	8.5	100
50～64（歳）	8.5	100	8.5	100
65～74（歳）	8.5	100	8.5	100
75以上（歳）	8.5	100	8.5	100
妊 婦			8.5	―
授乳婦			8.5	―

[1] 日照により皮膚でビタミンDが産生されることを踏まえ、フレイル予防を図る者はもとより、全年齢区分を通じて、日常生活において可能な範囲内での適度な日光浴を心掛けるとともに、ビタミンDの摂取については、日照時間を考慮に入れることが重要である。

ビタミンＥの食事摂取基準（mg/日）[1]

性　別	男　性		女　性	
年齢等	目安量	耐容上限量	目安量	耐容上限量
0～5（月）	3.0	—	3.0	—
6～11（月）	4.0	—	4.0	—
1～2（歳）	3.0	150	3.0	150
3～5（歳）	4.0	200	4.0	200
6～7（歳）	5.0	300	5.0	300
8～9（歳）	5.0	350	5.0	350
10～11（歳）	5.5	450	5.5	450
12～14（歳）	6.5	650	6.0	600
15～17（歳）	7.0	750	5.5	650
18～29（歳）	6.0	850	5.0	650
30～49（歳）	6.0	900	5.5	700
50～64（歳）	7.0	850	6.0	700
65～74（歳）	7.0	850	6.5	650
75以上（歳）	6.5	750	6.5	650
妊　婦			6.5	—
授乳婦			7.0	—

[1] α-トコフェロールについて算定した。α-トコフェロール以外のビタミンＥは含んでいない。

ビタミンＫの食事摂取基準（μg/日）

性 別	男 性	女 性
年齢等	目安量	目安量
0～5（月）	4	4
6～11（月）	7	7
1～2（歳）	50	60
3～5（歳）	60	70
6～7（歳）	80	90
8～9（歳）	90	110
10～11（歳）	110	140
12～14（歳）	140	170
15～17（歳）	160	150
18～29（歳）	150	150
30～49（歳）	150	150
50～64（歳）	150	150
65～74（歳）	150	150
75以上（歳）	150	150
妊 婦		150
授乳婦		150

(2) 水溶性ビタミン

1　ビタミン B_1

① 基本的事項

1-1　定義と分類

ビタミン B_1 の化学名はチアミン（**図1**）である。正式な化学名は、2-[3-[(4-アミノ-2-メチル-ピリミジン-5-イル)メチル]-4-メチル-チアゾール-5-イル] エタノールである。チアミンは通常の食品中ではリン酸が一つ結合したチアミンモノリン酸（ThMP）（これが大半である）、二つ結合したチアミンジリン酸（ThDP）、三つ結合したチアミントリリン酸（ThTP）の形で存在する。一方、サプリメントや強化食品、経腸栄養剤などに含まれるビタミン B_1 は、チアミン塩化物塩酸塩（**図2**）が多い。

ところで、日本食品標準成分表 2015 年版（七訂）では、ビタミン B_1 の食品中含有量は食品に含まれるチアミンと同じモル数を持つチアミン塩化物塩酸塩の重量として表記されている。そこで、食事摂取基準ではチアミン塩化物塩酸塩の重量として示すこととした。

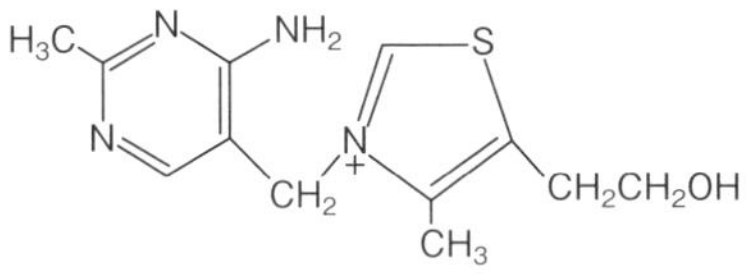

図1　チアミンの構造式
($C_{12}H_{17}N_4OS$、分子量=265.3)

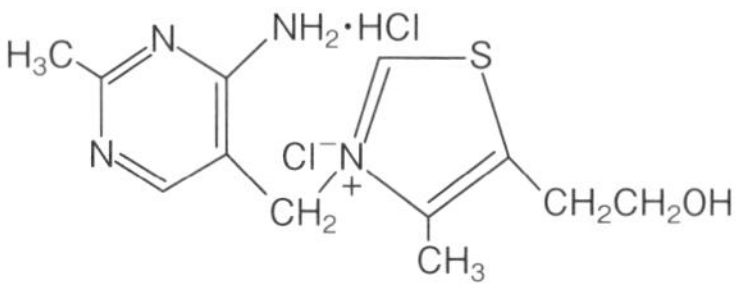

図2　チアミン塩化物塩酸塩の構造式
($C_{12}H_{17}ClN_4OS$-HCl、分子量=337.3)

1-2　機能

ビタミン B_1 は、補酵素型の ThDP として、グルコース代謝と分枝アミノ酸代謝などに関与している。ビタミン B_1 欠乏により、神経炎や脳組織への障害が生じる。ビタミン B_1 欠乏症は、脚気とウェルニッケ-コルサコフ症候群がある。

1-3　消化、吸収、代謝

生細胞中のビタミン B_1 の大半は、補酵素型の ThDP として存在し、酵素たんぱく質と結合した状態で存在している。食品を調理・加工する過程及び胃酸環境下でほとんどの ThDP は、酵素たんぱく質が変性することで遊離する。遊離した ThDP のほとんどは消化管内のホスファターゼによって加水分解され、チアミンとなった後、空腸と回腸において能動輸送で吸収される。これらの過程は食品ごとに異なり、さらに、一緒に食べた食品にも影響を受けると推測される。我が国で食されている平均的な食事中のビタミン B_1 の遊離型ビタミン B_1 に対する相対生体利用率は 60% 程度であると報告されている[1,2]。

② 指標設定の基本的な考え方

ビタミン B_1 は、摂取量が増えていくと、肝臓内の量が飽和し、同時に血中内の量が飽和する。この条件が整うと、初めて尿中にビタミン B_1 の排泄が認められ、それ以降は、摂取量の増加に伴い、ほぼ直線的に増大する[3)]。すなわち、ビタミン B_1 は、飽和量を満たすまではほとんど尿中に排泄されず、飽和量を超えると、急激に尿中排泄量が増大することから、この変曲点（＝飽和量）を必要量と考える。

③ 健康の保持・増進

3-1 欠乏の回避

3-1-1 必要量を決めるために考慮すべき事項

ビタミン B_1 摂取量とビタミン B_1 欠乏症（脚気）の関連については、一部参考となる知見はあるものの（p.213 の参考資料を参照）、ビタミン B_1 の必要量を欠乏症（脚気）からの回復に必要な最小量から検討した研究は少ない上[4)]、日本人における必要量の算定に有用なものは極めて乏しい。そのため、ビタミン B_1 摂取量と尿中のビタミン B_1 排泄量との関係式における変曲点（＝飽和量）から求めた値を必要量とした。尿中へのチアミン排泄量から必要量を推定する場合、欠乏症を予防するに足る最小摂取量という観点から考えると、欠乏症からの回復実験による必要量に比べて多くなる。

ビタミン B_1 の主要な役割は、エネルギー産生栄養素の異化代謝の補酵素である。したがって、必要量はエネルギー消費量当たりで算定すべきである。

3-1-2 推定平均必要量、推奨量の策定方法

・成人・小児（推定平均必要量、推奨量）

ビタミン B_1 の必要量をビタミン B_1 摂取量と尿中のビタミン B_1 排泄量との関係式における変曲点から求める方法を採用した。具体的には、18 か国から報告された類似のデータをまとめた結果から（**図 3**）[5)]、その値をチアミンとして 0.35 mg/1,000 kcal と算定した（**図 3** の矢印）。チアミン塩化物塩酸塩量としては 0.45 mg/1,000kcal となる。この値を 1 ～64 歳の推定平均必要量

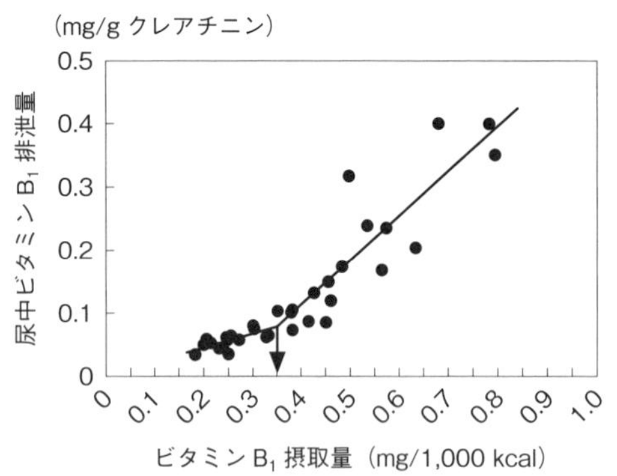

図 3　ビタミン B_1 摂取量と尿中ビタミン B_1 排泄量との関係[5)]

●は各々の実験結果の平均値を示す。線は回帰直線である。0.35 mg ビタミン B_1 摂取量/1,000 kcal を変曲点とする。
原図から観察点の座標を読み取って回帰直線の算出を行い、作図した。

を算定するための参照値とし、対象年齢区分の推定エネルギー必要量を乗じて推定平均必要量を算定した。推奨量は、推定平均必要量に推奨量算定係数 1.2 を乗じた値とした。

・高齢者（推定平均必要量、推奨量）

65 歳以上の必要量の算定に当たり、特別の配慮が必要であるというデータはないことから、成人（18～64 歳）と同様に、チアミン塩化物塩酸塩としては 0.45 mg/1,000 kcal を推定平均必要量算定の参照値とし、対象年齢区分の推定エネルギー必要量を乗じて推定平均必要量を算定した。推奨量は、推定平均必要量に推奨量算定係数 1.2 を乗じた値とした。

・妊婦の付加量（推定平均必要量、推奨量）

妊婦の付加量を要因加算法で算定するデータはないため、ビタミン B_1 がエネルギー要求量に応じて増大するという代謝特性から算定した。すなわち、妊娠によるエネルギー付加量（身体活動レベル II の初期の＋50 kcal/日、中期の＋250 kcal/日、後期の＋450 kcal/日）に推定平均必要量算定の参照値 0.45 mg/1,000 kcal を乗じると、初期は 0.023 mg/日、中期は 0.113 mg/日、後期は 0.203 mg/日と算定される。これらの算定値はあくまでも妊婦のエネルギー要求量の増大に基づいた数値であり、妊娠期は個々人によりエネルギー要求量が著しく異なる。妊娠期は特に代謝が亢進される時期であることから、妊娠後期で算定された値を丸めた 0.2 mg/日を、妊娠期を通じたビタミン B_1 の推定平均必要量の付加量とした。推奨量の付加量は、推定平均必要量の付加量に推奨量算定係数 1.2 を乗じると 0.244 mg/日（0.203 mg/日×1.2＝0.244）となるが、丸め処理を行って 0.2 mg/日とした。

・授乳婦の付加量（推定平均必要量、推奨量）

授乳婦の推定平均必要量の付加量は、母乳中のビタミン B_1 濃度（0.13mg/L）[6-8] に泌乳量（0.78 L/日）[9,10] を乗じ、相対生体利用率 60%[1,2] を考慮して算出（0.13 mg/L×0.78 L/日÷0.6）すると、0.169 mg/日となり、丸め処理を行って 0.2 mg/日とした。推奨量の付加量は、推定平均必要量の付加量に推奨量算定係数 1.2 を乗じると 0.203 mg/日（0.169 mg/日×1.2＝0.203）となり、丸め処理を行って 0.2 mg/日とした。

3-1-3　目安量の策定方法

・乳児（目安量）

0～5 か月の乳児の目安量は、母乳中のビタミン B_1 濃度（0.13 mg/L）[6-8] に基準哺乳量（0.78 L/日）[9,10] を乗じると 0.10 mg/日となるため、丸め処理をして 0.1 mg/日とした。

6～11 か月児の目安量は、二つの方法による外挿値の平均値とした。具体的には、0～5 か月児の目安量及び 18～29 歳の推定平均必要量それぞれから 0～6 か月児の目安量算定の基準となる値を算出した。次に、男女ごとに求めた値を平均し、男女同一の値とした後、丸め処理をして 0.2 mg/日を男女共通の目安量とした。なお、外挿はそれぞれ以下の方法で行った。

- 0～5 か月児の目安量からの外挿

　（0～5 か月児の目安量）×（6～11 か月児の参照体重/0～5 か月児の参照体重）$^{0.75}$

- 18～29 歳の推定平均必要量からの外挿

　（18～29 歳の推定平均必要量）×（6～11 か月児の参照体重/18～29 歳の参照体重）$^{0.75}$×（1＋成長因子）

3-2 過剰摂取の回避

3-2-1 摂取源となる食品

通常の食品で可食部 100 g 当たりのビタミン B_1 含量が 1 mg を超える食品は存在しない。通常の食品を摂取している者で、過剰摂取による健康障害が発現したという報告は見当たらない。

3-2-2 耐容上限量の策定

古い報告ではあるが、10 g のチアミン塩化物塩酸塩を 2 週間半の間、毎日飲み続けた結果、頭痛、いらだち、不眠、速脈、衰弱、易刺激性、かゆみが発生したが、摂取を中止すると、2 日間で症状は消えたことと[11)]、チアミン塩化物塩酸塩をアンプルに詰める際に接触皮膚炎を引き起こす者がいたことが報告されている[12)]。一方で、チアミン塩化物塩酸塩を数百 mg/日、経口摂取させる治療が行われているが、悪影響の報告はない[13)]。以上より、耐容上限量を算定できるデータは十分ではないと判断し、策定しなかった。

3-3 生活習慣病の発症予防

ビタミン B_1 摂取と生活習慣病の発症予防の直接的な関連を示す報告はないため、目標量は設定しなかった。

④ 生活習慣病の重症化予防

ビタミン B_1 摂取と生活習慣病の重症化予防の直接的な関連を示す報告はないため、生活習慣病の重症化予防を目的とした量は設定しなかった。

⑤ 活用に当たっての留意事項

推定平均必要量は、神経炎や脳組織への障害という欠乏症（ビタミン B_1 欠乏症、脚気）を回避するための最小摂取量からではなく、体内飽和を意味すると考えられる尿中排泄量が増大する最小摂取量から算定しているため、災害時等の避難所における食事提供の計画・評価のために、当面の目標とする栄養の参照量として活用する際には留意が必要である。

〈参考資料〉 ビタミン B_1 摂取量とビタミン B_1 欠乏症（脚気）の関連

４人の健康な男性に１か月（30 日）間にわたってビタミン B_1 を完全に除去した食事を食べさせた欠乏実験では、実験開始およそ２週間後に血中ビタミン B_1 濃度が急に低下し、脚気の典型的な初期症状の一つである全身倦怠感の出現が観察された[14)]。その後、回復期（ビタミン B_1 を１日当たり 0.7 mg 含む食事を与えた）に入ると血中ビタミン B_1 濃度は速やかに上昇に転じ、２週間程度でほぼ元のレベルに戻り、全身倦怠感も消失している。

複数の知見をまとめた総説には「ビタミン B_1 摂取量が 1,000 kcal 当たり 0.16 mg を下回ると脚気が出現するおそれがある。」とした記述が認められる[15)]。これは、エネルギー摂取量を成人女性で 2,000 kcal/日、成人男性で 2,500 kcal/日とすると、0.32～0.40 mg/日に当たる。この総説では「1,000 kcal 当たり 0.3 mg に増やすと脚気の危険はほとんどなくなる。」とも記述されている。

以上より、ビタミン B_1 を完全に除去した食事が２週間以上続くと脚気の症状が起こる場合があること、摂取量が 1,000 kcal 当たり 0.16 mg を下回ると脚気が出現するおそれがあり、1,000 kcal 当たり 0.3 mg 以上であれば脚気が発生する可能性はほとんどないものと考えられる。これらの知見の科学的根拠は十分ではないものの、ビタミン B_1 欠乏（脚気）の発生を防ぐ上で一つの参考情報となるであろう。

2 ビタミンB_2

① 基本的事項

1-1 定義と分類

ビタミンB_2の化学名はリボフラビン（**図4**）である。食事摂取基準は、リボフラビン重量として設定した。正式な化学名は7,8-ジメチル-10-[(2R,3R,4S)-2,3,4,5-テトラヒドロキシペンチル）ベンゾ[g]プテリジン-2,4（3H,10H)-ディオンである。ビタミンB_2にリン酸が一つ結合したフラビンモノヌクレオチド（FMN)、FMNにAMPが結合したフラビンアデニンジヌクレオチド（FAD）ともに、消化管でビタミンB_2にまで消化された後、体内に取り込まれるため、ビタミンB_2と等モルの活性を示す。

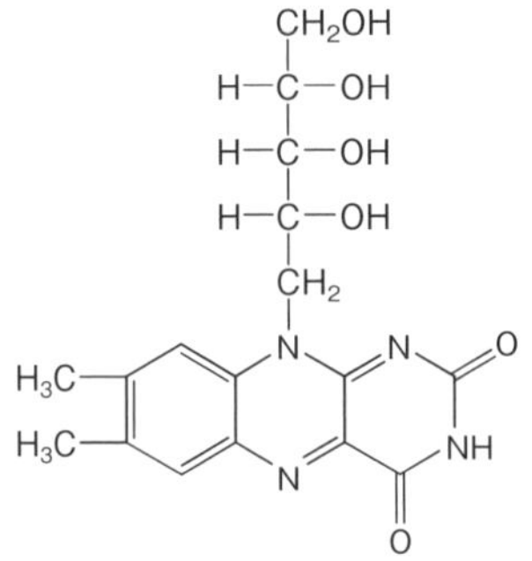

図4 リボフラビンの構造式（$C_{17}H_{20}N_4O_6$、分子量＝376.4）

1-2 機能

ビタミンB_2は、補酵素FMN及びFADとして、エネルギー代謝や物質代謝に関与している。TCA回路、電子伝達系、脂肪酸のβ酸化等のエネルギー代謝に関わっているので、ビタミンB_2が欠乏すると、成長抑制を引き起こす。また、欠乏により、口内炎、口角炎、舌炎、脂漏性皮膚炎などが起こる。

1-3 消化、吸収、代謝

生細胞中のリボフラビンの大半は、FAD又はFMNとして酵素たんぱく質と結合した状態で存在している。食品を調理・加工する過程及び胃酸環境下でほとんどのFAD及びFMNは遊離する。遊離したFAD及びFMNのほとんどは、小腸粘膜のFMNホスファターゼとFADピロホスファターゼによって加水分解され、リボフラビンとなった後、小腸上皮細胞において能動輸送で吸収される。これらの過程は食品ごとに異なり、一緒に食べる食品にも影響を受けると推測される。我が国で食されている平均的な食事中のビタミンB_2の遊離型ビタミンB_2に対する相対生体利用率は、64%との報告がある[1)]。

② 指標設定の基本的な考え方

ビタミン B_2 は、摂取量が増えていくと、肝臓内の量が飽和し、同時に血中内の量が飽和することを示す直接的なデータはないものの、水溶性ビタミンであることから、ビタミン B_1 と同様の挙動を示すと考えられる[3)]。すなわち、ビタミン B_2 は、飽和量を満たすまではほとんど尿中に排泄されず、飽和量を超えると、急激に尿中排泄量が増大することから、この変曲点（＝飽和量）を必要量と考える。

③ 健康の保持・増進

3-1 欠乏症の回避

3-1-1 必要量を決めるために考慮すべき事項

ビタミン B_2 の必要量を、欠乏症からの回復に必要な最小量から求めた実験はない。そこで、ビタミン B_2 摂取量と尿中のビタミン B_2 排泄量との関係式における変曲点から求めた値を必要量とした。尿中へのビタミン B_2 排泄量から必要量を推定する場合、欠乏症を予防するに足る最小摂取量という観点から考えると、欠乏症からの回復実験による必要量に比べて多くなる。

ビタミン B_2 の主要な役割は、エネルギー産生栄養素の異化代謝の補酵素及び電子伝達系の構成分子である。したがって、必要量はエネルギー消費量当たりで算定すべきである。

3-1-2 推定平均必要量、推奨量の策定方法

・成人・小児（推定平均必要量、推奨量）

ビタミン B_1 の推定平均必要量を算定した方法と同じ方法を採用した。すなわち、尿中にビタミン B_2 の排泄量が増大し始める最小摂取量を推定平均必要量とした。健康な成人男性及び健康な若い女性への遊離型リボフラビン負荷試験において、約 1.1 mg/日以上の摂取で尿中リボフラビン排泄量が摂取量に応じて増大することが報告されている（**図 5** の矢印）[16)]。なお、この実験時のエネルギー摂取量は 2,200 kcal/日であった[16)]。ビタミン B_2 は、エネルギー産生に関与するビタミンである。1～64 歳の推定平均必要量を算定するための参照値を、0.50 mg/1,000 kcal（1.1 mg/日÷2,200 kcal/日）とし、対象年齢区分の推定エネルギー必要量を乗じて推定平均必要量を算定した。推奨量は、推定平均必要量に推奨量算定係数 1.2 を乗じた値とした。

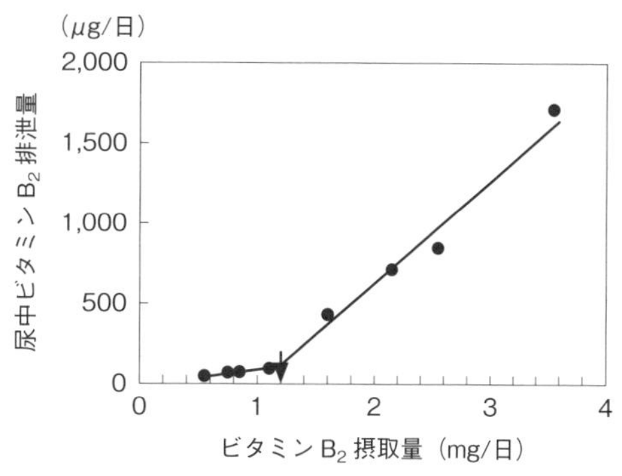

図 5　ビタミン B_2 摂取量と尿中ビタミン B_2 排泄量との関係 [16)]

文献 16）の表 4 を図に改変した。各々の ● は平均値を示す。線は回帰直線である。1.1 mg ビタミン B_2 摂取量/日を変曲点とする。

• 高齢者（推定平均必要量、推奨量）

65 歳以上の高齢者における必要量は、若年成人と変わらないという報告がある[17]ことから、成人（18～64 歳）と同様に、0.50 mg/1,000kcal を推定平均必要量算定の参照値とし、対象年齢区分の推定エネルギー必要量を乗じて推定平均必要量を算定した。推奨量は、推定平均必要量に推奨量算定係数 1.2 を乗じた値とした。

• 妊婦の付加量（推定平均必要量、推奨量）

妊婦の付加量を要因加算法で算定するデータはないため、ビタミン B_2 がエネルギー要求量に応じて増大するという代謝特性から算定した。すなわち、妊娠によるエネルギー付加量（身体活動レベル II の初期の +50 kcal/日、中期の +250 kcal/日、後期の +450 kcal/日）に推定平均必要量算定の参照値（0.50 mg/1,000 kcal）を乗じると、初期は 0.03 mg/日、中期は 0.13 mg/日、後期は 0.23 mg/日となる。これらの算定値はあくまでも妊婦のエネルギー要求量の増大に基づいた数値であり、妊娠期は、個々人によるエネルギー要求量が著しく異なる。妊娠期は、特に代謝が亢進される時期であることから、妊娠後期で算定された値が妊娠期を通じた必要量とした。したがって、妊婦の推定平均必要量の付加量は、妊娠後期のエネルギー要求量の増大から算定された 0.23 mg/日を丸め処理した 0.2 mg/日とした。推奨量の付加量は、推定平均必要量の付加量に推奨量算定係数 1.2 を乗じると 0.27 mg/日となり、丸め処理を行い、0.3 mg/日とした。

• 授乳婦の付加量（推定平均必要量、推奨量）

授乳婦の推定平均必要量の付加量は、母乳中のビタミン B_2 濃度（0.40 mg/L）[6-8]に泌乳量（0.78 L/日）[9,10]を乗じ、相対生体利用率 60%[1]を考慮して算出（0.40 mg/L×0.78 L/日÷0.6）すると、0.52 mg/日となり、丸め処理を行って 0.5 mg/日とした。推奨量の付加量は、推定平均必要量の付加量に推奨量算定係数 1.2 を乗じると 0.62 mg/日となり、丸め処理を行って 0.6 mg/日とした。

3-1-3 目安量の策定方法

• 乳児（目安量）

0～5 か月の乳児の目安量は、母乳中のビタミン B_2 濃度（0.40 mg/L）[6-8]に基準哺乳量（0.78 L/日）[9,10]を乗じると 0.31 mg/日となるため、丸め処理をして、0.3 mg/日とした。

6～11 か月児の目安量は、二つの方法による外挿値の平均値とした。具体的には、0～5 か月児の目安量及び 18～29 歳の推定平均必要量それぞれから 0～6 か月児の目安量算定の基準となる値を算出した。次に、男女ごとに求めた値を平均し、男女同一の値とした後、丸め処理をして、0.4 mg/日を男女共通の目安量とした。なお、外挿はそれぞれ以下の方法で行った。

• 0～5 か月児の目安量からの外挿

（0～5 か月児の目安量）×（6～11 か月児の参照体重/0～5 か月児の参照体重）$^{0.75}$

• 18～29 歳の推定平均必要量からの外挿

（18～29 歳の推定平均必要量）×（6～11 か月児の参照体重/18～29 歳の参照体重）$^{0.75}$×（1＋成長因子）

3-2 過剰摂取の回避

3-2-1 摂取源となる食品

通常の食品で可食部 100 g 当たりのビタミン B_2 含量が 1 mg を超える食品は、肝臓を除き存在しない。通常の食品を摂取している者で、過剰摂取による健康障害が発現したという報告は見当たらない。

3-2-2 耐容上限量の策定方法

リボフラビンは、水に溶けにくく、吸収率は摂取量が増加するとともに顕著に低下する。また、過剰量が吸収されても、余剰のリボフラビンは速やかに尿中に排泄されることから、多量摂取による過剰の影響を受けにくい。偏頭痛患者に毎日 400 mg のリボフラビンを 3 か月間投与した実験や[18]、健康な者に 11.6 mg のリボフラビンを単回静脈投与した場合[19]においても健康障害がなかったと報告されている。したがって、ビタミン B_2 の耐容上限量は設定しなかった。なお、単回のリボフラビン投与による吸収最大量は、約 27 mg と報告されており[19]、一度に多量摂取する意義は小さい。

3-3 生活習慣病の発症予防

ビタミン B_2 摂取と生活習慣病の発症予防の直接的な関連を示す報告はないため、目標量は設定しなかった。

④ 生活習慣病の重症化予防

ビタミン B_2 摂取と生活習慣病の重症化予防の直接的な関連を示す報告はないため、生活習慣病の重症化予防を目的とした量は設定しなかった。

⑤ 活用に当たっての留意事項

推定平均必要量は、舌縁痛、口唇外縁痛が起こり、歯茎、口腔粘膜より出血[16,20]という欠乏症を回避する最小摂取量からではなく、体内飽和を意味すると考えられる尿中排泄量が増大する最小摂取量から算定しているため、災害時等の避難所における食事提供の計画・評価のために、当面の目標とする栄養の参照量として活用する際には留意が必要である。

3 ナイアシン

① 基本的事項

1-1 定義と分類

ナイアシン活性を有する主要な化合物は、ニコチン酸、ニコチンアミド、トリプトファンである（図6）。狭義では、ニコチン酸とニコチンアミドを指す。広義では、トリプトファンのナイアシンとしての活性が、重量比で1/60であるので、ナイアシン当量は下記の式から求められる。

ナイアシン当量（mgNE）＝ナイアシン（mg）＋1/60 トリプトファン（mg）

食事摂取基準はニコチン酸量として設定し、ナイアシン当量（niacin equivalent：NE）という単位で設定した。

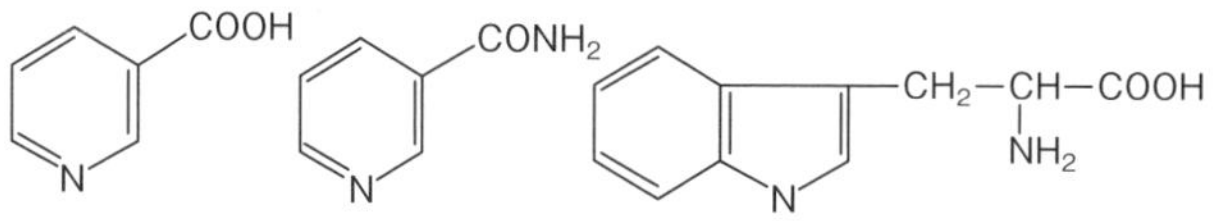

ニコチン酸　ニコチンアミド　トリプトファン

図6　ニコチン酸（$C_6H_5NO_2$、分子量＝123.1）、ニコチンアミド（$C_6H_6N_2O$、分子量＝122.1）、トリプトファン（$C_{11}H_{12}N_2O_2$、分子量＝204.2）の構造式

日本食品標準成分表2015年版（七訂）追補2017[21]において、初めて、ニコチンアミドとニコチン酸の総量であるナイアシン量と、体内でトリプトファンから生合成されるナイアシン量を加味したナイアシン当量（ナイアシン＋トリプトファンから生合成されるナイアシン量）が記載された。

1-2 機能

ニコチン酸及びニコチンアミドは、体内でピリジンヌクレオチドに生合成された後、アルコール脱水素酵素やグルコース-6-リン酸脱水素酵素、ピルビン酸脱水素酵素、2-オキソグルタル酸脱水素酵素等、酸化還元反応の補酵素として作用する。ATP産生、ビタミンC、ビタミンEを介する抗酸化系、脂肪酸の生合成、ステロイドホルモンの生合成等の反応に関与している。NAD^+は、ADP-リボシル化反応の基質となり、DNAの修復、合成、細胞分化に関わっている。ナイアシンが欠乏すると、ナイアシン欠乏症（ペラグラ）が発症する。ペラグラの主症状は、皮膚炎、下痢、精神神経症状である。

1-3 消化、吸収、代謝

生細胞中のナイアシンは、主にピリジンヌクレオチドとして存在する。食品を調理・加工する過程でピリジンヌクレオチドは分解され、動物性食品ではニコチンアミド、植物性食品ではニコチン酸として存在する。食品中のピリジンヌクレオチドは、消化管内でニコチンアミドに加水分解される。ニコチンアミド、ニコチン酸は小腸から吸収される。穀物中のニコチン酸の多くは糖質と結合した難消化性の結合型ニコチン酸として存在する[22]。消化過程は食品ごとに異なり、一緒に食べる他の食品によっても影響を受ける。我が国で食されている平均的な食事中のナイアシンの遊離型ナイアシンに対する相対生体利用率は、60%程度であると報告されている[1,2]。

②　指標設定の基本的な考え方

ナイアシン欠乏症のペラグラの発症を予防できる最小摂取量から、推定平均必要量を求めた。ヒトを用いたナイアシン欠乏実験より、尿中の N^1-メチルニコチンアミド（MNA）排泄量が 1 mg/日を下回った頃から、ペラグラ症状が顕在化することが報告されている[23)]。そこで、MNA 排泄量を 1 mg/日に維持できる最小ナイアシン当量摂取量を必要量とした。ナイアシンは、エネルギー代謝と深い関わりがあることから、エネルギー摂取量当たりで算定した。

③　健康の保持・増進

3-1　欠乏の回避

3-1-1　必要求量を決めるために考慮すべき事項

ナイアシンは不可欠アミノ酸のトリプトファンから、肝臓で生合成もされる。この転換比は、おおむね重量比で 60 mg のトリプトファンから 1 mg のニコチンアミドが生成するとされている[24, 25)]。すなわち、60 mg のトリプトファンが 1 mg のナイアシンと当価となる。

3-1-2　推定平均必要量、推奨量の策定方法

・成人（推定平均必要量、推奨量）

ヒトを用いてトリプトファン-ニコチンアミド転換率を求めた報告から[24, 25)]、トリプトファン-ニコチンアミド転換比を重量比で 1/60 とした。

ナイアシンはエネルギー代謝に関与するビタミンであることから、推定平均必要量はエネルギー当たりの値とした。ナイアシン欠乏実験において、欠乏とならない最小ナイアシン摂取量は、4.8 mgNE/1,000 kcal[23-27)] であったと報告されている。この値を成人（18～64 歳）の推定平均必要量算定の参照値とし、対象年齢区分の推定エネルギー必要量を乗じて推定平均必要量を算定した。推奨量は、推定平均必要量に推奨量算定係数 1.2 を乗じた値とした。

・高齢者（推定平均必要量、推奨量）

65 歳以上の高齢者については、ナイアシン代謝活性は、摂取量と代謝産物の尿中排泄量から推定した場合、成人と変わらないというデータがあることから[28, 29)]、成人（18～64 歳）と同様に、4.8 mgNE/1,000kcal を推定平均必要量算定の参照値とし、対象年齢区分の推定エネルギー必要量を乗じて推定平均必要量を算定した。推奨量は、推定平均必要量に推奨量算定係数 1.2 を乗じた値とした。

・小児（推定平均必要量、推奨量）

1 歳以上について、ナイアシン代謝活性は、摂取量と代謝産物の尿中排泄量から推定した場合、成人と変わらないというデータはないが、成人（18～64 歳）と同様に、4.8 mgNE/1,000kcal を推定平均必要量算定の参照値とし、対象年齢区分の推定エネルギー必要量を乗じて推定平均必要量を算定した。推奨量は、推定平均必要量に推奨量算定係数 1.2 を乗じた値とした。

・妊婦の付加量（推定平均必要量、推奨量）

妊婦の付加量を要因加算法で算定するデータはない。ナイアシン必要量がエネルギー要求量に応

じて増大するという代謝特性を考慮し、エネルギー付加量に基づいて算定する方法が考えられるが、妊婦では、トリプトファン-ニコチンアミド転換率が非妊娠時に比べて増大[30]するため、エネルギー要求量の増大に伴う必要量の増大をまかなっている。したがって、付加量は設定しなかった。

・授乳婦の付加量（推定平均必要量、推奨量）

妊娠期に高くなったトリプトファン-ニコチンアミド転換率は、出産後、速やかに非妊娠時の値に戻る[28]。したがって、授乳婦には泌乳量を補う量の付加が必要である。授乳婦の推定平均必要量の付加量は、母乳中のナイアシン濃度（2.0 mg/L）[6-8]に泌乳量（0.78 L/日）[9,10]を乗じ、相対生体利用率 60%[1,2]を考慮して算出すると 2.6 mg/日となり、丸め処理を行って 3 mg/日とした。推奨量の付加量は、推定平均必要量の付加量に推奨量算定係数 1.2 を乗じると 3.1 mg/日となり、丸め処理を行って 3 mg/日とした。

3-1-3　目安量の策定方法

・乳児（目安量）

0～5か月の乳児の目安量は、母乳中のニコチンアミド濃度（2.0 mg/L）[6-8]に基準哺乳量(0.78 L/日)[9,10]を乗じると 1.56 mg/日となるため、丸め処理を行って 2 mg/日とした。なお、この時期にはトリプトファンからニコチンアミドは供給されないものとし、摂取単位は mg/日とした[31]。

6～11か月児の目安量は、二つの方法による外挿値の平均値とした。具体的には、0～5か月児の目安量及び 18～29 歳の推定平均必要量それぞれから0～6か月児の目安量算定の基準となる値を算出した。次に、男女ごとに求めた値を平均し、男女同一の値とした後、丸め処理を行って 3 mg/日を男女共通の目安量とした。なお、外挿はそれぞれ以下の方法で行った。

- 0～5か月児の目安量からの外挿

  （0～5か月児の目安量）×（6～11か月児の参照体重/0～5か月児の参照体重）$^{0.75}$

- 18～29 歳の推定平均必要量からの外挿

  （18～29歳の推定平均必要量）×（6～11か月児の参照体重/18～29歳の参照体重）$^{0.75}$×（1＋成長因子）

3-2　過剰摂取の回避

3-2-1　摂取源となる食品

ニコチンアミドは動物性食品に存在するが、多くても 10 mg/100 g 可食部程度である。ニコチン酸は、植物性食品に存在するが、高い食品でも数 mg/100 g 可食部程度である。通常の食品を摂取している者で、過剰摂取による健康障害が発現したという報告は見当たらない。

3-2-2　耐容上限量の策定方法

・成人・高齢者・小児（耐容上限量）

ナイアシンの強化食品やサプリメントとしては、ニコチン酸又はニコチンアミドが通常使用されている。ナイアシンの食事摂取基準の表に示した数値は、強化食品由来及びサプリメント由来のニコチン酸あるいはニコチンアミドの耐容上限量である。

ニコチンアミドは 1 型糖尿病患者への、ニコチン酸は脂質異常症患者への治療薬として大量投与された報告が複数ある。大量投与により、消化器系（消化不良、重篤な下痢、便秘）や肝臓に障害（肝機能低下、劇症肝炎）が生じた例が報告されている。これらをまとめた論文[32)]及び関連する論文[32-35)]から、ニコチンアミドの健康障害非発現量を 25 mg/kg 体重、ニコチン酸の健康障害非発現量を 6.25 mg/kg 体重とした。この健康障害非発現量は、成人における大量摂取データを基に設定された値であるが、慢性摂取によるデータではないことから、不確実性因子を５として、成人のニコチンアミドの耐容上限量算定の参照値を５ mg/kg 体重/日、ニコチン酸の耐容上限量算定の参照値を 1.25 mg/kg 体重/日とした。これらの値に各年齢区分の参照体重を乗じ、性別及び年齢区分ごとの耐容上限量を算出し、平滑化を行った。

なお、ニコチン酸摂取による軽度の皮膚発赤作用は一過性のものであり、健康上悪影響を及ぼすものではないことから、耐容上限量を設定する指標には用いなかった。

• 乳児（耐容上限量）

サプリメント等による摂取はないため、耐容上限量は設定しなかった。

• 妊婦・授乳婦（耐容上限量）

十分な報告がないため、耐容上限量は設定しなかった。

3-3　生活習慣病の発症予防

ナイアシン摂取と生活習慣病の発症予防の直接的な関連を示す報告はないため、目標量は設定しなかった。

④　生活習慣病の重症化予防

ニコチン酸の多量投与が脂質異常症や冠動脈疾患に有効であるという報告はある[36)]。しかしながら、これらの治療に使用される量はニコチン酸の耐容上限量を超えており、食事での栄養素摂取の範疇ではない。

ナイアシン摂取と生活習慣病の重症化予防の直接的な関連を示す報告はないため、生活習慣病の重症化予防を目的とした量は設定しなかった。

⑤　活用に当たっての留意事項

ナイアシンの推定平均必要量は、ペラグラ発症という欠乏を回避するための最小摂取量であり、これを下回る日々が数週間続くと欠乏となる。ビタミン体としてのナイアシンよりも、前駆体であるトリプトファン摂取量の欠乏がペラグラ発症のリスクがより高い[37)]。体内の要求量は、エネルギー消費量の増大に伴って増える。

ナイアシンは不可欠アミノ酸のトリプトファンから生合成されるので、トリプトファンの摂取量も考慮する必要がある。トリプトファンの推定平均必要量は成人で６ mg/g たんぱく質であるが、ナイアシン栄養を良好に維持するには 12 mg/g たんぱく質の摂取が望ましい。

4 ビタミンB_6

① 基本的事項

1-1 定義と分類

ビタミンB_6活性を有する化合物として、ピリドキシン（PN）、ピリドキサール（PL）、ピリドキサミン（PM）（**図7**）がある。また、これらのリン酸化型であるピリドキシン5-リン酸（PNP）、ピリドキサール5-リン酸（PLP）、ピリドキサミン5-リン酸（PMP）は、消化管でビタミンB_6にまで消化された後、体内に取り込まれるため、ビタミンB_6と等モルの活性を示す。食事摂取基準は、日本食品標準成分表2015年版（七訂）に従い、PNの重量（**図7**）として設定した。

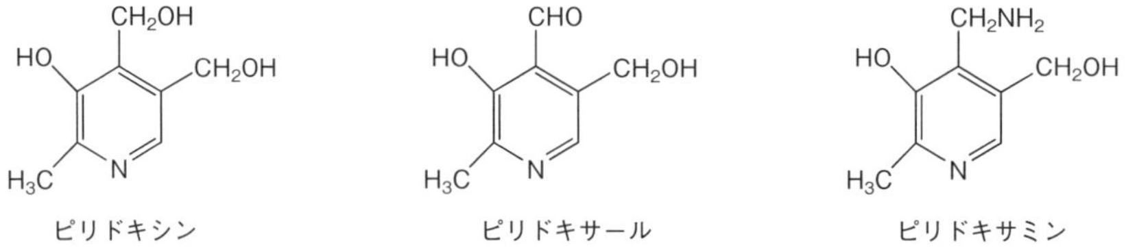

ピリドキシン　ピリドキサール　ピリドキサミン

図7　ビタミンB_6の構造式

ピリドキシン（PN、$C_8H_{11}NO_3$、分子量＝169.2）、ピリドキサール（PL、$C_8H_9NO_3$、分子量＝167.2）、ピリドキサミン（PM、$C_8H_{12}N_2O_2$、分子量＝168.2）

1-2 機能

ビタミンB_6は、アミノ基転移反応、脱炭酸反応、ラセミ化反応などに関与する酵素の補酵素、ピリドキサール5-リン酸（PLP）として働いている。ビタミンB_6は、免疫系の維持にも重要である。ビタミンB_6の欠乏により、ペラグラ様症候群、脂漏性皮膚炎、舌炎、口角症、リンパ球減少症が起こり、成人では、うつ状態、錯乱、脳波異常、痙攣発作が起こる。また、PNを大量摂取すると、感覚性ニューロパシーを発症する。

1-3 消化、吸収、代謝

生細胞中に含まれるビタミンB_6の多くは、リン酸化体であるPLPやPMPとして酵素たんぱく質と結合した状態で存在している。食品を調理・加工する過程及び胃酸環境下でほとんどのPLP及びPMPは遊離する。遊離したPLP及びPMPのほとんどは、消化管内の酵素、ホスファターゼによって加水分解され、PL及びPMとなった後、吸収される。一方、植物の生細胞中にはピリドキシン5 β-グルコシド（PNG）が存在する。PNGはそのまま、あるいは消化管内で一部が加水分解を受け、PNとなった後、吸収される。PNGの相対生体利用率は、ヒトにおいては50%と見積もられている[38]。消化過程は食品ごとに異なり、一緒に食べる他の食品によっても影響を受ける。アメリカの平均的な食事におけるビタミンB_6の遊離型ビタミンB_6に対する相対生体利用率は75%と報告されている[39]。一方、我が国で食されている平均的な食事の場合には相対生体利用率は73%と報告されている[1]。

② 指標設定の基本的な考え方

血漿中に存在する PLP は、体内組織のビタミン B_6 貯蔵量をよく反映する [40)]。血漿中の PLP 濃度が低下した若年女性において、脳波パターンに異常が見られたという報告がある [41)]。いまだ明確なデータは得られていないが、神経障害の発生などのビタミン B_6 欠乏に起因する障害が観察された報告を基に判断すると、血漿 PLP 濃度を 30 nmol/L に維持することができれば、これらの障害は全く観察されなくなる [42)]。そこで、血漿 PLP 濃度を 30 nmol/L に維持できるビタミン B_6 摂取量を推定平均必要量とすることにした。一方、ビタミン B_6 の必要量はたんぱく質摂取量が増加すると増え、血漿 PLP 濃度はたんぱく質当たりのビタミン B_6 摂取量とよく相関する（**図 8**）[43)]。

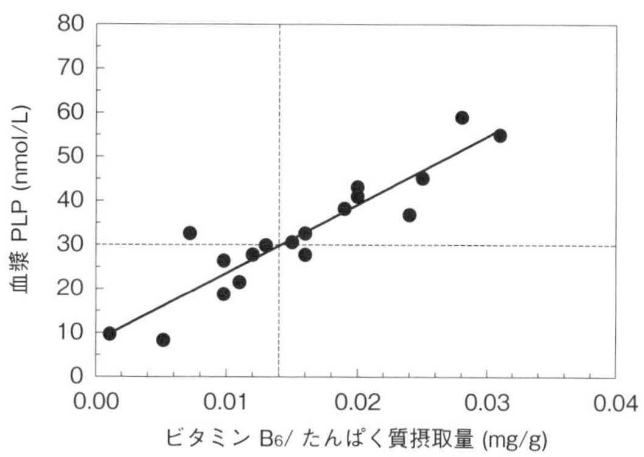

図 8　血漿 PLP 濃度と 1 g たんぱく質摂取量当たりのビタミン B_6 摂取量との関係 [43)]

③ 健康の保持・増進

3-1 欠乏の回避

3-1-1　必要量を決めるために考慮すべき事項

ビタミン B_6 の必要量は、アミノ酸の異化代謝量に応じて要求量が高まることから、たんぱく質摂取量当たりで算定した。

3-1-2　推定平均必要量、推奨量の策定方法

・成人・小児（推定平均必要量、推奨量）

血漿 PLP 濃度を 30 nmol/L に維持できるビタミン B_6 量は、PN 摂取量として 0.014 mg/g たんぱく質である（**図 8**）。食事性ビタミン B_6 量に換算するために、相対生体利用率 73% [1)] で除した 0.019 mg/g たんぱく質を 1 ～64 歳の推定平均必要量算定の参照値とし、対象年齢区分のたんぱく質の食事摂取基準の推奨量を乗じて推定平均必要量を算定した。推奨量は、推定平均必要量に推奨量算定係数 1.2 を乗じた値とした。

・高齢者（推定平均必要量、推奨量）

高齢者については、血漿 PLP が年齢の進行に伴って減少するという報告 [44)] はあるが、現時点では不明な点が多い。65 歳以上についても、必要量の算定に当たり特別の配慮が必要であるというデータはないことから、成人（18～64 歳）と同様に、0.019 mg/g たんぱく質を推定平均必要

量算定の参照値とし、対象年齢区分のたんぱく質の食事摂取基準の推奨量を乗じて推定平均必要量を算定した。推奨量は、推定平均必要量に推奨量算定係数 1.2 を乗じた値とした。

・妊婦の付加量（推定平均必要量、推奨量）

ビタミン B_6 の付加量は、胎盤や胎児に必要な体たんぱく質の蓄積を考慮して設定した。すなわち、成人（非妊娠時）での PN の推定平均必要量算定の参照値（1 g たんぱく質当たり 0.014 mg）と妊娠期のたんぱく質の蓄積量を基に算定し、これに相対生体利用効率を考慮した値とした。妊娠期においては、多くの栄養素の栄養効率が高くなるが、ビタミン B_6 に関するデータは見当たらないので、妊娠期においても食事性ビタミン B_6 の PN に対する相対生体利用効率を 73% とした[2)]。

妊娠初期

(0.014 mg/g たんぱく質×0 g/日（p.112 表 6 参照）＝0 mg/日）÷0.73＝0 mg/日

妊娠中期

(0.014 mg/g たんぱく質×1.94 g/日（p.112 表 6 参照）＝0.027 mg/日）÷0.73＝0.037 mg/日

妊娠後期

(0.014 mg/g たんぱく質×8.16 g/日（p.112 表 6 参照）＝0.114 mg/日）÷0.73＝0.156 mg/日

したがって、妊娠期のビタミン B_6 の推定平均必要量の付加量は、初期は 0 mg、中期は 0.037 mg、後期は 0.156 mg と算定される。推奨量の付加量は、これらの値に推奨量算定係数 1.2 を乗じて、初期 0 mg、中期 0.044 mg、後期 0.187 mg と算定される。

しかし、これらの算定値はあくまでも妊婦のたんぱく質要求量の増大に基づいた数値であり、妊娠期は個々人によるたんぱく質要求量が著しく異なる。妊娠期は特に代謝が亢進される時期であることから、妊娠後期で算定された値を、妊娠期を通じた必要量とした。

以上により、妊婦のビタミン B_6 の推定平均必要量の付加量は、妊娠後期のたんぱく質要求量の増大から算定された 0.156 mg/日を丸め処理した 0.2 mg/日とした。推奨量の付加量は、推定平均必要量に推奨量算定係数 1.2 を乗じると 0.187 mg/日となり、丸め処理を行って 0.2 mg/日とした。

・授乳婦の付加量（推定平均必要量、推奨量）

授乳婦の推定平均必要量の付加量は、母乳中のビタミン B_6 濃度（0.25 mg/L）[45,46)] に泌乳量（0.78 L/日）[9,10)] を乗じ、相対生体利用率（73%）[2)] を考慮して算出（0.25 mg/L×0.78 L/日÷0.73）すると 0.267mg/日となり、丸め処理を行って 0.3 mg/日とした。推奨量の付加量は、推定平均必要量の付加量に推奨量算定係数 1.2 を乗じると 0.32 mg/日となり、丸め処理を行って 0.3 mg/日とした。

3-1-3 目安量の策定方法

・乳児（目安量）

0～5 か月の乳児の目安量は、母乳中の濃度（0.25 mg/L）[45,46)] に基準哺乳量（0.78 L/日）[9,10)] を乗じると 0.195 mg/日となるため、丸め処理をして、0.2 mg/日とした。

6～11 か月児の目安量は、二つの方法による外挿値の平均値とした。具体的には、0～5 か月児の目安量及び 18～29 歳の推定平均必要量それぞれから 6～11 か月児の目安量算定の基準となる値を算出した。次に、男女ごとに求めた値を平均し、男女同一の値とした後、丸め処理を行って 0.3 mg/日を男女共通の目安量とした。なお、外挿はそれぞれ以下の方法で行った。

- 0～5か月児の目安量からの外挿
  （0～5か月児の目安量）×（6～11か月児の参照体重/0～5か月児の参照体重）$^{0.75}$
- 18～29歳の推定平均必要量からの外挿
  （18～29歳の推定平均必要量）×（6～11か月児の参照体重/18～29歳の参照体重）$^{0.75}$×（1＋成長因子）

3-2　過剰摂取の回避

3-2-1　摂取源となる食品

通常の食品で、可食部100 g当たりのビタミンB_6含量が1 mgを超える食品は存在しない。通常の食品を摂取している者で、過剰摂取による健康障害が発現したという報告は見当たらない。

3-2-2　耐容上限量の策定方法

・成人・高齢者・小児（耐容上限量）

PN大量摂取時（数g/日を数か月程度）には、感覚性ニューロパシーという明確な健康障害が観察される[47]。この感覚性ニューロパシーを指標として耐容上限量を設定した。手根管症候群の患者24人（平均体重70 kg）にPNを100～300 mg/日を4か月投与したが、感覚神経障害は認められなかったという報告がある[48]。この報告から、健康障害非発現量を300 mg/日とした。体重の値（平均体重70 kg）から体重1 kg当たりでは4.3 mg/kg体重/日となり、不確実性因子を5として、耐容上限量算定の参照値を0.86 mg/kg体重/日とした。この値に各年齢区分の参照体重を乗じ、性別及び年齢区分ごとの耐容上限量を算出し、平滑化を行った。

・乳児（耐容上限量）

サプリメント等による摂取はないため、耐容上限量は設定しなかった。

・妊婦・授乳婦（耐容上限量）

十分な報告がないため、耐容上限量は設定しなかった。

3-3　生活習慣病の発症予防

1997年に初めて、ビタミンB_6が大腸がんの予防因子であることが報告された[49]。我が国においては、ビタミンB_6摂取量と大腸がんとの関係の調査から[50]、男性においてビタミンB_6摂取量が最も少ないグループ（平均摂取量は1.02 mg/日）に比べ、それよりも多いグループ（～1.80 mg/日以上）で30～40％リスクが低かったと報告している。ビタミンB_6が大腸がんの予防因子となり得ると考えられる[51]。日本人のデータを採用すると、ビタミンB_6の目標量は2 mg/日程度と試算されるが、食事調査方法が食物頻度調査法であること及び報告数が一例[50]であることから、目標量は設定しなかった。

④ 生活習慣病の重症化予防

ビタミン B_6 と生活習慣病の重症化予防の直接的な関連を示す報告はないため、生活習慣病の重症化予防を目的とした量は設定しなかった。

⑤ 活用に当たっての留意事項

たんぱく質の摂取量が多い者、あるいは食事制限でエネルギー摂取量不足で、たんぱく質・アミノ酸の異化代謝が亢進しているときには必要量が増える。

5 ビタミン B_{12}

① 基本的事項

1-1 定義と分類

ビタミン B_{12} は、コバルトを含有する化合物（コバミド）であり、アデノシルコバラミン、メチルコバラミン、スルフィトコバラミン、ヒドロキソコバラミン、シアノコバラミンがある。食事摂取基準の数値は、日本食品標準成分表2015年版（七訂）に従い、シアノコバラミンの重量（図9）として設定した。

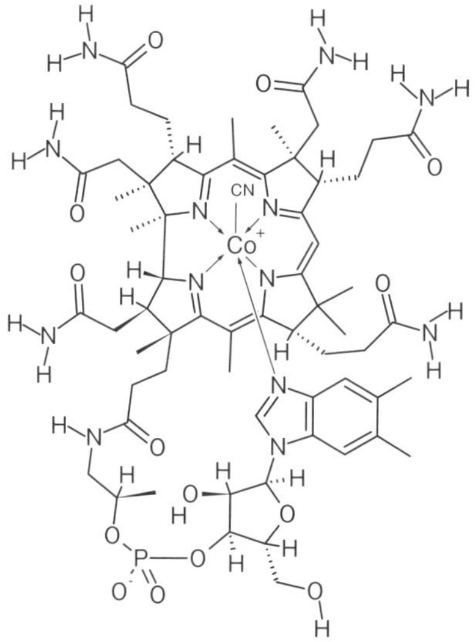

図9 シアノコバラミンの構造式（$C_{63}H_{88}CoN_{14}O_{14}P$、分子量＝1,355.37）

1-2 機能

ビタミン B_{12} は、奇数鎖脂肪酸やアミノ酸（バリン、イソロイシン、トレオニン）の代謝に関与するアデノシル B_{12} 依存性メチルマロニルCoAムターゼと5-メチルテトラヒドロ葉酸とホモシステインから、メチオニンの生合成に関与するメチルビタミン B_{12} 依存性メチオニン合成酵素の補酵素として機能する。ビタミン B_{12} の欠乏により、巨赤芽球性貧血、脊髄及び脳の白質障害、末梢神経障害が起こる。

1-3 消化、吸収、代謝

食品中のビタミン B_{12} は、たんぱく質と結合しており、胃酸やペプシンの作用で遊離する。遊離したビタミン B_{12} は、唾液腺由来のハプトコリンと結合し、次いで十二指腸においてハプトコリンが膵液中のたんぱく質分解酵素によって部分的に消化される。ハプトコリンから遊離したビタミン B_{12} は、胃の壁細胞から分泌された内因子へ移行する。内因子-ビタミン B_{12} 複合体は腸管を下降し、主として回腸下部の刷子縁膜微絨毛に分布する受容体に結合した後、腸管上皮細胞に取り込まれる。

消化過程は食品ごとに異なり、一緒に食べる他の食品によっても影響を受ける。正常な胃の機能を有した健康な成人において、食品中のビタミン B_{12} の吸収率はおよそ50%とされている[52,53]。

食事当たり 2 μg 程度のビタミン B_{12} で内因子を介した吸収機構が飽和するため[54,55]、それ以上ビタミン B_{12} を摂取しても生理的には吸収されない。よって、ビタミン B_{12} を豊富に含む食品を多量に摂取した場合、吸収率は顕著に減少する。また、胆汁中には多量のビタミン B_{12} 化合物が排泄されるが（平均排泄量 2.5 μg/日）、約 45% は内因子と結合できない未同定のビタミン B_{12} 類縁化合物である[52]。胆汁中に排泄される真のビタミン B_{12} の半数は腸肝循環により再吸収され、残りは糞便へ排泄される。

なお、健康な成人の平均的なビタミン B_{12} 貯蔵量は 2 ～ 3 mg である[56,57]。そして、1 日当たり体内ビタミン B_{12} 貯蔵量の 0.1 から 0.2% が損失する[58-60]。

また、食品中には、人がビタミン B_{12} として利用できないシュードビタミン B_{12}[53,61,62] が存在する。

② 指標設定の基本的な考え方

血液学的性状（平均赤血球容積が 101 fL 未満）及び血清ビタミン B_{12} 濃度（100 pmol/L 以上）を適正に維持するために必要な量を基にして算定した。

一方で、血液学的正常に加えて、ヒトがビタミン B_{12} を必要とする二つの酵素、メチルマロニル CoA ムターゼとメチオニン合成酵素活性を十分に発揮させることができるビタミン B_{12} 摂取量も考慮して必要量とする考え方もある。

③ 健康の保持・増進

3-1 欠乏の回避

3-1-1 必要量を決めるために考慮すべき事項

健康な成人では、内因子を介した特殊な吸収機構やビタミン B_{12} が腸肝循環して回収・再利用されているため、必要量の評価はできない。このため、内因子が欠損した悪性貧血患者にビタミン B_{12} を筋肉内注射し、貧血の治療に要した量から必要量を算定した[63]。筋肉内投与を経口摂取に変換する方法は、論理的ではあるが極めて特殊な条件下での数値である点に留意すべきである。

3-1-2 推定平均必要量・推奨量の策定方法

・成人（推定平均必要量、推奨量）

ビタミン B_{12} の必要量は、悪性貧血患者に様々な量のビタミン B_{12} を筋肉内注射し、血液学的性状（平均赤血球容積が 101 fL 未満）及び血清ビタミン B_{12} 濃度（100 pmol/L 以上）を適正に維持するために必要な量を基にして算定した。

7 人の悪性貧血患者を対象として筋肉内へのビタミン B_{12} 投与量を 0.5～4.0 μg/日まで変化させた研究によると、1.4 μg/日で半数の患者の平均赤血球容積が改善された[63]。これらの研究結果から、1.5 μg/日程度がビタミン B_{12} の必要量と考えられる[63]。

ところで、悪性貧血患者では内因子を介したビタミン B_{12} の腸管吸収機構が機能できないので、胆汁中に排泄されたビタミン B_{12} を再吸収することができない。よって、その損失量（悪性貧血患者の胆汁中のビタミン B_{12} 排泄量：0.5 μg/日）を差し引くことで、正常な腸管吸収能力を有する健康な成人における必要量が得られ、1.0 μg/日となる。この値に、吸収率（50%）を考慮し、推定平均必要量を 2.0 μg/日と算定した（**図 10**）。推奨量は、推定平均必要量に推奨量算定係数 1.2 を乗じ、2.4 μg/日とした。

悪性貧血症患者を正常に保つために 　必要な平均的な筋肉内ビタミン B_{12} 投与量	1.5 μg/日
悪性貧血症患者は胆汁中のビタミン B_{12} を 　再吸収できないので損失量を差し引く	−0.5 μg/日
小計（健康な成人に吸収されたビタミン B_{12} の必要量）	1.0 μg/日
吸収率（50%）を補正	÷0.5
健康な成人の食品からのビタミン B_{12} の推定平均必要量	2.0 μg/日
推奨量　＝　推定平均必要量　×　1.2　＝	2.4 μg/日

図 10　悪性貧血患者の研究結果に基づく健康な成人の推定平均必要量の算定方法のまとめ

血清ビタミン B_{12} 濃度は男性に比べて女性で高いことが報告[64-66]されているが、その詳細は明確になっていないこともあり、男女差は考慮しなかった。男女間の計算値が異なった場合は、低い方の値を採用した。

・高齢者（推定平均必要量、推奨量）

高齢者は萎縮性胃炎などで胃酸分泌の低い者が多く[67]、食品中に含まれるたんぱく質と結合したビタミン B_{12} の吸収率が減少している[66]。しかし、高齢者のビタミン B_{12} の吸収率に関するデータがないことから、高齢者でも推定平均必要量及び推奨量は、成人（18～64 歳）と同じ値とした。

・小児（推定平均必要量、推奨量）

小児については、成人（18～29 歳）の値を基に、体重比の 0.75 乗を用いて推定した体表面積比と、成長因子を考慮した次式、（対象年齢区分の参照体重/18～29 歳の参照体重）0.75×（1＋成長因子）を用いて算定した。

・妊婦の付加量（推定平均必要量、推奨量）

胎児の肝臓中のビタミン B_{12} 量から推定して、胎児は平均 0.1～0.2 μg/日のビタミン B_{12} を蓄積する[69,70]。そこで、妊婦に対する付加量として、中間値の 0.15 μg/日を採用し、吸収率（50%）を考慮して、0.3 μg/日を推定平均必要量の付加量とした。推奨量の付加量は、推定平均必要量の付加量に推奨量算定係数 1.2 を乗じると 0.36 μg/日となり、丸め処理を行って 0.4 μg/日とした。

・授乳婦の付加量（推定平均必要量、推奨量）

授乳婦の推定平均必要量の付加量は、母乳中の濃度（0.45 μg/L）[7,8,71]に泌乳量（0.78 L/日）[9,10]を乗じ、吸収率（50%）[52,53]を考慮して算出（0.45 μg/L×0.78 L/日÷0.5）すると 0.702 μg/日となり、丸め処理を行って 0.7 μg/日とした。推奨量の付加量は、推定平均必要量の付加量に推奨量算定係数 1.2 を乗じると 0.84 μg/日となり、丸め処理を行って 0.8 μg/日とした。

3-1-3　目安量の策定方法

・乳児（目安量）

日本人の母乳中のビタミン B_{12} 濃度として、0.45 μg/L を採用した[7,8,71]。

0～5か月の乳児の目安量は、母乳中の濃度（0.45 μg/L）に基準哺乳量（0.78 L/日）[9,10]を乗じると0.35 μg/日となるため、丸め処理をして、0.4 μg/日とした。

6～11か月児の目安量は、二つの方法による外挿値の平均値とした。具体的には、0～5か月児の目安量及び18～29歳の推定平均必要量それぞれから6～11か月児の目安量算定の基準となる値を算出。次に、男女ごとに求めた値を平均し、男女同一の値とした後、丸め処理をした。その結果得られた0.5 μg/日を男女共通の目安量とした。なお、外挿はそれぞれ以下の方法で行った。

- 0～5か月児の目安量からの外挿
  (0～5か月児の目安量)×(6～11か月児の参照体重/0～5か月児の参照体重)$^{0.75}$
- 18～29歳の推定平均必要量からの外挿
  (18～29歳の推定平均必要量)×(6～11か月児の参照体重/18～29歳の参照体重)$^{0.75}$×(1＋成長因子)

3-2 過剰摂取の回避

3-2-1 摂取源となる食品

小腸での吸収機構において、胃から分泌される内因子によって吸収量が調節されている[55]。通常の食品を摂取している者で、過剰摂取による健康障害が発現したという報告は見当たらない。

また、サプリメント等による摂取においても、特殊な吸収機構を有し[55]、体内への吸収量が厳密に調節されているため、健康障害の報告はない。

3-2-2 耐容上限量の策定

ビタミンB_{12}は胃から分泌される内因子を介した吸収機構が飽和すれば食事中から過剰に摂取しても吸収されない[61]。また、大量（500 μg/日以上）のシアノコバラミンを経口投与した場合でも内因子非依存的に投与量の1%程度が吸収されるのみである[61]。さらに非経口的に大量（2.5 mg/日）のシアノコバラミンを投与しても過剰症は認められていない[72]。このように、現時点でビタミンB_{12}の過剰摂取が健康障害を示す科学的根拠がないため、耐容上限量は設定しなかった。

3-3 生活習慣病の発症予防

ビタミンB_{12}摂取と生活習慣病の発症予防の直接的な関連を示す報告はないため、目標量は設定しなかった。

④ 生活習慣病の重症化予防

ビタミンB_{12}摂取と生活習慣病の重症化予防の直接的な関連を示す報告はないため、生活習慣病の重症化予防を目的とした量は設定しなかった。

⑤ 活用に当たっての留意事項

ビタミンB_{12}を多く含む食品は偏っているため、摂取量は日間変動が高い。食事1回当たりの内因子を介した吸収機構の飽和量は、およそ2.0 μgと推定されており[55]、1日3回の食事から6.0 μg程度のビタミンB_{12}しか吸収することができない。一度に多量のビタミンB_{12}を含む食品を摂取するよりも、食事ごとに2.0 μg程度のビタミンB_{12}を含む食品を摂取する方が望ましいと考えられる。

高齢者では、加齢による体内ビタミンB_{12}貯蔵量の減少に加え、食品たんぱく質に結合したビタ

ミン B_{12} の吸収不良によるビタミン B_{12} の栄養状態の低下と神経障害の関連が報告されている[73)]。一方で、胃酸分泌量は低下していても内因子は十分量分泌されており、遊離型のビタミン B_{12} の吸収率は低下しないことが報告されている[74)]。介入研究の結果としては、ビタミン B_{12} が欠乏状態の高齢者に遊離型ビタミン B_{12} 強化食品やビタミン B_{12} を含むサプリメントを数か月間摂取させると、ビタミン B_{12} の栄養状態が改善されることが報告されている[75)]。しかしながら、まだ研究途上であり、高齢者へのビタミン B_{12} サプリメントが健康の保持に有効か否かの結論は、更なる多くの研究報告の蓄積が必要である。

⑥ 今後の課題

ビタミン B_{12} については、血液学的性状を適正に維持するために必要な量に加えて、ビタミン B_{12} を必要とする二つの酵素活性を十分に発揮させることができるビタミン B_{12} 摂取量も考慮して、必要量を算定するという考え方もある。

こうした中、従来から使用されている推奨量 2.4 μg/日は、ビタミン B_{12} の適正な栄養状態を維持するには低い可能性を示唆する論文が出始めており[76-79)]、今後の知見の蓄積次第では、更なる検討が必要となる可能性がある。

6 葉酸

① 基本的事項及び定義

1-1 定義と分類

葉酸は、狭義には、*p*- アミノ安息香酸にプテリン環が結合し、もう一方にグルタミン酸が結合した構造を持つ。化学名はプテロイルモノグルタミン酸（分子量は 441.40）（**図 11**）である。これは自然界には稀にしか存在せず、我々が摂取するのはサプリメントや葉酸の強化食品など、通常の食品以外の食品に含まれるものに限られ、人為的に合成されたものである。以下、これを「狭義の葉酸」と呼ぶ。

一方、食品中には異なる構造を持ったプテロイルモノグルタミン酸の誘導体が複数存在し、その大半は N^5-メチルテトラヒドロ葉酸（分子量は 459.26）であり、これらはポリグルタミン酸型として存在する。これら食品中に存在する葉酸をまとめて、以下、「食事性葉酸」と呼ぶ。

日本食品標準成分表 2015 年版（七訂）は、葉酸（食事性葉酸）の含有量を狭義の葉酸の重量として記載している。そこで、食事摂取基準でも狭義の葉酸の重量で設定した。

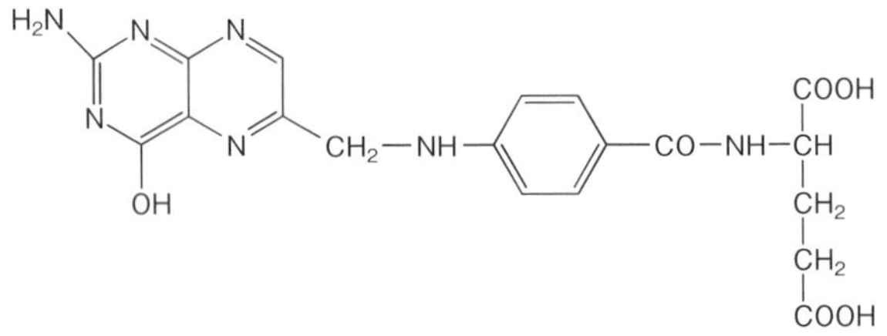

図 11 プテロイルモノグルタミン酸（PGA）の構造式
（$C_{19}H_{19}N_7O_6$、分子量＝441.40）

1-2 機能

葉酸は、1 個の炭素単位（一炭素単位）を転移させる酵素の補酵素として機能する。葉酸は、DNA や RNA の合成に必要なプリンヌクレオチド及びデオキシピリミジンヌクレオチドの合成に関与しているため、細胞の増殖と深い関係にある。葉酸の欠乏症は、巨赤芽球性貧血（ビタミン B_{12} 欠乏症によるものと鑑別できない）である。また、葉酸の不足は、動脈硬化の引き金等になる血清ホモシステイン値を高くする。

1-3 消化、吸収、代謝、食事性葉酸当量

食事性葉酸は、調理・加工の過程や、摂取された後、胃の中（胃酸環境下）や小腸内でたんぱく質から遊離する。遊離した食事性葉酸のほとんどは腸内の酵素によって消化され、モノグルタミン酸型の N^5-メチルテトラヒドロ葉酸となった後、小腸から促通拡散あるいは受動拡散によって吸収されて血管内に輸送され、細胞内に入る。そこで補酵素型になるには再びポリグルタミン酸型となる必要があるが、メチオニンシンターゼ（ビタミン B_{12} を必要とする）によるメチル基転移反応により、テトラヒドロ葉酸となることが必須である。

ところで、消化過程は食品ごとに異なり、同時に摂取する他の食品によっても影響を受ける。狭義の葉酸の生体利用率に比べると食事性葉酸の生体利用率は低く、25～81% と報告されてい

る[80-82]。また、日本人を対象とした実験では，狭義の葉酸に対する食事性葉酸の相対生体利用率は 50% と報告されている[2]。逆に言えば、食事性葉酸に比べて狭義の葉酸は 2 倍程度の生体利用率を有すると言える。これらの結果に基づき、1998 年に発表されたアメリカ・カナダの食事摂取基準[83]では「食事性葉酸当量（dietary folate equivalents：DFE)」という考え方を採用し、次式を用いた上で、食事性葉酸当量として摂取すべき量を設定している。

食事性葉酸当量（1 μg)＝通常の食品に含まれる葉酸（1 μg)＝通常の食品以外の食品に含まれる狭義の葉酸（0.5 μg)〔空腹時（胃内容物がない状態）に摂取する場合〕＝通常の食品以外の食品に含まれる狭義の葉酸（0.6 μg)（食事とともに摂取する場合）

後述するように、この食事摂取基準では、推定平均必要量及び推奨量は**通常の食品から摂取される葉酸を対象として設定し**、耐容上限量はサプリメント等から摂取される葉酸を対象として設定している。上式は両者の生体利用率の違いを理解するために活用できる。

その後、食事性葉酸の相対生体利用率は 80% 程度であろうとした報告[84]、食事性葉酸の相対生体利用率を測定するための比較基準に狭義の葉酸を用いるのは正しくないとする報告もあり[85]、現在でも、食事性葉酸の相対生体利用率を正確に見積もるのは困難である。

② 指標設定の基本的な考え方

体内の葉酸栄養状態を表す生体指標として、短期的な指標である血清中葉酸ではなく、中・長期的な指標である赤血球中葉酸濃度に関する報告[86-90]を基に検討した。

③ 健康の保持・増進

3-1 欠乏の回避

3-1-1　推定平均必要量、推奨量の策定方法

• 基本的な考え方

葉酸欠乏を回避できる葉酸摂取量を求めるために行われた実験では、後述するように、食事性葉酸を用いた研究が多い。また、推定平均必要量及び推奨量は、通常の食品から摂取される葉酸（食事性葉酸）に対して専ら用いられる。しかし、その量は日本食品標準成分表に合わせて、狭義の葉酸の重量で示した。

• 成人（推定平均必要量、推奨量）

葉酸欠乏である巨赤芽球性貧血を予防するためには、赤血球中の葉酸濃度を 305 nmol/L（140 ng/mL）以上に維持することが必要であると報告されている[85]。この濃度を維持できる食事性葉酸の最小摂取量は、200 μg/日程度であろうとする研究報告がある[86,87]。そこで、200 μg/日を成人の推定平均必要量とした。推奨量は、推定平均必要量に推奨量算定係数 1.2 を乗じた 240 μg/日とした。また、必要量に性差があるという報告が見られないため、男女差はつけなかった。男女間で計算値に差異が認められた場合は、低い方の値を採用した。

• 高齢者（推定平均必要量、推奨量）

食事性葉酸の消化管吸収率は、加齢の影響を受けないと報告されている[91]。また、食事性葉酸の生体利用パターンは若年成人とほぼ同様であると考えられる[92]。これらの結果より、65 歳以上でも成人（18～64 歳）と同じ値とした。

• 小児（推定平均必要量、推奨量）

小児については、成人（18～29 歳）の値を基に体重比の 0.75 乗を用いて推定した体表面積比と、成長因子を考慮した次式、（対象年齢区分の参照体重/18～29 歳の参照体重)$^{0.75}$×（1 ＋成長因子）を用いて算定した。

• 妊婦の付加量（推定平均必要量、推奨量）

妊娠時（中期及び後期）は、葉酸の分解及び排泄が促進されるとする報告がある[93)]。また、通常の適正な食事摂取下で 100 μg/日の狭義の葉酸を補足すると、妊婦の赤血球中葉酸濃度を適正量に維持することができたとする報告がある[94, 95)]。これらから、100 μg/日を採用し、上述の相対生体利用率（50%）を考慮して、200 μg/日を妊婦（中期及び後期）の推定平均必要量の付加量とした。推奨量の付加量は推奨量算定係数 1.2 を乗じて、240 μg/日とした。妊婦（初期）にはこの付加量は適用しないので、注意を要する。

妊婦（初期）は、胎児の神経管閉鎖障害の発症を予防しなければならない。これについては、「5. 神経管閉鎖障害発症の予防」を参照されたい。

• 授乳婦の付加量（推定平均必要量、推奨量）

授乳婦の推定平均必要量の付加量は、母乳中の葉酸濃度（54 μg/L）[6-8, 96)]に泌乳量（0.78 L/日）[9, 10)]を乗じ、上述の相対生体利用率（50%）を考慮して算定（54 μg/L×0.78 L/日÷0.5）すると 84 μg/日となり、丸め処理を行って 80 μg/日とした。推奨量の付加量は推奨量算定係数 1.2 を乗じると 101 μg/日となり、丸め処理を行って 100 μg/日とした。

3-1-2 目安量の策定方法

• 乳児（目安量）

0～5 か月の乳児の目安量は、母乳中の葉酸濃度（54 μg/L）[6-8, 96)]に基準哺乳量（0.78 L/日）[9, 10)]を乗じると 42 μg/日となるため、丸め処理をして 40 μg/日とした。

6～11 か月児の目安量は、二つの方法による外挿値の平均値とした。具体的には、0～5 か月児の目安量及び 18～29 歳の推定平均必要量それぞれから 6～11 か月児の目安量算定の基準となる値を算出した。次に、男女ごとに求めた値を平均し、男女同一の値とした後、丸め処理をして、60 μg/日を男女共通の目安量とした。なお、外挿はそれぞれ以下の方法で行った。

- 0～5 か月児の目安量からの外挿
  （0～5 か月児の目安量）×（6～11 か月児の参照体重/0～5 か月児の参照体重)$^{0.75}$
- 18～29 歳の推定平均必要量からの外挿
  （18～29 歳の推定平均必要量）×（6～11 か月児の参照体重/18～29 歳の参照体重)$^{0.75}$×（1 ＋成長因子）

3-2 過剰摂取の回避

3-2-1 摂取源となる食品

通常の食品のみを摂取している者で、過剰摂取による健康障害が発現したという報告は見当たらない。

3-2-2 耐容上限量の策定方法

・基本的な考え方

食事性葉酸の過剰摂取による健康障害の報告は存在しない。したがって、食事性葉酸に対しては耐容上限量を設定しないこととした。

一方、狭義の葉酸（非天然型のプテロイルモノグルタミン酸）を摂取すると、次に記す理由によって、過剰に摂取すれば健康障害を引き起こし得ると考えられる。そこで、葉酸のサプリメントや葉酸が強化された食品から摂取された葉酸（狭義の葉酸）に限り、狭義の葉酸の重量として耐容上限量を設定した。

・考慮すべき健康障害

葉酸とビタミン B_{12} はともに DNA 合成に関与する。そして、前述したように、葉酸の欠乏症も巨赤芽球性貧血でビタミン B_{12} 欠乏症によるものと鑑別できない。そのために、悪性貧血（胃粘膜の萎縮による内因子の低下によりビタミン B_{12} を吸収できず欠乏することで生じる貧血で巨赤芽球性貧血の一種であり、ビタミン B_{12} の欠乏症である）の患者に狭義の葉酸が多量に投与され、神経症状が発現したり悪化したりした症例報告が多数存在する。これはアメリカ・カナダの食事摂取基準の表 8-12 にまとめられている[83)]。したがって、耐容上限量が存在するものと考えられる。

・成人・高齢者・小児（耐容上限量）

上述の表 8-12 によると、5 mg/日以上では神経症状の発現又は悪化が 100 例以上報告されているのに対して、5 mg/日未満では 8 例の報告に留まっている[83)]。そこで、最低健康障害発現量（LOAEL）を 5 mg/日とした。

他方、神経管閉鎖障害の発症及び再発を予防するために、妊娠可能な女性が受胎前後の 3 か月以上にわたって 0.36～ 5 mg/日の狭義の葉酸を摂取したり投与されたりした九つの研究からは特筆すべき悪影響は報告されていない（アメリカ・カナダの食事摂取基準の表 8-13 にまとめられている）[83)]。しかしながら、これらは副作用の発現や耐容上限量を探るために計画された研究ではなく、副作用発現の情報の収集方法も十分ではない。したがって、過小申告のおそれを払拭できないと考えられ、この結果を健康障害非発現量（NOAEL）として用いるのは困難と判断した。

以上より、最低健康障害発現量（LOAEL）を 5 mg/日とし、女性（19～30 歳）の参照体重（57 kg）の値から[83)]、88 μg/kg 体重/日とし、不確実性因子を 5 として、耐容上限量算定の参照値を 18 μg/kg 体重/日とした。しかし、この値は最低健康障害発現量（LOAEL）のみに基づいていて、健康障害非発現量（NOAEL）は参照されていない。そのために、耐容上限量の再考を促す意見もあるが[97)]、現時点で新たな LOAEL や NOAEL を採用するのは困難と判断し、食事摂取基準ではこの方法を踏襲することにした。

この値に各年齢区分の参照体重を乗じ、性別及び年齢区分ごとの耐容上限量を算出し、平滑化した。葉酸の耐容上限量に関する情報はその多くが女性に限られている。そのため、男性においても女性の値を採用した。

・乳児（耐容上限量）

サプリメント等による摂取はないため、耐容上限量は策定しなかった。

3-3 生活習慣病の発症予防

食事性葉酸の摂取量と脳卒中の発症率、心筋梗塞など循環器疾患の死亡率との関連は観察研究、特にコホート研究での報告が複数あり、有意な負の関連を認めている[98,99]。したがって、循環器疾患の発症予防に食事性葉酸の積極的な摂取が有用である可能性は高い。しかしながら、明確な閾値は観察されていない。また、発症予防を目的とした介入試験で参照に値するものは見いだせなかった。以上の理由から、目標量は設定しなかった。

④ 生活習慣病の重症化予防

心筋梗塞や脳卒中など循環器疾患の既往歴を有する患者を対象として葉酸のサプリメントを用いた介入試験（無作為割付比較試験）は相当数行われている[100-102]。しかし、メタ・アナリシスの間で結果が分かれ、有意な予防効果を認めなかったとする報告[103]と、脳卒中と循環器疾患全体の発症率を有意に下げた（心筋梗塞の発症率には有意な変化は認められなかった）とする報告[101]、脳卒中の発症率を有意に下げたとする報告がある[102]。また、サプリメントの投与量（摂取量）は研究間で大きな幅があり（例えば、二つのメタ・アナリシスに含まれた研究では 1/3～40 mg/日）、これらの結果を一つにまとめてよいか否かの判断も難しい。また、解析対象となった 30 の研究のうち 20 の研究で、サプリメントの投与量（摂取量）は 1.0 mg/日と食事性葉酸の摂取量に比べると著しく多いため、観察研究と介入研究の結果の違いの解釈にも注意を要する。

また、これら循環器疾患の既往歴を有する患者を対象としてサプリメントを用いた介入試験（無作為割付比較試験）で部位別のがん発症率を観察したメタ・アナリシスでは、いずれの部位のがんにおいてもその発症率に有意な変化は（増加も減少も）観察されなかったと報告している[103]。

⑤ 神経管閉鎖障害発症の予防

胎児の神経管閉鎖障害は、受胎後およそ 28 日で閉鎖する神経管の形成異常であり、臨床的には無脳症、二分脊椎、髄膜瘤などの異常を呈する。神経管閉鎖障害の発生率は、2011～2015 年において 1 万出生（死産を含む）当たり 6 程度で推移していると報告されている[104]。しかし、妊娠中絶も含めるとその発生率は 1.5 倍程度になるのではないかとする報告もある[105]。

受胎前後に葉酸のサプリメントを投与することによって神経管閉鎖障害のリスクが低減することは数多くの介入試験で明らかにされている[106-114]。また、神経管閉鎖障害の発症予防に有効な赤血球中葉酸濃度を達成するために必要なサプリメントからの葉酸摂取量の増加は、狭義の葉酸として 400 μg/日であるとした先行研究がある[115]。そこで、神経管閉鎖障害発症の予防のために摂取が望まれる葉酸の量を、狭義の葉酸（サプリメントや食品中に強化される葉酸）として 400 μg/日とした。

ところで、食事性葉酸と神経管閉鎖障害との関連を調べた研究は観察研究がわずかに存在するものの[116]、介入研究の報告は見いだせなかった。しかし、理論的には食事性葉酸にも神経管閉鎖障害を予防する可能性が考えられる。食事性葉酸と赤血球中葉酸濃度との関連を報告したメタ・アナリシスは、神経管閉鎖障害のリスクを最小限に抑えられるとされている赤血球中葉酸の最低濃度（1,050 nmol/L）を 450 μg/日以上の食事性葉酸摂取によって確保できると試算している[117]。しかしながら、これは間接的な知見であるため、今回は考慮しなかった。

多くの場合、妊娠を知るのは神経管の形成に重要な時期（受胎後およそ 28 日間）よりも遅い。したがって、妊娠初期だけでなく、妊娠を計画している女性、妊娠の可能性がある女性は、上記の値を摂取することが神経管閉鎖障害発症の予防に重要である。しかしながら、この障害の原因は葉酸の不足だけでなく複合的なものであるため、葉酸のサプリメント又は葉酸を強化した食品の利用（狭義の葉酸の摂取）だけでその発症を予防できるものではないこと、上記の量を摂取すれば必ず予防できるというわけではないこと、また、葉酸のサプリメント又は葉酸が強化された食品から葉酸（狭義の葉酸）を十分に摂取しているからといって食事性葉酸を含む食品を摂取しなくてよいという意味では全くないこと（他の栄養素の摂取不足につながり得るため）に十分に留意すべきである。

参考として、**図 12** に 12 歳以上の男女における推定平均必要量（EAR）、推奨量（RDA）、耐容上限量（UL）、神経管閉鎖障害の発症予防のために摂取が望まれる量を整理した。

(1)通常の食品から摂取する葉酸(食事性葉酸)に対する食事摂取基準
妊婦は[妊]、授乳婦は[授]、他の全ての人(男女とも)は[他]で示した。

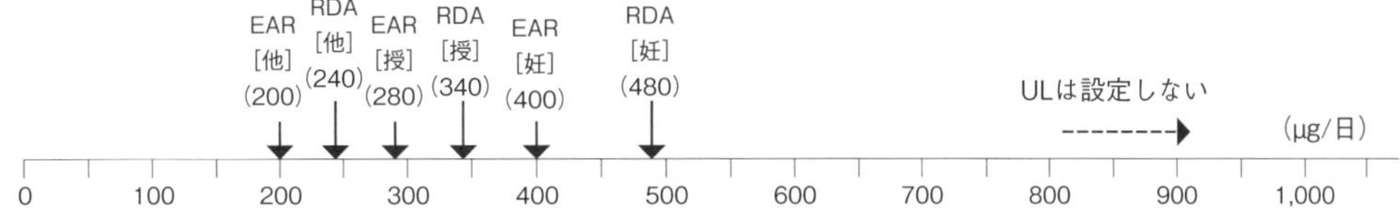

(2)サプリメント及び強化食品など、通常の食品以外の食品から摂取する葉酸(狭義の葉酸)に対する食事摂取基準

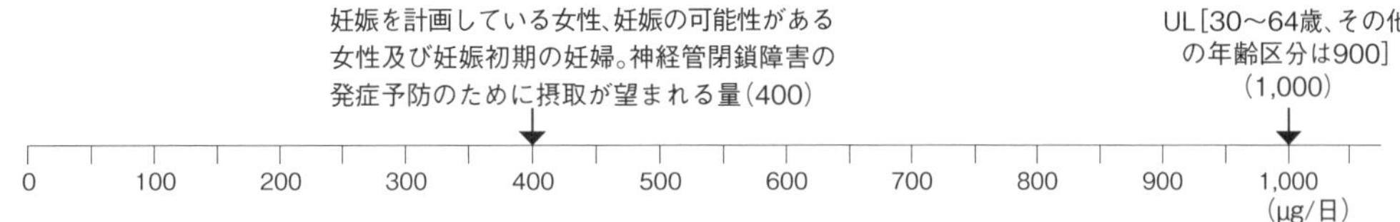

図 12　12 歳以上の男女における葉酸の食事摂取基準に関する諸量のまとめ

注意：食事性葉酸と狭義の葉酸は生体利用率が互いに異なるため、両者の数値（摂取量）をそのまま比較してはならない。

7 パントテン酸

① 基本的事項

1-1 定義と分類

パントテン酸の構造式を図13に示した。食事摂取基準は、パントテン酸の重量で設定した。パントテン酸は、細胞中では補酵素A（コエンザイムA、CoA）、アシルCoA、アシルキャリアたんぱく質（ACP）、4′-ホスホパンテテインとして存在する。これらは消化管でパントテン酸にまで消化された後、体内に取り込まれるため、パントテン酸と等モルの活性を示す。

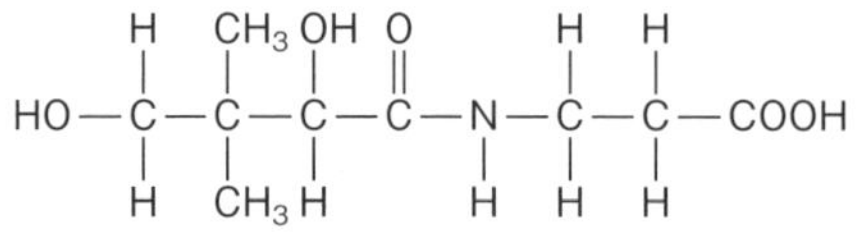

```
     H    CH3 OH  O       H    H
     |    |   |   ||      |    |
HO — C — C — C — C — N — C — C — COOH
     |    |   |       |   |    |
     H    CH3 H       H   H    H
```

図13　パントテン酸の構造式（$C_9H_{17}NO_5$、分子量＝219.24）

1-2 機能

パントテン酸の生理作用は、CoAやACPの補欠分子族である4′-ホスホパンテテインの構成成分として、糖及び脂肪酸代謝に関わっている。パントテン酸は、ギリシャ語で「どこにでもある酸」という意味で、広く食品に存在するため、ヒトでの欠乏症は稀である。パントテン酸が不足すると、細胞内のCoA濃度が低下するため、成長停止や副腎傷害、手や足のしびれと灼熱感、頭痛、疲労、不眠、胃不快感を伴う食欲不振などが起こる。

1-3 消化、吸収、代謝

生細胞中のパントテン酸の大半は、補酵素型のCoAの誘導体であるアセチルCoAやアシルCoAとして存在している。また、4′-ホスホパンテテインのように、酵素たんぱく質と結合した状態で存在している形もある。食品を調理・加工する過程及び胃酸環境下で、ほとんどのCoA及びホスホパンテテイン誘導体は酵素たんぱく質と遊離する。遊離したCoA及びパンテテイン誘導体のほとんどは腸内の酵素によって消化され、パントテン酸となった後、吸収される。消化過程は食品ごとに異なり、一緒に食べる他の食品によっても影響を受ける。我が国で摂取されている平均的な食事中のパントテン酸の遊離型パントテン酸に対する相対生体利用率は、70％程度であると報告されている[1,2]。

② 指標設定の基本的な考え方

パントテン酸欠乏症を実験的に再現できないため、推定平均必要量を設定できないことから、摂取量の値を用いて、目安量を策定した。

③ 健康の保持・増進

3-1 欠乏の回避

3-1-1　目安量の策定方法

• 成人（目安量）

成人（18～64 歳）の摂取量は、平成 28 年国民健康･栄養調査の結果の中央値によると 4 ～ 6 mg/日である。日本人の若い成人女性を対象とした食事調査[118)]では、平均値は 4.6 mg/日と報告されている。また、日本人の成人男女（32～76 歳）を対象とした食事調査においても、平均値で、男性は 7 mg/日、女性は 6 mg/日であったと報告されている[119)]。この摂取量で欠乏が出たという報告はないため、性別及び年齢階級ごとの平成 28 年国民健康･栄養調査の中央値を目安量とした。

• 高齢者（目安量）

高齢者の必要量の算定に当たり、特別の配慮が必要であるというデータはないため、65 歳以上においても平成 28 年国民健康･栄養調査の中央値を目安量とした。

• 乳児（目安量）

日本人の母乳中のパントテン酸の濃度として 5.0 mg/L を採用した[6,8)]。

0 ～ 5 か月の乳児は、母乳中のパントテン酸濃度（5.0 mg/L）に基準哺乳量（0.78 L/日）[9,10)]を乗じると 3.9 mg/日となるため、丸め処理をして、4 mg/日を目安量とした。

6 ～11 か月児の目安量は、0 ～ 5 か月児の目安量から外挿した。

$$（0～5か月児の目安量）×（6～11か月児の参照体重/0～5か月児の参照体重）^{0.75}$$

• 小児（目安量）

性別及び年齢階級ごとの平成 28 年国民健康･栄養調査の中央値を目安量とした。ただし、11 歳以下の各年齢階級において男女の体格に明らかな差はないことから、男女の平均値を目安量に用いた。

• 妊婦（目安量）

妊婦のパントテン酸の摂取量は、文献 120）の報告データを再計算すると、平均値±標準偏差が 5.5±1.3/日、中央値が 5.3 mg/日となる。この中央値を丸めた 5 mg/日を妊婦の目安量とした。

• 授乳婦（目安量）

授乳婦のパントテン酸の摂取量は，文献 120）の報告データを再計算すると、平均値±標準偏差が 6.2±1.6mg/日、中央値が 5.9 mg/日となる。この中央値を丸めた 6 mg/日を授乳婦の目安量とした。

3-2 過剰摂取の回避

3-2-1 摂取源となる食品

通常の食品で可食部100 g当たりのパントテン酸含量が5 mgを超える食品は、レバーを除き存在しない。通常の食品を摂取している者で、過剰摂取による健康障害が発現したという報告は見当たらない。

3-2-2 耐容上限量の策定

ヒトにパントテン酸のみを過剰に与えた報告は見当たらない。注意欠陥障害児に、パントテン酸カルシウムと同時に、ニコチンアミド、アスコルビン酸、ピリドキシンを大量に3か月間にわたり与えた実験では、一部の者が、吐き気、食欲不振、腹部の痛みを訴えて、実験を途中で止めたと記載されている[121]。しかしながら、耐容上限量を設定できるだけの十分な報告がないため、耐容上限量は策定しなかった。

3-3 生活習慣病の発症予防

パントテン酸摂取と生活習慣病の発症予防の直接的な関連を示す報告はないため、目標量は設定しなかった。

④ 生活習慣病の重症化予防

パントテン酸摂取と生活習慣病の発症予防の直接的な関連を示す報告はないため、生活習慣病の重症化予防を目的とした量は設定しなかった。

8　ビオチン

①　基本的事項

1-1　定義と分類

ビオチンの構造式を**図 14** に示した。食事摂取基準は、ビオチンの重量で設定した。ビオチンとは、**図 14** に示した構造式を有する化合物である。d-異性体のみが生理作用を有する。

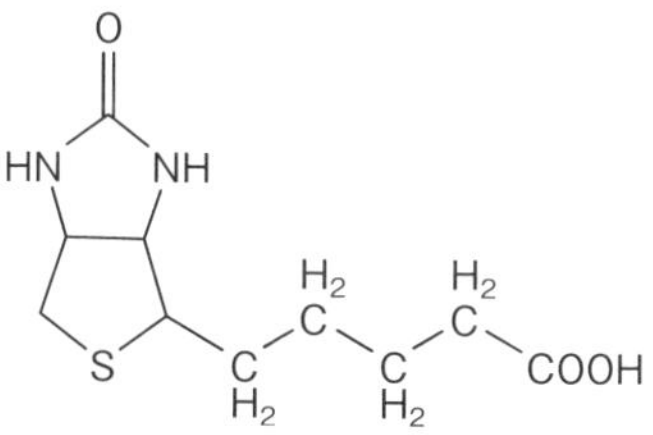

図 14　ビオチンの構造式（$C_{10}H_{16}N_2O_3S$、分子量＝244.3）

1-2　機能

ビオチンは、ピルビン酸カルボキシラーゼの補酵素であるため、欠乏すると乳酸アシドーシスなどの障害が起きる。ビオチンは、抗炎症物質を生成することによってアレルギー症状を緩和する作用がある。ビオチン欠乏症は、リウマチ、シェーグレン症候群、クローン病などの免疫不全症だけではなく、１型及び２型の糖尿病にも関与している。ビオチンが欠乏すると、乾いた鱗状の皮膚炎、萎縮性舌炎、食欲不振、むかつき、吐き気、憂うつ感、顔面蒼白、性感異常、前胸部の痛みなどが惹起される。

1-3　消化、吸収、代謝

生細胞中のビオチンは、ほとんどがたんぱく質中のリシンと共有結合した形で存在する。食品の調理・加工過程において、ほとんど遊離型になることはない。消化管においては、まずたんぱく質が分解を受け、ビオチニルペプチドやビオシチンとなる。これらが加水分解された後、最終的にビオチンが遊離され、主に空腸から吸収される。消化過程は食品ごとに異なり、一緒に食べる他の食品によっても影響を受ける。相対生体利用率を網羅的に検討した報告は見当たらない。我が国で食されている平均的な食事中のビオチンの遊離型ビオチンに対する相対生体利用率は、80% 程度であると報告されている[2)]。卵白に含まれる糖たんぱく質であるアビジンは、ビオチンと不可逆的に結合するため、ビオチンの吸収を妨げる。

②　指標設定の基本的な考え方

ビオチン欠乏症を実験的に再現できないため、推定平均必要量を設定できないことから、摂取量の値を用いて、目安量を策定した。

③ 健康の保持・増進

3-1 欠乏の回避

3-1-1 必要量を決めるために考慮すべき事項

ビオチンは糖新生、脂肪酸合成に関わる補酵素である。したがって、空腹時に血糖値が下がったときと、逆に食後でグルコースやアミノ酸が余剰となったときに必要量が高まる。

3-1-2 目安量の策定方法

• 成人（目安量）

1 日当たりのビオチン摂取量は、トータルダイエット法による調査では、アメリカ人で 35.5 μg/日[122]、日本人で 45.1 μg/日[123] や 60.7 μg/日[124] などの報告がある。なお、日本食品標準成分表 2010 にビオチン含量が初めて掲載され、この成分表を用いて計算された値として、約 30 μg/日[125] と約 50.8 μg/日[126] が報告されている。日本食品標準成分表 2015 年版（七訂）[21] が公表されたが、依然として、この食品成分表[21] に掲載された食品の多くは、ビオチンの成分値が測定されていない。そのため、今回の算定にも、従来のトータルダイエット法による値を採用し、成人（18～64 歳）の目安量を 50 μg/日とした。

• 高齢者（目安量）

高齢者に関する十分な報告がないため、成人（18～64 歳）と同じ値とした。

• 乳児（目安量）

0 ～ 5 か月の乳児の目安量は、母乳中のビオチン濃度（ 5 μg/L）[7,8,127,128] に基準哺乳量 (0.78 L/日)[9,10] を乗じると 3.9 μg/日となるため、丸め処理を行って 4 μg/日とした。

6 ～11 か月児の目安量は、0 ～ 5 か月児の目安量から外挿した。

$$(0～5\text{か月児の目安量})\times(6～11\text{か月児の参照体重}/0～5\text{か月児の参照体重})^{0.75}$$

• 小児（目安量）

小児については、成人（18～29 歳）の目安量の 50 μg/日を基に、体重比の 0.75 乗を用いて推定した体表面積比と、成長因子を考慮した次式、(対象年齢区分の参照体重/18～29 歳の参照体重)$^{0.75}$×(1 ＋成長因子) を用いて計算した。必要量に性差があるという報告が見られないため、男女差はつけなかった。男女間で計算値に差異が認められた場合は、低い値を採用した。

• 妊婦（目安量）

妊娠後期に尿中のビオチン排泄量及び血清ビオチン量の低下やビオチン酵素が関わる有機酸の増加が報告されていることから[129]、妊娠はビオチンの要求量を増大させるものと考えられる。しかし、胎児の発育に問題ないとされる日本人妊婦の目安量を設定するのに十分な摂取量データがないことから、非妊娠時の目安量を適用することとした。

• 授乳婦（目安量）

授乳婦の目安量は、非授乳婦と授乳婦のビオチン摂取量の比較から算定すべきであるが、そのような報告は見当たらない。そこで、非授乳時の目安量を適用することとした。

3-2 過剰摂取の回避

3-2-1 摂取源となる食品

通常の食品で可食部 100 g 当たりのビオチン含量が数十 μg を超える食品は、レバーを除き存在せず、通常の食品を摂取している者で、過剰摂取による健康障害が発現したという報告は見当たらない。

3-2-2 耐容上限量の策定

健康な者においては、十分な報告がないため、耐容上限量は設定しなかった。なお、ビオチン関連代謝異常症の乳児において、1 日当たり 10 mg（6 時間ごとに 2.5 mg）という大量のビオチンを経鼻胃チューブで 2 週間投与することで代謝が改善され、乳児の体重が増加したという報告がある[130)]。

3-3 生活習慣病の発症予防

ビオチン摂取と生活習慣病の発症予防の直接的な関連を示す報告はないため、目標量は設定しなかった。

④ 生活習慣病の重症化予防

ビオチン摂取と生活習慣病の発症予防の直接的な関連を示す報告はないため、生活習慣病の重症化予防を目的とした量は設定しなかった。

9 ビタミンC

① 基本的事項

1-1 定義と分類

ビタミンC（アスコルビン酸）とは、**図15**に示した構造式を有する化合物である。ビタミンCは、食品中でもたんぱく質などと結合せず、還元型のL-アスコルビン酸（AsA）（分子量=176.12）又は酸化型のL-デヒドロアスコルビン酸（L-dehydroascorbic acid；DAsA）（分子量=174.11）として遊離の形で存在している。日本食品標準成分表2015年版（七訂）では、成分値は両者の合計で示されている。食事摂取基準は還元型のL-アスコルビン酸の重量（**図15**）として設定した。分子量の違いはわずかであるため、食事摂取基準を活用する上では両者を区別する必要はほとんどない。

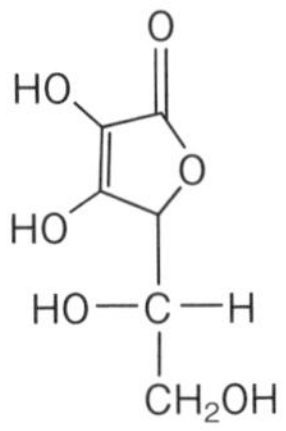

O
HO
O
HO
HO—C—H
CH$_2$OH

図15　L-アスコルビン酸の構造式（$C_6H_8O_6$、分子量＝176.12）

1-2 機能

ビタミンCは、皮膚や細胞のコラーゲンの合成に必須である。ビタミンCが欠乏すると、コラーゲン合成ができないので血管がもろくなり出血傾向となり、壊血病となる。壊血病の症状は、疲労倦怠、いらいらする、顔色が悪い、皮下や歯茎からの出血、貧血、筋肉減少、心臓障害、呼吸困難などである。また、ビタミンCは、抗酸化作用があり、生体内でビタミンEと協力して活性酸素を消去して細胞を保護している。

1-3 消化、吸収、代謝

ビタミンCは、消化管から吸収されて速やかに血中に送られる。消化過程は食品ごとに異なり、一緒に食べる他の食品によっても影響を受ける。ビタミンCはビタミンとしては例外で、食事から摂取したものも、いわゆるサプリメントから摂取したものも、その相対生体利用率に差異はなく[2)]、吸収率は200 mg/日程度までは90%と高く、1 g/日以上になると50%以下となる[131)]。酸化型のデヒドロアスコルビン酸も、生体内で還元酵素により速やかにアスコルビン酸に変換されるため生物学的な効力を持つ[132)]。体内のビタミンCレベルは、消化管からの吸収率、体内における再利用、腎臓からの未変化体の排泄により調節されており、血漿濃度は、およそ400 mg/日で飽和する[131,133)]。

② 指標設定の基本的な考え方

ビタミンCの欠乏によって影響を受けるのは、主として間葉系組織である。代表的な疾患は、壊血病である。主要な症状は、全身の点状・斑状出血、歯肉の腫脹・出血などである。また、ビタミン C には抗酸化作用があり、心臓血管系の疾病予防効果が期待できる。ビタミン C の欠乏実験はわずかに存在するものの[134]、最近では、倫理上ビタミン欠乏実験を遂行することは困難である。そこで、心臓血管系の疾病予防効果及び有効な抗酸化作用が期待できる量として、推定平均必要量を策定した。

③ 健康の保持・増進

3-1 欠乏の回避

3-1-1　必要量を決めるために考慮すべき事項

ビタミン C を 1 日当たり 10 mg 程度摂取していれば欠乏症（壊血病）は発症しない[135]。一方、心臓血管系の疾病予防効果や有効な抗酸化作用は、血漿ビタミン C 濃度が 50 µmol/L 程度であれば期待できることが疫学研究及び *in vitro* 研究で示されている[136]。そして、ビタミン C の摂取量と血漿濃度の関係を報告した 36 論文（対象は 15～96 歳）のメタ･アナリシスでは、血漿ビタミン C 濃度を 50 µmol/L に維持する成人の摂取量は 83.4 mg/日であることが示されている[137]。このように、壊血病予防が期待できる量と、心臓血管系の疾病予防効果及び有効な抗酸化作用が期待できる量との差が極めて大きい。

3-1-2　推定平均必要量、推奨量の策定方法

・成人（推定平均必要量、推奨量）

上述のように、心臓血管系の疾病予防効果及び有効な抗酸化作用は、血漿ビタミン C 濃度が 50 µmol/L 程度であれば期待できる[136]。そして、血漿ビタミン C 濃度を 50 µmol/L に維持する成人の摂取量は、83.4 mg/日であることが示されている[137]。そこで、丸め処理を行って 85 mg/日を心臓血管系の疾病予防効果及び有効な抗酸化作用を示す推定平均必要量とした。推奨量は、推定平均必要量に推奨量算定係数 1.2 を乗じて 100 mg/日とした。参考としたデータが男女の区別なくまとめていたため、男女差は考慮しないこととした[136]。成人男女で実施したビタミン C の枯渇・負荷実験において未変化体の尿中排泄は 50～60 mg/日では認められず 100 mg/日で起こること、体内ビタミン C プールを反映する白血球ビタミン C 濃度は 100 mg/日で飽和することが示されている[128,133]。これらのデータからも、100 mg/日という推奨量は妥当であると考えられる。

・高齢者（推定平均必要量、推奨量）

上述のメタ・アナリシス[137]では、成人を用いた研究と高齢者を用いた研究に分けた検討も行っており、同じ血漿ビタミン C 濃度に達するために必要とする摂取量は前者に比べて後者で高いことが示されている。そのため、高齢者では、それ未満の年齢に比べて多量のビタミン C を必要とする可能性があるが、値の決定が困難であったため、65 歳以上でも 65 歳未満の成人と同じ量とした。

・小児（推定平均必要量、推奨量）

成人（18～29 歳）の値を基に、体重比の 0.75 乗を用いて推定した体表面積比と成長因子を考慮した次式、（対象年齢区分の参照体重/18～29 歳の参照体重）0.75×（1 ＋成長因子）を用いて計算した。男女間で値に差異が認められた場合は、低い方の値を採用した。これらの値を丸め処理を行い、それぞれの推定平均必要量及び推奨量とした。

・妊婦の付加量（推定平均必要量、推奨量）

妊婦の付加量に関する明確なデータはないが、7 mg/日程度のビタミンＣの付加で新生児の壊血病を防ぐことができたということから[138]、推定平均必要量の付加量は 10 mg/日とした。推奨量の付加量は、推定平均必要量の付加量に推奨量算定係数 1.2 を乗じると 12 mg/日となり、丸め処理を行って 10 mg/日とした。

・授乳婦の付加量（推定平均必要量、推奨量）

授乳婦の推定平均必要量の付加量は、母乳中のビタミンＣ濃度（50 mg/L）[7,8]に哺乳量（0.78 L/日）[9,10]を乗じ、相対生体利用率（100%）[1]を考慮して算定（50 mg/L×0.78 L/日÷1.00）すると、39 mg/日となり、丸め処理を行って 40 mg/日とした。推奨量の付加量は、推定平均必要量の付加量に推奨量換算係数 1.2 を乗じて 46.8 mg/日となり、丸め処理を行って 45 mg/日とした。

3-1-3　目安量の策定方法

・乳児（目安量）

０～５か月児は、母乳中のビタミンＣ濃度（50 mg/L）[7,8]に基準哺乳量（0.78 L）[9,10]を乗じ、丸め処理を行って 40 mg/日とした。

６～11 か月児の目安量は、二つの方法による外挿値の平均値とした。具体的には、０～５か月児の目安量及び 18～29 歳の推定平均必要量それぞれから６～11 か月児の目安量算定の基準となる値を算出した。次に、男女ごとに求めた値を平均し、男女同一の値とした後、丸め処理を行った。なお、外挿はそれぞれ以下の方法で行った。

- ０～５か月児の目安量からの外挿

  （０～５か月児の目安量）×（６～11 か月児の参照体重/０～５か月児の参照体重）$^{0.75}$

- 18～29 歳の推定平均必要量からの外挿

  （18～29 歳の推定平均必要量）×（６～11 か月児の参照体重/18～29 歳の参照体重）$^{0.75}$×（１＋成長因子）

3-2　過剰摂取の回避

3-2-1　摂取源となる食品

通常の食品で可食部 100 g 当たりのビタミンＣ含量が 100 mg を超える食品が少し存在するが、通常の食品を摂取している者で、過剰摂取による健康障害が発現したという報告は見当たらない。

3-2-2　耐容上限量の策定

健康な者がビタミンＣを過剰に摂取しても消化管からの吸収率が低下し、尿中排泄量が増加することから[132,133,139]、ビタミンＣは広い摂取範囲で安全と考えられている[138]。したがって、耐容上限量は設定しなかった。

ただし、腎機能障害を有する者が数ｇのビタミンＣを摂取した条件では、腎蓚酸結石のリスクが高まることが示されている[140,141]。ビタミンＣの過剰摂取による影響として最も一般的なものは、吐き気、下痢、腹痛といった胃腸への影響である。１日に３～４ｇのアスコルビン酸を与えて下痢を認めた報告[138]がある。

ビタミンCの摂取量と吸収や体外排泄を検討した研究から総合的に考えると、通常の食品から摂取することを基本とし、通常の食品以外の食品から 1 g/日以上の量を摂取することは推奨できない[131, 133, 142]。

3-3 生活習慣病の発症予防

ビタミンCの摂取量と血液中濃度、体外排泄を検討した研究から、1 g/日以上を摂取する意味はないことが示されている[131, 133, 142]。種々の疾病発症に対するビタミンCサプリメントの有益な効果はいまだ明確になっていない[137]。慢性腎臓病患者では、ビタミンCの過剰の補給は、尿路結石[140]や高蓚酸血症[141]を来すので避けるべきである。尿路結石の既往のある患者にビタミンCを摂取させた研究では、2,000 mg 以上のビタミンCを摂取すると尿中蓚酸排泄量、尿中ビタミンC排泄量が増加したので[140]、2,000 mg 以上のビタミンCを摂取することは推奨されない。

以上より、生活習慣病の発症予防のためのビタミンCの量を策定するための科学的根拠は十分ではなく、目標量は設定しなかった。

④ 生活習慣病の重症化予防

ビタミンC摂取と生活習慣病の重症化予防の直接的な関連を示す報告はないため、生活習慣病の重症化予防を目的にした量は設定しなかった。

⑤ 活用に当たっての留意事項

喫煙者は、非喫煙者よりもビタミンCの必要性が高く[143]、同様のことは受動喫煙者でも認められている[144, 145]。該当者は、まず禁煙が基本的対応であることを認識し、同年代の推奨量以上にビタミンCを摂取することが推奨される。

また、推定平均必要量は、ビタミンCの欠乏症である壊血病を予防するに足る最小必要量からではなく、心臓血管系の疾病予防効果及び抗酸化作用の観点から算定しているため、災害時等の避難所における食事提供の計画・評価のために、当面の目標とする栄養の参照量として活用する際には留意が必要である。

〈概要〉

- ビタミン B_1 及びビタミン B_2 は、それぞれの体内量が飽和する最小摂取量をもって推定平均必要量とした。また、ビタミンCは、心臓血管系の疾病予防効果及び抗酸化作用を発揮できる最小摂取量をもって推定平均必要量とした。いずれも欠乏症を回避する最小摂取量を基に設定した値ではないことに注意すべきである。例えば、災害時の避難所における食事提供の計画・評価のために当面の目標とする栄養の参照量として活用する際には留意が必要である。
- ビタミン B_6 は、体内量が適正に維持される最小摂取量をもって推定平均必要量とした。
- ナイアシン、ビタミン B_{12} 及び葉酸は、欠乏の症状を予防できる最小摂取量をもって推定平均必要量とした。
- 妊娠を計画している女性、妊娠の可能性がある女性及び妊娠初期の妊婦は、胎児の神経管閉鎖障害のリスク低減のために、通常の食品以外の食品に含まれる葉酸（狭義の葉酸）を400 μg/日摂取することが望まれる。
- 水溶性ビタミンの摂取と生活習慣病の発症予防及び重症化予防に関しては十分な科学的根拠がなく、目標量及び重症化予防を目的とした量は設定しなかった。

参考文献

1）福渡　努，柴田克己．遊離型ビタミンに対する食事中のB群ビタミンの相対利用率．日本家政学会誌 2008; **59**: 403-10.

2）福渡　努，柴田克己．パンを主食とした食事中に含まれる水溶性ビタミンの遊離型ビタミンに対する相対利用率．日本家政学会誌 2009; **60**: 57-63.

3）Shibata K, Fukuwatari T. The body vitamin B_1 levels of rats fed a diet containing a minimum requirement of vitamin B_1 is reduced by exercise. *J Nutr Sci Vitaminol* 2013; **59**: 87-92.

4）西尾雅七，藤原元典，喜多村正次，他．実験的 B_1 欠乏時の諸症状と B_1 必需量．ビタミン 1948; **1**: 256-7.

5）World Health Organization Technical Report Series No. 362. FAO Nutrition Meeting Report Series No. 41. Requirements of Vitamin A, Thiamine, Riboflavin and Niacin. Reports of a Joint FAO/WHO Expert Group. Rome, Italy, 6-17 September 1965. pp. 30-38, Published by FAO and WHO, World Health Organization, Geneva, 1967.

6）井戸田正，菅原牧裕，矢賀部隆史，他．最近の日本人人乳組成に関する全国調査（第十報）－水溶性ビタミン含量について－．日本小児栄養消化器病学会雑誌 1996; **10**: 11-20.

7）Sakurai T, Furukawa M, Asoh M, *et al.* Fat-soluble and water-soluble vitamin contents of breast milk from Japanese women. *J Nutr Sci Vitaminol* 2005; **51**, 239-47.

8）井戸田正，菅原牧裕，矢賀部隆史，他．日本人の母乳中（1～5か月）の水溶性ビタミン含量の分布（資料）．日本栄養食糧学会誌 2009; **62**: 179-84.

9）鈴木久美子，佐々木晶子，新澤佳代，他．離乳前乳児の哺乳量に関する研究．栄養学雑誌 2004; **62**: 369-72.

10）廣瀬潤子，遠藤美佳，柴田克己，他．日本人母乳栄養児（0～5か月）の哺乳量．日本哺乳学会誌 2008; **2**: 23-8.

11）Mills CA. Thiamine over dosage and toxicity. *J Am Med Assoc* 1941; **116**: 2101.

12）Combers FC, Groopman J. Contact dermatitis due to thiamine; report of 2 cases. *Arch Derm Syphilol* 1950; **61**: 858-9.

13）Marks J. The safety of vitamins: An overview. *Int J Vitam Nutr Res Supple* 1989; **30**: 12-20.

14）桂　英輔．人体ビタミン B_1 欠乏実験における臨床像について．ビタミン 1954; **7**: 708-13.

15）Bates CJ. 木村美恵子（訳）．チアミン．最新栄養学［第8版］, Bowman BA, Russell RM（編）．ILSI Press 2001.（日本語版：建帛社、2002: 189-95）

16）Horwitt MK, Harvey CC, Hills OW, *et al.* Correlation of urinary excretion of riboflavin with dietary intake and symptoms of ariflavinosis. *J Nutr* 1950; **41**: 247-64.

17）Boisvert WA, Mendoza I, Castaneda C, *et al.* Riboflavin requirement of healthy elderly humans and its relationship to macronutrient composition of the diet. *J Nutr* 1993; **123**: 915-25.

18）Schoenen J, Lenaerts M, Bastings E. High-dose riboflavin as a prophylactictreatment of migraine: Results of an open pilot study. *Cephalalgia* 1994; **14**: 328-9.

19）Zempleni J, Galloway JR, McCormick DB. Pharmacokinetics of orally and intravenously administered riboflavin in healthy humans. *Am J Clin Nutr* 1996; **63**: 54-66.

20）中川一郎．ビタミン B_2 欠乏人体実験に関する研究．ビタミン 1952; **5**: 1-5.

21) 文部科学省科学技術・学術審議会資源調査分科会報告. 日本食品標準成分表2015年版, 追補2017.
22) Carter EG, Carpenter KJ. The bioavailability for humans of bound niacin from wheat bran. *Am J Clin Nutr* 1982; **36**: 855-61.
23) Goldsmith GA, Sarett HP, Register UD, *et al.* Studies on niacin requirement in man. I. Experimental pellagra in subjects on corn diets low in niacin and tryptophan. *J Clin Invest* 1952; **31**: 533-42.
24) Horwitt MK, Harper AE, Henderson LM. Niacin-tryptophan relationships for evaluating niacin equivalent. *Am J Clin Nutr* 1981; **34**: 423-7.
25) Fukuwatari T, Ohta M, Kimura N, *et al.* Conversion ratio of tryptophan to niacin in Japanese women fed on a purified diet conforming to the Japanese Dietary Reference Intakes. *J Nutr Sci Vitaminol* 2004; **50**: 385-91.
26) Goldsmith GA, Rosenthal HL, Bibbens J, *et al.* Studies on niacin requirement in man. II. Requirement on wheat and corn diets low in tryptophan. *J Nutr* 1955; **56**: 371-86.
27) Horwitt MK, Harvey CC, Rothwell WS, *et al.* Tryptophan-niacin relationships in man: Studies with diets deficient in riboflavin and niacin, together with observations on the excretion of nitrogen and niacin metabolites. *J Nutr* 1956; **60**: 1-43.
28) 柴田克己, 真田宏夫, 湯山駿介, 他. ナイアシン代謝産物排泄量からみた高齢者におけるナイアシン栄養の評価. ビタミン 1994; **68**: 365-72.
29) 和田英子, 福渡　努, 佐々木隆造, 他. 高齢者の血液中NAD (H) およびNADP (H) 含量. ビタミン 2006; **80**: 125-7.
30) Fukuwatari T, Murakami M, Ohta M, *et al.* Changes in the Urinary Excretion of the Metabolites of the Tryptophan-Niacin Pathway during Pregnancy in Japanese Women and Rats. *J Nutr Sci Vitaminol* 2004; **50**: 392-39.
31) Shibata K. Effects of ethanol feeding and growth on the tryptophan-niacin metabolism in rats. *Agric Biol Chem* 1990; **54**: 2953-9.
32) Rader JI, Calvert RJ, Hathcock JN. Hepatic toxicity of unmodified and time-release preparations of niacin. *Am J Med* 1992; **92**: 77-81.
33) Winter SL, Boyer JL. Hepatic toxicity from large doses of vitamin B_3 (nicotinamide). *N Engl J Med* 1973; **289**: 1180-2.
34) McKenney JM, Proctor JD, Harris S, *et al.* A comparison of the efficacy and toxic effects of sustained- vs immediate-release niacin in hypercholesterolemic patients. *JAMA* 1994; **271**: 672-7.
35) Pozzilli P, Visalli N, Signore A, *et al.* Double blind trial of nicotinamide in recent-onset IDDM (the IMDIAB III study). *Diabetologia* 1995; **38**: 848-52.
36) Rosenson RS, Underberg JA. Systematic review: Evaluating the effect of lipid-lowering therapy on lipoprotein and lipid values. *Cardiovasc Drugs Ther* 2013: **27**; 465-79.
37) Goldberger J. The relation of diet to pellagra. *JAMA* 1922; **78**:1676-80.
38) Gregory JF 3rd. Bioavailability of vitamin B_6. *Eur J Clin Nutr* 1997; **51**: S43-8.
39) Tarr JB, Tamura T, Stokstad EL. Availability of vitamin B_6 and pantothenate in an average American diet in man. *Am J Clin Nutr* 1981; **34**: 1328-37.

40) Lui A, Lumeng L, Aronoff G R, *et al.* Relationship between body store of vitamin B_6 and plasma pyridoxal-P clearance: Metabolic balance studies in humans. *J Lab Clin Med* 1985; **106**: 491-7.
41) Kretsch MJ, Sauberlich HE, Newbrun E. Electroencephalographic changes and periodontal status during short-term vitamin B-6 depletion of young, non-pregnant women. *Am J Clin Nutr* 1991; **53**: 1266-74.
42) Leklem JE. Vitamin B_6: A status report. *J Nutr* 1990; **120**: 1503-7.
43) Food and Nutrition Board, Institute of Medicine. Vitamin B_6. *In*: Institute of Medicinem ed. Dietary Reference Intakes: For Thiamin, Riboflavin, Niacin, Vitamin B_6, Folate, Vitamin B_{12}, Pantothenic Acid, Biotin, and Choline. Washington, D.C., National Academy Press, 1998: 150-95.
44) Bates CJ, Pentieva KD, Prentice A, *et al.* Plasma pyridoxal phosphate and pyridoxic acid and their relationship to plasma homocysteine in a representative sample of British men and women aged 65 years and over. *Br J Nutr* 1999; **81**: 191-201.
45) 伊佐保香，垣内明子，早川享志，他．日本人の母乳中ビタミン B_6 含量．ビタミン 2004; **78**: 437-40.
46) 柴田克己，杉本恵麻，廣瀬潤子，他．定量法の違いによる母乳中のビタミン B_6 量の変動．日本栄養・食糧学会誌 2009; **63**: 131-5.
47) Shaumburg H, Kaplan J, Windebank A, *et al.* Sensory neuropathy from pyridoxine abuse. *N Engl J Med* 1983; **309**: 445-8.
48) Del Tredici AM, Bernstein AL, Chinn K. Carpal tunnel syndrome and vitamin B_6 therapy. *In*: Vitamin B_6: Its Role in Health and Disease. Current Topics in Nutrition and Disease. New York: Alan R. Liss, 1985; 459-62.
49) Slattery ML, Potter JD, Coates A, *et al.* Plant foods and colon cancer: an assessment of specific foods and their related nutrients (United States). *Cancer Causes Control* 1997; **8**:575-90.
50) Ishihara J, Otani T, Inoue M, *et al.* Low intake of vitamin B-6 is associated with increased risk of colorectal cancer in Japanese men. *J Nutr* 2007; **137**: 180-14.
51) Larsson SC, Orsini N, Wolk A. Vitamin B_6 and risk of colorectal cancer: a meta-analysis of prospective studies. *JAMA*. 2010; **303**: 1077-83.
52) Food and Nutrition Board, Institute of Medicine. The B vitamins and choline: overview and methods. *In*: Institute of Medicine. Dietary Reference Intakes: For Thiamin, Riboflavin, Niacin, Vitamin B_6, Folate, Vitamin B_{12}, Pantothenic Acid, Biotin, and Choline. Washington, D.C., National Academy Press, 1998: 306-56.
53) Watanabe F. Vitamin B_{12} sources and bioavalilability. *Exp Biol Med* 2007; **232**: 1266-74.
54) 渡辺文雄．ビタミン B_{12} の基礎．*Modern Physician* 2007; **27**: 1213-5.
55) Darby WJ, Bridgforth EB, Le Brocquy J, *et al.* Vitamin B_{12} requirement of adult man. *Am J Med* 1958; **25**: 726-32.
56) Reizenstein P, Ek G, Matthews CM. Vitamin B_{12} kinetics in man. Implications on total-body B_{12} determinations, human requirements, and normal and pathological cellular B_{12} uptake. *Phys Med Biol* 1966; **11**: 295-306.
57) Adams JF, Tankel HI, MacEwan F. Estimation of the total body vitamin B_{12} in the live subject. *Clin Sci* 1970; **39**: 107-13.

58) Amin S, Spinks T, Ranicar A, *et al*. Long-term clearance of [^{57}Co]cyanocobalamin in vegans and pernicious anaemia. *Clin Sci* 1980; **58**: 101-3.
59) Boddy K, Adams JF. The long-term relationship between serum vitamin B_{12} and total body vitamin B_{12}. *Am J Clin Nutr* 1972; **25**: 395-400.
60) Bozian RC, Ferguson JL, Heyssel RM, *et al*. Evidence concerning the human requirement for vitamin B_{12}. Use of the whole body counter for determination of absorption of vitamin B_{12}. *Am J Clin Nutr* 1963; **12**: 117-29.
61) Watanabe F, Yabuta Y, Bito T, *et al*. Vitamin B_{12}-comtaining plant food sources for vegetarians. *Nutrients* 2014; **6**:1861-73.
62) Bito T, Teg F, Watanabe F. Bioactive compounds of edible purple laver *Porphyra* sp. (Nori). *J Agric Food Chem* 2017; **65**: 10685-92.
63) Berlin H, Berlin R, Brante G. Oral treatment of pernicious anemia with high doses of vitamin B_{12} without intrinsic factor. *Acta Med Scand* 1968; **184**: 247-58.
64) Fernandes-Costa F, van Tonder S, Metz J. A sex difference in serum cobalamin and transcobalamin levels. *Am J Clin Nutr* 1985; **41**: 784-6.
65) Shibata K, Fukuwatari T, Ohta M, *et al*. Values of water-soluble vitamins in blood and urine of Japanese young men and women consuming a semi-purified diet based on the Japanese Dietary Reference Intakes. *J Nutr Sci Vitaminol* 2005; **51**: 319-28.
66) 福井富穂，廣瀬潤子，福渡　努，他．自由食摂取時の日本人男女学生の血液中の水溶性ビタミン値の男女差について．栄養学雑誌 2009; **67**: 284-90.
67) Krasinski SD, Russell RM, Samloff IM, *et al*. Fundic atrophic gastritis in an elderly population: Effect on hemoglobin and several serum nutritional indicators. *J Am Geriatr Soc* 1986; **34**: 800-6.
68) Scarlett JD, Read H, O'Dea K. Protein-bound cobalamin absorption declines in the elderly. *Am J Hematol* 1992; **39**: 79-83.
69) Loria A, Vaz-Pinto A, Arroyo P, *et al*. Nutritional anemia VI. Fetal hepatic storage of metabolites in the second half pregnancy. *J Pediatr* 1977; **91**: 569-73.
70) Vaz Pinto A, Torras V, Sandoval JF, *et al*. Folic acid and vitamin B_{12} determination in fetal liver. *Am J Clin Nutr* 1975; **28**: 1085-6.
71) 渡邉敏明，谷口歩美，庄子佳文子，他．日本人の母乳中の水溶性ビタミン含量についての検討．ビタミン 2005; **79**: 573-81.
72) Mangiarotti G, Canavese C, Salomone M, *et al*. Hypervitaminosis B_{12} in maintenance hemodialysis patients receiving massive supplementation of vitamin B_{12}. *Int J Artif Organs* 1986; **9**:417-20.
73) Clarke R, Briks J, Nexo E, *et al*. Low vitamin B-12 status and risk of cognitive decline in older adults. *Am J Clin Nutr* 2007; **86**: 1384-91.
74) McEvoy AW, Fenwick JD, Boddy K, *et al*. Vitamin B_{12} absorption from the gut does not decline with age in normal elderly humans. *Age Ageing* 1982; **11**: 180-3.
75) Blacher J, Czernichow S, Raphael M, *et al*. Very low oral doses of vitamin B-12 increase serum concentrations in elderly subjects with food-bound vitamin B-12 malabsorption. *J Nutr* 2007; **137**: 373-8.
76) Bor MV, von Castel-Roberts KM, Kauwell GPA, *et al*. Daily intake of 4 to 7 μg dietary vitamin B_{12} is associated with steady concentrations of vitamin B_{12}-related biomarkers in a healthy young population. *Am J Clin Nutr* 2010; **91**, 571-7.

77) 渡邉文雄．ビタミン B_{12} と葉酸の摂取量についての一考察．ビタミン 2017; 91: 595-602.
78) Fenech M. Recommended dietary allowance (RDAs) for genomic stability. *Mutation Res* 2001; **480-481**: 51-4.
79) 平岡真美，安田和人．女子学生のビタミン B_{12}，葉酸栄養状態について－血清ビタミン B_{12}，葉酸濃度の分布範囲－．ビタミン 2000; **74**: 311-22.
80) Tamura T, Stokstad EL. The availability of food folate in man. *Br J Haematol* 1973; **25**: 513-32.
81) Konings EJ, Troost FJ, Castenmiller JJ, *et al.* Intestinal absorption of different types of folate in healthy subjects with an ileostomy. *Br J Nutr* 2002; **88**: 235-42.
82) Sauberlich HE, Kretsch MJ, Skala JH, *et al.* Folate requirement and metabolism in nonpregnant women. *Am J Clin Nutr* 1987; **46**: 1016-28.
83) Food and Nutrition Board, Institute of Medicine. Folate. *In*: Institute of Medicinem ed. Dietary Reference Intakes: For Thiamin, Riboflavin, Niacin, Vitamin B_6, Folate, Vitamin B_{12}, Pantothenic Acid, Biotin, and Choline. Washington, D.C., National Academy Press, 1998: 196-305.
84) Winkels RM, Brouwer IA, Siebelink E, *et al.* Bioavailability of food folates is 80% of that of folic acid. *Am J Clin Nutr* 2007; **85**: 465-73.
85) Wright AJ, King MJ, Wolfe CA, *et al.* Comparison of (6 S)-5-methyltetrahydrofolic acid v. folic acid as the reference folate in longer-term human dietary intervention studies assessing the relative bioavailability of natural food folates: comparative changes in folate status following a 16-week placebo-controlled study in healthy adults. *Br J Nutr* 2010; **103**: 724-9.
86) Sauberlich HE, Kretsch MJ, Skala JH, *et al.* Folate requirement and metabolism in nonpregnant women. *Am J Clin Nutr* 1987; **46**: 1016-28.
87) Milne DB, Johnson LK, Mahalko JR, *et al.* Folate status of adult males living in a metabolic unit: possible relationships with iron nutriture. *Am J Clin Nutr* 1983; **37**: 768-73.
88) O'Keefe CA, Bailey LB, Thomas EA, *et al.* Controlled dietary folate affects folate status in nonpregnant women. *J Nutr* 1995; **125**: 2717-25.
89) Cuskelly GJ, McNulty H, Scott JM. Effect of increasing dietary folate on red-cell folate: implications for prevention of neural tube defects. *Lancet* 1996; **347**: 657-9.
90) Venn BJ, Green TJ, Moser R, *et al.* Comparison of the effect of low-dose supplementation with L-5-methyltetrahydrofolate or folic acid on plasma homocysteine: a randomized placebo-controlled study. *Am J Clin Nutr* 2003; **77**: 658-62.
91) Bailey LB, Cerda JJ, Bloch BS, *et al.* Effect of age on poly- and monoglutamyl folacin absorption in human subjects. *J Nutr* 1984; **114**: 1770-6.
92) Wolfe JM, Bailey LB, Herrlinger-Garcia K, *et al.* Folate catabolite excretion is responsive to changes in dietary folate intake in elderly women. *Am J Clin Nutr* 2003; **77**: 919-23.
93) McPartlin J, Halligan A, Scott JM, *et al.* Accelerated folate breakdown in pregnancy. *Lancet* 1993; **341**: 148-9.
94) Chanarin I, Rothman D, Ward A, *et al.* Folate status and requirement in pregnancy. *Br Med J* 1968; **2**: 390-4.

95) Daly S, Mills JL, Molloy AM, *et al.* Minimum effective dose of folic acid for food fortification to prevent neural-tube defects. *Lancet* 1997; **350**: 1666-9.

96) 三嶋智之，中野純子，唐沢　泉，他．産後1週目から8週目の母乳中葉酸濃度の経時的変化．日本栄養・食糧学会誌 2014; **67**: 27-31.

97) Wald NJ, Morris JK, Blakemore C. Public health failure in the prevention of neural tube defects: time to abandon the tolerable upper intake level of folate. *Public Health Rev* 2018; **39**: 2.

98) He K, Merchant A, Rimm EB, *et al.* Folate, vitamin B_6, and B_{12} intakes in relation to risk of stroke among men. *Stroke* 2004; **35**: 169-74.

99) Cui R, Iso H, Date C, *et al.* Dietary folate and vitamin B_6 and B_{12} intake in relation to mortality from cardiovascular diseases: Japan collaborative cohort study. *Stroke* 2010; **41**: 1285-9.

100) Zhou YH, Tang JY, Wu MJ, *et al.* Effect of folic acid supplementation on cardiovascular outcomes: a systematic review and meta-analysis. *PLoS One* 2011; **6**: e25142.

101) Li Y, Huang T, Zheng Y, *et al.* Folic acid supplementation and the risk of cardiovascular diseases: a meta-analysis of randomized controlled trials. *J Am Heart Assoc* 2016; **5**: e003768.

102) Tian T, Yang KQ, Cui JG, *et al.* Folic acid supplementation for stroke prevention in patients with cardiovascular disease. *Am J Med Sci* 2017; **354**: 379-87.

103) Vollset SE, Clarke R, Lewington S, *et al.* Effects of folic acid supplementation on overall and site-specific cancer incidence during the randomised trials: meta-analyses of data on 50,000 individuals. *Lancet* 2013; **381**: 1029-36.

104) The International Centre on Birth Defects - ICBDSR Centre. Annual report, 2014. International Clearinghouse for Birth Defects Surveillance and Research (ICBDSR). 2016.

105) Kondo A, Akada S, Akiyama K, *et al.* Real prevalence of neural tube defects in Japan: How many of such pregnancies have been terminated? *Congenit Anom* 2019: [Epub ahead of print].

106) Tamura T, Picciano MF. Folate and human reproduction. *Am J Clin Nutr* 2006; **83**: 993-1016.

107) Cardo DM, Culver DH, Ciesielski CA, *et al.*; Centers for Disease Control and Prevention Needlestick Surveillance Group. A case-control study of HIV seroconversion in health care workers after percutaneous exposure. *N Engl J Med* 1997; **337**: 1485-90.

108) Mulinare J, Cordero JF, Erickson JD, *et al.* Periconceptional use of multivitamins and the occurrence of neural tube defects. *JAMA* 1988; **260**: 3141-5.

109) Milunsky A, Jick H, Jick SS, *et al.* Multivitamin/folic acid supplementation in early pregnancy reduces the prevalence of neural tube defects. *JAMA* 1989; **262**: 2847-52.

110) Laurence KM, James N, Miller MH, *et al.* Double-blind randomised controlled trial of folate treatment before conception to prevent recurrence of neural-tube defects. *Br Med J* 1981; **282**: 1509-11.

111) Smithells RW, Nevin NC, Seller MJ, *et al.* Further experience of vitamin supplementation for prevention of neural tube defect recurrences. *Lancet* 1983; **1**: 1027-31.

112) Vergel RG, Sanchez LR, Heredero BL, *et al.* Primary prevention of neural tube defects with folic acid supplementation: Cuban experience. *Prenat Diagn* 1990; **10**: 149-52.
113) Czeizel AE, Duda's I. Prevention of the first occurrence of neural-tube defects by periconceptional vitamin supplementation. *N Engl J Med* 1992; **327**: 1832-5.
114) De-Regil LM, Pena-Rosas JP, Fernandez-Gaxiola AC, *et al.* Effects and safety of periconceptional oral folate supplementation for preventing birth defects. *Cochrane Database Syst Rev* 2015; **12**: CD007950.
115) Daly LE, Kirke PN, Molloy A, *et al.* Folate levels and neural tube defects. Implications for prevention. *JAMA* 1995; **274**: 1698-702.
116) Bower C, Stanley FJ. Dietary folate as a risk factor for neural-tube defects: evidence from a case-control study in Western Australia. *Med J Aust* 1989; **150**: 613-9.
117) Marchetta CM, Devine OJ, *et al.* Assessing the association between natural food folate intake and blood folate concentrations: a systematic review and Bayesian meta-analysis of trials and observational studies. *Nutrients* 2015; **7**: 2663-86.
118) Kimura N, Fukuwatari T, Sasaki R, *et al.* Vitamin intake in Japanese women college students. *J Nutr Sci Vitaminol* 2003; **49**: 149-55.
119) Kobayashi S, Honda S, Murakami K, *et al.* Both comprehensive and brief self-administered diet history questionaires satisfactorily rank nutrient intakes in Japanese adults. *J Epidemiol* 2012; **22**: 151-9.
120) Shibata K, Fukuwatari T, Sasaki S, *et al.* Urinary excretion levels of water soluble vitamins in pregnant and lactating women in Japan. *J Nutr Sci Vitaminol* 2013; **59**: 178-86.
121) Haslam RHA, Dalby JT, Rademaker AW. Effects of megavitamin therapy on children with attention deficit disorders. *Pediatr* 1984; **74**: 103-11.
122) Iyengar GV, Wolfe WR, Tanner JT, *et al.* Content of minor and trace elements, and organic nutrients in representative mixed total diet composittes from the USA. *Soci Total Environ* 2000; **256**: 215-26.
123) 齋東由紀，牛尾房雄．トータルダイエット調査による東京都民のビオチン，ビタミン B_6，ナイアシンの一日摂取量の推定．栄養学雑誌 2004: **62**; 165-9.
124) 渡邊敏明，谷口歩美．トータルダイエット調査によるビオチン摂取量の推定についての検討．日本臨床栄養学会雑誌 2006; **27**: 304-12.
125) Shibata K, Tsuji T, Fukuwatari T. Intake and urinary amounts of biotin in Japanese elementary school children, college students, and elderly persons. *Nutr Metab Insights* 2013; **6**: 43-50.
126) Imaeda N, Kuriki K, Fujiwara N, *et al.* Usual dietary intakes of selected trace elements (Zn, Cu, Mn, I, Se, Cr, and Mo and biotin revealed by a survey of four-season 7-consecutive day weighed dietary records in middle-aged Japanese dietitians. *J Nutr Sci Vitaminol* 2013; **59**: 281-8.
127) Hirano M, Honma K, Daimatsu T, *et al.* Longitudinal variations of biotin content in human milk. *Int J Vitam Nutr Res* 1992; **62**: 281-2.
128) 渡邊敏明，谷口歩美，福井　徹，他．日本人女性の母乳中のビオチン，パントテン酸およびナイアシンの含量．ビタミン 2004; **78**: 399-407.

129) Mock DM, Quirk JG, Mock NI. Marginal biotin deficiency during normal pregnancy. *Am J Clin Nutr* 2002; **75**: 295-9.
130) Roth KS, Yang W, Foreman JW, *et al.* Holocarboxylase synthetase deficiency: A biotin-responsive organic academia. *J Pedatr* 1980; **96**: 845-9.
131) Levine M, Conry-Cantilena C, Wang Y, *et al.* Vitamin C pharmacokinetics in healthy volunteers: evidence for a recommended dietary allowance. *Proc Natl Acad Sci USA* 1996; **93**:3704-9.
132) 辻村 卓, 日笠志津, 青野浩二, 他. ヒトにおけるデヒドロアスコルビン酸のビタミンC効力.【Ⅰ】－経口負荷後の経時的ビタミンC尿中排泄－. ビタミン 2006; **80**: 281-5.
133) Levine M, Wang Y, Padayatty SJ, *et al.* A new recommended dietary allowance of vitamin C for healthy young women. *Proc Natl Acad Sci USA* 2001; **98**: 9842-6.
134) Grandon JH, Lund CC, Dill DB. Experimental human scurvy. *New Engl J Med* 1940; **223**: 353-69.
135) Hodges RE, Hood J, Canham JE, *et al.* Clinical manifestations of ascorbic acid deficiency in man. *Am J Clin Nutr* 1971; **24**: 432-43.
136) Gey KF. Vitamins E plus C and interacting conutrients required for optimal health. A critical and constructive review of epidemiology and supplementation data regarding cardiovascular disease and cancer. *Biofactors* 1998; **7**: 113-74.
137) Brubacher D, Moser U, Jordan P. Vitamin C concentrations in plasma as a function of intake: a meta-analysis. *Int J Vitam Nutr Res* 2000; **70**: 226-37.
138) Food and Nutrition Board, Insitute of Meidicine. Vitamin C. Dietary Reference Intakes for Vitamin C, Vitamin E, Selenium, and Carotenoids. Washington, D.C.: National Academy Press, 2000:95-185.
139) Blanchard J, Tozer TN, Rowland M. Pharmacokinetic perspectives on megadoses of ascorbic acid. *Am J Clin Nutr* 1997; **66**: 1165-71.
140) Traxer O, Huet B, Poindexter J, *et al.* Effect of ascorbic acid consumption on urinary stone risk factors. *J Urol* 2003; **170**: 397-401.
141) Massey LK, Liebman M, Kynast-Gales SA. Ascorbate increases human oxaluria and kidney stone risk. *J Nutr* 2005; **135**: 1673-7.
142) Melethil S, Mason WD, Chang CJ. Dose-dependent absorption and excretion of vitamin C in humans. *Int J Pharmaceut* 1986; **31**: 83-9.
143) Kallner AB, Hartmann D, Hornig DH. On the requirements of ascorbic acid in man: steady-state turnover and body pool in smokers. *Am J Clin Nutr* 1981; **34**: 1347-55.
144) Tribble DL, Giuliano LJ, Fortmann SP. Reduced plasma ascorbic acid concentrations in nonsmokers regularly exposed to environmental tobacco smoke. *Am J Clin Chem Nutr* 1993; **58**: 886-90.
145) Preston AM, Rodriguez C, Rivera CE, *et al.* Influence of environmental tobacco smoke on vitamin C status in children. *Am J Clin Nutr* 2003; **77**: 167-72.

ビタミン B_1 の食事摂取基準（mg/日）[1,2]

性　別	男　性			女　性		
年齢等	推定平均必要量	推奨量	目安量	推定平均必要量	推奨量	目安量
0～5（月）	—	—	0.1	—	—	0.1
6～11（月）	—	—	0.2	—	—	0.2
1～2（歳）	0.4	0.5	—	0.4	0.5	—
3～5（歳）	0.6	0.7	—	0.6	0.7	—
6～7（歳）	0.7	0.8	—	0.7	0.8	—
8～9（歳）	0.8	1.0	—	0.8	0.9	—
10～11（歳）	1.0	1.2	—	0.9	1.1	—
12～14（歳）	1.2	1.4	—	1.1	1.3	—
15～17（歳）	1.3	1.5	—	1.0	1.2	—
18～29（歳）	1.2	1.4	—	0.9	1.1	—
30～49（歳）	1.2	1.4	—	0.9	1.1	—
50～64（歳）	1.1	1.3	—	0.9	1.1	—
65～74（歳）	1.1	1.3	—	0.9	1.1	—
75以上（歳）	1.0	1.2	—	0.8	0.9	—
妊婦（付加量）				+0.2	+0.2	—
授乳婦（付加量）				+0.2	+0.2	—

[1] チアミン塩化物塩酸塩（分子量＝337.3）の重量として示した。
[2] 身体活動レベルⅡの推定エネルギー必要量を用いて算定した。
特記事項：推定平均必要量は、ビタミン B_1 の欠乏症である脚気を予防するに足る最小必要量からではなく、尿中にビタミン B_1 の排泄量が増大し始める摂取量（体内飽和量）から算定。

ビタミン B$_2$ の食事摂取基準（mg/日）[1]

性 別	男 性			女 性		
年齢等	推定平均必要量	推奨量	目安量	推定平均必要量	推奨量	目安量
0～5（月）	—	—	0.3	—	—	0.3
6～11（月）	—	—	0.4	—	—	0.4
1～2（歳）	0.5	0.6	—	0.5	0.5	—
3～5（歳）	0.7	0.8	—	0.6	0.8	—
6～7（歳）	0.8	0.9	—	0.7	0.9	—
8～9（歳）	0.9	1.1	—	0.9	1.0	—
10～11（歳）	1.1	1.4	—	1.0	1.3	—
12～14（歳）	1.3	1.6	—	1.2	1.4	—
15～17（歳）	1.4	1.7	—	1.2	1.4	—
18～29（歳）	1.3	1.6	—	1.0	1.2	—
30～49（歳）	1.3	1.6	—	1.0	1.2	—
50～64（歳）	1.2	1.5	—	1.0	1.2	—
65～74（歳）	1.2	1.5	—	1.0	1.2	—
75 以上（歳）	1.1	1.3	—	0.9	1.0	—
妊婦（付加量）				+0.2	+0.3	—
授乳婦（付加量）				+0.5	+0.6	—

[1] 身体活動レベルⅡの推定エネルギー必要量を用いて算定した。

特記事項：推定平均必要量は、ビタミン B$_2$ の欠乏症である口唇炎、口角炎、舌炎などの皮膚炎を予防するに足る最小量からではなく、尿中にビタミン B$_2$ の排泄量が増大し始める摂取量（体内飽和量）から算定。

ナイアシンの食事摂取基準（mgNE/日）[1,2]

性別	男性				女性			
年齢等	推定平均必要量	推奨量	目安量	耐容上限量[3]	推定平均必要量	推奨量	目安量	耐容上限量[3]
0～5（月）[4]	—	—	2	—	—	—	2	—
6～11（月）	—	—	3	—	—	—	3	—
1～2（歳）	5	6	—	60(15)	4	5	—	60(15)
3～5（歳）	6	8	—	80(20)	6	7	—	80(20)
6～7（歳）	7	9	—	100(30)	7	8	—	100(30)
8～9（歳）	9	11	—	150(35)	8	10	—	150(35)
10～11（歳）	11	13	—	200(45)	10	10	—	150(45)
12～14（歳）	12	15	—	250(60)	12	14	—	250(60)
15～17（歳）	14	17	—	300(70)	11	13	—	250(65)
18～29（歳）	13	15	—	300(80)	9	11	—	250(65)
30～49（歳）	13	15	—	350(85)	10	12	—	250(65)
50～64（歳）	12	14	—	350(85)	9	11	—	250(65)
65～74（歳）	12	14	—	300(80)	9	11	—	250(65)
75以上（歳）	11	13	—	300(75)	9	10	—	250(60)
妊婦（付加量）					+0	+0	—	—
授乳婦（付加量）					+3	+3	—	—

[1] ナイアシン当量（NE）＝ナイアシン＋1/60トリプトファンで示した。
[2] 身体活動レベルⅡの推定エネルギー必要量を用いて算定した。
[3] ニコチンアミドの重量（mg/日）、（　）内はニコチン酸の重量（mg/日）。
[4] 単位はmg/日。

ビタミン B_6 の食事摂取基準（mg/日）[1]

性 別	男 性				女 性			
年齢等	推定平均必要量	推奨量	目安量	耐容上限量[2]	推定平均必要量	推奨量	目安量	耐容上限量[2]
0～5（月）	—	—	0.2	—	—	—	0.2	—
6～11（月）	—	—	0.3	—	—	—	0.3	—
1～2（歳）	0.4	0.5	—	10	0.4	0.5	—	10
3～5（歳）	0.5	0.6	—	15	0.5	0.6	—	15
6～7（歳）	0.7	0.8	—	20	0.6	0.7	—	20
8～9（歳）	0.8	0.9	—	25	0.8	0.9	—	25
10～11（歳）	1.0	1.1	—	30	1.0	1.1	—	30
12～14（歳）	1.2	1.4	—	40	1.0	1.3	—	40
15～17（歳）	1.2	1.5	—	50	1.0	1.3	—	45
18～29（歳）	1.1	1.4	—	55	1.0	1.1	—	45
30～49（歳）	1.1	1.4	—	60	1.0	1.1	—	45
50～64（歳）	1.1	1.4	—	55	1.0	1.1	—	45
65～74（歳）	1.1	1.4	—	50	1.0	1.1	—	40
75以上（歳）	1.1	1.4	—	50	1.0	1.1	—	40
妊婦（付加量）					+0.2	+0.2	—	—
授乳婦（付加量）					+0.3	+0.3	—	—

[1] たんぱく質の推奨量を用いて算定した（妊婦・授乳婦の付加量は除く）。
[2] ピリドキシン（分子量＝169.2）の重量として示した。

ビタミン B_{12} の食事摂取基準（μg/日）[1]

性 別	男 性			女 性		
年齢等	推定平均必要量	推奨量	目安量	推定平均必要量	推奨量	目安量
0～5（月）	—	—	0.4	—	—	0.4
6～11（月）	—	—	0.5	—	—	0.5
1～2（歳）	0.8	0.9	—	0.8	0.9	—
3～5（歳）	0.9	1.1	—	0.9	1.1	—
6～7（歳）	1.1	1.3	—	1.1	1.3	—
8～9（歳）	1.3	1.6	—	1.3	1.6	—
10～11（歳）	1.6	1.9	—	1.6	1.9	—
12～14（歳）	2.0	2.4	—	2.0	2.4	—
15～17（歳）	2.0	2.4	—	2.0	2.4	—
18～29（歳）	2.0	2.4	—	2.0	2.4	—
30～49（歳）	2.0	2.4	—	2.0	2.4	—
50～64（歳）	2.0	2.4	—	2.0	2.4	—
65～74（歳）	2.0	2.4	—	2.0	2.4	—
75以上（歳）	2.0	2.4	—	2.0	2.4	—
妊婦（付加量）				+0.3	+0.4	—
授乳婦（付加量）				+0.7	+0.8	—

[1] シアノコバラミン（分子量＝1,355.37）の重量として示した。

葉酸の食事摂取基準（μg/日）[1]

性 別	男 性				女 性			
年齢等	推定平均必要量	推奨量	目安量	耐容上限量[2]	推定平均必要量	推奨量	目安量	耐容上限量[2]
0～5（月）	—	—	40	—	—	—	40	—
6～11（月）	—	—	60	—	—	—	60	—
1～2（歳）	80	90	—	200	90	90	—	200
3～5（歳）	90	110	—	300	90	110	—	300
6～7（歳）	110	140	—	400	110	140	—	400
8～9（歳）	130	160	—	500	130	160	—	500
10～11（歳）	160	190	—	700	160	190	—	700
12～14（歳）	200	240	—	900	200	240	—	900
15～17（歳）	220	240	—	900	200	240	—	900
18～29（歳）	200	240	—	900	200	240	—	900
30～49（歳）	200	240	—	1,000	200	240	—	1,000
50～64（歳）	200	240	—	1,000	200	240	—	1,000
65～74（歳）	200	240	—	900	200	240	—	900
75以上（歳）	200	240	—	900	200	240	—	900
妊婦（付加量）[3,4]					+200	+240	—	—
授乳婦（付加量）					+80	+100	—	—

[1] プテロイルモノグルタミン酸（分子量＝441.40）の重量として示した。

[2] 通常の食品以外の食品に含まれる葉酸（狭義の葉酸）に適用する。

[3] 妊娠を計画している女性、妊娠の可能性がある女性及び妊娠初期の妊婦は、胎児の神経管閉鎖障害のリスク低減のために、通常の食品以外の食品に含まれる葉酸（狭義の葉酸）を400 μg/日摂取することが望まれる。

[4] 付加量は、中期及び後期にのみ設定した。

パントテン酸の食事摂取基準（mg/日）

性　別	男　性	女　性
年齢等	目安量	目安量
0～5（月）	4	4
6～11（月）	5	5
1～2（歳）	3	4
3～5（歳）	4	4
6～7（歳）	5	5
8～9（歳）	6	5
10～11（歳）	6	6
12～14（歳）	7	6
15～17（歳）	7	6
18～29（歳）	5	5
30～49（歳）	5	5
50～64（歳）	6	5
65～74（歳）	6	5
75以上（歳）	6	5
妊　婦		5
授乳婦		6

ビオチンの食事摂取基準（μg/日）

性　別	男　性	女　性
年齢等	目安量	目安量
0～5（月）	4	4
6～11（月）	5	5
1～2（歳）	20	20
3～5（歳）	20	20
6～7（歳）	30	30
8～9（歳）	30	30
10～11（歳）	40	40
12～14（歳）	50	50
15～17（歳）	50	50
18～29（歳）	50	50
30～49（歳）	50	50
50～64（歳）	50	50
65～74（歳）	50	50
75以上（歳）	50	50
妊　婦		50
授乳婦		50

ビタミンCの食事摂取基準（mg/日）[1]

性　別	男　性			女　性		
年齢等	推定平均必要量	推奨量	目安量	推定平均必要量	推奨量	目安量
0～5（月）	—	—	40	—	—	40
6～11（月）	—	—	40	—	—	40
1～2（歳）	35	40	—	35	40	—
3～5（歳）	40	50	—	40	50	—
6～7（歳）	50	60	—	50	60	—
8～9（歳）	60	70	—	60	70	—
10～11（歳）	70	85	—	70	85	—
12～14（歳）	85	100	—	85	100	—
15～17（歳）	85	100	—	85	100	—
18～29（歳）	85	100	—	85	100	—
30～49（歳）	85	100	—	85	100	—
50～64（歳）	85	100	—	85	100	—
65～74（歳）	80	100	—	80	100	—
75以上（歳）	80	100	—	80	100	—
妊　婦（付加量）				+10	+10	—
授乳婦（付加量）				+40	+45	—

[1] L-アスコルビン酸（分子量＝176.12）の重量で示した。

特記事項：推定平均必要量は、ビタミンCの欠乏症である壊血病を予防するに足る最小量からではなく、心臓血管系の疾病予防効果及び抗酸化作用の観点から算定。

1-7 ミネラル

(1) 多量ミネラル

1 ナトリウム (Na)

① 基本的事項

1-1 定義と分類

ナトリウム（sodium）は原子番号 11、元素記号 Na のアルカリ金属元素の一つである。

1-2 機能

ナトリウムは、細胞外液の主要な陽イオン（Na^{+}）であり、細胞外液量を維持している。浸透圧、酸・塩基平衡の調節にも重要な役割を果たしている。ナトリウムは、胆汁、膵液、腸液などの材料である。通常の食事をしていれば、ナトリウムが不足することはない。

1-3 消化、吸収、代謝

摂取されたナトリウムはその大部分が小腸で吸収され、損失は皮膚、便、尿を通して起こる。空腸では、ナトリウムの吸収は中等度の濃度勾配に逆らい、糖類の存在によって促進される。回腸では、高度の濃度勾配に逆らって能動輸送されるが、糖類又は重炭酸イオンの存在とは無関係である。便を通しての損失は少なく、摂取量に依存しない[1)]。ナトリウム損失の 90% 以上は腎臓経由による尿中排泄である。ナトリウムは糸球体で濾過された後、尿細管と集合管で再吸収され、最終的には糸球体ろ過量の約 1 % が尿中に排泄される。ナトリウム再吸収の調節は、遠位部ネフロンに作用するアルドステロンによる。糸球体での濾過作用と尿細管での再吸収が体内のナトリウムの平衡を保持しているので、ナトリウム摂取量が増加すれば尿中排泄量も増加し、摂取量が減少すれば尿中排泄量も減少する。したがって、24 時間尿中ナトリウム排泄量からナトリウム摂取量を推定することができる。腎臓外のナトリウムの調節の仕組みとして、食塩摂取欲、口渇、血漿レニン活性、血漿アンジオテンシンⅡ、アルドステロン産生、心房性ナトリウム利用ペプチド、アドレナリン、ノルアドレナリン、ドーパミンなどのカテコールアミン、血管作動性腸管ポリペプチドなどを挙げることができる[2)]。

② 指標設定の基本的な考え方

日本人のナトリウム摂取量は、食塩摂取量に依存し、その摂取レベルは高く、通常の食生活では不足や欠乏の可能性はほとんどない。ナトリウムを食事摂取基準に含める意味は、むしろ、過剰摂取による生活習慣病の発症及び重症化を予防することにある。この観点から、後述するように目標量を設定した。

③ 健康の保持・増進

3-1 欠乏の回避

3-1-1　必要量を決めるために考慮すべき事項

適切な身体機能のために必要な最低限のナトリウム摂取量については十分に定義されていないが、世界保健機関（WHO）のガイドラインには、おそらく、わずか 200～500 mg/日であると推定されると記載されている[3)]。

ナトリウムについては、日本人の食事摂取基準（2015 年版）[4)] と同様に、不可避損失量を補うという観点から推定平均必要量を設定した。前回の改定以降の新しい文献を検索したが、特に新しい知見は報告されていないため、前回までの策定方法[4)] を踏襲することとした。ただし、前回までの策定に用いた論文は古く、実験の精度管理が十分でないことが懸念されるため、その値の信頼度はあまり高くないものと考えられる。また、後述するように、算出された推定平均必要量は、平成 28 年国民健康･栄養調査における摂取量分布の 1 パーセンタイル値をも下回っている。したがって、活用上は、推定平均必要量はほとんど意味を持たないが、参考として算定し、推奨量は算定しなかった。

3-1-2　推定平均必要量、推奨量の策定方法

• 基本的な考え方

腎臓の機能が正常であれば、腎臓におけるナトリウムの再吸収機能によりナトリウム平衡は維持され、ナトリウム欠乏となることはない。ナトリウム摂取量を 0（ゼロ）にした場合の、尿、便、皮膚、その他から排泄されるナトリウムの総和が不可避損失量であり、摂取されたナトリウムはその大部分が小腸から吸収されるので、不可避損失量を補うと必要量が満たされると考えられてきた[1)]。

• 成人･高齢者（推定平均必要量、推奨量）

古典的研究をレビューした結果として、座位で発汗を伴わない仕事に従事している成人のナトリウム不可避損失量は、便：0.023 mg（0.001 mmol)/kg 体重/日、尿：0.23 mg（0.01 mmol)/kg 体重/日、皮膚：0.92 mg（0.04 mmol)/kg 体重/日、合計：1.173 mg（0.051 mmol)/kg 体重/日と試算されている[5)]。これを 18～29 歳の男性に適用すると、75.6（1.173×64.5)mg/日あるいは 3.3（0.051×64.5）mmol/日となる。1989 年のアメリカの栄養所要量[6)] では、成人の不可避損失量として 115 mg/日（5 mmol/日)、1991 年のイギリスの食事摂取基準[7)] では 69～490 mg/日（3～20 mmol/日）を採用している。このように、成人のナトリウム不可避損失量は 500 mg/日以下で、個人間変動（変動係数 10%）を考慮に入れても約 600 mg/日（食塩相当量 1.5 g/日）である。この考え方を根拠に 600 mg/日を成人における男女共通の推定平均必要量とした。しかし、実際には、通常の食事では日本人の食塩摂取量が 1.5 g/日を下回ることはない。

ただし、高温環境での労働や運動時の高度発汗では、相当量のナトリウムが喪失されることがある。多量発汗の対処法としての水分補給では、少量の食塩添加が必要とされる[8)]。近年の我が国の特に夏季の気温の上昇を考慮すると、熱中症対策としても適量の食塩摂取は必要であろう。ただし、必要以上の摂取は後述する生活習慣病の発症予防、改善、重症化予防に好ましくないので、注意が必要である。

• 小児（推定平均必要量、推奨量）

小児については、報告がないため設定しなかった。

• 妊婦・授乳婦の付加量（推定平均必要量、推奨量）

妊娠による母体の組織増加、胎児、胎盤を維持するために必要なナトリウム量は約 21.85 g（950 mmol）と推定される[9]。この増加は 9 か月の間に起こるので、ナトリウム付加量は 0.08 g（3.5 mmol)/日（食塩相当量 0.2 g/日）に相当する。この量は通常の食事で十分補えるので、妊婦にナトリウムを付加する必要はない。

最近の日本人の人乳組成の報告によると、母乳中のナトリウム濃度の平均値は 135 mg/L であった[10,11]。泌乳量を 0.78 L/日とすると、105 mg/日（食塩相当量 0.27 g/日）のナトリウムが含まれていることになる。この量は通常の食事で十分補えるので、授乳婦についても特にナトリウムを付加する必要はない。

3-1-3 目安量の策定方法

• 乳児（目安量）

0 ～ 5 か月児の目安量の算定において、母乳中ナトリウム濃度の平均値として 135 mg/L[10,11] を採用し、基準哺乳量（0.78 L/日）[12,13] を乗じると、1 日当たりのナトリウム摂取量は 105 mg/日（4.6 mmol/日、食塩相当量 0.27 g/日）となる。これを根拠に、目安量を 105 mg/日（食塩相当量 0.27 g/日）、丸め処理を行って 100 mg/日（食塩相当量 0.3 g/日）とした。

6 ～11 か月児では、母乳中のナトリウム濃度の平均値（135 mg/L）[10,11]、6 ～11 か月の哺乳量（0.53 L/日）[14,15]、離乳食の全国実態調査データ[16] から推定すると、母乳及び離乳食からのナトリウム摂取量は、それぞれ、72 mg/日（135 mg/L×0.53 L/日）、487 mg/日となる。これらを合計した値（559 mg/日）より、目安量を 600 mg/日（食塩相当量 1.5 g/日）とした。

3-2 過剰摂取の回避

3-2-1 摂取状況

通常の食事による主なナトリウムの摂取源は、食塩（塩化ナトリウム）及び食塩を含有する調味料である。食塩相当量は、次の式から求められる。日本食品標準成分表 2015 年版（七訂）[17] に記載されている食塩相当量も食品中のナトリウムを測定し、この式で算出されている。

食塩相当量（g）＝ナトリウム（g）×58.5/23＝ナトリウム（g）×2.54

ナトリウムは、食塩（塩化ナトリウム）の形以外では、各種のナトリウム化合物の形で様々な食品に存在している。特に加工食品には食塩の形はもちろん、他の塩の形のナトリウムが多く含まれている。

ナトリウムは、食品中ではナトリウム塩又はナトリウムイオンの形で存在するが、ヒトはその多くを塩化ナトリウム（NaCl）として摂取している。そこで、ナトリウムの摂取量を食塩相当量で表現することが多い。食塩相当量を通称として食塩と呼ぶこともあり、塩分という呼び方も用いられている。しかし、塩分という表現は、食塩又は食塩相当量のみを意味しているわけではない。そのため、塩分という呼び方には注意を要する。

3-2-2　耐容上限量の策定方法

ナトリウムに関しては、これまで耐容上限量は策定されてこなかった。これは目標量がそれに近い意図で作成されているためである。ナトリウムの場合は、健康障害のリスクの上昇の前に、生活習慣病の発症予防及び重症化予防が重要であり、今回も耐容上限量は設定しなかった。

3-3　生活習慣病の発症予防

3-3-1　主な生活習慣病との関連

高血圧の発症・維持は遺伝要因と環境要因（生活習慣）の相互作用から成り立っている。そのため、高血圧の発症予防並びに治療において生活習慣改善の意義は大きく、高血圧患者はもとより高血圧の遺伝素因のある者や正常高値血圧者（130～139/85～89 mmHg）などの高血圧予備群においては、特に食事を含めた生活習慣の改善を図るべきである。

慢性腎臓病（CKD）に対しては、食塩の過剰摂取が高血圧を介して、CKD の発症、重症化に関与している可能性が示されている[18]。

また、食塩摂取とがん、特に胃がんの関係について多くの報告がある。世界がん研究基金・アメリカがん研究財団は、食事とがんに関する研究報告を詳細に評価した[19]。その結果、塩漬けの食品、食塩は胃がんのリスクを増加させる可能性が高いとした。日本人を対象としたコホート研究では、食塩摂取量が胃がん罹患率及び死亡率と正の関連を示すことが明らかにされ[20-22]、塩蔵食品摂取頻度と胃がんのリスクとの強い関連も示された[20]。日本人を対象とした研究も含むメタ・アナリシスでは[23]、高食塩摂取は胃がんのリスクを高めると報告されており、別のメタ・アナリシスでも[24]食塩摂取量が増えるに従い、胃がんのリスクが高くなると報告されている。

3-3-2　目標量の策定方法

• 成人・高齢者（目標量）

国民健康・栄養調査の結果を見ると、日本人の食塩摂取量は、前回（2015 年版）設定した目標量には達していないものの、減少傾向にある。我が国を始め各国のガイドラインを考慮すると高血圧の予防、治療のためには、6 g/日未満の食塩摂取量が望ましいと考えられることから、できるだけこの値に近づくことを目標とすべきであると考えられる。

2012 年の WHO のガイドライン[3]が成人に対して強く推奨しているのは、食塩相当量として 5 g/日未満であるが、5 g/日は平成28年国民健康・栄養調査における成人のナトリウム摂取量（食塩相当量）の分布における下方 5 パーセンタイル値（男性が 4.5～5.5 g/日、女性が 3.8～4.7 g/日）付近である。ナトリウム摂取量の個人内日間変動の大きさ（個人内変動係数は 34～36% であり、個人間変動係数の 15～20% よりも数値として大きい）を考慮すれば[25]、習慣的な摂取量として 5 g/日未満を満たしている者は極めて稀であると推定される。したがって、目標量を 5 g/日未満とするのは、実施可能性の観点から適切ではない。

そこで、実施可能性を考慮し、5 g/日と平成 28 年国民健康・栄養調査における摂取量の中央値との中間値をとり、この値未満を成人の目標量とした（**表 1**）。ただし、成人期以降は目標量を高くする必要はないため、男性では 65～74 歳、女性では 50 歳以上で値の平滑化を行った。

• 小児（目標量）

2012 年の WHO のガイドライン[3]では、小児に対しては、成人の値（5 g/日未満）をエネルギー必要量に応じて修正して用いることとしている。しかし、女児ではエネルギー必要量が少ないために、算出される値が大きくなる。そのため、後述するカリウムと同様、参照体重を用いて外挿した。

WHO の提案する 5 g/日未満を、目標量算出のための参照値とした。次に、成人（18 歳以上男女）における参照体重の平均値（58.4 kg）と性別及び年齢区分ごとの参照体重を用い、その体重比の 0.75 乗を用いて体表面積を推定する方法により外挿し、性別及び年齢区分ごとに目標量を算定した。ただし、ナトリウム摂取量及び参照体重の平均値には、性別及び年齢区分（全８区分）における値の単純平均を用いた。

具体的には、

$$5\ \text{g/日} \times (\text{性別及び年齢区分ごとの参照体重 kg} \div 58.4\ \text{kg})^{0.75}$$

とした。次に、この方法で算出された値と現在の摂取量の中央値（平成 28 年国民健康・栄養調査）の中間値を小児の目標とした。

表１ ナトリウムの目標量（食塩相当量：g/日）を算定した方法

性 別	男 性				女 性			
年齢（歳）	(A)	(B)	(C)	(D)	(A)	(B)	(C)	(D)
1～2	1.5	4.1	2.8	3.0	1.4	4.2	2.8	3.0
3～5	1.9	5.2	3.6	3.5	1.9	5.4	3.7	3.5
6～7	2.4	6.7	4.6	4.5	2.4	6.7	4.5	4.5
8～9	2.9	7.5	5.2	5.0	2.8	7.6	5.2	5.0
10～11	3.4	8.7	6.1	6.0	3.5	8.4	6.0	6.0
12～14	4.4	9.8	7.1	7.0	4.3	8.5	6.4	6.5
15～17	5.1	10.1	7.6	7.5	4.6	8.2	6.4	6.5
18～29	5.0	9.6	7.3	7.5	5.0	8.2	6.6	6.5
30～49	5.0	10.0	7.5	7.5	5.0	8.3	6.7	6.5
50～64	5.0	10.5	7.8	7.5	5.0	8.9	7.0	7.0↓
65～74	5.0	10.7	7.9	8.0↓	5.0	9.2	7.1	7.0↓
75 以上	5.0	10.1	7.6	7.5	5.0	8.8	6.9	7.0↓

(A) 2012 年の WHO のガイドライン[3)] が推奨している摂取量（この値未満）。小児（1～17 歳）は参照体重を用いて外挿した。
(B) 平成 28 年国民健康・栄養調査における摂取量の中央値。
(C) (A) と (B) の中間値。
(D) (C) を小数第一位の数字を 0 又は 5 に丸めた値。↓はその後、下方に（8.0 を 7.5 に、又は 7.0 を 6.5 に）平滑化を施したことを示す。これを目標量とした。

④ 生活習慣病の重症化予防

欧米の大規模臨床試験[26-31]の結果から見ると、事実として、少なくとも6 g/日前半まで食塩摂取量を落とさなければ有意の降圧は達成できていない。これが、世界の主要な高血圧治療ガイドラインの減塩目標レベルが全て6 g/日未満を下回っている根拠となっている。日本高血圧学会の高血圧治療ガイドライン（JSH2014）[32]でも、減塩目標は食塩6 g/日未満である。

さらに、近年欧米においては一層厳しい減塩を求める動きもある。アメリカ心臓協会（AHA）では2010年[33]に勧告を出しているが、ナトリウム摂取量の目標値を一般成人では2,300 mg（食塩相当量5.8 g)/日未満、ハイリスク者（高血圧、黒人、中高年）では1,500 mg（食塩相当量3.8 g)/日未満とした。また、2018年に発表された（アメリカ心臓学会）ACC、AHA他の治療ガイドラインでは、ナトリウム1,500 mg（食塩相当量3.8 g)/日未満が目標として示されており、少なくとも1,000 mg（食塩相当量2.5g)/日の減塩を勧めている[34]。2018年に発表されたヨーロッパ心臓病学会、ヨーロッパ高血圧学会（ESC/ESH）のガイドラインでは、食塩摂取量は1日5 g以下にするように勧めており[35]、2012年のWHOの一般向けのガイドライン[3]でも、成人には食塩5 g/日未満の目標値が強く推奨されている。日本腎臓病学会編の「エビデンスに基づくCKD診療ガイドライン2018」[18]では、CKD患者の重症化予防のためには、6 g/日未満が推奨されている。

以上のような国内外のガイドラインを検討した結果、高血圧及びCKDの重症化予防を目的とした量は、食塩相当量6 g/日未満とする。

⑤ 活用に当たっての留意事項

個人の感受性の違いが存在するが、ナトリウムが血圧の上昇に関与していることは確実である。一方、カリウムは尿中へのナトリウム排泄を促進し、血圧を低下させる方向に働く。したがって、カリウムでは、ナトリウム/カリウムの摂取比も重要と考えられる。2012年のWHOのガイドライン[3]ではナトリウムとカリウムの比率については述べられていないが、2014年のPerezらの総説では、DASH食を始め幾つかの介入研究で、ナトリウム/カリウムの摂取比を下げることが、ナトリウムの摂取量を減少させること、あるいはカリウムの摂取量を増やすこと、それぞれよりも降圧効果があることが示されている[36]。さらに幾つかの観察疫学研究も同様の結果を示している。

2017年のレビューでも、幾つかの観察疫学研究の結果から、ナトリウムとカリウム比率を下げることで降圧効果が見られることを報告している[37]。

しかし、海外のデータは、ナトリウム摂取レベルが我が国よりも低い場合も多く、日本人にそのまま当てはめることには問題もある。日本人を対象としたNIPPON DATA 80の報告では、ナトリウム/カリウムの摂取比が低いと、総死亡率、循環器疾患による死亡率、脳卒中による死亡率など高血圧が原因と考えられる疾患による死亡率が低いことが示されている[38]。日本人においても、ナトリウム/カリウムの摂取比を下げることは有効と考えられる。

現時点で具体的なナトリウム/カリウムの摂取比を示すことは難しいが、ナトリウム摂取量を減らすことを目指すと同時に、カリウムの摂取量を増やすように心がけることが重要といえる。

なお、高齢者では食欲低下があり、極端なナトリウム制限（減塩）はエネルギーやたんぱく質を始め多くの栄養素の摂取量の低下を招き、フレイル等につながることも考えられる。したがって、高齢者におけるナトリウム制限（減塩）は、健康状態、病態及び摂食量全体を見て弾力的に運用すべきである。

⑥ 今後の課題

近年の報告では、ナトリウム、カリウムの摂取量は食事調査に加えて、24 時間尿中排泄量の値を用いるようになってきている。摂取量の評価方法について検討、整理することが必要である。

2　カリウム（K）

①　基本的事項

1-1　定義と分類

カリウム（potassium）は原子番号 19、元素記号 K のアルカリ金属元素の一つである。カリウムは野菜や果物などに多く含まれているが、加工や精製度が進むにつれて含量は減少する[39,40]。

1-2　機能

カリウムは、細胞内液の主要な陽イオン（K^+）であり、体液の浸透圧を決定する重要な因子である。また、酸・塩基平衡を維持する作用がある。神経や筋肉の興奮伝導にも関与している[41]。

健康な人において、下痢、多量の発汗、利尿剤の服用の場合以外は、カリウム欠乏を起こすことはまずない[42]。日本人は、ナトリウムの摂取量が諸外国に比べて多いため、ナトリウムの摂取量の低下に加えて、ナトリウムの尿中排泄を促すカリウムの摂取が重要と考えられる。また、近年、カリウム摂取量を増加することによって、血圧低下、脳卒中予防につながることが動物実験や疫学研究によって示唆されている[39]。

1-3　消化、吸収、代謝

カリウムの吸収は受動的であるが、回腸や大腸ではカリウムが能動的に放出される。大腸でカリウムが吸収されるのは、大腸内カリウム濃度が 25 mEq/L 以上のときである。したがって、重度の下痢では、1 日 16 L に及ぶ腸液が失われる場合もあるので血漿カリウム濃度が激減する（低カリウム血症）。

②　指標設定の基本的な考え方

カリウムの不可避損失量を補い平衡を維持するのに必要な値と、現在の摂取量から目安量を設定した。また、高血圧を中心とした生活習慣病の発症予防の観点から目標量を設定した。

③　健康の保持・増進

3-1　欠乏の回避

3-1-1　必要量を決めるために考慮すべき事項

カリウムは、多くの食品に含まれており、通常の食生活で不足になることはない。また、推定平均必要量、推奨量を設定するための科学的根拠は少ない。

3-1-2　目安量の策定方法

・成人･高齢者（目安量）

成人におけるカリウム不可避損失量の推定値として、便：4.84 mg/kg 体重/日、尿：2.14 mg/kg 体重/日、皮膚：2.34 mg/kg 体重/日（高温環境安静時 5.46 mg/kg 体重/日）、合計 9.32 mg/kg 体重/日（高温環境安静時 12.44 mg/kg 体重/日）とする報告[1]、合計 15.64 mg/kg 体重/日とする報告[42]がある。また、便からの喪失は 400 mg/日、尿からの排泄は 200～400 mg/日であり、普段の汗、その他からの喪失は無視することができ、800 mg/日の摂取で平衡が維持できるとした報告もある[1]。しかし、体内貯蔵量が減少し、何人かの被験者で血漿濃度が低下したた

1-7
カリウム

め、1,600 mg/日（23 mg/kg 体重/日）を適切な摂取量としている。また、カリウムの体内貯蔵量を正常に保ち、血漿及び組織間液の濃度を基準範囲に維持するには、1,600 mg/日を摂取することが望ましいとした報告もある[43]。これらの報告から、1,600 mg/日は安全率を見込んだ平衡維持量と考えることができる。

平成 28 年国民健康・栄養調査における日本人の成人のカリウム摂取量の中央値は、男性 1,893～2,505 mg/日、女性 1,685～2,294 mg/日であった。この値は、カリウム平衡を維持するのに十分な摂取量である。75 歳以上の男性のカリウム摂取量の中央値は約 2,500 mg/日であり、現在の日本人にとってカリウム摂取量 2,500 mg/日は無理のない摂取量であると考えられる。これを根拠に、男性では年齢区分にかかわらず目安量を 2,500 mg/日とした。女性は、男性とのエネルギー摂取量の違いを考慮して、2,000 mg/日を目安量とした。

・小児（目安量）

小児については、成人の値（男性 2,500 mg/日、女性 2,000 mg/日）を基準として、18～29 歳の参照体重と求めたい年齢の参照体重を用い、その体重比の 0.75 乗と成長因子を用いて推定する方法により外挿し、目安量を算定した。

・乳児（目安量）

母乳中のカリウム濃度として 470 mg/L[11,12] を採用し、0～5 か月児の基準哺乳量（0.78 L/日）[13,14] を乗じると、母乳からの摂取量は 367 mg/日となる。6～11 か月児では、母乳からのカリウム摂取量（249 mg/日（470 mg/L×0.53 L/日）[14,15]）と離乳食に由来するカリウム摂取量（492 mg/日）[16] の合計（741 mg/日）から丸め処理を行って、0～5 か月、6～11 か月児の目安量をそれぞれ 400 mg/日、700 mg/日と算定した。

・妊婦（目安量）

妊娠期間中に胎児の組織を構築するためにカリウムが必要であり、この必要量を 12.5 g と推定した報告がある[42]。これを 9 か月の間に必要とすると、1 日当たりの必要量は 46 mg/日となる。この量は通常の食事で十分補えることから、非妊娠時以上にカリウムを摂取する必要はない。平成 28 年の国民健康・栄養調査における妊婦のカリウム摂取量の中央値は、1,782 mg/日である。一方、妊娠可能な年齢における非妊娠時の目安量は、2,000 mg/日である。これらを考慮し、妊婦の目安量を 2,000 mg/日とした。

・授乳婦（目安量）

授乳婦については、平成 28 年の国民健康・栄養調査ではカリウム摂取量の中央値は 2,124 mg/日であり、この値はカリウム平衡を維持するのに十分な摂取量であると考え、丸め処理をし、目安量を 2,200 mg/日とした。

3-2 過剰摂取の回避

3-2-1 耐容上限量の策定方法

カリウムは多くの食品に含まれているが、腎機能が正常であり、特にカリウムのサプリメントなどを使用しない限りは、過剰摂取になるリスクは低いと考えられる。このため、耐容上限量は設定しなかった。

3-3 生活習慣病の発症予防

3-3-1 主な生活習慣病との関連

コホート研究のメタ・アナリシス[44]では、カリウム摂取の増加は脳卒中のリスクを減らしたが、心血管疾患や冠動脈疾患のリスクには有意な影響はなかった。さらに、一般集団を対象とした疫学研究で、ナトリウム/カリウム摂取比が心血管病リスク増加や全死亡に重要であるという報告もあり[45]、その摂取は食塩との関連で評価すべきであると考えられる。2012 年に発表された WHO のガイドライン[39]では、カリウム摂取量 90 mmol（3,510 mg）/日以上を推奨している。これは WHO が行ったメタ・アナリシスにおいて、90～120 mmol/日のカリウム摂取で収縮期血圧が 7.16 mmHg 有意に低下したことを根拠としている。

3-3-2 目標量の策定方法

・成人・高齢者（目標量）

WHO のガイドライン[39]では、成人の血圧と心血管疾患、脳卒中、冠動脈性心疾患のリスクを減らすために、食物からのカリウム摂取量を増やすことを強く推奨し、カリウム摂取量と血圧、心血管疾患などとの関係を検討した結果、これらの生活習慣病の予防のために 3,510 mg/日のカリウム摂取を推奨している。また、2016 年に発表された量・反応メタ・アナリシスでは[46]、カリウム摂取と脳卒中の発症の間には逆相関が確認され、カリウム摂取量が 3,510mg/日で脳卒中のリスクが最も低いことが報告されている。日本人は、ナトリウムの摂取量が多く、高血圧の発症予防を積極的に進める観点からもこの値が支持される。したがって、WHO のガイドラインで示された値を目標と考えることとした。

しかし、日本人の現在のカリウム摂取量は、これらよりもかなり少なく（**表 2**）、WHO の値を目標量として掲げても、その実施可能性は低いと言わざるを得ない。そこで、次の方法で目標量を算定することとした。

平成 28 年国民健康・栄養調査に基づく日本人の成人（18 歳以上）におけるカリウム摂取量の中央値（2,168 mg/日）と 3,510 mg/日との中間値である 2,839 mg/日を、目標量を算出するための参照値とした。次に、成人（18 歳以上男女）における参照体重の平均値（58.3 kg）と性別及び年齢区分ごとの参照体重の体重比の 0.75 乗を用いて体表面積を推定する方法により外挿し、性別及び年齢区分ごとに目標量を算定した。ただし、参照体重の平均値には、性別及び年齢区分（全 10 区分）における値の単純平均を用いた。

具体的には、

$$2{,}839\ \text{mg/日} \times (\text{性別及び年齢区分ごとの参照体重 kg} \div 58.3\ \text{kg})^{0.75}$$

とした。次に、この方法で算出された値と、現在の摂取量の中央値（平成 28 年国民健康・栄養調査）との差を検討し、高い方の値を目標量として用いることにした。その際、200 mg/日で数値の丸め処理を行うとともに、隣接する年齢区分間における数値の平滑化処理を行った（**表 2**）。

1-7
カリウム

表2 カリウムの目標量（mg/日）を算定した方法

性 別	男 性				女 性			
年齢（歳）	(A)	(B)	(C)	(D)	(A)	(B)	(C)	(D)
3～5	1,102	1,411	(B)	1,400	1,082	1,476	(B)	1,400
6～7	1,376	1,883	(B)	1,800	1,362	1,785	(B)	1,800
8～9	1,638	1,935	(B)	2,000	1,611	1,946	(B)	2,000
10～11	1,961	2,289	(B)	2,200	1,990	1,992	(B)	2,000
12～14	2,492	2,402	(A)	2,600	2,435	2,020	(A)	2,400
15～17	2,890	2,233	(A)	3,000	2,602	1,726	(A)	2,600
18～29	3,063	1,893	(A)	3,000	2,541	1,685	(A)	2,600
30～49	3,190	2,021	(A)	3,000↓	2,643	1,843	(A)	2,600
50～64	3,186	2,302	(A)	3,000↓	2,673	2,203	(A)	2,600
65～74	3,080	2,515	(A)	3,000↓	2,609	2,407	(A)	2,600
75以上	2,886	2,459	(A)	2,800	2,484	2,200	(A)	2,400

(A) 前述の式により外挿した値
(B) 平成28年国民健康・栄養調査における摂取量の中央値、3～5歳は文献47）より引用
(C) 目標量として採用する値の出所
(D) 値の丸め処理及び平滑化を行った後に目標量として採用した値。↓は平滑化処理を行ったことと、その方向を示す。

• 小児（目標量）

生活習慣病の発症予防との関連について、1～2歳のカリウム摂取では、摂取量の評価そのものが難しく、我が国における摂取実態の詳細は明らかになっていないなど、目標量を算定する根拠が乏しい。3～5歳児については、摂取量の平均値が男児1,785 mg、女児1,676 mgと報告があり[47]、この値も考慮して3～17歳に対し、成人と同じ方法で目標量を算出した。なお、算出された目標量よりも現在の平均摂取量が多い場合には、現在の平均摂取量を目標量とした。WHOのガイドライン[1]では、成人の目標量をエネルギー必要量で補正しているが、男女で同じ目標量を使用し、小児における性別及び年齢区分ごとのエネルギー必要量と成人における性別のエネルギー必要量との比率を乗じると、女児では成人のエネルギー必要量が少なく比率が大きくなるため、算出される値が大きくなる。そのため、参照体重を用いて外挿した。

④ 生活習慣病の重症化予防

食塩過剰摂取の血圧上昇作用に対するカリウムの拮抗作用が認められている[48,49]。疫学研究でもナトリウム/カリウム摂取比が心血管疾患リスク増加や全死亡に重要であるという報告がある[50]。

先に述べたように、2012年に発表されたWHOのガイドライン[39]では、カリウム摂取量3,510 mg/日以上を推奨している。また、2018年に発表されたACC、AHA他の治療ガイドラインでは、カリウム3,500～5,000 mg/日が、摂取目標として示されている[34]。

以上のような国内外のガイドラインの検討により、高血圧の重症化予防のためには、発症予防のための目標量よりも多くのカリウムを摂取することが望まれるが、重症化予防を目的とした量を決

めるだけの科学的根拠はないことから、重症化予防のためのカリウム摂取量の設定は見送った。

⑤ 活用に当たっての留意事項

カリウム単独で考えるのではなく、ナトリウムの項で記述したように、ナトリウム/カリウムの摂取比を考慮することも大切である。

日本人のナトリウム摂取量からすると、一般的にはカリウムが豊富な食事が望ましいが、特に高齢者では、腎機能障害や、糖尿病に伴う高カリウム血症に注意する必要がある。

⑥ 今後の課題

近年の報告では、ナトリウム、カリウムの摂取量は食事調査に加えて、24 時間尿中排泄量の値を用いるようになってきている。摂取量の評価方法について検討、整理することが必要である。

3 カルシウム（Ca）

① 基本的事項

1-1 定義と分類

カルシウム（calcium）は原子番号 20、元素記号 Ca、アルカリ土類金属の一つである。カルシウムは、体重の 1～2% を占め、その 99% は骨及び歯に存在し、残りの約 1% は血液や組織液、細胞に含まれている。

1-2 機能

血液中のカルシウム濃度は、比較的狭い範囲（8.5～10.4 mg/dL）に保たれており、濃度が低下すると、副甲状腺ホルモンの分泌が増加し、主に骨からカルシウムが溶け出し、元の濃度に戻る。したがって、副甲状腺ホルモンが高い状態が続くと、骨からのカルシウムの溶出が大きくなり、骨の粗鬆化を引き起こすこととなる。骨は、吸収（骨からのカルシウムなどの溶出）と形成（骨へのカルシウムなどの沈着）を常に繰り返しており、成長期には骨形成が骨吸収を上回り、骨量は増加する。カルシウムの欠乏により、骨粗鬆症、高血圧、動脈硬化などを招くことがある。カルシウムの過剰摂取によって、高カルシウム血症、高カルシウム尿症、軟組織の石灰化、泌尿器系結石、前立腺がん、鉄や亜鉛の吸収障害、便秘などが生じる可能性がある。

1-3 消化、吸収、代謝

経口摂取されたカルシウムは、主に小腸上部で能動輸送により吸収されるが、その吸収率は比較的低く、成人では 25～30% 程度である。カルシウムの吸収は、年齢や妊娠・授乳、その他の食品成分など様々な要因により影響を受ける。ビタミン D は、このカルシウム吸収を促進する。

吸収されたカルシウムは、骨への蓄積、腎臓を通しての尿中排泄の経路によって調節されている。したがって、カルシウムの栄養状態を考える際には、摂取量、腸管からの吸収率、骨代謝（骨吸収と骨形成のバランス）、尿中排泄などを考慮する必要がある。

② 指標設定の基本的な考え方

カルシウムの必要量の生体指標としては、骨の健康が重要である。また、カルシウムの摂取と高血圧や肥満など生活習慣病との負の関連が報告されているが、カルシウム摂取による予防効果は確立されているとは言えず [51)]、現時点では、骨の健康以外を生体指標としてカルシウムの必要量を決めるのは尚早であると考えられる。

近年、カルシウムの体内蓄積量、尿中排泄量、吸収率など、要因加算法を用いて骨量を維持するために必要な摂取量を推定するため、有用な報告がかなり集積されてきた。アメリカ・カナダの食事摂取基準でも 2010 年の改定において、それまでの目安量から推定平均必要量、推奨量が示されている [52)]。ただし、アメリカ・カナダの食事摂取基準では、必要量の算出に出納試験の結果を用いているが、日本人を対象とした出納試験は近年実施されておらず、今回もこれまでと同様に要因加算法を採用し、骨量を維持するために必要な量として、推定平均必要量及び推奨量を設定した。

③ 健康の保持・増進

3-1 欠乏の回避

3-1-1 必要量を決めるために考慮すべき事項

カルシウム摂取量と骨量、骨密度、骨折との関係を検討した疫学研究をまとめたメタ・アナリシスによると、摂取量と骨量、骨密度との間には多くの研究で有意な関連が認められている[53-55]。カルシウム摂取量と骨折発生率との関連を検討した我が国で行われた疫学研究では、有意な関連（摂取量が少ない集団での発生率の増加）が認められているが[56]、世界各地の研究をまとめたメタ・アナリシスでは、摂取量と発生率の間に意味のある関連は認められなかった[57]。このように、疫学研究の結果は必ずしも一致していない。

3-1-2 推定平均必要量、推奨量の策定方法

・基本的な考え方

1歳以上については要因加算法を用いて推定平均必要量及び推奨量を設定した。性別及び年齢区分ごとの参照体重を基にして体内蓄積量、尿中排泄量、経皮的損失量を算出し、これらの合計を見かけの吸収率で除して推定平均必要量とした（**表3**）。推奨量は、必要量の個人間変動については明らかではないが、他の多くの栄養素と同様に、個人間の変動係数を10％と見積もり、推定平均必要量に推奨量算定係数1.2を乗じた値とした。

乳児では、母乳及び離乳食からの摂取[11-17]に基づいて目安量を設定した。

表3 要因加算法によって求めたカルシウムの推定平均必要量と推奨量

年齢(歳)	参照体重(kg)	(A)体内蓄積量(mg/日)	(B)尿中排泄量(mg/日)	(C)経皮的損失量(mg/日)	(A)+(B)+(C)(mg/日)	見かけの吸収率(%)	推定平均必要量(mg/日)	推奨量(mg/日)
男性								
1～2	11.5	99	37	6	143	40	357	428
3～5	16.5	114	49	8	171	35	489	587
6～7	22.2	99	61	10	171	35	487	585
8～9	28.0	103	73	12	188	35	538	645
10～11	35.6	134	87	15	236	40	590	708
12～14	49.0	242	111	19	372	45	826	991
15～17	59.7	151	129	21	301	45	670	804
18～29	64.5	38	137	23	197	30	658	789
30～49	68.1	0	142	24	166	27	615	738
50～64	68.0	0	142	24	166	27	614	737
65～74	65.0	0	137	23	160	25	641	769
75以上	59.6	0	129	21	150	25	600	720
女性								
1～2	11.0	96	36	6	138	40	346	415
3～5	16.1	99	48	8	155	35	444	532
6～7	21.9	86	61	10	157	35	448	538
8～9	27.4	135	72	12	219	35	625	750
10～11	36.3	171	89	15	275	45	610	732
12～14	47.5	178	109	18	305	45	677	812
15～17	51.9	89	116	19	224	40	561	673
18～29	50.3	33	113	19	165	30	551	661
30～49	53.0	0	118	20	138	25	550	660
50～64	53.8	0	119	20	139	25	556	667
65～74	52.1	0	116	19	136	25	543	652
75以上	48.8	0	111	19	129	25	517	620

尿中排泄量：参照体重 $(kg)^{0.75} \times 6$ mg/日
経皮的損失量：尿中排泄量の約1/6

要因加算法による値の算定に用いた諸量

・体内蓄積量

二重エネルギーX線吸収法（DXA法）を用いて全身の骨塩量を測定した報告[58-67]を基に、性別及び年齢区分ごとに平均骨塩量を算出し、年間増加骨塩量を求め、この値から性別及び年齢区分ごとの年間カルシウム蓄積量を算出した。なお、日本人の小児を対象とした横断的な研究では、対象者が少ない年齢もあるが、今回推定した蓄積量に近い値が報告されている[67]。6歳以下については、年齢ごとの骨塩量増加量[68]に基づいて年間のカルシウム蓄積量を算出した。

• 尿中排泄量及び経皮的損失量

カルシウムの尿中排泄量は、カルシウム出納の平衡が維持されている場合には、体重（kg）$^{0.75}$ × 6 mg/日と計算される[69]。この計算式で求められるカルシウム排泄量は、実際の日本人女性の出納試験時の 24 時間尿中カルシウム排泄量とほぼ等しい[70,71]。また、カルシウムの経皮的損失量は尿中排泄量の約 1/6 と考えられている[72]。したがって、性別及び年齢区分ごとの参照体重から尿中カルシウム排泄量を算出し、さらに経皮的損失量を算出した。

• 見かけの吸収率

カルシウムの見かけの吸収率は摂取量に反比例する[73]。ただし、海外の研究で用いられた摂取量の多くは、日本人の平均的な摂取量よりも多いため、報告された見かけの吸収率をそのまま日本人に用いると過小に評価してしまう可能性がある。また、ダブルアイソトープ法により真の吸収率が推定されるが、この値は見かけの吸収率よりも高く算出される。そこで、出納試験（見かけの吸収率が求められる）あるいはアイソトープを用いた試験（真の吸収率が求められる）の報告[74-92]を基に、日本人のカルシウム摂取量の現状を踏まえて、性別及び年齢区分ごとの見かけの吸収率を推定した。

• 成人・高齢者・小児（推定平均必要量、推奨量）

体内カルシウム蓄積量、尿中排泄量、経皮的損失量と見かけのカルシウム吸収率を用いて推定平均必要量を算定した。推奨量は、個人間の変動係数を 10% と見積もり、推定平均必要量に推奨量算定係数 1.2 を乗じた値とした（**表 3**）。

• 妊婦の付加量（推定平均必要量、推奨量）

新生児の身体には約 28～30 g のカルシウムが含まれており、この大半は妊娠後期に母体から供給され、蓄積される[93]。一方、妊娠中は母体の代謝動態が変化し、腸管からのカルシウム吸収率は著しく増加する[94]。日本人を対象とした出納試験でも、カルシウム吸収率（平均±標準偏差）は、非妊娠時 23±8% に対し、妊娠後期には見かけ上、42±19% に上昇していた[82]。その結果、カルシウムは胎児側へ蓄積され、同時に通常より多く母体に取り込まれたカルシウムは、母親の尿中排泄量を著しく増加させることになる。そのため、付加量は必要がないと判断した。なお、2011 年に発表されたアメリカ・カナダの食事摂取基準も、この考え方を採用している[52]。しかし、カルシウム摂取量が不足している女性（500 mg/日未満）では、母体と胎児における骨の需要に対応するために付加が必要である可能性も報告されている[95]。日本人の食事摂取基準でも、推奨量未満の摂取の女性は推奨量を目指すべきであり、非妊娠時に比べると付加することになるともいえる。

• 授乳婦の付加量（推定平均必要量、推奨量）

授乳中は、腸管でのカルシウム吸収率が非妊娠時に比べて軽度に増加し[82]、母親の尿中カルシウム排泄量は減少する[92,96]ことによって、通常よりも多く取り込まれたカルシウムが母乳に供給される。そのため、付加量は必要がないと判断した。

3-1-3 目安量の策定方法

• 乳児（目安量）

乳児については、母乳から必要なカルシウム量を摂取できるとし、母乳中のカルシウム濃度及び哺乳量から目安量を算出した。0～5か月児については、日本人を対象とした報告[10,11]から母乳中のカルシウム濃度を250 mg/Lとし、基準哺乳量（0.78 L/日）[12,13]を乗じると195 mg/日となり、丸め処理を行って200 mg/日を目安量とした。なお、乳児用調製粉乳は母乳に近い組成になっているが、その吸収率は母乳の吸収率約60%[74]に対して、約27～47%とやや低いと報告されている[97]。

6か月以降の乳児については、母乳と離乳食、双方に由来するカルシウムを考慮する必要がある。6～11か月の哺乳量（0.53 L/日）[15,16]と母乳中のカルシウム濃度の平均値（250 mg/L）[10,12,16]から計算される母乳由来の摂取量（131 mg/日）に、各月齢における離乳食由来のカルシウム摂取量から得られる6～11か月の摂取量（128 mg/日）[17]を足し合わせたカルシウム摂取量は261 mg/日となり、丸め処理を行って250 mg/日を目安量とした。

3-2 過剰摂取の回避

3-2-1 耐容上限量の策定方法

• 成人・高齢者（耐容上限量）

カルシウムの過剰摂取によって起こる障害として、高カルシウム血症、高カルシウム尿症、軟組織の石灰化、泌尿器系結石、前立腺がん、鉄や亜鉛の吸収障害、便秘などが挙げられる[52]。日本人の食事摂取基準2010年版及び2015年版では、最低健康障害発現量の決定にはミルクアルカリ症候群（カルシウムアルカリ症候群）の症例報告を参考にした。ミルクアルカリ症候群の症例報告を見ると、3,000 mg/日以上の摂取で血清カルシウムは高値を示していた[52]。

以上から、2015年版[4]と同様、不確実性因子を1.2、最低健康障害発現量を3,000 mgとし、耐容上限量は2,500 mgとした。日本人の通常の食品からの摂取でこの値を超えることは稀であるが、サプリメントなどを使用する場合に注意するべき値である。2008年、2010年にカルシウムサプリメントの使用により、心血管疾患のリスクが上昇することが報告されている[98,99]。この報告に対しては様々な議論がある[100]が、通常の食品ではなく、サプリメントやカルシウム剤の形での摂取には注意する必要がある。また、ビタミンDとの併用によっては、より少ない摂取量でも血清カルシウムが高値を示すこともあり得る。

• 小児（耐容上限量）

17歳以下の耐容上限量は、十分な報告がないため設定しなかった。しかし、これは、多量摂取を勧めるものでも多量摂取の安全性を保証するものでもない。

3-3 生活習慣病の発症予防

3-3-1 主な生活習慣病との関連

カルシウムと高血圧、脂質異常症、糖尿病及び慢性腎臓病とは、特に強い関連は認められていない。

18～74 歳の高血圧の既往のない者を対象にしたアメリカの古典的な疫学研究[101]によると、収縮期血圧の平均値はカルシウム摂取量の増加に伴い低下することが示されている。その後、発表された幾つかの疫学研究でも同様のことが証明されている（45 歳以上の心血管疾患やがんの既往のない女性の医療従事者[102]、45～64 歳男性一般住民[103]）。介入試験のメタ・アナリシス[104]では、カルシウム摂取量の平均値は 1,200 mg/日で、収縮期/拡張期血圧が 1.86/0.99 mmHg の有意の低下を示した。しかし、2006 年のメタ・アナリシス[105]では、収縮期血圧は 2.5 mmHg の有意の低下を認めたものの、カルシウム補給による介入試験は質のよくないものもあり、科学的根拠は十分とはいえないとの見解が述べられている。

3-3-2 その他の疾患との関連

十分なカルシウム摂取量は骨量の維持に必要であり、骨量の維持によって骨折の発症予防が期待される[106]。しかしながら、前述のように、カルシウムの摂取量と骨折との関連を検討した疫学研究は多数存在するものの、その結果は必ずしも一致していない。

3-3-3 目標量の策定方法

前述のとおり、今回策定した推定平均必要量、推奨量は目標量に近いものと考えることができ、目標量は設定しなかった。

④ 生活習慣病の重症化予防

カルシウムと生活習慣病の関連については、前述したとおり、高血圧、脂質異常症、糖尿病及び慢性腎臓病とは特に強い関連は認められていない。したがって、重症化予防のための量は設定しなかった。

⑤ フレイルの予防

カルシウムは、骨の健康を通して、フレイルに関係すると考えられる。これまでに述べたように、カルシウムの摂取量と骨粗鬆症、骨折との関連を検討した疫学研究は多数存在するものの、その結果は必ずしも一致していない。現在の要因加算法による必要量の算出方法は、高齢者では骨量の維持を考慮したものとはなっていないが、現時点でフレイル予防のための量を設定するには、科学的根拠が不足している。

⑥ 今後の課題

食事摂取基準として、骨粗鬆症、骨折を生活習慣病として扱うかどうか、そして、そこにおけるカルシウムの意義について検討する必要があると考えられる。

小児について、我が国の摂取レベルでのカルシウムの骨形成や骨折等への影響を見た研究は少なく、今後の検討が必要である。

また、高齢者については、カルシウム摂取量とフレイル予防との関連を検討した研究も少なく、研究の蓄積と研究結果の検討が望まれる。

4　マグネシウム（Mg）

①　基本的事項

1-1　定義と分類

マグネシウム（magnesium）は原子番号 12、元素記号 Mg の金属元素の一つである。マグネシウムは、骨や歯の形成並びに多くの体内の酵素反応やエネルギー産生に寄与している。生体内には約 25 g のマグネシウムが存在し、その 50～60% は骨に存在する[107)]。

1-2　機能

血清中のマグネシウム濃度は、1.8～2.3 mg/dL に維持されており[108)]、マグネシウムが欠乏すると腎臓からのマグネシウムの再吸収が亢進するとともに、骨からマグネシウムが遊離し利用される他、低マグネシウム血症となる。低マグネシウム血症の症状には、吐き気、嘔吐、眠気、脱力感、筋肉の痙攣、ふるえ、食欲不振がある。また、長期にわたるマグネシウムの不足が、骨粗鬆症、心疾患、糖尿病のような生活習慣病のリスクを上昇させることが示唆されているが、更なる科学的根拠の蓄積が必要である[109)]。

1-3　消化、吸収、代謝

マグネシウムの腸管からの吸収率は 40～60% 程度と推定される[110)]。成人で平均摂取量が約 300～350 mg/日の場合は約 30～50% であり[111)]、摂取量が少ないと吸収率は上昇する。4～8 歳のアメリカ人の小児では、摂取量が約 200 mg/日の場合、マグネシウムの吸収率は約 60～70 % であった[112)]。

②　指標設定の基本的な考え方

出納試験によって得られた結果を根拠として、推定平均必要量及び推奨量を設定した。乳児については、母乳中のマグネシウム濃度と哺乳量を基に目安量を設定した。

③　健康の保持・増進

3-1　欠乏の回避

3-1-1　要求量を決めるために考慮すべき事項

前述したように、マグネシウム欠乏により、様々な健康障害が出ることが報告されているが、通常の生活において、マグネシウム欠乏と断定できるような欠乏症が見られることは稀であると考えられる。マグネシウムの不足や欠乏を招く摂取量を推定することは難しいため、出納試験によってマグネシウムの平衡を維持できる摂取量から必要量を求めた。

3-1-2　推定平均必要量、推奨量の設定方法

• 成人･高齢者（推定平均必要量、推奨量）

18～26 歳の日本人の青年女性を対象とした出納試験（13 試験の合計 131 人）では、マグネシウム出納の分布は正となり、出納値の中央値が 0（ゼロ）となるように補正した結果、平衡維持量は 4.18 mg/kg 体重/日であった[113)]。一方、20～53 歳のアメリカ人を対象とした出納試験[114)]では、男性でマグネシウムの摂取量が 323 mg/日、女性で 234 mg/日の場合にマグネシウムの出

納はわずかに負のバランスとなり、このときの体重当たりの摂取量は 4.0 mg/kg 体重/日であったことが報告されている。また、既に報告された27の出納試験のうち、カルシウム、銅、鉄、リン、亜鉛のいずれかが推定平均必要量以下、又は 99 パーセンタイル以上の者を除外し、男女 243 人について再解析したアメリカの報告[115]によると、出納が 0（ゼロ）になるマグネシウムの摂取量は、2.36 mg/kg 体重/日であった。これを比較検討した結果、前回までの策定方法[4]を踏襲し、4.5 mg/kg 体重/日を成人の体重当たりの推定平均必要量とした。これに、性別及び年齢区分ごとの参照体重を乗じて推定平均必要量とし、推奨量は、個人間の変動係数を 10% と見積もり、推定平均必要量に推奨量算定係数 1.2 を乗じた値とした。

・小児（推定平均必要量、推奨量）

3 ~ 6 歳の日本人の小児を対象にした研究[116]では、通常食摂取下における出納を観察し、得られた回帰直線から推定平均必要量を 2.6 mg/kg 体重/日と推定している。一方、アメリカ・カナダの食事摂取基準[108]では、マグネシウム安定同位体を用いて行われた出納試験などを参考に、実推定平均必要量を 5 mg/kg 体重/日と推定している。安定同位体を用いた試験が妥当な値を示していると判断して、後者の結果[108]を採用し、推定平均必要量を 5 mg/kg 体重/日とした。これに参照体重を乗じて推定平均必要量とし、推奨量は、成人と同様に、個人間の変動係数を 10% と見積もり、推奨量算定係数 1.2 を乗じた値とした。

・妊婦の付加量（推定平均必要量、推奨量）

妊婦に対するマグネシウムの出納試験の結果[117]によると、430 mg/日のマグネシウム摂取でそのほとんどが正の出納を示している。妊娠時の除脂肪体重増加量を 6 ~ 9 kg（平均 7.5 kg）[118]、除脂肪体重 1 kg 当たりのマグネシウム含有量を 470 mg[119]とし、この時期のマグネシウムの見かけの吸収率を 40% と見積もると、1 日当たりのマグネシウム付加量は 31.5 mg となり、丸め処理を行って 30 mg となる。これを妊娠期の推定平均必要量の付加量とした。推奨量は、個人間の変動係数を 10% と見積もり、推定平均必要量の付加量に推奨量算定係数 1.2 を乗じた値とした。

・授乳婦の付加量（推定平均必要量、推奨量）

授乳婦については、母乳中に必要な量のマグネシウムが移行しているにもかかわらず、授乳期と非授乳期の尿中マグネシウム濃度は同じである[120]ため、授乳婦にマグネシウムを付加する必要はないと判断した。

3-1-3　目安量の設定方法

・乳児（目安量）

日本人における母乳中のマグネシウム濃度の平均値は、27 mg/L[10,11]と報告されている。これに 0~5 か月児における基準哺乳量（0.78 L/日）[12,13]を乗じると 21.1 mg/日となり、丸め処理を行って 20 mg/日を目安量とした。

6 ~ 11 か月児については、母乳中のマグネシウム濃度（27 mg/L）[10,11]と 6 ~ 11 か月の哺乳量（0.53 L/日）[14,15]から計算される母乳由来のマグネシウム摂取量（14 mg/日）と、離乳食由来のマグネシウム摂取量（46 mg/日）[16]を足し合わせ、60 mg/日を目安量とした。

3-2 過剰摂取の回避

3-2-1 耐容上限量の設定

食品以外からのマグネシウムの過剰摂取によって起こる初期の好ましくない影響は下痢である。多くの人では何も起こらないようなマグネシウム摂取量であっても、軽度の一過性下痢が起こることがある。それゆえ、下痢の発症の有無がマグネシウムの耐容上限量を決めるための最も確かな指標になると考えられる。下痢の発症を生体指標とすると、欧米諸国からの報告に基づき、成人におけるサプリメント等からのマグネシウム摂取による最低健康障害発現量を 360 mg/日とするのが適当と考えられる[121-124]。ただし、日本人における報告はない。マグネシウムの過剰摂取によって生じる下痢が穏やかなものであり、可逆的であることを考えると、不確実性因子は例外的に 1 に近い値にしてもよいと考えられる。アメリカ・カナダの食事摂取基準でも同様の考え方を採用して、最低健康障害発現量を 360 mg/日（体重換算すると 5 mg/kg 体重/日）とした上で、不確実性因子をほぼ 1 として、成人並びに小児（ただし、8 歳以上）について、耐容上限量を 350 mg/日としている[108]。この考え方を採用し、サプリメント等、通常の食品以外からの摂取量の耐容上限量を、成人の場合 350 mg/日、小児では 5 mg/kg 体重/日とした。

なお、サプリメント以外の通常の食品からのマグネシウムの過剰摂取によって好ましくない健康影響が発生したとする報告は見当たらないため、通常の食品からの摂取量の耐容上限量は設定しなかった。

3-3 生活習慣病の発症予防

3-3-1 主な生活習慣病との関連

• 高血圧

55 歳以上の高齢者を対象としたオランダの研究では、100 mg/日のマグネシウム摂取量増加は収縮期/拡張期血圧の 1.2/1.1 mmHg の有意の降圧を伴うことが示されている[125]。介入試験のメタ・アナリシス[126]では、平均 410 mg/日のマグネシウム補充で収縮期/拡張期血圧が－0.32/－0.36 mmHg と、わずかだが有意に低下したと報告されている。しかし、降圧効果を証明できなかったメタ・アナリシス[127,128]もある。この中で最も多くの試験を用いた報告[128]（平均 8 週間の 105 の研究を扱い、対象者の人数は 6,805 人）では、マグネシウムの介入試験には質に問題のあるものが少なくないとのコメントもある。

2016 年のメタ・アナリシス[129]、2017 年のメタ・アナリシス[130]は、どちらもマグネシウムの補充により血圧が低下することを示している。マグネシウムの補充量は 240～960 mg、365～450 mg であった。

サプリメント等の摂取によるマグネシウムの降圧作用について、科学的根拠が十分ではなく、耐容上限量との関係もあるため、サプリメント等の摂取は推奨できない。

• 糖尿病

マグネシウム摂取量と 2 型糖尿病との関連について検討した 13 の前向きコホート研究のメタ・アナリシスでは、マグネシウムの摂取量と 2 型糖尿病の罹患リスクは負の相関を示し、100 mg/日のマグネシウム摂取量増加は、相対リスクを 0.86 に低下させた[131]。

2016 年に発表された同様の解析でも、100 mg/日のマグネシウム摂取量増加により、2 型糖尿病の発症を 8～13% 減少させると報告されている[132]。

日本人を対象とした報告では、マグネシウム摂取と糖尿病発症の間には関係は見られていない[133)]。これは摂取レベルが低いことも原因していると考えられるが、日本人を対象とした更なる報告が必要と考えられる。

カルシウムの場合と同様に、マグネシウムの補給摂取（マグネシウム 630 mg/日相当）によるメタボリックシンドロームの発症リスク改善の報告（50 歳代の 2 型糖尿病患者が対象）がある[134)]。しかし、糖尿病の予防に必要なマグネシウムの摂取量を明らかにするためには、更なる縦断研究の蓄積が必要である。

• **慢性腎臓病**

慢性腎臓病では、低マグネシウム血症（1.8 mg/dL 未満）を呈する患者は、死亡率が高く腎機能低下速度が速いという報告がある[136)]。特に糖尿病腎症の患者では血清マグネシウム値が低下しやすく、そのような患者で腎機能低下速度が速い[136)]。一般に、腎機能低下とともに血清マグネシウム値は上昇するが、目標量は科学的根拠がなく不明である。

3-3-2　目標量の策定方法

生活習慣病の発症予防のためのマグネシウムの目標量を算定するための科学的根拠は十分ではなく、今回は設定しなかった。

④ 生活習慣病の重症化予防

生活習慣病の重症化予防のためのマグネシウムの量を算定するための科学的根拠は十分ではなく、今回は設定しなかった。

⑤ 今後の課題

生活習慣病（高血圧、糖尿病）との関わりについて、継続して検討が必要である。

5　リン（P）

①　基本的事項

1-1　定義と分類

リン（phosphorus）は原子番号 15、元素記号 P の窒素族元素の一つである。リンは、有機リンと無機リンに大別できる。成人の生体内には最大 850 g のリンが存在し、その 85% が骨組織に、14% が軟組織や細胞膜に、1 % が細胞外液に存在する。

1-2　機能

リンは、カルシウムとともにハイドロキシアパタイトとして骨格を形成するだけでなく、ATP の形成、その他の核酸や細胞膜リン脂質の合成、細胞内リン酸化を必要とするエネルギー代謝などに必須の成分である。

血清中のリン濃度の基準範囲は、2.5～4.5 mg/dL（0.8～1.45 mmol/L）と、カルシウムに比べて広く、食事からのリン摂取量の増減がそのまま血清リン濃度と尿中リン排泄量に影響する。血清リン濃度と尿中リン排泄量は、副甲状腺ホルモン（PTH）、線維芽細胞増殖因子 23（FGF23）、活性型ビタミン D によって主に調節されている[137)]。

1-3　消化、吸収、代謝

腸管におけるリンの吸収は、受動輸送によるものとビタミン D 依存性のナトリウム依存性リン酸トランスポーターを介した二次性能動輸送によるものがあるが、通常の食事からの摂取量では大部分は受動輸送による輸送と考えてよい[138)]。リンは、消化管で吸収される一方で、消化管液としても分泌されるため、見かけの吸収率は成人で 60～70% である[138)]。一方、血清リン濃度を規定する最も重要な機構は、腎臓での再吸収であり、PTH と FGF23 は、近位尿細管でのリン再吸収を抑制し、尿中リン排泄量を増加させることで、血清リン濃度を調節している[137)]。尿中へのリン排泄量は、消化管でのリン吸収量にほぼ等しい。

②　指標設定の基本的な考え方

リンは多くの食品に含まれており、通常の食事では不足や欠乏することはない。一方、食品添加物として多くのリンが用いられており、国民健康・栄養調査などの報告値よりも多くのリンを摂取していることも考えられる。慢性腎臓病（CKD）ではリン摂取の制限も考慮されている。したがって、不足や欠乏の予防よりも、過剰摂取の回避が重要といえる。

③　健康の保持・増進

3-1　欠乏の回避

3-1-1　要求量を決めるために考慮すべき事項

アメリカ・カナダの食事摂取基準では、血清リン濃度の正常下限値を維持できるリン摂取量を推定平均必要量として求め、その値から推奨量を算出している[139)]。そこで、血清中リン濃度を基準範囲に維持できる摂取量、並びに成長に伴う蓄積量から必要量の検討を試みたが、日本人に関する成績はほとんど見当たらなかった。したがって、推定平均必要量と推奨量は設定せず、目安量を設定することとした。

3-1-2 目安量の設定方法

・成人・高齢者・小児（目安量）

平成 28 年国民健康・栄養調査によると、リンの摂取量の中央値は 957 mg/日である。ただし、この調査には加工食品に添加されているリンの量は加算されていないために、実際の摂取量はこの値より多いことも考えられる。18～28 歳の日本人女性を対象とした出納試験によると、リンの平衡維持に必要な摂取量は、18.7mg/kg 体重/日[113] であった。この値を基に、性別及び年齢区分ごとの参照体重を乗じて推定平均必要量を求めると、18～29 歳の女性では 946 mg/日となり、ほぼ現在の摂取量に近い値となる。年齢（平均±標準偏差）が 68± 6 歳の高齢女性を対象に陰膳法によって実測を行った結果では、リン摂取量（平均±標準偏差）は 1,019±267 mg/日と報告されており[140]、国民健康・栄養調査とほぼ同程度の値である。

以上から、1 歳以上については、アメリカ・カナダの食事摂取基準[140] を参考に、平成 28 年国民健康・栄養調査の摂取量の中央値を目安量とした。ただし、18 歳以上については、男女別に各年齢区分の摂取量の中央値の中で最も少ない摂取量をもって、それぞれの 18 歳以上全体の目安量とした。

・乳児（目安量）

日本人の母乳中リン濃度の平均値は 150 mg/L であると報告されており[10,11]、この値に基準哺乳量（0.78 L/日）[12,13] を乗じて得られる 117 mg/日に、丸め処理を行って 120 mg/日を 0 ～ 5 か月児の目安量とした。6 ～ 11 か月児について、母乳中のリン濃度と 6 ～ 11 か月の哺乳量（0.53 L/日）[14,15] から計算される母乳由来のリン摂取量（80 mg/日）と、離乳食由来のリン摂取量（183mg/日）[16] を足し合わせ、丸め処理を行って 260 mg/日を目安量とした。

・妊婦（目安量）

出生時の総リン量は 17.1 g との報告がある[141]。これを非妊娠時の摂取に加えて摂取すべき量と考えると、1 日当たり 61 mg/日となる。一方、妊娠時のリンの吸収率は 70%、非妊娠時は 60 ～65% との報告がある[142]。そこで、18～29 歳の目安量（800 mg/日）に吸収率（70%、60%）を乗じると、リン吸収量はそれぞれ 560 mg/日、480 mg/日となる。この差（80 mg/日）は上記の 61 mg/日を上回っているため、非妊娠時の摂取量に加えてリンを多く摂取する必要はないと判断できる。

平成 28 年の国民健康・栄養調査では、妊婦のリン摂取量の中央値は 865 mg/日である。一方、上述のように、妊娠可能な年齢における非妊娠女性の目安量は 800 mg/日と算定されており、妊娠によって必要量が異なることを示唆する報告は見いだせなかった。これらを考慮し、目安量を 800 mg/日とした。

・授乳婦（目安量）

授乳婦の血清リン濃度は、母乳への損失があるにもかかわらず高値であり[143]、授乳婦ではリンの骨吸収量の増加と尿中排泄量の減少が観察されている[144] ことから、非授乳時の摂取量に加えてリンを摂取する必要はないと判断できる。平成 28 年までの国民健康・栄養調査では、授乳婦のリン摂取量の中央値は 911 mg/日である。一方、上述のように、授乳可能な年齢における非授乳婦の目安量は 800 mg/日と算定されている。これらを考慮し、授乳婦の目安量を 800 mg/日とした。

3-2 過剰摂取の回避

3-2-1 摂取状況

リンは、様々な食品に含まれている。加工食品などでは食品添加物としてのリンの使用も多いが、使用量の表示義務がなく、摂取量に対する食品添加物等の寄与率は不明である。

3-2-2 耐容上限量の策定方法

・成人・高齢者（耐容上限量）

腎機能が正常なときは、高濃度のリンを摂取するとPTH及びFGF23の分泌が亢進して腎臓からのリン排泄を促進し、血中のリン濃度を基準範囲に維持するように働く[144]。このため、リンを過剰摂取した場合も、早朝空腹時の血清リン濃度は基準範囲に保たれており、リン摂取過剰状態の適切な指標とはならない。一方、食後の血清リン濃度、尿中リン排泄量、PTHやFGF23が耐容上限量の設定に有効な指標となり得る可能性がある。

リン摂取量とPTHとの関係は、古くより研究されてきている[145-154]。食品添加物としてリンを多量に摂取した場合、総摂取量が2,100 mg/日を超えると副甲状腺機能の亢進を来すという報告がある[145]。また、1,500～2,500 mg/日の無機リン（リン酸）[146,147] あるいは400~800 mg/食の無機リンを食事に添加することにより、食後のPTHレベルが上昇することも知られている[148]。リンの過剰摂取は、腸管におけるカルシウムの吸収を抑制するとともに、食後の急激な血清無機リン濃度の上昇により、血清カルシウムイオンの減少を引き起こし、血清副甲状腺ホルモン濃度を上昇させるが[149]、これらの反応が骨密度の低下につながるか否かについては、否定的な報告もある[150]。一方、カルシウムの摂取量が少ない場合には、リンの摂取は用量依存的に成人女性の血中のPTH濃度を上昇させ、骨吸収マーカー（I型コラーゲン架橋*N*-テロペプチド）を上昇、骨形成マーカー（骨型アルカリホスファターゼ）を低下させるという報告から[151]、リンとカルシウムの摂取量の比も考慮する必要があると考えられる。

しかし、現在のところ、高リン摂取又は低カルシウム/リン比の食事摂取と骨減少の関連について、ヒトでの研究は十分でない。そのため、PTHレベルの上昇を指標として耐容上限量を算定するのは、少なくとも、現段階では困難であると考えられた。

近年リン負荷の指標として注目されているのがFGF23である[144,148,152-160]。しかしながら、血清FGF23濃度の測定方法が試験により異なることや、日本人でのリン摂取量と血清FGF23との関係、さらには血清FGF23の健康維持における意義については、いまだ十分な科学的根拠が得られておらず、FGF23を指標にした耐容上限量の設定も現時点で困難と考えた。

リン摂取量と骨以外の有害事象との関係も報告されている[161-165]。これらの健康障害発現量を耐容上限量と考えることも可能であるが、評価指標により健康障害を示すリン摂取量は1,347～3,600 mg/日と幅が広い上にデータが十分ではなく、閾値を設定することは困難である。

そこで、血清リン濃度の変動あるいは尿中リン排泄量を指標とした検討を行った。リン摂取量ごとの血清リン濃度の日内変動を検討した試験では、1,500 mg/日では正常上限を超えることはないが、3,000 mg/日では食後に正常上限を超えるレベルに達するとされている[166]。日本人男性を対象とした研究でも800 mg/食（1日に換算すると2,400 mg）では正常上限を超えることはないが、1,200 mg/食（1日に換算すると3,600 mg）では正常上限を超えることが示されている[148]。一方、正味のリン吸収量の指標と考えられる1日尿中リン排泄量に正常値は設定されていない。尿中リン排泄量と健康障害との関係についてのデータは少ないが、腎結石患者と健康な者を比較した試験では、腎結石患者ではリン摂取量が 2,670 mg/日と、健康な者の 1,790 mg/日に比べて有意に高く、尿中リン排泄量も腎結石患者で 617.7 mg/日と、健康な者の 358.5 mg/日に比べて有意に高いことからリン摂取量が増加し、尿中リン排泄量が増加することは腎結石の発症リスクが高くなると示唆されているが[165)]、症例数が少なく、十分な科学的根拠はない。

したがって、従来のリン摂取量と血清リン濃度上昇の関係に基づき、耐容上限量を設定することが現時点では最も妥当な方法と考えられる。

血清無機リン＝0.00765×吸収されたリン＋0.8194×〔1－e（－0.2635×吸収されたリン）〕

ここで、血清無機リン（mmol/L）、吸収されたリン（mmol/日）が提案されている[167)]。これに、リンの吸収率を 60%[138)] と見込み、血清無機リンの正常上限 4.3 mg/dL[168)]、リンの分子量 30.97 を用いると、血清無機リンが正常上限となる摂取量が 3,686 mg/日となる。これを健康障害非発現量と考え、性及び年齢区分によってはカルシウム/リン比の低い食事により骨代謝に影響がある可能性を考慮して不確定因子を 1.2 とし、3,072 mg/日（丸め処理を行って 3,000 mg/日）を成人の耐容上限量とした。この値は、前述のリン摂取量と食後の血清リン濃度の関係で示されているように、リン摂取量が 3,000～3,600 mg/日で血清リン濃度が正常上限を超えていることと比較しても、おおむね妥当な値と考えられる。

• 小児（耐容上限量）

小児については、十分な研究報告がないため、耐容上限量は設定しなかった。

3-3 生活習慣病の発症予防

3-3-1 主な生活習慣病との関連

• 糖尿病

一般に、インスリンが作用するとグルコースとともにリンも細胞内に取り込まれるとされている。一方で、血清リン濃度やリン摂取量が血糖値やインスリン分泌に及ぼす影響については十分な知見が得られていない。近年の研究では、ApoE 欠損マウスを用いた検討で、リン摂取量が多いほど動脈硬化は進行するが、インスリン感受性が亢進し、耐糖能が改善することが報告されている[169)]。実際、ギリシャでの 191 人の健康な者と 64 人のメタボリックシンドロームの対象者を比較した研究では、メタボリックシンドロームの対象者で健康な者に比べ有意に血清リン濃度が低く、メタボリックシンドロームの該当項目が増えるごとに血清リン濃度が低下することが報告されている[170)]。また、韓国人 46,798 人を対象とした研究では、血清リン濃度は心血管疾患の発症リスクと有意に正に相関し、血清リン濃度は BMI、空腹時血糖値、HOMA-IR、血清トリグリセライド値、血圧と有意に負に相関する、すなわち、血清リン濃度の低下はメタボリックシンドロームの発症リスクを高めることが示唆されている[171)]。一方で、健康な者と糖尿病患者を比較すると、糖尿病患者で血清リン濃度が高く、血清リン濃度が高いことは糖尿病や心血管疾患のリスクではないかという逆の報告もある[172)]。糖尿病の発症予防あるいは重症化予防に対するリン摂取の影響については十分なデータがなく、疾患予防のためのリン摂取量を設定することは、現時点では困難である。

• 高血圧

血清リン濃度と高血圧については、血清リン濃度が高いほど、血圧が低下するという報告がある[163,164]。以上のことから、高血圧の発症予防及び重症化予防のためのリン摂取量を算定することは困難と考えられる。

・慢性腎臓病（CKD）

腎臓は、リンやカルシウムの代謝調節に重要な役割を果たしており、腎機能の低下に伴って生じるリン・カルシウム・骨代謝異常は、CKD-mineral and bone disorder（CKD-MBD）と総称されている。早期 CKD 患者では、軽度の腎機能低下による相対的なリン負荷の増加に対し、代償性に FGF23 や PTH が上昇することで単位ネフロン当たりのリン排泄量が増加するため、CKD が高度に進行するまで血清リン濃度は基準範囲に保持される。実際に、FGF23 は CKD ステージ 2 より既に上昇しており[173]、CKD の予後と相関することが知られている[174,175]。したがって、CKD 早期からリンの負荷を制限することが、CKD の進行や CKD-MBD を抑制するために好ましいという考えもある。しかし、CKD のどの段階からどの程度リンを制限すればよいかについての科学的根拠は十分ではない。

3-3-2 目標量の策定方法

生活習慣病の発症予防のためのリンの目標量を算定するための科学的根拠は十分ではなく、今回は設定しなかった。

④ 生活習慣病の重症化予防

生活習慣病の重症化予防のためのリンの量を算定するための科学的根拠は十分ではなく、今回は設定しなかった。

⑤ 今後の課題

リン必要量の算定のために、生体指標を用いた日本人のリン摂取量に関するデータが必要である。

〈概要〉

- ナトリウム、カリウム、マグネシウム及びリンについては、通常の食品からの摂取において欠乏症は生じないと考えられる。
- ナトリウム（食塩相当量）については、摂取実態と実行可能性を踏まえた上で、高血圧及び慢性腎臓病の発症予防の観点から目標量（上限）を設定した。また、高血圧症及び慢性腎臓病の重症化予防のために摂取すべき量も国内外のガイドラインを踏まえて設定した。
- ナトリウムの推定平均必要量は、食塩相当量として成人で 1.5g/日程度と推定されている。しかし、この値は摂取実態からかけ離れているため、推奨量は設けなかった。しかし、この値が持つ意味は大きい。
- カリウムについては、WHO が提案する高血圧予防のための望ましい摂取量と、日本人の摂取量に基づき、３歳以上で目標量（下限）を設定した。すなわち、後者は前者よりも低いため、設定された目標量は前者よりも低いことに留意すべきである。
- カルシウムについては、日本人を対象とした出納試験は近年実施されていないため、要因加算法を用いて設定した。また、耐容上限量は、日本人の通常の食品からの摂取で超えることはまれであるが、サプリメント等を使用する場合に注意すべきである。
- マグネシウムについては、不足や欠乏を招く摂取量を推定することは難しいため、出納試験によってマグネシウムの平衡を維持できる必要量を推定して設定した。また、通常の食品以外からの摂取量の耐容上限量を設定した。

参考文献

1) Aitken FC. Sodium and potassium in nutrition of mammals. Commonwealth Agricultural Bureaux, Farnham Royal. 1976: 137-41.
2) Preuss HG. Electrolytes: sodium, chloride, and potassium. *In*: Bowman BA, Russell RM, eds. Present knowledge in nutrition, 9 th ed, Vol. I. ILSI Press, Washington D.C., 2006: 409-21
3) WHO. Guideline: Sodium intake for adults and children. Geneva, World Health Organization (WHO), 2012.
4) 厚生労働省．日本人の食事摂取基準 2015 年版，2014.
5) Aitken FC. Sodium and potassium in nutrition of mammals. Commonwealth Agricultural Bureaux, Farnham Royal. 1976: 165.
6) National Research Council. Recommended dietary allowances, 10th edition. National Academy Press, Washington D.C., 1989.
7) Department of Health. Report on health and social subjects 41 dietary reference values of food energy and nutrients for the United Kingdom. Her Majesty's Stationary Office, London, 1991: 152-5.
8) Maughan RJ, Shirreffs SM. Recovery from prolonged exercise: restoration of water and electrolyte balance. *J Sports Sci* 1997; **15**: 297-303.
9) Lindheimer MD, Conrad KP, Karumanchi SA. Renal physiology and disease in pregnancy. *In*: Alpern RJ, Hebert RJ, eds. Seldin and Giebisch's the kidney: physiology and pathophysiology, 4th edition. Vol. 2. Academic Press, Burlington, 2008: 2339-98.
10) Yamawaki N, Yamada M, Kan-no T, *et al.* Macronutrient, mineral and trace element composition of breast milk from Japanese women. *J Trace Elem Med Biol* 2005; **19**: 171-81.
11) 井戸田正．母乳の成分：日本人の人乳組成に関する全国調査—人工乳の目標として—．産科婦人科の実際 2007; **56**: 315-25.
12) 鈴木久美子，佐々木晶子，新澤佳代，他．離乳前乳児の哺乳量に関する研究．栄養学雑誌 2004; **62**: 369-72.
13) 廣瀬潤子，遠藤美佳，柴田克己，他．日本人母乳栄養児（0～5 ヵ月）の哺乳量．日本母乳哺育学会雑誌 2008; **2**: 23-8.
14) 米山京子．母乳栄養児の発育と母乳からの栄養素摂取量．小児保健研究 1998; 57: 49-57.
15) 米山京子，後藤いずみ，永田久紀．母乳の栄養成分の授乳月数に伴う変動．日本公衛誌 1995 ; **42**: 472-81.
16) 中埜　拓，加藤　健，小林直道，他．乳幼児の食生活に関する全国実態調査．離乳食および乳汁からの栄養素等の摂取状況について．小児保健研究 2003; **62**: 630-9.
17) 文部科学省科学技術・学術審議会資源調査分科会報告．日本食品標準成分表 2015．全国官報販売協同組合，2015.
18) 日本腎臓病学会編．エビデンスに基づく CKD 診療ガイドライン 2018. 東京医学社．2018.
19) World Cancer Research Fund/American Institute for Cancer Research. Food, nutrition, physical activity and the prevention of cancer, a global perspective. AICR, Washington D.C., 2007.

20) Tsugane S, Sasazuki S, Kobayashi M, *et al.* Salt and salted food intake and subsequent risk of gastric cancer among middle-aged Japanese men and women. *Br J Cancer* 2004; **90**: 128-34.
21) Kurosawa M, Kikuchi S, Xu J, *et al.* Highly salted food and mountain herbs elevate the risk for somach cancer death in a rural area of Japan. *J Gastroenterol Hepatol* 2006; **21**: 1681-6.
22) Shikata K, Kiyohara Y, Kubo M, *et al.* A prospective study of dietary salt intake and gastric cancer incidence in a defined Japanese population: the Hisayama study. *Int J Cancer* 2006; **119**: 196-201.
23) Ge S, Feng X, Shen L, *et al.* Association between Habitual Dietary Salt Intake and Risk of Gastric Cancer: A Systematic Review of Observational Studies. *Gastroenterol Res Pract* 2012; **2012**: 808120.
24) D'Elia L, Rossi G, Ippolito R, *et al.* Habitual salt intake and risk of gastric cancer: a metaanalysis of prospective studies. *Clin Nutr* 2012; **31**: 489-98.
25) Fukumoto A, Asakura K, Murakami K, *et al.* Within-and between-individual variation in energy and nutrient intake in Japanese adults: effect of age and sex difference on the group size and number of records required for adequate dietary assessment. *J Epidemiol* 2013; **23**: 178-86.
26) The Trials of Hypertension Prevention Collaborative Research Group: The effects of nonpharmacologic interventions on blood pressure and hypertension incidence in overweight people with high-normal blood pressure. *JAMA* 1992; **267**: 1213-20.
27) Whelton PK, Appel AJ, Espeland MA, *et al.* Sodium reduction and weight loss in the treatment of hypertension in older persons: a randomized controlled trial of nonpharmacologic interventions in the elderly (TONE). *JAMA* 1998; **279**: 839-46.
28) He J, Whelton PK, Appel LJ, *et al.* Long-term effects of weight loss and dietary sodium reduction on incidence of hypertension. *Hypertension* 2000; **35**: 544-9.
29) Sacks FM, Svetkey LP, Vollmer WM, *et al.* Effects on blood pressure of reduced dietary sodium and the Dietary Approaches to Stop Hypertension (DASH) diet. *N Engl J Med* 2001; **344**: 3-10.
30) The Trials of Hypertension Prevention Collaborative Research Group: Effects of weight loss and sodium reduction intervention on blood pressure and hypertension incidence in overweight people with high-normal blood pressure: The Trials of Hypertension Prevention, phase II. *Arch Intern Med* 1997; **157**: 657-67.
31) Espeland MA, Whelton PK, Kostis JB, *et al.* Predictors and mediators of successful long-term withdrawal from antihypertensive medications. TONE Cooperative Research Group. Trial of Nonpharmacologic Interventions in the Elderly. *Arch Fam Med* 1999; **8**: 228-36.
32) 治療の基本方針．日本高血圧学会高血圧治療ガイドライン作成員会．高血圧治療ガイドライン 2009 (JSH2009)．日本高血圧学会，2009: 24-30.
33) Lloyd-Jones DM, Hong Y, Labarthe D, *et al.* ; American Heart Association Strategic Planning Task Force and Statistics Committee. Defining and setting national goals for cardiovascular health promotion and disease reduction: the American Heart Association's strategic impact goal through 2020 and beyond. *Circulation* 2010; **121**: 586-613.

34) A Report of the American College of Cardiology/American Heart Association Task Force on Clinical Practice Guidelines. 2017 ACC/AHA/AAPA/ABC/ACPM/AGS/APhA/ASH/ASPC/NMA/PCNA Guideline for the Prevention, Detection, Evaluation, and Management of High Blood Pressure in Adults. *Hypertension* 2018; **71**: e13-115.

35) The Task Force for the management of arterial hypertension of the European Society of Cardiology (ESC) and the European Society of Hypertension (ESH). 2018 ESC/ESH Guidelines for the management of arterial hypertension. Downloaded from https://academic.oup.com/eurheartj/advance-article-abstract/doi/10.1093/eurheartj/ehy339/5079119

36) Perez V, Chang ET. Sodium-to-Potassium Ratio and Blood Pressure, Hypertension, and Related Factors. *Adv Nutr* 2014; **5**: 712-741.

37) Iwahori T, Miura K, Ueshima H. Time to Consider Use of the Sodium-to-Potassium Ratio for Practical Sodium Reduction and Potassium Increase. *Nutrients* 2017; **9**: E700.

38) Okayama A, Okuda N, Miura K. Dietary sodium-to-potassium ratio as a risk factor for stroke, cardiovascular disease and all-cause mortality in Japan: the NIPPON DATA80 cohort study. *BMJ Open* 2016; **6**: e011632.

39) WHO. Guideline: Potassium intake for adults and children. Geneva, World Health Organization (WHO), 2012.

40) Webster JL, Dunford EK, Neal BC. A systematic survey of the sodium contents of processed foods. *Am J Clin Nutr* 2010; **91**: 413-20

41) Young DB. Role of potassium in preventive cardiovascular medicine. Boston, Kluwer Academic Publishers, 2001.

42) Preuss HG. Electrolytes: sodium, chloride, and potassium. In: Bowman BA, Russell RM, eds. Present knowledge in nutrition, 9th ed, Vol. I. ILSI Press, Washington D.C., 2006: 409-21.

43) Frank HA, Hastings TN, Brophy TW. Fluid and electrolyte management in pediatric surgery. *West J Surg Obstet Gynecol* 1952; **60**: 25-31.

44) Aburto NJ, Hanson S, Gutierrez H, *et al.* Effect of increased potassium intake on cardiovascular risk factors and disease: systematic review and meta-analyses. *BMJ* 2013; **346**: f1378.

45) Yang Q, Liu T, Kuklina EV, *et al.* Sodium and potassium intake and mortality among US adults: Prospective data from the Third National Health and Nutrition Examination Survey. *Arch Intern Med* 2011; **171**: 1183-91

46) Vinceti M, Filippini T, Crippa A, *et al.* Meta-analysis of potassium intake and the risk of stroke. *J Am Heart Assoc* 2016; **5**: e004210.

47) Murakami K, Okubo H, Livingstone MBE, *et al.* Adequacy of Usual Intake of Japanese Children Aged 3-5 Years: A Nationwide Study. *Nutrients.* 2018; **10**: 1150.

48) Fujita T, Ando K. Hemodynamic and endocrine changes associated with potassium supplementation in sodium-loaded hypertensives. *Hypertension* 1984; **6**: 184-92.

49) Kawano Y, Minami J, Takishita S, *et al.* Effects of potassium supplementation on office, home, and 24-h blood pressure in patients with essential hypertension. *Am J Hypertens* 1998; **11**: 1141-6.

50) Yang Q, Liu T, Kuklina EV, *et al.* Sodium and potassium intake and mortality among US adults: prospective data from the Third National Health and Nutrition Examination Survey. *Arch Intern Med* 2011; **171**: 1183-91.
51) Onakpoya IJ, Perry R, Zhang J, *et al.* Efficacy of calcium supplementation for management of overweight and obesity : systematic review of randomized clinical trials. *Nutr Rev* 2011; **69**: 335-43.
52) Institute of Medicine. Dietary reference intakes for calcium and vitamin D. National Academies Press, Washington D.C., 2011.
53) Sasaki S, Yanagibori R. Association between current nutrient intakes and bone mineral density at calcaneus in pre- and postmenopausal Japanese women. *J Nutr Sci Vitaminol* 2001; **47**: 289-94.
54) Cumming RG, Calcium intake and bone mass: a quantitative review of the evidence. *CalcifTissue Int* 1990; **47**: 194-201.
55) Welten DC, Kemper HC, Post GB, *et al.* A meta-analysis of the effect of calcium intake on bone mass in young and middle aged females and males. *J Nutr* 1995; **125**: 2802-13.
56) Nakamura K, Kurahashi N, Ishihara J, *et al.* Calcium intake and 10-year incidence of self-reported vertebral fractures in women and men: The Japan Public Health Centre-based Prospective Study. *Br J Nutr* 2009; **101**: 285-94.
57) Xu L, McElduff P, D'Este C, *et al.* Does dietary calcium have a protective effect on bone fractures in women? A meta-analysis of observational studies. *Br J Nutr* 2004; **91**: 625-34.
58) van der Sluis IM, de Ridder MAJ, Boot AM, *et al.* Reference data for bone density and body composition measured with dual energy x-ray absorptiometry in white children and young adults. *Arch Dis Child* 2002; **87**: 341-7.
59) Bachrach LK, Hastie T, Wang MC, *et al.* Bone mineral acquisition in healthy Asia, Hispanic, Black, and Caucasian youth: a longitudinal study. *J Clin Endocrinol Metab* 1999; **84**: 4702-12.
60) Maynard LM, Guo SS, Chumlea WC, *et al.* Total-body and regional bone mineral content and areal bone mineral density in children aged 8-18 y : the Fels longitudinal study. *Am J Clin Nutr* 1998; **68**: 1111-7.
61) Kalkwarf HJ, Zemel BS, Gilsanz V, *et al.* The bone mineral density in childhood study: bone mineral content and density according to age, sex, and race. *J Clin Endocrinol Metab* 2007; **92**: 2087-99.
62) Molgaad C, Thomasen BL, Michaelsen KF. Whole body bone mineral accretion in healthy children and adolescents. *Arch Dis Child* 1999; **81**: 10-5.
63) Zhu K, Zhang Q, Foo LH, *et al.* Growth, bone mass, and vitamin D status of Chinese adolescent girls 3 y after withdrawal of milk supplementation. *Am J Clin Nutr* 2006; **83**: 714-21.
64) Abrams SA, Copeland KC, Gunn SK, *et al.* Calcium absorption, bone mass accumulation, and kinetics increase during early pubertal development in girls. *J Clin Endocrinol Metab* 2000; **85**: 1805-9.
65) Martin AD, Bailey DA, McKay HA, *et al.* Bone mineral and calcium accretion during puberty. *Am J Clin Nutr* 1997; **66**: 611-5.

66) Whiting SJ, Vatanparast H, Baxter-Jones A, *et al*. Factors that affect bone mineral accrual in the adolescent growth spurt. *J Nutr* 2004; **134**: S696-700.
67) 西山宗六，木脇弘二，井本岳秋，他．日本人小児の骨密度と体組成の年齢別推移．日本小児科学会雑誌 1999; **103**: 1131-8.
68) Butte NA, Hopkinson JM, Wong WW, *et al*. Body composition during the first 2 years of life: an updated reference. *Pediatr Res* 2000; **47**: 578-85.
69) Schaafsma G. The scientific basis of recommended dietary allowance for calcium. *J Int Med* 1992; **231**: 187-94.
70) 上西一弘，石田裕美，亀井明子，他．若年女性の Ca 必要量―高齢者との比較―. *Osteoporosis Jpn* 2000; **8**: 217-9.
71) Uenishi K, Ishida H, Kamei A, *et al*. Calcium requirement estimated by balance study in elderly Japanese people. *Osteoporosis Int* 2001; **12**: 858-63.
72) Charles P, Eriksen EF, Hasling C, *et al*. Dermal, intestinal, and renal obligatory losses of calcium: relation to skeletal calcium loss. *Am J Clin Nutr* 1991; **54**: S266-73.
73) Braun M, Palacios C, Wigertz K, *et al*. Racial differences in skeletal calcium retention in adolescent girls with varied controlled calcium intakes. *Am J Clin Nutr* 2007; **85**: 1657-63.
74) Abrams SA, Wen J, Stuff JE. Absorption of calcium, zinc, and iron from breast milk by five-to seven-month-old infants. *Pediatr Res* 1997; **41**: 384-90.
75) Abrams SA, Grusak MA, Stuff J, *et al*. Calcium and magnesium balance in 9-14-y-old children. *Am J Clin Nutr* 1997; **66**: 1172-7.
76) Heaney RP, Recker RR, Hinders SM. Variability of calcium absorption. *Am J Clin Nutr* 1988; **47**: 262-4.
77) Abrams SA, Copeland KC, Gunn SK, *et al*. Calcium absorption and kinetics are similar in 7- and 8-year-old Mexican-American and Caucasian girls despite hormonal differences. *J Nutr* 1999; **129**: 666-71.
78) Miller JZ, Smith DL, Flora L, *et al*. Calcium absorption from calcium carbonate and a new form of calcium (CCM) in healthy male and female adolescents. *Am J Clin Nutr* 1998; **48**: 1291-4.
79) Abrams SA, O'Brien KO, Liang LK, *et al*. Differences in calcium absorption and kinetics between black and white girls aged 5-16 years. *J Bone Miner Res* 1995; **10**: 829-33.
80) Bryant RJ, Wastney ME, Martin BR, *et al*. Racial differences in bone turnover and calcium metabolism in adolescent females. *J Clin Endocrinol Metab* 2003; **88**: 1043-7.
81) Weaver CM, Martin BR, Plawecki KL, *et al*. Differences in calcium metabolism between adolescent and adult females. *Am J Clin Nutr* 1995; **61**: 577-81.
82) 上西一弘，石田裕美，五島孜郎，他．日常食摂取時の妊婦・授乳婦の Ca 出納. *Osteoporosis Jpn* 2003; **11**: 249-51.
83) Heaney RP, Recker RR, Stegman MR, *et al*. Calcium absorption in women: relationships to calcium intake, estrogen status, and age. *J Bone Miner Res* 1989; **4**: 469-75.

84) Roughead ZK, Johnson LK, Lykken GI, *et al.* Controlled high meat diets do not affect calcium retention or indices of bone status in healthy postmenopausal women. *J Nutr* 2003; **133**: 1020-6.
85) Tahiri M, Tressol JC, Arnaud J, *et al.* Effect of short-chain fructooligosaccharides on intestinal calcium absorption and calcium status in postmenopausal women: a stable-isotope study. *Am J Clin Nutr* 2003; **77**: 449-57.
86) Cifuentes M, Riedt CS, Brolin RE, *et al.* Weight loss and calcium intake influence calcium absorption in overweight postmenopausal women. *Am J Clin Nutr* 2004; **80**: 123-30.
87) Lynch MF, Griffin IJ, Hawthorne KM, *et al.* Calcium balance in 1-4-y-old children. *Am J Clin Nutr* 2007; **85**: 750-4.
88) Kohlenberg-Mueller K, Raschka L. Calcium balance in young adults on a vegan and lactovegetarian diet. *J Bone Miner Metab* 2003; **21**: 28-33.
89) Abrams SA, Griffin IJ, Hawthorne KM, *et al.* Height and height z-score are related to calcium absorption in five-to fifteen-year-old girls. *J Clin Endocrinol Metab* 2005; **90**: 5077-81.
90) O'Brien KO, Abrams SA, Liang LK, *et al.* Increased efficiency of calcium absorption during short periods of inadequate calcium intake in girls. *Am J Clin Nutr* 1996; **63**: 579-83.
91) Weaver CM, McCabe LD, McCabe GP, *et al.* Vitamin D status and calcium metabolism in adolescent black and white girls on range of controlled calcium intakes. *J Clin Endocrin Metab* 2008; **93**: 3907-14.
92) Moser-Veillon, Mangels AR, Vieira NE, *et al.* Calcium fractional absorption and metabolism assessed using stable isotope differ between postpartum and never pregnant women. *J Nutr* 2001; **131**: 2295-9.
93) King JC. Physiology of pregnancy and nutrient metabolism. *Am J Clin Nutr* 2000; **71**: S1218-25.
94) Cross NA, Hillman LS, Allen SH, *et al.* Calcium homeostasis and bone metabolism during pregnancy, lactation and post weaning: a longitudinal study. *Am J Clin Nutr* 1995; **61**: 514-23.
95) Hacker AN, Fung EB, King JC. Role of calcium during pregnancy: maternal and fetal needs. *Nutr Rev* 2012; **70**: 397-409.
96) Ritchie LD, Fung EB, Halloran BP, *et al.* A longitudinal study of calcium homeostasis during human pregnancy and lactation and after resumption of menses. *Am J Clin Nutr* 1998; **67**: 693-701.
97) Rigo J, Salle BL, Picaud JC, *et al.* Nutritional evaluation of protein hydrolysate formulas. *Eur J Clin Nutr* 1995; **49**: S26-38.
98) Bolland MJ, Barber PA, Doughty RN, *et al.* Vascular events in healthy older women receiving calcium supplementation: randomised controlled trial. *BMJ* 2008; **336** (7638): 262-6.
99) Bolland MJ, Avenell A, Baron JA, *et al.* Effect of calcium supplements on risk of myocardial infarction and cardiovascular events: meta-analysis. *BMJ* 2010; **341**: c3691-9.

100) Spence LA, Weaver CM. Calcium intake, vascular calcification, and vascular disease. *Nutr Rev* 2013; **71**: 15-22.

101) McCarron DA, Morris CD, Henry HJ, *et al.* Blood pressure and nutrient intake in the United States. *Science* 1984; **224**: 1392-8.

102) Wang L, Manson JE, Buring JE, *et al.* Dietary intake of dairy products, calcium, and vitamin D and the risk of hypertension in middle-aged and older women. *Hypertension* 2008; **51**: 1-7.

103) Ruidavets JB, Bongard V, Simon C, *et al.* Independent contribution of dairy products and calcium intake to blood pressure variations at a population level. *J Hypertens* 2006; **24**: 671-81,

104) van Mierlo LAJ, Arends LR, Streppel MT, *et al.* Blood pressure response to calcium supplementation: a meta-analysis of randomized controlled trials. *J Human Hypertens* 2006; **20**: 571-80.

105) Dickinson HO, Nicolson DJ, Cook JV, *et al.* Calcium supplementation for the management of primary hypertension in adults. *Cochrane Database Syst Rev* 2006; **19**: CD004639.

106) Marshall D, Johnell O, Wedel H. Meta-analysis of how well measures of bone mineral density predict occurrence of osteoporotic fractures. *BMJ* 1996; **312**: 1254-9.

107) Fleet JC, Cashman KD. Magnesium. *In*: Bowman BA, Russell RM, eds. Present knowledge in nutrition, 8th ed. ILSI Press, Washington D.C., 2001: 292-301.

108) Food and Nutrition Board, Institute of Medicine. Magnesium. *In*: Institute of Medicine, ed Dietary reference intakes for calcium, phosphorus, magnesium, vitamin D, and fluoride. National Academies Press, Washington D.C., 1997: 190-249.

109) Volpe SL, Magnesium. *In*: Erdman JW, Macdonald IA, Zeisel H, eds. Present knowledge in nutriton 10th ed. ILSI Press, Washington D.C., 2012: 459-74.

110) Rude RK. Magnesium Deficiency: A Cause of Heterogenous Disease in Humans. *JBMR* 1998; **13**: 749-758

111) Schwartz R, Spencer H, Welsh JJ. Magnecium absorption in human subjects from leafy vegetables, intrinsically labeled with stable 26Mg. *Am J Clin Nutr* 1984; **39**: 571-6.

112) Adrams SA, Chen Z, Hawthorne KM. Magnesium metabolism in 4 to 8 year old children. *J Bone Miner Res* 2013; **29**: 118-22

113) Nishimuta M, Kodama N, Shimada M, *et al.* Estimated equilibrated dietary intakes for nine minerals (Na, K, Ca, Mg, P, Fe, Zn, Cu, and Mn) adjusted by mineral balance medians in young Japanese females. *J Nutr Sci Vitaminol* 2012; **58**: 118-28.

114) Lakshmanan LF, Rao RB, Kim WW, *et al.* Magnesium intakes, balances, and blood levels of adults consuming self-selected diets. *Am J Clin Nutr* 1984; **40**: 1380-9.

115) Hunt CD, Johnson LK. Magnesium requirements: new estimations for men and women by cross-sectional analyses of metabolic magnesium balance data. *Am J Clin Nutr* 2006; **84**: 843-52.

116) 鈴木和春．日本人小児のミネラル摂取とその出納．日本栄養・食糧学会誌 1991; **44**: 89-104.

117) Seeling MS. Magnesium balance in pregnancy, magnesium deficiency in the pathogenesis of disease. *Plenum Medical*, New York, 1980.

118) Subcommittee on Nutrition during Lactation. Committee on Nutritional Status during Pregnancy and Lactation. Food and Nutrition Board, Institute of Medicine. Nutrition during lactation. National Academies Press, Washington D.C., 1991.
119) Widdowson EM, Dickerson JWT. The chemical composition of the body. *In*: Comar CL, Bronner F, eds. Mineral metabolism: an advanced treatise. Volume II. The elements, Part A. Academic Press, New York, 1964: 1-247.
120) Klein CJ, Moser-Veillon PB, Douglass LW, *et al.* Longitudinal study of urinary calcium, magnesium, and zinc excretion in lactating and nonlactating postpartum women. *Am J Clin Nutr* 1995; **61**: 779-86.
121) Bashir Y, Sneddon JF, Staunton HA, *et al.* Effects of long-term oral magnesium chloride replacement in congestive heart failure secondary to coronary artery disease. *Am J Cardiol* 1993; **72**: 1156-62.
122) Fine KD, Santa Ana CA, Fordtran JS. Diagnosis of magnesium-induced diarrhea. *N Engl J Med* 1991; **324**: 1012-7.
123) Marken PA, Weart CW, Carson DS, *et al.* Effects of magnesium oxide on the lipid profile of healthy volunteers. *Atherosclerosis* 1989; **77**: 37-42.
124) Ricci JM, Hariharan S, Helfgott A, *et al.* Oral tocolysis with magnesium chloride: a randomized controlled prospective clinical trial. *Am J Obstet Gynecol* 1991; **165**: 603-10.
125) Geleijnse JM, Witteman JC, den Breeijen JH, *et al.* Dietary electrolyte intake and blood pressure in older subjects: the Rotterdam Study. *J Hypertens* 1996; **14**: 737-41.
126) Kass L, Weekes J, Carpenter L. Effect of magnesium supplementation on blood pressure: a meta-analysis. *Eur J Clin Nutr* 2012; **66**: 411-18.
127) Mizushima S, Cuppauccio FP, Nichols R. Dietary magnesium intake and blood pressure: a qualitative overview of the observational studies. *J Hum Hypertens* 1998; **12**: 447-53.
128) Dickinson HO, Nicolson DJ, Campbell F, *et al.* Magnesium supplementation for the management of essential hypertension in adults. *Cochrane Database Syst Rev* 2006; **19**: CD004640.
129) Zhang X, Li Y, Del Gobbo LC, *et al.* Effects of Magnesium Supplementation on Blood Pressure: A Meta-Analysis of Randomized Double-Blind Placebo-Controlled Trials. *Hypertension* 2016; **68**: 324-33.
130) Dibaba DT, Xun P, Song Y, *et al.* The effect of magnesium supplementation on blood pressure in individuals with insulin resistance, prediabetes, or noncommunicable chronic diseases: a meta-analysis of randomized controlled trials. *Am J Clin Nutr* 2017; **106**: 921-9.
131) Dong JY, Xun P, He K, *et al.* Magnesium intake and risk of type 2 diabetes: meta-analysis of prospective cohort study. *Diab Care* 2011; **34**: 2116-22.
132) Fang X, Han H, Li M, *et al.* Dose-Response Relationship between Dietary Magnesium Intake and Risk of Type 2 Diabetes Mellitus: A Systematic Review and Meta-Regression Analysis of Prospective Cohort Studies. *Nutrients* 2016; **19**: 8.

133) Nanri A, Mizoue T, Noda M, *et al.* Magnesium intake and type II diabetes in Japanese men and women: the Japan Public Health Center-based Prospective Study. *Eur J Clin Nutr* 2010; **64**: 1244-7.

134) Rodiguez-Moran M, Guerrero-Romero F. Oral magnesium supplementation improves insulin sensitivity and metabolic control in type 2 diabetic subjects. A randomized double-blind controlled trial. *Diab Care* 2003; **26**: 1147-52.

135) Yu W, Luying S, Haiyan W, *et al.* Importance and benefits of dietary sodium restriction in the management of chronic kidney disease patients: experience from a single Chinese center. *Int Urol Nephrol* 2012; **44**: 549-56.

136) Slagman MC, Waanders F, Hemmelder MH, *et al.*; HOlland NEphrology STudy Group. Moderate dietary sodium restriction added to angiotensin converting enzyme inhibition compared with dual blockade in lowering proteinuria and blood pressure: randomised controlled trial. *BMJ* 2011; **26**: 343: d4366.

137) Bergwitz C, Jüppner H. Regulation of phosphate homeostasis by PTH, vitamin D, and FGF23. *Annu Rev Med* 2010; **61**: 91-104.

138) Anderson JJB. Nutritional biochemistry of calcium and phosphorus. *J Nutr Biochem* 1991; **2**: 300-9.

139) Standing Committee on the Scientific Evaluation of Dietary Reference Intakes, Food and Nutrition Board, Institute of Medicine. Dietary reference intakes for calcium, phosphorus, magnesium, vitamin D, and fluoride. National Academies Press, USA, 1997.

140) 奥田豊子，西村弘子，松平敏子，他．高齢者におけるカルシウム，リン，マグネシウムの吸収率と出納．栄養学雑誌 1995; **53**: 33-40.

141) Fomom SJ, Haschke F, Ziegler EE, *et al.* Body composition of reference children from birth to age 10 years. *Am J Clin Nutr* 1982; **35**: 1169-75.

142) Food and Nutrition Board, Institute of Medicine. Phosphorus. *In*: Dietary Reference Intakes for Calcium, Phosphorus, Magnesium, Vitamin D, and Fluoride. Washington, D.C., National Academy Press, 1997: 146-89.

143) Anderson JJB. Nutritional biochemistry of calcium and phosphorus. *J Nutr Biochem* 1991; **2**: 300-9.

144) Bergwitz C, Jüppner H. Regulation of phosphate homeostasis by PTH, vitamin D, and FGF23. *Annu Rev Med* 2010; **61**: 91-104.

145) Bell RR, Draper HH, Tzeng DYM, *et al.* Physiological responses of human adult of food containing phosphate additives. *J Nutr* 1977; **107**: 42-50.

146) Calvo MS, Heath H 3rd. Acute effects of oral phosphate-salt ingestion on serum phosphorus, serum ionized calcium, and parathyroid hormone in young adults. *Am J Clin Nutr* 1988; **47**: 1025-9.

147) Silverberg SJ, Shane E, Clemens TL, *et al.* The effect of oral phosphate administration on major indices of skeletal metabolism in normal subjects. *J Bone Miner Res* 1986; **1**: 383-388.

148) Nishida Y, Taketani Y, Yamanaka-Okumura H, *et al.* Acute effect of oral phosphorus loading on serum fibroblast growth factor 23 levels in healthy men. *Kidney Int* 2006; **70**: 2141-7.

149) Anderson JJB. Nutritional biochemistry of calcium and phosphorus. *J Nutr Biochem* 1991; **2**: 300-9.

150) Zemel MB, Linkswiler HM. Calcium metabolism in the young adult make as affected by level and form of phosphorus intake and level of calcium intake. *J Nutr* 1981; **111**: 315-24.

151) Kemi VE, Karkkainen MU, Lamberg-Allardt CJ, *et al.* High phosphorus intakes acutely and negatively affect Ca and bone metabolism in a dose-dependent manner in healthy young females. *Br J Nutr* 2006; **96**: 545-52.

152) Vervloet MG, van Ittersum FJ, Büttler RM, *et al.* Effects of dietary phosphate and calcium intake on fibroblast growth factor-23. *Clin J Am Soc Nephrol* 2011; **6**: 383-9.

153) Ferrari SL, Bonjour JP, Rizzoli R. Fibroblast growth factor-23 relationship to dietary phosphate and renal phosphate handling in healthy young men. *J Clin Endocrinol Metab* 2005; **90**: 1519-24.

154) Antoniucci DM, Yamashita T, Portale AA. Dietary phosphorus regulates serum fibroblast growth factor-23 concentrations in healthy men. *J Clin Endocrinol Metab* 2006; **91**: 3144-9.

155) Burnett SM, Gunawardene SC, Bringhurst FR, *et al.* Regulation of C-terminal and intact FGF-23 by dietary phosphate in men and women. *J Bone Miner Res* 2006; **21**: 1187-96.

156) Sigrist M, Tang M, Beaulieu M, *et al.* Responsiveness of FGF-23 and mineral metabolism to altered dietary phosphate intake in chronic kidney disease (CKD): results of a randomized trial. *Nephrol Dial Transplant* 2013; **28**: 161-9.

157) Mirza MA, Larsson A, Lind L, *et al.* Circulating fibroblast growth factor-23 is associated with vascular dysfunction in the community. *Atherosclerosis* 2009; **205**: 385-90.

158) Mirza MA, Hansen T, Johansson L, *et al.* Relationship between circulating FGF23 and total body atherosclerosis in the community. *Nephrol Dial Transplant* 2009; **24**: 312-31.

159) Mirza MA, Larsson A, Melhus H, *et al.* Serum intact FGF23 associate with left ventricular mass, hypertrophy and geometry in an elderly population. *Atherosclerosis* 2009; **207**: 546-51.

160) Faul C, Amaral AP, Oskouei B, *et al.* FGF23 induces left ventricular hypertrophy. *J Clin Invest* 2011; **121**: 4393-408.

161) Yamamoto KT, Robinson-Cohen C, de Oliveira MC, *et al.* Dietary phosphorus is associated with greater left ventricular mass. *Kidney Int* 2013; **83**: 707-14.

162) Shuto E, Taketani Y, Tanaka R, *et al.* Dietary phosphorus acutely impairs endothelial function. *J Am Soc Nephrol* 2009; **20**: 1504-12

163) Elliott P, Kesteloot H, Appel LJ, *et al.* Dietary phosphorus and blood pressure: international study of macro- and micro-nutrients and blood pressure. *Hypertension* 2008; **51**: 669-75.

164) Alonso A, Nettleton JA, Ix JH, *et al.* Dietary phosphorus, blood pressure, and incidence of hypertension in the atherosclerosis risk in communities study and the multiethnic study of atherosclerosis. *Hypertension* 2010; **55**: 776-84.

165) Berkemeyer S, Bhargava A, Bhargava U. Urinary phosphorus rather than urinary calcium possibly increases renal stone formation in a sample of Asian Indian, male stone-formers. *Br J Nutr* 2007; **98**: 1224-8.
166) Portale AA, Halloran BP, Morris RC Jr. Dietary intake of phosphorus modulates the circadian rhythm in serum concentration of phosphorus. Implications for the renal production of 1, 25-dihydroxyvitamin D. *J Clin Invest* 1987; **80**: 1147-54.
167) Nordin BEC. Phosphorus. *J Food Nutr* 1989; **45**: 62-75.
168) 小川愛一郎, 川口良人. 高燐・低燐血症. 医学と薬学 1989; **22**: 321-8.
169) Ellam T, Wilkie M, Chamberlain J, *et al.* Dietary phosphate modulates atherogenesis and insulin resistance in Apolipoprotein E knockout mice. *Atherioscler Thromb Vasc Biol* 2011; **31**: 1988-90.
170) Kalaitzdis R, Tsimihodimos V, Bairaktari E, *et al.* Disturbances of phosphate metabolism: another feature of metabolic syndrome. *Am J Kidney Dis* 2005; **45**: 851-8.
171) Park W, Kim BS, Lee JE, *et al.* Serum phosphate levels and the risk of cardiovascular disease and metabolic syndrome: a double-edged sword. *Diabetes Res Clin Pract* 2009; **83**: 119-25.
172) Mahmud I, Rahman Z, Keka SI, *et al.* Hyperphosphatemia is associated with the diabetesrelated cardiovascular risk factors. *J Oleo Sci* 2011; **60**: 79-85.
173) Isakova T, Wahl P, Vargas GS, *et al.* Fibroblast growth factor 23 is elevated before parathyroid hormone and phosphate in chronic kidney disease. *Kidney Int* 2011; **79**: 1370-8.
174) Fliser D, Kollerits B, Neyer U, *et al.*; MMKD Study Group, Kuen E, König P, Kraatz G, *et al.* Fibroblast growth factor 23 (FGF23) predicts progression of chronic kidney disease: the Mild to Moderate Kidney Disease (MMKD) Study. *J Am Soc Nephrol* 2007; **18**: 2600-8.
175) Isakova T, Xie H, Yang W, *et al.*; Chronic Renal Insufficiency Cohort (CRIC) Study Group. Fibroblast growth factor 23 and risks of mortality and end-stage renal disease in patients with chronic kidney disease. *JAMA* 2011; **305**: 2432-9.

ナトリウムの食事摂取基準（mg/日、（　）は食塩相当量［g/日］）[1]

性別	男性			女性		
年齢等	推定平均必要量	目安量	目標量	推定平均必要量	目安量	目標量
0～5（月）	―	100（0.3）	―	―	100（0.3）	―
6～11（月）	―	600（1.5）	―	―	600（1.5）	―
1～2（歳）	―	―	(3.0未満)	―	―	(3.0未満)
3～5（歳）	―	―	(3.5未満)	―	―	(3.5未満)
6～7（歳）	―	―	(4.5未満)	―	―	(4.5未満)
8～9（歳）	―	―	(5.0未満)	―	―	(5.0未満)
10～11（歳）	―	―	(6.0未満)	―	―	(6.0未満)
12～14（歳）	―	―	(7.0未満)	―	―	(6.5未満)
15～17（歳）	―	―	(7.5未満)	―	―	(6.5未満)
18～29（歳）	600（1.5）	―	(7.5未満)	600（1.5）	―	(6.5未満)
30～49（歳）	600（1.5）	―	(7.5未満)	600（1.5）	―	(6.5未満)
50～64（歳）	600（1.5）	―	(7.5未満)	600（1.5）	―	(6.5未満)
65～74（歳）	600（1.5）	―	(7.5未満)	600（1.5）	―	(6.5未満)
75以上（歳）	600（1.5）	―	(7.5未満)	600（1.5）	―	(6.5未満)
妊婦				600（1.5）	―	(6.5未満)
授乳婦				600（1.5）	―	(6.5未満)

[1] 高血圧及び慢性腎臓病（CKD）の重症化予防のための食塩相当量の量は、男女とも6.0 g/日未満とした。

カリウムの食事摂取基準（mg/日）

性　別	男　性		女　性	
年齢等	目安量	目標量	目安量	目標量
0～5（月）	400	—	400	—
6～11（月）	700	—	700	—
1～2（歳）	900	—	900	—
3～5（歳）	1,000	1,400以上	1,000	1,400以上
6～7（歳）	1,300	1,800以上	1,200	1,800以上
8～9（歳）	1,500	2,000以上	1,500	2,000以上
10～11（歳）	1,800	2,200以上	1,800	2,000以上
12～14（歳）	2,300	2,400以上	1,900	2,400以上
15～17（歳）	2,700	3,000以上	2,000	2,600以上
18～29（歳）	2,500	3,000以上	2,000	2,600以上
30～49（歳）	2,500	3,000以上	2,000	2,600以上
50～64（歳）	2,500	3,000以上	2,000	2,600以上
65～74（歳）	2,500	3,000以上	2,000	2,600以上
75以上（歳）	2,500	3,000以上	2,000	2,600以上
妊　婦			2,000	2,600以上
授乳婦			2,200	2,600以上

カルシウムの食事摂取基準（mg/日）

性 別	男 性				女 性			
年齢等	推定平均必要量	推奨量	目安量	耐容上限量	推定平均必要量	推奨量	目安量	耐容上限量
0～5（月）	—	—	200	—	—	—	200	—
6～11（月）	—	—	250	—	—	—	250	—
1～2（歳）	350	450	—	—	350	400	—	—
3～5（歳）	500	600	—	—	450	550	—	—
6～7（歳）	500	600	—	—	450	550	—	—
8～9（歳）	550	650	—	—	600	750	—	—
10～11（歳）	600	700	—	—	600	750	—	—
12～14（歳）	850	1,000	—	—	700	800	—	—
15～17（歳）	650	800	—	—	550	650	—	—
18～29（歳）	650	800	—	2,500	550	650	—	2,500
30～49（歳）	600	750	—	2,500	550	650	—	2,500
50～64（歳）	600	750	—	2,500	550	650	—	2,500
65～74（歳）	600	750	—	2,500	550	650	—	2,500
75以上（歳）	600	700	—	2,500	500	600	—	2,500
妊婦（付加量）					+0	+0	—	—
授乳婦（付加量）					+0	+0	—	—

マグネシウムの食事摂取基準（mg/日）

性　別	男　性				女　性			
年齢等	推定平均必要量	推奨量	目安量	耐容上限量[1]	推定平均必要量	推奨量	目安量	耐容上限量[1]
0～5（月）	—	—	20	—	—	—	20	—
6～11（月）	—	—	60	—	—	—	60	—
1～2（歳）	60	70	—	—	60	70	—	—
3～5（歳）	80	100	—	—	80	100	—	—
6～7（歳）	110	130	—	—	110	130	—	—
8～9（歳）	140	170	—	—	140	160	—	—
10～11（歳）	180	210	—	—	180	220	—	—
12～14（歳）	250	290	—	—	240	290	—	—
15～17（歳）	300	360	—	—	260	310	—	—
18～29（歳）	280	340	—	—	230	270	—	—
30～49（歳）	310	370	—	—	240	290	—	—
50～64（歳）	310	370	—	—	240	290	—	—
65～74（歳）	290	350	—	—	230	280	—	—
75以上（歳）	270	320	—	—	220	260	—	—
妊婦（付加量）					+30	+40	—	—
授乳婦（付加量）					+0	+0	—	—

[1] 通常の食品以外からの摂取量の耐容上限量は、成人の場合 350 mg/日、小児では 5 mg/kg 体重 /日とした。それ以外の通常の食品からの摂取の場合、耐容上限量は設定しない。

リンの食事摂取基準（mg/日）

性 別	男 性		女 性	
年齢等	目安量	耐容上限量	目安量	耐容上限量
0～5（月）	120	—	120	—
6～11（月）	260	—	260	—
1～2（歳）	500	—	500	—
3～5（歳）	700	—	700	—
6～7（歳）	900	—	800	—
8～9（歳）	1,000	—	1,000	—
10～11（歳）	1,100	—	1,000	—
12～14（歳）	1,200	—	1,000	—
15～17（歳）	1,200	—	900	—
18～29（歳）	1,000	3,000	800	3,000
30～49（歳）	1,000	3,000	800	3,000
50～64（歳）	1,000	3,000	800	3,000
65～74（歳）	1,000	3,000	800	3,000
75以上（歳）	1,000	3,000	800	3,000
妊 婦			800	—
授乳婦			800	—

(2) 微量ミネラル

1 鉄（Fe）

① 基本的事項

1-1 定義と分類

鉄（iron）は原子番号 26、元素記号 Fe の遷移金属元素の一つである。食品中の鉄は、たんぱく質に結合したヘム鉄と無機鉄である非ヘム鉄に分けられる。

1-2 機能

鉄は、ヘモグロビンや各種酵素を構成し、その欠乏は貧血や運動機能、認知機能等の低下を招く。また、月経血による損失と妊娠・授乳中の需要増大が必要量に及ぼす影響は大きい。

1-3 消化、吸収、代謝[1,2)]

食品から摂取された鉄は、十二指腸から空腸上部において吸収される。ヘム鉄は、特異的な担体によって腸管上皮細胞に吸収され、細胞内でヘムオキシゲナーゼにより 2 価鉄イオン（Fe^{2+}）とポルフィリンに分解される。非ヘム鉄は、腸管上皮細胞刷子縁膜に存在する鉄還元酵素又はアスコルビン酸（ビタミン C）などの還元物質によって Fe^{2+}となり、divalent metal transporter 1 に結合して吸収される。この吸収はマンガンと競合する。腸管上皮細胞内に吸収された Fe^{2+}は、フェロポルチンによって門脈側に移出され、鉄酸化酵素によって 3 価鉄イオン（Fe^{3+}）となり、トランスフェリン結合鉄（血清鉄）として全身に運ばれる。多くの血清鉄は、骨髄においてトランスフェリン受容体を介して赤芽球に取り込まれ、赤血球の産生に利用される。約 120 日の寿命を終えた赤血球は網内系のマクロファージに捕食されるが、放出された鉄はマクロファージの中に留まってトランスフェリンと結合し、再度ヘモグロビン合成に利用される。体内鉄が減少すると吸収率は高まるが、充足時では過剰な鉄は腸管上皮細胞内にフェリチンとして貯蔵され、腸管上皮細胞の剥離に伴い消化管に排泄される。

② 指標設定の基本的な考え方

鉄の推定平均必要量と推奨量は、0 ～ 5 か月児を除き、出納試験や要因加算法等を用いて算定できる。しかし、吸収率が摂取量に応じて変動し、低摂取量でも平衡状態が維持されるため、出納試験を用いると必要量を過小評価する危険性がある。そのため、要因加算法を用いることにした。要因加算法に有用な研究は多数存在するが、日本人を対象とした研究は不十分である。そこで、6 か月児以上の年齢区分では、算出法の基本的な考え方はアメリカ・カナダの食事摂取基準[3)]に従い、体重と月経血量等については日本人の値を用いて推定平均必要量を算定した。

一方、満期産で正常な子宮内発育を遂げた新生児は、およそ生後 4 か月までは体内に貯蔵されている鉄を利用して正常な鉄代謝を営む。このことから、0 ～ 5 か月児に関しては、母乳からの鉄摂取で十分であると考え、母乳中の鉄濃度に基準哺乳量（0.78 L/日）[4,5)]を乗じて目安量を算定することとした。

③ 健康の保持・増進

3-1 欠乏の回避

3-1-1 必要量を決めるために考慮すべき事項

・基本的鉄損失

4集団41人（平均体重68.6 kg）で測定された基本的鉄損失は、集団間差が小さく、0.9～1.0 mg/日（平均0.96 mg/日）である[6)]。最近の研究もこの報告を支持している[7)]。そこで、この平均値を体重比の0.75乗を用いて外挿し、**表1**に示した性別及び年齢区分ごとの値を算出した。

表1 基本的鉄損失の推定

年齢等	男性				女性			
	年齢の中間値（歳）	参照体重（kg）	体重増加（kg/年）[1]	基本的鉄損失（mg/日）[2]	年齢の中間値（歳）	参照体重（kg）	体重増加（kg/年）[1]	基本的鉄損失（mg/日）[2]
6～11（月）	0.75	8.8	3.6	0.21	0.75	8.1	3.4	0.19
1～2（歳）	2.0	11.5	2.1	0.25	2.0	11.0	2.2	0.24
3～5（歳）	4.5	16.5	2.1	0.33	4.5	16.1	2.2	0.32
6～7（歳）	7.0	22.2	2.6	0.41	7.0	21.9	2.5	0.41
8～9（歳）	9.0	28.0	3.4	0.49	9.0	27.4	3.6	0.48
10～11（歳）	11.0	35.6	4.6	0.59	11.0	36.3	4.5	0.60
12～14（歳）	13.5	49.0	4.5	0.75	13.5	47.5	3.0	0.73
15～17（歳）	16.5	59.7	2.1	0.86	16.5	51.9	0.6	0.78
18～29（歳）	24.0	64.5	0.4	0.92	24.0	50.3	0.0	0.76
30～49（歳）	40.0	68.1	0.1	0.95	40.0	53.0	0.1	0.79
50～64（歳）	57.5	68.0	—	0.95	57.5	53.8	—	0.80
65～74（歳）	70.0	65.0	—	0.92	70.0	52.1	—	0.78
75以上（歳）	—	59.6	—	0.86	—	48.8	—	0.74

[1] 比例配分的な考え方によった。
例：6～11か月の男児の体重増加量（kg/年）＝〔(6～11か月（9か月時）の参照体重－0～5か月（3か月時）の参照体重）/（0.75（歳）－0.25（歳））＋（1～2歳の参照体重－6～11か月（9か月時）の参照体重）/（2（歳）－0.75（歳））〕/2＝〔(8.8－6.3)/0.5＋(11.5－8.8)/1.25〕/2≒3.6

[2] 平均体重68.6 kg、基本的鉄損失0.96 mg/日という報告[6)]に基づき、体重比の0.75乗を用いて外挿した。

・成長に伴う鉄蓄積

小児では、成長に伴って鉄が蓄積される。それは、①ヘモグロビン中の鉄蓄積、②非貯蔵性組織鉄の増加、③貯蔵鉄の増加に大別される。

(1) ヘモグロビン中の鉄蓄積

ヘモグロビン中の鉄蓄積量は、6～11か月、1～9歳、10～17歳について、それぞれアメリカ・カナダの食事摂取基準で採用された以下の式[3)]を用いて推定した。

【6～11 か月】

ヘモグロビン中の鉄蓄積量（mg/日）＝体重増加量（kg/年）×体重当たり血液量［70 mL/kg］×ヘモグロビン濃度［0.12 g/mL］×ヘモグロビン中の鉄濃度［3.39 mg/g］÷365 日

【1～9歳】

ヘモグロビン中の鉄蓄積量（mg/日）＝(1つ上の年齢区分のヘモグロビン量（g）－当該年齢区分のヘモグロビン量（g))×ヘモグロビン中の鉄濃度［3.39 mg/g］÷(1つ上の年齢区分の中間年齢－当該年齢区分の中間年齢)÷365 日

【10～17 歳】

ヘモグロビン中の鉄蓄積量（mg/日）＝(参照体重（kg）×ヘモグロビン濃度増加量（g/L/年）＋体重増加量（kg/年）×ヘモグロビン濃度（g/L))×体重当たり血液量［0.075 L/kg］×ヘモグロビン中の鉄濃度［3.39 mg/g］÷365 日

なお、1～9歳の性別及び年齢区分ごとの血液量は、1～11 歳の数値[8] より、体重（kg）と血液量（L）との間の回帰式（男児：0.0753×体重－0.05、女児：0.0753×体重＋0.01）を導いて推定した。血液中のヘモグロビン濃度は、カナダの研究で示された年齢とヘモグロビン濃度との回帰式[9] により推定した。ヘモグロビン中の鉄濃度は 3.39 mg/g[10] を用いた。

(2) 非貯蔵性組織鉄の増加

非貯蔵性組織鉄の増加は下記の式から推定した。

体重当たり組織鉄重量（0.7 mg/kg）×年間体重増加量（kg/年）÷365（日）

(3) 貯蔵鉄の増加

貯蔵鉄の増加分について、1～2歳では総鉄蓄積量の 12% という報告がある[11]。そこで、6か月から2歳までは、貯蔵鉄の増加分が総鉄蓄積量（上記の2要因を含めた合計3要因）の 12% になるように上記の2要因の値から推定した。そして、3歳以後は、直線的に徐々に減少し、9歳で0（ゼロ）になると仮定した[11]。以上の算出結果を**表2**にまとめた。

表２　成長に伴うヘモグロビン（Hb）中鉄蓄積量・組織鉄・貯蔵鉄の推定（６か月～17 歳）

性別	年齢等	血液量 (L)[1]	ヘモグロビン濃度 (g/L)[2]	ヘモグロビン濃度増加量 (g/L/年)[2]	ヘモグロビン量 (g)[3]	ヘモグロビン中鉄蓄積量 (mg/日)[4]	非貯蔵性組織鉄増加量 (mg/日)[5]	貯蔵鉄増加量 (mg/日)[6]	総鉄蓄積量 (mg/日)
男児	６～11（月）	—	—	—	—	0.28	0.01	0.04	0.33
	１～２（歳）	0.82	121.8	—	99.4	0.19	0.00	0.02	0.21
	３～５（歳）	1.19	125.3	—	149.4	0.22	0.00	0.02	0.24
	６～７（歳）	1.62	128.8	—	208.9	0.29	0.00	0.01	0.30
	８～９（歳）	2.06	131.6	—	270.9	0.38	0.01	0.00	0.39
	10～11（歳）	2.63	134.4	1.40	353.6	0.46	0.01	—	0.47
	12～14（歳）	—	137.9	1.40	—	0.48	0.01	—	0.49
	15～17（歳）	—	148.1	3.40	—	0.36	0.00	—	0.36
女児	６～11（月）	—	—	—	—	0.26	0.01	0.04	0.31
	１～２（歳）	0.84	123.2	—	103.3	0.19	0.00	0.03	0.22
	３～５（歳）	1.22	126.0	—	154.0	0.22	0.00	0.02	0.25
	６～７（歳）	1.66	128.7	—	213.5	0.27	0.00	0.01	0.28
	８～９（歳）	2.07	130.9	—	271.4	0.44	0.01	0.00	0.44
	10～11（歳）	2.74	133.1	1.10	365.1	0.44	0.01	—	0.45
	12～14（歳）	—	135.9	1.10	—	0.32	0.01	—	0.32
	15～17（歳）	—	136.7	0.28	—	0.07	0.00	—	0.07

[1] 文献 8）の表より、１～11 歳について、体重（kg）と血液量（L）との間に、男児で 0.0753×体重−0.05、女児で 0.0753×体重 +0.01 の回帰式を導いて推定した。

[2] 年齢と Hb 濃度との回帰式[9)] より推定した。

[3] Hb 量（g）＝血液量（L）×Hb 濃度（g/L）

[4] ６～11 か月：Hb 中の鉄蓄積量（mg/ 日）＝体重増加量（kg/ 年）×体重当たり血液量［70 mL/kg］×Hb 濃度［0.12 g/mL］×Hb 中の鉄濃度［3.39 mg/g］[10)] ÷365 日

１～９歳：Hb 中の鉄蓄積量（mg/ 日）＝（１つ上の年齢区分の Hb 量（g）－当該年齢区分の Hb 量（g））×Hb 中の鉄濃度［3.39 mg/g］÷（１つ上の年齢区分の中間年齢－当該年齢区分の中間年齢）÷365 日

10～17 歳：Hb 中の鉄蓄積量（mg/ 日）＝（参照体重（kg）×Hb 濃度増加量（g/L/ 年）＋体重増加量（kg/ 年）×Hb 濃度（g/L））×体重当たり血液量［0.075 L/kg］×Hb 中の鉄濃度［3.39 mg/g］÷365 日

[5] 非貯蔵性鉄増加量（mg/ 日）＝体重当たり組織鉄重量（0.7 mg/kg）×年間体重増加量（kg/ 年）÷365 日

[6] ６か月～２歳は総鉄蓄積量の 12%[11)]、３歳以後は直線的に徐々に減少し、９歳でゼロになるとした[11)]。

・月経血による鉄損失

月経血への鉄損失は、鉄欠乏性貧血の発生と強く関連する[12)]。20 歳前後の日本人を対象にした複数の研究をまとめた報告は、月経血量の幾何平均値を 37.0 mL/回、月経周期の中央値を 31 日としている[13)]。最近の研究もこの値を支持している[14)]。月経血量は年齢によって変化するが、20 歳以上の日本人に関して、年齢と月経血量の関連を精密に検討した報告は見当たらない。ただし、日本人の高校生では、月経血量の幾何平均値が 31.1 mL/回、月経周期の中央値が 31 日と示されている[15)]。以上より、月経血量として、18 歳以上には 37.0 mL/回、10～17 歳には 31.1 mL/回、月経周期として全年齢区分に 31 日を適用した。そして、全年齢層について、ヘモグロビン濃度 135 g/L[16]、ヘモグロビン中の鉄濃度 3.39 mg/g[10] を採用し、これらより月経血による鉄損失の補填に必要な鉄摂取量を、**表 3** に示すように、10～17 歳で 3.06 mg/日、18 歳以上で 3.64 mg/日と推定した。

ところで、成人の月経血量の分布は、対数正規分布に近く、鉄欠乏性貧血でない女性では 95 パーセンタイル値が 115 mL/回[17]、あるいは 85% が 120 mL/回以下[18] と報告されている。これらの数値は、過多月経の定義である 80 mL/回以上[19] を大幅に上回るが、日本人に関する報告は見当たらない。そこで、鉄の食事摂取基準のうち、推定平均必要量と推奨量は、過多月経でない者（月経血量が 80 mL/回未満）を対象とした。上述のように、月経血量の分布は、対数正規分布に近いが、過多月経の者を除外すると正規分布に比較的近くなる。その場合の平均値は、過多月経の者を含めた場合よりも小さいと推定できるが、明らかではないため、過多月経の者も含めた場合の幾何平均値（20 歳以上：37.0 mL/回、10～17 歳：31.1 mL/回）を用いた。

表 3　月経血による鉄損失を補うために必要な鉄摂取量の推定（女性）

対象者	月経血量 (mL/回)	月経周期 (日)	鉄損失 (mg/日)[1]	鉄損失を補うのに必要な鉄摂取量 (mg/日)[2]
10～17 歳	31.1	31	0.46	3.06
18 歳以上	37.0	31	0.55	3.64

[1] 鉄損失（mg/日）＝月経血量（mL）÷日本人における月経周期の中央値［31 日］[13] ×ヘモグロビン濃度［0.135 g/mL］[16] ×ヘモグロビン中の鉄濃度［3.39 mg/g］[10]

[2] 鉄摂取量（mg/日）＝鉄損失（mg/日）÷吸収率［0.15］

• 吸収率

鉄の吸収率として、アメリカの通常の食事で 16.6%、フランスとスウェーデンの通常の食事でそれぞれ 16% と 14% と見積もる報告が存在する[16]。また、最近の鉄同位体を用いた研究では、ヘム鉄の吸収率を 50%、非ヘム鉄の吸収率を 15% としている[20]。鉄の吸収率は、食事中のヘム鉄と非ヘム鉄の構成比、鉄の吸収促進、阻害要因となる栄養素や食品の摂取量及び鉄の必要状態によって異なる。そのため、吸収率の代表値を設定することは困難であるが、日本人の鉄の主な給源が植物性食品であり、非ヘム鉄の摂取量が多いことを考慮して、FAO/WHO が採用している吸収率である 15%[19] を、妊娠女性を除く全ての年齢区分に適用した。

• 必要量の個人間変動

アメリカ・カナダの食事摂取基準[3] では、体表面積や体重増加量の変動に基づいて、必要量の個人間変動による変動係数を 8 歳以下で 40%、11 歳で 20%、16 歳で 10% としている。「日本人の食事摂取基準」では、2015 年版まで、アメリカ・カナダの食事摂取基準における数値と他の栄養素で用いられている変動係数を参考にして、6 か月～14 歳の変動係数を 20%、15 歳以上の変動係数を 10% としてきた。ところで、平成 28 年国民健康・栄養調査によれば、10～14 歳では男女ともに鉄の平均摂取量が 2015 年版の推定平均必要量を下回っている。しかし、茨城県の一地域の小学生と中学生の貧血有病率を調べた報告では、中学生女子では軽症の者を含めると有病率は 5.73% であるが、中学生男子と小学生の貧血有病率はそれぞれ 1.21% と 0.3% 未満にすぎないとしている[21]。この集団の鉄摂取量は報告されていないが、一般的な小・中学生を対象とした研究であり、国民健康・栄養調査の鉄摂取量と同程度と仮定すると、鉄の平均摂取量が2015年版の推定平均必要量を下回っていても、貧血有病率は低率であるとみなせることから、中学生を含む6歳以上の年齢層の推奨量設定に係る変動係数は10%と見積もることで十分と判断した。以上より、変動係数は、6か月～5歳を従来どおり20%、6～14歳を15歳以上と同じ10%とした。

ただし、前掲の報告において、中学生女子はそれ以外の者に比べて、貧血有病率が若干高率であったことから、月経のある女子については、推奨量設定に係る変動係数は10%とした上で、後述のとおり、推奨量とその基となる推定平均必要量については、月経血による鉄損失を考慮し、月経のない者とは分けて算出することとした。

3-1-2 推定平均必要量、推奨量、目安量の策定方法

・成人（推定平均必要量、推奨量）

男性・月経のない女性

推定平均必要量＝基本的鉄損失（表1）÷吸収率（0.15）

とした。推奨量は、個人間の変動係数を10%と見積もり、推定平均必要量に推奨量算定係数1.2を乗じた値とした。なお、一部の年齢区分（18～29歳）において値の平滑化を行った。

月経のある女性

推定平均必要量＝〔基本的鉄損失（表1）＋月経血による鉄損失（0.55 mg/日）（表3）〕÷吸収率（0.15）

とした。推奨量は、個人間の変動係数を10%と見積もり、推定平均必要量に推奨量算定係数1.2を乗じた値とした。

・小児（推定平均必要量、推奨量）

男児・月経のない女児

推定平均必要量＝〔基本的鉄損失（表1）＋ヘモグロビン中の鉄蓄積量（表2）＋非貯蔵性組織鉄の増加量（表2）＋貯蔵鉄の増加量（表2）〕÷吸収率（0.15）

とした。推奨量は、1～5歳は個人間の変動係数を20%と見積もり、推定平均必要量に推奨量算定係数1.4を、6歳以上は個人間の変動係数を成人と同じ10%と見積もり、推奨量算定係数1.2を、それぞれ乗じた値とした。

月経のある女児

10歳以上の女児で月経がある場合には、月経血による鉄損失を考慮し、

推定平均必要量＝〔基本的鉄損失（表1）＋ヘモグロビン中の鉄蓄積量（表2）＋非貯蔵性組織鉄の増加量（表2）＋貯蔵鉄の増加量（表2）＋月経血による鉄損失（0.46 mg/日）（表3）〕÷吸収率（0.15）

とした。推奨量は、個人間の変動係数を10%と見積もり、推定平均必要量に推奨量算定係数1.2を乗じた値とした。

・乳児（0～5か月）（目安量）

日本人女性の母乳中鉄濃度の代表値を推定できる信頼性の高い論文は見当たらない。しかし、アメリカ・カナダの食事摂取基準が採用している母乳中鉄濃度の値（0.35 mg/L）[3]は、貧血有病率が30%を超えるベトナム人女性59人の母乳中鉄濃度（平均値±標準偏差）0.43±0.15 mg/L[22]と大差がない。すなわち、母乳中の鉄濃度は母親の鉄栄養状態や分娩後日数にかかわらずほ

ぼ一定とみなすことができる。以上より、複数の論文に基づいているアメリカ・カナダの食事摂取基準の採用値（0.35 mg/L）に哺乳量（0.78 L/日）[4,5] を乗じて得られる 0.273 mg/日を丸めた 0.5 mg/日を、0～5 か月児の目安量とした。

・乳児（6～11 か月）（推定平均必要量、推奨量）

鉄欠乏性貧血は、乳児期の後期（離乳期）に好発する [23]。このことから、6～11 か月児の目安量を 0～5 か月児の目安量から外挿によって算定した場合、貧血の予防には不十分な値になる危険性が高い。そこで、6～11 か月については、小児（月経血による鉄損失がない場合）と同様に、以下の式で推定平均必要量を算定した。また、推奨量は、個人間の変動係数を 20% と見積もり、推定平均必要量に推奨量算定係数 1.4 を乗じた値とした。

推定平均必要量＝〔基本的鉄損失（表 1）＋ヘモグロビン中の鉄蓄積量（表 2）＋非貯蔵性組織鉄の増加量（表 2）＋貯蔵鉄の増加量（表 2）〕÷吸収率（0.15）

・妊婦の付加量（推定平均必要量、推奨量）

妊娠期に必要な鉄は、基本的鉄損失に加え、①胎児の成長に伴う鉄貯蔵、②臍帯・胎盤中への鉄貯蔵、③循環血液量の増加に伴う赤血球量の増加による鉄需要の増加、があり、それぞれ、妊娠の初期、中期、後期によって異なる。

胎児の成長に伴う鉄貯蔵と臍帯・胎盤中への鉄貯蔵は、**表 4** の報告値 [24] を採用した。循環血液量増加による鉄需要の増加は、18～29 歳女性の参照体重（50.3 kg）、体重当たり血液量（0.075 L/kg）、妊娠中の血液増加量（30～50%）、妊娠女性のヘモグロビン濃度の目安（妊娠貧血の基準値である 11 g/dL 未満に基づき 110 g/L）、成人女性のヘモグロビン濃度（135 g/L）[16]、ヘモグロビン中の鉄濃度（3.39 mg/g）[10] を基に算定した。すなわち、体重 50.3 kg の女性の場合、非妊娠時のヘモグロビン鉄量（50.3×0.075×135×3.39＝1,726 mg）と、妊娠貧血を起こさずに分娩を迎えた場合のヘモグロビン鉄量の最低値（50.3×0.075×1.3～1.5×110×3.39＝1,829～2,110 mg）との差が 103～384 mg であるため、全妊娠期間の鉄需要増加を合計で 300 mg と仮定した。さらに、その需要のほとんどが、中期と後期に集中し、両期間における差はないと考えた。以上より、妊娠に伴う鉄の必要量の合計値を、妊娠初期 0.32 mg/日、中期 2.68 mg/日、後期 3.64 mg/日と算定した。

アメリカ人女性 12 人を対象にして、妊娠 12、24、36 週目に非ヘム鉄 3.2 mg を添加したパン、ベーコン、オレンジジュースからなる朝食を与えた実験では、非ヘム鉄の吸収率が、それぞれ 7%、36%、66% であったとしている [25]。一方、妊娠 32～35 週のアメリカ人女性 18 人を対象にした研究においては、ヘム鉄の吸収率を 48%、非ヘム鉄の吸収率を 40% としている [20]。これらのことは、妊娠中期以降に、特に非ヘム鉄の吸収率が著しく上昇することを示している。これらの報告に基づき、妊娠女性の鉄の吸収率を、初期は非妊娠期と同じ 15%、中期と後期は 40% とすると、上記の必要量を満たす摂取量は初期 2.1 mg/日、中期 6.7 mg/日、後期 9.1 mg/日となる。数値の信頼度を考慮して中期と後期は分けず、両者の中間値（7.9 mg/日）を求め、丸めて初期 2.0 mg/日、中期・後期 8.0 mg/日を推定平均必要量の付加量とした。また、推奨量の付加量は、個人間の変動係数を 10% と見積もり、推定平均必要量に推奨量算定係数 1.2 を乗じ、丸め処理を行って、初期 2.5 mg/日、中期・後期 9.5 mg/日とした。付加量の算定法を**表 4** にまとめた。これらは、月経がない場合の推定平均必要量及び推奨量に付加する値である。

表 4　要因加算法によって求めた鉄の推定平均必要量・推奨量・妊娠期の付加量

	胎児中への鉄貯蔵 (mg/期)[1]	臍帯・胎盤中への鉄貯蔵 (mg/期)[1]	循環血液量の増加に伴う鉄需要 (mg/期)[2]	合計 (mg/期)	合計鉄必要量 (mg/日)[3]	吸収率[4]	推定平均必要量（付加量） (mg/日)[5]	推奨量（付加量） (mg/日)[6]
初期	25	5	0	30	0.32	0.15	2.1	2.6
中期	75	25	150	250	2.68	0.40	6.7	8.0
後期	145	45	150	340	3.64	0.40	9.1	10.9

1 妊娠女性の鉄欠乏を検討した研究[25)]による。

2 参照体重（50.3 kg）、体重当たり血液量（0.075 L/kg）、妊娠中の血液増加量（30～50%）、妊娠中ヘモグロビン濃度の目安（11 g/dL）、成人女性のヘモグロビン濃度（135 g/L）[19)]、ヘモグロビン中鉄濃度（3.39 mh/g）[10)]を基に算定した。すなわち、体重 50.3 kg の女性は、非妊娠時のヘモグロビン鉄が 1,726 mg（50.3×0.075×135×3.39）であるのに対して、妊娠貧血を起こさずに分娩を迎えた場合のヘモグロビン鉄の最低量が 1,829～2,110 mg（50.3×0.075×1.3～1.5×110×3.39）であり、その差が 103～384 mg となることから、全妊娠期間（280 日）を通じた鉄需要増加の合計量を約 300 mg と仮定した。

3 合計（mg/ 期）/（280 日 /3）。

4 初期は非妊娠時と同じ、中期と後期はアメリカ人女性を対象にした研究[20)]による。

5 合計鉄必要量÷吸収率。

6 個人間の変動係数を 10% と見積もり、推定平均必要量に推奨量算定係数 1.2 を乗じて求めた。

• **授乳婦の付加量（推定平均必要量、推奨量）**

分娩時における失血量（平均値±標準偏差）について、初産婦 328±236 mL、経産婦 279±235 mL という報告がある[26)]。この量は、妊娠に伴う循環血量の増加よりも明らかに少ない。したがって、通常の分娩であれば、授乳婦の付加量設定において、分娩時失血に伴う鉄損失を考慮する必要はなく、母乳への損失を補うことで十分と判断した。

分娩後、鉄の吸収率は非妊娠時の水準に戻ることより[25)]、授乳婦の鉄の吸収率は非妊娠時と同じ 15% とした。そして、母乳中鉄濃度の採用値（0.35 mg/L）[3)]、基準哺乳量（0.78 L/日）[4,5)]、吸収率（15%）から算定される 1.82 mg/日（0.35×0.78÷0.15）を丸めた 2.0 mg/日を授乳婦の推定平均必要量の付加量とした。授乳婦の推奨量の付加量は、個人間の変動係数を 10% と見積もり、ここで策定した推定平均必要量の付加量に推奨量算定係数 1.2 を乗じて得られる 2.4 mg/日を丸めた 2.5 mg/日とした。これらは、月経がない場合の推定平均必要量及び推奨量に付加する値である。

3-2 過剰摂取の回避

高齢女性を対象にして、サプリメント類の使用と総死亡率との関連を検討した疫学研究において、鉄サプリメントの使用が総死亡率を上昇させることが認められている[27)]。さらに成人では、組織への鉄の蓄積が多くの慢性疾患の発症を促進することが報告されていることから[28)]、鉄の長期過剰摂取による鉄沈着症を予防することは重要である。

3-2-1 摂取状況

平成28年国民健康・栄養調査における日本人成人（18歳以上）の鉄摂取量（平均値±標準偏差）は8.1±2.9 mg/日（男性）、7.3±2.7 mg/日（女性）であり、その70% 以上は植物性食品由来である。通常の食生活で過剰摂取が生じる可能性はないが、サプリメント、鉄強化食品及び貧血治療用の鉄製剤の不適切な利用に伴って過剰摂取が生じる可能性がある。

3-2-2 耐容上限量の策定方法

• 成人・高齢者（耐容上限量）

60 mg/日の鉄を非ヘム鉄（フマル酸鉄）、18 mg/日の鉄をヘム鉄-非ヘム鉄混合（豚血液由来ヘム鉄を鉄として2 mg/日＋フマル酸鉄を鉄として16 mg/日）、偽薬投与群を設定した二重盲検試験において、非ヘム鉄投与群は他群に比較して便秘や胃腸症状などの健康障害の有訴率が有意に高いと報告されている[29)]。胃腸症状を鉄の耐容上限量設定のための健康障害として用いることを不適切とする指摘[30)]もあるが、アメリカ・カナダの食事摂取基準では、この試験における非ヘム鉄投与群の食事由来の鉄摂取量が11 mg/日であることから、70 mg/日を最低健康障害発現量と判断し、不確実性因子1.5を適用して、成人の鉄の耐容上限量を一律に45 mg/日としている[3)]。一方、FAO/WHOは、着色剤用酸化鉄、妊娠及び授乳中の鉄サプリメント、治療用鉄剤を除く、全ての鉄に対する暫定耐容最大1日摂取量（provisional maximal tolerable intake）を0.8 mg/kg体重/日と定めているが[31)]、数値の根拠は示していない。

先に述べたように、臓器への鉄の沈着は種々の慢性疾患の発症リスクを高める。南アフリカのバンツー族では、鉄を大量に含むビールの常習的な飲用や鉄鍋からの鉄の混入によって1日当たりの鉄摂取量が50～100 mgであり、バンツー鉄沈着症（Bantu siderosis）が中年男性に発生した[32)]。この鉄沈着症は、単純な鉄の大量摂取によって生じたと考えられており、1日当たりの鉄摂取量がおよそ100 mgを超えた場合に発生すると推定されている[33)]。これより、100 mg/日を鉄沈着症を指標にした場合の最低健康障害発現量と考え、鉄沈着症が胃腸症状よりも重い健康障害につながることを考慮し、不確実性因子2を適用した50 mg/日を15歳以上の鉄の耐容上限量の基準値とした。バンツー鉄沈着症の症例は中年男性であるが、その体重は不明である。そこで、15歳以上男性に対する耐容上限量を一律に50 mg/日とし、15歳以上の女性に対しては、男性との体重差を考慮し、耐容上限量を一律に40 mg/日とした。

• 小児（耐容上限量）

12～18か月の小児に3 mg/kg体重の鉄を硫酸第一鉄として4か月間、毎日投与した場合、体重増加量が有意に低下したとの報告がある[34)]。アメリカ食品医薬局（FDA）[35)]は、およそ6歳以下の小児で問題となるのは、鉄剤や鉄サプリメントの誤飲による急性鉄中毒と考え、限界値として1回当たり60 mg/kgを設定している。この値を最低健康障害発現量とみなし、急性中毒を用いたことと個人差を考慮して不確実性因子 30 を適用すると、2 mg/kg 体重/日となり、体重増加量の低下を起こす 3 mg/kg 体重/日よりも低い値が得られる。以上より、1 ～ 2 歳の耐容上限量は、2 mg/kg 体重/日を用いて算定した。小児（3 ～ 14 歳）については、15 歳以上との連続性を保つために、3 ～5 歳は 1.6 mg/kg 体重/日、6 ～ 7 歳は 1.4 mg/kg 体重/日、8～9 歳は 1.2 mg/kg 体重/日、10～11 歳は 1.0 mg/kg 体重/日、12～14 歳は 0.8 mg/kg 体重/日を用いて耐容上限量を算定した。

• 乳児（耐容上限量）

貧血の予防や治療を目的にして、乳児に鉄サプリメント（鉄として 5 ～ 30 mg/日）を投与した場合の健康障害（成長の抑制又は胃腸症状）の発生については一定した結果が得られていない[36-39]。このため、乳児に関して鉄の摂取量と健康障害との関連を明確にすることは困難と判断し、耐容上限量の設定を見合わせた。

• 妊婦・授乳婦（耐容上限量）

妊娠又は授乳中の女性に鉄を与えた場合に亜鉛の利用が低下したという報告が散見される[40,41]。しかし、これらの報告における鉄の投与量は 50 mg/日を上回っていることから、妊婦と授乳婦に対して、特別に耐容上限量を設定する必要はないと判断した。

3-3 生活習慣病の発症予防

スペインの若年女性を対象とした研究では、鉄欠乏状態では、カルシウム摂取量が適正であっても骨吸収が高まり、骨の健康に負の影響を及ぼすことが示されている[42]。しかし、この影響は鉄欠乏がもたらすものであり、推定平均必要量・推奨量で十分に対応できるものである。したがって、生活習慣病の発症予防のための目標量（下限値）を設定する必要はないと判断した。

一方、鉄の過剰摂取によって体内に蓄積した鉄は、酸化促進剤として作用し、組織や器官に炎症をもたらし、肝臓がんや心血管系疾患のリスクを高める[28]。先に述べたように、高齢女性を対象にした研究では、鉄サプリメントの使用者では全死亡率が上昇することが認められている[28]。特に、ヘム鉄については、その過剰摂取がメタボリックシンドロームや心血管系疾患のリスクを上昇させるという報告や[43]、総鉄摂取量と非ヘム鉄摂取量は 2 型糖尿病発症に影響しないが、ヘム鉄の摂取量の増加は明らかに 2 型糖尿病発症リスクを高めるとするメタ・アナリシスがある[44]。このように鉄の過剰摂取が生活習慣病の発症リスクを高めるという報告は増えつつある。目標量（上限値）を設定するための定量的な情報は不十分であるが、貧血の治療や予防が必要でない限り、鉄の過剰摂取については十分に注意する必要がある。

④ 生活習慣病の重症化予防

鉄の摂取と生活習慣病の重症化予防の直接的な関連を示す報告はない。したがって、生活習慣病の重症化予防のための量は設定しなかった。

⑤ 活用に当たっての留意事項

月経のある成人女性及び女児に対する推定平均必要量と推奨量は、過多月経でない者（経血量が80 mL/回未満）を対象とした値である。過多月経で月経血量が 80 mL/回以上の場合、18 歳以上では、推定平均必要量は 13 mg/日以上、推奨量は 16 mg/日以上となる。国民健康・栄養調査から推定される鉄の摂取量から判断すると、通常の食品からこのような鉄摂取は難しく、鉄剤等の補給が必要となる。その場合は、医療機関を受診し、基礎疾患の有無を確認した上で、必要に応じた鉄補給を受けねばならない。

⑥ 今後の課題

鉄の必要量及び耐容上限量の設定に必要な、日本人を対象にした情報の収集が必要である。また、小児に関しては、貧血有病率と鉄摂取量との関連を詳細に検討する必要がある。

2 亜鉛（Zn）

① 基本的事項

1-1 定義と分類

亜鉛（zinc）は原子番号30、元素記号Znの亜鉛族元素の一つである。

1-2 機能

亜鉛は、体内に約2,000 mg存在し、主に骨格筋、骨、皮膚、肝臓、脳、腎臓などに分布する。亜鉛の生理機能は、たんぱく質との結合によって発揮され、触媒作用と構造の維持作用に大別される[45-47]。亜鉛欠乏の症状は、皮膚炎や味覚障害、慢性下痢、免疫機能障害、成長遅延、性腺発育障害などである[48]。我が国の食事性亜鉛欠乏症は、亜鉛非添加の高カロリー輸液施行時[49]、低亜鉛濃度の母乳[50]や経腸栄養剤[51]での栄養管理時に報告されている。

1-3 消化、吸収、代謝[45-47]

亜鉛の恒常性は、亜鉛トランスポーターによる亜鉛の細胞内外への輸送とメタロチオネインによる貯蔵によって維持される。腸管吸収率は約30%とされるが、亜鉛摂取量に伴って変動する。また、食事中共存物、中でもフィチン酸は亜鉛吸収を阻害する。亜鉛の尿中排泄量は少なく、体内亜鉛の損失は、腸管粘膜の脱落、膵液や胆汁の分泌などに伴う糞便への排泄、発汗と皮膚の脱落、及び精液又は月経血への逸脱が主なものになる。

② 指標設定の基本的な考え方

日本人を対象とした報告がないので、成人の推定平均必要量はアメリカ・カナダの食事摂取基準[52]を参考にして、要因加算法により算定した。

③ 健康の保持・増進

3-1 欠乏の回避

3-1-1 必要量を決めるために考慮すべき事項

要因加算法において必要量を算定する手順は、①腸管以外への体外（尿、体表、精液又は月経血）排泄量の算出、②腸管内因性排泄量（組織から腸管へ排泄されて糞便中へ移行した量）と真の吸収量との回帰式の確立、③総排泄量（腸管以外への体外排泄量に腸管内因性排泄量を加算）を補う真の吸収量の算出、④総排泄量を補う真の吸収量の達成に必要な摂取量の算出、である。

3-1-2 推定平均必要量、推奨量の策定方法

・成人･高齢者（推定平均必要量、推奨量）

アメリカ・カナダの食事摂取基準[52]では、亜鉛摂取量20 mg/日以下のイギリスとアメリカの成人（18～40歳）男性を対象とした報告[53-59]から、腸管内因性排泄量に関して、**（図1…式1）**が成立するとしている。

腸管内因性排泄量＝0.6280×真の吸収量＋0.2784（mg/日）（図1…式1）

この式は、男女間の体重差にかかわらず適用できるとしていることから、日本人の成人男女にもそのまま適用できると判断した。また、

総排泄量＝腸管内因性排泄量＋腸管以外への体外排泄量　（図 1…式 2）

腸管以外への体外排泄量＝尿中排泄量＋体表消失量＋精液中又は月経血中消失量

より、

総排泄量＝0.6280×真の吸収量＋0.2784＋（尿中排泄量＋体表消失量＋精液中又は月経血中消失量）

となる。

アメリカ・カナダの食事摂取基準[52]では、男性成人の亜鉛の尿中排泄量、体表消失量、精液中消失量をそれぞれ 0.63、0.54、0.1 mg/日、成人女性の亜鉛の尿中排泄量、体表消失量、月経血中消失量をそれぞれ 0.44、0.46、0.1 mg/日と見積もっている。これらの数値をアメリカ・カナダの食事摂取基準における成人男女の参照体重（男性 76 kg、女性 61 kg）に対するものと考えて、我が国の 18～29 歳における男女それぞれの参照体重との比の 0.75 乗を用いて外挿すると、

男性：総排泄量＝0.6280×真の吸収量＋0.2784＋（0.549＋0.470＋0.087）（mg/日）

女性：総排泄量＝0.6280×真の吸収量＋0.2784＋（0.379＋0.396＋0.086）（mg/日）

となる。これらの式から、総排泄量＝真の吸収量となる値、すなわち出納がゼロとなる値は男性 3.722mg/日、女性 3.062 mg/日となる。

一方、イギリスとアメリカの成人男性を対象にした研究[53-59]からは、回帰式「真の吸収量＝1.113×摂取量$^{0.5462}$」が得られる。この式の真の吸収量に上記の数値を代入すると、摂取量は、男性 9.117 mg/日、女性 6.378 mg/日となる。これらの値を 18～29 歳における推定平均必要量とし、男女それぞれの年齢区分の参照体重に基づき、体重比の 0.75 乗を用いて外挿し、男女それぞれの年齢区分における推定平均必要量を算定した。

推奨量は、推定平均必要量に推奨量算定係数 1.2 を乗じて算出した。なお、値の算定法における精度の限界を考慮し、数値は整数値とした上で、一部の年齢区分（18～29 歳の女性）において値の平滑化を行った。

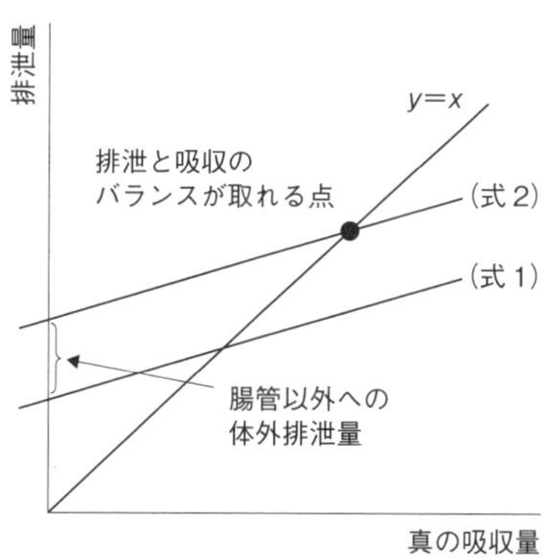

図 1　亜鉛の推定平均必要量を算出するために用いた方法（模式図）

・小児（推定平均必要量、推奨量）

小児（12～17 歳）の推定平均必要量設定に有用なデータは見当たらない。そこで、12～17 歳の推定平均必要量は、性別及び年齢区分ごとの参照体重に基づき、体重比の 0.75 乗を用いて推定した体表面積比と成長因子を考慮し、18～29 歳の推定平均必要量から外挿した。推奨量は、個人間の変動係数を 10% と見積もり、推定平均必要量に推奨量算定係数 1.2 を乗じた値とした。

18～29 歳の推定平均必要量の算出に用いた（**図 1…式 2**）には、精液と月経血に由来する亜鉛消失量が含まれるため、1～11 歳の推定平均必要量を 12～17 歳と同様の方法で求めることはできない。式 2 から精液又は月経血損失量を除き、改めて総排泄量＝真の吸収量となる値、すなわち出納がゼロとなる値を求めると、男性 3.487 mg/日、女性 2.832 mg/日となる。これらの値を、回帰式「真の吸収量＝1.113×摂取量 $^{0.5462}$」の真の吸収量に代入して得られる摂取量である、男性 8.091 mg/日、女性 5.528 mg/日を 1～11 歳の推定平均必要量を求めるための参照値と考え、18～29 歳の性別の参照体重と 1～11 歳の性別及び年齢区分ごとの参照体重に基づき、体重比の 0.75 乗と成長因子を用いて外挿することにより、1～11 歳の推定平均必要量を算定した。推奨量は、個人間の変動係数を 10% と見積もり、推定平均必要量に推奨量算定係数 1.2 を乗じた値とした。

・妊婦の付加量（推定平均必要量、推奨量）

妊婦の血清中亜鉛濃度は、初期 72.7 μg/dL、中期 63.8 μg/dL、後期 62.1 μg/dL、出産時 63.3 μg/dL であり、妊娠期間が進むにつれて低下する[60)]。このことから妊娠に伴う付加量が必要と判断される。そこで、妊娠期間中の亜鉛の平均蓄積量（0.40 mg/日）[61)]を成人の一般的な吸収率（30%）[45-47)]で除して得られる 1.33 mg/日を丸めた 1 mg/日を、妊婦への推定平均必要量の付加量とした。推奨量の付加量は、個人間の変動係数を 10% と見積もり、1.33 mg/日に推奨量算定係数 1.2 を乗じて得られる 1.60 mg/日を丸めて 2 mg/日とした。

・授乳婦の付加量（推定平均必要量、推奨量）

母乳中の亜鉛濃度は分娩後、日数とともに低下することが知られている[62-64)]。日本人の母乳中の亜鉛濃度に関しても、分娩後 6～20 日が 3.60 mg/L、21～89 日が 1.77 mg/L、90～180 日が 0.67 mg/L と推定できる報告がある[65)]。これらを単純に平均した値（2.01 mg/L）を日本人の母乳中の亜鉛濃度の代表値として、0～5 か月児の基準哺乳量（0.78 L/日）[4,5)]を乗じると 1.57 mg/日になる。これを授乳婦の吸収率（53%）[66)]で除して得られる 2.96 mg/日を丸めた 3 mg/日を授乳婦への推定平均必要量の付加量とした。また、個人間の変動係数を 10% と見積もり、推定平均必要量（3 mg）に 1.2 を乗じると 3.6 mg/日となることから、授乳婦への推奨用の付加量は 4 mg/日とした。

3-1-3 目安量の策定方法

・乳児（目安量）

アメリカ・カナダの食事摂取基準では、乳児の亜鉛摂取量を、生後 1 か月 2.15 mg/日、2 か月 1.56 mg/日、3 か月 1.15 mg/日、6 か月 0.94 mg/日と算定した上で、0～5 か月児の目安量を 2.0 mg/日としている[52)]。一方、日本人の母乳中の亜鉛濃度の代表値（2.01 mg/日）と基準哺乳量（0.78 L/日）[4,5)]から母乳への亜鉛損失量は 1.57 mg/日と計算される。以上より、0～5 か月児の目安量を 2 mg/日とした。

6～11 か月児に関して、策定した 0 ～ 5 か月児の目安量（2 mg/日）を体重比の 0.75 乗を用いて外挿し、男女の値を平均すると 2.6 mg/日となる。一方、小児の亜鉛の推定平均必要量の参照値を体重比の 0.75 乗と成長因子を用いて 6 ～11 か月児に外挿し、男女の値を平均すると 2.1 mg/日となる。目安量という指標の性格を考慮し、高い方の値である 2.6 mg/日を丸めた 3 mg/日を、6 ～11 か月児の目安量とした。

3-2　過剰摂取の回避

3-2-1　摂取状況

平成 28 年国民健康・栄養調査における日本人成人（18 歳以上）の亜鉛摂取量（平均値±標準偏差）は 8.8±2.8 mg/日（男性）、7.3±2.2 mg/日（女性）であり、通常の食品において過剰摂取が生じることはなく、サプリメントや亜鉛強化食品の不適切な利用に伴って過剰摂取が生じる可能性がある。

3-2-2　耐容上限量の策定方法

・成人・高齢者（耐容上限量）

大量の亜鉛の継続的摂取は、銅の吸収阻害による銅欠乏がもたらすスーパーオキシドジスムターゼ（SOD）活性の低下[67)]、鉄の吸収阻害が原因の貧血[68)]、さらに胃の不快感[69)]などを起こす。18 人のアメリカ人女性（25～40 歳）において、亜鉛サプリメント 50 mg/日の 12 週間継続使用が血清 HDL コレステロールの低下[70)]、10 週間継続使用が血清フェリチン、ヘマトクリット、赤血球 SOD 活性の低下、血清亜鉛増加[71)]を起こしている。これらの女性の食事由来の亜鉛摂取量を 19～50 歳のアメリカ人女性の亜鉛摂取量の平均値（10 mg/日）[71)]と同じとすると、総摂取量 60 mg/日となる。この値を亜鉛の最低健康障害発現量と考え、アメリカ・カナダの 19～30 歳女性の参照体重（61 kg）と不確実性因子 1.5 で除した 0.66 mg/kg 体重/日に、性別及び年齢区分ごとの参照体重を乗じて耐容上限量を算定した。

・小児・乳児（耐容上限量）

十分な報告がないため、小児及び乳児の耐容上限量は設定しなかった。

・妊婦・授乳婦（耐容上限量）

十分な報告がないため、妊婦及び授乳婦に特別な耐容上限量は設定しなかった。

3-3　生活習慣病の発症予防

亜鉛摂取量又は血清亜鉛濃度を指標にして対象者を分割し、糖尿病又は心血管疾患の発症リスクを比較している多数のコホート研究をレビューした報告では、高亜鉛状態が心血管疾患発症リスクを低下させるのは、糖尿病を有するか、心血管造影において高リスクと診断されている集団のみであり、一般には亜鉛状態とこれらの疾患の発症リスクとの関連は明確でないとしている[72)]。これより、生活習慣病発症予防のための目標量（下限値）は設定しなかった。

④ 生活習慣病の重症化予防

糖尿病患者に亜鉛サプリメントを投与した多数の研究をレビューしたメタ・アナリシスにおいて、亜鉛サプリメント投与は糖尿病患者の空腹時血糖、HbA1c、血清総コレステロールの値を明らかに低下させるとしている[73)]。さらに、別のメタ・アナリシスにおいては、亜鉛サプリメント投与が、糖尿病患者に加えて、他の慢性代謝性疾患患者の空腹時血糖とHbA1cの値も低下させるとしている[74)]。ただし、これらのメタ・アナリシスにおいて、レビューの対象となった研究での亜鉛の投与量はほとんどが30 mg/日以上であり、耐容上限量を上回る投与量も散見された。以上より、糖尿病に対する亜鉛の効果は薬理的なものであることから、重症化予防のための量（下限値）は設定しなかった。

⑤ 活用に当たっての留意事項

設定した指標はいずれも習慣的な摂取量に対するものである。亜鉛の場合、献立ごとに摂取量が増減することが予想されるが、１～２週間の範囲の中で十分な摂取を目指すべきである。

⑥ 今後の課題

亜鉛の推定平均必要量の算定に用いた諸量の中で、特に腸管以外の排泄量（尿中排泄量、体表消失量、精液排泄量、月経血消失量）について、日本人の数値が必要である。

3　銅（Cu）

①　基本的事項

1-1　定義と分類

銅（copper）は原子番号 29、元素記号 Cu であり、金、銀と同じ 11 族に属する遷移金属元素である。

1-2　機能

銅は、成人の体内に約 100 mg 存在し、約 65% は筋肉や骨、約 10% は肝臓中に分布する[75)]。銅は、約10種類の酵素の活性中心に存在し、エネルギー生成や鉄代謝、細胞外マトリクスの成熟、神経伝達物質の産生、活性酸素除去などに関与している[76)]。

1-3　消化、吸収、代謝

食事から摂取された銅の吸収は、特異的なトランスポーターによって行われる[76,77)]。すなわち、銅イオンは十二指腸において２価から１価に還元され、小腸粘膜上皮細胞の微絨毛の刷子縁膜に存在する copper transporter 1と特異的に結合して細胞内へ取り込まれる。そして、基底膜側に存在する ATPase7A によって細胞内から門脈側に排出される。吸収された銅は、門脈を経て肝臓へ取り込まれ、セルロプラスミンとして血中へ放出される。

体内銅の恒常性は、吸収量と排泄量の調節によって維持されている[75)]。食事からの銅の摂取が 1.56 mg/日の場合、0.75 mg/日が吸収される。肝臓からは約５ mg/日の銅が胆汁を介して排泄されるが、4.25 mg/日は再吸収されるため、糞への排泄は食事からの未吸収分と合わせて約 1.5 mg/日となる。汗や皮膚の落屑に伴う体表消失は約 0.04 mg/日、尿への排泄は約 0.02 mg/日である。

銅欠乏症には、先天的な疾患であるメンケス病と銅の摂取不足に起因する後天的なものとがある。メンケス病では ATPase7A に変異があるため、銅を吸収することができず、血液や臓器中の銅濃度が低下して、知能低下、発育遅延、中枢神経障害などが生じる[78)]。一方、摂取不足に起因する後天的な銅欠乏症は、外科手術後に銅非添加の高カロリー輸液や経腸栄養剤を使用した場合に多く発生している[79)]。食事性欠乏における症状は、鉄投与に反応しない貧血、白血球減少、好中球減少、脊髄神経系の異常などである[80,81)]。

銅過剰症のウイルソン病は、肝臓から銅を胆汁に排出する ATPase7B に変異があるため、肝臓、脳、角膜に銅が蓄積し、角膜のカイザー･フライシャー輪、肝機能障害、神経障害、精神障害、関節障害などが生じる[78)]。

②　指標設定の基本的な考え方

我が国に銅必要量を検討した研究がないため、欧米人を対象に行われた研究に基づき、銅の平衡維持量と血漿・血清銅濃度を銅の栄養状態の指標として推定平均必要量を設定した。

③ 健康の保持・増進

3-1 欠乏の回避

3-1-1 推定平均必要量、推奨量の策定方法

・成人・高齢者（推定平均必要量、推奨量）

最近の総説[75)]は、アメリカ人を対象にした複数の研究[82-84)]を解析した結果、銅の出納は摂取量 0.8 mg/日未満で負、2.4 mg/日を超えると正になるとしている。一方、この総説では、偏りの大きい研究を除外した場合、血漿・血清銅濃度は、摂取期間にかかわらず銅の摂取量 0.57～6.9 mg/日の範囲では一定としている。これらより、0.8 mg/日を銅の最小必要量と判断した。解析対象となった研究が複数であることから、この値は、アメリカ人男性（18～30 歳）の参照体重である 76.0 kg の成人に対するものと考えた。以上より、0.8 mg/日を参照値として、性別及び年齢区分ごとの推定平均必要量を、それぞれの参照体重に基づき、体重比の 0.75 乗を用いて算定した。推奨量は、推定平均必要量に推奨量算定係数 1.2 を乗じた値とした。なお、一部の年齢区分（18～29 歳の男性）において値の平滑化を行った。

・小児（推定平均必要量、推奨量）

小児の銅の推定平均必要量は、性別及び年齢区分ごとの参照体重に基づき、体重比の 0.75 乗と成長因子を用いて、成人の値から外挿した。推奨量は、成人の場合と同様に、推定平均必要量に推奨量算定係数 1.2 を乗じた値とした。

・妊婦の付加量（推定平均必要量、推奨量）

アメリカ・カナダの食事摂取基準では、胎児の銅保有量を 13.7 mg とみなしている[85)]。また、安定同位体を用いた研究によると、銅の吸収率は 44～67% となっている[82)]。そこで、銅の吸収率を 55% とみなし、13.7 mg÷280 日÷0.55 より得られる 0.089 mg/日を丸めた 0.1 mg/日を妊婦の推定平均必要量の付加量とした。推奨量の付加量は、推定平均必要量の付加量に推奨量算定係数 1.2 を乗じて得られる 0.107 mg/日を丸めて 0.1 mg/日とした。

・授乳婦の付加量（推定平均必要量、推奨量）

日本人の母乳中銅濃度が、分娩後の各期において測定されている[65)]。この報告の各期の測定結果から、分娩後０～５か月の母乳中の銅濃度の平均値は 0.35 mg/L と算出できる。授乳婦の推定平均必要量の付加量は、この分娩後０～５か月の日本人の母乳中銅濃度の平均値（0.35 mg/L）、基準哺乳量（0.78 L/日）[4,5)]、銅の吸収率（55%）を用いて、0.35×0.78÷0.55 より得られる 0.496 mg/日を丸めた 0.5 mg/日とした。推奨量の付加量は、推定平均必要量に推奨量算定係数 1.2 を乗じて得られる 0.596 mg/日を丸めて 0.6 mg/日とした。

3-1-2 目安量の策定方法

・乳児（目安量）

０～５か月児の目安量は、分娩後０～５か月の母乳中の銅濃度の平均値（0.35 mg/L）[65)]に基準哺乳量（0.78 L/日）[4,5)]を乗じて得られる値（0.273 mg/日）を丸めて 0.3 mg/日とした。６～11 か月児に関して、０～５か月児の目安量（0.273 mg/日）を体重比の 0.75 乗を用いて外挿

し、男女の値を平均すると0.349 mg/日となる。一方、成人の推定平均必要量の参照値を体重比の0.75乗と成長因子を用いて外挿し、男女の値を平均すると0.200 mg/日となる。6～11か月児の目安量はこれら二つの値の平均値（0.275 mg/日）を丸めて0.3 mg/日とした。

3-2 過剰摂取の回避

3-2-1 摂取状況

平成28年国民健康・栄養調査における日本人成人（18歳以上）の銅摂取量（平均値±標準偏差）は、1.2±0.4 mg/日（男性）、1.1±0.3 mg/日（女性）であり、通常の食生活において過剰摂取が生じることはないが、サプリメントの不適切な利用に伴って過剰摂取が生じる可能性がある。

3-2-2 耐容上限量の策定方法

・成人・高齢者（耐容上限量）

先に述べたように、血漿・血清銅濃度は、銅の摂取量0.57～6.9 mg/日の範囲で一定である[75]。血漿・血清銅濃度の上昇を直ちに健康障害の発現とみなすことはできないが、6.9 mg/日は参考にすべき数値である。一方、10 mg/日の銅サプリメントを12週間継続摂取しても異常を認めなかったとする報告がある[86]。以上より、健康障害非発現量を10 mg/日とみなし、血漿・血清銅濃度の上昇を起こさないために、不確実性因子を1.5として、耐容上限量を男女一律に7 mg/日とした。なお、EUでは耐容上限量を5 mg/日[87]、アメリカ・カナダ[85]とオーストラリア・ニュージーランド[88]では耐容上限量を10 mg/日としている。

・小児・乳児（耐容上限量）

十分な報告がないため、小児及び乳児の耐容上限量は設定しなかった。

・妊婦・授乳婦（耐容上限量）

十分な報告がないため、妊婦及び授乳婦に特別な耐容上限量は設定しなかった。

3-3 生活習慣病の発症予防

0.6 mg/日未満の銅の摂取が継続した場合に、免疫機能の低下や不整脈が生じたという報告はあるが[75]、今回策定した推定平均必要量及び推奨量で十分に対応が可能である。また、銅の摂取と血清コレステロール値の関連については一致した結果が得られていない[75]。以上より、生活習慣病発症予防のための目標量（下限値）は設定しなかった。

④ 生活習慣病の重症化予防

高齢女性を対象に、様々なサプリメントの使用と全死亡率との関連を検討した疫学研究において、銅サプリメントの使用が全死亡率を上昇させることが認められている[27]。このことは、サプリメントの使用が、推奨量を大きく超える量の銅の摂取につながり、健康に悪影響を及ぼすことを意味している。また、冠状動脈造影を受けている患者について、血清銅濃度を指標にして群分けし、追跡した研究では、血清銅濃度の高い集団において、全死亡率と冠状動脈疾患の死亡率が上昇している[89]。このように、血清銅濃度の上昇は生活習慣病を重症化させる可能性があるが、今回策定した耐容上限量未満の摂取であれば、血漿・血清銅濃度の上昇は生じないと考えられることから、重症化予防のための量（上限値）も設定しなかった。

⑤ 活用に当たっての留意事項

日本人は、平均的に見て十分な銅摂取が達成できているので、主要栄養素のバランスのとれた献立であれば銅の摂取は適切に保たれていると判断できる。

⑥ 今後の課題

銅サプリメントの使用がもたらす健康影響について、更なる情報収集が必要である。

4 マンガン（Mn）

① 基本的事項

1-1 定義と分類

マンガン（manganese）は原子番号 25、元素記号 Mn のマンガン族元素の一つである。

1-2 機能[90)]

マンガンは、成人の体内に 10～20 mg 存在し、その 25% は骨に、残りは生体内組織及び臓器にほぼ一様に分布している。マンガンは、アルギナーゼ、マンガンスーパーオキシドジスムターゼ（MnSOD）、ピルビン酸脱炭酸酵素の構成成分である。実験動物にマンガン欠乏食を投与しても致命的な障害を観察することは難しいが、実験的に MnSOD を欠損させたマウスが生後 5～21 日で死亡することから、マンガンは高等動物に必須の栄養素と認識されている。

実験動物におけるマンガン欠乏の症状として、骨の異常、成長障害、妊娠障害などが報告されているが、動物種による差異が大きい。ヒトのマンガン欠乏症として最も可能性が高いのは、長期間完全静脈栄養療法下にあった小児に発生した成長抑制とびまん性の骨の脱石灰化である。

1-3 消化、吸収、代謝[90)]

経口摂取されたマンガンは、胃で可溶化されて、2 価イオンとして吸収される。消化管からの見かけの吸収率は 1 ～ 5 % とされる。マンガンは、鉄と同様に divalent metal transporter 1 によって輸送されるため、その吸収量は鉄の栄養状態の影響を受け、鉄欠乏下では増加する。吸収されたマンガンは門脈を経て速やかに肝臓に運ばれ、胆汁を介して 90% 以上が糞便に排泄される。

② 指標設定の基本的な考え方

マンガンの平衡維持量を求めるための出納試験が国内外で試みられている[91,92)]。しかし、マンガンは吸収率が低く、大半が糞便中に排泄されることから、出納試験から平衡維持量を求めるのは困難である。そこで、マンガンの平衡維持量を大幅に上回ると考えられる日本人のマンガン摂取量に基づき目安量を算定することとした。

一方、マンガンは、完全静脈栄養施行患者において補給を必要とする栄養素の一つとされているが、投与法を誤ると中毒が発生する[93)]。完全静脈栄養によって 2.2 mg/日のマンガンを 23 か月間投与された症例では、血中マンガン濃度の有意な上昇とマンガンの脳蓄積が生じ、パーキンソン病様の症状が現れている[94)]。この症例のマンガン曝露は食事由来ではないが、マンガンの過剰摂取による健康障害は無視できないことから、耐容上限量を設定する必要があると判断した。

③ 健康の保持・増進

3-1 欠乏の回避

3-1-1 目安量の策定方法

• 成人･高齢者（目安量）

日本人のマンガン摂取量に関する総説では、成人のマンガン摂取量（平均値±標準偏差）を、男性 3.8±0.8 mg/日、女性 3.8±1.4 mg/日、陰膳法で収集した成人の食事分析に基づくマンガン摂取量（平均値±標準偏差）を 3.6±1.1 mg/日とまとめている[95)]。また、秤量食事記録法により全国4地域で行われた報告では、30～69歳のマンガン摂取量の中央値は、男性4.5 mg/日、女性3.9 mg/日であった[96)]。これらの報告の中で摂取量の少なかったものを基準値として用い、総エネルギー摂取量の性差を考慮して、男性4.0 mg/日、女性3.5 mg/日を全年齢区分に共通の目安量とした。

・小児（目安量）

3日間のモデル献立の分析から、日本人の小児（16歳）のマンガン摂取量（平均値±標準偏差）を男児6.25±1.52 mg/日、女児3.97±0.96 mg/日とする報告がある[97)]。また、3～6歳児のマンガン摂取量を1.41 mg/日とする報告がある[98)]。このように測定値が大きく異なること、他に参照可能な報告が存在しないことから、小児の目安量は体重比の0.75乗と成長因子を用いて成人の目安量から外挿した。この際、基準とする体重には、それぞれの性の18～29歳の参照体重を用いた。

・乳児（目安量）

分娩後1～365日の日本人女性約4,000人を対象とした研究では、母乳中のマンガン濃度の平均値を11 μg/Lとしている[65)]。この値に0～5か月児の基準哺乳量（0.78 L/日）[4,5)]を乗じて得られる8.6 μg/日を丸めて、目安量を0.01 mg/日とした。

6～11か月児に関して、0～5か月児の目安量（8.6 μg/日）を体重比の0.75乗を用いて外挿し、男女の値を平均すると0.011 mg/日となる。一方、成人の目安量の参照値を体重比の0.75乗と成長因子を用いて外挿し、男女の値を平均すると1.174 mg/日となる。6～11か月児の目安量はこれら二つの値の平均値（0.592 mg/日）を丸めた0.5 mg/日とした。

・妊婦（目安量）

妊娠に伴うマンガン付加量を算定するために必要な情報が見当たらないことから、非妊娠時の目安量を適用することとした。

・授乳婦（目安量）

母乳中のマンガン濃度（11 μg/L）[65)]、基準哺乳量（0.78 L/日）[4,5)]、マンガン吸収率（1～5％）より、授乳に伴うマンガン損失に見合う摂取量は、〔11 μg/L×0.78 L/日÷(0.01～0.05)＝172～858 μg/日〕と算出できる。成人女性の目安量（3.5 mg/日）はアメリカ・カナダの摂取基準における成人女性のマンガンの目安量（1.8 mg/日）[99)]に比較して明らかに高いことから、授乳によるマンガンの損失は無視できると考え、非授乳時の目安量を適用することとした。

3-2 過剰摂取の回避

3-2-1 摂取状況

マンガンは、穀物や豆類などの植物性食品に豊富に含まれるため[90)]、成人の目安量設定に用いた日本人成人のマンガン摂取量（約4 mg/日）は、欧米人の摂取量[99)]を明らかに上回っている。すなわち、マンガンの場合、サプリメントの不適切な利用に加えて、厳密な菜食など特異な食事形態に伴って過剰摂取が生じる可能性がある。

3-2-2 耐容上限量の策定方法

• 成人・高齢者（耐容上限量）

47 人の女性に 15 mg/日のマンガンを 25 日間投与した研究では，血清マンガン濃度が有意に上昇している[100]。一方，穀類，豆類，木の実などを中心としたアメリカの菜食者の食事では，習慣的なマンガン摂取量が最大で 10.9 mg/日に達すると推定されている[101]。アメリカ・カナダの食事摂取基準では，これらの報告に基づき，マンガンの健康障害発現量を 15 mg/日，健康障害非発現量を 11 mg/日と推定している[99]。

一方，12 人の日本人女性ビーガン（完全菜食者）の食事を陰膳収集して分析した研究では，マンガン摂取量（平均値±標準偏差）を 7.5±2.2 mg/日と報告しており[102]，我が国の菜食者においてもアメリカと同様の 10 mg/日程度のマンガン摂取が生じる可能性は高い。

以上より，アメリカ・カナダの食事摂取基準が健康障害非発現量としている 11 mg/日を用い，習慣的な摂取量に基づく値であることから，不確実性因子を 1 として，11 mg/日を共通の耐容上限量とした。

• 小児・乳児（耐容上限量）

十分な報告がないため，小児及び乳児の耐容上限量は設定しなかった。

• 妊婦（耐容上限量）

妊娠初期から中期にかけての血中マンガン濃度の上昇は，妊娠高血圧症を誘発するリスクを上昇させるという報告がある[103]。成人の耐容上限量は，血中マンガン濃度の上昇も含めた健康障害非発現量に基づいて設定していることから，妊婦に特化した耐容上限量は設定しなかったが，妊娠中にはマンガン摂取が過剰にならないように注意すべきである。

• 授乳婦（耐容上限量）

十分な報告がないため，授乳婦に特別な耐容上限量は設定しなかった。

3-3 生活習慣病の発症予防

平均マンガン摂取量が 4.6 mg/日である中国人を対象にして行われた二つのコホート研究は，マンガン摂取量が 4.91 mg/日を超える群は，マンガン摂取量が 4.22 mg/日未満の集団に比較して糖尿病発症リスクが低下するとしている[104]。マンガンが穀物などの植物性食品に偏在するため，マンガン摂取量に従って対象者を区分すると，マンガン摂取量の多い集団は穀物や野菜の摂取が多く，畜産物の摂取が少ないことになる。この研究では，主要栄養素や食物繊維摂取量に関して調整した上で結果を解析しているが，群間の食事構成の違いが著しいため，結果の信頼性には疑問が残る。一方，血漿マンガン濃度と 2 型糖尿病発症リスクとの関連を検討した研究では，血漿マンガン濃度の低下と上昇のいずれもが糖尿病発症リスクを増加させており，両者の関連は U 字型であるとしている[105]。以上より，マンガンが生活習慣病の発症に影響を与える可能性はあるが，目標量（下限値及び上限値）を設定するには情報が不足していると判断した。

④ 生活習慣病の重症化予防

マンガン摂取と生活習慣病の重症化予防の直接的な関連を示す報告はない。したがって、生活習慣病の重症化予防のための量は設定しなかった。

⑤ 活用に当たっての留意事項

日本人のマンガン摂取量は欧米人よりも多いため、設定した目安量はマンガンの必要量を大きく上回っていると推定される。したがって、マンガン摂取量が目安量の半分程度であっても問題はないと考えられる。

⑥ 今後の課題

マンガンの必要量及び耐容上限量を策定するための基本的な情報、特にマンガン摂取量と血中マンガン濃度との関連についての情報が必要である。また、妊娠高血圧症とマンガン摂取量との関連についても更なる情報の収集が必要である。

5　ヨウ素（I）

①　基本的事項

1-1　定義と分類

ヨウ素（iodine）は原子番号53、元素記号Iのハロゲン元素の一つである。

1-2　機能[106)]

人体中ヨウ素の70～80％は甲状腺に存在し、甲状腺ホルモンを構成する。ヨウ素を含む甲状腺ホルモンは、生殖、成長、発達等の生理的プロセスを制御し、エネルギー代謝を亢進させる。また、甲状腺ホルモンは、胎児の脳、末梢組織、骨格などの発達と成長を促す。慢性的なヨウ素欠乏は、甲状腺刺激ホルモン（TSH）の分泌亢進、甲状腺の異常肥大、又は過形成（いわゆる甲状腺腫）を起こし、甲状腺機能を低下させる。妊娠中のヨウ素欠乏は、死産、流産、胎児の先天異常及び胎児甲状腺機能低下（先天性甲状腺機能低下症）を招く。重度の先天性甲状腺機能低下症は全般的な精神遅滞、低身長、聾唖、痙直を起こす。また、重度の神経学的障害を伴わず、甲状腺の萎縮と線維化を伴う粘液水腫型胎生甲状腺機能低下症を示すこともある。

1-3　消化、吸収、代謝

食卓塩に添加されたヨウ素（ヨウ化物又はヨウ素酸塩）は、ヨウ化物の形態で消化管でほぼ完全に吸収されるが[107)]、昆布製品等の食品に含まれるヨウ素の吸収率はヨウ化物よりも低いと推定されている[108, 109)]。吸収されたヨウ素は、血漿中でヨウ化物イオンとして存在し、能動的に甲状腺に取り込まれる。甲状腺に取り込まれたヨウ化物イオンは、酸化、チログロブリンのチロシン残基への付加、プロテアーゼの作用による遊離、ペルオキシダーゼによる重合を経て甲状腺ホルモンとなる[106)]。甲状腺ホルモンから遊離したヨウ素、及び血漿中ヨウ素は、最終的にその90％以上が尿中に排泄される。WHOは、尿中ヨウ素は直近のヨウ素摂取量のよい指標であるとしているが[110)]、厳密にはヨウ素吸収量の指標と考えるべきである。

②　指標設定の基本的な考え方

後述のとおり、日本人のヨウ素の摂取量と摂取源は特異的なので、欧米の研究結果を参考にするのは問題かもしれない。しかし、日本人において、推定平均必要量の算定に有用な報告がないため、欧米の研究結果に基づき成人と小児の推定平均必要量と推奨量を算定した。

一方、耐容上限量に関しては、日本人がヨウ素を食卓塩ではなく一般の食品から摂取していること、通常の食生活においてヨウ素過剰障害がほとんど認められないことから、日本人のヨウ素摂取量、日本人を対象にした実験及び食品中ヨウ素の吸収率に基づき策定した。

③ 健康の保持・増進

3-1 欠乏の回避

3-1-1 推定平均必要量、推奨量の策定方法

・成人・高齢者（推定平均必要量、推奨量）

適切なヨウ素の状態では、甲状腺のヨウ素蓄積量と逸脱量は等しく、ヨウ素濃度は一定となるので、甲状腺へのヨウ素蓄積量を必要量とみなせる。アメリカの 18 人の成人男女（平均年齢 26 歳、平均体重 78.2 kg）を対象とした報告は、甲状腺へのヨウ素蓄積量（平均値±標準偏差）を 96.5 ±39.0 μg/日としている[111)]。274 人の男女（年齢と体重が未記載）を対象としたアメリカの研究は、ヨウ素蓄積量の平均値を 91.2 μg/日と報告している[112)]。これらの値は日本人にはやや大きいが、昆布等の食品中のヨウ素の吸収率が 100% ではないことを考慮し、91.2 μg/日と 96.5 μg/日の中間値を丸めた 95 μg/日をそのまま男女共通の推定平均必要量とした。

上記 1 番目の研究[111)]から個人間変動を推定することは困難だが、アメリカ・カナダの食事摂取基準では、変動係数（39.0/96.5=0.40）の半分（0.2）を個人間変動としている[110)]。この考え方に従い、成人（男女共通）の推奨量は、個人間の変動係数を 20% と見積もり、推定平均必要量に推奨量算定係数 1.4 を乗じた値を丸めて 130 μg/日をとした。

・小児（推定平均必要量、推奨量）

小児については、根拠となるデータがない。そのため、18～29 歳における男女それぞれの参照体重と当該年齢の参照体重の比の 0.75 乗と成長因子を用いて、成人の推定平均必要量を外挿した上で、男女の値の平均値をもって推定平均必要量とした。推奨量は、個人間の変動係数を 20% と見積もり、推定平均必要量に推奨量算定係数 1.4 を乗じた値とした。

・妊婦の付加量（推定平均必要量、推奨量）

新生児の甲状腺内ヨウ素量は 50～100 μg であり、その代謝回転はほぼ 100%/日である[113)]。この中間値である 75 μg/日を妊婦への推定平均必要量の付加量とした。推奨量の付加量は、個人間の変動係数を 20% と見積もり、推定平均必要量の付加量に推奨量の算定係数 1.4 を乗じて 110 μg/日とした。非妊娠女性の推定平均必要量にこの付加量を加えた 170 μg/日は、5 人の妊婦を対象とした試験で得られた出納を維持できる摂取量（約 160 μg/日）[114)]を上回っている。

・授乳婦の付加量（推定平均必要量、推奨量）

日本人の母乳中ヨウ素濃度は諸外国に比較して高いが、この母乳中の高ヨウ素濃度は授乳婦の高ヨウ素摂取に起因したものであり、高ヨウ素濃度の母乳分泌に対応して、授乳婦がヨウ素摂取量を増やす必要はない。一方、WHO は妊婦と授乳婦に関して、ヨウ素の推奨摂取量を 250 μg/日としている[115)]。以上より、授乳によって失われるヨウ素を補うには、後述する 0 ～ 5 か月児の目安量である 100 μg/日で十分と考え、推定平均必要量の付加量を 100 μg/日とした。そして、推奨量の付加量は、個人間の変動係数を 20% と見積もり、推定平均必要量の付加量に推奨量算定係数 1.4 を乗じて 140 μg/日とした。

3-1-2 目安量の策定方法

・乳児（目安量）

我が国の母乳中ヨウ素濃度に関して、77～3,971 μg/L（n=39、中央値 172 μg/L）という報告[116)]、及び、83～6,960 μg/L（n=33、中央値 207 μg/L）とする報告[117)]がある。これら2報告の中央値の平均値（189 μg/L）は、日本人の母乳中ヨウ素濃度の代表値とみなせる。しかし、この値と0～5か月児の基準哺乳量（0.78 L/日）[4,5)]の積である 147 μg/日は、アメリカ・カナダの食事摂取基準における0～6か月児の目安量（110 μg/日）[110)]を上回っており、高すぎると判断した。そこで、我が国の0～5か月児の目安量は、アメリカ・カナダの食事摂取基準における0～6か月児の目安量と我が国とアメリカの乳児の体格差を考慮して100 μg/日とした。なお、WHO は、ベルギーで行われた1か月児の出納試験に基づき、乳児の必要量を 90 μg/日[118)]としている。

6～11 か月児では、母乳に加えて離乳食からのヨウ素摂取が加わる。しかし、離乳食からのヨウ素摂取量は成人同様に大きく変動しており[119,120)]、一つの値に集約することは困難である。そこで、6～11 か月児に関しては、0～5か月児の目安量（100 μg/日）を体重比の 0.75 乗を用いて外挿し、男女の値の平均値を目安量とした。

3-2 過剰摂取の回避

3-2-1 摂取状況

ヨウ素は、海藻類、特に昆布に高濃度で含まれるため、日本人は世界でも稀な高ヨウ素摂取の集団である。日本人のヨウ素摂取量は、献立の分析[121)]、尿中ヨウ素濃度[122,123)]、海藻消費量[124)]の三方向から検討されてきた。献立の分析、及び尿中ヨウ素濃度の測定からは、500 μg/日未満の摂取の中に間欠的に3 mg/日以上、場合によっては 10 mg/日程度の高ヨウ素摂取が出現すること、海藻消費量の検討からは 1.2 mg/日という平均摂取量が推定されている。また、日本人のヨウ素摂取量に関する報告は1～3 mg/日という値を提示している[125)]。以上より、日本人のヨウ素摂取量は、昆布製品などの海藻類をあまり含まない献立での 500 μg/日未満を基本に、間欠的に摂取する海藻類を含む献立分が加わり、平均で1～3 mg/日だと推定できる。なお、食事調査と食品成分表等を用いて日本人のヨウ素摂取を検討した最近の報告も、この推定を支持している[126,127)]。

食品には、ヨウ素と不可逆的に結合することによって、ヨウ素の吸収や利用を妨げ、結果としてヨウ素不足に起因する甲状腺腫を起こすゴイトロゲンといわれる化学物質を含むものがある。ゴイトロゲンには、アブラナ科植物などに含まれるチオシアネート、豆類に含まれるイソフラボンなどがある[106)]。特に大豆製品にはイソフラボンを高濃度に含むものがあるため、大豆製品の多食はヨウ素の体内利用に影響する。

3-2-2 耐容上限量の策定方法

・成人・高齢者（耐容上限量）

日常的にヨウ素を過剰摂取すると、甲状腺でのヨウ素の有機化反応が阻害されるが、甲状腺へのヨウ素輸送が低下する“脱出（escape)”現象が起こり、甲状腺ホルモンの生成量は基準範囲に維持される[128)]。しかし、脱出現象が長期にわたれば、甲状腺ホルモンの合成に必要なヨウ素が不足するために甲状腺ホルモン合成量は低下し、軽度の場合には甲状腺機能低下、重度の場合には甲状腺腫が発生する[110)]。

連日 1.7 mg/日のヨウ素（ヨウ化物）を摂取した人に甲状腺機能低下が生じることから、アメリカ・カナダの食事摂取基準は成人のヨウ素の耐容上限量を 1.1 mg/日としている[110)]。実際、中国やアフリカでは、飲料水からの 1.5 mg/日を超えるヨウ素摂取が甲状腺腫のリスクを高めている[129, 130)]。しかし、日本人のヨウ素給源である昆布に含まれるヨウ素の吸収率がヨウ化物よりも低いとする報告があること[108, 109)]、さらに動物実験の段階ではあるが、大豆製品がヨウ素の利用を妨げていることが確認されていることから[131, 132)]、この値は日本人のヨウ素の耐容上限量に適用できないと判断した。

前述のように、日本人のヨウ素摂取量は平均で 1 ～ 3 mg/日と推定できるが、甲状腺機能低下や甲状腺腫の発症は極めて稀である。これより、我が国の一般成人に限定すれば、3 mg/日をヨウ素摂取の最大許容量、すなわち健康障害非発現量とみなせると判断した。そして、3.0 mg/日が一般集団についての推定値であることから、不確実性因子を 1 として耐容上限量を 3.0 mg/日と試算した。

一方、我が国の報告では、主に昆布だし汁からのヨウ素 28 mg/日の約 1 年間の摂取事例[133)]、昆布チップ 1 袋を約 1 か月食べ続けた事例[134)]など、明らかに特殊な昆布摂取が行われた場合に、甲状腺機能低下や甲状腺腫が認められている。我が国の健康な者を対象にした実験では、昆布から 35～70 mg/日のヨウ素（乾燥昆布 15～30 g）を 10 人が 7～10 日間摂取した場合に血清 TSH の可逆的な上昇[135)]、27 mg/日のヨウ素製剤を 28 日間摂取した場合に甲状腺機能低下と甲状腺容積の可逆的な増加が生じている[136)]。これらを最低健康障害発現量と考え、不確実性因子 10 を用いると、耐容上限量はそれぞれ 2.8、3.5、2.7 mg/日と試算できる。

ところで、北海道住民を対象にした疫学調査では、尿中濃度から 10 mg/日を上回るヨウ素摂取があると推定できる集団において、甲状腺機能低下の発生率が上昇している[137, 138)]。ただし、この調査は、尿中ヨウ素濃度の測定が 1 回であるので、この結果から耐容上限量の算定はできない。

以上、健康障害非発現量、若しくは最低健康障害発現量に基づいて試算した耐容上限量がいずれも 3.0 mg/日付近になることから、耐容上限量は一律 3.0 mg/日とした。

• 小児（耐容上限量）

世界各地の 6 ～ 12 歳の小児を対象にした研究では、甲状腺容積が他地域に比較して有意に大きい北海道沿岸部の小児の平均ヨウ素摂取量を、ヨウ素の吸収率が 100% であることを前提にして、尿中ヨウ素濃度から 741 μg/日と推定し、不確実性因子 1.5 を適用して、小児ではヨウ素摂取量が 500 μg/日を超えるとヨウ素過剰摂取の影響が生じるとしている[139)]。しかし、この北海道の小児のヨウ素給源が昆布と推定されること、昆布中のヨウ素の吸収率を 70% 未満と見積もる報告があることから[109)]、この北海道の小児のヨウ素摂取量は少なく見積もっても 741 μg/日を 0.7 で除した 1,059 μg/日であると推定できる。この値を最低健康障害発現量と考え、不確実性因子 1.5 を適用して得られる 706 μg/日を丸めた 700 μg/日を 6 ～ 12 歳の中央に当たる 8 ～ 9 歳の男女共通の耐容上限量とした。

1 ～ 7 歳と 10～11 歳は、8 ～ 9 歳の耐容上限量（700 μg/日）を体重比の 0.75 乗を用いて外挿し、男女の値の平均値を耐容上限量とした。12～14 歳は、8 ～ 9 歳の耐容上限量（700 μg/日）と 18 歳以上の耐容上限量（3 mg/日）を考慮して 2.0 mg/日、15～17 歳は成人と同じ 3.0 mg/日とした。

• 乳児（耐容上限量）

我が国と同様に海藻類の消費が多い韓国において、未熟児として出生し、母乳からのヨウ素摂取量が 100 μg/kg 体重/日を超える乳児に血清の甲状腺ホルモン濃度の低下と TSH 濃度の上昇が観察されている[140]。これより、100 μg/kg 体重/日を乳児におけるヨウ素の最低健康障害発現量と考え、不確実性因子を 3 として、33 μg/kg 体重/日を乳児の耐容上限量の参照値とした。参照値に参照体重を乗じると、0 ～ 5 か月の男児 208 μg/日、女児 195 μg/日、6 ～11 か月の男児 290 μg/日、女児 267 μg/日と算定されるが、韓国の論文が少数例の未熟児を対象としていることを考慮し、これら四つの値を平均した 240 μg/日を丸めた 250 μg/日を全ての乳児の耐容上限量とした。

• 妊婦・授乳婦（耐容上限量）

ヨウ素に特化した食物摂取頻度調査票を用いて、500 人を超える我が国の妊婦と授乳婦のヨウ素摂取量を検討した研究が、健康な妊産婦のヨウ素摂取量の 75 パーセンタイル値を 1.4～1.7 mg/日としており[141]、我が国の妊産婦のヨウ素摂取量は一般成人と大きく変わらないと推定できる。

妊娠女性 7,190 人を対象にした中国での研究は、尿中ヨウ素排泄が 500 μg/L を超える集団では甲状腺機能低下を起こすリスクが明らかに高まっていることを示している[142]。このヨウ素排泄量は 50 kg の女性において約 600 μg/日のヨウ素摂取に相当する。しかし、中国における高ヨウ素摂取は、ヨウ素添加食卓塩又はヨウ素濃度の高い地下水の利用による連続的なものであり、間欠的高摂取である日本人にそのまま適用することはできない。実際、我が国ではヨウ素に起因する妊婦の甲状腺機能低下はほとんど報告されていない。

一方、甲状腺機能低下を示した我が国の新生児に関して、母親の妊娠中のヨウ素摂取量を 1.9～4.3 mg/日と見積もる報告がある[143,144]。しかし、この報告は、摂取量の推定法の詳細が明確でなく、妊婦の耐容上限量を策定する根拠としての信頼性は低い。

このように、我が国の妊婦を対象とした信頼し得る報告はないが、妊娠中はヨウ素過剰への感受性が高いと考えられるため、妊婦は非妊娠女性よりもヨウ素の過剰摂取に注意する必要がある。同様に、授乳婦についても母乳のヨウ素濃度を極端に高くしない観点から、ヨウ素の過剰摂取に注意する必要がある。以上より、妊婦と授乳婦の耐容上限量は、成人女性の耐容上限量（3 mg/日）に不確実性因子 1.5 を用いて 2 mg/日とした。

3-3　生活習慣病の発症予防

ヨウ素摂取と生活習慣病の発症の関連を直接検討した報告はないため、目標量を設定する必要はないと判断した。

④ 生活習慣病の重症化予防

ヨウ素摂取と生活習慣病の重症化の関連を直接検討した報告はないため、重症化予防のための量を設定する必要はないと判断した。

⑤ 活用に当たっての留意事項

耐容上限量は、習慣的なヨウ素摂取に適用されるものである。成人の場合、昆布を用いた献立を摂取することに起因する 10 mg/日程度までの高ヨウ素摂取が間欠的に出現することは問題ないが、1 週間当たり 20 mg 程度までに留めることが望まれる。

一方、小児の場合は、根拠となる情報が間欠的な高ヨウ素摂取と推定される 6 ~12 歳の日本人の小児を対象としていることから、間欠的な高摂取についても注意が必要である。

胎児期や新生児期はヨウ素に対する感受性が高いといわれている [145]。このため、妊婦と授乳婦に関しても、胎児のヨウ素高曝露と高濃度母乳の分泌を避けるため、間欠的な高摂取に注意が必要である。

なお、海藻類を食べない日本人集団のヨウ素摂取量が平均で 73 μg/日にすぎないと報告されていることから [146]、意図的に海藻類の摂取忌避を継続することは、いずれの年齢層においてもヨウ素不足につながる。したがって、ヨウ素摂取を適正に保つには、昆布を始めとする海藻類を食生活の中で適切に利用することが重要である。

⑥ 今後の課題

他国に比べて摂取量が著しく多い日本人における、ヨウ素の習慣的な摂取量分布及び健康影響に関するデータが必要である。また、海藻類の摂取が少ないために、ヨウ素の摂取不足に陥っている者がどの程度存在するのかを把握することも必要である。

6 セレン（Se）

① 基本的事項

1-1 定義と分類

セレン（selenium）は原子番号 34、元素記号 Se の第 16 族元素の一つである。

1-2 機能

セレンは、セレノシステイン残基を有するたんぱく質（セレノプロテイン）として生理機能を発現し、抗酸化システムや甲状腺ホルモン代謝において重要である。ゲノム解析の結果、ヒトには 25 種類のセレノプロテインの存在が明らかにされている。代表的なものに、グルタチオンペルオキシダーゼ（GPX）、ヨードチロニン脱ヨウ素酵素、セレノプロテイン P、チオレドキシンレダクターゼなどがある[147]。

セレン欠乏症は、心筋障害を起こす克山病（Keshan disease）、カシン・ベック病（Kashin-Beck disease）などに関与している[147]。また、完全静脈栄養中に、血漿セレン濃度の著しい低下（9 μg/L）、下肢筋肉痛、皮膚の乾燥・薄片状などを生じた症例[148]、心筋障害を起こして死亡した症例[149]などが報告され、セレン欠乏症と判断された。類似症例は、我が国でも報告されている[150]。

1-3 消化、吸収、代謝

食品中のセレンの多くは、セレノメチオニン、セレノシステインなどの含セレンアミノ酸の形態で存在する。遊離の含セレンアミノ酸は約 90% が吸収されることが示されており、食事中セレンも同程度に吸収されると考えられる[147]。尿中セレン濃度がセレン摂取量と強く相関することから[151]、セレンの恒常性は吸収ではなく、尿中排泄によって維持されると考えられる。

血漿/血清セレン濃度もセレン摂取量と強く相関する。世界 13 地域のセレン摂取量と血清セレン濃度の一覧[152]を用いると、セレン摂取量（μg/日：Y）と血清セレン濃度（μg/L：X）との間には、一定の範囲で回帰式〔$Y=0.672X+2$（相関係数＝0.91）〕が得られる。したがって、個人又は集団の平均的なセレン摂取量を血漿/血清セレン濃度から推定することができる。

② 指標設定の基本的な考え方

セレノプロテイン類の合成量は、セレン摂取量に依存して変化し、セレン摂取量が一定量を超えると飽和する[147]。このため、2001 年に公表されたアメリカ・カナダの食事摂取基準[153]はセレノプロテインとして血漿 GPX、2010 年代に公表された各国の食事摂取基準[154–156]はセレノプロテインとして血漿セレノプロテイン P を選択し、これらの飽和に必要な摂取量を基にセレンの推定平均必要量と推奨量を策定している。一方、WHO は、血漿 GPX 活性値が飽和値の 2/3 の値であればセレン欠乏症と考えられる克山病が予防できることから、血漿 GPX 活性の飽和値の 2/3 の値を与えるセレン摂取量をセレンの必要量としている[157]。セレン摂取量が少なく、住民の血漿や赤血球のグルタチオンペルオキシダーゼ活性値が未飽和の地域は幾つか存在するが[158–160]、それらの地域にセレン欠乏症は出現していない。したがって、セレン欠乏症予防の観点からは、必要量は、WHO の言う血漿グルタチオンペルオキシダーゼ活性値が飽和値の 2/3 となるときのセレン摂取量で十分と考えられる。以上より、WHO の考え方に従い、克山病のような欠乏症の予防の観点から推定平均必要量及び推奨量を策定した。

③ 健康の保持・増進

3-1 欠乏の回避

3-1-1 推定平均必要量、推奨量の策定方法

・成人（推定平均必要量、推奨量）

WHO は、中国のデータ[161]に基づいて、血漿グルタチオンペルオキシダーゼ活性値とセレン摂取量との間に回帰式（Y=2.19X+13.8）を作成した[157]。ここで、Y は血漿グルタチオンペルオキシダーゼ活性値の飽和値を 100 としたときの相対値、X はセレン摂取量（μg/日）である。この式より、Y=66.7、すなわち活性値が飽和値の 2/3 となるときのセレン摂取量は、24.2 μg/日〔(66.7−13.8) /2.19〕となる。この値を参照値と考え、性別及び年齢区分ごとの推定平均必要量を、中国の対象者の平均体重を 60 kg と推定し、体重比の 0.75 乗を用いて外挿した。

推奨量は、個人間の変動係数を 10% と見積もり、推定平均必要量に推奨量算定係数 1.2 を乗じた値とした。

・小児（推定平均必要量、推奨量）

小児の推定平均必要量の根拠となるデータは不十分である。そこで、小児の性別及び年齢区分ごとの推定平均必要量は、成人の推定平均必要量の参照値（24.2 μg/日）の基になった推定体重（60 kg）と小児の性別及び年齢区分ごとの参照体重に基づき、体重比の 0.75 乗と成長因子を用いて、24.2 μg/日から外挿して算定した。推奨量は、個人間の変動係数を 10% と見積もり、推定平均必要量に推奨量算定係数 1.2 を乗じた値とした。

・妊婦・授乳婦の付加量（推定平均必要量、推奨量）

セレンの栄養状態が適切であれば、体重 1 kg 当たりのセレン含有量は約 250 μg と推定されている[161]。最近の我が国の出生時体重の平均値である約 3 kg の胎児を出産する妊婦の場合、胎盤（胎児の約 6 分の 1 の重量）を合わせた約 3.5 kg に対して必要なセレンは約 900 μg となる。さらに、セレンは血液中にも 170～198 μg/L（平均 184 μg/L）含まれており[162]、妊娠中に生じる血液体積の 30～50% の増加についても考慮する必要がある。体重当たりの血液量を 0.075 L/kg[8] とすると、18～29 歳女性の参照体重 50.3 kg の女性で 1.1～1.9 L の血液増加になるので、これに血液中セレン濃度を乗じると血液増加に伴って必要となるセレンは約 300 μg となる。したがって、両者を合わせた約 1,200 μg が妊娠に伴って必要なセレン量となる。食事中セレンの吸収率を 90%[147]、妊娠期間 280 日として 1 日当たりの量（1,200/0.9/280）を算定し、得られた 4.76 μg/日を丸めた 5 μg/日を、妊婦における推定平均必要量の付加量とした。また、推奨量の付加量は、個人間の変動係数を 10% と見積もり、推定平均必要量の付加量に推奨量算定係数 1.2 を乗じた値（5.71 μg/日）を丸めた 5 μg/日とした。

日本人の母乳中セレン濃度に関する研究は、互いに近似した値を報告している。これらの中で、4,000 人以上を対象とした報告[65]の平均値（17 μg/L）を日本人の母乳中セレン濃度の代表値とした。この値と基準哺乳量（0.78 L/日）[4,5]、食品中セレンの吸収率（90%）[147]に基づき、得られた 14.7 μg/日（17×0.78/0.90）を丸めた 15 μg/日を授乳婦における推定平均必要量の付加量とした。推奨量の付加量は、個人間の変動係数を 10% と見積もり、推定平均必要量の付加量に

推奨量算定係数 1.2 を乗じて得られる 17.7 μg/日を丸めた 20 μg/日とした。

3-1-2　目安量の策定方法

・乳児（目安量）

0～5か月児の目安量は、母乳中のセレン濃度（17 μg/L）[65] に基準哺乳量（0.78 L/日）[4,5] を乗じて得られる 13.3 μg/日を丸めた 15 μg/日とした。

6～11 か月児に関して、0～5か月児の目安量（13.3 μg/日）を体重比の 0.75 乗を用いて外挿し、男女の値を平均すると 17.0 μg/日となる。一方、成人の推定平均必要量の参照値を体重比の 0.75 乗と成長因子を用いて 6～11 か月児に外挿し、男女の値を平均すると 15.0 μg/日となる。6～11 か月児の目安量は、これら二つの値の平均値（16.0 μg/日）を丸めた 15 μg/日とした。

3-2　過剰摂取の回避

3-2-1　摂取状況

セレン含有量の高い食品は魚介類であり、植物性食品と畜産物のセレン含有量は、それぞれ土壌と飼料中のセレン含有量に依存して変動する [163]。日本人は魚介類の摂取が多く、かつセレン含量の高い北米産の小麦と家畜飼料に由来する小麦製品や畜肉類を消費しているため、成人のセレンの摂取量は平均で約 100 μg/日に達すると推定されている [163]。セレンの場合、我が国の通常の食生活において過剰摂取が生じる可能性は低いが、サプリメントの不適切な利用に伴って過剰摂取の生じる可能性がある。

3-2-2　耐容上限量の策定方法

・成人・高齢者（耐容上限量）

慢性セレン中毒で最も高頻度の症状は、毛髪と爪の脆弱化・脱落である [147,164]。その他の症状には、胃腸障害、皮疹、呼気にんにく臭、神経系異常がある [147,165-167]。誤飲や自殺目的でグラム単位のセレンを摂取した場合の急性中毒症状は、重症の胃腸障害、神経障害、呼吸不全症候群、心筋梗塞、腎不全などである [168-171]。

食品のセレン濃度が高い中国湖北省恩施地域において、脱毛や爪の形態変化を伴うセレン中毒が認められた。5人の中毒患者（平均体重 60 kg）の中で最も少ないセレン摂取量は、血中セレン濃度から 913 μg/日と推定された。その後の再調査では、5人全員がセレン中毒から回復しており、血中セレン濃度から推定されたセレン摂取量は 800 μg/日だった。この結果から、毛髪と爪の脆弱化・脱落を指標にした場合、最低健康障害発現量は 913 μg/日（15.2 μg/kg 体重/日）、健康障害非発現量は 800 μg/日（13.3 μg/kg 体重/日）と理解できる [171]。アメリカのワイオミング州と南ダコタ州の牧場において、家畜にセレン過剰症が出現したが、住民にセレン中毒症状は認められなかった。対象者 142 人のセレン摂取量は最大で 724 μg/日だった [172]。このことは、毛髪と爪の脆弱化・脱落を慢性セレン中毒の指標とした場合のセレンの健康障害非発現量（800 μg/日）が妥当であることを示している。

以上より、成人及び高齢者の耐容上限量は、最低健康障害非発現量（800/60=13.3 μg/kg 体重/日）に不確実性因子 2 を適用した 6.7 μg/kg 体重/日を参照値とし、これに性別及び年齢区分ごとの参照体重を乗じて設定した。

• 小児（耐容上限量）

全血中セレン濃度と尿中セレン濃度の平均値が、それぞれ813 µg/L と636 µg/g クレアチニンであるベネズエラの高セレン地域の10～14 歳の小児111 人は、全血中セレン濃度と尿中セレン濃度の平均値が、それぞれ355 µg/L と224 µg/g クレアチニンである、首都カラカスの小児50 人に比較して、う歯の保有数、及び爪の病理学的変化や皮膚炎等を発症する割合が高いという報告がある[173)]。この報告では、対象となった高セレン地域の小児の平均セレン摂取量を、厳密に求めることが困難であるが、尿中濃度からは600 µg/日を超えると推定できる。一方、成人の耐容上限量の参照値である6.7 µg/kg 体重/日を小児に適用した場合、9～10 歳と12～14 歳の値（男女の平均値）は、それぞれ241 µg/日と323 µg/日となる。これらの値は、ベネズエラの高セレン地域の小児のセレン摂取量の50 パーセンタイル未満の値であると判断できるので、成人の耐容上限量の参照値（6.7 µg/日）を小児に適用することは妥当と考えた。以上より、小児の耐容上限量は成人の耐容上限量の参照値（6.7 µg/kg 体重/日）に性別及び年齢区分ごとの参照体重を乗じて設定した。

• 乳児（耐容上限量）

アメリカ・カナダの食事摂取基準[153)]では、母乳中のセレン濃度が60 µg/L であっても、乳児にセレンによる健康障害が認められなかったという研究[174, 175)]があることから、これに哺乳量を乗じて得られた47 µg/日を乳児の耐容上限量としている。しかし、これらの研究の一つには、毛髪と爪のセレン中毒症状がごく少数例観察されている[175)]。乳児の耐容上限量を算定するための情報は不足していると判断し、設定を見合わせた。

• 妊婦・授乳婦（耐容上限量）

十分な報告がないため、妊婦及び授乳婦に特別な耐容上限量は設定しなかった。

3-3 生活習慣病の発症予防

セレンと心血管系疾患に関するコホート研究と介入研究をまとめたメタ・アナリシスは、コホート研究において対象者全体の平均血清セレン濃度が106 µg/L 未満の場合、血清セレン濃度の高い群において心血管系疾患発症リスクが低下するが、対象者全体の平均血清セレン濃度が106 µg/L 以上の場合のコホート研究、及びセレンサプリメント（投与量の中央値200 µg/日）を投与する介入研究においては、セレンと心血管系疾患発症との間の関連を認めないとしている[176)]。また、セレンと高血圧症に関する疫学的観察研究をまとめた論文は、セレン状態と高血圧症との間に関連はないと結論している[177)]。他方、アメリカとイギリスでの大規模な横断研究は、血清のセレン濃度と脂質成分値（コレステロールと中性脂肪）の関連がU 字型であることを示している[178, 179)]。

以上のことは、セレン摂取が少なく、セレノプロテイン類の合成が飽和していない集団においては、セレン状態が低い場合に心血管疾患や脂質異常症の発症リスクが高まるが、セレノプロテイン合成が飽和している場合には、セレン状態とこれらの疾患との間に関連がないことを示している。中国のセレン欠乏症が発生している地域の健康な住民（平均体重58 kg）に、0～125 µg/日のセレンをセレノメチオニンとして投与した研究では、セレン投与量が35 µg/日以上で血漿セレノプロテインP 量が飽和している[180)]。この研究での対象者の平均セレン摂取量が14 µg/日であったことから、セレン摂取量が 49 μg/日以上で血漿セレノプロテイン量が飽和するといえる。以上より、セレン摂取量が約 50 μg/日未満の場合に、生活習慣病の発症リスクが高まる可能性はあるが、定量的な情報が不十分であるため、生活習慣病の発症予防のための目標量（下限値）の設定は見送った。

一方、皮膚がん既往者に 200 μg/日のセレンサプリメントを平均 4.5 年間投与したアメリカの介入研究において、対象者を血清セレン濃度に基づいて 3 群に分けて検討すると、セレン濃度が最も高い（121.6 μg/L 以上）群において 2 型糖尿病発症率の有意な増加が認められている [181)]。観察研究においても、血清セレン濃度の上昇が糖尿病発症リスクの増加に関連することが認められている [182, 183)]。さらに、13 の観察研究と五つの介入研究をレビューしたメタ・アナリシスは、セレン摂取量又は血清セレン濃度が低いほど糖尿病発症リスクが直線的に減少することを示している [184)]。定量的情報が不十分であるため、生活習慣病の発症予防のための目標量（上限値）の設定はできないが、サプリメントを摂取してセレン摂取量を意図的に高めることは、糖尿病発症リスクを高める可能性があるので控えるべきである。

④ 生活習慣病の重症化予防

セレン摂取と生活習慣病重症化の関連を直接検討した報告はない。したがって、生活習慣病重症化予防のための量は設定しなかった。

⑤ 活用に当たっての留意事項

日本人は平均的に見て十分なセレン摂取が達成できているため、エネルギー産生栄養素バランスのとれた献立であれば、セレン摂取は適切な範囲に保たれていると考えられる。

⑥ 今後の課題

糖尿病発症リスクとセレン摂取の関連について、日本人を対象とした疫学研究が必要である。

7 クロム（Cr）

① 基本的事項

1-1 定義と分類

クロム（chromium）は原子番号 24、元素記号 Cr のクロム族元素の一つである。クロムは遷移元素であるため、様々な価数をとるが、主要なものは０、＋３、＋６価である。食品に含まれるのは３価クロムであるので、食事摂取基準が対象とするのは３価クロムである。

1-2 機能

耐糖能異常を起こしたラットや糖尿病の症例に３価クロムを投与すると、症状の改善が認められる[90)]。一方、クロムを投与した動物の組織には、四つの３価クロムイオンが結合しているクロモデュリンと呼ばれるオリゴペプチドが存在する。クロモデュリンは、インスリンによって活性化されるインスリン受容体のチロシンキナーゼ活性を維持して、インスリン作用を増強する[185,186)]。したがって、クロムは必須栄養素であると考えられる。一方、実験動物に低クロム飼料を投与しても糖代謝異常は全く観察できず、ヒトの糖代謝改善に必要なクロムの量も食事からの摂取量を大きく上回る。これらのことから、３価クロムによる糖代謝の改善は薬理作用に過ぎず、クロムを必須の栄養素とする根拠はないとする説が最近、有力である[187,188)]。しかし、後者は定説には至っていないため、前回の改定（2015 年版）と同様に、必須栄養素と考え、食事摂取基準に含めることとした。

1-3 消化、吸収、代謝

３価クロムの吸収率は、クロムの摂取形態など、様々な要因によって変動するが、アメリカ・カナダの食事摂取基準では１％と見積もっている[189)]。３価クロムの主な排泄経路は尿であると考えられる[190)]。尿クロムの分析値は研究者ごとに差異が大きいが、最近は吸収率１％に見合う尿排泄量（１ μg/日未満）とする報告が多い[191-193)]。

② 指標設定の基本的な考え方

食品からの摂取の必要性について疑問のあるクロムであるが、成人に関してはクロム摂取量に基づき、目安量を設定する。この目安量は、サプリメント等での積極的摂取を促すものでは全くない点に留意が必要である。

③ 健康の保持・増進

3-1 欠乏の回避

3-1-1 目安量の策定方法

・成人･高齢者（目安量）

献立のクロム濃度を実測した国内外の報告に基づくと、日本人を含む成人のクロム摂取量は 20～80 μg/日の範囲だと推定できる[188)]。一方、日本食品標準成分表 2010[194)] を利用して日本人の献立からのクロム摂取量を算出すると、約 10 μg/日という値が得られ[195)]、化学分析による摂取量推定値との間に大きな乖離が認められる。さらに、同一献立について食品成分表を用いた算出値と化学分析による実測値を比較した場合にも、同様の乖離が認められている[196)]。

このように、日本人のクロム摂取量に関しては、献立の化学分析による実測からの推定値と、食品成分表を用いた算出値との間に大きな乖離が認められ、正確な数値を推定することは難しい。しかし、栄養素の摂取量推定や献立の作成において食品成分表が活用されていることを考慮すると、食品成分表を用いた日本人のクロム摂取量（約 10 μg/日）[195] を優先するのが現実的である。以上より、成人及び高齢者の目安量を男女とも 10 μg/日とした。

• 小児（目安量）

摂取量に関する十分な報告がないため、目安量は設定しなかった。

• 乳児（目安量）

日本人の母乳中クロム濃度に関して、対象者 79 人中、1 μg/L 未満が 48%、1 ～ 2 μg/L が 25%、5 μg/L を超えるのは 8 % に過ぎず、中央値は 1.00 μg/L であったとする報告がある [197]。この研究での測定結果は、アメリカ・カナダの食事摂取基準の、母乳中クロム濃度の採用値 0.25 μg/L[189] よりも値が高いが、WHO/国際原子力機関（IAEA）が実施した世界各国の母乳中クロム濃度の測定結果 [198] の範囲内であり、信頼性は高いと判断できる。1.00 μg/L を日本人の母乳中クロム濃度の代表値とし、基準哺乳量（0.78 L/日）[4,5] を乗じると 0.78 μg/日となる。この値を丸めた 0.8 μg/日を 0 ～ 5 か月児の目安量とした。6 ～11 か月児に関しては、0 ～ 5 か月児の目安量を体重比の 0.75 乗を用いて外挿し、男女の値を平均して得られる 1.00 μg/日を目安量とした。なお、小児の目安量を成人の値から外挿しなかったので、乳児に関しても成人の値からの外挿は試みなかった。

• 妊婦・授乳婦（目安量）

十分な報告がないため、非妊娠・非授乳中女性の目安量を適用することとした。

3-2 過剰摂取の回避

3-2-1 6 価クロム

6 価クロムを過剰に摂取すると、腎臓、脾臓、肝臓、肺、骨に蓄積し毒性を発する [199]。しかし、6 価クロムは人為的に産出されるものであり、自然界にはほとんど存在しない。したがって、耐容上限量の設定に当たって 6 価クロムの毒性は考慮の対象にしなかった。

3-2-2 耐容上限量の策定方法

• 成人・高齢者（耐容上限量）

クロムの場合、通常の食品において過剰摂取が生じることは考えられないが、3 価クロムを用いたサプリメントの不適切な使用が過剰摂取を招く可能性がある。肥満でなく（BMI が 27 未満）、血糖値が正常な 20～50 歳の男女に 1,000 μg/日の 3 価クロム（ピコリン酸クロム）を 16 週間にわたって投与した研究では、クロム投与がインスリンの感受性を高めることはなく、クロム投与者では血清クロム濃度とインスリン感受性との間に逆相関が認められている [200]。このことは、クロム吸収量の増加がインスリン感受性を低下させることを意味している。クロム投与者における血清クロム濃度の変動の理由は不明であるが、1,000 μg/日の 3 価クロム摂取が健康障害を起こす可能性は否定できない。以上より、1,000 μg/日を成人における 3 価クロムの最低健康障害発現量と考え、不確実性因子を2として、成人のクロム摂取の耐容上限量を一律に500 μg/日とした。

• 小児・乳児（耐容上限量）

十分な報告がないため、小児及び乳児の耐容上限量は設定しなかった。

• 妊婦・授乳婦（耐容上限量）

十分な報告がないため、妊婦及び授乳婦に特別な耐容上限量は設定しなかった。

3-3 生活習慣病の発症予防

3-3-1 生活習慣病との関連

3価クロムのサプリメントと糖代謝の関連を検討した41の疫学研究を、対象者を2型糖尿病患者、耐糖能低下者、耐糖能非低下者に分けて比較したメタ・アナリシスは、糖尿病患者へのクロムサプリメント投与は血糖値とヘモグロビンA1c濃度の改善をもたらす場合が多いが、非糖尿病の者への投与は耐糖能低下がある場合を含めて、血糖値とヘモグロビンA1c濃度に何ら影響を与えないとしている[201)]。ここで検討の対象となった疫学研究で用いられているクロムは、塩化クロム、ピコリン酸クロム、クロム酵母であり、糖尿病患者に対して効果のあった投与量は、塩化クロムとピコリン酸クロムが200～1,000 μg/日、クロム酵母が10～400 μg/日である。最近に行われたメタ・アナリシスにおいても、糖尿病患者へのクロム投与はヘモグロビンA1cに加えて血清トリグリセリド値なども改善することが確認されている[202)]。しかし、肥満の非糖尿病者へのクロムサプリメント（500 μg/日、ピコリン酸クロム）の効果を調べた無作為化比較試験は、クロムのメタボリックシンドロームに対する効果を認めていない[203)]。さらに、耐糖能低下、空腹時血糖値の上昇、メタボリックシンドロームのいずれかの状態にあって、糖尿病発症リスクが高いと考えられる者にクロム（ピコリン酸クロム）を500又は1,000 μg/日を投与した研究でも、クロムの効果を全く認めていない[204)]。

以上の報告は、3価クロム投与が糖尿病やメタボリックシンドロームの予防に効果がないことを示している。したがって、生活習慣病の発症予防のための目標量（下限値）を設定する必要はないと判断した。

④ 生活習慣病の重症化予防

先に示した疫学研究の結果から、3価クロムは糖尿病患者に対して薬理的効果を有する可能性があると判断できる。しかし、糖尿病患者の栄養管理は、専門医のもとで慎重に実施されるべきである。したがって、重症化予防のための目標量（下限値）も設定すべきではないと判断した。

⑤ 活用に当たっての留意事項

クロムサプリメントの利用は勧められない。

⑥ 今後の課題

クロムが必須栄養素である定説について、関連文献を詳細に再検討する必要がある。日本人のクロム摂取の推定に必要な食品のクロム濃度についての情報を蓄積する必要がある。

8 モリブデン（Mo）

① 基本的事項

1-1 定義と分類

モリブデン（molybdenum）は、原子番号 42、元素記号 Mo のクロム族元素の一つである。

1-2 機能

モリブデンは、キサンチンオキシダーゼ、アルデヒドオキシダーゼ、亜硫酸オキシダーゼの補酵素（モリブデン補欠因子）として機能している[205)]。先天的にモリブデン補欠因子、又は亜硫酸オキシダーゼを欠損すると、亜硫酸の蓄積により脳の萎縮と機能障害、痙攣、水晶体異常などが生じ、多くは新生児期に死に至る[206)]。モリブデンをほとんど含まない高カロリー輸液を用いた完全静脈栄養を 18 か月間継続されたアメリカのクローン病患者において、血漿メチオニンと尿中チオ硫酸の増加、血漿と尿中尿酸及び尿中硫酸の減少、神経過敏、昏睡、頻脈、頻呼吸などが発症している[207)]。これらの症状がモリブデン酸塩の投与で消失したことから、この症例はモリブデン欠乏だと考えられている。しかし、モリブデン欠乏に関する報告はこの一例のみである。

1-3 消化、吸収、代謝

モリブデンを 22、72、121、467、1,490 μg/日摂取した状態で、別に経口摂取したモリブデン安定同位体の吸収率は 88～93% である[208)]。食品中モリブデンの吸収率として、大豆中のモリブデンが 57%、ケール中のモリブデンが 88% という報告がある[209)]。しかし、20 代の日本人女性を対象として 145～318 μg/日のモリブデンを含有する献立を用いた出納試験は、大豆製品が多い献立でも吸収率低下は生じず、食事中モリブデンの吸収率を 93% と推定している[210)]。モリブデンの尿中排泄はモリブデン摂取量と強く相関するので[208, 210)]、モリブデンの恒常性は吸収ではなく尿中排泄によって維持されると考えられる。

② 指標設定の基本的な考え方

アメリカ人男性を対象に行われた出納実験[208, 211)]より平衡維持量を推定し、推定平均必要量と推奨量を算定した。一方、耐容上限量の策定に関して、アメリカ・カナダ[212)]やヨーロッパ食品科学委員会[213)]では、ラットの健康障害非発現量（900 μg/kg 体重/日）[214)]に不確実性因子 30 又は 100 を適用して成人の値を定めているが、我が国は、アメリカ人男性を対象に行われた実験[208)]及び菜食者のモリブデン摂取量[102)]から総合的に判断して値を設定した。

③ 健康の保持・増進

3-1 欠乏の回避

3-1-1 推定平均必要量、推奨量の設定方法

• 成人・高齢者（推定平均必要量、推奨量）

22 μg/日のモリブデン摂取を 102 日間継続した 4 人のアメリカ人男性において、モリブデン出納は平衡状態が維持され、かつモリブデン欠乏の症状は全く観察されていない[208, 211)]。この 22 μg/日に、汗、皮膚などからの損失量を他のミネラルのデータから 3 μg/日と推測し、これを加えた 25 μg/日を推定平均必要量の参照値とした。この参照値から、4 人のアメリカ人の平均体重

76.4 kg と性別及び年齢区分ごとの参照体重に基づき、性別及び年齢区分ごとの推定平均必要量を体重比の 0.75 乗を用いて外挿することで算定した。なお、参照値として用いた 25 μg/日は、アメリカ・カナダの食事摂取基準[212)] 及び WHO[215)] も採用している。

参照値が被験者４人の１論文に依存したものであるので、個人間の変動係数を 15% と見積もり、性別及び年齢区分ごとの推奨量は、推定平均必要量に推奨量算定係数 1.3 を乗じた値とした。

・小児（推定平均必要量、推奨量）

小児の推定平均必要量の根拠となる信頼性の高いデータはない。そこで、アメリカ・カナダの食事摂取基準[212)] と同様に、小児の性別及び年齢区分ごとの参照体重に基づき体重比の 0.75 乗と成長因子を用いて成人の参照値より外挿することによって、推定平均必要量を算出した。推奨量は、成人と同様に推定平均必要量に推奨量算定係数 1.3 を乗じた値とした。

・乳児（目安量）

日本人の母乳中モリブデン濃度については、0.8～34.7 μg/L（中央値 2.9 μg/L）という報告[216)] と、0.1 未満～25.91 μg/L（中央値 3.18 μg/L）という報告[197)] がある。両報告の中央値を平均した 3.0 μg/L を日本人の母乳中モリブデン濃度の代表値とし、基準哺乳量（0.78 L/日）[4,5)] を乗じて得られる 2.34 μg/日を丸めた 2 μg/日を０～５か月児の目安量とした。

６～11 か月児に関して、０～５か月児の目安量（2.34 μg/日）を体重比の 0.75 乗を用いて外挿し、男女の値を平均すると 2.99 μg/日となる。一方、成人の推定平均必要量の参照値を体重比の 0.75 乗と成長因子を用いて外挿し、男女の値を平均すると 6.23 μg/日となる。６～11 か月児の目安量はこれら二つの値の平均値（4.61 μg/日）を丸めて 5 μg/日とした。

・妊婦の付加量（推定平均必要量、推奨量）

妊娠中の付加量を推定し得るデータはないため、妊婦への付加量の設定は見合わせた。

・授乳婦の付加量（推定平均必要量、推奨量）

日本人の母乳中モリブデン濃度（3.0 μg/L）[197,216)]、基準哺乳量（0.78 L/日）[4,5)]、日本人女性の食事中モリブデンの吸収率（93%）[210)] を用いて算定される 2.52 μg/日（3.0×0.78÷0.93）を丸めた３ μg/日を授乳婦の付加量（推定平均必要量）とした。付加量（推奨量）は、付加量（推定平均必要量）に推奨量算定係数 1.3 を乗じて得られる 3.27 μg/日を丸めた 3 μg/日とした。

3-2 過剰摂取の回避

3-2-1 摂取状況

モリブデンは穀類や豆類に多く含まれることから、穀物や豆類の摂取が多い日本人のモリブデン摂取量は欧米人よりも多く、平均的には 225 μg/日[217)]、大豆製品を豊富に含有する献立の場合は容易に 300 μg/日を超えると報告されている[210)]。

3-2-2 耐容上限量の設定方法

• 成人・高齢者（耐容上限量）

ヒトのモリブデン中毒に関する研究は少ない。食事からのモリブデン摂取量が 0.14～0.21 mg/kg 体重/日の者に高尿酸血症と痛風様症状を観察したという報告がある[218]。アメリカ環境保護局（EPA）は、この報告に基づき、モリブデンの最低健康障害発現量を 140 μg/kg 体重/日、不確実性因子を 30 として得られる 5 μg/kg 体重/日を、モリブデン慢性経口曝露の参照値としている[219]。WHO もこの参照値を採用している[215]。しかし、アメリカ学術会議は、この報告の高尿酸血症と痛風様症状にモリブデンが関与していることは疑わしいとしている[220]。

４人のアメリカ人を被験者として、モリブデン 1,490 μg/日を 24 日間摂取させた状態に、さらにモリブデン安定同位体を経口投与した実験では、モリブデンの平衡は維持され、有害な影響は認められていない[208, 211]。この実験でのモリブデンの総投与量である約 1,500 μg/日を健康障害非発現量と考えて、被験者の平均体重 82 kg で除し、不確実性因子 2 を適用すると 9 μg/kg 体重/日になる。この値に、成人の性別及び年齢区分ごとの参照体重を乗じて平均すると、男性が 585 μg/日、女性が 464 μg/日となる。一方、穀物と豆類の摂取が多い厳格な我が国の菜食主義者（成人女性 12 人、平均体重 49.1 kg）の献立を分析した研究では、モリブデン摂取量の平均値を 540 μg/日と報告しているが、健康障害は認められていない[102]。

以上、アメリカ人を対象にした実験及び我が国の女性菜食者のモリブデン摂取量を総合的に判断し、男性 600 μg/日、女性 500 μg/日を一律のモリブデンの耐容上限量とした。なお、ここで設定した成人男性の耐容上限量は、ラットの健康障害非発現量[214]に基づいて設定されているヨーロッパ食品科学委員会[213]の値と同じである。

• 小児・乳児（耐容上限量）

十分な報告がないため、小児及び乳児の耐容上限量は設定しなかった。

• 妊婦・授乳婦（耐容上限量）

十分な報告がないため、妊婦及び授乳婦に特別な耐容上限量は設定しなかった。

3-3 生活習慣病の発症予防

モリブデンが生活習慣病の発症予防に直接関連するという報告はない。したがって、生活習慣病発症予防のための目標量は設定しなかった。

④ 生活習慣病の重症化予防

慢性腎臓病の小児[221]や人工透析を受けている患者[222]において、血清モリブデン濃度が上昇しているという報告がある。モリブデンの主排泄経路が尿であること、モリブデンがリン酸と高い親和性を有すること、腎機能が低下するとしばしば血清リン濃度が上昇することを考慮すると、この血清モリブデン濃度の上昇は血清リン濃度の上昇に伴う二次的なものである可能性が高く、慢性腎臓病の発症や重症化とは無関係と思われる。その他の生活習慣病の重症化とモリブデンの直接的な関連を示す報告はない。したがって、生活習慣病重症化予防のための量（上限値）も設定しなかった。

⑤ 活用に当たっての留意事項

通常の我が国の食生活であれば、推奨量の 10 倍近いモリブデン摂取量になる。したがって、事実上、献立の作成においてモリブデンの摂取に留意する必要はない。

⑥ 今後の課題

モリブデンの摂取と生活習慣病との関連についての情報の蓄積が必要である。

〈概要〉

- 微量ミネラルの必要量の算定に有用な日本人のデータは少ない。このため、マンガンを除き、欧米諸国で得られたデータを基に推定平均必要量及び推奨量を設定した。
- 鉄については、要因加算法を用いて推定平均必要量及び推奨量を設定した。要因加算法は出納法に比べ、その信頼度は理論的に低いため、活用に当たっては注意を要する。特に、女性の必要量は月経血の有無及びその量に大きな影響を受けるため、貧血の有無等を個別に把握するなど、食事摂取基準は柔軟に用いることが勧められる。
- マンガンについては、マンガンの平衡維持量を大幅に上回ると推定される日本人の摂取量に基づき、目安量を設定した。
- 微量ミネラルの摂取と生活習慣病の発症予防及び重症化予防に関しては十分な科学的根拠がなく、目標量及び重症化予防を目的とした量は設定しなかった。
- 微量ミネラルについては、通常の食生活で過剰摂取が生じる可能性はないが、サプリメント等の不適切な利用に伴って過剰摂取が生じる可能性は否定できない。

参考文献

1) Aggett PJ. Iron. *In*: Erdman JW Jr, Macdonald IA, Zeisel SH, ed. Present knowledge in nutrition 10th ed. Wiley-Blackwell. Ames, 2012: 506-20.
2) Fuqua BK, Vulpe CD, Anderson GJ. Intestinal iron absorption. *J Trace Elem Med Biol* 2012: **26**: 115-9.
3) Food and Nutrition Board, Institute of Medicine. Iron. *In*: Institute of Medicine, ed. Dietary reference intakes for vitamin A, vitamin K, arsenic, boron, chromium, copper, iodine, iron, manganese, molybdenum, nickel, silicon, vanadium, and zinc. National Academy Press. Washington D. C., 2001: 290-393.
4) 鈴木久美子，佐々木晶子，新澤佳代，他．離乳前乳児の哺乳量に関する研究．栄養学雑誌 2004; **62**: 369-72.
5) 廣瀬潤子，遠藤美佳，柴田克己，他．日本人母乳栄養児（0～5 カ月）の哺乳量．日本母乳哺育学会雑誌 2008; **2**: 23-8.
6) Green R, Charlton R, Seftel H, *et al.* Body iron excretion in man: a collaborative study. *Am J Med* 1968; **45**: 336-53.
7) Hunt JR, Zito CA, Johnson LK. Body iron excretion by healthy men and women. *Am J Clin Nutr* 2009; **89**: 1792-8.
8) Hawkins WW. Iron, copper and cobalt. *In*: Beaton GH, McHenry EW, eds. Nutrition: a comprehensive treatise. Academic Press, New York, 1964: 309-72.
9) Beaton GH, Corey PN, Steele C. Conceptual and methodological issues regarding the epidemiology of iron deficiency and their implications for studies of the functional consequences of iron deficiency. *Am J Clin Nutr* 1989; **50**: 575-88.
10) Smith NJ, Rios E. Iron metabolism and iron deficiency in infancy and childhood. *Adv Pediatr* 1974; **21**: 239-80.
11) Dallman PR. Iron deficiency in the weanling: a nutritional problem on the way to resolution. *Acta Paediatr Scand* 1986; **323**: 59-67.
12) Asakura K, Sasaki S, Murakami K, *et al.* Iron intake does not significantly correlate with iron deficiency among young Japanese women: a cross-sectional study. *Public Health Nutr* 2008; **12**: 1373-83.
13) Yokoi K. Numerical methods for estimating iron requirements from population data. *Biol Trace Elem Res* 2003; **95**: 155-72.
14) 矢野知佐子，富安俊子，穴井孝信．正常月経周期日数とその変動範囲に関する調査．母性衛生 2005; **45**: 496-502.
15) 野上保治．経血量に関する研究．日本不妊学会雑誌 1966; **11**: 189-203.
16) Hallberg L, Rossander-Hulten L. Iron requirements in menstruating women. *Am J Clin Nutr* 1991; **54**: 1047-58.
17) Janssen CAH, Scholten PC, Heintz PM. Reconsidering menorrhagia in gynecological practice. Is a 30-year-old definition still valid? *Eur J Obstet Gynecol Reprod Biol* 1998; **78**: 69-72.
18) Warner PE, Critchley HO, Lumsden MA, *et al.* Menorrhagia I: measured blood loss, clinical features, and outcome in women with heavy periods: a survey with follow up data. *Am J Obstet Genecol* 2004; **190**: 1216-23.

19) FAO/WHO. Requirements of vitamin A, iron, folate and vitamin B12 (FAO Food and Nutrition Series No. 23). FAO/WHO, Rome, 1988: 33-50.

20) Young MF, Griffin I, Pressman E, *et al*. Utilization of iron from an animal-based iron source is greater than that of ferrous sulfate in pregnant and nonpregnant women. *J Nutr* 2010; **140**: 2162-6.

21) Igarashi T, Itoh Y, Maeda M, *et al*. Mean hemoglobin levels in venous blood samples and prevalence of anemia in Japanese elementary and junior high school students. *J Nippon Med Sch* 2012; **79**: 232-5.

22) Nakamori M, Nishi NX, Isomura H, *et al*. Nutritional status of lactating mothers and their breast milk concentration of iron, zinc and copper in rural Vietnam. *J Nutr Sci Vitaminol* 2009; **55**: 338-45.

23) Hokama T. A study of the iron requirement in infants, using changes in total body iron determined by hemoglobin, serum ferritin and bodyweight. *Acta Paediatr Jpn* 1994; **36**: 153-5.

24) Bothwell TH, Charlton RW. Iron deficiency in women. The Nutrition Foundation, Washington D. C., 1981: 7-9.

25) Barrett JR, Whittaker PG, Williams JG, *et al*. Absorption of non-haem iron from food during normal pregnancy. *BMJ* 1994; **309**: 79-82.

26) 森川　肇，望月眞人，佐藤和雄，他．前方視的な手法による妊娠末期の子宮頸管熟化と分娩経過に関する研究（1 報）妊娠・分娩・産褥における母親の臨床統計．日産婦会誌 2000; **52**: 613-22.

27) Mursu J, Robien K, Harnack LJ, *et al*. Dietary supplements and mortality rate in older women. The Iowa Women's Health Study. *Arch Intern Med* 2011; **171**: 1625-33.

28) Ko C, Siddaiah N, Berger J, *et al*. Prevalence of hepatic iron overload and association with hepatocellular cancer in end-stage liver disease: results from the National Hemochromatosis Transplant Registry. *Liver Int* 2007; **27**: 1394-401.

29) Frykman E, Bystrom M, Jansson U, *et al*. Side effects of iron supplements in blood donors: superior tolerance of heme iron. *J Lab Clin Med* 1994; **123**: 561-4.

30) European Food Safety Authority. Opinion of the scientific panel on dietetic product, nutrition and allergies on a request from the commission related to the tolerable upper intake levels of iron. In: Tolerable upper intake levels for vitamins and minerals, 2006: 325-46. http://www.efsa.eu.int/science/nda/nda_opinions/catindex_en.html.

31) FAO/WHO. Evaluation of certain food additives and contaminants. Twenty-seventh report of the Joint FAO/WHO Committee on Food Additives (WHO Technical Report Series, No. 696) . FAO/WHO, Rome, 1983.

32) Bothwell TH, Seftel H, Jacobs P, *et al*. Iron overload in Bantu subjects; Studies on the availability of iron in Bantu beer. *Am J Clin Nutr* 1964; **14**: 47-51.

33) Fairbanks VF. Iron in medicine and nutrition. *In*: Shils ME, Olson JA, Shine M, et al., eds. Modern nutrition in health and disease, 9th edition. Williams & Wilkins, Baltimore, 1999: 193-221.

34) Idjradinata P, Watkins WE, Pollitt E. Adverse effect of iron supplementation on weight gain of iron-replete young children. *Lancet* 1994; **343**: 1252-4.

35) Food and Drug Administration. Federal Register 62. 2217-50, January 15, 1997. Iron-containing supplements and drugs: label warning statements and unit-dose packaging requirements. Final rule downloaded from http://vm.cfsan.fda.gov/~lrd/fr970115.html.
36) Dewey KG, Domellof M, Cohen RJ, *et al.* Iron supplementation affects growth and morbidity of breast-fed infants: results of a randomized trial in Sweden and Honduras. *J Nutr* 2002; **132**: 3249-55.
37) Farquhar JD. Iron supplementation during first year of life. *Am J Dis Child* 1963; **106**: 201-6.
38) Burman D. Haemoglobin levels in normal infants aged 3 to 24 months, and the effect of iron. *Arch Dis Child* 1972; **47**: 261-71.
39) Reeves JD, Yip R. Lack of adverse side effects of oral ferrous sulfate therapy in 1-year-old infants. *Pediatrics* 1985; **75**: 352-5.
40) Fung EB, Ritchie LD, Woodhouse LR, *et al.* Zinc absorption in lactating longitudinal study. *Am J Clin Nutr* 1997; **66**: 80-8.
41) Dawson EB, Albers J, McGanity WJ. Serum zinc changes due to iron supplementation in teenage pregnancy. *Am J Clin Nutr* 1989; **50**: 848-52.
42) Toxqui L, Perez-Granados AM, Blanco-Rojo R, *et al.* Low iron status as a factor of increased bone resorption and effects of an iron and vitamin D-fortified skimmed milk on bone remodeling in young Spanish women. *Eur J Nutr* 2014; **53**: 441-8.
43) Otto MCO, Alonso A, Lee DH, *et al.* Dietary intakes of zinc and heme iron from red meat, but not from other sources, are associated with greater risk of metabolic syndrome and cardiovascular disease. *J Nutr* 2012; **142**: 526-33.
44) Bao W, Rong Y, Rong S, *et al.* Dietary iron intake, body iron stores, and the risk of type 2 diabetes: a systematic review and meta-analysis. *BMC Medicine* 2012; **10**: 119.
45) Holt RR, Uriu-Adams JY, Keen CL. Zinc. *In*: Erdman JW Jr, Macdonald IA, Zeisel SH, ed. Present knowledge in nutrition 10th ed. Wiley-Blackwell. Ames, 2012: 521-39.
46) Chasapis CT, Loutsidou AC, Spiliopoulou CA, *et al.* Zinc and human health: an update. *Arch Toxicol* 2012; **86**: 521-534.
47) Solomons NW. Update on zinc biology. *Ann Nutr Metab* 2013; **62**: 8-17.
48) Prasad AS. Discovery of human zinc deficiency: 50 years later. *J Trace Elem Med Biol* 2012; **26**: 66-9.
49) Okada A, Takagi Y, Itakura T, *et al.* Skin lesions during intravenous hyperalimentation: zinc deficiency. *Surgery* 1976; **80**: 629-35.
50) 岩田久夫，藤沢重樹，竹内美奈子．低亜鉛母乳による獲得性腸性肢端皮膚炎の兄弟例．皮膚科の臨床 1990; **32**: 951-5.
51) 青山文代，石田久哉，上田恵一．経管栄養中にみられた続発性亜鉛欠乏症．皮膚科紀要 1989; **84**: 159-64.
52) Food and Nutrition Board, Institute of Medicine. Zinc. *In*: Institute of Medicine, ed. Dietary reference intakes for vitamin A, vitamin K, arsenic, boron, chromium, copper, iodine, iron, manganese, molybdenum, nickel, silicon, vanadium, and zinc. National Academies Press, Washington, D. C., 2001: 442-501.

53) Jackson MJ, Jones DA, Edwards RH, *et al.* Zinc homeostasis in man: Studies using a new stable-dilution technique. *Br J Nutr* 1984; **51**: 199-208.
54) Hunt JR, Mullen LK, Lykken GI. Zinc retention from an experimental diet based on the U. S. F. D. A. total diet study. *Nutr Res* 1992; **12**: 1335-44.
55) Lee DY, Prasad AS, Hydrick-Adair C, *et al.* Homeostasis of zinc in marginal human zinc deficiency: Role of absorption and endogenous excretion of zinc. *J Lab Clin Med* 1993; **122**: 549-56.
56) Taylor CM, Bacon JR, Aggett PJ, *et al.* Homeostatic regulation of zinc absorption and endogenous losses in zinc-deprived men. *Am J Clin Nutr* 1991; **53**: 755-63.
57) Turnlund JR, King JC, Keyes WR, *et al.* A stable isotope study of zinc absorption in young men: Effects of phytate and alpha-cellulose. *Am J Clin Nutr* 1984; **40**: 1071-7.
58) Wada L, Turnlund JR, King JC. Zinc utilization in young men fed adequate and low zinc intakes. *J Nutr* 1985; **115**: 1345-54.
59) Turnlund JR, Durkin N, Costa F, *et al.* Stable isotope studies of zinc absorption and retention in young and elderly men. *J Nutr* 1986; **116**: 1239-47.
60) Higashi A, Tajiri A, Matsukura M, *et al.* A prospective survey of serial maternal serum zinc levels and pregnancy outcome. *J Pediatr Gastroenterol Nutr* 1988; **7**: 430-3.
61) Swanson CA, King JC. Zinc and pregnancy outcome. *Am J Clin Nutr* 1987; **46**: 763-71.
62) Krebs NF, Hambridge KM, Jacobs MA, *et al.* The effects of a dietary zinc supplement during lactation on longitudinal changes in maternal zinc status and milk zinc concentrations. *Am J Clin Nutr* 1985; **41**: 560-70.
63) Krebs NF, Reidinger CJ, Robertson AD, *et al.* Growth and intakes of energy and zinc in infants fed human milk. *J Pediatr* 1994; **124**: 32-9.
64) Moser PB, Reynolds RD. Dietary zinc intake and zinc concentrations of plasma, erythrocytes, and breast milk in antepartum and postpartum lactating and nonlactating women: A longitudinal study. *Am J Clin Nutr* 1983; **38**: 101-8.
65) Yamawaki N, Yamada M, Kan-no T, *et al.* Macronutrient, mineral and trace element composition of breast milk from Japanese women. *J Trace Elem Med Biol* 2005; **19**: 171-81.
66) Sian L, Krebs NF, Westcott JE, *et al.* Zinc homeostasis during lactation in a population with a low zinc intake. *Am J Clin Nutr* 2002; **75**: 99-103.
67) Yadrick MK, Kenney MA, Winterfeldt EA. Iron, copper, and zinc status: Response to supplementation with zinc or zinc and iron in adult females. *Am J Clin Nutr* 1989; **49**: 145-50.
68) Prasad AS, Brewer GJ, Schoomaker EB, *et al.* Hypocupremia induced by zinc therapy in adults. *JAMA* 1978; **240**: 2166-8.
69) Fosmire G. Zinc toxicity. *Am J Clin Nutr* 1990; **51**: 225-7.
70) Black MR, Medeiros DM, Brunett E, *et al.* Zinc supplements and serum lipids in young adult white males. *Am J Clin Nutr* 1988; **47**: 970-5.

71) Food and Nutrition Board, Institute of Medicine. Appendix C: Dietary intake data from the Third National Health and Nutrition Examination Survey (NHANES III), 1988-1994. *In*: Institute of Medicine, ed. Dietary reference intakes for vitamin A, vitamin K, arsenic, boron, chromium, copper, iodine, iron, manganese, molybdenum, nickel, silicon, vanadium, and zinc. National Academies Press, Washington D. C., 2001: 594-643.
72) Chu A, Foster M, Samman S. Zinc status and risk of cardiovascular diseases and type 2 diabetes mellitus-a systematic review of prospective cohort studies. *Nutrients* 2016; **8**: 707.
73) Jayawardena R, Ranasinghe P, Galappatthy P, *et al.* Effects of zinc supplementation on diabetes mellitus: a systematic review and meta-analysis. *Diabetol Metab Syndr* 2012; **4**:13.
74) Capdora J, Fostera M, Petoczb P, *et al.* Zinc and glycemic control: A meta-analysis of randomised placebo controlled supplementation trials in humans. *J Trace Elem Med Biol* 2013; **27**: 137-42.
75) Bost M, Houdart S, Oberli M, *et al.* Dietary copper and human health: Current evidence and unresolved issues. *J Trace Elem Med Biol* 2016; **35**: 107-15.
76) Prohaska JR. Copper. *In*: Erdman JW Jr, Macdonald IA, Zeisel SH, ed. Present knowledge in nutrition 10th ed. Wiley-Blackwell. Ames, 2012: 540-53.
77) 橋本彩子，辻 徳治，逸村直也，他．消化管における必須微量金属の吸収―トランスポーターによる制御機構，微量栄養素研究 2011; **28**: 89-94.
78) Kaler SG. Inborn errors of copper metabolism. *Handb Clin Neurol* 2013; **113**: 1745-54.
79) Prohaska JR. Impact of copper deficiency in humans. *Ann NY Acad Sci* 2014; **1314**: 1-5.
80) Fujita M, Itakura T, Takagi Y, *et al.* Copper deficiency during total parenteral nutrition: Clinical analysis of three cases. *J Parent Enter Nutr* 1989; **13**: 421-5.
81) Myint ZW, Oo TH, Thein KW, *et al.* Copper deficiency anemia: review article. *Ann Hematol* 2018; **97**: 1527-34.
82) Turnlund JR, Keyes WR, Peiffer GL, *et al.* Copper absorption, excretion, and retention by young men consuming low dietary copper determined by using the stable isotope ^{65}Cu. *Am J Clin Nutr* 1998; **67**: 1219-25.
83) Turnlund JR, Keyes WR, Kim SK, *et al.* Long-term high copper intake-effects on copper absorption, retention, and homeostasis in men, *Am J Clin Nutr* 2005; **81**; 822-8.
84) Harvey LJ, Majsak-Newman G, Dainty JR, *et al.*, Adaptive responses in men fed low- and high-copper diets. *Br J Nutr* 2003; **90**: 161-8.
85) Food and Nutrition Board, Institute of Medicine. Copper. *In*: Institute of Medicine, ed. Dietary reference intakes for vitamin A, vitamin K, arsenic, boron, chromium, copper, iodine, iron, manganese, molybdenum, nickel, silicon, vanadium, and zinc. National Academies Press, Washington D. C., 2001: 224-57.
86) Pratt WB, Omdahl JL, Sorenson JR. Lack of effects of copper gluconate supplementation. *Am J Clin Nutr* 1985; **42**: 681-2.

87) European Food Safety Authority. Opinion of the scientific committee on food in the tolerable upper intake level of copper. *In*: Tolerable upper intake levels for vitamins and minerals, 2003: 203-14.
http://www.efsa.eu.int/science/nda/nda_opinions/catindex_en.html.
88) Australian National Health and Medical Research Council (NHMRC) and the New Zealand Ministry of Health (MoH). Copper. *In*: Nutrient Reference Values for Australia and New Zealand Including Recommended Dietary Intakes. 2005: 171-4.
https://www.nrv.gov.au/nutrients/copper.
89) Grammer TB, Kleber ME, Silbernagel G, *et al*. Copper, ceruloplasmin, and long-term cardiovascular and total mortality (The Ludwigshafen Risk and Cardiovascular Health Study). *Free Radic Res* 2014; **48**: 706-15.
90) Nielsen FH. Manganese, molybdenum, boron, chromium, and other trace elements. *In*: Erdman JW Jr, Macdonald IA, Zeisel SH, ed. Present knowledge in nutrition 10th ed. Wiley-Blackwell. Ames, 2012: 586-607.
91) Freeland-Graves JH, Behmardi F, Bales CW, *et al*. Metabolic balance of manganese in young men consuming diets containing five levels of dietary manganese. *J Nutr* 1988; **118**: 764-73.
92) Nishimuta M, Kodama N, Shimada M, *et al*. Estimated equilibrated dietary intakes for nine minerals (Na, K, Ca, Mg, P, Fe, Zn, Cu, and Mn) adjusted by mineral balance medians in young Japanese females. *J Nutr Sci Vitaminol* 2012; **58**: 118-28.
93) Hardy G. Manganese in parenteral nutrition: Who, when, and why should we supplement? *Gastroenterology* 2009; **137**: S29-S35.
94) Ejima A, Imamura T, Nakamura S, *et al*. Manganese intoxication during total parental nutrition. *Lancet* 1992; **339**: 426.
95) 白石久二雄．微量元素の摂取量．臨床栄養 1994; **84**: 381-9.
96) Yamada M, Asakura K, Sasaki S, *et al*. Estimation of intakes of copper, zinic, and manganese in Japanese adults using 16-day semi-weighed diet records, *Asia Pacific Clin Nutr* 2014; **23**: 465-72.
97) Shiraishi K, Yamagami Y, Kameoka K, *et al*. Mineral contents in model diet samples for different age groups. *J Nutr Sci Vitaminiol* 1988; **34**: 55-65.
98) Mori T, Yoshinaga J, Suzuki K, *et al*. Exposure to polycyclic aromatic hydrocarbons, arsenic and environmental tobacco smoke, nutrient intake, and oxidative stress in Japanese preschool children. *Sci Total Environ* 2011; **409**: 2881-7
99) Food and Nutrition Board, Institute of Medicine. Manganeses. *In*: Institute of Medicine, ed. Dietary reference intakes for vitamin A, vitamin K, arsenic, boron, chromium, copper, iodine, iron, manganese, molybdenum, nickel, silicon, vanadium, and zinc. National Academies Press, Washington D. C., 2001: 394-419.
100) Freeland-Graves JH, Behmardi F, Bales CW, *et al*. Metabolic balance of manganese in young men consuming diets containing five levels of dietary manganese. *J Nutr* 1988; **118**: 764-73.
101) Gibson RS. Content and bioavailability of trace elements in vegetarian diets. *Am J Clin Nutr* 1994; **59**: S1223-32.
102) Yoshida M, Ogi N, Iwashita Y. Estimation of mineral and trace element intake in vegans living in Japan by chemical analysis of duplicate diets. *Health* 2011; **3**: 672-6.

103) Vigeh M, Yokoyama K, Ohtani K, *et al.* Increase in blood manganese induces gestational hypertension during pregnancy. *Hypertens Pregnancy* 2013; **32**: 214-24.
104) Du S, Wu X, Han T, *et al.* Dietary manganese and type 2 diabetes mellitus: two prospective cohort studies in China. *Diabetologia* 2018; **61**: 1985-95.
105) Shan Z, Chen S, Sun T, *et al.* U-Shaped Association between Plasma Manganese Levels and Type 2 Diabetes. *Environ Health Perspect* 2016; **124**: 1876-81.
106) Zimmermann MB. Iodine and iodine deficiency disorders. *In*: Erdman JW Jr, Macdonald IA, Zeisel SH, ed. Present knowledge in nutrition 10th ed. Wiley-Blackwell. Ames, 2012: 554-67.
107) Nath SK, Moinier B, Thuillier F, *et al.* Urinary excretion of iodine and fluoride from supplemented food grade salt. *Int J Vitam Nutr Res* 1992; **62**: 66-72.
108) Takamura N, Hamada A, Yamaguchi N, *et al.* Urinary iodine kinetics after oral loading of potassium iodide. *Endocrine J* 2003; **50**: 589-93.
109) 吉田宗弘、永松秀麻. 削り昆布摂取後の尿中ヨウ素排泄量. 微量栄養素研究 2018; **35**: 83-6.
110) Food and Nutrition Board, Institute of Medicine. Iodine. *In*: Institute of Medicine, ed. Dietary reference intakes for vitamin A, vitamin K, arsenic, boron, chromium, copper, iodine, iron, manganese, molybdenum, nickel, silicon, vanadium, and zinc. National Academies Press, Washington D. C., 2001: 258-89.
111) Fisher DA, Oddie TH. Thyroidal radioiodine clearance and thyroid iodine accumulation: contrast between random daily variation and population data. *J Clin Endocrinol Metab* 1969; **29**: 111-5.
112) Fisher DA, Oddie TH. Thyroid iodine content and turnover in euthyroid subjects: validity of estimation of thyroid iodine accumulation from short-term clearance studies. *J Clin Endocrinol Metab* 1969; **29**: 721-7.
113) Delange F. Iodine nutrition and congenital hypothyroidism. *In*: Delange F, Fisher DA, Glinoer D, eds. Research in congenital hypothyroidism. Plenum Press, New York, 1989: 173-85.
114) Dworkin HJ, Jacquez JA, Beierwaltes WH. Relationship of iodine ingestion to iodine excretion in pregnancy. *J Clin Endocrinol Metab* 1966; **26**: 1329-42.
115) WHO Secretariat on behalf of the participants to the consultation, Andersson M, de Benoist B, *et al.* Prevention and control of iodine deficiency in pregnant and lactating women and in children less than 2-years-old: conclusions and recommendations of the Technical Consultation. *Public Health Nutr* 2007; **10**: 1606-11.
116) 村松康行，湯川雅枝，西牟田守，他．母乳中のヨウ素および臭素濃度．日本人の無機質必要量に関する基礎的研究．厚生労働科学研究費補助金平成 14 年度総括・分担研究報告書．2003: 16-21.
117) Muramatsu Y, Sumiya M, Ohmomo Y. Stable iodine contents in human milk related to dietary algae consumption. *Hoken Butsuri* 1983; **18**: 113-7.
118) Delange F. Iodine requirements during pregnancy, lactation and the neonatal period and indicators of optimal iodine nutrition. *Public Health Nutr* 2007; **10**: 1571-80.
119) 吉田宗弘，野崎詩乃，乾由衣子．市販離乳食からのヨウ素とクロムの摂取量の推定．微量栄養素研究 2011; **28**: 79-83.

120）吉田宗弘，増田卓也，高橋健哉，他．兵庫県の都市部在住の乳幼児に対する自家製離乳食のミネラル含有量の評価．微量栄養素研究 2012：**29**；67-71.
121）Katamine S, Mamiya Y, Sekimoto K, *et al.* Iodine content of various meals currently consumed by urban Japanese. *J Nutr Sci Vitaminol* 1986; **32**: 487-95.
122）Fuse Y, Saito N, Tsuchiya T, *et al.* Smaller thyroid gland volume with high urinary iodine excretion in Japanese schoolchildren: Normative reference values in an iodine-sufficient area and comparison with the WHO/ICCIDD reference. *Thyroid* 2007; **17**: 145-55.
123）Zimmermann MB, Hess SY, Molinari L, *et al.* New reference values for thyroid volume by ultrasound in iodine-sufficient school children: a World Health Organization/Nutrition for Health and Development Iodine Deficiency Study Group Report. *Am J Clin Nutr* 2004; **79**: 231-7.
124）Nagataki S. The average of dietary iodine intake due to the ingestion of seaweed is 1.2 mg/day in Japan. *Thyroid* 2008; **18**: 667-8.
125）Zava TT, Zava DT, Assessment of Japanese iodine intake based on seaweed consumption in Japan: A literature-based analysis. *Thyroid Res* 2011; **4**: 14.
126）Tsubota-Utsugi M, Imai E, Nakade M, *et al.* Evaluation of the prevalence of iodine intakes above the tolerable upper intake level from four 3-day dietary records in a Japanese population. *J Nutr Sci Vitaminol* 2013; **59**: 310-6.
127）Katagiri R, Asakura K, Sasaki S, *et al.* Estimation of habitual iodine intake in Japanese adults using 16 d diet records over four seasons with a newly developed food composition database for iodine. *Br J Nutr* 2015; **114**: 624-34.
128）Eng PH, Cardona GR, Fang SL, *et al.* Escape from the acute Wolff-Chaikoff effect is associated with a decrease in thyroid sodium/iodide symporter messenger ribonucleic acid and protein. *Endocrinology* 1999; **140**: 3404-10.
129）Zhao J, Wang P, Shang L, *et al.* Endemic goiter associated with high iodine intake. *Am J Public Health* 2000; **90**: 1633-5.
130）Seal AJ, Creeke PI, Gnat D, *et al.* Excess dietary iodine intake in long-term African refugees. *Public Health Nutr* 2006; **9**: 35-9.
131）木村修一．食品成分の毒性発現と栄養条件の研究．栄養と食糧 1982；**35**：241-52.
132）Yoshida M, Mukama A, Hosomi R, Fukunaga K. Soybean meal reduces tissue iodine concentration in rats administered kombu. *Biomed Res Trace Elem* 2017; **28**: 28-34.
133）石突吉持，山内一征，三浦義孝．昆布による甲状腺中毒症．日内分泌会誌 1989；**65**：91-8.
134）Matsubayashi S, Mukuta T, Watanabe H, *et al.* Iodine-induced hypothyroidism as a result of excessive intake of confectionery made with tangle weed, Kombu, used as a low calorie food during a bulimic period in a patient with anorexia nervosa. *Eat Weight Disord* 1998; **3**: 50-2.
135）Miyai K, Tokushige T, Kondo M, *et al.* Suppression of thyroid function during ingestion of seaweed “Kombu” (Laminaria japonica) in normal Japanese adults. *Endocr J* 2008; **55**: 1103-8.
136）Namba H, Yamashita S, Kimura H, *et al.* Evidence of thyroid volume increase in normal subjects receiving excess iodide. *J Clin Endocrinol Metab* 1993; **76**: 605-8.

137) Konno N, Makita H, Yuri K, *et al.* Association between dietary iodine intake and prevalence of subclinical hypothyroidism in the coastal regions of Japan. *J Clin Endocrinol Metab* 1994; **78**: 393-7.
138) 今野則道，飯塚徳男，川崎君王，他．北海道在住成人における甲状腺疾患の疫学的調査—ヨード摂取量と甲状腺機能との関係—．北海道医誌 1994; **69**: 614-26.
139) Zimmermann MB, Ito Y, Hess SY, *et al.* High thyroid volume in children with excess dietary iodine intake. *Am J Clin Nutr* 2005; **81**: 840-4.
140) Chung HB, Shin CH, Yang SW, *et al.* Subclinical hypothyroidism in Korean preterm infants associated with high levels of iodine in breast milk. *J Clin Endocrinol Metab* 2009; **94**: 4444-7.
141) Fuse Y, Shishiba Y, Irie M. Gestational changes of thyroid function and urinary iodine in thyroid antibody-negative Japanese women. *Endocr J* 2013; **60**: 1095-106.
142) Shi X, Han C, Li C, *et al.* Optimal and safe upper limits of iodine intake for early pregnancy in iodine-sufficient regions: A cross-sectional study of 7190 pregnant women in China. *J Clin Endocrinol Metab* 2015; **100**: 1630-8.
143) Nishiyama S, Mikeda T, Okada T, *et al.* Transient hypothyroidism or persistent hyperthyrotropinemia in neonates born to mothers with excessive iodine intake. *Thyroid* 2004; **14**: 1077-83.
144) 西山宗六，三ケ田智弘，木脇弘二，他．クレチン症周辺疾患と食品のヨード汚染—妊婦のヨード摂取の検討より—．ホルモンと臨床 2003; **51**: 959-66.
145) Theodoropoulos T, Braverman L, Vagenakis A. Iodide-induced hypothyroidism: a potential hazard during perinatal life. *Science* 1979; **205**: 502-3.
146) 塚田　信，浦川由美子，横山次郎，他．日本人学生のヨウ素摂取量調査—「日本食品標準成分表 2010」に基づいて—．日本臨床栄養学会雑誌 2013; **35**: 30--38.
147) Sunde RA. Selenium. *In*: Bowman BA, Russell RM, eds. Present Knowledge in Nutrition, 9th ed. ILSI Press, Washington, D.C., 2006: 480-497.
148) van Rij AM, Thomson CD, McKenzie JM, *et al.* Selenium deficiency in total parenteral nutrition. *Am J Clin Nutr* 1979; **32**: 2076-85.
149) Lockitch G, Taylor GP, Wong LT, *et al.* Cardiomyopathy associated with nonendemic selenium deficiency in a Caucasian adolescent. *Am J Clin Nutr* 1999; **52**: 572-7.
150) 松末　智．長期高カロリー輸液中に心筋症を来したセレン欠乏症の 1 例．日外会誌 1987; **88**: 483-8.
151) Sanz Alaejos M, Diaz Romero C. Urinary selenium concentrations. *Clin Chem* 1993; **39**: 2040-52.
152) Navarro M, Lopez H, Ruiz ML, *et al.* Determination of selenium in serum by hydride generation atomic absorption spectrometry for calculation of daily dietary intake. *Sci Total Environ* 1995; **175**: 245-52.
153) Food and Nutrition Board, Institute of Medicine. Selenium. *In*: Institute of Medicine, ed. Dietary reference intakes for vitamin C, vitamin E, selenium, and carotenoids. National Academy Press, Washington D. C., 2000: 284-324.
154) Kippa AP, Strohmb D, Brigelius-Flohéa R, *et al.* Revised reference values for selenium intake. *J Trace Elem Med Biol* 2015; **32**: 195-9.

155) Nordic Council of Ministers. Selenium. *In*: Nordic Nutrition Recommendations 2012. Narayana Press, Copenhagen, 2014: 591-600.
156) European Food Safety Authority. Scientific opinion on dietary reference values for selenium. *EFSA Journal* 2014; **12**: 3846.
157) WHO/FAO/IAEA. Selenium. *In*: Trace elements in human nutrition and health. WHO, Geneva, 1996: 105-22.
158) McKenzie RL, Rea HM, Thomson CD, *et al.* Selenium concentration and glutathione peroxidase activity in blood of New Zealand infants and children. *Am J Clin Nutr* 1978; **31**: 1413-8.
159) Pyykko K, Tuimala R, Kroneld R, *et al.* Effect of selenium supplementation to fertilizers on the selenium status of the population in different parts of Finland. *Eur J Clin Nutr* 1988; **42**: 571-9.
160) Klapec T, Mandii ML, Grgii J, *et al.* Daily dietary intake of selenium in eastern Croatia. *Sci Total Environ* 1998; **217**: 127-36.
161) Schroeder HA, Frost DV, Balassa JJ. Essential trace metals in man: selenium. *J Chronic Dis* 1970; **23**: 227-43.
162) 姫野誠一郎. セレン. 日本臨牀 2004; **62**: 315-8
163) 吉田宗弘. 日本人のセレン摂取と血中セレン濃度. 日本栄養・食糧学会誌 1992; **45**: 485-94.
164) Yang GQ, Wang SZ, Zhou RH, *et al.* Endemic selenium intoxication of humans in China. *Am J Clin Nutr* 1983; **37**: 872-81.
165) Yang GQ, Yin S, Zhou RH, *et al.* Studies of safe maximal daily dietary Se-intake in a seleniferous area in China. Part II: relation between Se-intake and the manifestation of clinical signs and certain biochemical alterations in blood and urine. *J Trace Elem Electrolytes Health Dis* 1989; **3**: 123-30.
166) Jensen R, Closson W, Rothenberg R. Selenium intoxication? New York. *Morbid Mortal Wkly Rep* 1984; **33**: 157-8.
167) Carter RF. Acute selenium poisoning. *Med J Aust* 1966; **1**: 525-8.
168) Lombeck I, Menzel H, Frosch D. Acute selenium poisoning of a 2-year old child. *Eur J Pediatr* 1987; **146**: 308-12.
169) Matoba R, Kimura H, Uchima E, *et al.* An autopsy case of acute selenium (selenious acid) poisoning and selenium levels in human tissues. *Forensic Sci Int* 1986; **31**: 87-92.
170) Nantel AJ, Brown M, Dery P, *et al.* Acute poisoning by selenious acid. *Vet Hum Toxicol* 1985; **27**: 531-3.
171) Yang GQ, Zhou RH. Further observations on the human maximum safe dietary selenium intake in a seleniferous area of China. *J Trace Elem Electrolytes Health Dis* 1994; **8**: 159-65.
172) Longnecker MP, Taylor PR, Levander OA, *et al.* Selenium in diet, blood, and toenails in relation to human health in a seleniferous area. *Am J Clin Nutr* 1991; **53**: 1288-94.
173) Jaffe WG, Ruphael MD, Mondragon MC, *et al.* Clinical and biochemical study in children from a seleniferous zone. *Arch Latinoam Nutr* 1972; **22**: 595-611.

174) Shearer RR, Hadjimarkos DM. Geographic distribution of selenium in human milk. *Arch Environ Health* 1975; **30**: 230-3.
175) Bratter P, Negretti de Bratter VE, Jaffe WG, *et al.* Selenium status of children living in seleniferous areas of Venezuela. *J Trace Elem Electrolytes Health Dis* 1991; **5**: 269-70.
176) Zhang X, Liu C, Guo J, *et al.* Selenium status and cardiovascular diseases: meta-analysis of prospective observational studies and randomized controlled trials. *Eur J Clin Nutr* 2016; **70**: 162-9.
177) Kuruppu D, Hendrie HC, Yang L, *et al.* Selenium levels and hypertension: a systematic review of the literature. *Public Health Nutr* 2014; **17**: 1342-52.
178) Stranges S, Laclaustra M, Ji C, *et al.* Higher selenium status is associated with adverse blood lipid profile in British adults. *J Nutr* 2010: **140**; 81-7.
179) Laclaustra M, Stranges S, Navas-Acien A, *et al.* Serum selenium and serum lipids in US adults: National Health and Nutrition Examination Survey (NHANES) 2003-2004. *Atherosclerosis* 2010; **210**: 643-8.
180) Xia Y, Hill KE, Li P, *et al.* Optimization of selenoprotein P and other plasma selenium biomarkers for the assessment of the selenium nutritional requirement: a placebo-controlled, double-blind study of selenomethionine supplementation in selenium-deficient Chinese subjects. *Am J Clin Nutr* 2010; **92**: 525-31.
181) Stranges S, Marshall JR, Natarajan R, *et al.* Effects of long-term selenium supplementation on the incidence of type 2 diabetes: a randomized trial. *Ann Intern Med* 2007; **147**: 217-23.
182) Laclaustra M, Navas-Acien A, Stranges S, *et al.* Serum selenium concentrations and diabetes in U. S. adults: National Health and Nutrition Examination Survey (NHANES) 2003-2004. *Environ Health Perspect* 2009; **117**: 1409-13
183) Stranges S, Sieri S, Vinceti M, *et al.* A prospective study of dietary selenium intake and risk of type 2 diabetes. *BMC Public Health* 2010; **10**: 564.
184) Vinceti M, Filippini T, Rothman KJ. Selenium exposure and the risk of type 2 diabetes: a systematic review and meta-analysis. *Eur J Epidemiol* 2018: **33**: 789-810.
185) Yamamoto A, Ono T, Wada O. Isolation of a biologically active low-molecular-mass chromium compound from rabbit liver. *Eur J Biochem* 1987; **165**: 627-31.
186) Vincent JB. Recent advances in the nutritional biochemistry of trivalent chromium. *Proc Nutr Soc* 2004; **63**: 41-7.
187) Di Bona KR, Love S, Rhodes NR, *et al.* Chromium is not an essential trace element for mammals: effects of a "low-chromium" diet. *J Biol Inorg Chem* 2011; **16**: 381-90.
188) 吉田宗弘. クロムはヒトの栄養にとって必須の微量元素だろうか？日衛誌 2012; **67**: 485-91
189) Food and Nutrition Board, Institute of Medicine. Chromium. *In*: Institute of Medicine, ed. Dietary reference intakes for vitamin A, vitamin K, arsenic, boron, chromium, copper, iodine, iron, manganese, molybdenum, nickel, silicon, vanadium and zinc. National Academy Press, Washington D. C., 2001: 197-223.
190) Kottwitz K, Laschinsky N, Fischer R, *et al.* Absorption, excretion and retention of ^{51}Cr from labeled Cr-(III)-picolinate in rats. *Biometals* 2009; **22**: 289-95.

191） Nomiyama H, Yotoriyama M, Nomiyama K. Normal chromium levels in urine and blood of Japanese subjects determined by direct flameless atomic absorption spectrophotometry, and valiancy of chromium in urine after exposure to hexavalent chromium. *Am Ind Hyg Assoc J* 1980; **41**: 98-102.

192） Hajifaraji M, Leeds AR. The effect of high and low glycemic index diets on urinary chromium in healthy individuals: a cross-over study. *Arch Iran Med* 2008; **11**: 57-64.

193） Bahijri SM, Alissa EM. Increased insulin resistance is associated with increased urinary excretion of chromium in non-diabetic, normotensive Saudi adults. *J Clin Biochem Nutr* 2011; **49**: 164-8.

194） 文部科学省科学技術・学術審議会資源調査分科会報告．日本食品標準成分表 2010．全国官報販売協同組合，2010.

195） 加藤友紀，大塚　礼，今井具子，他．地域在住中高年者の微量ミネラルおよびビオチンの摂取量．日栄・食糧会誌 2012; **65**: 21-8.

196） 吉田宗弘，児島未希奈，三由亜耶，他．病院および介護施設の食事からの微量ミネラル摂取量の計算値と実測値との比較．微量栄養素研究 2011; **28**: 27-31.

197） Yoshida M, Takada A, Hirose J, *et al.* Molybdenum and chromium concentrations in breast milk from Japanese women. *Biosci Biotechnol Biochem* 2008; **72**: 2247-50.

198） WHO/IAEA. Minor and trace elements in breast milk. WHO, Geneva, 1989; 32-5.

199） Outridge PM, Scheuhammer AM. Bioaccumulation and toxicology of chromium: Implications for wildlife. *Rev Environ Contam Toxicol* 1993; **130**: 31-77.

200） Masharani U, Gjerde C, McCoy S, *et al.* Chromium supplementation in non-obese non-diabetic subjects is associated with a decline in insulin sensitivity. *BMC Endocr Disord* 2012; **12**:31.

201） Balk EM, Tatsioni A, Lichtenstein AH, *et al.* Effect of chromium supplementation on glucose metabolism and lipids: A systematic review of randomized controlled trials. *Diabetes Care* 2007; **30**: 2134-63.

202） Iqbal N, Cardillo S, Volger S, *et al.* Chromium picolinate does not improve key features of metabolic syndrome in obese nondiabetic adults. *Metab Syndr Relat Disord* 2009; **7**:143-50.

203） Suksomboon N, Poolsup N, Yuwanakorn A. Systematic review and meta-analysis of the efficacy and safety of chromium supplementation in diabetes. *J Clin Pharm Ther* 2014; **39**: 292-306.

204） Ali A, Ma Y, Reynolds J, *et al.* Chromium effects on glucose tolerance and insulin sensitivity in persons at risk for diabetes mellitus. *Endocr Pract* 2011; **17**: 16-25.

205） Rajagopalan KV. Molybdenum: an essential trace element in human nutrition. *Ann Rev Nutr* 1988; **8**: 401-27.

206） Johnson JL, Waud WR, Rajagopalan KV, *et al.* Inborn errors of molybdenum metabolism: combined deficiencies of sulfite oxidase and xanthine dehydrogenase in a patient lacking the molybdenum cofactor. *Proc Natl Acad Sci USA* 1980; **77**: 3715-9.

207） Abumrad NN, Schneider WR, Steel D, *et al.* Amino acid intolerance prolonged total parenteral nutrition reversed by molybdate therapy. *Am J Clin Nutr* 1981; **34**: 2551-9.

208) Turnlund JR, Keyes WR, Peiffer GL. Molybdenum absorption, excretion, and retention studied with stable isotopes in young men at five intakes of dietary molybdenum. *Am J Clin Nutr* 1995; **62**: 790-6.
209) Turnlund JR, Weaver CM, Kim KK, *et al.* Molybdenum absorption and utilization in humans from soy and kale intrinsically labeled with stable isotopes of molybdenum. *Am J Clin Nutr* 1999; **69**: 1217-23.
210) Yoshida M, Hattori H, Ota S, *et al.* Molybdenum balance in healthy young Japanese women. *J Trace Elem Med Biol* 2006; **20**: 245-52.
211) Turnlund JR, Keyes WR, Peiffer GL, *et al.* Molybdenum absorption, excretion, and retention studied with stable isotopes in young men during depletion and repletion. *Am J Clin Nutr* 1995; **61**: 1102-9.
212) Food and Nutrition Board, Institute of Medicine. Molybdenum. *In*: Institute of Medicine, ed. Dietary reference intakes for vitamin A, vitamin K, arsenic, boron, chromium, copper, iodine, iron, manganese, molybdenum, nickel, silicon, vanadium, and zinc. National Academies Press, Washington D. C., 2001: 420-41.
213) Scientific Committee on Food: opinion of the Scientific Committee on Food on the Tolerable Upper Intake Level of Molybdenum, European Commission, SCF/CS/NUT/UPPLEV/22 Final, Brussels.
http://ec.europa.eu/food/fs/sc/scf/out80h_en.pdf#search='SCF%20molybdenum%20european%20commission' (expressed on October 19, 2000).
214) Fungwe TV, Buddingh F, Demick DS, *et al.* The role of dietary molybdenum on estrous activity, fertility, reproduction and molybdenum and copper enzyme activities of female rats. *Nutr Res* 1990; **10**: 515-24.
215) WHO/FAO/IAEA. Trace Elements in Human Nutrition and Health. WHO, Geneva, 1996; 144-54.
216) 吉田宗弘，伊藤智恵，服部浩之，他．日本における母乳および調整粉乳中のモリブデン濃度と乳児のモリブデン摂取量．微量栄養素研究 2004; **21**: 59-64.
217) Hattori H, Ashida A, Ito C, *et al.* Determination of molybdenum in foods and human milk, and an estimation of average molybdenum intake in the Japanese population. *J Nutr Sci Vitaminol* 2004; **50**: 404-9.
218) Kovalsky VV, Yarovaya GA, Shmavonyan DM. The change in purine metabolism of humans and animals under the conditions of molybdenum biogeochemical provinces. *Zh Obshch Biol* 1961; **22**: 179-91.
219) US Environmental Protection Agency: Integrated Risk Information System. Molybdenum (CASRN 7439-98-7). http://www.epa.gov/iris/subst/0425.htm (last updated on January 11th, 2008).
220) Vyskocil A, Viau C. Assessment of molybdenum toxicity in humans. *J Appl Toxicol* 1999; **19**: 185-92.
221) Filler G, Belostotsky V, Kobrzynski M, *et al.* High prevalence of elevated molybdenum levels in pediatric CKD patients. A cross-sectional and longitudinal study. *Clin Nephrol* 2017; **88**: 79-85.
222) Hosokawa S, Yoshida O. Clinical studies on molybdenum in patients requiring long-term hemodialysis. *ASAIO J* 1994; **40**: M445-9.

鉄の食事摂取基準（mg/日）

性別	男性				女性					
					月経なし		月経あり			
年齢等	推定平均必要量	推奨量	目安量	耐容上限量	推定平均必要量	推奨量	推定平均必要量	推奨量	目安量	耐容上限量
0～5（月）	—	—	0.5	—	—	—	—	—	0.5	—
6～11（月）	3.5	5.0	—	—	3.5	4.5	—	—	—	—
1～2（歳）	3.0	4.5	—	25	3.0	4.5	—	—	—	20
3～5（歳）	4.0	5.5	—	25	4.0	5.5	—	—	—	25
6～7（歳）	5.0	5.5	—	30	4.5	5.5	—	—	—	30
8～9（歳）	6.0	7.0	—	35	6.0	7.5	—	—	—	35
10～11（歳）	7.0	8.5	—	35	7.0	8.5	10.0	12.0	—	35
12～14（歳）	8.0	10.0	—	40	7.0	8.5	10.0	12.0	—	40
15～17（歳）	8.0	10.0	—	50	5.5	7.0	8.5	10.5	—	40
18～29（歳）	6.5	7.5	—	50	5.5	6.5	8.5	10.5	—	40
30～49（歳）	6.5	7.5	—	50	5.5	6.5	9.0	10.5	—	40
50～64（歳）	6.5	7.5	—	50	5.5	6.5	9.0	11.0	—	40
65～74（歳）	6.0	7.5	—	50	5.0	6.0	—	—	—	40
75以上（歳）	6.0	7.0	—	50	5.0	6.0	—	—	—	40
妊婦（付加量） 初期 中期・後期					 +2.0 +8.0	 +2.5 +9.5	 — —	 — —	 — —	 — —
授乳婦（付加量）					+2.0	+2.5	—	—	—	—

亜鉛の食事摂取基準（mg/日）

性　別	男　性				女　性			
年齢等	推定平均必要量	推奨量	目安量	耐容上限量	推定平均必要量	推奨量	目安量	耐容上限量
0～5（月）	—	—	2	—	—	—	2	—
6～11（月）	—	—	3	—	—	—	3	—
1～2（歳）	3	3	—	—	2	3	—	—
3～5（歳）	3	4	—	—	3	3	—	—
6～7（歳）	4	5	—	—	3	4	—	—
8～9（歳）	5	6	—	—	4	5	—	—
10～11（歳）	6	7	—	—	5	6	—	—
12～14（歳）	9	10	—	—	7	8	—	—
15～17（歳）	10	12	—	—	7	8	—	—
18～29（歳）	9	11	—	40	7	8	—	35
30～49（歳）	9	11	—	45	7	8	—	35
50～64（歳）	9	11	—	45	7	8	—	35
65～74（歳）	9	11	—	40	7	8	—	35
75以上（歳）	9	10	—	40	6	8	—	30
妊婦（付加量）					+1	+2	—	—
授乳婦（付加量）					+3	+4	—	—

銅の食事摂取基準（mg/日）

性 別	男 性				女 性			
年齢等	推定平均必要量	推奨量	目安量	耐容上限量	推定平均必要量	推奨量	目安量	耐容上限量
0～5（月）	－	－	0.3	－	－	－	0.3	－
6～11（月）	－	－	0.3	－	－	－	0.3	－
1～2（歳）	0.3	0.3	－	－	0.2	0.3	－	－
3～5（歳）	0.3	0.4	－	－	0.3	0.3	－	－
6～7（歳）	0.4	0.4	－	－	0.4	0.4	－	－
8～9（歳）	0.4	0.5	－	－	0.4	0.5	－	－
10～11（歳）	0.5	0.6	－	－	0.5	0.6	－	－
12～14（歳）	0.7	0.8	－	－	0.6	0.8	－	－
15～17（歳）	0.8	0.9	－	－	0.6	0.7	－	－
18～29（歳）	0.7	0.9	－	7	0.6	0.7	－	7
30～49（歳）	0.7	0.9	－	7	0.6	0.7	－	7
50～64（歳）	0.7	0.9	－	7	0.6	0.7	－	7
65～74（歳）	0.7	0.9	－	7	0.6	0.7	－	7
75以上（歳）	0.7	0.8	－	7	0.6	0.7	－	7
妊婦（付加量）					+0.1	+0.1	－	－
授乳婦（付加量）					+0.5	+0.6	－	－

マンガンの食事摂取基準（mg/日）

性別	男性		女性	
年齢等	目安量	耐容上限量	目安量	耐容上限量
0～5（月）	0.01	—	0.01	—
6～11（月）	0.5	—	0.5	—
1～2（歳）	1.5	—	1.5	—
3～5（歳）	1.5	—	1.5	—
6～7（歳）	2.0	—	2.0	—
8～9（歳）	2.5	—	2.5	—
10～11（歳）	3.0	—	3.0	—
12～14（歳）	4.0	—	4.0	—
15～17（歳）	4.5	—	3.5	—
18～29（歳）	4.0	11	3.5	11
30～49（歳）	4.0	11	3.5	11
50～64（歳）	4.0	11	3.5	11
65～74（歳）	4.0	11	3.5	11
75以上（歳）	4.0	11	3.5	11
妊婦			3.5	—
授乳婦			3.5	—

ヨウ素の食事摂取基準（μg/日）

性別	男性				女性			
年齢等	推定平均必要量	推奨量	目安量	耐容上限量	推定平均必要量	推奨量	目安量	耐容上限量
0～5（月）	—	—	100	250	—	—	100	250
6～11（月）	—	—	130	250	—	—	130	250
1～2（歳）	35	50	—	300	35	50	—	300
3～5（歳）	45	60	—	400	45	60	—	400
6～7（歳）	55	75	—	550	55	75	—	550
8～9（歳）	65	90	—	700	65	90	—	700
10～11（歳）	80	110	—	900	80	110	—	900
12～14（歳）	95	140	—	2,000	95	140	—	2,000
15～17（歳）	100	140	—	3,000	100	140	—	3,000
18～29（歳）	95	130	—	3,000	95	130	—	3,000
30～49（歳）	95	130	—	3,000	95	130	—	3,000
50～64（歳）	95	130	—	3,000	95	130	—	3,000
65～74（歳）	95	130	—	3,000	95	130	—	3,000
75以上（歳）	95	130	—	3,000	95	130	—	3,000
妊婦（付加量）					+75	+110	—	—[1]
授乳婦（付加量）					+100	+140	—	—[1]

[1] 妊婦及び授乳婦の耐容上限量は、2,000 μg/日とした。

セレンの食事摂取基準（μg/日）

性　別	男　性				女　性			
年齢等	推定平均必要量	推奨量	目安量	耐容上限量	推定平均必要量	推奨量	目安量	耐容上限量
0～5（月）	—	—	15	—	—	—	15	—
6～11（月）	—	—	15	—	—	—	15	—
1～2（歳）	10	10	—	100	10	10	—	100
3～5（歳）	10	15	—	100	10	10	—	100
6～7（歳）	15	15	—	150	15	15	—	150
8～9（歳）	15	20	—	200	15	20	—	200
10～11（歳）	20	25	—	250	20	25	—	250
12～14（歳）	25	30	—	350	25	30	—	300
15～17（歳）	30	35	—	400	20	25	—	350
18～29（歳）	25	30	—	450	20	25	—	350
30～49（歳）	25	30	—	450	20	25	—	350
50～64（歳）	25	30	—	450	20	25	—	350
65～74（歳）	25	30	—	450	20	25	—	350
75以上（歳）	25	30	—	400	20	25	—	350
妊婦（付加量）					+5	+5	—	—
授乳婦（付加量）					+15	+20	—	—

1-7
微量ミネラルの食事摂取基準

クロムの食事摂取基準（μg/日）

性別	男性		女性	
年齢等	目安量	耐容上限量	目安量	耐容上限量
0～5（月）	0.8	―	0.8	―
6～11（月）	1.0	―	1.0	―
1～2（歳）	―	―	―	―
3～5（歳）	―	―	―	―
6～7（歳）	―	―	―	―
8～9（歳）	―	―	―	―
10～11（歳）	―	―	―	―
12～14（歳）	―	―	―	―
15～17（歳）	―	―	―	―
18～29（歳）	10	500	10	500
30～49（歳）	10	500	10	500
50～64（歳）	10	500	10	500
65～74（歳）	10	500	10	500
75以上（歳）	10	500	10	500
妊婦			10	―
授乳婦			10	―

モリブデンの食事摂取基準（μg/日）

性別	男性				女性			
年齢等	推定平均必要量	推奨量	目安量	耐容上限量	推定平均必要量	推奨量	目安量	耐容上限量
0～5（月）	—	—	2	—	—	—	2	—
6～11（月）	—	—	5	—	—	—	5	—
1～2（歳）	10	10	—	—	10	10	—	—
3～5（歳）	10	10	—	—	10	10	—	—
6～7（歳）	10	15	—	—	10	15	—	—
8～9（歳）	15	20	—	—	15	15	—	—
10～11（歳）	15	20	—	—	15	20	—	—
12～14（歳）	20	25	—	—	20	25	—	—
15～17（歳）	25	30	—	—	20	25	—	—
18～29（歳）	20	30	—	600	20	25	—	500
30～49（歳）	25	30	—	600	20	25	—	500
50～64（歳）	25	30	—	600	20	25	—	500
65～74（歳）	20	30	—	600	20	25	—	500
75以上（歳）	20	25	—	600	20	25	—	500
妊婦（付加量）					+0	+0	—	—
授乳婦（付加量）					+3	+3	—	—

〈参考〉 水

① 基本的事項

水は、全ての生命にとって不可欠の物質であり、かつ、単独の物質としてはヒトの身体で最大の構成要素である。ヒトでは、年齢及び除脂肪体重などによって異なるものの、水は体重のおよそ60% を占めている[1)]。水は、細胞内液及び細胞外液（血漿、間質液）を構成し、全ての生化学反応の場を提供している。また、栄養素の輸送及び老廃物の排泄のための溶媒として機能し、体温調節においても重要な役割を担っている[1)]。

ヒトが体内で利用する水は、摂取される水と代謝水の二つからなる。水の体外への排泄は、尿、皮膚、呼吸、糞便を通じて行われる。通常、両者は量的に釣り合っている[2)]。また、代謝水と呼吸を通しての水の排泄はほぼ量的に等しいと考えられている。したがって、水の摂取量と尿、皮膚、糞便を通じた排泄量の総量とは、ほぼ等しいことになる[3)]。

② 水の必要量を算定するための根拠

水が、ヒトの生命維持及び健康維持に不可欠であることは明らかである。水の必要量を算定するためには、出納法と水の代謝回転速度を測定する方法が知られている。これらの方法を用いた結果によると、水の必要量は生活活動レベルが低い集団で 2.3～2.5 L/日程度、生活活動レベルが高い集団で 3.3～3.5 L/日程度と推定されている[3)]。しかしながら、その必要量を性・年齢・身体活動レベル別に算定するための根拠は、いまだに十分には整っていない。そのために、例えばアメリカ・カナダの食事摂取基準では推定平均必要量（及び推奨量）ではなく、目安量が設定されている[4)]。ヨーロッパ諸国でも同様の方法を採用している[5)]。なお、ドイツでは、成人（18 歳以上）の目安量は年齢にかかわらず、男女それぞれ 2,910、2,265 mL/日としている[6)]。

日本人成人（30～76 歳）男女 242 人の習慣的な水摂取量を 16 日間半秤量式食事記録法で調べた報告によれば、平均摂取量は男性 2,423 g/日、女性 2,037 g/日、男女合計で 2,230 g/日であり、30～49 歳で 2,121 g/日、50～76 歳で 2,324 g/日であった（**図 1** 左）[7)]。年齢が上がるほど水摂取量が多くなる傾向は、間接的ではあるが、24 時間尿量を用いた日本人における研究でも観察されている（**図 1** 右）[8)]。同じく日本人を対象としたインターネットによる質問調査では、水道水の摂取量は 1 人当たり平均 1.28 L/日、潜在的な水道水摂取量は 1 人当たり平均 1.65 L/日、2.0 L/日が 88 パーセンタイルに当たり、ほぼ全員をカバーする摂取量は 2.5 L/日よりも多いだろうと推定している[9)]。

水の摂取源は、欧米諸国では食物由来がおよそ 20～30%、飲み物由来が 70～80% と報告されている[2)]。一方、日本人は、水分含量が『パン』よりも高い『めし』と『麺類』を多く摂取する結果、食物由来が 1,130 g/日（51%）、飲物由来が 1,100 g/日（49%）と報告されている[7)]。また、皮膚からの水の排泄、すなわち発汗は周辺の気温の影響を受けるとの報告があり[10)]、日本人成人（30～76 歳）でも、各季節の平均摂取量（男女平均）は、秋・冬・春・夏でそれぞれ 2,280、2,135、2,172、2,331 g/日と報告されている[7)]。

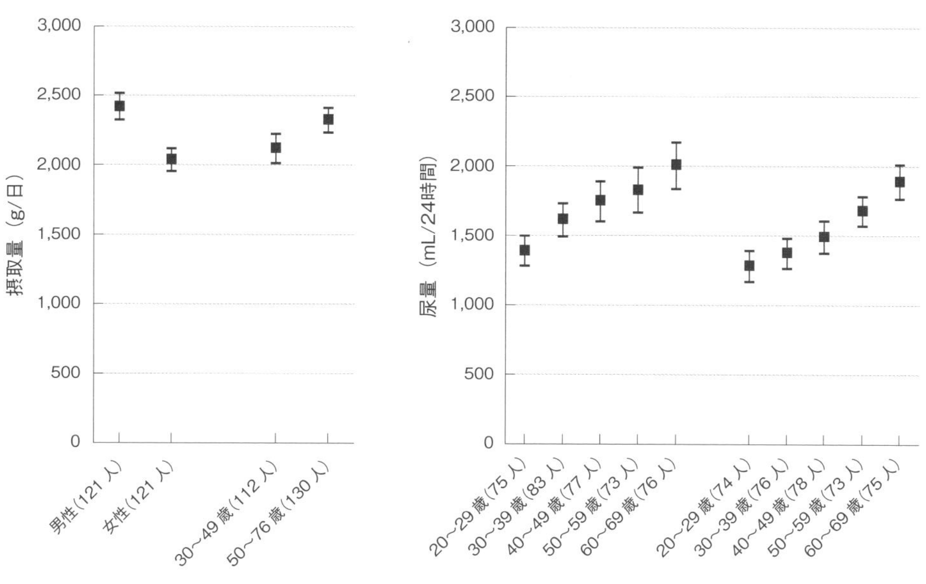

図1　性・年齢区分別にみた水摂取量又は尿量（平均±95% 信頼区間）

（左）摂取量。16 日間の半秤量式食事記録法による。
（右）尿量。2 回の 24 時間蓄尿による。

③ 生活習慣病の発症予防及び重症化予防

十分な量の水の習慣的摂取が健康維持に好ましいとする考えは広く存在するが、その科学的根拠は必ずしも明確ではない。その中で、腎結石・尿管結石[11-13]の発症予防や再発予防、慢性腎臓病[14,15]の発症予防及び重症化予防に関して幾つかの報告が存在する。便秘についても幾つかの研究があるものの、結果は必ずしも一致していない[16-19]。

④ 目安量の策定

水の必要量を算定するためには、出納法を用いた研究又は水の代謝回転速度を測定した信頼度の高い研究が複数必要であるが、性・年齢・身体活動レベル別に算定できるほどには整っていない。このような場合、目安量を策定することになるが、健康な日本人の水摂取量を詳細に検討した研究報告は成人で一つ存在するのみであり、そのために目安量を策定することは難しいと考えた。

⑤ 今後の課題

災害発生時の対応等に対しても水の目安量は重要である。我が国において質の高い記述疫学研究の増加が求められる。

参考文献

1) Kleiner SM. Water: an essential but overlooked nutrient. *J Am Diet Assoc* 1999; **99**: 200-6.
2) Jequier E, Constant F. Water as an essential nutrient: the physiological basis of hydration. *Eur J Clin Nutr* 2010; **64**: 115-23.
3) Sawka MN, Cheuvront SN, Carter R 3rd. Human water needs. *Nutr Rev* 2005; **63**: S30-9.
4) Food and Nutrition Board, Institute of Medicine. Water. *In*: Dietary Reference Intakes for Water, Potassium, Sodium, Chloride, and Sulfate. National Academy Press. Washington D.C., 2005: 73-185.
5) EFSA NDA Panel (EFSA Panel on Dietetic Products, Nutrition and Allergies), 2013. Scientific Opinion on nutrient requirements and dietary intakes of infants and young children in the European Union. *EFSA Journal* 2013; **11**: 3408.
6) Manz F, Johner SA, Wentz A, *et al*. Water balance throughout the adult life span in a German population. *Br J Nutr* 2012; **107**: 1673-81.
7) Tani Y, Asakura K, Sasaki S, *et al*. The influence of season and air temperature on water intake by food groups in a sample of free-living Japanese adults. *Eur J Clin Nutr* 2015; **69**: 907-13.
8) Asakura K, Uechi K, Sasaki Y, *et al*. Estimation of sodium and potassium intake assessed by two 24-hour urine collections in healthy Japanese adults: a nation-wide study. *Br J Nutr* 2014; **112**: 1195-205.
9) Ohno K, Asami M, Matsui Y. Is the default of 2 liters for daily per-capita water consumption appropriate? A nationwide survey reveals water intake in Japan. *J Water Health* 2018; **16**: 562-73.
10) Galagan DJ, Vermilliom JR, Nevitt GA, *et al*. Climate and fluid intake. *Public Health Rep* 1957; **72**: 484-90.
11) Meschi T, Schianchi T, Ridolo E, *et al*. Body weight, diet and water intake in preventing stone disease. *Urol Int* 2004; **72**: 29-33.
12) Lotan Y, Daudon M, Bruyere F, *et al*. Impact of fluid intake in the prevention of urinary system diseases: a brief review. *Curr Opin Nephrol Hypertens* 2013; **22**: S1-10.
13) Fink HA, Akornor JW, Garimella PS, *et al*. Diet, fluid, or supplements for secondary prevention of nephrolithiasis: a systematic review and meta-analysis of randomized trials. *Eur Urol* 2009; **56**: 72-80.
14) Sontrop JM, Dixon SN, Garg AX, *et al*. Association between water intake, chronic kidney disease, and cardiovascular disease: a cross-sectional analysis of NHANES data. *Am J Nephrol* 2013; **37**: 434-42.
15) Clark WF, Sontrop JM, Macnab JJ, *et al*. Urine volume and change in estimated GFR in a community-based cohort study. *Clin J Am Soc Nephrol* 2011; **6**: 2634-41.
16) Murakami K, Sasaki S, Okubo H, *et al*.; the Freshmen in Dietetic Courses Study II Group. Association between dietary fiber, water and magnesium intake and functional constipation among young Japanese women. *Eur J Clin Nutr* 2007; **61**: 616-22.

17) Tabbers MM, Boluyt N, Berger MY, *et al.* Nonpharmacologic treatments for childhood constipation: systematic review. *Pediatrics* 2011; **128**: 753-61.
18) Leung L, Riutta T, Kotecha J, *et al.* Chronic constipation: an evidence-based review. *J Am Board Fam Med* 2011; **24**: 436-51.
19) Boilesen SN, Tahan S, Dias FC, *et al.* Water and fluid intake in the prevention and treatment of functional constipation in children and adolescents: is there evidence?. *J Pediatr (Rio J)* 2017; **93**: 320-7.

2 対象特性

2-1 妊婦・授乳婦

① 基本的事項

妊娠期及び授乳期は、本人に加えて、児のライフステージの最も初期段階での栄養状態を形づくるものとして重要である。

妊婦・授乳婦については、各栄養素の項において策定の根拠及び値を記述しているが、ここではその要点を整理した。

② 妊婦

2-1 妊娠期の区分

2018年発行の産科婦人科用語集・用語解説集（改訂第4版）[1)] では、妊娠期を妊娠初期（～13週6日）、妊娠中期（14週0日～27週6日）、妊娠末期（28週0日～）の3区分としている[1)]。この3区分を用いるが、妊娠末期は妊娠後期と呼ぶことにした。

2-2 妊婦の付加量（推定平均必要量、推奨量）、目安量

推定エネルギー必要量は、妊娠中に適切な栄養状態を維持し正常な分娩をするために、妊娠前と比べて余分に摂取すべきと考えられるエネルギー量を、妊娠期別に付加量として示した。

推定平均必要量及び推奨量の設定が可能な栄養素については、非妊娠時の年齢階級別における食事摂取基準を踏まえた上で、妊娠期特有の変化、すなわち胎児発育に伴う蓄積量と妊婦の体蓄積量を考慮し、付加量を設定した。

目安量の設定に留まる栄養素については、原則として、胎児の発育に問題ないと想定される日本人妊婦の摂取量の中央値を用いることとし、これらの値が明らかでない場合には、非妊娠時の値を目安量として用いることとした。

これらの値をまとめて**表1**に示す。

表 1 妊婦の食事摂取基準（再掲）

エネルギー				推定エネルギー必要量[1,2]			
エネルギー（kcal/日）			（初期）	+50			
			（中期）	+250			
			（後期）	+450			
栄養素				推定平均必要量[3]	推奨量[3]	目安量	目標量
たんぱく質（g/日）			（初期）	+0	+0	—	—
			（中期）	+5	+5	—	—
			（後期）	+20	+25	—	—
（% エネルギー）			（初期）	—	—	—	13～20[4]
			（中期）	—	—	—	13～20[4]
			（後期）	—	—	—	15～20[4]
脂 質		脂質	（% エネルギー）	—	—	—	20～30[4]
		飽和脂肪酸	（% エネルギー）	—	—	—	7 以下[4]
		n-6 系脂肪酸	（g/日）	—	—	9	—
		n-3 系脂肪酸	（g/日）	—	—	1.6	—
炭水化物		炭水化物	（% エネルギー）	—	—	—	50～65[4]
		食物繊維	（g/日）	—	—	—	18 以上
ビタミン	脂溶性	ビタミン A（μgRAE/日）[5]	（初期・中期）	+0	+0	—	—
			（後期）	+60	+80	—	—
		ビタミン D	（μg/日）	—	—	8.5	—
		ビタミン E	（mg/日）[6]	—	—	6.5	—
		ビタミン K	（μg/日）	—	—	150	—
	水溶性	ビタミン B_1	（mg/日）	+0.2	+0.2	—	—
		ビタミン B_2	（mg/日）	+0.2	+0.3	—	—
		ナイアシン	（mgNE/日）	+0	+0	—	—
		ビタミン B_6	（mg/日）	+0.2	+0.2	—	—
		ビタミン B_{12}	（μg/日）	+0.3	+0.4	—	—
		葉酸	（μg/日）[7,8]	+200	+240	—	—
		パントテン酸	（mg/日）	—	—	5	—
		ビオチン	（μg/日）	—	—	50	—
		ビタミン C	（mg/日）	+10	+10	—	—
ミネラル	多量	ナトリウム	（mg/日）	600	—	—	—
		（食塩相当量）	（g/日）	1.5	—	—	6.5 未満
		カリウム	（mg/日）	—	—	2,000	2,600 以上
		カルシウム	（mg/日）	+0	+0	—	—
		マグネシウム	（mg/日）	+30	+40	—	—
		リン	（mg/日）	—	—	800	—
	微量	鉄（mg/日）	（初期）	+2.0	+2.5	—	—
			（中期・後期）	+8.0	+9.5	—	—
		亜鉛	（mg/日）	+1	+2	—	—
		銅	（mg/日）	+0.1	+0.1	—	—
		マンガン	（mg/日）	—	—	3.5	—
		ヨウ素	（μg/日）[9]	+75	+110	—	—
		セレン	（μg/日）	+5	+5	—	—
		クロム	（μg/日）	—	—	10	—
		モリブデン	（μg/日）	+0	+0	—	—

[1] エネルギーの項の参考表に示した付加量である。
[2] 妊婦個々の体格や妊娠中の体重増加量及び胎児の発育状況の評価を行うことが必要である。
[3] ナトリウム（食塩相当量）を除き、付加量である。
[4] 範囲に関しては、おおむねの値を示したものであり、弾力的に運用すること。
[5] プロビタミン A カロテノイドを含む。
[6] α-トコフェロールについて算定した。α-トコフェロール以外のビタミン E は含んでいない。
[7] 妊娠を計画している女性、妊娠の可能性がある女性及び妊娠初期の妊婦は、胎児の神経管閉鎖障害のリスク低減のために、通常の食品以外の食品に含まれる葉酸（狭義の葉酸）を 400 μg/日摂取することが望まれる。
[8] 付加量は、中期及び後期にのみ設定した。
[9] 妊婦及び授乳婦の耐容上限量は、2,000 μg/日とした。

2-3 妊娠期の適正体重増加量

母体の妊娠中の体重増加量及び妊娠前の肥満度と児の出生時体重や妊娠合併症などとの関連は、次に述べるように、数多くの研究で報告され、それらの結果に基づき、幾つかのガイドラインが定められている。

我が国では、日本産婦人科学会周産期委員会及び日本肥満学会「肥満症診断基準 2011」がそれぞれ 1997 年と 2011 年に**表 2** に示したように、妊娠期の適正体重増加量に関する推奨値を定めている[2,3]。厚生労働省「健やか親子 21（2006 年）」は、妊娠前の体格（body mass index: BMI）(kg/m^2）が 18.5 未満、18.5 以上 25.0 未満、25.0 以上に対して、それぞれ 9 ~12 kg、7 ~12 kg、個別対応としている[4]。

アメリカ医学研究所（IOM）では、妊娠前の肥満度別に適正体重増加量を与えており、妊娠前の BMI（kg/m^2）が 18.5 未満、18.5~24.9、25.0~29.9、30.0 以上に対して、それぞれ 12.7 ~18.1 kg、11.3~15.9 kg、6.8~11.3 kg、5.0~9.1 kg としている[5]。この範囲から逸脱していた妊婦は出産に関する母子双方への健康障害が多かったことが、合計 131 万人を対象とした 23 の研究をまとめたメタ・アナリシスで報告されている[6]。また、97,157 人を対象とした我が国における後ろ向き前向き研究によって、この基準は日本人でも適用可能であると報告されている[7]。さらに、我が国で最近行われた後ろ向き前向き研究（対象者 104,070 人）で観察された許容体重増加量は、妊娠前の BMI（kg/m^2）が 17~18.4、18.5~19.9、20~22.9、23~24.9、25~27.4 に対して、それぞれ 10.8~13.6 kg、9.5~12.4 kg、8.4~11.4 kg、5.8~9.6 kg、1.7~6.9 kg であり[8]、BMI（kg/m^2）が 18.5 未満の妊婦においては我が国の既存の推奨値よりも許容体重増加量が多く、IOM が定めた推奨値に近かった。その一方で、他の体格区分の妊婦においては、IOM が定めた推奨値よりも従来の我が国の各ガイドラインが定めた値を支持する結果であった。ただし、それぞれの基準の目的（どの健康障害を回避しようとしているか）は必ずしも同じでないことに留意すべきである。

どの BMI の群でも、妊娠中の体重増加量が大きいほど在胎不当過小のリスクは少なく、逆に在胎不当過大のリスクは多い[9,10]。そこで、在胎不当過小のリスクと在胎不当過大のリスクの和が最小になる妊娠中の体重増加量を適正体重増加量と考えると、デンマークにおける研究では、妊娠前の BMI（kg/m^2）が 18.5 以上 25.0 未満の群で 10~15 kg であった[9]。中国における研究でも、妊娠前の BMI を調整した後の結果として 10~15 kg であった[11]。また、低出生体重児と高出生体重児の出生確率を最小にする体重増加量を調べたベトナムにおける研究では、低 BMI（18.5 kg/m^2 未満)、正常 BMI（18.5~22.9 kg/m^2)、高 BMI（23.0 kg/m^2 以上）の群でそれぞれ 18.8 kg、12.8 kg、6.6 kg であった[12]。在胎不当過小のリスクを検討した我が国における研究では、妊娠中の体重増加量が 9 kg 以下の群で有意なリスクの上昇が観察されている[13]。我が国における別の研究は、BMI が 18.0~23.9 kg/m^2 の群では 0.20~0.30 kg/週が最も適切な体重増加量であったと報告している[14]。さらに、過体重（BMI が 25.0~29.9 kg/m^2）及び肥満（BMI が 30.0 kg/m^2 以上）の妊婦6,781 人を対象とした後ろ向き前向き研究では、望ましい体重増加量は、過体重の妊婦で 0~11.5 kg、肥満の妊婦で 0 kg 又は減量であったと報告している[15]。

表2 妊娠中の体重増加の推奨値に関するガイドライン（表中番号 A～D）と最近の我が国における研究結果（表中番号 E）

	出典（団体名等）	体重増加の推奨値 [1]	目的
A	日本産婦人科学会 周産期委員会（1997年）[2]	BMI<18：10～12 kg BMI 18～24：7～10 kg BMI>24：5～7 kg	妊娠中毒症 [2] の予防
B	厚生労働省 「健やか親子 21(2006年)」[4]	BMI<18.5（やせ）：9～12 kg BMI 18.5～25（ふつう）：7～12 kg BMI>25（肥満）：個別対応	適正な出生体重 [3]
C	日本肥満学会 「肥満症診断基準 2011」 (2011年) [3,4]	BMI<18.5（やせ）：9～12 kg BMI 18.5～25（標準）：7～12 kg BMI>25（肥満）：個別対応（5 kg 程度が一応の目安）	産科の異常の減少 [5]
D	アメリカ医学研究所 (IOM)（2009年）[5]	BMI<18.5（やせ）：12.7～18.1 kg BMI 18.5～25（ふつう）：11.3～15.9 kg BMI 25～30（overweight）[6]：6.8～11.3 kg BMI≧30（肥満）：5.0～9.1 kg	適正な出生体重 [7]
E	我が国で 10.4 万人の妊婦を調べた後ろ向き前向き研究 [8]	BMI 17～18.4：10.8～13.4 kg［12.2 kg］[8] BMI 18.5～19.9：9.5～12.4 kg［10.9 kg］ BMI 20～22.9：8.4～11.4 kg［9.9 kg］ BMI 23～24.9：5.8～9.6 kg［7.7 kg］ BMI 25～27.4：1.7～6.9 kg［4.3 kg］	妊娠中に注意すべき合併症のリスクを最も低くすること

ガイドライン（A～D）は、日本産婦人科学会・日本産婦人科医会．産婦人科診療ガイドライン-産科編 2017 を参考とした [16)]。

[1] 自己申告による妊娠前の体重を基に算定した BMI（kg/m^2）を用いる。

[2] 現在の妊娠高血圧症候群とは診断基準が異なる。

[3] 妊娠 37～41 週において、出生体重 2,500～4,000 g を目標として設定。

[4] この基準の根拠は、必ずしも十分でないとの立場もある。

[5]「5 kg 程度が一応の目安」とした根拠として「体重増加の制限により産科的異常の減少が得られる」という立場をとっている。しかし、その根拠として「健やか親子 21（2006年)」のみを引用している。

[6] BMI25～30 kg/m^2 は、アメリカでは overweight（WHO 基準では preobese）であり、BMI30 kg/m^2 以上から肥満となる。

[7] 妊娠 39～40 週において、出生体重 3,000～4,000 g を目標として設定。

[8] 許容体重増加量。[ ] 内は至適体重増加量。

2-4 妊婦における付加量設定に当たっての留意点

2-4-1 たんぱく質

妊娠期の体たんぱく質蓄積量は、体カリウム増加量より間接的に算定できる。妊娠後期の平均の体カリウム増加量は 2.08 mmol/日であり[17-20]、これにカリウム・窒素比（2.15mmol カリウム/g 窒素）[17]、及びたんぱく質換算係数（6.25）を用いて、体たんぱく質蓄積量を次式により算出した。

（たんぱく質蓄積量）＝（体カリウム蓄積量）／（カリウム・窒素比）×（たんぱく質換算係数）

となる。

ここで、体たんぱく質蓄積量は、妊娠中の体重増加量により変化することを考慮に入れる必要がある。すなわち、最終的な体重増加量を 11 kg とし[21]、諸家の報告による妊娠中体重増加量に対して補正を加えて、それぞれの研究における体カリウム増加量を求め[17-20]、体たんぱく質蓄積量を「1-2　たんぱく質 **表 6**」のように算定した。

妊娠各期におけるたんぱく質蓄積量の比は、初期：中期：後期＝0：1：3.9 であるという報告[20]を用いて、観察期間が中期・後期である報告については、この期間の総体たんぱく質蓄積量を求め（妊娠日数 280×2/3 を乗ずる）、単純に上記の比率で中期と後期に割り当てた後、それぞれの期間の 1 日当たりの体たんぱく質蓄積量を算出した。

このようにして各研究から得られた値を単純平均して算出すると、初期：0 g/日、中期：1.94 g/日、後期：8.16 g/日となる。たんぱく質の蓄積効率を 43% として[17]、

推定平均必要量（新生組織蓄積分）＝（たんぱく質蓄積量）／（たんぱく質の蓄積効率）

とした。

2-4-2 ビタミン A

胎児へのビタミン A の移行蓄積量を付加する必要がある。37～40 週の胎児では、肝臓のビタミン A 蓄積量は 1,800 μg 程度であるので、この時期の体内ビタミン A 貯蔵量を肝臓蓄積量の 2 倍として、3,600 μg のビタミン A が妊娠期間中に胎児に蓄積される[22,23]。母親のビタミン A 吸収率を 70% と仮定し、最後の 3 か月でこの量のほとんどが蓄積される[23]。これらの事実に基づき、初期及び中期における付加量を 0（ゼロ）とし、後期における推定平均必要量の付加量を設定した。

2-4-3 ビタミン B_1、ビタミン B_2

妊婦の付加量を要因加算法で算定するデータはないため、エネルギー要求量に応じて増大するという代謝特性から設定した。

2-4-4 ビタミン B_6

胎盤や胎児に必要な体たんぱく質の蓄積を考慮して、設定した。

2-4-5 ビタミン B_{12}

胎児の肝臓中の蓄積量を推定して、吸収率を考慮して、設定した。

2-4-6　葉酸

通常の適正な食事摂取下で 100 μg/日のプテロイルモノグルタミン酸を補足すると妊婦の赤血球中葉酸濃度を適正量に維持することができたというデータ[24,25]があることから、この値を採用し、相対生体利用率（50%）[26]を考慮して付加量とした。詳しくは、『1　エネルギー・栄養素、1-6 ビタミン、(2) 水溶性ビタミン、⑥葉酸』を参照のこと。

2-4-7　ビタミンC

妊婦の付加量に関する明確なデータはないが、新生児の壊血病を防ぐことができるといわれている摂取量を参考に、設定した[27]。

2-4-8　マグネシウム

妊婦に対するマグネシウムの出納試験の結果[28]を基に、妊娠時の除脂肪体重増加量[29]から除脂肪体重 1 kg 当たりのマグネシウム含有量[30]を求め、この時期のマグネシウムの見かけの吸収率を加味して、設定した。

2-4-9　鉄

妊娠期に必要な鉄は、基本的損失に加え、①胎児の成長に伴う鉄貯蔵、②臍帯・胎盤中への鉄貯蔵、③循環血液量の増加に伴う赤血球量の増加による鉄需要の増加、があり、それぞれ、妊娠の初期、中期、後期によって異なることから、それぞれの必要量の合計値を求め、吸収率を加味して、設定した。

2-4-10　亜鉛

妊娠期間中の亜鉛の蓄積量の平均値に、非妊娠女性の吸収率を加味して、設定した。

2-4-11　銅

アメリカ・カナダの食事摂取基準における胎児の銅保有量[31]を基に、安定同位体を用いて行われた研究によって得られた銅の吸収率[32]の代表値を加味して、設定した。

2-4-12　ヨウ素

新生児の甲状腺内ヨウ素量に、その代謝回転（ほぼ 100%/日）[33]を加味し、妊婦における推定平均必要量の付加量を設定した。

2-4-13　セレン

セレンの栄養状態が適切であれば、体重 1 kg 当たりのセレン含有量は約 250 μg と推定されている[34]ことから、出生時体重の平均値である約 3 kg の胎児に、胎盤（胎児の約 6 分の 1 の重量）を合わせた約 3.5 kg に対して必要なセレン量と、妊娠中に生じる血液増加に伴って必要となるセレン量を合わせた量に、食事中セレンの吸収率を加味して、設定した。

2-5 妊婦における目安量設定に当たっての留意点

妊婦ではカルシウム要求性が高まるため、妊娠期間に伴って1 α, 25-ジヒドロキシビタミンDの産生能が高くなり、出産後に低下する。しかし、具体的な数値を策定するだけのデータがないことから、適当量の日照を受けることを推奨し、非妊娠時と同じとした。

③ 授乳婦

3-1 授乳婦の付加量（推定平均必要量、推奨量）、目安量

推定エネルギー必要量は、正常な妊娠・分娩を経た授乳婦が授乳期間中に妊娠前と比べて余分に摂取すべきと考えられるエネルギー量を、付加量として示した。

推定平均必要量及び推奨量の設定が可能な栄養素については、母乳含有量を基に、付加量を設定した。目安量の設定に留まる栄養素については、原則として、児の発育に問題ないと想定される日本人授乳婦の摂取量の中央値を用いることとし、これらの値が明らかでない場合には、非授乳時の値を目安量として用いることとした。

これらの値をまとめて**表3**に示す。

3-2 授乳婦の目安量設定に当たっての留意点

授乳婦の目安量の設定状況については、非授乳時の目安量設定の根拠と同一の根拠で目安量の設定が可能かを踏まえ、それが可能な場合にはその根拠による日本人授乳婦の摂取量の中央値を基に目安量を設定することとした。非授乳時の目安量設定の根拠と同一の根拠で目安量の設定ができない場合には、原則として非授乳時の値を目安量として用いた。

なお、ビタミンDについては、母乳栄養児でのビタミンD不足によるくる病、低カルシウム血症の報告なども踏まえ、母乳中に分泌されるビタミンD量も考慮した値とした。

表 3　授乳婦の食事摂取基準（再掲）

エネルギー				推定エネルギー必要量[1]			
エネルギー			(kcal/日)	＋350			
栄養素				推定平均必要量[2]	推奨量[2]	目安量	目標量
たんぱく質			(g/日)	＋15	＋20	—	—
			(% エネルギー)	—	—	—	15～20[3]
脂　質		脂質	(% エネルギー)	—	—	—	20～30[3]
		飽和脂肪酸	(% エネルギー)	—	—	—	7 以下[3]
		n-6 系脂肪酸	(g/日)	—	—	10	—
		n-3 系脂肪酸	(g/日)	—	—	1.8	—
炭水化物		炭水化物	(% エネルギー)	—	—	—	50～65[3]
		食物繊維	(g/日)	—	—	—	18 以上
ビタミン	脂溶性	ビタミン A	(μgRAE/日)[4]	＋300	＋450	—	—
		ビタミン D	(μg/日)	—	—	8.5	—
		ビタミン E	(mg/日)[5]	—	—	7.0	—
		ビタミン K	(μg/日)	—	—	150	—
	水溶性	ビタミン B_1	(mg/日)	＋0.2	＋0.2	—	—
		ビタミン B_2	(mg/日)	＋0.5	＋0.6	—	—
		ナイアシン	(mgNE/日)	＋3	＋3	—	—
		ビタミン B_6	(mg/日)	＋0.3	＋0.3	—	—
		ビタミン B_{12}	(μg/日)	＋0.7	＋0.8	—	—
		葉酸	(μg/日)	＋80	＋100	—	—
		パントテン酸	(mg/日)	—	—	6	—
		ビオチン	(μg/日)	—	—	50	—
		ビタミン C	(mg/日)	＋40	＋45	—	—
ミネラル	多量	ナトリウム	(mg/日)	600	—	—	—
		（食塩相当量）	(g/日)	1.5	—	—	6.5 未満
		カリウム	(mg/日)	—	—	2,200	2,600 以上
		カルシウム	(mg/日)	＋0	＋0	—	—
		マグネシウム	(mg/日)	＋0	＋0	—	—
		リン	(mg/日)	—	—	800	—
	微量	鉄	(mg/日)	＋2.0	＋2.5	—	—
		亜鉛	(mg/日)	＋3	＋4	—	—
		銅	(mg/日)	＋0.5	＋0.6	—	—
		マンガン	(mg/日)	—	—	3.5	—
		ヨウ素	(μg/日)[6]	＋100	＋140	—	—
		セレン	(μg/日)	＋15	＋20	—	—
		クロム	(μg/日)	—	—	10	—
		モリブデン	(μg/日)	＋3	＋3	—	—

1 エネルギーの項の参考表に示した付加量である。
2 ナトリウム（食塩相当量）を除き、付加量である。
3 範囲に関しては、おおむねの値を示したものであり、弾力的に運用すること。
4 プロビタミン A カロテノイドを含む。
5 α-トコフェロールについて算定した。α-トコフェロール以外のビタミン E は含んでいない。
6 妊婦及び授乳婦の耐容上限量は、2,000 μg/日とした。

④ 今後の課題

妊婦・授乳婦におけるエネルギーについては、妊娠期の適正体重増加量との関係も踏まえた詳細な検討が必要である。目安量の設定に留まる栄養素については、付加量ではなく、ある一定の栄養状態を維持するのに十分な量として想定される摂取量としての値を設定した。この考え方の科学性と利用可能性に関する研究が必要である。さらに、今回、目標量は、妊婦においても授乳婦においても非妊娠・非授乳中女性と同じとした。しかしながら、妊娠高血圧症候群や妊娠糖尿病など、妊娠に関連する生活習慣病が存在し、これらを無視することはできない。今後、妊婦専用の目標量を設定する必要性とその可能性について、詳細な研究が必要である。

参考文献

1) 日本産婦人科学会編．産婦人科用語集・用語解説集（改訂第 4 版）．金原出版，2018.
2) 中村正雄．妊娠中毒症の栄養管理指針．日産婦誌 1999; **51**: N507-10.
3) 日本肥満学会編．肥満症診断基準　2011．肥満研究　第 17 巻．
4) J3624．厚生労働省．「健やか親子 21」推進検討会「妊娠期の至適体重増加チャート」について．妊産婦のための食生活指針，「健やか親子 21」推進検討会報告書．平成 18 年「健やか親子 21」推進検討会報告書 2006; : 61-74.
5) Institute of Medicine. Weight gain during pregnancy: Reexamining the guidelines. National Academies Press, Washington, D.C., 2009.
6) Goldstein RF, Abell SK, Ranasinha S, *et al.* Association of gestational weight gain with maternal and infant outcomes: A systematic review and meta-analysis. *JAMA* 2017; **317**: 2207-25.
7) Enomoto K, Aoki S, Toma R, *et al.* Pregnancy outcomes based on pre-pregnancy body mass index in Japanese women. *PLoS One* 2016; **11**: e0157081.
8) Morisaki N, Nagata C, Jwa SC, *et al.* Pre-pregnancy BMI-specific optimal gestational weight gain for women in Japan. *J Epidemiol* 2017; **27**: 492-8.
9) Nohr EA, Vaeth M, Baker JL, *et al.* Combined associations of prepregnancy body mass index and gestational weight gain with the outcome of pregnancy. *Am J Clin Nutr* 2008; **87**: 1750-9.
10) Li N, Liu E, Guo J, *et al.* Maternal prepregnancy body mass index and gestational weight gain on pregnancy outcomes. *PLoS One* 2013; **8**: e82310.
11) Liu Y, Dai W, Dai X, *et al.* Prepregnancy body mass index and gestational weight gain with the outcome of pregnancy: a 13-year study of 292,568 cases in China. *Arch Gynecol Obstet* 2012; **286**: 905-11.
12) Ota E, Haruna M, Suzuki M, *et al.* Maternal body mass index and gestational weight gain and their association with perinatal outcomes in Viet Nam. *Bull World Health Organ* 2011; **89**: 127-36.
13) Harita N, Kariya M, Hayashi T, *et al.* Gestational bodyweight gain among underweight Japanese women related to small-for-gestational-age birth. *J Obstet Gynaecol Res* 2012; **38**: 1137-44.
14) Wataba K, Mizutani T, Wasada K, *et al.* Impact of prepregnant body mass index and maternal weight gain on the risk of pregnancy complications in Japanese women. *Acta Obstet Gynecol Scand* 2006; **85**: 269-76.
15) Hirooka-Nakama J, Enomoto K, Sakamaki K, *et al.* Optimal weight gain in obese and overweight pregnant Japanese women. *Endocr J* 2018; **65**: 557-67.
16) 日本産婦人科学会・日本産婦人科医会．産婦人科診療ガイドライン-産科編 2017．2017.
17) King JC, Calloway DH, Margen S. Nitrogen retention, total body 40 K and weight gain in teenage pregnant girls. *J Nutr* 1973; **103**: 772-85.
18) Pipe NG, Smith T, Halliday D, *et al.* Changes in fat, fat-free mass and body water in human normal pregnancy. *Br J Obstet Gynaecol* 1979; **86**: 929-40.
19) Forsum E, Sadurskis A, Wager J. Resting metabolic rate and body composition of healthy Swedish women during pregnancy. *Am J Clin Nutr* 1988; **47**: 942-7.

20) Butte NF, Ellis KJ, Wong WW, *et al.* Composition of gestational weight gain impacts maternal fat retention and infant birth weight. *Am J Obstet Gynecol* 2003; **189**: 1423-32.

21) Takimoto H, Sugiyama T, Fukuoka H, *et al.* Maternal weight gain ranges for optimal fetal growth in Japanese women. *Int J Gynaecol Obstet* 2006; **92**: 272-8.

22) Montreewasuwat N, Olson JA. Serum and liver concentrations of vitamin A in Thai fetuses as a function of gestational age. *Am J Clin Nutr* 1979; **32**: 601-6.

23) Strobel M, Tinz J, Biesalski HK. The importance of beta-carotene as a source of vitamin A with special regard to pregnant and breastfeeding women. *Eur J Nutr* 2007; **46**: 1-20.

24) Chanarin I, Rothman D, Ward A, *et al.* Folate status and requirement in pregnancy. *Br Med J* 1968; **2**: 390-4.

25) Daly S, Mills JL, Molloy AM, *et al.* Minimum effective dose of folic acid for food fortification to prevent neural-tube defects. *Lancet* 1997; **350**: 1666-9.

26) 福渡　努，柴田克己．パンを主食とした食事中に含まれる水溶性ビタミンの遊離型ビタミンに対する相対利用率．日本家政学雑誌 2009; **60**: 57-63.

27) Food and Nutrition Board. Institute of Medicine. Vitamin C. Dietary Reference Intakes for Vitamin C, Vitamin E, Selenium, and Carotenoids. Washington, D.C.: National Academy Press. 2000: **95**-185.

28) Seeling MS. Magnesium balance in pregnancy, magnesium deficiency in the pathogenesis of disease. Plenum Medical, New York, 1980.

29) Subcommittee on Nutrition during Lactation. Committee on Nutritional Status during Pregnancy and Lactation. Food and Nutrition Board, Institute of Medicine. Nutrition during lactation. National Academies Press, Washington D.C., 1991.

30) Widdowson EM, Dickerson JWT. The chemical composition of the body. *In*: Comar CL, Bronner F, eds. Mineral metabolism: an advanced treatise. Volume Ⅱ. The elements, Part A. Academic Press, New York, 1964: 1-247.

31) Food and Nutrition Board, Institute of Medicine. Copper. *In*: Institute of Medicine, ed. Dietary reference intakes for vitamin A, vitamin K, arsenic, boron, chromium, copper, iodine, iron, manganese, molybdenum, nickel, silicon, vanadium, and zinc. National Academies Press, Washington, D. C., 2001: 224-57.

32) Turnlund JR, Keyes WR, Peiffer GL, *et al.* Copper absorption, excretion, and retention by young men consuming low dietary copper determined by using the stable isotope ^{65}Cu. *Am J Clin Nutr* 1998; **67**: 1219-25.

33) Delange F. Iodine nutrition and congenital hypothyroidism. *In*: Delange F, Fisher DA, Glinoer D, eds. Research in congenital hypothyroidism. Plenum Press, New York, 1989: 173-85.

34) Schroeder HA, Frost DV, Balassa JJ. Essential trace metals in man: selenium. *J Chronic Dis* 1970; **23**: 227-43.

2-2 乳児・小児

① 基本的事項

ライフステージの初期においては、胎内での栄養状態や母乳からの各種栄養素の摂取も含めた乳児期及び成長期における栄養状態について、特段の配慮を行う必要がある。

乳児・小児についての食事摂取基準は、各栄養素の項において策定の根拠及び値を記述しているが、ここではその要点を整理した。

② 乳児

推定平均必要量や推奨量を決定するための臨床研究は容易ではない。また、健康な乳児が摂取する母乳の質と量は乳児の栄養状態にとって望ましいものと考えられる。このような理由から、乳児における食事摂取基準は、目安量を算定するものとし、具体的には、母乳中の栄養素濃度と健康な乳児の哺乳量との積とした。

生後6か月以降の乳児では、乳汁（母乳又は人工乳）の摂取量が徐々に減り、離乳食の摂取量が増えてくることから、6～8か月、9～11か月（又は、6～11か月）の月齢区分で、主要な栄養素及び一部のミネラルについては母乳及び離乳食からの摂取量データを検討した。しかし、この集団における摂取量データは限られていることから、他の栄養素については0～5か月児及び（又は）1～2歳の小児の値から外挿して求めた（『Ⅰ総論、3 策定の留意事項』の3-5を参照）。

2-1 乳児期の哺乳量

生後0日目～5か月の乳児の栄養は、100% 乳汁に依存する。この時期の哺乳量に関しては、日本人の食事摂取基準（2015年版）に用いた論文[1,2]以降、新たな論文は見当たらない。したがって、日本人の食事摂取基準（2015年版）の哺乳量である0.78 L/日を変更せずに、同じ値を用いた。

また、離乳開始後に関しても、日本人の食事摂取基準（2015年版）以降、新たな論文は見られないことより、2015年版と同じ値を用いた。すなわち、離乳開始後（6～8か月、9～11か月）の期間については、それぞれ0.60 L/日、0.45 L/日を哺乳量とした[3,4]。なお、6～11か月を一つの区分とした場合には、6～8か月及び9～11か月の哺乳量の平均値である0.53 L/日とした。

2-2 母乳中の栄養素濃度

日本人の母乳中の各栄養素の含量についての報告は、比較的多い。ただし、母乳のサンプリングのバイアス、測定データのばらつき、測定方法や精度の問題などから、単一の研究報告から栄養素を網羅的に記載し得るデータはない。そのため、栄養素ごとの検討において、より適当と考えられる母乳中の濃度を採用することとした。なお、各栄養素について採用されたデータ[5-34]の一覧を**表1**に整理した。しかし、比較的古いデータが多く、近年の食生活の変貌を考えると、最近の母乳栄養素組成の研究が必要と考えられる。

表1 食事摂取基準策定の参照データ一覧：各栄養素の母乳中濃度及び離乳食からの摂取量

栄養素			母乳中濃度[5-34)]			離乳食からの摂取量[50-52)]	
			0〜5か月	6〜8か月	9〜11か月	6〜8か月	9〜11か月
たんぱく質			12.6 g/L	10.6 g/L	9.2 g/L	6.1 g/日	17.9 g/日
脂質		脂質	35.6 g/L[1]	—	—	—	—
		脂肪エネルギー比率	48.5%	—	—	—	—
		n-6系脂肪酸	5.16 g/L	—	—	—	—
		n-3系脂肪酸	1.16 g/L	—	—	—	—
炭水化物		炭水化物	—	—	—	—	—
		食物繊維	—	—	—	—	—
ビタミン	脂溶性	ビタミンA	411 μgRAE/L	—	—	—	—
		ビタミンD	(3.0 μg/L / 0.6 μg/L)[2]	—	—	—	—
		ビタミンE	3.5〜4.0 mg/L	—	—	—	—
		ビタミンK	5.17 μg/L	—	—	—	—
	水溶性	ビタミンB_1	0.13 mg/L	—	—	—	—
		ビタミンB_2	0.40 mg/L	—	—	—	—
		ナイアシン	2.0 mg/L	—	—	—	—
		ビタミンB_6	0.25 mg/L	—	—	—	—
		ビタミンB_{12}	0.45 μg/L	—	—	—	—
		葉酸	54 μg/L	—	—	—	—
		パントテン酸	5.0 mg/L	—	—	—	—
		ビオチン	5 μg/L	—	—	—	—
		ビタミンC	50 mg/L	—	—	—	—
ミネラル	多量	ナトリウム	135 mg/L	135 mg/L		487 mg/日	
		カリウム	470 mg/L	470 mg/L		492 mg/日	
		カルシウム	250 mg/L	250 mg/L		128 mg/日	
		マグネシウム	27 mg/L	27 mg/L		46 mg/日	
		リン	150 mg/L	150 mg/L		183 mg/日	
	微量	鉄	0.35 mg/L	—	—	—	—
		亜鉛	2.01 mg/L	—	—	—	—
		銅	0.35 mg/L	—	—	—	—
		マンガン	11 μg/L	—	—	—	—
		ヨウ素	(189 μg/L)[2]	—	—	—	—
		セレン	17 μg/L	—	—	—	—
		クロム	1.00 μg /L	—	—	—	—
		モリブデン	3.0 μg/L	—	—	—	—

[1] 採用された母乳中濃度（3.5 g/100 g）より、比重1.017で算出。
[2] 母乳中濃度の（　　）内の数値については、目安量の算定には用いていない。

2-3 乳児用調製粉乳等による栄養素摂取

生後5～6か月までの乳児の栄養源は、100% 乳汁に依存する場合が多い。既に述べたように、母乳栄養が乳児にとって最適ではあるが、平成 27 年度乳幼児栄養調査の結果では、母乳栄養の割合は1か月で 51.3%、3か月で 54.7% と 10 年前の調査に比し、特に3か月での割合が増加している[35]。一方、人工栄養の割合は、1か月で 3.6%、3か月で 10.2% と 10 年前に比しいずれも減少している[35]。健康な児においては、現在、使用されている乳児用調製粉乳での栄養素の欠乏・過剰は報告されていない。

一方、近年、牛乳アレルギー、小児慢性腎臓病、先天性代謝異常症、小児難治性てんかん、新生児・乳児胆汁うっ滞症、先天性胆道閉鎖症、副甲状腺機能低下症などの多くの疾患の治療ガイドラインで特殊ミルク及び治療乳の必要性が示されている[36-38]。これらの特殊ミルク及び治療乳を使用している乳幼児で、ビオチン、カルニチン、セレンの欠乏症が報告されていたが[39-45]、現在ビオチン、セレンは一部のミルクを除いて添加が進められている[46]。CODEX は、2007 年に「Standard for Infant Formula and Formation for Special Medical Purposed Intended for Infants」を発表している[47]。この CODEX の規格基準での諸外国の育児用ミルク及び治療乳を授乳している乳児においては、欠乏症や過剰症の報告は見られないことより、人工栄養児の場合は、CODEX 規格程度の栄養素摂取を目安量とするのが適切であると考えられる。なお、欠乏症の報告は見当たらないものの、離乳食開始前の月齢において乳児用調製粉乳のみを摂取している場合には食事摂取基準の目安量に満たないと推定される栄養素（カルニチン、ヨウ素、マンガン）が存在する。

0～5か月児の乳児用調製粉乳摂取量については、約 800 mL/日、エネルギー摂取量は約 600 kcal/日、たんぱく質摂取量は約 13 g/日との報告がある[48]。また、母乳栄養児と人工栄養児とでは6か月までの体重及び身長の増加に有意差はなかったとの報告がある[49]。

2-4 離乳食の摂取量

離乳期における各栄養素の摂取量を報告[50-52]したデータは少なく、前回の検討の後に報告された論文は見られなかった。したがって、各栄養素については、日本人の食事摂取基準（2015 年版）と同じ値を用いた。すなわち、離乳開始後（6～8か月、9～11 か月）については、エネルギー、たんぱく質、その他栄養素の摂取量に違いが見られるため、それぞれの年齢区分において、母乳（0.60 L/日、0.45 L/日又は 0.53 L/日）からの栄養素摂取量及び離乳食からの摂取量を算出し、目安量算定のための参照値とした（**表 1**）。

③ 小児

食事摂取基準の策定に有用な研究で小児を対象としたものは少ない。そこで、十分な資料が存在しない場合には、外挿方法の基本的な考え方（『Ⅰ総論、3. 策定の留意事項』の 3-5 を参照）で示した外挿方法を用いて、成人の値から推定した。耐容上限量に関しては、情報が乏しく、算定できないものが多かった。しかし、これは、多量に摂取しても健康障害が生じないことを保証するものではない。

④ 乳児期の月齢区分・小児の年齢区分と参照体位（『Ⅰ総論、2. 策定の基本的事項』の 2-5 参照）

0～17 歳については、日本小児内分泌学会・日本成長学会合同標準値委員会による小児の体格評価に用いる身長、体重の標準値[53)]を参照体位とした（表 2）。

各栄養素等の食事摂取基準については、前回と同様に、「出生後６か月未満（0～５か月）」と「６か月以上１歳未満（6～11 か月）」の二つに区分することとしたが、特に成長に合わせてより詳細な区分設定が必要と考えられたエネルギーとたんぱく質については、「出生後６か月未満（0～５か月）」及び「６か月以上９か月未満（6～８か月）」、「９か月以上１歳未満（9～11 か月）」の三つの区分で表した。

表 2　参照体位（参照身長、参照体重）の年齢階級区分

性別	男性		女性	
年齢等	参照身長（cm）	参照体重（kg）	参照身長（cm）	参照体重（kg）
0～5（月）	61.5	6.3	60.1	5.9
6～11（月）	71.6	8.8	70.2	8.1
6～8（月）	69.8	8.4	68.3	7.8
9～11（月）	73.2	9.1	71.9	8.4
1～2（歳）	85.8	11.5	84.6	11.0
3～5（歳）	103.6	16.5	103.2	16.1
6～7（歳）	119.5	22.2	118.3	21.9
8～9（歳）	130.4	28.0	130.4	27.4
10～11（歳）	142.0	35.6	144.0	36.3
12～14（歳）	160.5	49.0	155.1	47.5
15～17（歳）	170.1	59.7	157.7	51.9

〔算出方法等〕

日本小児内分泌学会・日本成長学会合同標準値委員会による小児の体格評価に用いる身長、体重の標準値[54)]を基に、年齢区分に応じて、当該月齢及び年齢階級の中央時点における中央値を引用した。ただし、公表数値が年齢区分と合致しない場合は、同様の方法で算出した値を用いた。

4-1 参照体位に用いた日本人小児の体格評価に関する基本的考え方

日本小児内分泌学会・日本成長学会合同標準値委員会では、10 年ごとに厚生労働省が行っている乳幼児身体発育調査及び文部科学省が毎年行っている学校保健統計調査のデータを検討した結果を基に、小児の体格評価に関する基本的な考え方をまとめ、公表している[53)]。

本委員会では以下の４条件をなるべく満たすような年度の身長及び体重計測値を標準値とすることが最も妥当であると考えた。

日本人小児において

①小児全年齢にわたる男女別、年齢別身体測定値を入手することができる年度であること

②成人身長の secular trend が終了した以降の年度であること

③成熟の secular trend が終了した以降の年度であること

④肥満増加傾向が明らかとなる以前の年度であること

これら４点を全て満たす年度はないことが判明したことから、①を必要条件とし、④よりも②及び③を重視し、2000 年度データを基に算出した基準値を標準値として用いることにした。

文献 53）より抜粋。

注）secular trend：年代間の成長促進現象。

⑤ 乳児・小児における基準策定に当たっての留意点

5-1 エネルギー

エネルギーについては、摂取量と消費量のバランス（エネルギー収支バランス）を示す指標として成人で BMI を採用しているが、目標とする BMI の提示は成人に限られていることから、乳児及び小児では参考資料のエネルギー必要量を参照する。

なお、小児の体格の評価には、実測体重と標準体重から算出される肥満度を用いることが多く、歴史的に肥満度 20% 以上が肥満とされる[53)]。小児 BMI については、パーセンタイル曲線が報告されているが、成人と異なり、目標となり得る BMI 値は短期間に大きく変化する[54)]。幼児及び小児の体格は経時的に変化するため、エネルギー摂取量の過不足のアセスメントは、成長曲線（身体発育曲線）を用いて成長の経過を縦断的に観察することで行う。すなわち、体重や身長を計測し、成長曲線（身体発育曲線）のカーブに沿っているか、成長曲線から大きく外れるような成長の停滞や体重増加がないかなどを検討する。

5-2 たんぱく質

乳児の場合、たんぱく質必要量は、成人のように窒素出納法で決められないため、健康な乳児が摂取する母乳や人工乳などに含有されているたんぱく質量と離乳食から摂取するたんぱく量から算定されることになる。したがって、目安量の概念に基づいて策定した。

小児（1～17 歳）の推定平均必要量算定の参照値は、たんぱく質維持必要量と成長に伴い蓄積されるたんぱく質蓄積量から要因加算法によって算出した。たんぱく質維持必要量は 1～17 歳において体重 1 kg 当たりで示された同じ値（0.66 g/kg 体重/日）に参照体重を乗じ、さらに年齢に応じた体重維持の場合のたんぱく質利用効率で除した値である。たんぱく質蓄積量は、体重増加量と体たんぱく質の割合を乗じ、蓄積効率で除して求められている。

また、推奨量は、個人間の変動係数を成人と同様に 12.5% と見積もり、推定平均必要量に推奨量算定係数 1.25 を乗じた値とした。

なお、乳児期から離乳期のたんぱく質摂取量が多いと、乳児期の体重増加が大きいことや小児期の BMI が高くなることが報告されている[55-58)]。

5-3 脂質

成人では飽和脂肪酸摂取量を少なくすることにより血清総コレステロール及び LDL コレステロールが低下すること、また、循環器疾患リスクが小さくなるとの報告が多いことから、7％エネルギー以下という目標量が設定されている。一方、乳児及び小児期の飽和脂肪酸摂取量の健康影響については、十分な研究が存在するとは言い難いが、小児で飽和脂肪酸摂取が少ない（又は減らす）と血清 LDL コレステロール値が低い（下がる）とする論文は複数存在する[59-62)]。また、動脈硬化症が小児期に始まり、若年成人期に進行し、中年以降に冠動脈疾患が発症することは昔からよく知られている[63,64)]。小児期の食習慣が成人期に引き継がれ、疾病罹患に関連し得ることについては複数の報告があり[65,66)]、小児期の飽和脂肪酸摂取量と血清脂質プロファイルとの関連には更なる情報が必要であるものの、小児期より飽和脂肪酸の過剰摂取を避けることには疾病予防の観点から意味があるものと考えられる。諸外国においても、小児の飽和脂肪酸摂取量について、成人とほぼ同じ値（10% エネルギー程度以下）が設定されている場合が多い[67)]。

我が国の小児の飽和脂肪酸摂取量は成人よりも多く、摂取量の中央値は８～10％エネルギー程度であり、成人における目標量（７％エネルギー以下）を小児に当てはめるとほぼ全員がこの値以上に飽和脂肪酸を摂取しているとの報告がある[68)]。一方、我が国の小児の飽和脂肪酸摂取量は、欧米諸国の小児と比較して現状でも低い[67)]。そこで、３歳以上の小児でも、成人と同様に日本人が現在摂取している飽和脂肪酸量を測定し、その中央値をもって目標量（上限）とすることにした。最近の調査で得られた摂取量（中央値）を基に、活用の利便性を考慮し、目標量（上限）を男女共通の値として、３～14歳は10％エネルギー、15～17歳は8％エネルギーとした。１～２歳については、この年齢区分における循環器疾患の危険因子との関連を検討した研究が少なかったこと、日本人の摂取量の実態に関する信頼度の高い報告はまだ少なく、その実態はまだ十分に明らかにされていないと考えられたことなどを考慮して、今回は目標量の設定を見送った。

5-4 炭水化物（食物繊維）

小児において頻度の高い健康障害として便秘があり、高食物繊維摂取による便秘改善の効果が検討されているが、量的な議論は少なく目標量の算定には利用できない[69,70)]。また、小児において、その他の生活習慣病の発症や重症化予防に食物繊維摂取量がどう関与しているのかについての報告は乏しい。

しかしながら、生活習慣病の発症には、長期間にわたる習慣的な栄養素摂取量が影響することから、小児期の食習慣が成人後の循環器疾患の発症やその危険因子に影響を与えている可能性も示唆されている[66)]。また、小児期の食習慣はその後の食習慣にある程度影響しているという報告が複数ある[65,66,71)]。以上から、小児期においても食事摂取基準を算定することが勧められている[72)]。

日本人の小児の食物繊維摂取量は、３～５歳及び小中学生について報告がある[73,74)]。３～５歳男児における中央値は8.7 g/日、女児は8.5 g/日[73)]であり、小学校３年生男児12.1 g/日、女児11.5 g/日、中学校２年生男児15.3 g/日、女児15.8 g/日であった[74)]。３歳未満の小児については、我が国における摂取実態の詳細は明らかになっておらず、目標量を算定する根拠が乏しいことから、３～17歳に限って成人と同じ方法で目標量を算出した。なお、算出された目標量よりも現在の摂取量の中央値が多い場合には、現在の摂取量の中央値を目標量とした。

5-5 ビタミンD

母乳栄養児でのビタミンD不足は、国際的に課題となっている[75)]。アメリカ医学研究所（IOM）は、小児及び成人ともに血清25-ヒドロキシビタミンD〔25（OH）D〕値が50 nmol/L（20 ng/mL）以下をビタミンD不足及び欠乏と定義しているが[76)]、諸外国の報告では、母乳栄養児の18～82％は血清値が25 nmol/L以下であると報告されている[75,77)]。我が国でも、母乳栄養児でビタミンD不足によるくる病及び低カルシウム血症の発症が報告されている[78,79)]。ビタミンDは皮膚でも合成されるため、血清25（OH）Dの値は夏より冬季の方が低下しており[76)]、日光照射の少ない乳児ではビタミンD欠乏の頻度が高い[80)]。「ビタミンD欠乏性くる病・低カルシウム血症の診断の手引き」（日本小児内分泌学会）では、ビタミンD欠乏の危険因子として、完全母乳栄養、母親のビタミンD欠乏、日光曝露不足が挙げられている[81)]。欧米人を対象とした研究では、６か月児で、血中25（OH）D値を正常下限に維持するためには、帽子なしの着衣状態で週２時間、おむつだけをした状態で週30分の日光照射が必要であると報告している[80)]。

5-6 ビタミンK

ビタミンKは胎盤を通過しにくいこと[82]、母乳中のビタミンK含量が低いこと[16,83]、乳児では腸内細菌によるビタミンK産生・供給量が低いと考えられること[82]から、新生児はビタミンKの欠乏に陥りやすい。出生後数日で起こる新生児メレナ（消化管出血）や、約1か月後に起こる特発性乳児ビタミンK欠乏症（頭蓋内出血）は、ビタミンKの不足によって起こることが知られており、臨床領域では出生後直ちにビタミンKの経口投与が行われる[84]。以上より、臨床領域におけるビタミンK経口投与が行われていることを前提として、目安量を設定した。

5-7 ナトリウム

2012年のWHOのガイドライン[85]では、小児に対しては、成人の値（5 g/日未満）をエネルギー必要量に応じて修正して用いることとしている。しかし、女児ではエネルギー必要量が少ないために、算出される値が大きくなる。そのため、後述するカリウムと同様、参照体重を用いて外挿した。

WHOの提案する5 g/日未満を、目標量算出のための参照値とした。次に、成人（18歳以上男女）における参照体重の平均値（58.4 kg）と性別及び年齢区分ごとの参照体重を用い、その体重比の0.75乗を用いて体表面積を推定する方法により外挿し、性別及び年齢区分ごとに目標量を算定した。ただし、ナトリウム摂取量及び参照体重の平均値には、性別及び年齢区分（全8区分）における値の単純平均を用いた。

具体的には、

$$5\ \text{g/日} \times (\text{性別及び年齢区分ごとの参照体重 kg} \div 58.4\ \text{kg})^{0.75}$$

とした。次に、この方法で算出された値と現在の摂取量の中央値（平成28年国民健康・栄養調査）の中間値を小児の目標とした。

5-8 カリウム

生活習慣病予防との関連について、1～2歳のカリウム摂取では、摂取量の評価そのものが難しく、我が国における摂取実態の詳細は明らかになっていないなど、目標量を算定する根拠が乏しい。3～5歳児については摂取量の平均値が男児1,785 mg、女児1,676 mgと報告があり[73]、この値も考慮して3～17歳に対して成人と同じ方法で目標量を算出した。なお、算出された目標量よりも現在の平均摂取量が多い場合には、現在の平均摂取量を目標量とした。WHOのガイドライン[86]では、成人の目標量をエネルギー必要量で補正しているが、男女で同じ目標量を使用すると、女児ではエネルギー必要量が少ないために、算出される値が大きくなることから、参照体重を用いて外挿した。

5-9 カルシウム

乳児の目安量については、母乳中のカルシウム濃度及び哺乳量から算出されている。乳児用調製粉乳は母乳に近い組成になっているが、その吸収率は母乳の吸収率約60%[87]に対して、約27～47%とやや低いと報告されている[88]ことから留意が必要である。

小児期、特に思春期（12～14歳）は骨塩量増加に伴うカルシウム蓄積量が生涯で最も増加する時期で、カルシウム推奨量は他の年代に比べて最も多い。12～14歳男児、女児の推奨量であるそれぞれ1,000 mg/日、800 mg/日に対し、平成28年国民健康・栄養調査におけるカルシウム摂取量の平均値はそれぞれ702 mg/日、593 mg/日と少ない。同年代の男児では推定平均必要量を満たさない者が89.6%、女児で35.4%に上るとの報告もある[74]。諸外国より一定レベル（800～1000 mg/日程度）以上のカルシウム摂取がある場合には身体活動やBMIが骨の状態と関連し、それ以上の摂取で改善はなかったとの報告があるが[89-91]、我が国の摂取量レベルでのカルシウムの骨成長や骨折等への影響を見た研究は少なく[92]、今後の検討が必要である。

5-10 鉄

満期産で正常な子宮内発育を遂げた出生時体重3 kg以上の新生児は、およそ生後4か月までは体内に貯蔵されている鉄を利用して正常な鉄代謝を営むので、鉄欠乏性貧血は乳児期の後期（離乳期）に好発する[93]。我が国の乳児及び小児の貧血有病率を報告した研究は少ないが、6～18か月児における貧血有病率は8％、鉄剤による治療に反応し鉄欠乏性貧血と考えられたのが4％であったとする報告がある[94]。この時期については、特に貧血の有無と程度を監視し、必要に応じて乳児用調製粉乳などを用いて鉄の補給を考慮すべきだと考えられる。

小児では、要因加算法を用いて基準値が設定されている。小中学生では、鉄摂取量が推定平均必要量に満たない者の割合が高く、特に中学生では男児の53.7%、女児（月経ありの基準値を適用）の59.8%が満たないとの報告がある[74]。一方で、小中学生の貧血有病率は、中学生女児を除き0～1％台（中学生女児は5.7%）とする報告がある[95]。鉄吸収率は体内鉄の減少により高くなり、恒常性が維持される。新たに小児の貧血有病率の検討を行い、現在の鉄摂取量の健康影響を評価する必要がある。

5-11 ヨウ素

0～5か月児の目安量として、日本人の母乳中ヨウ素濃度と基準哺乳量（0.78 L/日）を乗じた値（147 μg/日）は、アメリカ・カナダの食事摂取基準における0～6か月児の目安量（110 μg/日）[96]を大きく上回っており、高すぎると判断した。そこで、我が国の0～5か月児の目安量は、アメリカ・カナダの食事摂取基準における0～6か月児の目安量と我が国とアメリカの乳児の体格差を考慮して、100 μg/日とした。6～11か月児では0～5か月児の目安量を体重比の0.75乗を用いて外挿し、男女の値の平均値を目安量とした。小児では、18～29歳における男女それぞれの参照体重と当該年齢の参照体重の比の0.75乗と成長因子を用いて、成人の推定平均必要量を外挿した上で、男女の値の平均値をもって推定平均必要量とした。

我が国の3～6歳児を対象とした研究では、陰膳法を用いたヨウ素摂取量の平均値は117.6 μg/日[97]であった。小学生を対象に尿中ヨウ素濃度を測定した研究では、中央値は261.0 μg/Lであり、ヨウ素摂取量は適切と判断される範囲内であったが、24の調査地域のうち4地域で尿中ヨウ素濃度中央値が300 μg/Lを超え、過剰摂取と判断される状態であった[98,99]。一方で、小児の16.6%で軽度～中等度のヨウ素不足が認められることを報告した研究もあり[100]、今後、特に若年者では過剰摂取のみならず不足者の増加にも注意を払うべきと考えられる。

⑥ 乳児・小児における食事摂取基準（再掲）

乳児及び小児における食事摂取基準は、**表3**から**表17**のとおり設定した。

表 3　乳児の食事摂取基準（再掲）

エネルギー・栄養素				月齢	0～5（月）		6～8（月）		9～11（月）	
				策定項目	男児	女児	男児	女児	男児	女児
エネルギー			(kcal/日)	推定エネルギー必要量	550	500	650	600	700	650
たんぱく質			(g/日)	目安量	10		15		25	
脂　質		脂質	(% エネルギー)	目安量	50		40			
		飽和脂肪酸	(% エネルギー)	—	—		—			
		n-6 系脂肪酸	(g/日)	目安量	4		4			
		n-3 系脂肪酸	(g/日)	目安量	0.9		0.8			
炭水化物		炭水化物	(% エネルギー)	—	—		—			
		食物繊維	(g/日)	—	—		—			
ビタミン	脂溶性	ビタミン A	(μgRAE/日)[1]	目安量	300		400			
				耐容上限量	600		600			
		ビタミン D	(μg/日)	目安量	5.0		5.0			
				耐容上限量	25		25			
		ビタミン E	(mg/日)	目安量	3.0		4.0			
		ビタミン K	(μg/日)	目安量	4		7			
	水溶性	ビタミン B_1	(mg/日)	目安量	0.1		0.2			
		ビタミン B_2	(mg/日)	目安量	0.3		0.4			
		ナイアシン	(mgNE/日)[2]	目安量	2		3			
		ビタミン B_6	(mg/日)	目安量	0.2		0.3			
		ビタミン B_{12}	(μg/日)	目安量	0.4		0.5			
		葉酸	(μg/日)	目安量	40		60			
		パントテン酸	(mg/日)	目安量	4		5			
		ビオチン	(μg/日)	目安量	4		5			
		ビタミン C	(mg/日)	目安量	40		40			
ミネラル	多量	ナトリウム	(mg/日)	目安量	100		600			
		（食塩相当量）	(g/日)	目安量	0.3		1.5			
		カリウム	(mg/日)	目安量	400		700			
		カルシウム	(mg/日)	目安量	200		250			
		マグネシウム	(mg/日)	目安量	20		60			
		リン	(mg/日)	目安量	120		260			
	微量	鉄	(mg/日)[3]	目安量	0.5		—			
				推定平均必要量	—		3.5	3.5	3.5	3.5
				推奨量	—		5.0	4.5	5.0	4.5
		亜鉛	(mg/日)	目安量	2		3			
		銅	(mg/日)	目安量	0.3		0.3			
		マンガン	(mg/日)	目安量	0.01		0.5			
		ヨウ素	(μg/日)	目安量	100		130			
				耐容上限量	250		250			
		セレン	(μg/日)	目安量	15		15			
		クロム	(μg/日)	目安量	0.8		1.0			
		モリブデン	(μg/日)	目安量	2		5			

[1] プロビタミン A カロテノイドを含まない。
[2] 0～5 か月児の目安量の単位は mg/日。
[3] 6～11 か月は一つの月齢区分として男女別に算定した。

表 4 小児（1～2 歳）の推定エネルギー必要量（再掲）

	男 児			女 児		
身体活動レベル	Ⅰ	Ⅱ	Ⅲ	Ⅰ	Ⅱ	Ⅲ
エネルギー（kcal/日）	—	950	—	—	900	—

表 5 小児（1～2 歳）の食事摂取基準（再掲）

栄養素			男児 推定平均必要量	男児 推奨量	男児 目安量	男児 耐容上限量	男児 目標量	女児 推定平均必要量	女児 推奨量	女児 目安量	女児 耐容上限量	女児 目標量
たんぱく質		(g/日)	15	20	—	—	—	15	20	—	—	—
		(% エネルギー)	—	—	—	—	13～20[1]	—	—	—	—	13～20[1]
脂質		脂質 (% エネルギー)	—	—	—	—	20～30[1]	—	—	—	—	20～30[1]
		飽和脂肪酸 (% エネルギー)	—	—	—	—	—	—	—	—	—	—
		n-6 系脂肪酸 (g/日)	—	—	4	—	—	—	—	4	—	—
		n-3 系脂肪酸 (g/日)	—	—	0.7	—	—	—	—	0.8	—	—
炭水化物		炭水化物 (% エネルギー)	—	—	—	—	50～65[1]	—	—	—	—	50～65[1]
		食物繊維 (g/日)	—	—	—	—	—	—	—	—	—	—
ビタミン	脂溶性	ビタミン A (μgRAE/日)[2]	300	400	—	600	—	250	350	—	600	—
		ビタミン D (μg/日)	—	—	3.0	20	—	—	—	3.5	20	—
		ビタミン E (mg/日)[3]	—	—	3.0	150	—	—	—	3.0	150	—
		ビタミン K (μg/日)	—	—	50	—	—	—	—	60	—	—
	水溶性	ビタミン B_1 (mg/日)	0.4	0.5	—	—	—	0.4	0.5	—	—	—
		ビタミン B_2 (mg/日)	0.5	0.6	—	—	—	0.5	0.5	—	—	—
		ナイアシン (mgNE/日)[4]	5	6	—	60 (15)	—	4	5	—	60 (15)	—
		ビタミン B_6 (mg/日)	0.4	0.5	—	10	—	0.4	0.5	—	10	—
		ビタミン B_{12} (μg/日)	0.8	0.9	—	—	—	0.8	0.9	—	—	—
		葉酸 (μg/日)	80	90	—	200	—	90	90	—	200	—
		パントテン酸 (mg/日)	—	—	3	—	—	—	—	4	—	—
		ビオチン (μg/日)	—	—	20	—	—	—	—	20	—	—
		ビタミン C (mg/日)	35	40	—	—	—	35	40	—	—	—
ミネラル	多量	ナトリウム (mg/日)	—	—	—	—	—	—	—	—	—	—
		（食塩相当量） (g/日)	—	—	—	—	3.0 未満	—	—	—	—	3.0 未満
		カリウム (mg/日)	—	—	900	—	—	—	—	900	—	—
		カルシウム (mg/日)	350	450	—	—	—	350	400	—	—	—
		マグネシウム (mg/日)[5]	60	70	—	—	—	60	70	—	—	—
		リン (mg/日)	—	—	500	—	—	—	—	500	—	—
	微量	鉄 (mg/日)	3.0	4.5	—	25	—	3.0	4.5	—	20	—
		亜鉛 (mg/日)	3	3	—	—	—	2	3	—	—	—
		銅 (mg/日)	0.3	0.3	—	—	—	0.2	0.3	—	—	—
		マンガン (mg/日)	—	—	1.5	—	—	—	—	1.5	—	—
		ヨウ素 (μg/日)	35	50	—	300	—	35	50	—	300	—
		セレン (μg/日)	10	10	—	100	—	10	10	—	100	—
		クロム (μg/日)	—	—	—	—	—	—	—	—	—	—
		モリブデン (μg/日)	10	10	—	—	—	10	10	—	—	—

1 範囲に関しては、おおむねの値を示したものであり、弾力的に運用すること。
2 推定平均必要量、推奨量はプロビタミンAカロテノイドを含む。耐容上限量は、プロビタミンAカロテノイドを含まない。
3 α-トコフェロールについて算定した。α-トコフェロール以外のビタミン E は含んでいない。
4 耐容上限量は、ニコチンアミドの重量（mg/日）、（ ）内はニコチン酸の重量（mg/日）。
5 通常の食品以外からの摂取量の耐容上限量は、小児では 5 mg/kg 体重/日とした。通常の食品からの摂取の場合、耐容上限量は設定しない。

表6　小児（3～5歳）の推定エネルギー必要量（再掲）

	男児			女児		
身体活動レベル	Ⅰ	Ⅱ	Ⅲ	Ⅰ	Ⅱ	Ⅲ
エネルギー（kcal/日）	—	1,300	—	—	1,250	—

表7　小児（3～5歳）の食事摂取基準（再掲）

栄養素			男児					女児				
			推定平均必要量	推奨量	目安量	耐容上限量	目標量	推定平均必要量	推奨量	目安量	耐容上限量	目標量
たんぱく質		(g/日)	20	25	—	—	—	20	25	—	—	—
		(％エネルギー)	—	—	—	—	13～20[1]	—	—	—	—	13～20[1]
脂質		脂質　(％エネルギー)	—	—	—	—	20～30[1]	—	—	—	—	20～30[1]
		飽和脂肪酸(％エネルギー)	—	—	—	—	10以下[1]	—	—	—	—	10以下[1]
		n-6系脂肪酸　(g/日)	—	—	6	—	—	—	—	6	—	—
		n-3系脂肪酸　(g/日)	—	—	1.1	—	—	—	—	1.0	—	—
炭水化物		炭水化物（％エネルギー）	—	—	—	—	50～65[1]	—	—	—	—	50～65[1]
		食物繊維　(g/日)	—	—	—	—	8以上	—	—	—	—	8以上
ビタミン	脂溶性	ビタミンA（μgRAE/日）[2]	350	450	—	700	—	350	500	—	850	—
		ビタミンD　(μg/日)	—	—	3.5	30	—	—	—	4.0	30	—
		ビタミンE　(mg/日)[3]	—	—	4.0	200	—	—	—	4.0	200	—
		ビタミンK　(μg/日)	—	—	60	—	—	—	—	70	—	—
	水溶性	ビタミンB_1　(mg/日)	0.6	0.7	—	—	—	0.6	0.7	—	—	—
		ビタミンB_2　(mg/日)	0.7	0.8	—	—	—	0.6	0.8	—	—	—
		ナイアシン　(mgNE/日)[4]	6	8	—	80 (20)	—	6	7	—	80 (20)	—
		ビタミンB_6　(mg/日)	0.5	0.6	—	15	—	0.5	0.6	—	15	—
		ビタミンB_{12}　(μg/日)	0.9	1.1	—	—	—	0.9	1.1	—	—	—
		葉酸　(μg/日)	90	110	—	300	—	90	110	—	300	—
		パントテン酸　(mg/日)	—	—	4	—	—	—	—	4	—	—
		ビオチン　(μg/日)	—	—	20	—	—	—	—	20	—	—
		ビタミンC　(mg/日)	40	50	—	—	—	40	50	—	—	—
ミネラル	多量	ナトリウム　(mg/日)	—	—	—	—	—	—	—	—	—	—
		(食塩相当量)　(g/日)	—	—	—	—	3.5未満	—	—	—	—	3.5未満
		カリウム　(mg/日)	—	—	1,000	—	1,400以上	—	—	1,000	—	1,400以上
		カルシウム　(mg/日)	500	600	—	—	—	450	550	—	—	—
		マグネシウム　(mg/日)[5]	80	100	—	—	—	80	100	—	—	—
		リン　(mg/日)	—	—	700	—	—	—	—	700	—	—
	微量	鉄　(mg/日)	4.0	5.5	—	25	—	4.0	5.5	—	25	—
		亜鉛　(mg/日)	3	4	—	—	—	3	3	—	—	—
		銅　(mg/日)	0.3	0.4	—	—	—	0.3	0.3	—	—	—
		マンガン　(mg/日)	—	—	1.5	—	—	—	—	1.5	—	—
		ヨウ素　(μg/日)	45	60	—	400	—	45	60	—	400	—
		セレン　(μg/日)	10	15	—	100	—	10	10	—	100	—
		クロム　(μg/日)	—	—	—	—	—	—	—	—	—	—
		モリブデン　(μg/日)	10	10	—	—	—	10	10	—	—	—

[1] 範囲に関しては、おおむねの値を示したものであり、弾力的に運用すること。
[2] 推定平均必要量、推奨量はプロビタミンAカロテノイドを含む。耐容上限量は、プロビタミンAカロテノイドを含まない。
[3] α-トコフェロールについて算定した。α-トコフェロール以外のビタミンEは含んでいない。
[4] 耐容上限量は、ニコチンアミドの重量（mg/日）、（　）内はニコチン酸の重量（mg/日）。
[5] 通常の食品以外からの摂取量の耐容上限量は、小児では5 mg/kg体重/日とした。通常の食品からの摂取の場合、耐容上限量は設定しない。

表 8　小児（6〜7 歳）の推定エネルギー必要量（再掲）

	男児			女児		
身体活動レベル	Ⅰ	Ⅱ	Ⅲ	Ⅰ	Ⅱ	Ⅲ
エネルギー（kcal/日）	1,350	1,550	1,750	1,250	1,450	1,650

表 9　小児（6〜7 歳）の食事摂取基準（再掲）

栄養素		男児					女児				
		推定平均必要量	推奨量	目安量	耐容上限量	目標量	推定平均必要量	推奨量	目安量	耐容上限量	目標量
たんぱく質	(g/日)	25	30	—	—	—	25	30	—	—	—
	(% エネルギー)	—	—	—	—	13〜20[1]	—	—	—	—	13〜20[1]
脂質	脂質 (% エネルギー)	—	—	—	—	20〜30[1]	—	—	—	—	20〜30[1]
	飽和脂肪酸 (% エネルギー)	—	—	—	—	10 以下[1]	—	—	—	—	10 以下[1]
	n-6 系脂肪酸 (g/日)	—	—	8	—	—	—	—	7	—	—
	n-3 系脂肪酸 (g/日)	—	—	1.5	—	—	—	—	1.3	—	—
炭水化物	炭水化物 (% エネルギー)	—	—	—	—	50〜65[1]	—	—	—	—	50〜65[1]
	食物繊維 (g/日)	—	—	—	—	10 以上	—	—	—	—	10 以上
ビタミン 脂溶性	ビタミン A (μgRAE/日)[2]	300	400	—	950	—	300	400	—	1,200	—
	ビタミン D (μg/日)	—	—	4.5	30	—	—	—	5.0	30	—
	ビタミン E (mg/日)[3]	—	—	5.0	300	—	—	—	5.0	300	—
	ビタミン K (μg/日)	—	—	80	—	—	—	—	90	—	—
ビタミン 水溶性	ビタミン B_1 (mg/日)	0.7	0.8	—	—	—	0.7	0.8	—	—	—
	ビタミン B_2 (mg/日)	0.8	0.9	—	—	—	0.7	0.9	—	—	—
	ナイアシン (mgNE/日)[4]	7	9	—	100 (30)	—	7	8	—	100 (30)	—
	ビタミン B_6 (mg/日)	0.7	0.8	—	20	—	0.6	0.7	—	20	—
	ビタミン B_{12} (μg/日)	1.1	1.3	—	—	—	1.1	1.3	—	—	—
	葉酸 (μg/日)	110	140	—	400	—	110	140	—	400	—
	パントテン酸 (mg/日)	—	—	5	—	—	—	—	5	—	—
	ビオチン (μg/日)	—	—	30	—	—	—	—	30	—	—
	ビタミン C (mg/日)	50	60	—	—	—	50	60	—	—	—
ミネラル 多量	ナトリウム (mg/日)	—	—	—	—	—	—	—	—	—	—
	(食塩相当量) (g/日)	—	—	—	—	4.5 未満	—	—	—	—	4.5 未満
	カリウム (mg/日)	—	—	1,300	—	1,800 以上	—	—	1,200	—	1,800 以上
	カルシウム (mg/日)	500	600	—	—	—	450	550	—	—	—
	マグネシウム (mg/日)[5]	110	130	—	—	—	110	130	—	—	—
	リン (mg/日)	—	—	900	—	—	—	—	800	—	—
ミネラル 微量	鉄 (mg/日)	5.0	5.5	—	30	—	4.5	5.5	—	30	—
	亜鉛 (mg/日)	4	5	—	—	—	3	4	—	—	—
	銅 (mg/日)	0.4	0.4	—	—	—	0.4	0.4	—	—	—
	マンガン (mg/日)	—	—	2.0	—	—	—	—	2.0	—	—
	ヨウ素 (μg/日)	55	75	—	550	—	55	75	—	550	—
	セレン (μg/日)	15	15	—	150	—	15	15	—	150	—
	クロム (μg/日)	—	—	—	—	—	—	—	—	—	—
	モリブデン (μg/日)	10	15	—	—	—	10	15	—	—	—

1 範囲に関しては、おおむねの値を示したものであり、弾力的に運用すること。
2 推定平均必要量、推奨量はプロビタミン A カロテノイドを含む。耐容上限量は、プロビタミン A カロテノイドを含まない。
3 α-トコフェロールについて算定した。α-トコフェロ-ル以外のビタミン E は含んでいない。
4 耐容上限量は、ニコチンアミドの重量（mg/日）、（　）内はニコチン酸の重量（mg/日）。
5 通常の食品以外からの摂取量の耐容上限量は、小児では 5 mg/kg 体重/日とした。通常の食品からの摂取の場合、耐容上限量は設定しない。

表 10　小児（8～9 歳）の推定エネルギー必要量（再掲）

	男児			女児		
身体活動レベル	Ⅰ	Ⅱ	Ⅲ	Ⅰ	Ⅱ	Ⅲ
エネルギー（kcal/日）	1,600	1,850	2,100	1,500	1,700	1,900

表 11　小児（8～9 歳）の食事摂取基準（再掲）

栄養素				男児					女児				
				推定平均必要量	推奨量	目安量	耐容上限量	目標量	推定平均必要量	推奨量	目安量	耐容上限量	目標量
たんぱく質			(g/日)	30	40	—	—	—	30	40	—	—	—
			(% エネルギー)	—	—	—	—	13～20[1]	—	—	—	—	13～20[1]
脂質		脂質	(% エネルギー)	—	—	—	—	20～30[1]	—	—	—	—	20～30[1]
		飽和脂肪酸	(% エネルギー)	—	—	—	—	10 以下[1]	—	—	—	—	10 以下[1]
		n-6 系脂肪酸	(g/日)	—	—	8	—	—	—	—	7	—	—
		n-3 系脂肪酸	(g/日)	—	—	1.5	—	—	—	—	1.3	—	—
炭水化物		炭水化物	(% エネルギー)	—	—	—	—	50～65[1]	—	—	—	—	50～65[1]
		食物繊維	(g/日)	—	—	—	—	11 以上	—	—	—	—	11 以上
ビタミン	脂溶性	ビタミン A	(μgRAE/日)[2]	350	500	—	1,200	—	350	500	—	1,500	—
		ビタミン D	(μg/日)	—	—	5.0	40	—	—	—	6.0	40	—
		ビタミン E	(mg/日)[3]	—	—	5.0	350	—	—	—	5.0	350	—
		ビタミン K	(μg/日)	—	—	90	—	—	—	—	110	—	—
	水溶性	ビタミン B_1	(mg/日)	0.8	1.0	—	—	—	0.8	0.9	—	—	—
		ビタミン B_2	(mg/日)	0.9	1.1	—	—	—	0.9	1.0	—	—	—
		ナイアシン	(mgNE/日)[4]	9	11	—	150 (35)	—	8	10	—	150 (35)	—
		ビタミン B_6	(mg/日)	0.8	0.9	—	25	—	0.8	0.9	—	25	—
		ビタミン B_{12}	(μg/日)	1.3	1.6	—	—	—	1.3	1.6	—	—	—
		葉酸	(μg/日)	130	160	—	500	—	130	160	—	500	—
		パントテン酸	(mg/日)	—	—	6	—	—	—	—	5	—	—
		ビオチン	(μg/日)	—	—	30	—	—	—	—	30	—	—
		ビタミン C	(mg/日)	60	70	—	—	—	60	70	—	—	—
ミネラル	多量	ナトリウム	(mg/日)	—	—	—	—	—	—	—	—	—	—
		(食塩相当量)	(g/日)	—	—	—	—	5.0未満	—	—	—	—	5.0未満
		カリウム	(mg/日)	—	—	1,500	—	2,000以上	—	—	1,500	—	2,000以上
		カルシウム	(mg/日)	550	650	—	—	—	600	750	—	—	—
		マグネシウム	(mg/日)[5]	140	170	—	—	—	140	160	—	—	—
		リン	(mg/日)	—	—	1,000	—	—	—	—	1,000	—	—
	微量	鉄	(mg/日)	6.0	7.0	—	35	—	6.0	7.5	—	35	—
		亜鉛	(mg/日)	5	6	—	—	—	4	5	—	—	—
		銅	(mg/日)	0.4	0.5	—	—	—	0.4	0.5	—	—	—
		マンガン	(mg/日)	—	—	2.5	—	—	—	—	2.5	—	—
		ヨウ素	(μg/日)	65	90	—	700	—	65	90	—	700	—
		セレン	(μg/日)	15	20	—	200	—	15	20	—	200	—
		クロム	(μg/日)	—	—	—	—	—	—	—	—	—	—
		モリブデン	(μg/日)	15	20	—	—	—	15	15	—	—	—

[1] 範囲に関しては、おおむねの値を示したものであり、弾力的に運用すること。
[2] 推定平均必要量、推奨量はプロビタミンAカロテノイドを含む。耐容上限量は、プロビタミンAカロテノイドを含まない。
[3] α-トコフェロールについて算定した。α-トコフェロール以外のビタミン E は含んでいない。
[4] 耐容上限量は、ニコチンアミドの重量（mg/日）、（　）内はニコチン酸の重量（mg/日）。
[5] 通常の食品以外からの摂取量の耐容上限量は、小児では 5 mg/kg 体重/日とした。通常の食品からの摂取の場合、耐容上限量は設定しない。

表 12　小児（10～11 歳）の推定エネルギー必要量（再掲）

	男児			女児		
身体活動レベル	Ⅰ	Ⅱ	Ⅲ	Ⅰ	Ⅱ	Ⅲ
エネルギー（kcal/日）	1,950	2,250	2,500	1,850	2,100	2,350

表 13　小児（10～11 歳）の食事摂取基準（再掲）

栄養素			男児					女児				
			推定平均必要量	推奨量	目安量	耐容上限量	目標量	推定平均必要量	推奨量	目安量	耐容上限量	目標量
たんぱく質		(g/日)	40	45	—	—	—	40	50	—	—	—
		(% エネルギー)	—	—	—	—	13～20[1]	—	—	—	—	13～20[1]
脂質		脂質 (% エネルギー)	—	—	—	—	20～30[1]	—	—	—	—	20～30[1]
		飽和脂肪酸 (% エネルギー)	—	—	—	—	10 以下[1]	—	—	—	—	10 以下[1]
		n-6 系脂肪酸 (g/日)	—	—	10	—	—	—	—	8	—	—
		n-3 系脂肪酸 (g/日)	—	—	1.6	—	—	—	—	1.6	—	—
炭水化物		炭水化物 (% エネルギー)	—	—	—	—	50～65[1]	—	—	—	—	50～65[1]
		食物繊維 (g/日)	—	—	—	—	13 以上	—	—	—	—	13 以上
ビタミン	脂溶性	ビタミン A (μgRAE/日)[2]	450	600	—	1,500	—	400	600	—	1,900	—
		ビタミン D (μg/日)	—	—	6.5	60	—	—	—	8.0	60	—
		ビタミン E (mg/日)[3]	—	—	5.5	450	—	—	—	5.5	450	—
		ビタミン K (μg/日)	—	—	110	—	—	—	—	140	—	—
	水溶性	ビタミン B_1 (mg/日)	1.0	1.2	—	—	—	0.9	1.1	—	—	—
		ビタミン B_2 (mg/日)	1.1	1.4	—	—	—	1.0	1.3	—	—	—
		ナイアシン (mgNE/日)[4]	11	13	—	200 (45)	—	10	10	—	150 (45)	—
		ビタミン B_6 (mg/日)	1.0	1.1	—	30	—	1.0	1.1	—	30	—
		ビタミン B_{12} (μg/日)	1.6	1.9	—	—	—	1.6	1.9	—	—	—
		葉酸 (μg/日)	160	190	—	700	—	160	190	—	700	—
		パントテン酸 (mg/日)	—	—	6	—	—	—	—	6	—	—
		ビオチン (μg/日)	—	—	40	—	—	—	—	40	—	—
		ビタミン C (mg/日)	70	85	—	—	—	70	85	—	—	—
ミネラル	多量	ナトリウム (mg/日)	—	—	—	—	—	—	—	—	—	—
		(食塩相当量) (g/日)	—	—	—	—	6.0 未満	—	—	—	—	6.0 未満
		カリウム (mg/日)	—	—	1,800	—	2,200 以上	—	—	1,800	—	2,000 以上
		カルシウム (mg/日)	600	700	—	—	—	600	750	—	—	—
		マグネシウム (mg/日)[5]	180	210	—	—	—	180	220	—	—	—
		リン (mg/日)	—	—	1,100	—	—	—	—	1,000	—	—
	微量	鉄 (mg/日)[6]	7.0	8.5	—	35	—	7.0 (10.0)	8.5 (12.0)	—	35	—
		亜鉛 (mg/日)	6	7	—	—	—	5	6	—	—	—
		銅 (mg/日)	0.5	0.6	—	—	—	0.5	0.6	—	—	—
		マンガン (mg/日)	—	—	3.0	—	—	—	—	3.0	—	—
		ヨウ素 (μg/日)	80	110	—	900	—	80	110	—	900	—
		セレン (μg/日)	20	25	—	250	—	20	25	—	250	—
		クロム (μg/日)	—	—	—	—	—	—	—	—	—	—
		モリブデン (μg/日)	15	20	—	—	—	15	20	—	—	—

1 範囲に関しては、おおむねの値を示したものであり、弾力的に運用すること。
2 推定平均必要量、推奨量はプロビタミンAカロテノイドを含む。耐容上限量は、プロビタミンAカロテノイドを含まない。
3 α-トコフェロールについて算定した。α-トコフェロール以外のビタミンEは含んでいない。
4 耐容上限量は、ニコチンアミドの重量（mg/日）、（　）内はニコチン酸の重量（mg/日）。
5 通常の食品以外からの摂取量の耐容上限量は、小児では 5 mg/kg 体重/日とした。通常の食品からの摂取の場合、耐容上限量は設定しない。
6 女児の推定平均必要量、推奨量の（　）内は、月経血ありの値である。

表 14　小児（12～14 歳）の推定エネルギー必要量（再掲）

	男児			女児		
身体活動レベル	Ⅰ	Ⅱ	Ⅲ	Ⅰ	Ⅱ	Ⅲ
エネルギー（kcal/日）	2,300	2,600	2,900	2,150	2,400	2,700

表 15　小児（12～14 歳）の食事摂取基準（再掲）

栄養素			男児					女児				
			推定平均必要量	推奨量	目安量	耐容上限量	目標量	推定平均必要量	推奨量	目安量	耐容上限量	目標量
たんぱく質		(g/日)	50	60	—	—	—	45	55	—	—	—
		(% エネルギー)	—	—	—	—	13～20[1]	—	—	—	—	13～20[1]
脂質		脂質 (% エネルギー)	—	—	—	—	20～30[1]	—	—	—	—	20～30[1]
		飽和脂肪酸 (% エネルギー)	—	—	—	—	10 以下[1]	—	—	—	—	10 以下[1]
		n-6 系脂肪酸 (g/日)	—	—	11	—	—	—	—	9	—	—
		n-3 系脂肪酸 (g/日)	—	—	1.9	—	—	—	—	1.6	—	—
炭水化物		炭水化物 (% エネルギー)	—	—	—	—	50～65[1]	—	—	—	—	50～65[1]
		食物繊維 (g/日)	—	—	—	—	17 以上	—	—	—	—	17 以上
ビタミン	脂溶性	ビタミン A (μgRAE/日)[2]	550	800	—	2,100	—	500	700	—	2,500	—
		ビタミン D (μg/日)	—	—	8.0	80	—	—	—	9.5	80	—
		ビタミン E (mg/日)[3]	—	—	6.5	650	—	—	—	6.0	600	—
		ビタミン K (μg/日)	—	—	140	—	—	—	—	170	—	—
	水溶性	ビタミン B_1 (mg/日)	1.2	1.4	—	—	—	1.1	1.3	—	—	—
		ビタミン B_2 (mg/日)	1.3	1.6	—	—	—	1.2	1.4	—	—	—
		ナイアシン (mgNE/日)[4]	12	15	—	250 (60)	—	12	14	—	250 (60)	—
		ビタミン B_6 (mg/日)	1.2	1.4	—	40	—	1.0	1.3	—	40	—
		ビタミン B_{12} (μg/日)	2.0	2.4	—	—	—	2.0	2.4	—	—	—
		葉酸 (μg/日)	200	240	—	900	—	200	240	—	900	—
		パントテン酸 (mg/日)	—	—	7	—	—	—	—	6	—	—
		ビオチン (μg/日)	—	—	50	—	—	—	—	50	—	—
		ビタミン C (mg/日)	85	100	—	—	—	85	100	—	—	—
ミネラル	多量	ナトリウム (mg/日)	—	—	—	—	—	—	—	—	—	—
		(食塩相当量) (g/日)	—	—	—	—	7.0 未満	—	—	—	—	6.5 未満
		カリウム (mg/日)	—	—	2,300	—	2,400以上	—	—	1,900	—	2,400以上
		カルシウム (mg/日)	850	1,000	—	—	—	700	800	—	—	—
		マグネシウム (mg/日)[5]	250	290	—	—	—	240	290	—	—	—
		リン (mg/日)	—	—	1,200	—	—	—	—	1,000	—	—
	微量	鉄 (mg/日)[6]	8.0	10.0	—	40	—	7.0 (10.0)	8.5 (12.0)	—	40	—
		亜鉛 (mg/日)	9	10	—	—	—	7	8	—	—	—
		銅 (mg/日)	0.7	0.8	—	—	—	0.6	0.8	—	—	—
		マンガン (mg/日)	—	—	4.0	—	—	—	—	4.0	—	—
		ヨウ素 (μg/日)	95	140	—	2,000	—	95	140	—	2,000	—
		セレン (μg/日)	25	30	—	350	—	25	30	—	300	—
		クロム (μg/日)	—	—	—	—	—	—	—	—	—	—
		モリブデン (μg/日)	20	25	—	—	—	20	25	—	—	—

[1] 範囲に関しては、おおむねの値を示したものであり、弾力的に運用すること。
[2] 推定平均必要量、推奨量はプロビタミン A カロテノイドを含む。耐容上限量は、プロビタミン A カロテノイドを含まない。
[3] α-トコフェロールについて算定した。α-トコフェロール以外のビタミン E は含んでいない。
[4] 耐容上限量は、ニコチンアミドの重量（mg/日）、（　）内はニコチン酸の重量（mg/日）。
[5] 通常の食品以外からの摂取量の耐容上限量は、小児では 5 mg/kg 体重/日とした。通常の食品からの摂取の場合、耐容上限量は設定しない。
[6] 女児の推定平均必要量、推奨量の（　）内は、月経血ありの値である。

表 16　小児（15～17 歳）の推定エネルギー必要量（再掲）

	男児			女児		
身体活動レベル	Ⅰ	Ⅱ	Ⅲ	Ⅰ	Ⅱ	Ⅲ
エネルギー（kcal/日）	2,500	2,800	3,150	2,050	2,300	2,550

表 17　小児（15～17 歳）の食事摂取基準（再掲）

栄養素			男児					女児				
			推定平均必要量	推奨量	目安量	耐容上限量	目標量	推定平均必要量	推奨量	目安量	耐容上限量	目標量
たんぱく質		(g/日)	50	65	—	—	—	45	55	—	—	—
		(% エネルギー)	—	—	—	—	13～20[1]	—	—	—	—	13～20[1]
脂質		脂質 (% エネルギー)	—	—	—	—	20～30[1]	—	—	—	—	20～30[1]
		飽和脂肪酸 (% エネルギー)	—	—	—	—	8 以下[1]	—	—	—	—	8 以下[1]
		n-6 系脂肪酸 (g/日)	—	—	13	—	—	—	—	9	—	—
		n-3 系脂肪酸 (g/日)	—	—	2.1	—	—	—	—	1.6	—	—
炭水化物		炭水化物 (% エネルギー)	—	—	—	—	50～65[1]	—	—	—	—	50～65[1]
		食物繊維 (g/日)	—	—	—	—	19 以上	—	—	—	—	18 以上
ビタミン	脂溶性	ビタミン A (μgRAE/日)[2]	650	900	—	2,500	—	500	650	—	2,800	—
		ビタミン D (μg/日)	—	—	9.0	90	—	—	—	8.5	90	—
		ビタミン E (mg/日)[3]	—	—	7.0	750	—	—	—	5.5	650	—
		ビタミン K (μg/日)	—	—	160	—	—	—	—	150	—	—
	水溶性	ビタミン B_1 (mg/日)	1.3	1.5	—	—	—	1.0	1.2	—	—	—
		ビタミン B_2 (mg/日)	1.4	1.7	—	—	—	1.2	1.4	—	—	—
		ナイアシン (mgNE/日)[4]	14	17	—	300 (70)	—	11	13	—	250 (65)	—
		ビタミン B_6 (mg/日)	1.2	1.5	—	50	—	1.0	1.3	—	45	—
		ビタミン B_{12} (μg/日)	2.0	2.4	—	—	—	2.0	2.4	—	—	—
		葉酸 (μg/日)	220	240	—	900	—	200	240	—	900	—
		パントテン酸 (mg/日)	—	—	7	—	—	—	—	6	—	—
		ビオチン (μg/日)	—	—	50	—	—	—	—	50	—	—
		ビタミン C (mg/日)	85	100	—	—	—	85	100	—	—	—
ミネラル	多量	ナトリウム (mg/日)	—	—	—	—	—	—	—	—	—	—
		(食塩相当量) (g/日)	—	—	—	—	7.5 未満	—	—	—	—	6.5 未満
		カリウム (mg/日)	—	—	2,700	—	3,000以上	—	—	2,000	—	2,600以上
		カルシウム (mg/日)	650	800	—	—	—	550	650	—	—	—
		マグネシウム (mg/日)[5]	300	360	—	—	—	260	310	—	—	—
		リン (mg/日)	—	—	1,200	—	—	—	—	900	—	—
	微量	鉄 (mg/日)[6]	8.0	10.0	—	50	—	5.5 (8.5)	7.0 (10.5)	—	40	—
		亜鉛 (mg/日)	10	12	—	—	—	7	8	—	—	—
		銅 (mg/日)	0.8	0.9	—	—	—	0.6	0.7	—	—	—
		マンガン (mg/日)	—	—	4.5	—	—	—	—	3.5	—	—
		ヨウ素 (μg/日)	100	140	—	3,000	—	100	140	—	3,000	—
		セレン (μg/日)	30	35	—	400	—	20	25	—	350	—
		クロム (μg/日)	—	—	—	—	—	—	—	—	—	—
		モリブデン (μg/日)	25	30	—	—	—	20	25	—	—	—

1 範囲に関しては、おおむねの値を示したものであり、弾力的に運用すること。
2 推定平均必要量、推奨量はプロビタミンAカロテノイドを含む。耐容上限量は、プロビタミンAカロテノイドを含まない。
3 α-トコフェロールについて算定した。α-トコフェロール以外のビタミンEは含んでいない。
4 耐容上限量は、ニコチンアミドの重量（mg/日）、（　）内はニコチン酸の重量（mg/日）。
5 通常の食品以外からの摂取量の耐容上限量は、小児では 5 mg/kg 体重/日とした。通常の食品からの摂取の場合、耐容上限量は設定しない。
6 女児の推定平均必要量、推奨量の（　）内は、月経血ありの値である。

参考文献

1）廣瀬潤子，遠藤美佳，柴田克己，他．日本人母乳栄養児（0～5ヵ月）の哺乳量．日本母乳哺育学会雑誌 2008; **2**: 23-8.
2）鈴木久美子，佐々木晶子，新澤佳代，他．離乳前乳児の哺乳量に関する研究．栄養学雑誌 2004; **62**: 369-72.
3）米山京子．母乳栄養児の発育と母乳からの栄養素摂取量．小児保健研究 1998; **57**: 49-57.
4）米山京子，後藤いずみ，永田久紀．母乳の栄養成分の授乳月数に伴う変動．日本公衆衛生雑誌 1995; **42**: 472-81.
5）Yamawaki N, Yamada M, Kanno T, *et al.* Macronutrient, mineral and trance element composition of breast milk from Japanese women. *J Trace Elements Med Biol* 2005; **19**: 171-81.
6）Allen JC, Keller RP, Archer P, *et al.* Studies in human lactation: milk composition and daily secretion rates of macronutrients in the first year of lactation. *Am J Clin Nutr* 1991; **54**: 69-80.
7）Nommsen LA, Lovelady CA, Heinig MJ, *et al.* Determinants of energy, protein, lipid, and lactose concentrations in human milk during the first 12 months of lactation. *Am J Clin Nutr* 1991; **53**: 457-65.
8）山本良郎，米久保明得，飯田耕司，他．日本人の母乳組成に関する研究（第1報）．小児保健研究 1981; **40**: 468-75.
9）井戸田正，桜井稔夫，石山由美子，他．最近の日本人人乳組成に関する全国調査研究（第一報）－一般成分およびミネラルについて－．日本小児栄養消化器病学会誌 1991; **5**: 145-58.
10）磯村晴彦．母乳成分の分析－最近の日本人の母乳分析に関して－．産婦人科の実際 2007; **56**: 305-13.
11）Dewy KG, Lonnerdal B. Milk and nutrient intake of breast-fed infants from 1 to 6 months: Relation to growth and fatness. *J Pediatr Gastroenterol Nutr* 1983; **2**: 497-506.
12）Butte NF, Garza C, Smith EO, *et al.* Human milk intake and growth in exclusively breast-fed infants. *J Pediatr* 1984; **104**: 187-95.
13）文部科学省科学技術・学術審議会資源調査分科会報告．日本食品標準成分表 2010．全官報，2010.
14）井戸田正，桜井稔夫，菅原牧裕，他．最近の日本人人乳組成に関する全国調査（第二報）－脂肪酸組成およびコレステロール，リン脂質含量について－．日本小児栄養消化器病学会雑誌 1991; **5**: 159-73.
15）Sakurai T, Furukawa M, Asoh M, *et al.* Fat-soluble and water-soluble vitamin contents of breast milk from Japanese women. *J Nutr Sci Vitaminol* 2005; **51**: 239-47.
16）Kamao M, Tsugawa N, Suhara Y, *et al.* Quantification of fat-soluble vitamins in human breast milk by liquid chromatography-tandem mass spectrometry. *J Chromatogr B* 2007; **859**: 192-200.
17）Kojima T, Asoh M, Yamawaki N, *et al.* Vitamin K concentrations in the maternal milk of Japanese women. *Acta Paediatr* 2004; **93**: 457-63.
18）井戸田正，菅原牧裕，矢賀部隆史，他．最近の日本人人乳組成に関する全国調査（第十報）－水溶性ビタミン含量について－．日本小児栄養消化器病学会雑誌 1996; **10**: 11-20.

19) 柴田克己，遠藤美佳，山内麻衣子，他．日本人の母乳中（1～5か月）の水溶性ビタミン含量の分布（資料）日本栄養・食糧学会誌 2009; **62**: 179-84.
20) 渡邊敏明，谷口歩美，福井 徹，他．日本人女性の母乳中ビオチン，パントテン酸およびナイアシンの含量．ビタミン 2004; **78**: 399-407.
21) 伊佐保香，垣内明子，早川享志，他．日本人の母乳中ビタミン B_6 含量．ビタミン 2004; **78**: 437-40.
22) 渡邊敏明，谷口歩美，庄子佳文子，他．日本人の母乳中の水溶性ビタミン含量についての検討．ビタミン 2005; **79**: 573-81.
23) Hirano M, Honma K, Daimatsu T, *et al.* Longitudinal variations of biotin content in human milk. *Int J Vitam Nutr Res* 1992; **62**: 281-2.
24) 井戸田正．母乳の成分．日本人の人乳組成に関する全国調査－人工乳の目標として－．産科婦人科の実際 2007; **56**: 315-25.
25) Hirai Y, Kawakata N, Satoh K, *et al.* Concentrations of lactoferrin and iron in human milk at different stages of lactation. *J Nutr Sci Vitaminol* 1990; **36**: 531-44.
26) Muramatsu Y, Sumiya M, Ohmomo Y. Stable iodine contents in human milk related to dietary algae consumption. *Hoken Butsuri* 1983; **18**: 113-7.
27) Nishiyama S, Mikeda T, Okada T, *et al.* Transient hypothyroidism or persistent hyperthyrotropinemia in neonates born to mothers with excessive iodine intake. *Thyroid* 2004; **14**: 1077-83.
28) Yoshida M, Takada A, Hirose J, *et al.* Molybdenum and chromium concentrations in breast milk from Japanese women. *Biosci Biotechnol Biochem* 2008; **72**: 2247-50.
29) 吉田宗弘，伊藤智恵，服部浩之，他．日本における母乳および調整粉乳中のモリブデン濃度と乳児のモリブデン摂取量．微量栄養素研究 2004; **21**: 59-64.
30) 三嶋智之，中野純子，唐沢 泉，他．日本人の母乳中葉酸濃度の定量．岐阜医療科学大学紀要，2012; **6**: 59-61.
31) Higashi A, Ikeda T, Uehara I, *et al.* Zinc and copper contents in breast milk of Japanese women. *Tohoku J Exp Med* 1982; **137**: 41-7.
32) Ohtake M, Tamura T. Changes in zinc and copper concentrations in breast milk and blood of Japanese women during lactation. *J Nutr Sci Vitaninol* 1993; **36**: 189-200.
33) 西野昌光：新生児・未熟児における栄養代謝と微量元素、特に亜鉛、銅に関する研究．日児誌 1983; **87**: 1474-84.
34) 冨田 寛．日本人の血清亜鉛値の基準値についての提言．Biomed Res Trace Elements 2008; **19**: 22-24.
35) 厚生労働省．平成 27 年度乳幼児栄養調査結果，2017.
https://www.mhlw.go.jp/stf/seisakunitsuite/bunya/0000134208.html
36) 平成 24 年度厚生労働科学特別研究事業 先天性代謝異常症等の治療のための調製粉乳（特殊ミルク）の効果的な使用に関する研究（H24-特別-指定-026）「特殊ミルクの適応症と食事療法ガイドライン」
37) 特殊ミルク共同安全開発委員会編．タンデンマス導入に伴う新しいスクリーニング対象疾患の治療指針．社会福祉法人恩賜財団母子愛育会，2007.
38) 日本小児アレルギー学会食物アレルギー委員会．食物アレルギー診療ガイドライン 2012．協和企画，2011.
39) 児玉浩子，清水俊明，瀧谷公隆，他．特殊ミルク・経腸栄養剤使用時のピットホール．日児誌 2012; **116**: 637-54.

40）山本重則，大竹　明，高柳正樹，他：治療用特殊ミルク使用中の乳児のカルニチン欠乏について－ 血漿遊離カルニチン値測定および中性脂肪からのケトン体産生能による検討．日児誌 1985; **89**: 2488-94.

41）真々田容子，村田敬寛，谷口歩美，他：牛乳蛋白アレルギー児に発症したアミノ酸調整粉末哺育によるビオチン欠乏症．アレルギー 2008; **57**: 552-7.

42）加瀬貴美，森川玲子，村本文男，他：ミルクアレルゲン除去ミルク単独哺育によるビオチン欠乏症の 1 例．臨皮 2009; **63**: 716-9.

43）後藤美奈，大畑亮介，伊藤恵子，他：アミノ酸調整粉末の単独哺育中に生じた後天性ビオチン欠乏症の 1 例．臨皮 2009; **63**: 565-9.

44）佐藤直樹，藤山幹子，村上信司，他：特殊ミルク哺育によるビオチン欠乏症の 1 例．西日皮膚 2012; **74**: 252-5.

45）Ito T, Nishi W, Fujita Y, *et al.* Infantile eczema caused bu formula milk. *Lancet* 2013; **381**: 1958.

46）消費者庁．特定保健用食品許可制，2017.
http://www.caa.go.jp/policies/policy/food_labeling/health_promotion/#m03

47）Standard for infant formula and formation for special medical purposes intended for infants. CODEX STN 72-1981（Rev2007）.
http://www.codezalimentarius/web/more_info.jsp?id_sta＝288

48）菅野貴浩，神野慎治，金子哲夫．栄養法別に見た乳児の発育，哺乳量，便性ならびに罹病傾向に関する調査成績（第 11 報）－調粉エネルギーが栄養摂取量に及ぼす影響－．小児保健研究 2013; **72**: 253-60.

49）Isomura H, Takimoto H, Miura F, *et al.* Type of milk feeding affects hematological parameters and serum lipid profile in Japanese infants. *Pediatr Int* 2011; **53**: 807-13.

50）中埜　拓，加藤　健，小林直道，他．乳幼児の食生活に関する全国実態調査　離乳食および乳汁からの栄養素等の摂取状況について．小児保健研究 2003; **62**: 630-9.

51）外間登美子：沖縄県中城村における離乳期の鉄の摂取状況．小児保健研究 1996; **55**: 726-9.

52）外間登美子，安里葉子，仲里幸子．沖縄県中条村における離乳期の鉄の摂取状況－第 2 報，離乳後期の栄養調査成績－．小児保健研究 1998; **57**: 45-8.

53）日本小児内分泌学会・日本成長学会合同標準値委員会：日本人小児の体格の評価に関する基本的な考え方（平成 23 年 7 月）.
http://jspe.umin.jp/medical/files/takikaku_hyoka.pdf

54）Kato N, Takimoto H, Sudo N: The cubic function for spline smoothed L, S, M values for BMI reference data of Japanese children. *Clin Pediatr Endocrinol* 2011; **20**: 47-9.

55）Gunnarsdottir I, thorsdottir I. Relationhsip between growth and feeding in infancy and body mass index at the age of 6 years, *Int J Obes* 2003; **27**: 1523-7.

56）Weber M, Grote V, Closa-Monasterolo R, *et al.* Lower protein content in infant formula reduces BMI and obesity risk at school age: follow-up of a randomized trial. *Am J Clin Nutr* 2014; **99**: 1041-51.

57）Gruszfeld D, Weber M, Gradowska K, *et al.* Association of early protein intake and pre-peritoneal fat at five years of age: Follow-up of a randomized clinical trial. *Nutr Metab Cardiovasc Dis* 2016; **26**: 824-32.

58) Abrams SA, Hawthorne KM, Pammi M. A systematic review of controlled trials of lower-protein or energy-containing infant formulas for use by healthy full-term infants. *Adv Nutr* 2015; **6**: 178-88.
59) Te Morenga L, Montez JM. Health effects of saturated and trans-fatty acid intake in children and adolescents: Systematic review and meta-analysis. *PLoS One* 2017; **12**: e0186672.
60) Obarzanek E, Kimm SY, Barton BA, *et al.* Long-term safety and efficacy of a cholesterollowering diet in children with elevated low-density lipoprotein cholesterol: seven-year results of the Dietary Intervention Study in Children (DISC). *Pediatrics* 2001; **107**: 256-64.
61) Royo-Bordonada MA, Garcés C, Gorgojo L, *et al.* Saturated fat in the diet of Spanish children: relationship with anthropometric, alimentary, nutritional and lipid profiles. *Public Health Nutr* 2006; **9**: 429-35.
62) Sanchez-Bayle M, Gonzalez-Requejo A, Pelaez MJ, *et al.* A cross-sectional study of dietary habits and lipid profiles. The Rivas-Vaciamadrid study. *Eur J Pediatr* 2008; **167**: 149-54.
63) Strong JP, Malcom GT, McMahan CA, *et al.* Prevalence and extent of atherosclerosis in adolescents and young adults: implications for prevention from the Pathobiological Determinants of Atherosclerosis in Youth Study. *JAMA* 1999; **281**: 727-35.
64) Berenson GS, Wattigney WA, Tracy RE, *et al.* Atherosclerosis of the aorta and coronary arteries and cardiovascular risk factors in persons aged 6 to 30 years and studied at necropsy (The Bogalusa Heart Study). *Am J Cardiol* 1992; **70**: 851-8.
65) Mikkilä V, Räsänen L, Raitakari OT, *et al.* Consistent dietary patterns identified from childhood to adulthood: the cardiovascular risk in Young Finns Study. *Br J Nutr* 2005; **93**: 923-31.
66) Kaikkonen JE, Mikkilä V, Raitakari OT. Role of childhood food patterns on adult cardiovascular disease risk. *Curr Atheroscler Rep* 2014; **16**: 443.
67) Harika RK, Cosgrove MC, Osendarp SJ, *et al.* Fatty acid intakes of children and adolescents are not in line with the dietary intake recommendations for future cardiovascular health: a systematic review of dietary intake data from thirty countries. *Br J Nutr* 2011; **106**: 307-16.
68) Asakura K, Sasaki S. SFA intake among Japanese schoolchildren: current status and possible intervention to prevent excess intake. *Public Health Nutr* 2017; **20**: 3247-56.
69) Taylor CM, Northstone K, Wernimont SM, *et al.* Picky eating in preschool children: Associations with dietary fibre intakes and stool hardness. *Appetite* 2016; **100**: 263-71.
70) Asakura K, Masayasu S, Sasaki S. Dietary intake, physical activity, and time management are associated with constipation in preschool children in Japan. *Asia Pac J Clin Nutr* 2017; **26**: 118-29.
71) Patterson E, Warnberg J, Kearney J, *et al.* The tracking of dietary intakes of children and adolescents in Sweden over six years: the European Youth Heart Study. *Int J Behav Nutr Phys Act* 2009; **6**: 91.

72) Anderson JW, Baird P, Davis RH Jr, *et al.* Health benefits of dietary fiber. *Nutr Rev* 2009; **67**: 188-205.
73) Murakami K, Okubo H, Livingstone MBE, *et al.* Adequacy of Usual Intake of Japanese Children Aged 3-5 Years: A Nationwide Study. *Nutrients* 2018; **10**: 1150.
74) Asakura K, Sasaki S. School lunches in Japan: their contribution to healthier nutrient intake among elementary and junior high school children. *Public Health Nutr* 2017; **20**: 1523-33.
75) Dawodu A, Wagner CL. Prevention of vitamin D deficiency in mothers and infants worldwide-a paradigm shift. *Paediatr International Child health* 2012; **32**: 3-13.
76) Institute of Medicine. Dietary reference intakes for calcium and vitamin D. Washington, DC: The National Academics Press, 2011.
77) Wall CR, Grant CC, Jones I. Vitamin D status of exclusively breastfed infants aged 2-3 months. *Arch Dis Child* 2013; **98**: 176-9.
78) Matsuno K, Mukai T, Suzuki S, *et al.* Prevalence and risk factors of vitamin D deficiency rickets in Hokkaido, Japan. *Pediatri Int* 2009; **51**: 559-62.
79) Nakano S, Suzuki M, Minowa K, *et al.* Current Vitamin D Status in Healthy Japanese Infants and Young Children. *J Nutr Sci Vitaminol* (Tokyo) 2018; **64**: 99-105.
80) Specker BL, Valanis B, Herzberg V, *et al.* Sunshine exposure and serum 25-hydroxyvitamin D concentrations in exclusively breast-fed infants. *J Pediatr* 1985; **107**: 372-6.
81) 日本小児内分泌学会：ビタミンD欠乏性くる病・低カルシウム血症の診断の手引き，2013. http://jspe.umin.jp/medical/files/_vitaminD.pdf
82) Shearer MJ, Rahim S, Barkhan P, *et al.* Plasma vitamin K_1 in mothers and their newborn babies. *Lancet* 1982; **2**: 460-3.
83) Kojima T, Asoh M, Yamawaki N, *et al.* Vitamin K concentrations in the maternal milk of Japanese women. *Acta Paediatr* 2004; **93**: 457-63.
84) Puckett RM, Offringa M. Prophylactic vitamin K for vitamin K deficiency bleeding in neonates. *Cochrane Database Syst Rev* 2000; CD002776.
85) WHO. Guideline: Sodium intake for adults and children. Geneva, World Health Organization (WHO), 2012. http://www.mhlw.go.jp/bunya/kenkou/dl/kenkou_eiyou_chousa_tokubetsushuukei_h22.pdf
86) WHO. Guideline. Potassium intake for adults and children. Geneva, World Health Organization (WHO), 2012.
87) Preuss HG. Electrolytes: sodium, chloride, and potassium. *In*: Bowman BA, Russell RM, eds. Present knowledge in nutrition, 9 th ed, Vol. I. ILSI Press, Washington, D. C., 2006; 409-21.
88) Rigo J, Salle BL, Picaud JC, *et al.* Nutritional evaluation of protein hydrolysate formulas. *Eur J Clin Nutr* 1995; **49**: S26-38.
89) Vogel KA, Martin BR, McCabe LD, *et al.* The effect of dairy intake on bone mass and body composition in early pubertal girls and boys: a randomized controlled trial. *Am J Clin Nutr* 2017; **105**: 1214-29.
90) Weber DR, Stark LJ, Ittenbach RF, *et al.* Building better bones in childhood: a randomized controlled study to test the efficacy of a dietary intervention program to increase calcium intake. *Eur J Clin Nutr* 2017; **71**: 788-94.

91) Julián-Almárcegui C, Gómez-Cabello A, Huybrechts I, *et al.* Combined effects of interaction between physical activity and nutrition on bone health in children and adolescents: a systematic review. *Nutr Rev* 2015; **73**: 127-39.

92) Kohri T, Kaba N, Itoh T, *et al.* Effects of the National School Lunch Program on Bone Growth in Japanese Elementary School Children. *J Nutr Sci Vitaminol* 2016; **62**: 303-9.

93) Hokama T. A study of the iron requirement in infants, using changes in total body iron determined by hemoglobin, serum ferritin and bodyweight. *Acta Paediatr Jpn* 1994; **36**: 153-5.

94) 渡邊次夫, 浅井泰博, 小山慎郎, 他. 乳幼児における鉄欠乏性貧血の有病率. 日本公衆衛生雑誌 2002; **49**: 344-51.

95) Igarashi T, Itoh Y, Maeda M, *et al.* Mean hemoglobin levels in venous blood samples and prevalence of anemia in Japanese elementary and junior high school students. *J Nippon Med Sch* 2012; **79**: 232-5.

96) Food and Nutrition Board, Institute of Medicine. Iodine. *In*: Institute of Medicine, ed. Dietary reference intakes for vitamin A, vitamin K, arsenic, boron, chromium, copper, iodine, iron, manganese, molybdenum, nickel, silicon, vanadium, and zinc. National Academies Press, Washington, D. C., 2001; 258-89.

97) Nakatsuka H, Watanabe T, Shimbo S, *et al.* High iodine intake by preschool children in Miyagi prefecture, Japan. *Environ Health Prev Med* 2014; **19**: 330-8.

98) 布施養善, 伊藤善也, 山口真由, 他. 学童全国調査による日本人のヨウ素摂取状況に関する研究 (第 2 報). 成長科学協会研究年報 2017; **40**: 51-9.

99) WHO, UNICEF, ICCIDD. Assessment of iodine deficiency disorders and monitoring their elimination. Geneva, World Health Organization, 2001 (WHO/NHD/01.1).

100) Tsubokura M, Nomura S, Watanabe H, *et al.* Assessment of Nutritional Status of Iodine Through Urinary Iodine Screening Among Local Children and Adolescents After the Fukushima Daiichi Nuclear Power Plant Accident. *Thyroid* 2016; **26**: 1778-85.

2-3　高齢者

①　はじめに

我が国では急速に高齢化が進展しており、平成 29 年の高齢化率（65 歳以上人口割合）は 27.3 %、75 歳以上の人口割合は 13.3% となっている [1)]。

近年、超高齢社会における栄養の問題として、健康寿命の延伸や介護予防の視点から、過栄養だけではなく、75 歳以上のいわゆる後期高齢者（以下「後期高齢者」という。）が陥りやすい「低栄養」の問題の重要性が高まっている。

脳卒中を始めとする疾病予防の重要性は言うまでもないが、後期高齢者が要介護状態になる原因として無視できないものとして、「認知症」や「転倒」と並んでフレイル（frailty）があり、低栄養との関連が極めて強い。また、高齢者の身体機能障害の危険因子、転倒の危険因子として加齢に伴う筋力の減少又は老化に伴う筋肉量の減少（以下「サルコペニア」(sarcopenia）という。）も注目されている。この病態はフレイルとも関連が強く、転倒予防や介護予防の観点からも重要である。

また、認知症は、要介護状態に至る原因の一つである他、医療、介護、福祉、その他多くの分野に関わるという点で、超高齢社会が抱える大きな課題である。最近の調査によると、認知症の有病率は、65 歳以上の高齢者では 15% にも及ぶと推定されている [2)]。高齢者の更なる増加が予測されている我が国にとって、認知症予防の重要性は言うまでもない。そこで、本項では、各栄養素の食事摂取基準の項における要点を整理するとともに、フレイルとそれに関連するサルコペニアの予防及び認知症並びに認知機能障害の予防と栄養素等との関連について、最新の知見を紹介する。

②　基本的事項

2-1　エネルギー代謝

基礎代謝は、加齢とともに減少し、縦断調査の結果からおおよそ 10 年の経過により 1～3% 程度減少し、特に男性での減少率が大きいことが報告されている [3,4)]。この現象は、加齢に伴う除脂肪組織の減少によることが想定され、実際に、除脂肪組織量で調整しても高齢者では成人に比較し 5% 程度基礎代謝量が低いことが報告されているが [5)]、その原因は十分解明されていない。また、加齢に付随する基礎代謝量の減少は、必ずしも直線的に変化するわけではなく、男性では 40歳代、女性では 50 歳代に著しく減少することが報告されている [6,7)]。女性の場合は、閉経後の除脂肪組織が減少するためと考えられる。

食事誘発性体熱産生は、総エネルギー消費量の 10% 程度に相当し、この食事誘発性体熱産生については、加齢とともに減少するとの報告もあれば、加齢による影響は受けないとする報告もあり、一定の結論に至っていない [8)]。

2-2　たんぱく質代謝と筋肉

食事摂取により骨格筋のたんぱく質合成が増加し、一方でたんぱく質異化は減少する。これは、食事摂取により増加する栄養素及びホルモンによるものである。特に、血中のアミノ酸やインスリンの増加は、食後の骨格筋たんぱく質同化作用の主要な要因として理解されている [9)]。一方、筋肉において炎症性サイトカイン、酸化ストレス、グルココルチコイドなどの刺激により様々なたんぱく質分解酵素を介して異化が起こる。この異化を導く刺激が強いと、アミノ酸などによるたんぱく質の同化を上回り、筋肉は萎縮する[10)]。

アミノ酸の全てに骨格筋たんぱく質同化作用があるわけではなく、不可欠アミノ酸（必須アミノ酸）、特にロイシンに強い筋たんぱく質同化作用が存在することが知られている[11,12)]。すなわち、これらの不可欠アミノ酸は、たんぱく質合成の基質となる役割のほか、筋たんぱく質合成を誘導する重要な mammalian/mechanistic target of rapamycin complex（mTORC）1 やその下流のシグナルの活性化を介して同化作用を誘導する作用がある[13)]。

運動、特にレジスタンス運動によって筋たんぱく質合成が mTORC1 を介して誘導されることが知られているが、アミノ酸が十分に供給されない空腹時に運動を実施すると、筋たんぱく質合成よりも異化反応が亢進し、正味たんぱく質量が減少する。したがって、筋たんぱく質合成に最も有効なのは運動（特にレジスタンス運動）とアミノ酸の供給を同時期（運動後 1 時間程度後）に実施することである[14)]。一方で、食後（たんぱく質摂取後）に誘導される筋たんぱく質合成は、高齢者では成人に比較して反応性が低下しており、同化抵抗性（anabolic resistance）が存在すると報告されている[15)]。

2-3 高齢者における栄養と健康

2-3-1 高齢者の栄養管理上の問題点

栄養評価の方法は、種々提案されてはいるが、今のところ絶対的な評価法はない。一般的に栄養状態の評価として身体計測が広く用いられている。例えば、BMI は栄養アセスメントの項目としては最重要項目であり、種々の評価法の中に組み込まれている。この BMI の値を得るには身長と体重の値が必要であるが、高齢者における身長や体重の測定には多くの問題がある。

一般に、身長測定は立位で行うが、要介護高齢者では極度の亀背や筋肉・関節の拘縮のため身長が測定できない場合が稀ではない[16)]上、寝たきり又は立位困難な高齢者に立位での身長測定を行うと過小の測定値となる可能性がある。また、立位保持ができたとしても、椎体の骨折、更には関節腔の狭小化のため、成人のときに比較して明らかに身長の短縮が起こる。たとえ体重が成人のときと同じであったとしても、加齢とともに身長の短縮が起こり、BMI の値は上昇する。体重についても、要介護高齢者では日常生活動作（activity of daily living：ADL）障害のため、特別な測定機器がなければ在宅での体重測定が困難な場合がある。このように、高齢者では成人において栄養評価として一般的に使用される身体計測値が得られにくく、たとえ得られたとしても成人と同一の解釈でよいかどうか判断が難しいという問題がある。また、BMI に代わって上腕周囲長計測値を使用する報告もあるが、まだ一般的ではない[17)]。

こうした様々な要因が、高齢者の栄養管理を困難にしており、栄養素等摂取量の減少等を通じて、健康障害につながっていると考えられる。

2-3-2 低栄養・過栄養

加齢に伴う生理的、社会的及び経済的問題は、高齢者の栄養状態に影響を与える。**表 1** に高齢者の代表的な低栄養の要因を挙げた[18)]。

表1　高齢者の様々な低栄養の要因[18]

1. 社会的要因	4. 疾病要因
独居	臓器不全
介護力不足・ネグレクト	炎症・悪性腫瘍
孤独感	疼痛
貧困	義歯など口腔内の問題
	薬物副作用
2. 精神的心理的要因	咀嚼・嚥下障害
認知機能障害	日常生活動作障害
うつ	消化管の問題（下痢・便秘）
誤嚥・窒息の恐怖	
	5. その他
3. 加齢の関与	不適切な食形態の問題
嗅覚、味覚障害	栄養に関する誤認識
食欲低下	医療者の誤った指導

過栄養は、肥満症、糖尿病、脂質異常症、高血圧、メタボリックシンドロームなどにつながり、ひいては動脈硬化性疾患を誘導する。しかしながら、このような過栄養は高齢者、特に後期高齢者に対しても、成人と同様に生命予後に著しい影響を与えるか否かは議論のあるところである。高齢者では、内臓脂肪が蓄積しやすく、メタボリックシンドロームの有症率が高いことは知られているが、一方で心血管病が関わる生命予後、全生命予後については、メタボリックシンドロームの存在の影響が少ないことが報告されている[19]。さらに、血清コレステロール値や肥満の生命予後に与える影響も、加齢とともに少なくなることが知られている[20,21]。

欧米からの報告では、過栄養（BMIが30 kg/m^{2}以上）の存在もフレイルに関連していることが報告されているが[22]、一方で、BMIが低いこともフレイルのリスクであり、BMIとフレイルのリスクとの関係はいわゆるU字型であると考えられる[23,24]。

③ フレイル及びサルコペニアと栄養の関連

3-1 基本的概念と高齢者に与える影響

フレイルとは、老化に伴う種々の機能低下（予備能力の低下）を基盤とし、様々な健康障害に対する脆弱性が増加している状態、すなわち健康障害に陥りやすい状態を指す[25]。健康障害の中にはADL障害、要介護状態、疾病発症、入院や生命予後などが含まれる。フレイルは、老化の影響のみならず、併存症（comorbidity）の影響を当然受けている。この病態は、単一の疾患などによるものや単一臓器の機能低下によるものよりも、臨床的な症状は呈していないものの、多くの臓器の機能低下に起因することも多い[26]。

フレイルは、要介護状態に至る前段階として捉えることができ、介護予防との関連性が高い状態と言える。実際、後期高齢者の要介護状態に至る原因は、脳卒中のような疾病よりも「高齢による衰弱」を要因とする割合が高くなる[27]。Friedらは、**表2**に挙げた5項目、すなわち①体重減少、②主観的疲労感、③日常生活活動量の減少、④身体能力（歩行速度）の減弱、⑤筋力（握力）の低下、のうち3項目が当てはまればフレイルとし、1～2項目が当てはまる場合はフレイル前段階と定義した[28]。

表2　Fried らのフレイルの定義

1. 体重減少
2. 疲労感
3. 活動度の減少
4. 身体機能の減弱（歩行速度の低下）
5. 筋力の低下（握力の低下）

上記の5項目中3項目以上該当すればフレイルと診断される[28)]

一方、サルコペニアは造語であり、「加齢に伴う筋力の減少又は老化に伴う筋肉量の減少」を指す[29)]。2010年にヨーロッパ老年医学会、更には栄養学に関連する四つのヨーロッパ又は国際学会が共同でEuropean Working Group on Sarcopenia in Older People（EWGSOP）を立ち上げ、**表3**のようなサルコペニアの定義を提唱した[30)]。すなわち、筋肉量の減少を必須として、それ以外に筋力又は身体能力の低下のいずれかが存在すれば、サルコペニアと診断するという定義である。それぞれの項目についてのアジア人のカットオフ値が、Sarcopenia in Asia: consensus report of the Asian Working Group for Sarcopeniaから提唱されている[31)]。

フレイルの診断項目には、身体機能の減弱や筋力の低下が組み込まれており、サルコペニアとフレイルは密接な関連があることが分かる。サルコペニアの存在は、高齢者の「ふらつき」、「転倒・骨折」、更には「フレイル」に関連し、身体機能障害や要介護状態との関連性が強い[28)]。

表3　サルコペニアの定義

1. 筋肉量減少
2. 筋力低下（握力など）
3. 身体機能の低下（歩行速度など）

診断は、上記の項目1に加え、項目2又は項目3を併せ持つ場合にサルコペニアと診断される。文献30）を改変

3-2　フレイル及びサルコペニアの病態と栄養

フレイルの原因の一つに、サルコペニアが存在する。サルコペニアの要因は、いまだ十分解明されているわけではない。**図1**はFriedらの論文を参照し改変したものであるが、低栄養が存在すると、サルコペニアが発症し、それが活力低下、筋力低下・身体機能低下を誘導し、活動度、消費エネルギー量の減少、食欲低下をもたらし、更に栄養不良状態を促進させるというフレイル・サイクルが構築される[32)]。

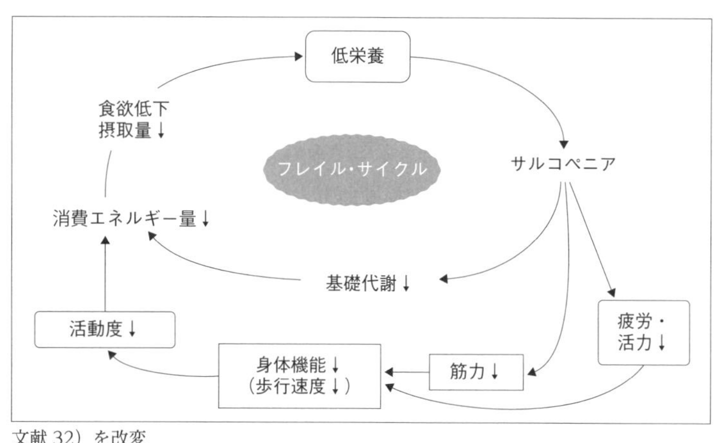

文献 32）を改変

図1　フレイル・サイクル

3-3　たんぱく質

3-3-1　たんぱく質摂取と高齢者の健康維持

近年、先進国での人口の高齢化、平均寿命の延伸を背景に、要介護状態になることなくできるだけ自立した生活を目指すという健康寿命の延伸の重要度が高まる中で、将来の身体機能障害との関連が強いフレイルとサルコペニアの予防の重要性が注目されている。この予防は、骨格筋とその機能維持である。骨格筋量、筋力、身体機能は栄養素ではたんぱく質摂取量と強く関連するため、たんぱく質の重要性が注目されている。

3-3-2　たんぱく質摂取とサルコペニア及びフレイルの関係（観察研究）

アメリカの地域在住の 70 歳代の高齢者を 3 年間観察した研究では、3 年間の除脂肪体重の減少が、登録時の総エネルギー摂取量当たりのたんぱく質摂取に依存し、五分位でエネルギー摂取量当たりのたんぱく質摂取量が最も多い群（平均 91.0 g/日、1.2 g/kg 体重/日）では、最も低い群（平均 56.0 g/日、0.8 g/kg 体重/日）に比較し、交絡因子調整後においても除脂肪体重の減少が 40% 抑制されていた[33]。また、イタリアのコホート研究でも、たんぱく質摂取量が少ないことは、3 年後の筋力の低下と関連していた[34]。

フレイルとたんぱく摂取の関連について、日本人の地域在住高齢者の横断研究では、男性 48 g/日、女性 43.3 g/日以上のたんぱく質摂取は、これよりも少ない量を摂取している場合に比べて、有意にフレイルのリスクが低いと報告されている[35]。また、別の日本人の高齢女性 2,108 人（平均±標準偏差：年齢 74.7±5.0 歳、体重 51.4±7.8 kg、BMI 22.7±3.2 kg/m^2）を対象にした横断調査では、1 日のたんぱく質摂取量を五分位階級別に検討すると、たんぱく質摂取が最も低い群（62.9 g/日未満）と比較し、たんぱく質摂取量が多い群ほどフレイルと診断される対象者は少なかった。また、多変量解析では、第三階級（69.8～76.1 g/日）以上の群において、フレイルと判定されるオッズ比が有意に低下〔第三階級のオッズ比（95% 信頼区間）、0.64（0.45～0.93)〕していた[36]。この研究は、先の研究よりも全体的にたんぱく質摂取量が多い集団を対象としているが、このような条件でも、たんぱく質摂取量の多さは、フレイルのリスクの低下と関連していた。また、フランスでの横断研究では、1.0 g/kg/日以上のたんぱく質摂取は、フレイルのリスク低下と有意に関連していたと報告されている[37)]。

また、アメリカの女性のみのコホート研究では、1.1 g/kg/日以上のたんぱく質摂取が3年後のフレイルの発症リスク低下と関連していたとし[38)]、スペインの地域在住高齢者のコホート研究では、1.28 g/kg/日以上のたんぱく質摂取は、3年半後のフレイルの発症リスクを低減したと報告されている[39)]。我が国の研究を含む四つの横断研究と海外の三つの縦断研究のシステマティック・レビューの結果では、たんぱく質摂取量が多いことが、フレイルの発症リスク低下と関連すると結論付けられている[40)]。

3-3-3 たんぱく質及びアミノ酸の介入研究

高齢男性において、食事の調整によってたんぱく質摂取量が0.8 g/kg体重/日（15人）と1.6 g/kg体重/日（14人）の2群に分けて10週間で比較した試験では、0.8 g/kg体重/日の群では筋肉量が減少したのに対し、1.6 g/kg体重/日の群では維持できたと報告されている[41)]。

一方、通常の食品以外の食品としてアミノ酸やたんぱく質を用い、その摂取が筋肉量に与える影響を検討した介入研究をまとめた二つのシステマティック・レビューでは、ともに、筋肉量や筋力への有意な改善効果は認められなかった[42, 43)]。ただし、対象者や介入方法に大きなばらつきがあり、介入へのアドヒアランスの問題などの可能性もあることから、更なる研究が必要である。

一方で、レジスタンス運動を中心とした運動療法と栄養療法を組み合わせた介入試験も多く実施されている。最近発表された17の介入試験の結果のメタ・アナリシスによると、運動とたんぱく質の補充との組合せによって、運動単独に比べて、有意に優れた筋肉量と筋力の改善が得られることが報告されている。サルコペニアの予防のためには、十分なたんぱく質を摂取することとともに、主にレジスタンス運動を合わせて実施することも重要であると考えられる[44)]。

3-3-4 たんぱく質摂取と腎機能

腎機能の低下した高齢者では、高たんぱく食の摂取による腎機能への影響について注意が必要である。実際、2.0 g/kg体重/日の高たんぱく食摂取により、健康な高齢者でも腎障害のリスクが上昇すると報告されている[45)]。また、軽度の腎障害のある高齢女性〔estimated glomerular filtration rate (eGFR)：55～88mL/分/1.73 m^2〕を対象とした前向きコホート研究では、高たんぱく食摂取（>1.3 g/kg体重/日）により、腎機能が悪化する（10 g/日のたんぱく質摂取の増加に伴い、11年間でeGFR 7.72 mL/分/1.73 m^2 低下）と報告されている[46)]。しかし、慢性腎臓病の項にあるように、高齢者でも軽度の腎機能障害（ステージG3a：eGFR 45～60 mL/分/1.73 m^2）では、一律にたんぱく質制限を行うのではなく、個々の病態に応じて設定する必要があるとされている。

3-3-5 たんぱく質の推奨量

推奨量は、推定平均必要量から算出されたものであることから明らかなように、新たな疾病発症を予防するために設けられている指標ではない。また、たんぱく質の推定平均必要量及び推奨量は窒素出納維持量を基に算出されている。これは、比較的に短期間の介入試験によって測定された値に基づくため、加齢が進む高齢者における長期間の健康維持を保証するものではない。

3-3-6 たんぱく質の目標量

たんぱく質の目標量は、生活習慣病の発症予防を目的とした指標であり、フレイルの発症予防も視野に入れて設定されたものである。また、サルコペニアの発症予防も考慮されている。

さらに、フレイルやサルコペニアに陥り、今後骨格筋の増量を図らねばならない高齢者にとっては、窒素消失を満たすだけのたんぱく質の摂取では不十分である可能性が高い。例えば、定められた推奨量に準じたたんぱく質を 2 週間摂取させたアメリカの研究では、高齢者の除脂肪体重は 2 週間後には明らかに減少していた [47]。このように、高齢者の骨格筋のたんぱく質同化作用を期待するには、成人と同等以上のたんぱく質量を摂取しなければならない可能性がある。また、過去の疫学研究で体重当たりのたんぱく質摂取量と四肢骨格筋量の関係は、たんぱく質摂取量が少なくなるにつれ、四肢骨格筋量が減少するとの報告がある [33]。また、高齢者では同化抵抗性が存在しており、アミノ酸が筋肉に供給されたとしても筋たんぱく質同化作用が成人に比較して弱い可能性がある。十分量のたんぱく質摂取やアミノ酸摂取により、高齢者においても成人と同等の筋たんぱく質の合成が起こることが報告されている [48-50]。

以上のように、高齢者のサルコペニア予防には十分なたんぱく質を摂取する必要性が指摘されている。良質なたんぱく質を毎食 25～30 g 程度摂取するためには、理論上、1 日 75 g 以上のたんぱく質を摂取することが必要であり、例えば 60～70 kg の体重の高齢者では、たんぱく質 1.0～1.25 g/kg 体重/日以上を摂取する必要があるとする指摘もある [51]。今回算定された目標量は、参照体位を想定した限りにおいては、この摂取量以上になっている（たんぱく質、**表 8** を参照のこと）。

3-4 ビタミン D

ビタミン D は、カルシウム代謝や骨代謝に密接に関わっており、高齢者においては骨粗鬆症との関連が以前より注目されている。ビタミン D は、腸管でのカルシウム吸収を促すことから、カルシウム摂取量が相対的に少ない日本人にとって重要な栄養素である。近年、ビタミン D は骨以外の骨格筋などの組織にも何らかの本質的な役割を果たしている可能性が示唆されている [52]。高齢者を対象とした三つの横断研究及び一つの縦断研究（合計 3,000 人程度）から、血中 25-ヒドロキシビタミン D 濃度が 25 ng/mL 未満であると身体機能の低下、筋力の減少、血中副甲状腺ホルモン濃度の増加、転倒及び骨折のリスクが高いことが報告されている [53-56]。17 の横断研究と五つの縦断研究の結果をまとめたメタ・アナリシスでも、血中ビタミン D の不足状態が、筋力の低下と関連すると結論付けられた [57]。このほか、複数の横断研究の結果が、血中 25- ヒドロキシビタミン D 濃度が 20 ng/mL/未満であるとフレイルのリスクが高いことで一致しており [58-60]、七つの前向きコホート研究のシステマティック・レビューでも、低ビタミン D 状態は、フレイルの発症リスクとなると結論付けられている [61]。

幾つかの介入試験の結果、ビタミン D 欠乏に対する 10～20 μg/日のサプリメントによるビタミン D の摂取は、身体機能や筋力を向上させ、転倒や骨折のリスクを下げるが [62-65]、血中ビタミン D が不足していない（血清 25-ヒドロキシビタミン D が 20 ng/mL 以上）対象者や筋力が低下していない対象者に対して、サプリメントによるビタミン D 摂取の効果はあまり期待できないと示され [65-68]、幾つかのメタ・アナリシスでも同様の結論が示されている [69-72]。また、ビタミン D のサプリメント量を 20 μg/日以上に増やしても、それ以上の効果は期待できないとする報告もある [73]。

なお、ビタミンDは、紫外線を浴びることにより皮膚でも産生されるため、適度な日光浴は有効な手段である[74)]。

3-5 その他の栄養素

高齢者では、加齢に伴いフリーラジカル産生が増加し、種々の臓器障害に関連していることが知られている[75,76)]。そのため、これらに関連する栄養素、例えばビタミンC、ビタミンE、カロテン類、亜鉛、セレン、マンガンについて、これらの生体内濃度やこれらの摂取量と身体機能低下やフレイル、サルコペニアとの関連が検討されている。しかしながら、研究の質・量ともに十分でなく、結果も十分な一致が得られていない。ミネラル摂取量とサルコペニアとの関連を検討した研究をまとめたメタ・アナリシスでも、検討したミネラルにそれぞれ一つずつ研究が存在した程度で、結論を下すには十分ではなかった[77)]。

また、加齢に伴い、血漿ホモシステイン濃度は上昇し、この血中濃度の上昇は多様な疾患発症との関連が報告されている。また、ビタミンB_6、ビタミンB_{12}、葉酸は、いずれが欠乏してもホモシステインが上昇する[78)]。しかしながら、これら栄養素とフレイルやADL障害の独立した要因か否かについては、いまだ十分な科学的根拠が得られていない[79-81)]。

④ 認知機能低下及び認知症と栄養との関連

血管性の認知症のみならず、アルツハイマー病の発症についても、生活習慣及び生活習慣病と強い関連があることが指摘され始めている[82)]。今回は、代表的な栄養素と認知機能低下、認知症発症との関係を検討したが、以下に示すように、各栄養素との関係は発症予防を目的とした目標量を示すほど十分な証拠は今のところなく、文献的考察をするに留めた。

4-1 葉酸、ビタミンB_6、ビタミンB_{12}

ホモシステインは、必須アミノ酸メチオニンの代謝過程で生成され、その代謝には、葉酸、ビタミンB_6、ビタミンB_{12}が関与し、いずれのビタミンが欠乏しても血中ホモシステイン濃度は上昇する。ホモシステインは、血管への影響の他、神経毒性が指摘されており、長らく血管性認知症やアルツハイマー病との関連が指摘されてきた。認知症患者では血中ホモシステイン濃度が高く、血管性認知症患者ではアルツハイマー病患者よりもホモシステイン値が高いとするメタ・アナリシスがある他[83)]、ホモシステイン血中濃度の高値と認知機能低下、認知症発症との関連の可能性があることもメタ・アナリシスによって支持されている[84,85)]。

一方、ビタミンB_{12}や葉酸と認知機能との関連は、これらのビタミン欠乏により上昇するホモシステイン濃度との関連で調査・研究が進められてきた。横断研究、症例対照研究では認知症とこれらのビタミン濃度との関連が種々報告されてきたが、一定の関連性を見いだすには至っていない。さらに、これらのビタミンによる介入研究も幾つか実施され、メタ・アナリシスも幾つか報告されている。しかしながら、葉酸[86-91)]やビタミンB_{12}による介入[90,91)]ともに認知機能に対して有意な効果は認められていない。

4-2 n-3 系脂肪酸

前向き観察研究では、主に魚類由来長鎖 n-3 系脂肪酸の摂取量が少ないと認知機能の低下や認知症発症に関与するとの報告が存在する[92,93]。その一方で、関連を認めないとする報告も複数存在する[94,95]。介入研究は限られているが、現時点で確認された三つの試験の全てにおいて認知機能低下抑制効果などの介入効果は認められていない[96,97]。

また、既にアルツハイマー病の診断を受けている者を対象とした無作為化割付比較試験（RCT）の結果をまとめたメタ・アナリシスでは、アルツハイマー病の認知機能・日常生活機能・精神症状に対して n-3 系脂肪酸の効果は認められていない[98]。

4-3 ビタミンD

血中ビタミン D 濃度と認知機能低下との関連を検討した前向きコホート研究をまとめたシステマティック・レビューでは、血中ビタミン D 濃度の低値は認知機能低下のリスクであると結論したものもあるが[99]、その後、関連を否定するコホート研究が複数報告されている[100,101]。

また、アルツハイマー病を対象とした七つの症例対照研究のメタ・アナリシスでは、認知機能が正常な者と比較し、アルツハイマー病患者では、血清 25-ヒドロキシビタミン D 濃度が有意に低値であった[102]。認知症の発症に関する七つのコホート研究のシステマティック・レビューでは、血中ビタミン D 濃度が 35 ng/mL までの範囲では、ビタミン D の血中濃度が高い方が認知症の発症リスクが低くなるが、それ以上の血中濃度では、明確な関連を見いだせないとされた[103]。

このように、ビタミン D 摂取量の不足が認知機能低下と関連する可能性はあるものの、摂取量の増加が認知症の発症予防になるとする根拠はない。

4-4 ビタミンE、ビタミンC

抗酸化機能を有する栄養素と認知機能並びに認知症との関連も注目されており、主にビタミン E 及びビタミン C との関連を検討した観察研究が多く報告されている。ビタミン C と認知機能に関するシステマティック・レビューの結果では、認知機能正常者では、低下者と比較し、血中ビタミン C 濃度が高値である傾向があるものの、ビタミン C 濃度と認知機能の間に相関は認められなかった[104]。

ビタミン E 及びビタミン C の摂取と認知症発症予防の効果については、通常の食品を用いた検討の他、サプリメントを用いた検討も行われてきた。これらのビタミンの単独又は複合摂取は、認知症発症に対して予防的に作用するとの報告がある一方で、無効とする報告も存在する[104-109]。効果があるとする研究の中には、十分量のビタミン E とビタミン C を併用した場合に、より強い予防効果があり、単独では無効又は効果が減弱するという観察研究の結果がある[104,105]。このように、ビタミン E 及びビタミン C の摂取と認知症発症予防の一致した結果が得られていない状況にある。

⑤ その他留意すべき栄養素

5-1 ビタミン B_{12}

高齢者では、加齢による体内ビタミン B_{12} 貯蔵量の減少に加え、食品たんぱく質に結合したビタミン B_{12} の吸収不良によるビタミン B_{12} の栄養状態の低下と神経障害の関連が報告されている[110)]。一方で、胃酸分泌量は低下していても内因子は十分量分泌されており、遊離型のビタミン B_{12} の吸収率は低下しないことが報告されている[111)]。介入研究の結果としては、ビタミン B_{12} が欠乏状態の高齢者に、遊離型ビタミン B_{12} 強化食品やビタミン B_{12} を含むサプリメントを数か月間摂取させると、ビタミン B_{12} の栄養状態が改善されることが報告[112)]されている。

⑥ 今後の課題

サルコペニア及びフレイルの発症予防並びに重症化予防に対するたんぱく質及びアミノ酸摂取の効果は、レジスタンス運動との併用により高まるとの報告が蓄積してきている。しかし、どれほどの摂取量が必要不可欠であるかなど、量的な知見はまだ不十分である。また、同化抵抗性に対する対策もなお不明であり、今後の研究が待たれる。さらにはビタミン、ミネラル等のサルコペニア及びフレイルに対する関与や介入効果に関しても、更なるデータの蓄積が必要である。

認知症発症と栄養素との関連も上記のとおりいずれも結論に至っておらず、観察研究、介入研究ともに、今後更なる科学的根拠の蓄積が必要である。また、認知症患者の認知機能障害の進行（重症化予防）に対する栄養素摂取の効果についても、エビデンスの蓄積が必要である。

⑦ 高齢者における食事摂取基準（再掲）

高齢者における食事摂取基準を**表 4〜7** のとおり設定した。

表 4　高齢者（65〜74 歳）の推定エネルギー必要量（再掲）

	男性			女性		
身体活動レベル	Ⅰ	Ⅱ	Ⅲ	Ⅰ	Ⅱ	Ⅲ
エネルギー（kcal/日）	2,050	2,400	2,750	1,550	1,850	2,100

表 5　高齢者（65〜74 歳）の食事摂取基準（再掲）

栄養素			男性 推定平均必要量	男性 推奨量	男性 目安量	男性 耐容上限量	男性 目標量	女性 推定平均必要量	女性 推奨量	女性 目安量	女性 耐容上限量	女性 目標量
たんぱく質		(g/日)[1]	50	60	—	—	—	40	50	—	—	—
		(% エネルギー)	—	—	—	—	15〜20[2]	—	—	—	—	15〜20[2]
脂質		脂質 (% エネルギー)	—	—	—	—	20〜30[2]	—	—	—	—	20〜30[2]
		飽和脂肪酸 (% エネルギー)	—	—	—	—	7 以下[2]	—	—	—	—	7 以下[2]
		n-6 系脂肪酸 (g/日)	—	—	9	—	—	—	—	8	—	—
		n-3 系脂肪酸 (g/日)	—	—	2.2	—	—	—	—	2.0	—	—
炭水化物		炭水化物 (% エネルギー)	—	—	—	—	50〜65[2]	—	—	—	—	50〜65[2]
		食物繊維 (g/日)	—	—	—	—	20 以上	—	—	—	—	17 以上
ビタミン	脂溶性	ビタミン A (μgRAE/日)[3]	600	850	—	2,700	—	500	700	—	2,700	—
		ビタミン D (μg/日)	—	—	8.5	100	—	—	—	8.5	100	—
		ビタミン E (mg/日)[4]	—	—	7.0	850	—	—	—	6.5	650	—
		ビタミン K (μg/日)	—	—	150	—	—	—	—	150	—	—
	水溶性	ビタミン B_1 (mg/日)	1.1	1.3	—	—	—	0.9	1.1	—	—	—
		ビタミン B_2 (mg/日)	1.2	1.5	—	—	—	1.0	1.2	—	—	—
		ナイアシン (mgNE/日)[5]	12	14	—	300 (80)	—	9	11	—	250 (65)	—
		ビタミン B_6 (mg/日)	1.1	1.4	—	50	—	1.0	1.1	—	40	—
		ビタミン B_{12} (μg/日)	2.0	2.4	—	—	—	2.0	2.4	—	—	—
		葉酸 (μg/日)	200	240	—	900	—	200	240	—	900	—
		パントテン酸 (mg/日)	—	—	6	—	—	—	—	5	—	—
		ビオチン (μg/日)	—	—	50	—	—	—	—	50	—	—
		ビタミン C (mg/日)	80	100	—	—	—	80	100	—	—	—
ミネラル	多量	ナトリウム (mg/日)	600	—	—	—	—	600	—	—	—	—
		(食塩相当量) (g/日)	1.5	—	—	—	7.5 未満	1.5	—	—	—	6.5 未満
		カリウム (mg/日)	—	—	2,500	—	3,000 以上	—	—	2,000	—	2,600 以上
		カルシウム (mg/日)	600	750	—	2,500	—	550	650	—	2,500	—
		マグネシウム (mg/日)[6]	290	350	—	—	—	230	280	—	—	—
		リン (mg/日)	—	—	1,000	3,000	—	—	—	800	3,000	—
	微量	鉄 (mg/日)	6.0	7.5	—	50	—	5.0	6.0	—	40	—
		亜鉛 (mg/日)	9	11	—	40	—	7	8	—	35	—
		銅 (mg/日)	0.7	0.9	—	7	—	0.6	0.7	—	7	—
		マンガン (mg/日)	—	—	4.0	11	—	—	—	3.5	11	—
		ヨウ素 (μg/日)	95	130	—	3,000	—	95	130	—	3,000	—
		セレン (μg/日)	25	30	—	450	—	20	25	—	350	—
		クロム (μg/日)	—	—	10	500	—	—	—	10	500	—
		モリブデン (μg/日)	20	30	—	600	—	20	25	—	500	—

[1] 65 歳以上の高齢者について、フレイル予防を目的とした量を定めることは難しいが、身長・体重が参照体位に比べて小さい者や、特に 75 歳以上であって加齢に伴い身体活動量が大きく低下した者など、必要エネルギー摂取量が低い者では、下限が推奨量を下回る場合があり得る。この場合でも、下限は推奨量以上とすることが望ましい。
[2] 範囲に関しては、おおむねの値を示したものであり、弾力的に運用すること。
[3] 推定平均必要量、推奨量はプロビタミン A カロテノイドを含む。耐容上限量は、プロビタミン A カロテノイドを含まない。
[4] α-トコフェロールについて算定した。α-トコフェロール以外のビタミン E は含んでいない。
[5] 耐容上限量はニコチンアミドの重量（mg/日）、（　）内はニコチン酸の重量（mg/日）。
[6] 通常の食品以外からの摂取量の耐容上限量は、成人の場合 350mg/日とした。通常の食品からの摂取の場合、耐容上限量は設定しない。

表6　高齢者（75歳以上）の推定エネルギー必要量（再掲）[1]

	男性			女性		
身体活動レベル	Ⅰ	Ⅱ	Ⅲ	Ⅰ	Ⅱ	Ⅲ
エネルギー（kcal/日）	1,800	2,100	—	1,400	1,650	—

[1] レベルⅡは自立している者、レベルⅠは自宅にいてほとんど外出しない者に相当する。レベルⅠは高齢者施設で自立に近い状態で過ごしている者にも適用できる値である。

表7　高齢者（75歳以上）の食事摂取基準（再掲）

栄養素			男性					女性				
			推定平均必要量	推奨量	目安量	耐容上限量	目標量	推定平均必要量	推奨量	目安量	耐容上限量	目標量
たんぱく質		(g/日)[1]	50	60	—	—	—	40	50	—	—	—
		(％エネルギー)	—	—	—	—	15～20[2]	—	—	—	—	15～20[2]
脂質		脂質 (％エネルギー)	—	—	—	—	20～30[2]	—	—	—	—	20～30[2]
		飽和脂肪酸 (％エネルギー)	—	—	—	—	7以下[2]	—	—	—	—	7以下[2]
		n-6系脂肪酸 (g/日)	—	—	8	—	—	—	—	7	—	—
		n-3系脂肪酸 (g/日)	—	—	2.1	—	—	—	—	1.8	—	—
炭水化物		炭水化物 (％エネルギー)	—	—	—	—	50～65[2]	—	—	—	—	50～65[2]
		食物繊維 (g/日)	—	—	—	—	20以上	—	—	—	—	17以上
ビタミン	脂溶性	ビタミンA (μgRAE/日)[3]	550	800	—	2,700	—	450	650	—	2,700	—
		ビタミンD (μg/日)	—	—	8.5	100	—	—	—	8.5	100	—
		ビタミンE (mg/日)[4]	—	—	6.5	750	—	—	—	6.5	650	—
		ビタミンK (μg/日)	—	—	150	—	—	—	—	150	—	—
	水溶性	ビタミンB_1 (mg/日)	1.0	1.2	—	—	—	0.8	0.9	—	—	—
		ビタミンB_2 (mg/日)	1.1	1.3	—	—	—	0.9	1.0	—	—	—
		ナイアシン (mgNE/日)[5]	11	13	—	300 (75)	—	9	10	—	250 (60)	—
		ビタミンB_6 (mg/日)	1.1	1.4	—	50	—	1.0	1.1	—	40	—
		ビタミンB_{12} (μg/日)	2.0	2.4	—	—	—	2.0	2.4	—	—	—
		葉酸 (μg/日)	200	240	—	900	—	200	240	—	900	—
		パントテン酸 (mg/日)	—	—	6	—	—	—	—	5	—	—
		ビオチン (μg/日)	—	—	50	—	—	—	—	50	—	—
		ビタミンC (mg/日)	80	100	—	—	—	80	100	—	—	—
ミネラル	多量	ナトリウム (mg/日)	600	—	—	—	—	600	—	—	—	—
		(食塩相当量) (g/日)	1.5	—	—	—	7.5未満	1.5	—	—	—	6.5未満
		カリウム (mg/日)	—	—	2,500	—	3,000以上	—	—	2,000	—	2,600以上
		カルシウム (mg/日)	600	700	—	2,500	—	500	600	—	2,500	—
		マグネシウム (mg/日)[6]	270	320	—	—	—	220	260	—	—	—
		リン (mg/日)	—	—	1,000	3,000	—	—	—	800	3,000	—
	微量	鉄 (mg/日)	6.0	7.0	—	50	—	5.0	6.0	—	40	—
		亜鉛 (mg/日)	9	10	—	40	—	6	8	—	30	—
		銅 (mg/日)	0.7	0.8	—	7	—	0.6	0.7	—	7	—
		マンガン (mg/日)	—	—	4.0	11	—	—	—	3.5	11	—
		ヨウ素 (μg/日)	95	130	—	3,000	—	95	130	—	3,000	—
		セレン (μg/日)	25	30	—	400	—	20	25	—	350	—
		クロム (μg/日)	—	—	10	500	—	—	—	10	500	—
		モリブデン (μg/日)	20	25	—	600	—	20	25	—	500	—

[1] 65歳以上の高齢者について、フレイル予防を目的とした量を定めることは難しいが、身長・体重が参照体位に比べて小さい者や、特に75歳以上であって加齢に伴い身体活動量が大きく低下した者など、必要エネルギー摂取量が低い者では、下限が推奨量を下回る場合があり得る。この場合でも、下限は推奨量以上とすることが望ましい。
[2] 範囲に関しては、おおむねの値を示したものであり、弾力的に運用すること。
[3] 推定平均必要量、推奨量はプロビタミンAカロテノイドを含む。耐容上限量は、プロビタミンAカロテノイドを含まない。
[4] α-トコフェロールについて算定した。α-トコフェロール以外のビタミンEは含んでいない。
[5] 耐容上限量は、ニコチンアミドの重量（mg/日）、（　）内はニコチン酸の重量（mg/日）。
[6] 通常の食品以外からの摂取量の耐容上限量は、成人の場合350mg/日とした。通常の食品からの摂取の場合、耐容上限量は設定しない。

参考文献

1）内閣府．平成 29 年度版高齢社会白書，2017.
http://www8.cao.go.jp/kourei/whitepaper/w-2017/html/gaiyou/s1_1.html2
超高齢社会における虚弱の評価と介入の重要性．医事新報 2012; **4599**: 27-31.
2）朝田　隆．厚生労働省補助金　認知症対策総合研究事業（報告書）．都市部における認知症有病率と認知症の生活機能障害への対応．平成 25 年（2013 年）3 月.
http://www.tsukuba-psychiatry.com/wp-content/uploads/2013/06/H24Report_Part1.pdf
3）Keys A, Taylor HL, Grande F. Basal metabolism and age of adult man. *Metabolism* 1973; **22**: 579-87.
4）Henry CJ. Mechanisms of changes in basal metabolism during ageing. *Eur J Clin Nutr* 2000; **54**: S77-91.
5）Klausen B, Toubro S, Astrup A. Age and sex effects on energy expenditure. *Am J Clin Nutr* 1997; **65**: 895-907.
6）Poehlman ET, Goran MI, Gardner AW, *et al.* Determinants of decline in resting metabolic rate in aging females. *Am J Physiol* 1993; **264**: E450-5.
7）Poehlman ET. Energy expenditure and requirements in aging humans. *J Nutr* 1992; **122**: 2057-65.
8）Roberts SB, Dallal GE. Energy requirements and aging. *Public Health Nutr* 2005; **8**: 1028-36.
9）Bolster DR, Jefferson LS, Kimball SR. Regulation of protein synthesis associated with skeletal muscle hypertrophy by insulin-, amino acid- and exercise-induced signalling. *Proc Nutr Soc* 2004; **63**: 351-6.
10）Rennie MJ. Anabolic resistance: the effects of aging, sexual dimorphism, and immobilization on human muscle protein turnover. *Appl Physiol Nutr Metab* 2009; **34**: 377-81.
11）Volpi E, Kobayashi H, Sheffield-Moore M, *et al.* Essential amino acids are primarily responsible for the amino acid stimulation of muscle protein anabolism in healthy elderly adults. *Am J Clin Nutr* 2003; **78**: 250-8.
12）Katsanos CS, Kobayashi H, Sheffield-Moore M, *et al.* A high proportion of leucine is required for optimal stimulation of the rate of muscle protein synthesis by essential amino acids in the elderly. *Am J Physiol Endocrinol Metab* 2006; **291**: E381-7.
13）Anthony JC, Yoshizawa F, Anthony TG, *et al.* Leucine stimulates translation initiation in skeletal muscle of postabsorptive rats via a rapamycin-sensitive pathway. *J Nutr* 2000; **130**: 2413-9.
14）Drummond MJ, Dreyer HC, Fry CS, *et al.* Nutritional and contractile regulation of human skeletal muscle protein synthesis and mTORC1 signaling. *J Appl Physiol* 2009; **106**: 1374-84.
15）Volpi E, Mittendorfer B, Rasmussen BB, *et al.* The response of muscle protein anabolism to combined hyperaminoacidemia and glucose-induced hyperinsulinemia is impaired in the elderly. *J Clin Endocrinol Metab* 2000; **85**: 4481-90.

16) Izawa S, Enoki H, Hirakawa Y, *et al.* Lack of body weight measurement is associated with mortality and hospitalization in community-dwelling frail elderly. *Clin Nutr* 2007; **26**: 764-70.
17) Enoki H, Kuzuya M, Masuda Y, *et al.* Anthropometric measurements of mid-upper arm as a mortality predictor for community-dwelling Japanese elderly: the Nagoya Longitudinal Study of Frail Elderly (NLS-FE). *Clin Nutr* 2007; **26**: 597-604.
18) 葛谷雅文. 低栄養, 新老年医学　第３版, 大内　尉, 秋山弘子 (編). 低栄養, 東京大学出版, 2010 ; 579-90.
19) Hildrum B, Mykletun A, Dahl AA, *et al.* Metabolic syndrome and risk of mortality in middleaged versus elderly individuals: the Nord-Trondelag Health Study (HUNT). *Diabetologia* 2009; **52**: 583-90.
20) Prospective Studies Collaboration, Lewington S, Whitlock G, Clarke R, *et al.* Blood cholesterol and vascular mortality by age, sex, and blood pressure: a meta-analysis of individual data from 61 prospective studies with 55,000 vascular deaths. *Lancet* 2007; **370**: 1829-39.
21) Tamakoshi A, Yatsuya H, Lin Y, *et al.* BMI and all-cause mortality among Japanese older adults: findings from the Japan collaborative cohort study. *Obesity* 2010; **18**: 362-9.
22) Blaum CS, Xue QL, Michelon E, *et al.* The association between obesity and the frailty syndrome in older women: the Women's Health and Aging Studies. *J Am Geriatr Soc* **53** : 927-34, 2005
23) Hubbard RE, Lang IA, Llewellyn DJ, *et al.* Frailty, body mass index, and abdominal obesity in older people. *J Gerontol A Biol Sci Med Sci* 2010; **65**: 377-81.
24) Ferriolli E, Pessanha FPADS, Moreira VG, *et al.* Body composition and frailty profiles in Brazilian older people: Frailty in Brazilian older people study-FIBRA-BR. *Arch Gerontol Geriatr* 2017; **71**: 99-104.
25) 葛谷雅文. 老年医学における Sarcopenia & Frailty の重要性. 日老医誌 2009; **46**: 279-85.
26) Kuzuya M. Process of physical disability among older adults - Contribution of frailty in the super-aged society. *Nagoya J Med Sci* 2012; **74**: 31-7.
27) 厚生労働省：平成 22 年国民生活基礎調査, 2011.
28) Fried LP, Tangen CM, Walston J, *et al.* Cardiovascular Health Study Collaborative Research Group. Frailty in older adults: evidence for a phenotype. *J Gerontol A Biol Sci Med Sci* 2001; **56**: M146-56.
29) Rosenberg IH. Summary comments. *Am J Clin Nutr* 1989; **50**: 1231-3.
30) Cruz-Jentoft AJ, Baeyens JP, Bauer JM, *et al.* European Working Group on Sarcopenia in Older People. Sarcopenia: European consensus on definition and diagnosis: Report of the European Working Group on Sarcopenia in Older People. *Age Aging* 2010; **39**: 412-23.
31) Chen LK, Liu LK, Woo J, *et al.* Sarcopenia in Asia: consensus report of the Asian Working Group for Sarcopenia. *J Am Med Dir Assoc* 2014; **5**: 95-101.
32) Xue QL, Bandeen-Roche K, Varadhan R, *et al.* Initial manifestations of frailty criteria and the development of frailty phenotype in the Women's Health and Aging Study II. *J Gerontol A Biol Sci Med Sci* 2008; **63**: 984-90.

33) Houston DK, Nicklas BJ, Ding J, *et al.* Health ABC Study. Dietary protein intake is associated with lean mass change in older, community-dwelling adults: the Health, Aging, and Body Composition (Health ABC) Study. *Am J Clin Nutr* 2008; **87**: 150-5.
34) Bartali B, Frongillo EA, Stipanuk MH, *et al.* Protein intake and muscle strength in older persons: does inflammation matter? *J Am Geriatr Soc* 2012; **60**: 480-4.
35) Nanri H, Yamada Y, Yoshida T, *et al.* Sex Difference in the Association Between Protein Intake and Frailty: Assessed Using the Kihon Checklist Indexes Among Older Adults. *J Am Med Dir Assoc* 2018; **19**: 801-5.
36) Kobayashi S, Asakura K, Suga H, *et al.* High protein intake is associated with low prevalence of frailty among old Japanese women: a multicenter cross-sectional study. *Nutr J* 2013; **12**: 164.
37) Rahi B, Colombet Z, Gonzalez-Colaço Harmand M, *et al.* Higher protein but not energy intake is associated with a lower prevalence of frailty among community-dwelling older adults in the French Three-City Cohort. *J Am Med Dir Assoc* 2016; **17**: 672.e7-11.
38) Beasley JM, LaCroix AZ, Neuhouser ML, *et al.* Protein intake and incident frailty in the Women's Health Initiative observational study. *J Am Geriatr Soc* 2010; **58**: 1063-71.
39) Sandoval-Insausti H, Pérez-Tasigchana RF, López-García E, *et al.* Macronutrients intake and incident frailty in older adults: A prospective cohort study. *J Gerontol A Biol Sci Med Sci* 2016; **71**: 1329-34.
40) Coelho-Júnior HJ, Rodrigues B, Uchida M, *et al.* Low protein intake is associated with frailty in older adults: A systematic review and meta-analysis of observational studies. *Nutrients* 2018; **10**: E1334.
41) Mitchell CJ, Milan AM, Mitchell SM, *et al.* The effects of dietary protein intake on appendicular lean mass and muscle function in elderly men: a 10-wk randomized controlled trial. *Am J Clin Nutr* 2017; **106**: 1375-83.
42) Tieland M, Franssen R, Dullemeijer C, *et al.* The impact of dietary protein or amino acid supplementation on muscle mass and strength in elderly people: individual participant data and meta-analysis of RCT's. *J Nutr Health Aging* 2017; **21**: 994-1001.
43) Ten Haaf DSM, Nuijten MAH, Maessen MFH, *et al.* Effects of protein supplementation on lean body mass, muscle strength, and physical performance in nonfrail community-dwelling older adults: a systematic review and meta-analysis. *Am J Clin Nutr* 2018; **108**: 1043-59.
44) Liao CD, Tsauo JY, Wu YT, *et al.* Effects of protein supplementation combined with resistance exercise on body composition and physical function in older adults: a systematic review and meta-analysis. *Am J Clin Nutr* 2017; **106**: 1078-109.
45) Walrand S, Short KR, Bigelow ML, *et al.* Functional impact of high protein intake on healthy elderly people. *Am J Physiol Endocrinol Metab* 2008; **295**: E921-8.
46) Knight EL, Stampfer MJ, Hankinson SE, *et al.* The impact of protein intake on renal function decline in women with normal renal function or mild renal insufficiency. *Ann Intern Med* 2003; **138**: 460-7.

47) Campbell WW, Trappe TA, Wolfe RR, *et al.* The recommended dietary allowance for protein may not be adequate for older people to maintain skeletal muscle. *J Gerontol A Biol Sci Med Sci* 2001; **56**: M373-80.
48) Pennings B, Koopman R, Beelen M, *et al.* Exercising before protein intake allows for greater use of dietary protein-derived amino acids for de novo muscle protein synthesis in both young and elderly men. *Am J Clin Nutr* 2011; **93**: 322-31.
49) Symons TB, Schutzler SE, Cocke TL, *et al.* Aging does not impair the anabolic response to a protein-rich meal. *Am J Clin Nutr* 2007; **86**: 451-6.
50) Drummond MJ, Dreyer HC, Pennings B, *et al.* Skeletal muscle protein anabolic response to resistance exercise and essential amino acids is delayed with aging. *J Appl Physiol* 2008; **104**: 1452-61.
51) Paddon-Jones D, Rasmussen BB. Dietary protein recommendations and the prevention of sarcopenia. *Curr Opin Clin Nutr Metab Care* 2009; **12**: 86-90.
52) Ishikawa-Takata K, Takimoto H. Current protein and amino acid intakes among Japanese people: Analysis of the 2012 National Health and Nutrition Survey. *Geriatr Gerontol Int* 2018; **18**: 723-31.
53) Gerdhem P, Ringsberg KA, Obrant KJ, *et al.* Association between 25-hydroxy vitamin D levels, physical activity, muscle strength and fractures in the prospective population-based OPRA Study of Elderly Women. *Osteoporos Int* 2005; **16**: 1425-31.
54) Wicherts IS, van Schoor NM, Boeke AJ, *et al.* Vitamin D status predicts physical performance and its decline in older persons. *J Clin Endocrinol Metab* 2007; **92**: 2058-65.
55) Annweiler C, Beauchet O, Berrut G, *et al.* Is there an association between serum 25-hydroxyvitamin D concentration and muscle strength among older women? Results from baseline assessment of the EPIDOS study. *J Nutr Health Aging* 2009; **13**: 893-8.
56) Stewart JW, Alekel DL, Ritland LM, *et al.* Serum 25-hydroxyvitamin D is related to indicators of overall physical fitness in healthy postmenopausal women. *Menopause* 2009; **16**: 1093-101.
57) Annweiler C, Henni S, Walrand S, *et al.* Vitamin D and walking speed in older adults: Systematic review and meta-analysis. *Maturitas* 2017; **106**: 8-25.
58) Ensrud KE, Ewing SK, Fredman L, *et al.* Circulating 25-hydroxyvitamin D levels and frailty status in older women. *J Clin Endocrinol Metab* 2010; **95**: 5266-73.
59) Vaes AMM, Brouwer-Brolsma EM, Toussaint N, *et al.* The association between 25-hydroxyvitamin D concentration, physical performance and frailty status in older adults. *Eur J Nutr* 2019; **58**: 1173-81.
60) Ensrud KE, Blackwell TL, Cauley JA, *et al*; Osteoporotic Fractures in Men Study Group. Circulating 25-hydroxyvitamin D levels and frailty in older men: the osteoporotic fractures in men study. *J Am Geriatr Soc* 2011; **59**: 101-6.
61) Zhou J, Huang P, Liu P, *et al.* Association of vitamin D deficiency and frailty: A systematic review and meta-analysis. *Maturitas* 2016; **94**: 70-76.
62) Bischoff HA, Stahelin HB, Dick W, *et al.* Effects of vitamin D and calcium supplementation on falls: a randomized controlled trial. *J Bone Miner Res* 2003; **18**: 343-51.

63) Bunout D, Barrera G, Leiva L, *et al.* Effects of vitamin D supplementation and exercise training on physical performance in Chilean vitamin D deficient elderly subjects. *Exp Gerontol* 2006; **41**: 746-52.
64) Lips P, Binkley N, Pfeifer M, *et al.* Once-weekly dose of 8400 IU vitamin D (3) compared with placebo: effects on neuromuscular function and tolerability in older adults with vitamin D insufficiency. *Am J Clin Nutr* 2010; **91**: 985-91.
65) Zhu K, Austin N, Devine A, *et al.* A randomized controlled trial of the effects of vitamin D on muscle strength and mobility in older women with vitamin D insufficiency. *J Am Geriatr Soc* 2010; **58**: 2063-8.
66) Kenny AM, Biskup B, Robbins B, *et al.* Effects of vitamin D supplementation on strength, physical function, and health perception in older, community-dwelling men. *J Am Geriatr Soc* 2003; **51**: 1762-7.
67) Brunner RL, Cochrane B, Jackson RD, *et al.* Calcium, vitamin D supplementation, and physical function in the Women's Health Initiative. *J Am Diet Assoc* 2008; **108**: 1472-9.
68) Glendenning P, Zhu K, Inderjeeth C, *et al.* Effects of three-monthly oral 150,000 IU cholecalciferol supplementation on falls, mobility, and muscle strength in older postmenopausal women: a randomized controlled trial. *J Bone Miner Res* 2012; **27**: 170-6.
69) Stockton KA, Mengersen K, Paratz JD, *et al.* Effect of vitamin D supplementation on muscle strength: a systematic review and meta-analysis. *Osteoporos Int* 2011; **22**: 859-71.
70) Gillespie LD, Robertson MC, Gillespie WJ, *et al.* Interventions for preventing falls in older people living in the community. *Cochrane Database Syst Rev* 2012; **9**: CD007146.
71) Cameron ID, Gillespie LD, Robertson MC, *et al.* Interventions for preventing falls in older people in care facilities and hospitals. *Cochrane Database Syst Rev* 2012; **12**: CD005465.
72) Rosendahl-Riise H, Spielau U, Ranhoff AH, *et al.* Vitamin D supplementation and its influence on muscle strength and mobility in community-dwelling older persons: a systematic review and meta-analysis. *J Hum Nutr Diet* 2017; **30**: 3-15.
73) Verschueren SM, Bogaerts A, Delecluse C, *et al.* The effects of whole-body vibration training and vitamin D supplementation on muscle strength, muscle mass, and bone density in institutionalized elderly women: a 6-month randomized, controlled trial. *J Bone Miner Res* 2011; **26**: 42-9.
74) Holick MF. Sunlight and vitamin D for bone health and prevention of autoimmune diseases, cancers, and cardiovascular disease. *Am J Clin Nutr* 2004; **80**: S1678-88.
75) Fusco D, Colloca G, Lo Monaco MR, *et al.* Effects of antioxidant supplementation on the aging process. *Clin Interv Aging* 2007; **2**: 377-87
76) Hutchins-Wiese HL, Kleppinger A, Annis K, *et al.* The impact of supplemental n-3 long chain polyunsaturated fatty acids and dietary antioxidants on physical performance in postmenopausal women. *J Nutr Health Aging* 2013; **17**: 76-80.

77) van Dronkelaar C, van Velzen A, Abdelrazek M, *et al.* Minerals and sarcopenia; The role of calcium, iron, magnesium, phosphorus, potassium, selenium, sodium, and zinc on muscle mass, muscle strength, and physical performance in older adults: A systematic review. *J Am Med Dir Assoc* 2018; **19**: 6-11.e3.
78) Selhub J. The many facets of hyperhomocysteinemia: studies from the Framingham cohorts. *J Nutr* 2006; **136**: S1726-30.
79) Labonte M, Dionne IJ, Bouchard DR, *et al.* Effects of antioxidant supplements combined with resistance exercise on gains in fat-free mass in healthy elderly subjects: a pilot study. *J Am Geriatr Soc* 2008; **56**: 1766-8.
80) Semba RD, Bartali B, Zhou J, *et al.* Low serum micronutrient concentrations predict frailty among older women living in the community. *J Gerontol A Biol Sci Med Sci* 2006; **61**: 594-9.
81) Chin A, Paw MJ, de Jong N, *et al.* Physical exercise or micronutrient supplementation for the wellbeing of the frail elderly? A randomised controlled trial. *Br J Sports Med* 2002; **36**: 126-31.
82) Barnes DE, Yaffe K. The projected effect of risk factor reduction on Alzheimer's disease prevalence. *Lancet Neurol* 2011; **10**: 819-28.
83) Ho RC, Cheung MW, Fu E, *et al.* Is high homocysteine level a risk factor for cognitive decline in elderly? A systematic review, meta-analysis, and meta-regression. *Am J Geriatr Psychiatry* 2011; **19**: 607-17.
84) Smith AD. The worldwide challenge of the dementias: a role for B vitamins and homocysteine? *Food Nutr Bull* 2008; **29**: S143-72.
85) Beydoun MA, Beydoun HA, Gamaldo AA, *et al.* Epidemiologic studies of modifiable factors associated with cognition and dementia: systematic review and meta-analysis. *BMC Public Health* 2014; **14**:643.
86) Malouf R, Grimley Evans J. Folic acid with or without vitamin B12 for the prevention and treatment of healthy elderly and demented people. *Cochrane Database Syst Rev* 2008; 4: CD004514.
87) Durga J, van Boxtel MP, Schouten EG, *et al.* Effect of 3-year folic acid supplementation on cognitive function in older adults in the FACIT trial: a randomised, double blind, controlled trial. *Lancet* 2007; **369**: 208-16.
88) Connelly PJ, Prentice NP, Cousland G, *et al.* A randomised double-blind placebo-controlled trial of folic acid supplementation of cholinesterase inhibitors in Alzheimer's disease. *Int J Geriatr Psychiatry* 2008; **23**: 155-60.
89) Malouf R, Areosa Sastre A. Vitamin B12 for cognition. *Cochrane Database Syst Rev* 2003; 3: CD004326.
90) Balk EM, Raman G, Tatsioni A, *et al.* Vitamin B6, B12, and folic acid supplementation and cognitive function: a systematic review of randomized trials. *Arch Intern Med* 2007; **167**: 21-30.
91) Doets EL, van Wijngaarden JP, Szczecińska A, *et al.* Vitamin B12 intake and status and cognitive function in elderly people. *Epidemiol Rev* 2013; **35**: 2-21.
92) Morris MC, Evans DA, Bienias JL, *et al.* Consumption of fish and n-3 fatty acids and risk of incident Alzheimer disease. *Arch Neurol* 2003; **60**: 940-6.

93) Kesse-Guyot E, Peneau S, Ferry M, *et al.* Thirteen-year prospective study between fish consumption, long-chain n-3 fatty acids intakes and cognitive function. *J Nutr Health Aging* 2011; **15**: 115-20.
94) Morris MC, Evans DA, Tangney CC, *et al.* Fish consumption and cognitive decline with age in a large community study. *Arch Neurol* 2005; **62**: 1849-53.
95) Fotuhi M, Mohassel P, Yaffe K. Fish consumption, long-chain omega-3 fatty acids and risk of cognitive decline or Alzheimer disease: a complex association. *Nat Clin Pract Neurol* 2009; **5**: 140-52.
96) Sydenham E, Dangour AD, Lim WS. Omega 3 fatty acid for the prevention of cognitive decline and dementia. *Cochrane Database Syst Rev* 2012; **6**: CD005379.
97) Andrieu S, Guyonnet S, Coley N, *et al.* Effect of long-term omega 3 polyunsaturated fatty acid supplementation with or without multidomain intervention on cognitive function in elderly adults with memory complaints (MAPT) : a randomised, placebo-controlled trial. *Lancet Neurol* 2017; **16**: 377-89.
98) Burckhardt M, Herke M, Wustmann T, *et al.* Omega-3 fatty acids for the treatment of dementia. *Cochrane Database Syst Rev* 2016; **4**: CD009002. doi: 10.1002/ 14651858.
99) van der Schaft J, Koek HL, Dijkstra E, *et al.* The association between vitamin D and cognition: a systematic review. *Ageing Res Rev* 2013; **12**: 1013-23.
100) Schneider ALC, Zhao D, Lutsey PL, *et al.* Serum vitamin D concentrations and cognitive change over 20 years: The Atherosclerosis Risk in Communities Neurocognitive Study. *Neuroepidemiology* 2018; **51**: 131-7.
101) Schneider AL, Lutsey PL, Alonso A, *et al.* Vitamin D and cognitive function and dementia risk in a biracial cohort: the ARIC Brain MRI Study. *Eur J Neurol* 2014; **21**: 1211-8, e69-70.
102) Annweiler C, Llewellyn DJ, Beauchet O. Low serum vitamin D concentrations in Alzheimer's disease: a systematic review and meta-analysis. *J Alzheimers Dis.* 2013; **33**: 659-74.
103) Jayedi A, Rashidy-Pour A, Shab-Bidar S. Vitamin D status and risk of dementia and Alzheimer's disease: A meta-analysis of dose-response. *Nutr Neurosci* 2018; **15**: 1-10.
104) Zandi PP, Anthony JC, Khachaturian AS, *et al.* Reduced risk of Alzheimer disease in users of antioxidant vitamin supplements: the Cache County Study. *Arch Neurol* 2004; **61**: 82-8.
105) Grodstein F, Chen J, Willett WC. High-dose antioxidant supplements and cognitive function in community-dwelling elderly women. *Am J Clin Nutr* 2003; **77**: 975-84.
106) Devore EE, Grodstein F, van Rooij FJ, *et al.* Dietary antioxidants and long-term risk of dementia. *Arch Neurol* 2010; **67**: 819-25.
107) Luchsinger JA, Tang MX, Shea S, *et al.* Antioxidant vitamin intake and risk of Alzheimer disease. *Arch Neurol* 2003; **60**: 203-8.
108) Morris MC, Evans DA, Bienias JL, *et al.* Dietary intake of antioxidant nutrients and the risk of incident Alzheimer disease in a biracial community study. *JAMA* 2002; **287**: 3230-7.
109) Engelhart MJ, Geerlings MI, Ruitenberg A, *et al.* Dietary intake of antioxidants and risk of Alzheimer disease. *JAMA* 2002; **287**: 3223-9.

110) Clarke R, Briks J, Nexo E, *et al.* Low vitamin B-12 status and risk of cognitive decline in older adults. *Am J Clin Nutr* 2007; **86**: 1384-91.

111) McEvoy A W, Fenwick JD, Boddy K, *et al.* Vitamin B_{12} absorption from the gut does not decline with age in normal elderly humans. *Age Ageing* 1982; **11**: 180-3.

112) Blacher J, Czernichow S, Raphael M, *et al.* Very low oral doses of vitamin B-12 increase serum concentrations in elderly subjects with food-bound vitamin B-12 malabsorption. *J Nutr* 2007; **137**: 373-8.

3 生活習慣病とエネルギー・栄養素との関連

3-1 高血圧

① 高血圧と食事の関連

1-1 概念と定義

高血圧は、収縮期血圧及び拡張期血圧のいずれかが基準値を超えて上昇した状態で、診察室血圧では 140/90 mmHg 以上と定義されている。最近では、日常生活を行っている際の血圧値（家庭血圧）がより重要で、診察室血圧と家庭血圧に乖離がある場合には家庭血圧を重視すべきであると考えられている。通常、家庭血圧は診察室血圧より低く、135/85 mmHg 以上が高血圧と定義されている。高血圧患者は脳・心・腎・血管疾患の発症・進展を来しやすいことから、血圧値を基準範囲にコントロールする必要がある。

1-2 高血圧関連疾患のリスクの層別化

高血圧は、その血圧値から I 度（140～159/90～99 mmHg）、II 度（160～179/100～109 mmHg）、III 度（180/110 mmHg 以上）に分類される[1)]。120/80 mmHg 未満が正常血圧であり、これを超える 120～129 mmHg/80 mmHg 未満を正常高値血圧、130～139/80～89 mmHg を高値血圧と称して食事などの生活習慣の改善が必要な高血圧予備群として位置付けている。一方、家庭血圧では、115/75 mmHg 未満を正常血圧としている[1)]。

高血圧患者における高血圧関連疾患のリスク評価は、血圧値のみで行うべきではない。脳心血管病の危険因子（年齢 65 歳以上、男性、喫煙、脂質異常症、糖尿病）及び心房細動・慢性腎臓病などの臓器障害や脳心血管病既往についても考慮してリスク評価を行う（**表 1**）[1)]。

1-3 発症予防と重症化予防の基本的考え方と食事の関連

高血圧の発症・増悪は、環境要因（生活習慣）と遺伝要因の相互作用から成り立っており、食事を含めた生活習慣改善は高血圧の改善・重症化予防のみでなく、発症予防においても重要である。高血圧を認める者では、その他の脳心血管病危険因子の存在や臓器障害・脳心血管病の存在を評価した上で、リスクの層別化を行う必要がある（**表 1**）[1)]。リスクの高さに応じて高血圧管理計画が決定されるが、高値血圧以上の低リスク群・中等リスク群及び高値血圧の高リスク群では 1 ～ 3 か月間は食事を含めた生活習慣の修正を指導し、血圧の正常化を認めれば経過観察が可能である（**図 1**）。高値血圧の高リスク群及び高血圧の者では、血圧が正常化しなければ薬物療法を開始する。正常血圧を超える全ての者では、正常血圧を保つために、以下に述べる食事の実践が推奨される。

表 1 診察室血圧に基づいた脳心血管病リスク層別化（高血圧治療ガイドライン 2019）

リスク層 ＼ 血圧分類	高値血圧 130〜139/ 80〜89 mmHg	Ⅰ度高血圧 140〜159/ 90〜99 mmHg	Ⅱ度高血圧 160〜179/ 100〜109 mmHg	Ⅲ度高血圧 ≧180/≧110 mmHg
リスク第一層 予後影響因子がない	低リスク	低リスク	中等リスク	高リスク
リスク第二層 年齢（65 歳以上）、男性、脂質異常症、喫煙のいずれかがある	中等リスク	中等リスク	高リスク	高リスク
リスク第三層 脳心血管病既往、非弁膜症性心房細動、糖尿病、蛋白尿のある CKD のいずれか、または、リスク第二層の危険因子が三つ以上ある	高リスク	高リスク	高リスク	高リスク

層別化で用いられている予後影響因子は、血圧、年齢（65 歳以上）、男性、脂質異常症、喫煙、脳心血管病（脳出血、脳梗塞、心筋梗塞）の既往、非弁膜症性心房細動、糖尿病、蛋白尿のある CKD である。詳しくは、高血圧治療ガイドライン 2019 を参照。

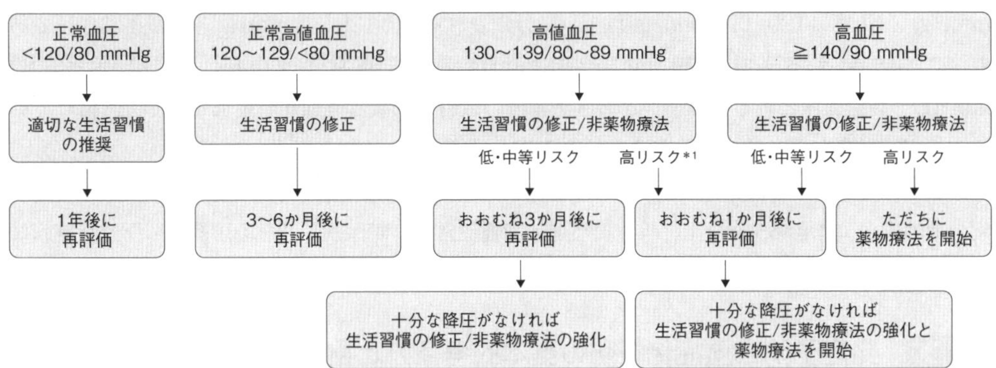

*1 高値血圧レベルでは、後期高齢者（75歳以上）、両側頸動脈狭窄や脳主幹動脈閉塞がある、または未評価の脳血管障害、蛋白尿のないCKD、非弁膜症性心房細動の場合は、高リスクであっても中等リスクと同様に対応する。その後の経過で症例ごとに薬物療法の必要性を検討する。

図 1 初診時の血圧レベル別の高血圧管理計画（高血圧治療ガイドライン 2019）

② 特に関連の深いエネルギー・栄養素

栄養素摂取と高血圧との関連について、特に重要なものを図2に示す。

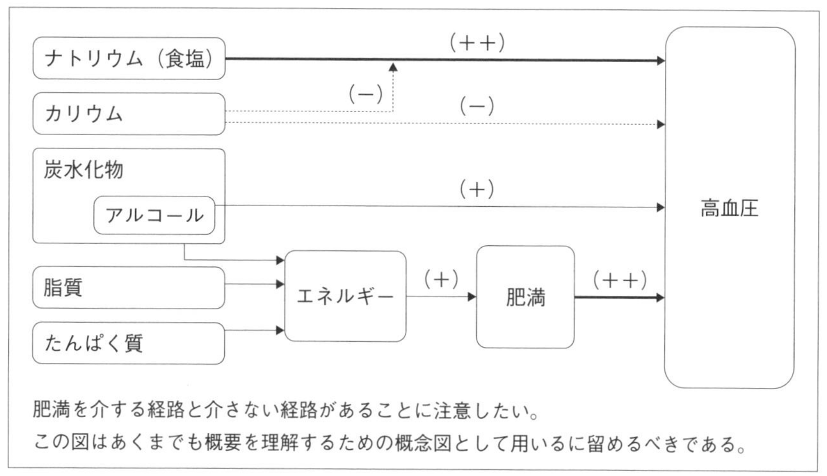

図2　栄養素摂取と高血圧との関連（特に重要なもの）

2-1 ナトリウム（食塩）

ナトリウム（食塩）の過剰摂取が血圧上昇と関連があることは、多くの研究によって指摘されてきた。古典的なものでは、我が国のデータも含む世界各地の食塩摂取量と高血圧の頻度との関係を見た疫学研究[2]がよく知られている。食塩摂取量の少ない集団（エスキモー）では高血圧の発症頻度は非常に低いが、食塩摂取量の多い集団（東北地方の住民）では高血圧の頻度は極めて高いことが示されている。また、大阪・栃木・富山を含む世界の52地域より得た成績を集めた疫学研究であるINTERSALT[3]では、各地域の食塩摂取量の中央値と加齢による血圧上昇度の中央値が正の相関を示した。減塩の降圧効果を検討した大規模臨床試験で、有意な血圧低下（あるいはそれに匹敵する効果）を認めた成績はTOHP-I（中年で拡張期血圧80～89 mmHg、減塩群6.5 g/日、対照群9.2 g/日）[4]、TONE（高齢、降圧薬単剤投与時の血圧が145/85 mmHg未満、減塩群6.2 g/日、対照群8.5 g/日）[5]、TOHP-Iの参加者の一部（減塩群5.5 g/日、対照群7.5 g/日）[6]、DASH-Sodium（血圧120～159/80～95 mmHgの者、食塩摂取量は8.3g/日、6.3g/日、3.8 g/日の3群）[7]で、いずれも6 g/日前半あるいはそれ未満の減塩が実施できていた。また、TONEのサブ解析[8]では、降圧薬中止後の正常血圧維持に有効であったのは、食塩摂取量5.6 g/日以下の者であったことが示されている。我が国において軽度の減塩の効果を見た介入試験として少数例の報告があり[9]、13 g/日から7 g/日への6 g/日の減塩では血圧は軽度に低下した（収縮期血圧：−4.3 mmHg）が統計学的に有意ではなく、3 g/日の厳格な減塩（食塩摂取量：−10 g/日）で有意の降圧を認めた（収縮期血圧：−9.3 mmHg）。この他、中等度の減塩の降圧効果を調べた介入試験のメタ・アナリシスでは、高血圧者において尿中ナトリウム排泄量から換算した食塩摂取量で9.5 g/日から5.1 g/日に減塩すると、血圧は平均5.0/2.7 mmHg低下したと報告されている[10]。また、世界の103の無作為割付比較試験のメタ・アナリシスにおいて、2.3gの減塩が3.8mmHgの収縮期血圧低下の効果があることが示された[11]。これらの研究から、食塩摂取量を1 g/日減らすと、収縮期血圧で約1 mmHg強の降圧が期待でき、この傾向はどの試験でもほぼ同等であることが分かる。これら欧米の大規模介入研究[4-8]の結果が、これまでの各国の高血圧治療ガイドラインの減塩目標レベルが6 g/日を下回っている根拠となっており、日本高血圧学会による「高血圧治療ガイドライン2019」でも、高血圧者の減塩目標を食塩6 g/日未満としている。しかし、2001年発表のDASH-Sodiumにおいて3.8 g/日で安全に降圧が達成されたことから、2005年以降のアメリカ心臓協会のガイドラインでは、ナトリウム摂取量の目標値を一般成人では2,300 mg（食塩相当量5.8 g）/日未満、高リスク者（高血圧、黒人、中高年）では1,500 mg（食塩相当量3.8 g）/日未満としている[12]。2003年以降、世界保健機関（WHO）の一般成人向けのガイドラインでは一般成人において食塩5 g/日未満の目標値が設定されており、現在、世界全体の目標となっている[13]。一方、日本腎臓学会の「エビデンスに基づくCKD診療ガイドライン2018」[14]では、食塩摂取量目標値を上限の6 g/日未満だけでなく下限を3 g/日以上としているが、上限値に比べて下限値のエビデンスは乏しい。

食塩摂取量と将来の循環器疾患リスクとの関連についても、多くの観察研究におけるエビデンスがある。2009年に発表されたメタ・アナリシスでも、食塩摂取量が高いほど脳卒中及び全循環器疾患のリスクが上昇することが示された[15]。食塩摂取量を24時間蓄尿で評価したコホート研究からは特に強いエビデンスが得られるが、フィンランドからの研究[16]やTOHPの対照群の観察研究[17,18]の結果は強いエビデンスとなっている。特に後者では、複数回の24時間蓄尿で評価された食塩摂取量と、循環器疾患リスク及び総死亡リスクとのほぼ直線的な関連が示された。近年、食塩摂取量と循環器疾患リスクや総死亡リスクとのJ字型の関連（低い食塩摂取量におけるリスク上昇）を報告したものがあるが[19,20]、スポット尿による食塩摂取量の推定値を用いるなど研究方法の問題があり、信頼性は低い。

一方、減塩により将来の循環器疾患リスクが低下するかを証明するには長期間の大規模な介入試験が必要であり容易ではないが、幾つかの報告がある。18～48か月間の減塩指導群と対照群を10～15年追跡したTOHP研究では、25～30%の減塩により長期の循環器疾患リスクが30%低下したことを報告した[21]。また、TOHPを含む四つの減塩介入試験のメタ・アナリシスでは、減塩が循環器疾患リスクを抑制することが示されている[22]。

2-2 エネルギー

エネルギー過剰摂取は、肥満を生じる。肥満が高血圧の発症・増悪に関連していることを示唆する多くのエビデンスがある。例えば、北海道における10年間の縦断研究[23]では、肥満者は非肥満者に比べて高血圧に進展するリスクが約2倍であった。エネルギー制限によって減量すれば血圧が低下するが、エネルギー制限をしても体重が減らなければ血圧は低下しない。また、中高年の過体重の女性高血圧患者を対象にして1,500～2,000 kcal/日から450 kcal/日に摂取エネルギーを減らして2週間経過を見た介入研究では、必ずしも全ての対象者で降圧を認めず、血圧低下の程度と関連したのは体重減少の程度であった[24]。中年の高度肥満高血圧患者（BMIが平均47 kg/m^2）においては、胃バイパス手術で体重減量しても血圧の低下を認めた[25]。以上のように、肥満自体が高血圧の重要な発症要因と考えられる。

また、体重減量が高血圧を改善することについては、介入試験による報告も多く、エビデンスは確立している。高齢高血圧患者を対象としたTONE研究[5]では、肥満者は4.7 kgの減量によって、降圧薬を中止後の心血管合併症発症、血圧再上昇、降圧薬再開の複合エンドポイントが約30

% 改善した。なお、この研究のサブ解析[8]では、3.6 kg を超える減量を達成できれば有意な血圧低下効果が期待できるとした。このほか、近年のメタ・アナリシスでは、約 4 kg の減量により、収縮期で－4.5mmHg、拡張期で－3.2mmHg の血圧低下効果があると報告されている[26]。正常高値血圧者の減量による高血圧予防の系統的レビューによると、5 ～10% の軽度の減量を持続して徐々に行うことが推奨されている[27]。日本高血圧学会の「高血圧治療ガイドライン 2019」[1]では、高血圧患者の生活習慣修正として、肥満者は BMI で 25 kg/m^2 未満を目指して減量し、非肥満者はこの BMI のレベルを維持すべきであるとしている。また、急激な減量は有害事象を来す可能性があり、4 kg 程度の減量でも降圧効果があることから、長期計画のもとに無理のない減量を行うべきとしている。さらに、内臓脂肪増加は高血圧、脂質異常症、高血糖を合併しやすいため[28]、ウエスト周囲長（男性 85 cm 未満，女性 90 cm 未満）[29]も考慮して減量を行うべきであるとしている。

2-3　アルコール

アルコール単回投与は、数時間持続する血圧低下を来すが[30]、長期に飲酒を続けると血圧は上昇する。多くの疫学研究では、習慣的飲酒量が多くなればなるほど、血圧値及び高血圧の頻度が高く、経年的な血圧上昇も大きいことが示されている[31-33]。また、飲酒習慣のある男性高血圧患者において飲酒量を約 80% 減じると、1 ～ 2 週間のうちに降圧を認めた[34]。我が国の介入試験では、飲酒習慣のある軽症高血圧患者の飲酒量をエタノール換算で平均 56.1 mL/日から 26.1 mL/日に減じると、収縮期血圧の有意な低下を認めた[35]。介入試験のメタ・アナリシスでもアルコール制限の降圧効果が確認されており[36,37]、29～100% のアルコール制限で有意な血圧低下を認め、アルコール制限の程度と血圧低下には量・反応関係を認めた[37]。我が国の「高血圧治療ガイドライン 2019」[1]では、高血圧者の飲酒は、エタノールで男性 20～30 mL/日以下、女性 10～20 mL/日以下にすべきであるとされている。このアルコール摂取量の目標値は、先述の我が国の介入試験の報告[35]に近い値であり、海外のガイドラインでも同様である[38]。エタノールで 20～30 mL はおおよそ日本酒 1 合、ビール中瓶 1 本、焼酎半合弱、ウイスキーダブル 1 杯，ワイン 2 杯弱に相当する。

一方、少量から中等量の飲酒により冠動脈疾患リスクが低下することが、内外において報告されている[39-41]。しかしながら、飲酒量が増加するほど脳卒中、特に脳出血のリスクが上昇することも報告されており[41-43]、脳卒中の多い日本人では高血圧予防の意味でも飲酒をしない者には少量の飲酒を勧めるべきではない。

2-4　カリウム

野菜、果物、低脂肪乳製品が豊富な食事パターンである DASH 食[7,44]は、その血圧低下効果が証明されているが、カリウムはその主要な栄養素の一つである。介入試験のメタ・アナリシスでは、カリウム摂取量増加は高血圧者では有意な血圧低下効果を認めた[45-47]。コホート研究のメタ・アナリシス[47]では、カリウム摂取量が高いほど脳卒中のリスクが低下したが、冠動脈疾患のリスクには有意の関連はなかった。一方、近年、ナトリウム/カリウム摂取比あるいは尿ナトリウム/カリウム排泄比が循環器疾患リスクと関連することが報告されている[48-50]。すなわち、カリウムは、食塩過剰摂取の血圧上昇などの作用に拮抗していると考えられている。2012 年の WHO のガイドライン[51]では、血圧低下及び脳卒中リスク低下のためにカリウム摂取量 90 mmol（3,510 mg）

/日以上を推奨しており、また、WHOガイドラインの推奨摂取量を達成した場合、ナトリウム/カリウム摂取比はほぼ1対1（単位はmmol/mmol）になり、健康への好影響をもたらすとしている。なお、腎障害を有する者では高カリウム血症を来し得るので、カリウムの積極的摂取は避けるべきである。以上の点から「高血圧治療ガイドライン2019」[1]では、野菜・果物の積極的摂取を推奨している（カリウム制限が必要な腎障害患者を除く）。

2-5 カルシウム

カルシウムも、DASH食[7,44]の主要な栄養素の一つである。これまで多くの疫学研究で、カルシウム摂取量の増加に伴い血圧が低下することが示されている[52,53]。2006年のメタ・アナリシス[54]では、平均1,200 mg/日のカルシウム摂取量で有意な血圧低下を示すことが報告されている。また、同年の別のメタ・アナリシス[55]でもカルシウム投与による有意の血圧低下作用は示されているが、その程度は大きくなく、我が国を含む各国の高血圧ガイドラインでは血圧低下のためのカルシウム投与は推奨されていない。

2-6 マグネシウム

マグネシウムもDASH食[7,44]の主要な栄養素の一つである。2012年の介入試験のメタ・アナリシス[56]ではマグネシウム補充による軽度の血圧低下を認めているが、別のメタ・アナリシスでは有意な血圧低下は認めなかった[57,58]。

2-7 n-3系脂肪酸

DASH食[7,44]では魚を増加させており、魚油由来の長鎖n-3系脂肪酸〔エイコサペンタエン酸（EPA）、ドコサヘキサエン酸（DHA）、ドコサペンタエン酸（DPA）など〕は要素の一つとなっている。これに関連して「高血圧治療ガイドライン2019」[1]では、多価不飽和脂肪酸の積極的摂取が推奨されている。INTERMAPからの報告[59]などの観察研究で、n-3系脂肪酸の摂取量が多い者は血圧が低いことが示されている。また、EPA、DHA、DPAの総和の血中レベルが高い者は血圧が低いという報告もある[60]。介入試験のメタ・アナリシスでは、中央値3.7 g/日の魚油の投与で有意な血圧低下が認められた[61]。特に、45歳以上、血圧が140/90 mmHg以上の者で、その効果は顕著であった。有意な血圧低下を得るには、3 g/日以上のn-3系脂肪酸の摂取が必要と考えられる[62]。INTERMAPでは、植物油由来のα-リノレン酸を含むn-3系脂肪酸摂取量は日本人では約3 g/日、EPAとDHAの合計が約1 g/日であり、欧米に比べるとかなり摂取量が多い[59]。

n-3系脂肪酸摂取による循環器疾患リスク低下を示す観察研究の報告は国際的に多く、血圧低下以外のメカニズムも推測されている。魚油由来n-3脂肪酸摂取が世界でも特に多い日本人においても、コホート研究において心筋梗塞、脳卒中、心不全などのリスク低下が報告されている[63-65]。一方、n-3系脂肪酸投与を行う大規模介入試験においては、循環器疾患リスク改善効果が必ずしも一定していない[66-69]。n-3系脂肪酸摂取の長期にわたる循環器疾患予防効果については、更なる知見の集積が必要である。

2-8 その他の脂質

血圧低下効果を有する食事パターンであるDASH食[7,44]では、総脂肪、飽和脂肪酸、食事性コレステロールを減少させている。我が国を含む国際共同研究INTERMAPでは、食事性コレステロール摂取量と血圧の正の関連、n-6系脂肪酸（リノール酸）摂取量と血圧の負の関連が報告されている[70,71]。30歳以上の120～159/80～99 mmHgの者を対象にした介入試験であるOmniHeart研究[72]では、炭水化物が豊富な食事に比べて不飽和脂肪酸が豊富な食事において血圧低下を認めている〔炭水化物が豊富な食事は炭水化物58%、脂肪27%（一価不飽和脂肪酸13%、多価不飽和脂肪酸8%）、不飽和脂肪酸が豊富な食事は炭水化物48%、脂肪酸37%（一価不飽和脂肪酸21%、多価不飽和脂肪酸10%）〕。不飽和脂肪酸（一価及び多価）が降圧作用を有する可能性がある。以上を受けて、「高血圧治療ガイドライン2019」[1]では、飽和脂肪酸、食事性コレステロールの摂取を控え、多価不飽和脂肪酸を積極的に摂取することを推奨している。

2-9 食物繊維

DASH食[7,44]では、野菜と果物を増加させており、食物繊維は要素の一つとなっている。「高血圧治療ガイドライン2019」[1]では、野菜・果物の積極的摂取を推奨している。介入試験のメタ・アナリシスでは平均10.7 g/日の摂取量の増加で血圧は低下傾向を示し、高血圧者対象の研究や8週間以上の介入期間の研究で有意な血圧低下を認めた[73]。

2-10 たんぱく質

INTERMAPでは、植物性たんぱく質摂取量と血圧の負の関連、また、植物性たんぱく質に多いアミノ酸であるグルタミン酸の摂取量と血圧の負の関連が報告されている[74,75]。OmniHeart研究[72]では、食事の炭水化物の一部をたんぱく質で置き換えると、軽度であるが有意な血圧低下を認めた（炭水化物が豊富な食事は炭水化物58%、たんぱく質15%、たんぱく質が豊富な食事は炭水化物48%、たんぱく質25%）。この研究では、特に植物性たんぱく質の増加の程度が大きかった。未治療で120～159/80～99 mmHgの者を対象にしたPREMIER研究のサブ解析[76]でも、植物性たんぱく質の摂取量増加が18か月後の高血圧リスクを減らした。同様の血圧レベルの者で、40 g/日の大豆たんぱく又は40 g/日の乳たんぱくの負荷は40 g/日の炭水化物負荷（対照群）に比べて、収縮期血圧の軽度の低下を示した[77]。大豆たんぱくの血圧低下効果についてはメタ・アナリシス[78]があり、大豆たんぱくの中央値30 g/日で有意な血圧低下を示した。乳製品や低脂肪乳製品は、疫学研究のメタ・アナリシスで高血圧リスクを抑えることが示された[79]。DASH食事パターン[7,44]において野菜や低脂肪乳製品が増加されていることは、以上の知見と整合性がある。たんぱく質は、他の食事性因子との組合せも考えて、バランスよく摂取すべきである。

2-11 炭水化物

食事の炭水化物の一部をたんぱく質や不飽和脂肪酸で置き換えると血圧が下がるというOmniHeart研究[72]の結果は、見方を変えると炭水化物が血圧を上げる可能性を示す。観察研究では、思春期女児においてグリセミック・インデックス、グリセミック負荷、炭水化物摂取量、糖類摂取量、果糖の摂取量は血圧上昇と正の相関を示したという報告がある[80]。また、INTERMAPでは、甘味飲料に多い果糖の摂取量と血圧の正の関連を報告している[81]。

2-12 栄養素の複合的な摂取

単独では血圧低下効果が弱い栄養素でも、組み合わせて摂取することによって大きな血圧低下効果を示すと考えられる。野菜、果物、低脂肪乳製品が豊富な食事パターンであるDASH食事パターン[7,44]は飽和脂肪酸と食事性コレステロールが少なく、カリウム、カルシウム、マグネシウム、食物繊維が多いが、大きな血圧低下効果のエビデンスがあり、多くの高血圧治療ガイドラインで取り上げられている。DASH食事パターンは、更に減塩と組み合わせることにより相乗的な作用を有している[7]。ただし、本食事パターンはアメリカの食事を想定して作られており、我が国の食事における同様の食事パターンの確立は不十分である。類似の食事パターンとして地中海食があるが[82]、血圧低下効果のエビデンスは乏しい。

参考文献

1) 日本高血圧学会高血圧治療ガイドライン作成委員会．高血圧治療ガイドライン 2019 (JSH2019)．日本高血圧学会 2019.
2) Dahl LK, Love RA. Evidence for relationship between sodium (chloride) intake and human essential hypertension. *AMA Arch Intern Med* 1954; **94**: 525-31.
3) Intersalt Cooperative Research Group. Intersalt: an international study of electrolyte excretion and blood pressure. Results for 24 hour urinary sodium and potassium excretion. *BMJ* 1988; **297**: 319-28.
4) The Trials of Hypertension Prevention Collaborative Research Group. The effects of nonpharmacologic interventions on blood pressure of persons with high normal levels: Results of the Trials of Hypertension Prevention, Phase I. *JAMA* 1992; **267**: 1213-20.
5) Whelton PK, Appel LJ, Espeland MA, *et al.* Sodium reduction and weight loss in the treatment of hypertension in older persons: a randomized controlled trial of nonpharmacologic interventions in the elderly (TONE). TONE Collaborative Research Group. *JAMA* 1998; **279**: 839-46.
6) He J, Whelton PK, Appel LJ, *et al.* Long-term effects of weight loss and dietary sodium reduction on incidence of hypertension. *Hypertension* 2000; **35**: 544-9.
7) Sacks FM, Svetkey LP, Vollmer WM, *et al.* Effects on blood pressure of reduced dietary sodium and the Dietary Approaches to Stop Hypertension (DASH) Diet. *N Engl J Med* 2001; **344**: 3-10.
8) Espeland MA, Whelton PK, Kostis JB, *et al.* Predictors and mediators of successful long-term withdrawal from antihypertensive medications. TONE Cooperative Research Group. Trial of Nonpharmacologic Interventions in the Elderly. *Arch Fam Med* 1999; **8**: 228-36.
9) Ito K, Kuroda K, Tsuchiya M, *et al.* Gradient salt reduction and its antihypertensive effect in patients with essential hypertension. *Magnesium* 1982; **1**: 224-31.
10) He FJ, MacGregor GA. Effect of modest salt reduction on blood pressure: a meta-analysis of randomized trials. Implications for public health. *J Hum Hypertens* 2002; **16**: 761-70.
11) Mozaffarian D, Fahimi S, Singh GM, *et al.* Global sodium consumption and death from cardiovascular causes. *N Engl J Med* 2014; **371**: 624-34.
12) Eckel RH, Jakicic JM, Ard JD, *et al.* 2013 AHA/ACC guideline on lifestyle management to reduce cardiovascular risk: a report of the American College of Cardiology American/Heart Association Task Force on Practice Guidelines. *Circulation* 2014; **129** (25 Suppl 2): S76-99
13) WHO. Guideline: Sodium intake for adults and children. Geneva, World Health Organization (WHO). 2012; 1-46.
14) 日本腎臓学会．エビデンスに基づく CKD 診療ガイドライン 2018．東京医学社，2018.
15) Strazzullo P, D'Elia L, Kandala NB, *et al.* Salt intake, stroke, and cardiovascular disease: meta-analysis of prospective studies. *BMJ* 2009; **339**: b4567.
16) Tuomilehto J, Jousilahti P, Rastenyte D, *et al.* Urinary sodium excretion and cardiovascular mortality in Finland: a prospective study. *Lancet* 2001; **357** (9259): 848-51.

17) Cook NR, Appel LJ, Whelton PK. Lower levels of sodium intake and reduced cardiovascular risk. *Circulation* 2014; **129**: 981-9.
18) Cook NR, Appel LJ, Whelton PK. Sodium intake and all-cause mortality over 20 years in the Trials of Hypertension Prevention. *J Am Coll Cardiol* 2016; **68**: 1609-17.
19) O'Donnell M, Mente A, Rangarajan S, *et al.* Urinary sodium and potassium excretion, mortality, and cardiovascular events. *N Engl J Med* 2014; **371**: 612-23.
20) Mente A, O'Donnell M, Rangarajan S, *et al.* Associations of urinary sodium excretion with cardiovascular events in individuals with and without hypertension: a pooled analysis of data from four studies. *Lancet* 2016; **388**: 465-75.
21) Cook NR, Cutler JA, Obarzanek E, *et al.* Long term effects of dietary sodium reduction on cardiovascular disease outcomes: observational follow-up of the trials of hypertension prevention (TOHP). *BMJ* 2007; **334**: 885-8.
22) He FJ, MacGregor GA. Salt reduction lowers cardiovascular risk: meta-analysis of outcome trials. *Lancet* 2011; **378**: 380-2.
23) Saitoh S, Takagi S, Takahashi H, *et al.* Epidemiology of obesity: an epidemiological study in rural communities of Hokkaido, Japan. *Intern Med* 1999; **38**: 195-7.
24) Kawamura M, Adachi T, Nakajima J, *et al.* Factors that affect calorie-sensitive and calorie-insensitive reduction in blood pressure during short-term calorie restriction in overweight hypertensive women. *Hypertension* 1996; **27**: 408-13.
25) Hinojosa MW, Varela JE, Smith BR, *et al.* Resolution of systemic hypertension after laparoscopic gastric bypass. *J Gastrointest Surg* 2009; **13**: 793-7.
26) Siebenhofer A, Jeitler K, Berghold A, *et al.* Long-term effects of weight-reducing diets in hypertensive patients. *Cochrane Database Syst Rev* 2011; **7**: CD008274.
27) Mertens IL, Van Gaal LF. Overweight, obesity, and blood pressure: the effects of modest weight reduction. *Obes Res* 2000; **8**: 270-8.
28) Fox CS, Massaro JM, Hoffmann U, *et al.* Abdominal visceral and subcutaneous adipose tissue compartments: association with metabolic risk factors in the Framingham Heart Study. *Circulation* 2007; **116**: 39-48.
29) 日本肥満学会肥満症診断基準検討委員会. 肥満症診断基準 2011. 肥満研究 2011; **17**（臨時増刊号）.
30) Kawano Y, Abe H, Kojima S, *et al.* Acute depressor effect of alcohol in patients with essential hypertension. *Hypertension* 2007; **20**: 219-26.
31) Nakamura K, Okamura T, Hayakawa T, *et al.*; NIPPON DATA90 Research Group. The proportion of individuals with alcohol-induced hypertension among total hypertensives in a general Japanese population: NIPPON DATA90. *Hypertens Res* 2007; **30**: 663-8.
32) Marmot MG, Elliott P, Shipley MJ, *et al.* Alcohol and blood pressure: the INTERSALT study. *BMJ* 1994; **308**: 1263-7.
33) Yoshita K, Miura K, Morikawa Y, *et al.* Relationship of alcohol consumption to 7-year blood pressure change in Japanese men. *J Hypertens* 2005; **23**: 1485-90.
34) Puddey IB, Beilin LJ, Vandongen R. Regular alcohol use raises blood pressure in treated hypertensive subjects. A randomised controlled trial. *Lancet* 1987; **1**: 647-51.

35) Ueshima H, Mikawa K, Baba S, *et al.* Effect of reduced alcohol consumption on blood pressure in untreated hypertensive men. *Hypertension* 1993; **21**: 248-52.
36) Dickinson HO, Mason JM, Nicolson DJ, *et al.* Lifestyle interventions to reduce raised blood pressure: a systematic review of randomized controlled trials. *J Hypertens* 2006; **24**: 215-33.
37) Xin X, He J, Frontini MG, *et al.* Effects of alcohol reduction on blood pressure: a meta-analysis of randomized controlled trials. *Hypertension* 2001; **38**: 11127.
38) Whelton PK, Carey RM, Aronow WS, *et al.* 2017. ACC/AHA/AAPA/ABC/ACPM/AGS/APhA/ASH/ASPC/NMA/PCNA guideline for the prevention, detection, evaluation, and management of high blood pressure in adults: a report of the American College of Cardiology/American Heart Association Task Force on Clinical Practice Guidelines. *Hypertension* 2018; **71**: 1269-324.
39) Makita S, Onoda T, Ohsawa M, *et al.* Influence of mild-to-moderate alcohol consumption on cardiovascular diseases in men from the general population. *Atherosclerosis* 2012; **224**: 222-7.
40) Kitamura A, Iso H, Sankai T, *et al.* Alcohol intake and premature coronary heart disease in urban Japanese men. *Am J Epidemiol* 1998; **147**: 59-65.
41) Wood AM, Kaptoge S, Butterworth AS, *et al.* Risk thresholds for alcohol consumption: combined analysis of individual-participant data for 599 912 current drinkers in 83 prospective studies. *Lancet* 2018; **391**: 1513-23.
42) Iso H, Baba S, Mannami T, *et al.* Alcohol consumption and risk of stroke among middle-aged men: the JPHC Study Cohort I. *Stroke* 2004; **35**: 1124-9.
43) Kiyohara Y, Kato I, Iwamoto H, *et al.* The impact of alcohol and hypertension on stroke incidence in a general Japanese population: the Hisayama Study. *Stroke* 1995; **26**: 368-72.
44) Appel LJ, Moore TJ, Obarzanek E, *et al.* A clinical trial of the effects of dietary patterns on blood pressure. DASH Collaborative Research Group. *N Engl J Med* 1997; **336**: 1117-24.
45) Cappuccio FP, MacGregor GA. Does potassium supplementation lower blood pressure? A meta-analysis of published trials. *J Hypertens* 1991; **9**: 465-73.
46) Whelton PK, He J, Cutler JA, *et al.* Effects of oral potassium on blood pressure. Meta-analysis of randomized controlled clinical trials. *JAMA* 1997; **277**: 1624-32.
47) Aburto NJ, Hanson S, Gutierrez H, *et al.* Effect of increased potassium intake on cardiovascular risk factors and disease: systematic review and meta-analyses. *BMJ* 2013; **346**: f1378.
48) Yang Q, Liu T, Kuklina EV, *et al.* Sodium and potassium intake and mortality among US adults: prospective data from the Third National Health and Nutrition Examination Survey. *Arch Intern Med* 2011; **171**: 1183-91.
49) Okayama A, Okuda N, Miura K, *et al.* Dietary sodium-to-potassium ratio as a risk factor for stroke, cardiovascular disease and all-cause mortality in Japan: the NIPPON DATA80 cohort study. *BMJ Open* 2016; **6**: e011632.
50) Cook NR, Obarzanek E, Cutler JA, *et al.* Joint effects of sodium and potassium intake on subsequent cardiovascular disease: the Trials of Hypertension Prevention follow-up study. *Arch Intern Med* 2009; **169**: 32-40.

51) Geneva, World Health Organization (WHO). WHO. Guideline: Potassium intake for adults and children. 2012 ; 1-42.
52) Wang L, Manson JE, Buring JE, *et al.* Dietary intake of dairy products, calcium, and vitamin D and the risk of hypertension in middle-aged and older women. *Hypertension* 2008; **51**: 1073-9.
53) Ruidavets JB, Bongard V, Simon C, *et al.* Independent contribution of dairy products and calcium intake to blood pressure variations at a population level. *J Hypertens* 2006; **24**: 671-81.
54) van Mierlo LA, Arends LR, Streppel MT, *et al.* Blood pressure response to calcium supplementation: a meta-analysis of randomized controlled trials. *J Hum Hypertens* 2006; **20**: 571-80.
55) Dickinson HO, Nicolson DJ, Cook JV, *et al.* Calcium supplementation for the management of primary hypertension in adults. *Cochrane Database Syst Rev* 2006; **19**: CD004639.
56) Kass L, Weekes J, Carpenter L. Effect of magnesium supplementation on blood pressure: a meta-analysis. *Eur J Clin Nutr* 2012 ; **66**: 411-8.
57) Mizushima S, Cappuccio FP, Nichols R, *et al.* Dietary magnesium intake and blood pressure: a qualitative overview of the observational studies. *J Hum Hypertens* 1998; **12**: 447-53.
58) Dickinson HO, Nicolson DJ, Campbell F, *et al.* Magnesium supplementation for the management of essential hypertension in adults. *Cochrane Database Syst Rev* 2006; **19**: CD004640.
59) Ueshima H, Stamler J, Elliott P, *et al.*; INTERMAP Research Group. Food omega-3 fatty acid intake of individuals (total, linolenic acid, long-chain) and their blood pressure: INTERMAP study. *Hypertension* 2007; **50**: 313-9.
60) Virtanen JK, Nyantika AN, Kauhanen J, *et al.* Serum long-chain n-3 polyunsaturated fatty acids, methylmercury and blood pressure in an older population. *Hypertens Res* 2012; **35**: 1000-4.
61) Geleijnse JM, Giltay EJ, Grobbee DE, *et al.* Blood pressure response to fish oil supplementation: metaregression analysis of randomized trials. *J Hypertens* 2002; **20**: 1493-9.
62) Cabo J, Alonso R, Mata P. Omega-3 fatty acids and blood pressure. *Br J Nutr* 2012; **107**: S195-200.
63) Iso H, Kobayashi M, Ishihara J, *et al.*; JPHC Study Group. Intake of fish and n3 fatty acids and risk of coronary heart disease among Japanese: the Japan Public Health Center-Based (JPHC) Study Cohort I. *Circulation* 2006; **113**: 195-202.
64) Yamagishi K, Iso H, Date C, *et al.*; Japan Collaborative Cohort Study for Evaluation of Cancer Risk Study Group. Fish, omega-3 polyunsaturated fatty acids, and mortality from cardiovascular diseases in a nationwide community-based cohort of Japanese men and women the JACC (Japan Collaborative Cohort Study for Evaluation of Cancer Risk) Study. *J Am Coll Cardiol* 2008; **52**: 988-96.
65) Miyagawa N, Miura K, Okuda N, *et al.* Long-chain n-3 polyunsaturated fatty acids intake and cardiovascular disease mortality risk in Japanese: a 24-year follow-up of NIPPON DATA80. *Atherosclerosis* 2014; **232**: 384-9.

66) ORIGIN Trial Investigators, Bosch J, Gerstein HC, Dagenais GR, *et al.* n-3 fatty acids and cardiovascular outcomes in patients with dysglycemia. *N Engl J Med* 2012; **367**: 309-18.
67) Risk and Prevention Study Collaborative Group, Roncaglioni MC, Tombesi M, Avanzini F, *et al.* n-3 fatty acids in patients with multiple cardiovascular risk factors. *N Engl J Med* 2013; **368**: 1800-8.
68) Yokoyama M, Origasa H, Matsuzaki M, *et al.*; Japan EPA lipid intervention study (JELIS) Investigators. Effects of eicosapentaenoic acid on major coronary events in hypercholesterolaemic patients (JELIS): a randomised open-label, blinded endpoint analysis. *Lancet* 2007; **369**: 1090-8.
69) Kwak SM, Myung SK, Lee YJ, *et al.*;Korean Meta-analysis Study Group. Efficacy of omega-3 fatty acid supplements (eicosapentaenoic acid and docosahexaenoic acid) in the secondary prevention of cardiovascular disease: a meta-analysis of randomized, double-blind, placebo-controlled trials. *Arch Intern Med* 2012; **172**: 686-94.
70) Sakurai M, Stamler J, Miura K, *et al.* Relationship of dietary cholesterol to blood pressure: the INTERMAP study. *J Hypertens* 2011; **29**: 222-8.
71) Miura K, Stamler J, Nakagawa H, *et al.* Relationship of dietary linoleic acid to blood pressure. The International Study of Macro-Micronutrients and Blood Pressure. *Hypertension* 2008; **52**: 408-14.
72) Appel LJ, Sacks FM, Carey VJ, *et al.* ; OmniHeart Collaborative Research Group. Effects of protein, monounsaturated fat, and carbohydrate intake on blood pressure and serum lipids: results of the OmniHeart randomized trial. *JAMA* 2005; **294**: 2455-64.
73) Whelton SP, Hyre AD, Pedersen B, *et al.* Effect of dietary fiber intake on blood pressure: a meta-analysis of randomized, controlled clinical trials. *J Hypertens* 2005; **23**: 475-81.
74) Elliott P, Stamler J, Dyer AR, *et al.* Association between protein intake and blood pressure: the INTERMAP Study. *Arch Intern Med* 2006; **166**: 79-87.
75) Stamler J, Brown IJ, Daviglus ML, *et al.* Glutamic acid, the main dietary amino acid, and blood pressure: the INTERMAP Study. *Circulation* 2009; **120**: 221-8.
76) Wang YF, Yancy WS Jr, Yu D, *et al.* The relationship between dietary protein intake and blood pressure: results from the PREMIER study. *J Hum Hypertens* 2008; **22**: 745-54.
77) He J, Wofford MR, Reynolds K, *et al.* Effect of dietary protein supplementation on blood pressure: a randomized, controlled trial. *Circulation* 2011; **124**: 589-95.
78) Dong JY, Tong X, Wu ZW, *et al.* Effect of soya protein on blood pressure: a meta-analysis of randomised controlled trials. *Br J Nutr* 2011; **106**: 317-26.
79) Soedamah-Muthu SS, Verberne LD, Ding EL, *et al.* Dairy consumption and incidence of hypertension: a dose-response meta-analysis of prospective cohort studies. *Hypertension* 2012; **60**: 1131-7.
80) Gopinath B, Flood VM, Rochtchina E, *et al.* Influence of high glycemic index and glycemic load diets on blood pressure during adolescence. *Hypertension* 2012; **59**: 1272-7.

81) Brown IJ, Stamler J, Van Horn L, *et al.* Sugar-sweetened beverage, sugar intake of individuals, and their blood pressure: international study of macro/micronutrients and blood pressure. *Hypertension* 2011; **57**: 695-701.

82) Estruch R, Ros E, Salas-Salvado J, *et al.*; PREDIMED Study Investigators. Primary prevention of cardiovascular disease with a Mediterranean diet. *N Engl J Med* 2013; **368**: 1279-90.

3-2 脂質異常症

① 脂質異常症と食事の関連

ここでは、脂質異常症を高 LDL（low-density lipoprotein）コレステロール血症、低 HDL（high-density lipoprotein）コレステロール血症、高トリグリセライド血症の三つのタイプに分けて栄養素摂取量との関連を記述する。脂質異常症は動脈硬化性疾患、特に心筋梗塞及び脳梗塞の危険因子となる疾患である。動脈硬化性疾患の概念、診断基準、病態及び動脈硬化性疾患全体の重症化予防については、日本動脈硬化学会による「動脈硬化性疾患予防ガイドライン 2017 年版」を参照されたい[1)]。なお、「動脈硬化性疾患予防ガイドライン 2017 年版」では、冠動脈疾患発症予防重視の観点から、脂質異常症のスクリーニング基準値を**表 1** のように設定している。

表 1　脂質異常症診断基準（空腹時採血）*

LDL コレステロール	140 mg/dL 以上	高 LDL コレステロール血症
	120～139 mg/dL	境界域高 LDL コレステロール血症**
HDL コレステロール	40 mg/dL 未満	低 HDL コレステロール血症
トリグリセライド	150 mg/dL 以上	高トリグリセライド血症
Non-HDL コレステロール	170 mg/dL 以上	高 non-HDL コレステロール血症
	150～169 mg/dL	境界域高 non-HDL コレステロール血症**

* 10 時間以上の絶食を「空腹時」とする。ただし、水やお茶などカロリーのない水分の摂取は可とする。

** スクリーニングで境界域高 LDL-C 血症、境界域高 non-HDL-C 血症を示した場合は、高リスク病態がないか検討し、治療の必要性を考慮する。

● LDL-C は Friedewald 式（TC－HDL-C－TG/5）又は直接法で求める。

● TG が 400 mg/dL 以上や食後採血の場合は、non-HDL-C（TC－HDL-C）か LDL-C 直接法を使用する。ただし、スクリーニング時に高 TG 血症を伴わない場合は、LDL-C との差が＋30 mg/dL より小さくなる可能性を念頭に置いてリスクを評価する。

日本動脈硬化学会編：動脈硬化性疾患予防ガイドライン 2017 年版．2017：p.26.

② 脂質異常症と特に関連の深いエネルギー・栄養素

栄養素摂取と脂質異常症との関連について、特に重要なものを**図1**に示す。

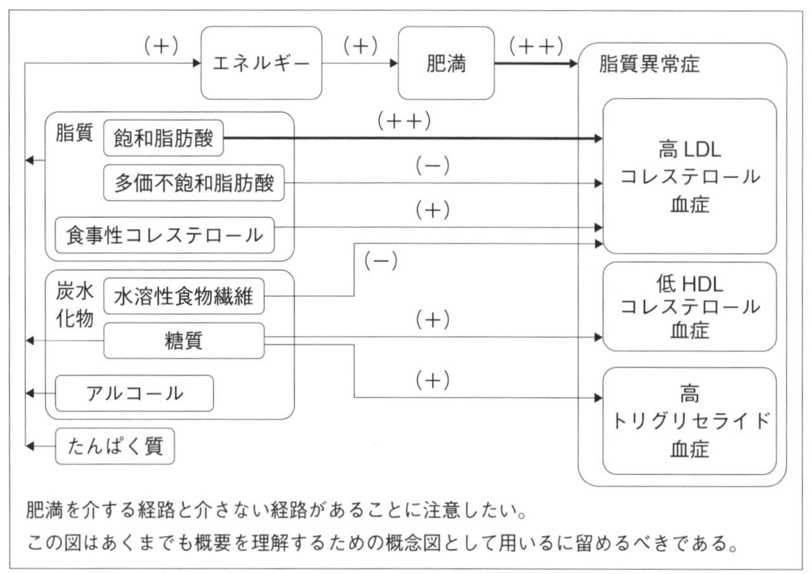

図1　栄養素摂取と脂質異常症との関連（特に重要なもの）

2-1　高コレステロール血症、高 LDL コレステロール血症と栄養素摂取との関連

2-1-1　概要

高コレステロール血症、高 LDL コレステロール血症に関連する栄養素は数多く知られているが、発症予防及び重症化予防の関連から重視すべきものは、脂質の摂取量、特に飽和脂肪酸やコレステロールの過剰摂取である。また、水溶性食物繊維摂取量との負の関連が知られている。以下、これらについて個々に述べる。

2-1-2　総エネルギー、脂質（脂質エネルギー比率）

エネルギーの過剰摂取（身体活動レベルが不足しているための相対的なエネルギーの過剰摂取を含む）によって体重増加及び肥満が進行し、その結果として上記全ての脂質異常症のリスクが上昇する[2)]。総エネルギーを減らすことだけで動脈硬化性疾患の抑制を示す直接的なエビデンスはない。しかし、減量を含めた生活改善は血清脂質を含む危険因子の改善に有効であり、動脈硬化性疾患発症を抑制できる可能性が考えられる。このため、「動脈硬化性疾患予防ガイドライン 2017 年版」では、肥満の場合は、まず 3% の体重減少を目標とすることとしている[1)]。

1981 年から 1997 年に報告された 37 の食事介入試験［National Cholesterol Education Program］の Step I diet（脂質エネルギー比 30% 以下、飽和脂肪酸 10% 以下、コレステロール 300 mg/日以下）及び Step II diet（脂質エネルギー比 30% 以下、飽和脂肪酸 7% 以下、コレステロール 200 mg/日以下）をまとめたメタ・アナリシスでは、食事介入により血清脂質は有意に改善し、食事として摂取する飽和脂肪酸をエネルギー比 1% 減らすごとに総コレステロール、LDL

コレステロールをそれぞれ0.056 mmol/L（2.2 mg/dL）、0.05 mmol/L（1.9 mg/dL）低下させた[3)]。さらに別のメタ・アナリシスにおいても、脂質制限により総コレステロール、LDLコレステロールが低下することが示されている[4)]。よって、血中LDLコレステロールの低下には脂質エネルギー比率を制限することが有効である。

2-1-3 飽和脂肪酸

飽和脂肪酸摂取量と血清（又は血漿）総コレステロールが正の関連を有することは、Keysの式[5)]及びHegstedの式[6)]として古くからよく知られていた。

Keysの式：⊿血清総コレステロール（mg/dL）$=2.7\times \Delta S-1.35\times \Delta P+1.5\times \Delta\sqrt{(C)}$

Hegstedの式：⊿血清総コレステロール（mg/dL）$=2.16\times \Delta S-1.65\times \Delta P+0.068\times \Delta C$

ここで、⊿S：飽和脂肪酸摂取量の変化量（％エネルギー）
⊿P：多価不飽和脂肪酸摂取量の変化量（％エネルギー）
$\Delta\sqrt{(C)}$：コレステロール摂取量（mg/1,000 kcal）の変化量
⊿C：コレステロール摂取量（mg/2,600 kcal）の変化量

現在の日本人成人におけるそれぞれの摂取量を変えた場合に期待される血清総コレステロールの変化を**図2**に示した。なお、Keysの式は、日本人成人でもほぼ成立することが報告されている[7)]。また、27の介入試験（詳細は報告されていないが、全て欧米諸国で行われた研究と思われる、総対象者数は682人、介入期間は14～91日間）をまとめたメタ・アナリシスによれば、総エネルギー摂取量の5％を炭水化物から飽和脂肪酸に変えると、平均して6.4 mg/dLの血清LDLコレステロールの上昇が観察されている[8)]。研究数を増やした別のメタ・アナリシスでもほぼ同様の結果が得られている（**図3**）[9)]。他の無作為割付比較試験（RCT）又はRCTのメタ・アナリシスでも飽和脂肪酸を減らすことで総コレステロール、LDLコレステロールを低下させるが、HDLコレステロールに関しては一定ではなく、トリグリセライドには有意な変化を認めないという報告が多い[10-17)]。我が国のNIPPON DATA90では、飽和脂肪酸摂取量と総コレステロール、LDLコレステロールとの間に正の相関があることが示された[18)]。また、INTERLIPID studyでは、食事中の多価不飽和脂肪酸/飽和脂肪酸比は総コレステロール及びLDLコレステロールと負の相関を示し、トリグリセライドやHDLコレステロールとは関連しなかった[19)]。よって適正な総エネルギー摂取量のもとで飽和脂肪酸を減らすこと、又は飽和脂肪酸を多価不飽和脂肪酸に置換することは、血清脂質の改善に有効で、冠動脈疾患発症予防にも有効と考えられる。一方、飽和脂肪酸を極度に制限することは脳内出血の発症と関連する可能性があるが、現在の日本人の平均的な摂取量を考慮すると、日本人の食事摂取基準及び「動脈硬化性疾患予防ガイドライン2017」[1)]において、飽和脂肪酸の摂取上限をそれぞれ7％エネルギー以下及び7％エネルギー未満と設定しているのは妥当と考えられる。さらに、血清総コレステロール及びLDLコレステロールへの影響を飽和脂肪酸の炭素数別に検討したメタ・アナリシスによると、ラウリン酸（炭素数が12）、ミリスチン酸（同じく14）及びパルミチン酸（同じく16）では有意な上昇が見られたが、ステアリン酸（同じく18）では有意な変化は見られなかった（**図3**）[9)]。このように、飽和脂肪酸の中でも炭素数の違いによって血清コレステロールへの影響が異なることが指摘されている。

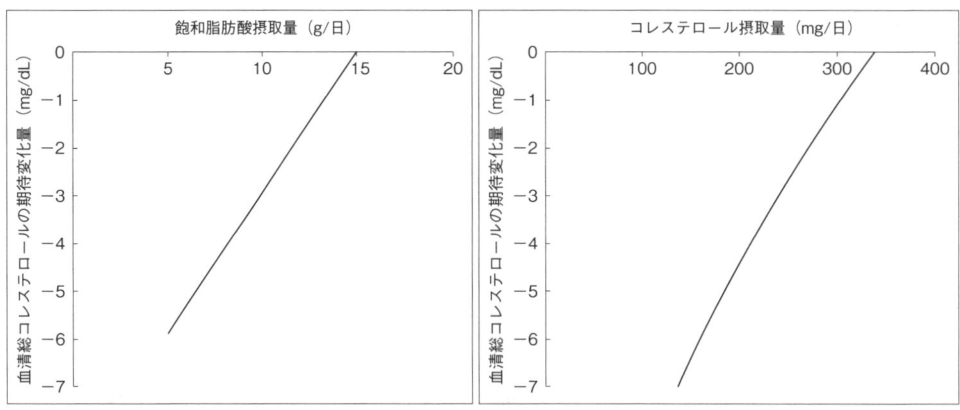

図2　飽和脂肪酸・多価不飽和脂肪酸及びコレステロールの摂取量を変えたときの血清総コレステロール濃度の期待変化量（Keysの式による）

仮定：エネルギー摂取量＝2,076 kcal/日、飽和脂肪酸摂取量＝15.05 g/日、多価不飽和脂肪酸（n-6系脂肪酸とn-3系脂肪酸の和）摂取量＝12.59 g/日、コレステロール摂取量＝338 mg/日（全て、平成23年国民健康・栄養調査における20歳以上成人の平均値（男女合計））から摂取量を変化させた場合とした。

左図：飽和脂肪酸摂取量を減らし、同時に、同量の多価不飽和脂肪酸を増やした場合。総エネルギー摂取量は不変。コレステロール摂取量も不変。横軸は飽和脂肪酸摂取量で示してある。

右図：コレステロール摂取量を減らした場合。総エネルギー摂取量は不変。飽和脂肪酸摂取量、多価不飽和脂肪酸摂取量ともに不変。

2-1-4　多価不飽和脂肪酸

前述の27の介入試験（総対象者数は682人、介入期間は14～91日間）をまとめたメタ・アナリシスによれば、総エネルギー摂取量の5%を炭水化物から多価不飽和脂肪酸に置き替えると平均として2.8 mg/dLの血清LDLコレステロールの減少が観察されている[8)]。さらに、研究数を増やした別のメタ・アナリシスでも、ほぼ同様の結果が得られている（**図3**）[9)]。多価不飽和脂肪酸は、その構造や代謝経路の違いによって、n-6系脂肪酸とn-3系脂肪酸に分かれる。

2-1-5　n-6系脂肪酸

飽和脂肪酸をn-6系脂肪酸に置き換えることで、総コレステロール、LDLコレステロールが低下することが報告されている[8,9,20)]。n-6系脂肪酸の摂取量を増やすことで、血清脂質の改善が期待できる。一方、n-6系脂肪酸の動脈硬化性疾患の発症予防効果に関しては好ましいとするメタ・アナリシス[21)]と否定的なメタ・アナリシス[22)]があり、一定の見解が得られていない。

2-1-6　n-3系脂肪酸

通常の食品から摂取する主なn-3脂肪酸は、α-リノレン酸と魚類由来長鎖n-3系脂肪酸（主としてEPA（eicosapentaenoic acid）及びDHA（docosahexaenoic acid））である。

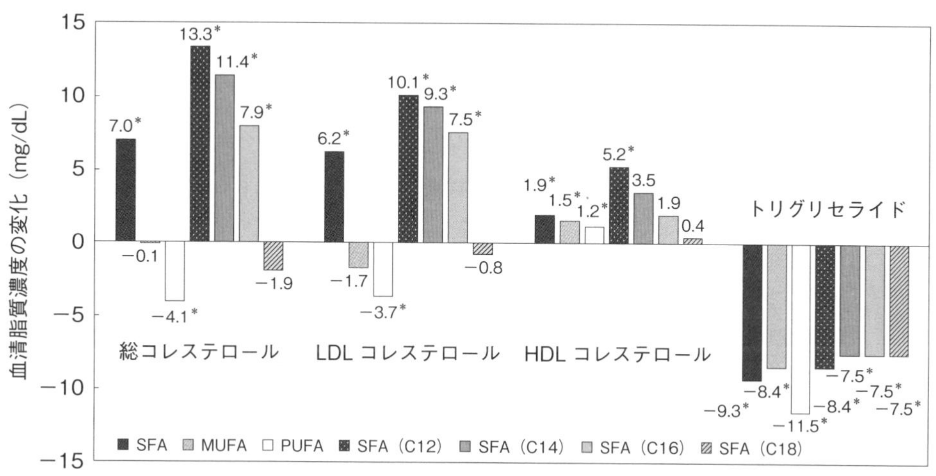

図3　総エネルギー摂取量を一定に保ちながら5%エネルギーの炭水化物（例えば2,000 kcal/日の場合はおよそ25 g/日）をそれぞれの脂肪酸（およそ11 g/日）に食べ替えたときの血清脂質濃度の変化[8, 9]

解析に用いられた研究数は60（マレーシアで行われた二つの研究を除いて全て欧米諸国で行われた研究）、対象者数は1,672人、全て18歳以上で、男女比は70：30であった。介入期間の範囲は13~91日間であった。
注）論文では、1％エネルギーの炭水化物をそれぞれの脂肪酸に食べ替えたときとして結果が報告されているが、より現実的な食事変化量として5％に換算して表示した。
SFA：飽和脂肪酸、MUFA：一価不飽和脂肪酸、PUFA：多価不飽和脂肪酸、SFA（C12）：ラウリン酸、SFA（C14）：ミリスチン酸、SFA（C16）：パルミチン酸、SFA（C18）：ステアリン酸。
*有意な変化（$p<0.05$）。

魚類由来長鎖n-3系脂肪酸（EPA又はDHA）をサプリメントとして負荷して、血清脂質の変化を観察した47の介入試験をまとめたメタ・アナリシス（インドで行われた二つの研究を除いて全て欧米諸国で行われた研究、脂質異常症で糖尿病、心筋梗塞の既往など心血管系疾患リスクを有する成人男女を対象）では、LDLコレステロールは有意な上昇を示している（**図4**）[23]。

しかし、この研究における摂取量の平均値は3.25 g/日と、通常の食品からの摂取量としてはかなり多く、一方で、LDLコレステロールの上昇は平均2.3 mg/dLと小さい。糖尿病患者を対象とした類似の研究をまとめたメタ・アナリシスでも、ほぼ類似の結果が報告されている[24]。

α-リノレン酸をサプリメントとして負荷して血清脂質の変化を観察した17の介入試験をまとめたメタ・アナリシスでは、HDLコレステロールが有意に低下したが、LDLコレステロールには有意な変化は認められなかった[25]。しかし、この研究では摂取量は報告されていない。

n-3系脂肪酸、特に魚類由来長鎖n-3系脂肪酸は、循環器疾患への好ましい影響が多数報告され、注目されている[26, 27]。欧米の結果を含めたRCTやコホート研究のメタ・アナリシスでは必ずしも一定した結果は得られていないが、我が国のコホート研究では冠動脈疾患の発症が少なく、心血管死亡率も少なかった[28-30]。コホート研究のメタ・アナリシスでも、心血管イベントの低下は認めなかったが、総死亡率、心血管死、致死性心筋梗塞、突然死は低下していたことから、冠動脈疾患発症の抑制が期待できる[31]。

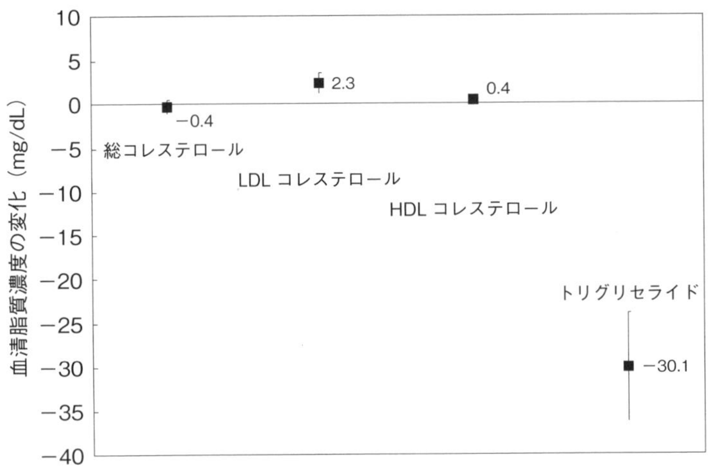

図 4　魚類由来長鎖 n-3 系脂肪酸（EPA 又は DHA）をサプリメントとして負荷して血清脂質の変化を観察した 47 の介入試験をまとめたメタ・アナリシス [23)]

介入群と対照群の群間差並びにその 95% 信頼区間。

解析に用いられた対象者数（研究数）は、総コレステロールが 16,511 人（46）、LDL コレステロールが 14,009 人（39）、HDL コレステロールが 15,106 人（43）、トリグリセライドが 15,492 人（47）、平均年齢は 49 歳、介入期間は平均 24 週間（範囲は 4～260 週間）であった。

2-1-7　食事性コレステロール

前述の Keys の式[5)]及び Hegsted の式[6)]によれば、食事性コレステロールの摂取によって血清総コレステロールが上昇することが示されている。しかし、食事性コレステロールと血清総コレステロール又は LDL コレステロールとの間に強い関連が観察されるのは、コレステロール摂取量がある一定の範囲にある場合に限定されており、あまり明確ではないものの、およそ 100～350 mg/日の範囲で両者は強い関連を示しており、それ未満でもそれ以上でも両者の関連は明確でないとしている[32)]。別の報告では、コレステロール摂取量が 400 mg/日までの範囲では、コレステロール摂取量と血清総コレステロールの関連はほぼ直線的であるとしている[33)]。また、Keys の式では、コレステロール摂取量の平方根の変化量が血清総コレステロールの変化量に比例するとしているが、**図 2** に示したとおり、現実的な摂取量の変化の範囲ではほぼ直線的に変化すると考えても大きな支障はないであろう。

コレステロールは、全身の細胞で作られるが、血清脂質のコレステロールは肝臓の合成量とリポたんぱく質の取り込み量、腸管での摂取量及び吸収量と直接の排泄量、胆汁酸の排泄量により調整され、LDL コレステロール調節の約 7 割を肝臓が担っている[34, 35)]。肝臓は、LDL 受容体の発現調節でコレステロールの取り込みを調整している最大の臓器である。コレステロールの腸管での吸収率は個人によって大きく異なることから[36-38)]、コレステロール摂取量が血清コレステロールに及ぼす影響は個人差があることにも留意すべきである。2013 年、アメリカ心臓協会とアメリカ心臓学会の発表では、コレステロール摂取量基準が撤廃され[39)]、その後のアメリカ Dietary guideline 2015-2020 においても踏襲されている[40)]。一方、このガイドラインは食事由来コレステロールの管理の重要性を否定するものではなく、可能な限り健康的な食事パターンを遵守し、できる限りコレステロールの摂取を控えることを推奨している。アメリカ様式の健康的な食生活パターンでは、コレステロール 100～300 mg/日摂取相当になる[40]。実際、多くの諸外国のガイドラインにおいてもコレステロールの摂取基準は 200～300 mg/日未満が推奨されている[41-44]。日本動脈硬化学会による「動脈硬化性疾患予防ガイドライン 2017 年版」では、冠動脈疾患のリスクに応じて LDL コレステロールの管理目標値が定められており、高 LDL コレステロール血症患者では、コレステロールの摂取を 200 mg/日未満と飽和脂肪酸エネルギー比 7 % 未満にすることにより、LDL コレステロール低下効果が期待できるとしている。

なお、最近に発表された個々の研究を概観すると、アメリカで行われた六つのコホート研究のデータをまとめて解析した研究では、コレステロール摂取量及び卵摂取量と、循環器疾患発症率及び総死亡率の間にいずれも有意でほぼ直線的な正の関連が観察されている[45]。22 のコホート調査のメタ・アナリシスでは、脳卒中及び冠動脈疾患と卵の摂取量との間には有意な関連はなかったが、糖尿病患者ではどちらも正の有意な相関が認められている[46]。14 のメタ・アナリシスでは、冠動脈疾患と卵摂取量との間に正の相関とともに、糖尿病発症との関連を認めている[47]。個々の調査を見ると、アジアでは、中国で行われた 50 万人規模のコホート研究で、卵摂取量と循環器疾患発症率には、「摂取しない」から「1 日に 1 個」までの間で、有意な負の関連が認められている[48]。日本人における Japan Public Health Center-based prospective study では、1 週間における卵摂取量と冠動脈疾患発症と関連はなかったが[49]、NIPPON DATA80 では女性で虚血性心疾患及び総死亡率と有意な正の関連が認められている[50]。アメリカでは、全体では関連が認められなかったものの、糖尿病を持つ高齢者で、卵摂取量と心血管疾患で有意な正の関連を認めている[51]。スウェーデンで行われた二つのコホート研究をまとめて解析した結果では、1 日に 1 個以下の卵摂取は心筋梗塞発症率との関連は認められなかったが、男性における心不全発症と関連していた[52]。

以上より、日本人の食事摂取基準において、少なくとも循環器疾患予防の発症予防の観点から目標量（上限）を設けるのは難しいが、これは許容されるコレステロール摂取量に上限が存在しないことを保証するものではなく、脂質異常症の重症化予防の観点からは、200 mg/日未満に留めることが望ましい。

2-1-8 その他

図 1 には、特に重要なものを示したが、その他に栄養素摂取との関連で記述しておいた方がよいものを、以下に整理した。

●一価不飽和脂肪酸

炭水化物を、同量のエネルギーを有する一価不飽和脂肪酸に置き換えた研究では、血清総コレステロール及び LDL コレステロールには有意な関連を示さなかった（**図 3**）[9]。脂質異常症患者における高一価不飽和脂肪酸食は、高飽和脂肪酸食よりも総コレステロール、LDL コレステロール、HDL コレステロールを低下させ、別の RCT でも飽和脂肪酸を一価不飽和脂肪酸に置換して、総コレステロール、LDL コレステロールを低下させている。メタ・アナリシスでは、飽和脂肪酸の一価不飽和脂肪酸への置き換えで LDL コレステロール低下が観察されたが、一価不飽和脂肪酸と多価不飽和脂肪酸との比較では有意差を認めていない[53]。一方、1,990 人を対象に 6 か月から最長 4 年間観察した 12 の RCT のメタ・アナリシスでは、高一価不飽和脂肪酸摂取群（エネルギー比率 12% を超えるもの）と低一価不飽和脂肪酸摂取群（エネルギー比率 12% 以下）では総コレステロール、LDL コレステロールに有意差を認めていない[54]。さらに、別の RCT のメタ・アナリシスでは、飽和脂肪酸を一価不飽和脂肪酸に置換した場合に、血清脂質への明らかな影響を認めていない[10)]。以上より、一価不飽和脂肪酸摂取の増加で、血清脂質改善の可能性があるが、過剰摂取ではその効果がなくなることが示唆される。

●トランス脂肪酸

トランス脂肪酸摂取が、健康な者の血清 LDL コレステロールを上昇させると同時に、HDL コレステロールを低下させることが報告された[55)]。総エネルギー比４～６％以上のトランス脂肪酸摂取は血清 LDL コレステロールを上昇させ[56)]、特に工業由来トランス脂肪酸の過剰摂取は冠動脈疾患発症リスクを上げる[57-59)]。総エネルギー比１％の工業的に生成されたトランス脂肪酸を一価不飽和脂肪酸や多価不飽和脂肪酸への置き換えで、総コレステロール、LDL コレステロールが低下する[60)]。トランス脂肪酸の摂取量が少ない場合（総エネルギー比率１％未満）は、血清 LDL コレステロールへの影響は同時に摂取する飽和脂肪酸の量によっても規定される可能性がある[61-64)]。我が国のトランス脂肪酸摂取量は、他国と比較しても低く、平均値で世界保健機関が推奨する総エネルギー摂取量の 1% エネルギー比未満を下回っており[65)]、通常の食生活ではトランス脂肪酸の摂取による健康への影響は小さいと考えられる。しかし、日本人においてもトランス脂肪酸の摂取量は１％エネルギー未満に留めることが望ましく、１％エネルギー未満でもできるだけ低く留めることが望ましいと考えられる。

●食物繊維

67 の介入試験をまとめたメタ・アナリシスは、水溶性食物繊維摂取量は血清 LDL コレステロールを低下させることを示している[66)]。しかし、その効果は３ g/日の摂取量の増加で 5.0 mg/dL 程度の低下のため、水溶性食物繊維摂取量を増加させる現実的な意味はわずかかもしれないとしている。

2-2 低 HDL コレステロール血症と栄養素摂取との関連

HDL コレステロールとの関連については、アルコール摂取量との正の関連（アルコール摂取量の増加に伴って HDL コレステロールは上昇する）以外にはあまり明らかにはなっていない[67, 68)]。

介入試験をまとめたメタ・アナリシスによれば、飽和脂肪酸、一価不飽和脂肪酸、多価不飽和脂肪酸全てが HDL コレステロールを有意に上昇させることが示されているが[8, 9)]、その変化量はわずかである（**図 3**）。また、HDL コレステロールへの影響を飽和脂肪酸の炭素数別に検討したメタ・アナリシスによると、炭素数が 12 の飽和脂肪酸（ラウリン酸）だけで有意な上昇が観察されている（**図 3**）[9)]。α-リノレン酸をサプリメントとして負荷して血清脂質の変化を観察した 17 の介入試験をまとめたメタ・アナリシスでは、HDL コレステロールの有意な低下を示したと報告されている[25)]。しかし、この研究では摂取量は報告されていない。メタ・アナリシスでは、飽和脂肪酸を n-6 系脂肪酸や炭水化物に置き換えることで HDL コレステロールの低下が観察されている[8, 9)]。13 の介入試験のメタ・アナリシスではエネルギー比率１％のトランス脂肪酸を一価不飽和脂肪酸、多価不飽和脂肪酸に置き換えることで HDL コレステロールの上昇が観察されている[60)]。糖類の種類や構造、摂取方法等によって異なる生理学的特徴を示す指標の一つである食事性グリセミック・ロード（glycemic load）との負の関連を示した研究がある[69, 70)]。しかし、上記の研究が全て現実的にどの程度の意味を持つものかは、十分には明らかにされていない。

2-3 高トリグセライド血症と栄養素摂取との関連

2-3-1 炭水化物、脂質

炭水化物から、飽和脂肪酸、一価不飽和脂肪酸、多価不飽和脂肪酸の別にかかわらず、それぞれの脂肪酸に置き換えると、血清トリグリセライドが有意に減少することがメタ・アナリシスで示されている[8)]。そして、その影響は互いにほぼ等しく、5％エネルギーの炭水化物をそれぞれの脂肪酸に食べ替えると、血清トリグリセライドが 10～12 mg/dL 程度減少するとされている。研究数を増やした別のメタ・アナリシスでも、ほぼ同様の結果が得られている（**図 3**）[9)]。さらに、飽和脂肪酸の炭素数別に検討したメタ・アナリシスでも、飽和脂肪酸の違い（炭素数による違い）は影響しないと報告されている（**図 3**）[9)]。一方、果糖などの糖類をはじめ、糖質の過剰摂取は、血清トリグリセライドの上昇をもたらすことが報告されている[1)]。

2-3-2 多価不飽和脂肪酸、n-6 系脂肪酸、n-3 系脂肪酸

飽和脂肪酸の多価不飽和脂肪酸への置き換えでは、血清トリグリセライドに影響を与えない[53)]。炭水化物の n-6 系脂肪酸への置き換えは、飽和脂肪酸や一価不飽和脂肪酸と同様に血清トリグリセライドを低下させる[8,9)]。

魚類由来長鎖 n-3 系脂肪酸をサプリメントとして負荷して血清脂質の変化を観察した 47 の介入試験をまとめたメタ・アナリシスでは、血清トリグリセライドは有意な減少を示している（**図 4**）[23)]。この研究における摂取量の平均値は 3.25 g/日と、通常の食品からの摂取量としてはかなり多いものの、血清トリグリセライドの低下は平均 30 mg/dL であった。健康な者及び脂質異常症者における RCT のメタ・アナリシスでは、魚油の摂取量の増加によりトリグリセライドが低下する[31,71)]。また、RCT では食後トリグリセライドの上昇に対する抑制効果が得られた[72)]。このように、n-3 系脂肪酸の摂取を増やすことは、トリグリセライド低下に有効である。

2-3-3 その他

図 1 には特に重要なものを示したが、その他に栄養素摂取との関連で記述しておいた方がよいものを、以下に整理した。

●食物繊維

67 の介入試験をまとめたメタ・アナリシスは、水溶性食物繊維摂取量は血清トリグリセライドに有意な関連を示さなかったと報告している[66)]。

●アルコール

アルコール摂取量と血清トリグリセライドとの間に正の関連を認めた研究があり[73)]、白人を対象にしたメタ・アナリシスでは、アルコール摂取量は血清 HDL コレステロールと血清トリグリセライドを上昇させることを示していた[74)]。また、韓国におけるコホート研究でも、アルコール摂取量が増えるほど血清トリグリセライドは増加していた[75)]。

一方、他のコホート研究[76)]及びメタ・アナリシス[67)]では、白人女性ではアルコール摂取量と血清トリグリセライドとの間に有意な関連は示されなかった。また、中国及び香港における介入研究でも、アルコール摂取（10 g エタノール/日）と血清トリグリセライドとの間に有意な関連は見られなかった[77)]。63 の介入試験をまとめたメタ・アナリシスでも、両者の間に有意な関連は認めなかった[67)]。

最近の報告では、4～30 g のエタノール/日摂取群がそれ未満、それ以上の摂取群よりも最も血

清トリグリセライドが一番低いというU字型（もしくはJ字型）が示された[78]。9,584人を対象とした研究においても、アルコール摂取量と食後トリグリセライドの関係はJ字型を示すことが、女性においてのみ観察されている[79]。

HDLコレステロールについては、近年、その量だけでなく、機能が冠動脈疾患の発症に関与する可能性が示されている。そして、HDLコレステロールのコレステロール引き抜き能は、アルコール摂取量と正に、糖尿病や肥満とは負に相関することが報告されている[80]。適量のアルコール摂取は、冠動脈疾患発症予防効果が示されているが[81,82]、過剰摂取は血圧を高め、高トリグリセライド血症の原因となり、さらに過剰のアルコール摂取に伴う高トリグリセライド血症は急性膵炎の危険因子[83]となることに注意が必要である。

参考文献

1) 動脈硬化学会編. 動脈硬化性疾患予防ガイドライン 2017 年版. 動脈硬化学会. 2017
2) Eberle E, Doering A, Keil U. Weight change and change of total cholesterol and high-density-lipoprotein cholesterol. Results of the MONICA Augsburg cohort study. *Ann Epidemiol* 1991; **1**: 487-92.
3) Yu-Poth S, Zhao G, Etherton T, *et al.* Effects of the National Cholesterol Education Program's Step I and Step II dietary intervention programs on cardiovascular disease risk factors: a meta-analysis. *Am J Clin Nutr* 1999; **69**: 632-46.
4) Hooper L, Summerbell CD, Thompson R, *et al.* Reduced or modified dietary fat for preventing cardiovascular disease. *Sao Paulo Med J* 2016; **134**: 182-3.
5) Keys A, Anderson JT, Grande F. Serum cholesterol response to changes in the diet. IV. Particular saturated fatty acids in the diet. *Metabolism* 1965; **14**: 776-87.
6) Hegsted DM. Serum-cholesterol response to dietary cholesterol: a re-evaluation. *Am J Clin Nutr* 1986; **44**: 299-305,
7) Sasaki S, Ishikawa T, Yanagibori R, *et al.* Responsiveness to a self-administered diet history questionnaire in a work-site dietary intervention trial for mildly hypercholesterolemic Japanese subjects: correlation between change in dietary habits and serum cholesterol levels. *J Cardiol* 1999; **33**: 327-38.
8) Mensink RP, Katan MB. Effect of dietary fatty acids on serum lipids and lipoproteins. A meta-analysis of 27 trials. *Arterioscler Thromb* 1992; **12**: 911-9.
9) Mensink RP, Zock PL, Kester AD, *et al.* Effects of dietary fatty acids and carbohydrates on the ratio of serum total to HDL cholesterol and on serum lipids and apolipoproteins: a meta-analysis of 60 controlled trials. *Am J Clin Nutr* 2003; **77**: 1146-55.
10) Hooper L, Martin N, Abdelhamid A, *et al.* Reduction in saturated fat intake for cardiovascular disease. *Cochrane Database Syst Rev* 2015:CD011737.
11) Fattore E, Bosetti C, Brighenti F, *et al.* Palm oil and blood lipid-related markers of cardiovascular disease: a systematic review and meta-analysis of dietary intervention trials. *Am J Clin Nutr* 2014; **99**: 1331-50.
12) Engel S, Tholstrup T. Butter increased total and LDL cholesterol compared with olive oil but resulted in higher HDL cholesterol compared with a habitual diet. *Am J Clin Nutr* 2015; **102**: 309-15.
13) Vafeiadou K, Weech M, Altowaijri H, *et al.* Replacement of saturated with unsaturated fats had no impact on vascular function but beneficial effects on lipid biomarkers, E-selectin, and blood pressure: results from the randomized, controlled Dietary Intervention and VAScular function (DIVAS) study. *Am J Clin Nutr* 2015; **102**: 40-8.
14) Ginsberg HN, Kris-Etherton P, Dennis B, *et al.* Effects of reducing dietary saturated fatty acids on plasma lipids and lipoproteins in healthy subjects: the DELTA Study, protocol 1. *Arterioscler Thromb Vasc Biol* 1998; **18**: 441-9.

15) Barr SL, Ramakrishnan R, Johnson C, *et al.* Reducing total dietary fat without reducing saturated fatty acids does not significantly lower total plasma cholesterol concentrations in normal males. *Am J Clin Nutr* 1992; **55**: 675-81.
16) Wardlaw GM, Snook JT. Effect of diets high in butter, corn oil, or high-oleic acid sunflower oil on serum lipids and apolipoproteins in men. *Am J Clin Nutr* 1990; **51**: 815-21.
17) Temme EH, Mensink RP, Hornstra G. Comparison of the effects of diets enriched in lauric, palmitic, or oleic acids on serum lipids and lipoproteins in healthy women and men. *Am J Clin Nutr* 1996; **63**: 897-903.
18) Nakamura Y, Okuda N, Turin TC, *et al.* Fatty acids intakes and serum lipid profiles: NIPPON DATA90 and the national nutrition monitoring. *J Epidemiol* 2010; **20**: S544-8.
19) Guo Z, Miura K, Turin TC, *et al.* Relationship of the polyunsaturated to saturated fatty acid ratio to cardiovascular risk factors and metabolic syndrome in Japanese: the INTERLIPID study. *J Atheroscler Thromb* 2010; **17**: 777-84.
20) Howell WH, McNamara DJ, Tosca MA, *et al.* Plasma lipid and lipoprotein responses to dietary fat and cholesterol: a meta-analysis. *Am J Clin Nutr* 1997; **65**: 1747-64.
21) Farvid MS, Ding M, Pan A, *et al.* Dietary linoleic acid and risk of coronary heart disease: a systematic review and meta-analysis of prospective cohort studies. *Circulation* 2014; **130**: 1568-78.
22) Chowdhury R, Warnakula S, Kunutsor S, *et al.* Association of dietary, circulating, and supplement fatty acids with coronary risk: a systematic review and meta-analysis. *Ann Intern Med* 2014; **160**: 398-406.
23) Eslick GD, Howe PR, Smith C, *et al.* Benefits of fish oil supplementation in hyperlipidemia: a systematic review and meta-analysis. *Int J Cardiol* 2009; **136**: 4-16.
24) Hartweg J, Farmer AJ, Perera R, *et al.* Meta-analysis of the effects of n-3 polyunsaturated fatty acids on lipoproteins and other emerging lipid cardiovascular risk markers in patients with type 2 diabetes. *Diabetologia* 2007; **50**: 1593-602.
25) Wendland E, Farmer A, Glasziou P, *et al.* Effect of alpha linolenic acid on cardiovascular risk markers: a systematic review. *Heart* 2006; **92**: 166-9.
26) Kotwal S, Jun M, Sullivan D, *et al.* Omega 3 Fatty acids and cardiovascular outcomes: systematic review and meta-analysis. *Circ Cardiovasc Qual Outcomes* 2012; **5**: 808-18.
27) Bucher HC, Hengstler P, Schindler C, *et al.* N-3 polyunsaturated fatty acids in coronary heart disease: a meta-analysis of randomized controlled trials. *Am J Med* 2002; **112**: 298-304.
28) Iso H, Kobayashi M, Ishihara J, *et al.* Intake of fish and n3 fatty acids and risk of coronary heart disease among Japanese: the Japan Public Health Center-Based (JPHC) Study Cohort I. *Circulation* 2006; **113**: 195-202.
29) Yamagishi K, Iso H, Date C, *et al.* Fish, omega-3 polyunsaturated fatty acids, and mortality from cardiovascular diseases in a nationwide community-based cohort of Japanese men and women the JACC (Japan Collaborative Cohort Study for Evaluation of Cancer Risk) Study. *J Am Coll Cardiol* 2008; **52**: 988-96.

30) Miyagawa N, Miura K, Okuda N, *et al.* Long-chain n-3 polyunsaturated fatty acids intake and cardiovascular disease mortality risk in Japanese: a 24-year follow-up of NIPPON DATA80. *Atherosclerosis* 2014; **232**: 384-9.
31) Hooper L, Thompson RL, Harrison RA, *et al.* Omega 3 fatty acids for prevention and treatment of cardiovascular disease. *Cochrane Database Syst Rev* 2004: CD003177.
32) Connor WE, Connor SL. Dietary cholesterol and coronary heart disease. *Curr Atheroscler Rep* 2002; **4**: 425-32.
33) Hegsted DM. Serum-cholesterol response to dietary cholesterol: a re-evaluation. *Am J Clin Nutr* 1986; **44**: 299-305.
34) Dietschy JM, Turley SD, Spady DK. Role of liver in the maintenance of cholesterol and low density lipoprotein homeostasis in different animal species, including humans. *J Lipid Res* 1993; **34**: 1637-59.
35) Stellaard F, Lutjohann D. The interpretation of cholesterol balance derived synthesis data and surrogate noncholesterol plasma markers for cholesterol synthesis under lipid lowering therapies. *Cholesterol* 2017; **2017**: 5046294.
36) Mistry P, Miller NE, Laker M, *et al.* Individual variation in the effects of dietary cholesterol on plasma lipoproteins and cellular cholesterol homeostasis in man. Studies of low density lipoprotein receptor activity and 3-hydroxy-3-methylglutaryl coenzyme A reductase activity in blood mononuclear cells. *J Clin Invest* 1981; **67**: 493-502.
37) Katan MB, Beynen AC. Hyper-response to dietary cholesterol in man. *Lancet* 1983; **1**: 1213.
38) Wolff E, Vergnes MF, Portugal H, *et al.* Cholesterol-absorber status modifies the LDL cholesterol-lowering effect of a Mediterranean-type diet in adults with moderate cardiovascular risk factors. *J Nutr* 2011; **141**: 1791-8.
39) Eckel RH, Jakicic JM, Ard JD, *et al.* 2013 AHA/ACC guideline on lifestyle management to reduce cardiovascular risk: a report of the American College of Cardiology/American Heart Association Task Force on Practice Guidelines. *Circulation* 2014; **129**: S76-99.
40) Dietary Guidelines, the 2015-2020 Dietary Guidelines for Americans.
https://health.gov/dietaryguidelines/2015/guidelines/
41) Expert Dyslipidemia Panel of the International Atherosclerosis Society Panel members. An International Atherosclerosis Society Position Paper: global recommendations for the management of dyslipidemia－full report. *J Clin Lipidol* 2014; **8**: 29-60.
42) Jellinger PS, Handelsman Y, Rosenblit PD, *et al.* American association of clinical endocrinologists and American college of endocrinology guidelines for management of dyslipidemia and prevention of cardiovascular disease - executive summary complete appendix to guidelines available at http://journals.aace.com. *Endocr Pract* 2017; **23**: 479-97.
43) Catapano AL, Graham I, De Backer G, *et al.* 2016 ESC/EAS Guidelines for the Management of Dyslipidaemias. *Eur Heart J* 2016; **37**: 2999-3058.
44) The National Institute for Health and Care Excellence, Cardiovascular disease: risk assessment and reduction, including lipid modification, Clinical guideline [CG181]
https://www.nice.org.uk/guidance/cg181/chapter/1-Recommendations

45) Zhong VW, van Horn L, Cornelis MC, *et al.* Associations of dietary cholesterol or egg consumption with incident cardiovascular disease and mortality. *JAMA* 2019; **321**: 1081-95.

46) Shin JY, Xun P, Nakamura Y, *et al.* Egg consumption in relation to risk of cardiovascular disease and diabetes: a systematic review and meta-analysis. *Am J Clin Nutr* 2013; **98**: 146-59.

47) Li Y, Zhou C, Zhou X, *et al.* Egg consumption and risk of cardiovascular diseases and diabetes: a meta-analysis. *Atherosclerosis* 2013; **229**: 524-30

48) Qin C, Lv J, Guo Y, *et al.*; China Kadoorie Biobank Collaborative Group. Associations of egg consumption with cardiovascular disease in a cohort study of 0.5 million Chinese adults. *Heart* 2018; **104**: 1756-63.

49) Nakamura Y, Iso H, Kita Y, *et al.*; Japan Public Health Center-based prospective study group. Egg consumption, serum total cholesterol consentrations and coronary heart disease incidence. *Br J Nutr* 2006; **96**: 921-8

50) Nakamura Y, Okamura T, Tamaki S, *et al.*; NIPPON DATA80 Research Group. Egg consumption, serum cholesterol, and cause-specific and all-cause mortality: the National Integrated Project for Prospective Observation of Non-communicablee Disease and Its Trends in the Aged, 1980 (NIPPON DATA80). *Am J Clin Nutr* 2004; **80**: 58-63

51) Houston DK, Ding J, Lee JS, *et al.* Dietary fat and cholesterol and risk of cardiovascular disease in older adults: the Health ABC study. *Nutr Metab Cardiovasc Dis* 2011; **21**: 430-7

52) Larsson SC, Akesson A, Wolk A. Egg consumption and risk of heart failure, myocardial infarction, and stroke: results from 2 prospective cohorts. *Am J Clin Nutr* 2015; **102**: 1007-13.

53) Gardner CD, Kraemer HC. Monounsaturated versus polyunsaturated dietary fat and serum lipids. A meta-analysis. *Arterioscler Thromb Vasc Biol* 1995; **15**: 1917-27.

54) Schwingshackl L, Strasser B, Hoffmann G. Effects of monounsaturated fatty acids on cardiovascular risk factors: a systematic review and meta-analysis. *Ann Nutr Metab* 2011; **59**: 176-86.

55) Mensink RP, Katan MB. Effect of dietary trans fatty acids on high-density and low-density lipoprotein cholesterol levels in healthy subjects. *N Engl J Med* 1990; **323**: 439-45.

56) Hunter JE. Dietary trans fatty acids: review of recent human studies and food industry responses. *Lipids* 2006; **41**: 967-92.

57) Willett WC, Stampfer MJ, Manson JE, *et al.* Intake of trans fatty acids and risk of coronary heart disease among women. *Lancet* 1993; **341**: 581-5.

58) Ascherio A, Hennekens CH, Buring JE, *et al.* Trans-fatty acids intake and risk of myocardial infarction. *Circulation* 1994; **89**: 94-101.

59) Oomen CM, Ocke MC, Feskens EJ, *et al.* Association between trans fatty acid intake and 10-year risk of coronary heart disease in the Zutphen Elderly Study: a prospective population-based study. *Lancet* 2001; **357**: 746-51.

60) Mozaffarian D, Clarke R. Quantitative effects on cardiovascular risk factors and coronary heart disease risk of replacing partially hydrogenated vegetable oils with other fats and oils. *Eur J Clin Nutr* 2009; **63**: S22-33.
61) Lichtenstein AH, Ausman LM, Jalbert SM, *et al.* Effects of different forms of dietary hydrogenated fats on serum lipoprotein cholesterol levels. *N Engl J Med* 1999; **340**: 1933-40.
62) Denke MA, Adams-Huet B, Nguyen AT. Individual cholesterol variation in response to a margarine- or butter-based diet: A study in families. *JAMA* 2000; **284**: 2740-7.
63) Takeuchi H, Yamaki M, Hirose K, *et al.* Effect of a 0.6% energy trans fatty acid intake on serum cholesterol concentrations in healthy young Japanese subjects. *Biosci Biotechnol Biochem* 2011; **75**: 2243-5.
64) Takeuchi H, Nishimura Y, Ohmori A, *et al.* Little Effect of Supplementation with 0.6% Energy Trans Fatty Acids on Serum Cholesterol Levels in Adult Japanese Women. *J Nutr Sci Vitaminol* 2015; **61**: 422-5.
65) Wanders AJ, Zock PL, Brouwer IA. Trans fat intake and its dietary sources in general populations worldwide: A systematic review. *Nutrients* 2017; **840**; doi:10.3390.
66) Brown L, Rosner B, Willett WW, *et al.* Cholesterol-lowering effects of dietary fiber: a meta-analysis. *Am J Clin Nutr* 1999; **69**: 30-42.
67) Brien SE, Ronksley PE, Turner BJ, *et al.* Effect of alcohol consumption on biological markers associated with risk of coronary heart disease: systematic review and meta-analysis of interventional studies. *BMJ* 2011; **342**: d636.
68) Zaid M, Miura K, Okayama A, *et al.* Associations of high-density lipoprotein particle and high-density lipoprotein cholesterol with alcohol intake, smoking, and body mass index- The INTERLIPID Study. *Circ J* 2018; **82**: 2557-65.
69) Liu S, Manson JE, Stampfer MJ, *et al.* Dietary glycemic load assessed by food-frequency questionnaire in relation to plasma high-density-lipoprotein cholesterol and fasting plasma triacylglycerols in postmenopausal women. *Am J Clin Nutr* 2001; **73**: 560-6.
70) Murakami K, Sasaki S, Takahashi Y, *et al.* Dietary glycemic index and load in relation to metabolic risk factors in Japanese female farmers with traditional dietary habits. *Am J Clin Nutr* 2006; **83**: 1161-9.
71) Leslie MA, Cohen DJ, Liddle DM, *et al.* A review of the effect of omega-3 polyunsaturated fatty acids on blood triacylglycerol levels in normolipidemic and borderline hyperlipidemic individuals. *Lipids Health Dis* 2015; **14**: 53.
72) Agren JJ, Hanninen O, Julkunen A, *et al.* Fish diet, fish oil and docosahexaenoic acid rich oil lower fasting and postprandial plasma lipid levels. *Eur J Clin Nutr* 1996; **50**: 765-71.
73) Yoon YS, Oh SW, Baik HW, *et al.* Alcohol consumption and the metabolic syndrome in Korean adults: the 1998 Korean National Health and Nutrition Examination Survey. *Am J Clin Nutr* 2004; **80**: 217-24.
74) Rimm EB, Williams P, Fosher K, *et al.* Moderate alcohol intake and lower risk of coronary heart disease: meta-analysis of effects on lipids and haemostatic factors. *BMJ* 1999; **319**: 1523-8.

75) Sung KC, Kim SH, Reaven GM. Relationship among alcohol, body weight, and cardiovascular risk factors in 27,030 Korean men. *Diabetes Care* 2007; **30**: 2690-4.
76) Nanchahal K, Ashton WD, Wood DA. Alcohol consumption, metabolic cardiovascular risk factors and hypertension in women. *Int J Epidemiol* 2000; **29**: 57-64.
77) Au Yeung SL, Jiang C, Cheng KK, *et al.* Moderate alcohol use and cardiovascular disease from Mendelian randomization. *PLoS One* 2013; **8**: e68054.
78) Whitfield JB, Heath AC, Madden PA, *et al.* Metabolic and biochemical effects of low-to-moderate alcohol consumption. *Alcohol Clin Exp Res* 2013; **37**: 575-86.
79) Tolstrup JS, Gronbaek M, Tybjaerg-Hansen A, *et al.* Alcohol intake, alcohol dehydrogenase genotypes, and liver damage and disease in the Danish general population. *Am J Gastroenterol* 2009; **104**: 2182-8.
80) Saleheen D, Scott R, Javad S, *et al.* Association of HDL cholesterol efflux capacity with incident coronary heart disease events: a prospective case-control study. *Lancet Diabetes Endocrinol* 2015; **3**: 507-13.
81) Ikehara S, Iso H, Toyoshima H, *et al.* Alcohol consumption and mortality from stroke and coronary heart disease among Japanese men and women: the Japan collaborative cohort study. *Stroke* 2008; **39**: 2936-42.
82) Corrao G, Rubbiati L, Bagnardi V, *et al.* Alcohol and coronary heart disease: a meta-analysis. *Addiction* 2000; **95**: 1505-23.
83) Bessembinders K, Wielders J, van de Wiel A. Severe hypertriglyceridemia influenced by alcohol (SHIBA). *Alcohol Alcohol* 2011; **46**: 113-6.

3-3　糖尿病

①　疾患と食事の関係

1-1　概念と定義

糖尿病は、インスリン作用の不足に基づく慢性の高血糖状態を主徴とする代謝症候群である。この疾患群の発症基盤はインスリン作用の不足であり、それによってぶどう糖、脂質、たんぱく質を含むほとんど全ての代謝系に異常を来す。インスリン作用が不足する機序には、インスリンの供給不全（絶対的又は相対的）とインスリンが作用する臓器（細胞）におけるインスリン感受性の低下（インスリン抵抗性）とがある。インスリンの供給不全は膵β細胞におけるインスリン分泌能の機能不全、インスリン抵抗性は内臓脂肪型肥満が病態の基軸をなすと考えられている。糖尿病の原因は多様であり、その発症には遺伝因子と環境因子が共に関与する。

1-2　病態の分類

現在、糖尿病は成因（発症機序）と病態（病期）によって分類がなされている。成因分類の上では、大きく1型と2型を分けている。1型糖尿病は、主に自己免疫によって膵β細胞の破壊を生じ、インスリンの欠乏を来して発症する糖尿病である。2型糖尿病は、インスリン分泌低下を来す複数の遺伝因子に、過食、運動不足などの生活習慣に起因する内臓脂肪型肥満が加わり、インスリン作用の需要と供給のバランスの破綻を生じて発症する糖尿病である。糖尿病の成因が何であっても、発病過程では種々の病態を経て進展し、治療によっても変化する可能性がある。そこで、病態（病期）による分類が設定されている。**図1**の横軸は、インスリン作用不足あるいは糖代謝異常の程度を表す[1]。成因とは別に、インスリン作用不足の程度によって、インスリン治療が生命維持に必須であるインスリン依存状態とそうでない非依存状態に分け、二つの基軸から適切な治療の選択を目指すことになる。

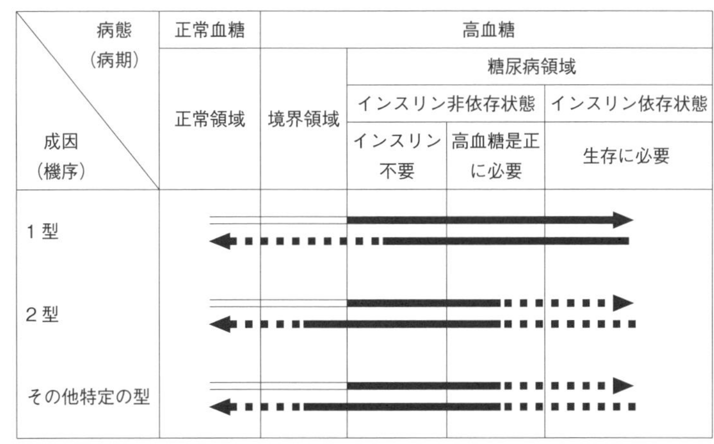

図1　糖尿病における成因（発症機序）と病態（病期）の概念[1]

右向きの矢印は糖代謝異常の悪化（糖尿病の発症を含む）を表す。矢印の線のうち、■■■■▪▪▪の部分は、「糖尿病」と呼ぶ状態を示す。左向きの矢印は糖代謝異常の改善を示す。矢印の線のうち、破線部分は頻度の少ない事象を示す。例えば、2型糖尿病でも、感染時にケトアシドーシスに至り、救命のために一時的にインスリン治療を必要とする場合もある。また、糖尿病がいったん発病した場合は、糖代謝が改善しても糖尿病とみなして取り扱うという観点から、左向きの矢印は黒く塗りつぶした線で表した。その場合、糖代謝が完全に正常化するに至ることは多くないので、破線で表した。

1-3 発症予防と重症化予防の基本的な考え方と食事の関連

２型糖尿病における食事療法の意義は、全身の代謝状態を良好に維持することによって、合併症を予防し、かつ進展を抑制することにある。そのために、総エネルギー摂取量の適正化を通して肥満を解消するとともに、インスリン分泌不全を補完し、インスリン作用からみた需要と供給のバランスをとることによって、高血糖のみならず糖尿病の種々の病態を是正することを目的としている。インスリンの作用は糖代謝のみならず、脂質及びたんぱく質代謝など多岐に及んでおり、これらは相互に密接な連関を持つことから、食事療法を実践するに当たっては、個々の病態に合わせ、高血糖のみならず、あらゆる側面からその妥当性が検証されなければならない。さらに、長期にわたる継続を可能にするためには、安全性とともに我が国の食文化あるいは患者の嗜好性に対する配慮が必須である。諸外国においても、生活習慣の介入による肥満の是正を重要視し、そのために総エネルギーを調整し、合併症の発症予防の観点から栄養素のバランスを図ることが推奨されている。しかし、糖尿病の発症・管理のための適正な栄養素摂取比率に関してはエビデンスが乏しく、我が国における栄養素のバランスの目安は健康な者の平均摂取量に基づいているのが現状である。また、食文化、病態が異なる海外における観察研究をそのまま日本人に当てはめることは妥当とは言えない。しかし、糖尿病では動脈硬化性疾患や糖尿病腎症など種々の臓器障害を合併することから、予防のためのそれぞれの推奨量が設定されており、その制約の中で栄養素摂取比率を勘案することが求められる。

糖尿病の病態が多様化している現在、患者の置かれた状況に応じて、食事療法は量的にも質的にも個別化を図る必要がある。とりわけ、多臓器に機能障害を持つ高齢者糖尿病では、治療目標の優先度を考慮し、健康寿命の延伸を目指すことになる。食事療法を長く継続するためには、個々の食習慣を尊重しながら、柔軟な対応をしなければならない。

② 特に関連の深いエネルギー・栄養素

栄養素摂取と糖尿病との関連について、特に重要なものを図２に示す。

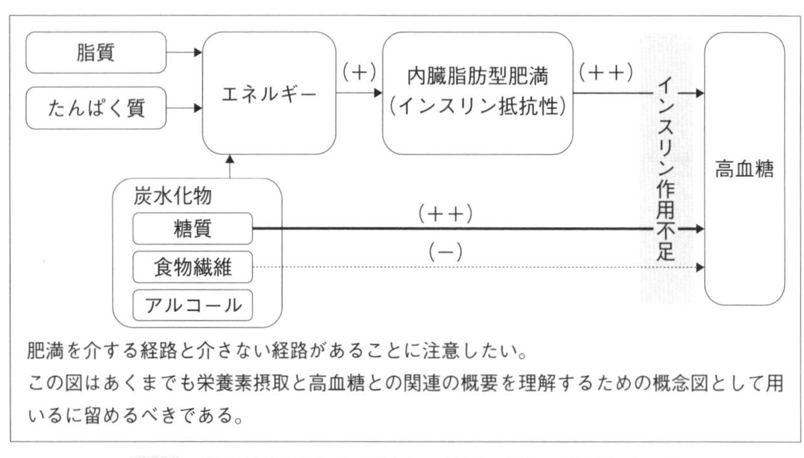

図２　栄養素摂取と高血糖との関連（特に重要なもの）

2-1 総エネルギー摂取量と目標体重の設定

肥満を伴った2型糖尿病は、糖尿病の基盤病態の一つである内臓脂肪型肥満によるインスリン抵抗性により発症することから、その予防と管理には肥満の是正が重要な意義を持ち、そのためには、総エネルギー摂取量の適正化を中心とする生活習慣の介入が有効である。総エネルギー摂取量は、目標とすべき体重に基づいて計算されている。職域健診で異常所見の合計が最も少ないBMIが22であるとした研究に基づき[2)]、従来これを標準体重としてきた。BMI 22に身体活動量をかける計算式は、当時の日本人の平均BMIがこの値に近似していたことから違和感なく受け入れられ、幅広く普及した。しかし、BMIと死亡率との関係を検討した近年の研究では、最も死亡率の低いBMIは、アジア人では20〜25にあり[3)]、日本人の食事摂取基準でも、目標とするBMIを20〜24.9としている。2型糖尿病でも、中国人[4)]、日本人[5,6)]では総死亡率が最も低いBMIは20〜25にあったとされ、75歳以上の高齢者ではBMI 25以上でも、死亡率の増加は認められない[5)]。このように、総死亡率との関係で目標とすべきBMIを考えた場合、20〜25の幅があり、特に高齢者ではその関係が異なることは海外の研究でも確認されている[7)]。一方、体格と総死亡との関係は、BMIでは正しく評価できないことが指摘されている[8)]。BMIと体脂肪率を分けて、総死亡率との関係を検討したカナダの研究では、独立してそれぞれの関係をみると、BMIも体脂肪率も死亡率に対してU字型の関係を示すが、両者を調整して再検討すると、U字型の関係を残したのは体脂肪率であり、BMIではその関係が見られなかったとし、体組成評価の重要性を示唆している[8)]。また、BMIが非肥満内にあっても、脂質異常症や高血圧などのメタボリックシンドロームの症候を持つ場合、健康な非肥満者に比べて明らかに死亡率が高く、その反面、メタボリックシンドロームのない肥満者では、死亡率の増加はないことから、BMIのみでは健康状態を正確に把握できないとする報告もある[9,10)]。したがって、標準体重BMI 22を起点として、総エネルギー摂取量を設定することは一定の目安にはなり得るが、その根拠を死亡率の低い健康的な体格に求めるならば、望ましいBMIは20〜25の許容があり、22は必ず厳守しなければならない基準とは言えない。高齢者の糖尿病が増え、BMIが30を超える肥満者が珍しくなくなった我が国の現状を考えると、この基準を柔軟に運用し、いかに個別化を図るかが大きな課題である。さらに、BMIが20〜25の範囲にあったとしても、インスリン抵抗性に起因する症候を併せ持つ症例に対しては、積極的な生活介入が必要なのである。

2-2 総エネルギー摂取量の考え方

日本人の食事摂取基準では、必要エネルギー量は、基礎代謝量と身体活動レベルから算出される推定エネルギー必要量を基に設定するとしている。しかし、年齢によって必要エネルギー量は変化し、自由生活下における身体活動量は一定ではない。必要エネルギー量には相当の個人差があると想定されるが、日常臨床上これを正確に評価することは困難である。一方、身体活動量が不変であれば、総エネルギー摂取量の管理は、体重の管理とほぼ同等とみなしてよい。そこで、実際の指示エネルギーの処方に当たっては、上記のように標準体重と労作量から計算される量を目安として算定し、その後、身体活動や代謝パラメータを観察しながら、個々の適正体重を決めていくことが現実的であり、総エネルギー摂取量の個別化を図ることにも資すると考えられる。

フィンランドにおけるDPS研究では耐糖能異常（impaired glucose tolerance：IGT）を対象として、総エネルギーの減量と身体活動の増加を中心とした生活介入の糖尿病発症への影響を4年にわたって検討し、介入群では1年間で5％の体重減少に伴って糖尿病の発症率が有意に低下することを明らかにした[11]。アメリカで行われた糖尿病予防プログラム（Diabetes Prevention Program：DPP）では、糖尿病発症リスクの高い対象において、3年間で5％の体重の低下は、糖尿病の発症を55％抑制したとしている[12]。一方、Look AHEAD研究では、試験開始1年での体重減少率が対照群0.7％であったのに対し、介入群では8.6％であり、HbA1cは約0.6％の低下を示した[13]。最近のメタ・アナリシスでは、肥満を伴う2型糖尿病患者では、5％の体重減少によって、有意に糖尿病に関連する臨床パラメータの改善が認められるとしている[14]。一方、肥満症例をメタボリックチャンバーに入れ、体重の減少率と肝臓、脂肪組織のインスリン抵抗性との関係を検討した研究では、5％以上の体重減少によって、各臓器のインスリン感受性の改善が生じると報告している[15]。これらのことを踏まえ、アメリカ糖尿病学会（American Diabetes Association：ADA）では、総エネルギーの適正化による肥満の是正が糖尿病の予防と管理には最も重要だとし、当面の体重管理目標を5％減と記している[16]。日本肥満学会の「肥満症診療ガイドライン2016」では、特定保健指導の調査結果に基づき[17]、HbA1cの改善については、肥満症の体重減量目標を3～5％としている[18]。以上のことから、肥満を有する日本人2型糖尿病患者では、現体重からどのくらいの減量を目指すべきか当面の目標を示すことが適当と考えられるが、その設定根拠を定めることは難しい。しかし、治療開始時のBMIによらず、一律に標準体重を目指すことは困難であり、個々の病態の相違やエネルギー必要量に個人差が大きいことを考えると妥当とは言えない。また、患者の病態、年齢、遵守度を評価し、これを管理目量に加味することが求められる。治療開始後に、代謝状態の改善を評価しつつ、患者個々の実効性などを考慮に入れ、適正体重の個別化を図ることが必要である。

2-3 栄養素の摂取比率

インスリンの作用は糖代謝のみならず、脂質及びたんぱく質代謝など多岐に及んでおり、これらは相互に密接な連関を持つことから、食事療法を実践するに当たっては、栄養素バランスは個々の病態に合わせ、高血糖のみならず、あらゆる側面からその妥当性が検証されなければならない。さらに、長期にわたる継続を可能にするためには、安全性とともに我が国の食文化あるいは患者の嗜好性に対する配慮が必須である。しかし、各栄養素についての必要量の規定はあっても、相互の関係に基づく適正比率を定めるための十分なエビデンスには乏しい。また、特定の栄養素の摂取比率が糖尿病の管理に有効であるとする根拠は認められない[19]。そのため、栄養素のバランスの目安は健康な者の平均摂取量に基づいているのが現状である。一方、糖尿病があらゆる慢性疾患の基盤病態となることから、その予防と管理から見た栄養素バランスの在り方は、医学的見地から検討すべき課題である。すなわち、動脈硬化性疾患については脂質、慢性腎臓病の最大の原因となる糖尿病腎症については食塩、たんぱく質の摂取量、そして糖尿病自体の背景となる肥満症には総エネルギー摂取量の設定など、それぞれに関係する学会から推奨基準が提示されており、糖尿病の食事療法は、その中でいわば最大公約数的な制約を受けることになる。さらに、合併する臓器障害、年齢によって食事療法の意義は異なり、このような患者が持つ多彩な条件に基づいて、個別化を図る必要がある。

以上のことから、2016年に出された日本糖尿病学会による「糖尿病診療ガイドライン2016」では、炭水化物を50～60％エネルギー、たんぱく質20％エネルギー以下、脂質20～30％を目安とし、脂質が25％エネルギーを超える場合は、多価不飽和脂肪酸を増やすなど、脂肪酸の構成に配慮を要するとしている[20]。また、炭水化物摂取量にかかわらず、食物繊維は20 g/日以上摂ることを推奨している。しかし、食事療法を長く継続するためには、個々の食習慣を尊重しながら、病態に基づいて柔軟な対応をすることが求められる。それぞれの患者のリスクを評価し、医学的齟齬のない範囲で、食を楽しむことを最も優先させるべきである。

2-4 炭水化物

炭水化物の摂取量と糖尿病の発症率との関係を検討した例は少なく、両者の関係は明らかではない。最近、イギリスでなされたコホート研究では、炭水化物摂取量と糖尿病の発症率との関係が検討されているが、総炭水化物摂取量と糖尿病の発症率には関係がなく、果糖の過剰摂取が糖尿病のリスクを増したとしている[21)]。メタ・アナリシスの結果では、総炭水化物摂取量と糖尿病発症リスクに有意な関係を認めなかったと報告されている[22)]。2型糖尿病の血糖コントロールに対して、消化性炭水化物の制限が及ぼす効果については議論がなされている。もともと、1日当たりの炭水化物摂取量を100 g以下とする炭水化物制限が、肥満の是正に有効だとする研究結果から、糖尿病治療における炭水化物制限の有用性が注目された。2008年に発表されたDIRECT研究は、脂質を中心に総エネルギーを制限した群、総エネルギーを制限し地中海食とした群、エネルギーを制限なしとし炭水化物を40%エネルギーに制限した3群を設定し、その後2年間の体重の変化を追跡したところ、脂質制限群に比較して、地中海食群と炭水化物制限群で有意に体重減少効果が優っていたと報告している[23)]。しかし、炭水化物制限群でも、総エネルギー摂取量は他の群同様に低下しており、体重減量効果が総エネルギーとは無関係に、炭水化物の制限のみによると解釈はできない。日本人の2型糖尿病を対象に、6か月間130 g/日の低炭水化物食の効果を観察した研究でも、低炭水化物群で体重、HbA1cの低下を認めたが、同時に総エネルギー摂取量が減少しており[24)]、その後1年間の追跡では差異はなくなったとしている[25)]。一方、同様にエネルギー制限群と炭水化物70～130 g/日制限群を設定し、6か月後に各パラメータを比較すると、総エネルギー摂取量が等しく減少し、体重の変化にも両群で差異はなかったが、炭水化物制限群でHbA1cと血中トリグリセライドの有意な改善を認めたとする報告もある[26)]。総エネルギー摂取量を同等として、低炭水化物食の効果を見たメタ・アナリシスでは、糖尿病の有無にかかわらず、体重、代謝パラメータに影響はなかったと報告している[27)]。一方、日本人を対象とし、炭水化物摂取量と合併症発症率との関係を検討した研究では、どの合併症においても関係は認められないと報告している[28)]。2012年に糖尿病患者における炭水化物制限の効果に関するシステマティック・レビューが発表されているが、現時点ではどのレベルの炭水化物制限であっても、高血糖及びインスリン抵抗性の改善に有効であるとする明確な根拠は見いだせないと結論している[29)]。その後のメタ・アナリシスでは、6～12か月以内に限ると、低炭水化物食によってHbA1cは改善傾向を示すが、体重減少効果は認められないとしている[30-32)]。これらのメタ・アナリシスを解釈する上での問題点として、対象とする研究によって炭水化物摂取量（低炭水化物食の定義）が異なっていること、観察期間がまちまちで、他の栄養素、エネルギー摂取量の補正ができていないことなどが指摘されており[33)]、糖尿病管理における低炭水化物食の長期的な効用は確認されておらず、これまでに報告されている体重減少効果は、総エネルギー摂取量の減量に伴うものと考えられる。しかし、総エネルギー摂取量の適正化を図る上で、炭水化物の摂取量の在り方には検討の余地を残している。糖尿病における炭水化物の至適摂取量は、身体活動量やインスリン作用の良否によって異なるため、これを規定することは困難である。合併症や薬物療法などの制約がなければ、柔軟な対応をしてもよい。

一方、果糖はglycemic indexが低いことなどから、糖尿病の管理には有効と考えられる反面、過剰の摂取は、血中中性脂肪や体重の増加を来す懸念がある。先行研究では、果物の摂取（特にブルーベリー、ぶどう、りんごなどの果実含有換算）は有意に糖尿病発症率を低下させるが、果物ジュースは糖尿病発症のリスクを高めたとの報告もある[34,35]。純粋な果糖の糖尿病状態への影響を検討した最近のメタ・アナリシスでは、1日100 g以内であれば、果糖摂取によって血糖、中性脂肪レベルは改善し、体重増加は来さないとしている[36]。糖尿病では果物の摂取を勧めてよいが、その量は病態による個別化が必要である。

Glycemic index（GI）及びGlycemic load（GL）と2型糖尿病の発症リスクの関係を検討したメタ・アナリシスでは、GI及びGLの低い食材を摂ると、糖尿病の発症リスクが低減するとしている[37,38]。日本人においても、低GI及び低GLの食品の摂取量が多いほど、糖尿病発症リスクが減少したとの報告もある[39]。しかし、糖尿病の管理、糖尿病における死亡率との関係については検討例が少なく、糖尿病患者の食事療法に積極的に取り入れるべきかどうかについては、現時点では十分な根拠があるとは言えない。

2-5 たんぱく質

たんぱく質については、過量の摂取が腎障害を増悪させるとの観点から論じられてきたが、大規模なコホート研究では、たんぱく質摂取量が多い集団でもeGFR低下速度には差異は見られなかったとしている[40]。現時点では、たんぱく質摂取量が腎症の発症リスクになるとみなす根拠はない。ただし、腎機能障害を合併した場合、たんぱく質摂取量が腎障害の増悪に関わるとする報告がある[41,42]。一方、前向きコホート研究では、1日当たり100 g超の赤身肉の摂取が糖尿病発症リスクを増加させることを、日本人を含めた調査によって報じている[43,44]。たんぱく質、特に動物性たんぱく質摂取量が糖尿病発症リスクになるとする研究結果が、最近数多く発表されており[45,46]、スウェーデンで行われた前向きコホート研究では、たんぱく質摂取比率20%エネルギーの男女と12%エネルギーに留まった者の糖尿病発症リスクを比較すると、高たんぱく質群ではハザード比が1.27に達したとしている[47]。最近のメタ・アナリシスでも、動物性たんぱく質摂取量の増加が糖尿病発症リスクとなるが、この関係は植物性たんぱく質では認められないことが確認されている[48]。中国で行われた追跡研究は、動物性たんぱく質摂取の増加に伴う糖尿病発症率の上昇には、HOMA-Rで評価したインスリン抵抗性の増大が関与することを示唆している[49]。一方、65歳以上の日本人を対象とした横断研究では、植物性たんぱく質摂取比率と筋肉量が有意の相関を示したと報告しているが[50]、因果関係は不明である。このように、たんぱく質摂取比率が20%エネルギーを超えた場合の有害事象として、糖尿病発症リスクの増加が挙げられるが、たんぱく質そのものよりも含有される脂質の影響を受けている可能性もある。また、糖尿病の管理状態に及ぼすたんぱく摂取量の影響については、報告例がない。

糖尿病において関連が注目されている事象のうち、たんぱく質の過剰摂取との関係が報告されているものには、耐糖能障害の他に、心血管疾患や脳卒中の増加[51,52]、がんの発症率の増加[53]などが挙げられる。2013年のシステマティック・レビューでは、これらの事象とたんぱく質摂取量との関係を検討したこれまでの論文を検証し、どの事象についても明らかな関連を結論することはできないとしながら、たんぱく質の摂取比率が20%を超えた場合の安全性は確認できないと述べ、注意を喚起している[54]。以上より、「糖尿病診療ガイドライン2016」[20]では、たんぱく摂取比率は20%エネルギー以下を目安とすることを推奨している。

2-6 脂質

糖尿病患者は非糖尿病者に比べて、脂質の総摂取量、特に動物性脂質の摂取量が多いとの報告がある[55)]。海外の前向きコホート研究では、総脂質摂取量が糖尿病発症リスクになるとの報告[56)]がある一方で、総脂質摂取量をBMIで調整すると糖尿病発症リスクとの関連が消失するとの報告[57)]や、総脂質摂取量は糖尿病発症リスクにならないとする報告[58)]がある。しかし、海外の研究では脂質摂取量が30%エネルギーを超えており、30%エネルギーを下回る日本人の平均的な摂取状況にある者については、糖尿病の予防のために総脂質摂取量を制限する根拠は乏しい。また、脂質摂取制限の体重減少効果を検証した最近のメタ・アナリシスでは、有意な効果を見いだしてはいない[59)]。ただ、多くの研究が飽和脂肪酸の摂取量は糖尿病の発症リスクになり、多価不飽和脂肪酸がこれを低減するとしている[56,60,61,62)]。また、2011年のメタ・アナリシスでは、不飽和多価脂肪酸の摂取量の増加は、HbA1cの低下をもたらすとしている[63)]。脂質については、その量のみならず種類にも焦点を当てて論じなければならない。

昨今の我が国における魚の摂取量低下とともに、n-3系脂肪酸と糖尿病との関係が注目されている。しかし、n-3系脂肪酸の摂取量と糖尿病発症リスクについての先行研究は、必ずしも一致した結果に至っていない。中国人を対象にした前向きコホート研究では、EPA、DHA摂取量は糖尿病発症リスクに関与しなかったが、α-リノレン酸はリスクを低下させること[64)]、女性において魚介類の長鎖n-3系脂肪酸は糖尿病発症リスクを低減すること[63)]などが、報告されている。一方、アメリカで行われた調査では、n-3系脂肪酸を0.2 g/日以上、魚を1日2回以上食べる女性は糖尿病発症リスクが増大すること[65)]、オランダでの前向き観察研究では、糖尿病発症リスクに関してEPA、DHA摂取は関連がなかったとも報告されている[66)]。メタ・アナリシスの結果でも、インスリン感受性の改善はない[67)]、あるいは糖尿病発症リスクに対する効果を否定するもの[68)]がある反面、アジア人では魚由来n-3系脂肪酸は糖尿病発症リスクを低減するとするものもあり[69)]、効果に人種差がある可能性を示唆している。しかし、2型糖尿病症例にEPAとDHAを投与し、心血管疾患の発症率を検討したアメリカの研究では、プラセボ群との間に全く差異は認められなかった[70)]。n-3系脂肪酸の目標量の設定に足る科学的根拠は、いまだに不足していると言わざるを得ない。

糖尿病における脂質及び飽和脂肪酸摂取比率を、日本人の食事摂取基準におけるそれぞれの目標量（20～30%エネルギー、7%エネルギー以下）より厳格に設定する積極的根拠はない。しかし、糖尿病が動脈硬化性疾患の最大のリスクであることから、「動脈硬化症疾患予防ガイドライン2017年版」において、動脈硬化症予防のために示されている25%エネルギー[71)]を上回る場合は、飽和脂肪酸を減らし、多価不飽和脂肪酸を増やすなど脂肪酸組成に留意する必要がある[20)]。

2-7 食物繊維

食物繊維と生活習慣病を中心とする慢性疾患発症率との関係については、古くから検討されてきた。最近のメタ・アナリシスでは、食物繊維との関係が認められる事象及び疾患として全死亡率、心血管疾患、2型糖尿病、炎症性大腸疾患、全がん死亡率、中でも大腸がん、膵臓がん、乳がんなど発症率に強い関連が報告されている[72)]。糖尿病の発症リスクとの定量的解析を試みたメタ・アナリシスでは、食物繊維の平均摂取量は20 g/日を超えた時点から、有意な低下傾向が認められ[73)]、その内容を解析すると、果物、野菜の繊維と糖尿病発症リスクとの関係は認められないと報告されている[74)]。これに関係して、穀物の食物繊維が糖尿病発症リスクを低減するとする報告が多く見られるが[75]、他の食物繊維との関係は明らかではない。また、食物繊維の研究は、他の栄養素を絡めた形で検討されている場合が多く、糖尿病発症に関わる繊維の種類や量を特定することは困難であるが、穀物繊維摂取を促すことは糖尿病の発症予防に有用と考えられる。食物繊維の摂取が2型糖尿病患者の血清コントロールや重症化予防に及ぼす影響について、日本人を対象とした研究を見ると、コホート研究として食物繊維が多いほどHbA1cのレベルが低いことが示されており[76]、合併症との関係を後ろ向きに追跡した研究では、心血管疾患の発症率が低下することが明らかにされている[77]。

食物繊維摂取量を増加させ、血糖値などの変化を観察した15の介入研究をまとめたメタ・アナリシスでは、平均18.3 g/日の増加で平均15.3 mg/dLの空腹時血糖の低下が見られた[78]。現在の日本人の平均摂取量が17～19g/日であることと、以上の研究成果から、「糖尿病診療ガイドライン2016」では、糖尿病における目標量を20 g/日以上とすることを推奨している。

2-8 アルコール

アルコールは、そのエネルギーのみならず中間代謝産物が他の栄養素の代謝に影響を及ぼすことから、糖尿病管理における摂取量の適正化は重要な課題である。また、アルコールの持つ精神心理学的効果は、アルコール依存症を含め、異なった視点から検討しなければならない問題である。従来からアルコール摂取量と糖尿病発症リスクとの関係が注目されており、最近のメタ・アナリシスでは24 g/日以下の摂取であれば、アルコール摂取は糖尿病発症リスクを低下させると報じられている[79]。そのメカニズムとしては、インスリン感受性の亢進の関与が示唆されており[80]、発症リスク低減には、ワインの方がビール、蒸留酒より優っているとする研究もあるが[81]、これには食事パターンが交絡因子として関与している可能性がある。糖尿病でも中等度のアルコール摂取量は死亡率を低下させると考えられているが[82]、最近ではADVANCE試験のサブ解析が、中等度の飲酒習慣がある群の方が飲酒習慣のない群に比べて総死亡、心血管イベント、細小血管症が有意に少なかったとし[83]、日本人の糖尿病においても、全く飲酒習慣のない患者に比べ、飲酒習慣のある方が死亡率は低かったと報告されている[84]。しかし、注意すべきは、アルコール摂取量と糖尿病及び関連病態のリスクがJ字型の関係にあることで、中等度のアルコールの摂取群において血糖コントロール状態が最もよいとされている[85]。1型糖尿病患者でも、アルコールの摂取量と細小血管症リスクも同様の関係を示し、中等度の飲酒者（週当たり30～70 g）は増殖網膜症のリスクが40%減少し、神経障害では39%、更に腎症に関しては64%のリスク軽減が認められている[86]。問題は中等度の定義だが、アルコール摂取と糖尿病の発症リスクを検討した研究では、中等度（男性22 g、女性24 g）の摂取量で最も発症率が低く、大量のアルコール摂取（男性60 g以上、女性50 g程度）によってその効果は打ち消される[87]と報告されている。評価法によって相違があるが、海外の論文ではおおむね25～30 g/日を中等度としていることから、「糖尿病診療ガイドライン2016」では、上限として20～25 g/日までを目安としている[20]。一方、アルコールの急性効果として低血糖を来すことにも留意すべきで、特にインスリン療法中の患者の飲酒時には注意喚起を要する。適正な飲酒量の決定にはアルコール量のみならず、アルコール飲料に含有された他の炭水化物によるエネルギーも計算に入れ、患者の飲酒習慣を勘案しながら個別化した指導が求められる。

2-9 食事摂取パターン（eating pattern）とシフトワーカー

食事療法は各栄養素の量のみならず、どのような食材から、どのような組合せで摂取するかが実際的な問題であり、これを食事摂取パターン（eating pattern）と称して、その意義が注目されている。アメリカにおける調査では、精製しない穀類、果物、ナッツを多く摂り、赤肉、ショ糖含有飲料の少ない食事を摂った場合、糖尿病や心血管疾患による死亡率が低下するとしている[88)]。我が国でも、これまでの日本人の食事摂取基準で推奨された食材の摂取量と慢性疾患との関係が検討されており、推奨されている食材の摂取が多いほど、心血管疾患による死亡率が低下している[89)]。これらの結果には様々な交絡因子が関与するものと考えられるが、それぞれの地域や個人の食事パターンを考慮に入れながら、長期にわたり継続できる食事療法を実践することの必要性を示している。

近年、食品の摂り方によって、食後の血糖上昇を抑制し得ることが注目されている。特に、食物繊維に富んだ野菜を先に食べることで食後血糖の上昇を抑制し、HbA1c を低下させ、体重も減少させることができることが報告されている[90)]。ただし、これは野菜に限らず、たんぱく質などの主菜を先に摂取し、その後に主食の炭水化物を食べると食後の血糖上昇は抑制される[91)]。また、咀嚼力と血糖コントロールとの関係も検討されており、50 歳以上の者では、咀嚼力の低下により血糖コントロールを乱す可能性がある[92)]。この他、我が国で増えている朝食の欠食、遅い時間帯の夕食摂取といった食習慣も肥満を助長し、糖尿病管理を困難にする。特に、就寝前に摂る夜食は、肥満の助長、血糖コントロールの不良の原因となり、合併症を来すリスクが高くなる[93)]。最近のメタ･アナリシスでは、朝食を抜く食習慣が、２型糖尿病のリスクになることが示されており[94)]、さらに摂取時間の不規則なシフトワーカーでは、２型糖尿病の発症リスクが増すとされ[95)]、日本人を対象とした研究でも、シフトワーカーでは有意な体重増加が認められると報告している[96)]。横断研究において、朝食を欠食する群では動脈硬化のリスクが高まることが示されている[97)]。今後の我が国における就業形態の変貌の中にあって、生活習慣病の発症予防及び重症化予防の観点から、職域で検討されるべき課題の一つである。

参考文献

1) 清野　裕，南條輝志男，田嶼尚子，他．糖尿病の分類と診断基準に関する委員会報告．糖尿病 2010; **53**: 450-67.
2) Tokunaga K, Matsuzawa Y, Tarui S, *et al.* Ideal body weight estimated from the body mass index with the lowest morbidity. *Int J Obes* 1991; **15**: 1-5.
3) The Global BMI Mortality Collaboration Body-mass index and all-cause mortality: individual-participant-data meta-analysis of 239 prospective studies. *Lancet* 2016; **388**: 776-86.
4) So WY, Yang X, Chan JCN, *et al.* Risk factors in V-shaped risk associations with all-cause mortality in type 2 diabetes-The Hong Kong Diabetes Registry. *Diabetes Metab Res Rev* 2008; **24**: 238-46.
5) Tanaka S, Tanaka S, Sone H, *et al.* Body mass index and mortality among Japanese patients with type 2 diabetes: Pooled analysis of the Japan Diabetes complications study and the Japanese elderly diabetes intervention trial. *J Clin Endocrinol Metab* 2014; **99**: E2692-6.
6) Kubota Y, Iso H, Tamakoshi A; the JACC Study Group. Association of body mass index and mortality in Japanese diabetic men and women based on self-reports:The Japan Collaborative Cohort (JACC) Study. *J Epidemiol* 2015; **25**: 553-8.
7) Edqvist J, Rawshani A, Rosengren A, *et al.* BMI and Mortality in Patients with New-Onset Type 2 Diabetes: A comparison with age- and sex-matched control subjects from the general population. *Diabetes Care* 2018; **41**: 485-93.
8) Padwal R, Leslie, WD, Lix, LM, *et al.* Relationship among body fat percentage, body mass index, and all-cause mortality. *Ann Intern Med* 2016; **164**: 532-41.
9) Kramer CK, Zinman B, Retnakaran, R. Are metabolically healthy overweight and obesity benign conditions? A systematic review and meta-analysis. *Ann Intern Med* 2013; **159**: 758-69.
10) Norbert S, Fritz S, Hans-Ulrich H. Causes, characteristics, and consequences of metabolically unhealthy normal weight in humans. *Cell Metab* 2017; **26**: 292-300.
11) Tuomilehto J, Lindström J, Eriksson JG, *et al.* Prevention of type 2 diabetes mellitus by changes in lifestyle among subjects with impaired glucose tolerance. *N Engl J Med* 2001; **344**: 1343-50.
12) Diabetes Prevention Program Research Group. Reduction in the incidence of type 2 diabetes with lifestyle intervention or metformin. *N Engl J Med* 2002; **346**: 393-403.
13) The Look AHEAD Research Group. Cardiovascular effects of intensive lifestyle intervention in type 2 diabetes. *N Engl J Med* 2013; **369**: 145-54.
14) Franz MJ, Boucher JL, Rutten-Ramos S, *et al.* Lifestyle weight-loss intervention outcomes in overweight and obese adults with type 2 diabetes: a systematic review and meta-analysis of randomized clinical trials. *J Acad Nutr Diet* 2015; **115**: 1447-63.
15) Magkos F, Fraterrigo G, Yoshino J, *et al*: Effects of moderate and subsequent progressive weight loss on metabolic function and adipose tissue biology in humans with obesity. *Cell Metabolism* 2016; **23**: 591-601.
16) American Diabetes Association. Lifestyle management: standards of medical care in diabetes-2018. *Diabetes Care* 2018; **41**: S38-50

17) 村本あき子，山本直樹，中村正和，他：特定健診・特定保健指導における積極的支援の効果検証と減量目標の妥当性についての検討．肥満研究 2010; **16**: 182-7.
18) 日本肥満学会編集：肥満診療ガイドライン 2016．ライフサイエンス社，2016.
19) Emadian A, Andrews RC, England CY, *et al.* The effect of macronutrients on glycaemic control: a systematic review of dietary randomized controlled trials in overweight and obese adults with type 2 diabetes in which there was no difference in weight loss between treatment groups. *Br J Nutr* 2015; **114**: 1656-66.
20) 日本糖尿病学会編：糖尿病診療ガイドライン 2016．南江堂，2016.
21) Ahmadi-Abhari S, Robert N, *et al.* Dietary intake of carbohydrates and risk of type 2 diabetes: The European Prospective Investigation into Cancer-Norfolk study. *Br J Nutr* 2014; **111**: 342-52.
22) Noto H, Goto A, Tsujimoto T, *et al.* Long-term low-carbohydrate diets and type 2 diabetes risk: a systematic review and meta-analysis of observational studies. *J Gen Fam Med* 2016; **17**: 60-70.
23) Shai I, Schwarzfuchs D, Stampfer MJ, *et al.* Weight loss with a low-carbohydrate, Mediterranean, or low-fat diet. *N Engl J Med* 2008; **359**: 229-41.
24) Sato J, Kanazawa A, Makita S, *et al.* A randomized controlled trial of 130 g/day low-carbohydrate diet in type 2 diabetes with poor glycemic control. *Clin Nutr* 2017; **36**: 992-1000.
25) Sato J, Kanazawa A, Hatae C, *et al.* One year follow-up after randomized controlled trial of a 130 g/day low carbohydrate diet in patients with type 2 diabetes mellitus and poor glycemic control. *PLoS ONE* 2017; **12**: e0188892.
26) Yamada Y, Uchida J, Izumi H, *et al.* A non-calorie-restricted low-carbohydrate diet is effective as an alternative therapy for patients with type 2 diabetes. *Intern Med* 2014; **53**: 13-9.
27) Naude CE, Schoonees A, Marjanne S, *et al.* Low carbohydrate versus Iisoenergetic balanced diets for reducing weight and cardiovascular risk: A systematic review and meta-analysis. *PLoS ONE* 2014; **9**: e100652.
28) Horikawa C, Yoshimura Y, Kamada C, *et al.* Is the proportion of carbohydrate intake associate with the incidence of diabetes complications?－An analysis of the Japan Diabetes Complications Study. *Nutrients* 2017; **9**: 113-23.
29) Wheeler ML, Dunbar SA, Yancy WS Jr, *et al.* Macronutrients, food groups, and eating patterns in the management of diabetes: a systematic review of the literature. *Diabetes Care* 2012; **35**: 434-45.
30) Huntriss R, Campbell M, Bedwell C, *et al.* The interpretation and effect of a low-carbohydrate diet in the management of type 2 diabetes: a systematic review and meta-analysis of randomised controlled trials. *Eur J Clin Nutr* 2017; **72**: 311-25.
31) Meng Y, Bai Hb, Shijun Wang, Chen L, *et al.* Efficacy of low carbohydrate diet for type 2 diabetes mellitus management: A systematic review and meta-analysis of randomized controlled trials. *Diab Res Clin Prac* 2017; **131**: 124-31.
32) OSnorgaard O, Poulsen G, Astrup A, *et al.* Systematic review and meta-analysis of dietary carbohydrate restriction in patients with type 2 diabetes. *BMJ Open Diabetes Research and Care* 2017; **5**: e000354.

33) van Wyk HJ, Davis RE, Davies JS, *et al.* A critical review of low-carbohydrate diets in people with Type 2 diabetes. *Diabet Med* 2016; **33**: 148-57.
34) Muraki I, Imamura F, Manson JE, *et al.* Fruit consumption and risk of type 2 diabetes: results from three prospective longitudinal cohort studies. BMJ 2013; **347**: f5001.
35) Bazzano LA, Li TY, Joshipura KJ, *et al.* Intake of fruit, vegetables, and fruit juices and risk of diabetes in women. *Diabetes Care* 2008; **31**: 1311-7.
36) Livesey G, Taylor R. Fructose consumption and consequences for glycation, plasma triglyceride, and body weight: meta-analysis and meta-regression models of intervention studies. *Am J Clin Nutr* 2008; **88**: 1419-37.
37) Greenwood DC, Threapleton DE, Evans CE, *et al.* Glycemic index, glycemic load, carbohydrates, and type 2 diabetes. *Diabetes Care* 2013; **36**: 4166-71.
38) Bhupathiraju SN, Tobias DK, Hu FB, *et al.* Glycemic index, glycemic load, and risk of type 2 diabetes: results from 3 large US cohorts and an updated meta-analysis. *Am J Clin Nutr* 2014; **100**: 218-32.
39) Oba S, Nanri A, Tsugane S, *et al.* Dietary glycemic index, glycemic load and incidence of type 2 diabetes in Japanese men and women: the Japan public healthcenter-based prospective study. *Nutr J* 2013; **12**: 165-75.
40) Halbesma N, Bakker SJ, Jansen DF, *et al.* High protein intake associates with cardiovascular events but not with loss of renal function. *J Am Soc Nephrol* 2009; **20**: 1797-804.
41) Knight EL, Stampfer MJ, Hankinson SE, *et al.* The impact of protein intake on renal function decline in women with normal renal function or mild renal insufficiency. *Ann Intern Med* 2003; **138**: 460-7.
42) Lin J, Hu FB, Curhan GC. Association of diet with albuminuria and kidney function decline. *Clin J Am Soc Nephrol* 2010; **5**: 836-43.
43) Pan A, Sun Q, Bernstein AM, Hu FB, *et al.* Red meat consumption and risk of type 2 diabetes: 3 cohorts of US adults and an updated meta-analysis. *Am J Clin Nutr* 2011; **94**: 1088-96.
44) Kurotani K, Nanri A, Goto A, *et al.* Red meat consumption is associated with the risk of type 2 diabetes in men but not in women: a Japan Public Health Center-based Prospective Study. *Br J Nutr* 2013; **7**: 1-9.
45) Wang ET, de Koning L, Kanaya AM. Higher protein intake is associated with diabetes risk in South Asian Indians: the Metabolic Syndrome and Atherosclerosis in South Asians Living in America (MASALA) study. *J Am Coll Nutr* 2010; **29**: 130-5.
46) Sluijs I, Beulens JW, van der Schouw YT, *et al.* Dietary intake of total, animal, and vegetable protein and risk of type 2 diabetes in the European Prospective Investigation into Cancer and Nutrition (EPIC)-NL study. *Diabetes Care* 2010; **33**: 43-8.
47) Ericson U, Sonestedt E, Gullberg B, *et al.* High intakes of protein and processed meat associate with increased incidence of type 2 diabetes. *Br J Nutr* 2013; **109**: 1143-53.
48) Shang X, Scott D, Hodge AM, Sanders KM, *et al.* Dietary protein intake and risk of type 2 diabetes: results from the Melbourne Collaborative Cohort Study and a meta-analysis of prospective studies. *Am J Clin Nutr* 2016; **104**: 1352-65.

49) Li J, Sun C, Liu S, Li Y. Dietary protein intake and type 2 diabetes among women and men in Northeast China. *Sci Rep* 2016; **6**: 37604.
50) Miki A, Hashimoto Y, Fukui M, *et al.* Protein intake, especially vegetable protein intake, is associated with higher skeletal muscle mass in elderly patients with Type 2 diabetes. *J Diabetes Res* 2017; 7985728.
51) de Koning L, Fung TT, Liao X, *et al.* Low-carbohydrate diet scores and risk of type 2 diabetes in men. *Am J Clin Nutr* 2011, **93**: 844-50.
52) Bernstein AM, Pan A, Rexrode KM, *et al.* Dietary protein sources and the risk of stroke in men and women. *Stroke* 2012; **43**: 637-44.
53) Levine ME, Suarez JA, Brandhorst S, *et al.* Low protein intake is associated with a major reduction in IGF-1, cancer, and overall mortality in the 65 and younger but not older population. *Cell Metab* 2014; **19**: 407-17.
54) Pedersen AN, Kondrup J, Børsheim E. Health effects of protein intake in healthy adults: a systematic literature review. *Food & Nutrition Research* 2013; **57**: 21245.
55) Thanopoulou AC, Karamanos BG, Tenconi MT, *et al.* Dietary fat intake as risk factor for the development of diabetes: multinational, multicenter study of the Mediterranean Group for the Study of Diabetes (MGSD). *Diabetes Care* 2003; **26**: 302-7.
56) Guasch-Ferré M, Becerra-Tomás N, Ruiz-Canela M, *et al.* Total and subtypes of dietary fat intake and risk of type 2 diabetes mellitus in the Prevencio´n con Dieta Mediterra´nea (PREDIMED) study. *Am J Clin Nutr* 2017; **105**: 723-35.
57) van Dam RM, Willett WC, Hu FB, *et al.* Dietary fat and meat intake in relation to risk of type 2 diabetes in men. *Diabetes Care* 2002; **25**: 417-24.
58) Salmerón J, Hu FB, Manson JE, Willett WC, *et al.* Dietary fat intake and risk of type 2 diabetes in women. *Am J Clin Nutr* 2001; **73**: 1019-26.
59) Tobias DK, Chen M, Hu FB, *et al.* Effect of low-fat diet interventions versus other dietinterventions on long-term weight change in adults: a systematic review and meta-analysis. *Lancet Diabetes Endocrinol* 2015; **3**: 968-79.
60) Wang L, Folsom AR, Eckfeldt JH, *et al.* Plasma fatty acid composition and incidence of diabetes in middle-aged adults: the Atherosclerosis Risk in Communities (ARIC) Study. *Am J Clin Nutr* 2003; **78**: 91-8.
61) Hodge AM, English DR, Giles GG, *et al.* Plasma phospholipid and dietary fatty acids as predictors of type 2 diabetes: interpreting the role of linoleic acid. *Am J Clin Nutr* 2007; **86**: 189-97.
62) Harding AH, Day NE, Wareham NJ, *et al.* Dietary fat and the risk of clinical type 2 diabetes: the European prospective investigation of Cancer-Norfolk. *Am J Epidemiol* 2004; **159**: 73-82.
63) Schwingshackl L, Strasser B, Hoffmann G. Effects of monounsaturated fatty acids on glycaemic control in patients with abnormal glucose metabolism: a systematic review and meta-analysis. *Ann Nutr Metab* 2011; **58**: 290-6.
64) Brostow DP, Odegaard AO, Pereira MA, *et al.* Omega-3 fatty acids and incident type 2 diabetes: the Singapore Chinese Health Study. *Am J Clin Nutr* 2011; **94**: 520-6.
65) Djoussé L, Gaziano JM, Lee IM, *et al.* Dietary omega-3 fatty acids and fish consumption and risk of type 2 diabetes. *Am J Clin Nutr* 2011; **93**: 143-50.

66) van Woudenbergh GJ, van Ballegooijen AJ, Feskens EJ, *et al.* Eating fish and risk of type 2 diabetes: A population-based, prospective follow-up study. *Diabetes Care* 2009; **32**: 2021-6.
67) Akinkuolie AO, Ngwa JS, Djoussé L, *et al.* Omega-3 polyunsaturated fatty acid and insulin sensitivity: a meta-analysis of randomized controlled trials. *Clin Nutr* 2011; **30**: 702-7.
68) Wu JH, Micha R, Mozaffarian D, *et al.* Omega-3 fatty acids and incident type 2 diabetes: a systematic review and meta-analysis. *Br J Nutr* 2012; **107**: S214-27.
69) Wallin A, Di Giuseppe D, Wolk A, *et al.* Fish consumption, dietary long-chain n-3 fatty acids, and risk of type 2 diabetes: systematic review and meta-analysis of prospective studies. *Diabetes Care* 2012; **35**: 918-29.
70) Risk and Prevention Study Collaborative Group. n-3 fatty acids in patients with multiple cardiovascular risk factors. *N Engl J Med* 2013; **368**: 1800-8.
71) 日本動脈硬化学会編. 動脈硬化性疾患予防ガイドライン 2017 年版. ナナオ企画, 2017.
72) Veronese N, Solmi M, Tzoulaki I, *et al.* Dietary fiber and health outcomes: an umbrella review of systematic reviews and meta-analyses. *Am J Clin Nutr* 2018; **107**: 436-44.
73) Yao B, Fang H, Zhao Y, *et al.* Dietary fiber intake and risk of type 2 diabetes: a dose-response analysis of prospective studies. *Eur J Epidemiol* 2014; **29**: 79-88.
74) The InterAct Consortium. Dietary fibre and incidence of type 2 diabetes in eight European countries: the EPIC-InterAct Study and a meta-analysis. *Diabetologia* 2015; **58**: 1394-1408.
75) Schulze MB, Schulz M, Heidemann C, *et al.* Fiber and magnesium intake and incidence of type 2 diabetes: a prospective study and meta-analysis. *Arch Intern Med* 2007; **167**: 956-65.
76) Ohkuma T, Fujii H, Kitazono T, *et al.* Impact of dietary fiber intake on glycemic control, cardiovascular risk factors and chronic kidney disease in Japanese patients with type 2 diabetes mellitus: the Fukuoka Diabetes Registry. *Nutr J* 2013; **12**: 159-65.
77) Tanaka S, Yoshimura Y, Sone H, *et al.* Intakes of dietary fiber, vegetables, and fruits and incidence of cardiovascular disease in Japanese patients with type 2 diabetes. *Diabetes Care* 2013; **36**: 3916-22.
78) Post RE, Mainous AG, 3rd, King DE, *et al.* Dietary fiber for the treatment of type 2 diabetes mellitus: a meta-analysis. *J Am Board Fam Med* 2012; **25**: 16-23.
79) Li X, Yu F, He J, *et al.* Association between alcohol consumption and the risk of incident type 2 diabetes: a systematic review and dose-response meta-analysis. *Am J Clin Nutr* 2016; **103**: 818-29.
80) Schrieks I, Heil A, Beulens J, *et al.* The effect of alcohol consumption on insulin sensitivity and glycemic status: A systematic review and meta-analysis of intervention studies. *Diabetes Care* 2015; **38**: 723-32.
81) Huang J, Wang X, Zhang Y. Specific types of alcoholic beverage consumption and risk of type 2 diabetes: A systematic review and meta-analysis. *J Diabetes Investig* 2017; **8**: 56-68.

82) Koppes LL, Dekker JM, Hendriks HF, *et al.* Meta-analysis of the relationship between alcohol consumption and coronary heart disease and mortality in type 2 diabetic patients. *Diabetologia* 2006; **49**: 648-52.
83) Blomster JI, Zoungas S, Chalmers J, *et al.* The relationship between alcohol consumption and vascular complications and mortality in individuals with type 2 diabetes. *Diabetes Care* 2014; **37**: 1353-9.
84) Nakamura T, Ueshima H, Okayana A, *et al.* Alcohol intake and 19-years mortality in diabetic men: NIPPON DATA80. *Alcohol* 2009; **43**; 635-41.
85) Ahmed AT, Karter AJ, Warton EM, *et al.* The relationship between alcohol consumption and glycemic control among patients with diabetes: the Kaiser Permanente Northern California Diabetes Registry. *J Gen Intern Med* 2008; **23**: 275-82.
86) Beulens JW, Kruidhof JS, Grobbee DE, *et al.* Alcohol consumption and risk of microvascular complications in type 1 diabetes patients: the EURODIAB Prospective Complications Study. *Diabetologia* 2008; **51**: 1631-8.
87) Baliunas DO, Taylor BJ, Irving H, *et al.* Alcohol as a risk factor for type 2 diabetes: A systematic review and meta-analysis. *Diabetes Care* 2009; **32**: 2123-32.
88) Micha R, Peñalvo JL, Mozaffarian D, *et al.* Association between dietary factors and mortality from heart disease, stroke, and type 2 diabetes in the United States. *JAMA* 2017; **317**: 912-24.
89) Kurotani K, Akter S, Tsugane S, *et al.* Quality of diet and mortality among Japanese men and women: Japan Public Health Center based prospective study. *BMJ* 2016; **352**: i1209.
90) Imai S, Matsuda M, Hasegawa G, *et al.* A simple meal plan of 'eating vegetables before carbohydrate' was more effective for achieving glycemic control than an exchange-based meal plan in Japanese patients with type 2 diabetes. *Asia Pac J Clin Nutr* 2011; **20**: 161-8.
91) Shukla AP, Andono J, Touhamy SH, *et al.* Carbohydrate-last meal pattern lowers postprandial glucose and insulin excursions in type 2 diabetes. *BMJ Open Diabetes Res Care* 2017; **5**: e00040.
92) 柴崎貞二，糟谷知宏，斎藤誠一郎，他：咀嚼能力と血糖コントロールとの関係について．プラクティス 1994; **11**: 262-5.
93) Morse SA, Ciechanowski PS, Katon WJ, *et al.* Isn't this just bedtime snacking? The potential adverse effects of night-eating symptoms on treatment adherence and outcomes in patients with diabetes. *Diabetes Care* 2006; **29**: 1800-4.
94) Bi H, Gan Y, Lu Z, *et al.* Breakfast skipping and the risk of type 2 diabetes: a meta-analysis of observational studies. *Public Health Nutr* 2015; **18**: 3013-9.
95) Pan A, Schernhammer ES, Hu FB, *et al.* Rotating night shift work and risk of type 2 diabetes: Two pospective chort sudies in women. *PLoS Med* 2011; **8**: e1001141.
96) Suwazono Y, Dochi M, Nogawa K, *et al.* A longitudinal study on the effect of shift work on weight gain in male Japanese workers. *Obesity* 2018; **16**: 1887-93.
97) Uzhova I, Fuster V, Fernández-Ortiz A, *et al.* The importance of breakfast in atherosclerosis disease: Insights from the PESA Study. *J Am Coll Cardiol* 2017; **70**: 1833-42.

3-4 慢性腎臓病（CKD）

① 慢性腎臓病（CKD）と食事の関係

1-1 CKD の定義

慢性的に腎機能が低下した状態を、慢性腎臓病（chronic kidney disease；CKD）と呼ぶ。蛋白（たんぱく）尿やその他の腎障害を示唆する所見や、糸球体濾過量（glomerular filtration rate；GFR）の低下が３か月以上持続する場合に、CKD と診断される[1]。

CKD の診断基準を**表 1** に示す[1]。GFR が 60 mL/分/1.73 m^2 未満であること、また、アルブミン尿は、全死亡、心血管死、末期腎不全などの危険因子であることが報告されている[2]。CKD の重症度は、原疾患、GFR 区分、蛋白尿区分によって評価され（**表 2**）、死亡・末期腎不全・心血管死亡のリスクが４段階に分けられている[1]。蛋白尿区分は、原疾患が糖尿病の場合には尿アルブミンで評価し、原疾患が腎炎や高血圧など糖尿病以外の場合には尿蛋白で評価する。

表 1　CKD 診断基準

腎障害	アルブミン尿 尿沈渣の異常 尿細管障害による電解質異常やその他の異常 病理組織検査による異常 画像検査による形態異常 腎移植
GFR の低下	GFR<60 mL/分/1.73 m^2

以上のいずれかが３か月を超えて存在する。
文献 1）を引用改変

表 2　CKD の重症度分類

原疾患	蛋白尿区分			A1	A2	A3
糖尿病	尿アルブミン定量 (mg/日) 尿アルブミン/Cr 比 (mg/gCr)			正常	微量 アルブミン尿	顕性 アルブミン尿
				30 未満	30～299	300 以上
高血圧 腎炎 多発性嚢胞腎 腎移植 不明 その他	尿蛋白定量 (g/日) 尿蛋白/Cr 比 (g/gCr)			正常	軽度蛋白尿	高度蛋白尿
				0.15 未満	0.15～0.49	0.50 以上
GFR 区分 (mL/分/ 1.73 m^2)	G1	正常又は高値	≧90			
	G2	正常又は軽度低下	60～89			
	G3a	軽度～中等度低下	45～59			
	G3b	中等度～高度低下	30～44			
	G4	高度低下	15～29			
	G5	末期腎不全(ESRD)	<15			

重症度は原疾患・GFR 区分・蛋白尿区分を合わせたステージにより評価する。□，□，□，□の順にステージが重症化する。
文献 1）を引用改変

CKD の診断は、上記の定義を満たすことによって行われるため、GFR の評価が重要である。GFR 測定の基準はイヌリンクリアランスであるが、測定方法が煩雑であるため、日常診療で用いることは難しい。そこで、血清クレアチニン値を用いた日本人（18 歳以上）の GFR 推算式に基づいた推算 GFR（estimated GFR；eGFR）が使用されている[3]。

男性：$eGFR_{Cr}$（mL/分/1.73 m^2）＝$194 \times Cr^{-1.094} \times$ 年齢$^{-0.287}$

女性：$eGFR_{Cr}$（mL/分/1.73 m^2）＝$194 \times Cr^{-1.094} \times$ 年齢$^{-0.287} \times 0.739$

Cr　：血清クレアチニン値（mg/dL）

しかし、血清クレアチニン値は筋肉量の影響を受けるため、筋肉量に影響されない血清シスタチン C 値に基づいた推算式も使われる[4]。なお、クレアチニンクリアランスは腎機能の評価に用いられるが、CKD の評価には使用しない。

小児では、2 歳以上は成人と同様、eGFR の値によってステージを決める[5]。乳児期の腎機能は発達途中（生理的に低い GFR）であるため、CKD のステージを決めるには、同月齢の中央値と比較して% GFR を求める。

1-2 CKD の重症化予防

CKD が進行することにより、末期腎不全に至る。そのため、CKD 診療の第一の目的は、末期腎不全へ至ることを防ぐ、あるいは末期腎不全へ至る時間を遅らせることである。CKD を早期に発見し適切な治療を行えば、腎機能の悪化を抑制して透析導入患者数を減少させることも可能である。第二の目的は、CKD 患者では心筋梗塞や脳卒中など心血管系疾患の発症頻度が高いため、CKD を治療することによって心血管系疾患の発症・重症化を抑制することである。第三の目的は、CKD によって生じる貧血や慢性腎臓病に伴う骨ミネラル代謝異常（CKD-mineral and bone disorder；CKD-MBD）などの合併症を防ぐことである。

CKD の重症化の危険因子としては、高齢、高血圧、尿蛋白異常、腎機能異常、糖尿病、脂質異常症、肥満、喫煙などが報告されている[6]。これらの危険因子を有する者に対しては、早期から生活習慣の改善などの指導や治療が必要である。また、CKD が進行すると、高カリウム血症、アシドーシス、体液量の異常、高リン血症、尿毒症などの異常を生ずる。これらに対しても食事療法や薬物療法により対処することが必要である。

1-3 CKD と食事の関連

CKD の重症化予防において、栄養・食事指導は重要な役割を担っており、「CKD 診療ガイドライン 2018」では、第 3 章 栄養において、たんぱく質や食塩の摂取量を制限することや、CKD のステージ進行を抑制するために管理栄養士が介入することが推奨されている[1]。

「慢性腎臓病に対する食事療法基準 2014 年版」では、CKD ステージによる食事療法基準が示されている[7]。CKD の進行とともにエネルギーやたんぱく質などの摂取基準値は異なっている。本項では、おおむね軽症といえるステージ G1 から G3a までを対象として述べる。なお、ステージ G3b 以降については、日本腎臓学会のガイドラインを参照されたい[1,7]。

② 特に関連の深いエネルギー・栄養素

栄養素摂取とCKDの重症化との関連について、特に重要なものを**図1**に示す。CKDは、高血圧、脂質異常症及び糖尿病に比べると、栄養素等摂取量との関連を検討した研究は少なく、結果も一致していないものが多い。また、重症度によって栄養素等摂取量との関連が異なる場合もあることに留意が必要である。

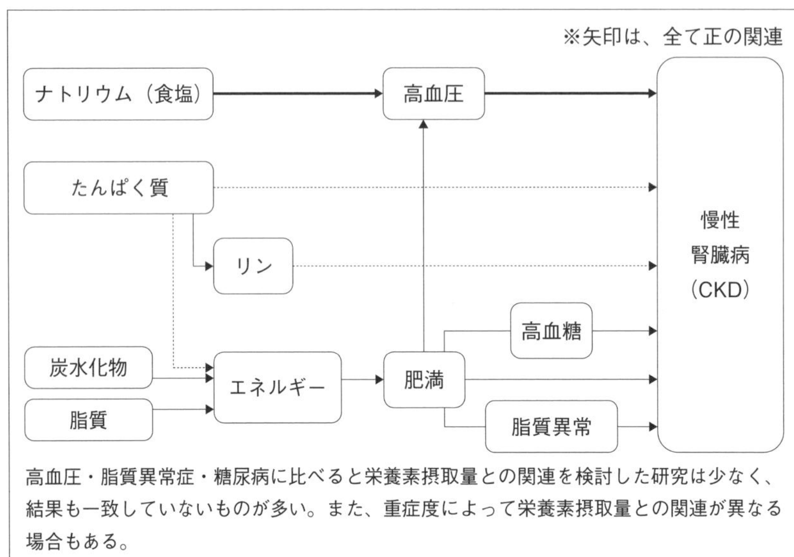
※矢印は、全て正の関連
ナトリウム（食塩）
高血圧
たんぱく質
リン
慢性
腎臓病
（CKD）
高血糖
炭水化物
エネルギー
肥満
脂質
脂質異常
高血圧・脂質異常症・糖尿病に比べると栄養素摂取量との関連を検討した研究は少なく、結果も一致していないものが多い。また、重症度によって栄養素摂取量との関連が異なる場合もある。
この図はあくまでも栄養素摂取と慢性腎臓病（CKD）の重症化との関連の概念を理解するための概念図として用いるに留めるべきである。

図1　栄養素摂取と慢性腎臓病（CKD）の重症化との関連（重要なもの）

2-1 エネルギー

CKD患者に必要なエネルギー量を決めるためには、総エネルギー消費量と目標とする体重を設定する必要がある。以下、総エネルギー消費量、目標体重及び各学会から提唱されている推奨エネルギー量を示す。

2-1-1　CKD患者の総エネルギー消費量

安定したCKD患者では、総エネルギー消費量は健康な者と変わらない、又は軽度低下していると報告されている[8-10]。

2-1-2　目標とする体重

日本腎臓学会編の「慢性腎臓病に対する食事療法基準2014年版」[7]では、体重は標準体重（BMI＝22 kg/m^2）を用いることを推奨している。

特定健診を受けた40～79歳の日本人において、CKDの新規発症に関連するBMIは男性で23.0 kg/m^{2}以上、女性で27.0 kg/m^{2}以上と報告されている[11]。一方で、日本人では肥満（BMI25 kg/m^{2}以上）があっても、メタボリックシンドロームの診断項目を満たさなければ、肥満はCKDの発症リスクとならないとする報告もある[12)]。また、20～50歳代の健康な日本人男性では、BMIが22 kg/m^2以上、ウエスト周囲長が80 cm超の場合に、それぞれCKDの新規発症及びeGFR低下の危険因子となることが観察されている[13)]。以上より、目標とする体重の上限は、BMIで25 kg/m^2とするのが妥当と考えられるが、年齢やメタボリックシンドロームの有無などによって異なる可能性がある。

2-1-3　各国のガイドラインにおけるCKD患者のエネルギー摂取量

「慢性腎臓病に対する食事療法基準2014年版」[7)]では、全てのCKDステージにおいて、エネルギー摂取量は25～35 kcal/kg標準体重/日に設定しており、この範囲内で個々に設定するよう記載されている。一方、NKF（National Kidney Foundation）のKDOQI（Kidney Disease Outcomes Quality Initiative）ガイドラインでは[14)]、60歳未満では35 kcal/kg体重/日、60歳以上では30～35 kcal/kg体重/日、ヨーロッパ臨床栄養代謝学会[15)]では、安定したCKD患者は35 kcal/kg体重/日、これまでのガイドラインを総括した報告では、30～35 kcal/kg体重/日を推奨している[16)]。

2-2　ナトリウム（食塩）

CKD患者において、食塩摂取量は予後規定因子である血圧、尿蛋白量及び微量アルブミン尿に正の相関を示す[17-19)]。食物摂取頻度とeGFRを14年間追跡した研究では、30% 以上のeGFR低下が見られた症例数は、食塩摂取量2.8～4.3 g/日以下の群と比べ、5.8 g/日以上摂取している群で有意に多かった[20)]。また、CKD患者を対象として4年以上観察した研究では、末期腎不全に陥るリスクが、食塩摂取量が7 g/日以下の群に比べ、7～14 g/日の群では1.4倍、14 g/日以上の群では3.3倍と有意に高かった[21)]。CKD患者を対象にした食塩制限とその他のアウトカムの報告は少ないが、7 g/日以下の食塩摂取量では、アンジオテンシン受容体拮抗薬の効果を増強し、心血管イベントも軽減するという報告がある[22)]。これらの研究から、食塩制限のeGFR保持効果や心血管イベントの予防効果が示唆される。

しかし、心血管イベント、末期腎不全、死亡といったハードエンドポイントに対しては、必ずしも極端な食塩制限による保護効果が期待できるとは限らない。死亡や心血管イベントに対して50 mEq/日（食塩3 g/日）程度を境にJ字型現象が見られ、食塩摂取量が少なくなるほど死亡率や末期腎不全が増加すること[23)]が報告されている。

CKD患者の重症化予防を目的とした食塩摂取量は、血圧管理を目的とした単純な数値の調整ではなく、その先にある臓器障害やライフイベントの抑制であるように、食塩摂取量の管理の目的もまたこうしたイベントの抑制にある。日本腎臓学会編の「慢性腎臓病に対する食事療法基準2014年版」は、CKD患者においては下限値も考慮して、ステージを問わず3 g/日以上、6 g/日未満を推奨している[7)]。

2-3　たんぱく質

治療の根幹である食事療法は、たんぱく質摂取量の制限が中心で、腎臓を保護することを主目的としている。なお、たんぱく質制限の程度により、たんぱく質制限、低たんぱく質、超低たんぱく質（厳しいたんぱく質制限）などの区分はあるが、明確な定義があるわけではなく、ここでは「たんぱく質制限」とする。

2-3-1 CKDステージとたんぱく質制限の意義・効果

たんぱく質制限の意義と効果については、尿蛋白（アルブミン）量の減少、腎機能（糸球体濾過量：GFR）低下の抑制、腎代替療法までの期間延長の腎臓アウトカムごとに分けて考える必要がある。なお、たんぱく質制限を行うことは、ナトリウム、カリウム、リンの摂取制限にもつながり得る点、また、酸負荷を軽減して代謝性アシドーシスの予防や改善によりCKDのアウトカムに寄与する点も重要である。

尿蛋白（アルブミン）量の減少については、代表的な無作為割付比較試験（RCT）であるthe Modification of Diet in Renal Disease（MDRD）study A（eGFRが25～55 mL/分/1.73 m^2）において、0.58 g/kg体重/日のたんぱく質制限は1.3 g/kg体重/日の通常食と比較して、観察開始時の尿蛋白量が1 g/日未満の群に限って尿蛋白量が有意に減少した[24)]。しかし、更に進行したステージG4～G5を対象としたRCTでは、尿蛋白量に差はなかった[25)]。一方、糖尿病性腎症（腎症）では、尿アルブミンを指標にした研究は数多く、たんぱく質制限は有効というメタ・アナリシスもあるが[26)]、その後のメタ・アナリシスでは有効ではなかったと報告しており[27)]、一定の見解はないのが現状である。

腎機能（GFR）の抑制効果に関する最近のメタ・アナリシス〔対象者の年齢55±18歳（平均±標準偏差）〕では、GFRの低下の程度は、−0.95 mL/分/1.73 m^2/年で有意な抑制効果を認めている[28)]。

腎死率の抑制効果を検討したメタ・アナリシスは、非常に厳格な低たんぱく質食（0.2～0.4g/kg/日）では進行したステージG4～G5を中心とした腎死率を32% 低減したと報告している[29)]。しかし、このメタ・アナリシスでは、中程度の低たんぱく質食（0.5～0.6g/kg/日）は対照群に比べて腎死率に有意な違いは認められなかった。

2-3-2 軽症CKDに対するたんぱく質制限

ステージG1～G2に対するたんぱく質制限の有効性を示した我が国の大規模研究はこれまでにない。たんぱく質摂取量については、「慢性腎臓病に対する食事療法基準2014年版」において、ステージG1～G2では過剰な摂取をしないことが推奨されている[7)]。「CKD診療ガイドライン2018」でも、画一的な指導は不適切であるが、個々の患者の病態やリスク、アドヒアランスなどを総合的に判断し、たんぱく質摂取制限を指導することが推奨されている[1)]。海外ではステージG1～G2のCKDの場合はこれよりも少ない1.0 g/kg理想体重/日未満が推奨されている[30)]。一方、ステージG1～G2を含む腎機能が軽度低下（eGFR 55～80 mL/分/1.73 m^2）している1,624人の女性看護師（平均体重約69 kg）の11年間の観察研究において、たんぱく質摂取量の五分位の最高位群（86.5 g/日以上、体重の平均値で算出すると1.25 g/kg体重/日以上）は、最低位群（66.2 g/日以下、体重の平均値で算出すると0.96 g/kg体重/日以下）と比較して、腎機能低下が速かった[31)]。また、「KDIGO 2012 clinical practice guideline」では、CKDでは1.3 g/kg体重/日を超えるたんぱく質を摂取しないことが推奨されている[32)]。以上より、CKD発症予防としては、健康な者よりもたんぱく質摂取量を低減すること、少なくともたんぱく質の過剰摂取を避けることが望ましいと考えられる可能性はあるが、明確な数値を設定することは困難である。

また、ステージG3aを含むMDRD Study A（eGFR 25～55 mL/分/1.73 m^2）において、たんぱく質摂取量が1.3 g/kg体重/日の群と0.58 g/kg体重/日の群の間に、腎機能低下速度に有意差はなかった[33)]。しかし、2次解析において、0.58 g/kg体重/日の群の腎機能低下は、開始から

４か月までは速いが、４か月から36か月までは有意に抑制された[24)]。また、フランスのステージＧ1～Ｇ4を対象とした観察研究では、たんぱく質摂取量1.0 g/kg体重/日を基準として、たんぱく質が制限されているほど末期腎不全のリスクは減る傾向にあった。ただし、末期腎不全への進行抑制に有効な、たんぱく質制限の閾値については明確ではなかった[34)]。「慢性腎臓病に対する食事療法基準2014年版」では、ステージＧ3ａのたんぱく質摂取量は0.8～1.0 g/kg標準体重/日が推奨されている[7)]。海外でも同様に、ステージＧ3ａに相当する場合、尿蛋白が0.3 g/日未満であれば1.0 g/kg理想体重/日未満、尿蛋白が0.3 g/日以上の場合は0.6～0.8 g/kg理想体重/日にすることが推奨されている[30)]。また、腎機能低下が進行して末期腎不全に至るリスクが低いこと[35)]、さらに、CKDに伴う代謝異常も軽微であることから、ステージＧ3ａでは一律にたんぱく質制限を行うのではなく、個々の病態に応じて設定する必要がある。たんぱく質制限のアドヒアランスについては、長期に維持することが困難な場合が多い。RCTのメタ・アナリシスでも、たんぱく質制限の実際の摂取量は、指示量と比較して0.10～0.30 g/kg体重/日ほど多かった[28)]。前述の観察研究でも、たんぱく質摂取量1.0 g/kg体重/日を基準として、1.3 g/kg体重/日以上のアドヒアランス不良の症例の頻度は20%と高率であった[34)]。一方、管理栄養士による頻回の栄養指導はたんぱく質制限のアドヒアランスを向上させ[36)]、たんぱく質制限のアドヒアランスがよい群は３年後の腎機能の改善が見られるが、悪い群では腎機能が改善しないという報告もある[37)]。以上より、たんぱく質制限のアドヒアランスの維持が、CKDの進行予防に重要であると考えられる。

2-3-3　高齢軽症CKDに対するたんぱく質制限：CKDにおけるフレイルも含めて

アメリカの約20万人のステージＧ3～Ｇ5の平均観察期間3.2年のコホート研究で、全ての年齢層において観察開始時のeGFRは、その後の総死亡と末期腎不全と負の関係があり、高齢者の予後は若年者のそれと比較して、死亡のリスクが高く末期腎不全のリスクが低かった。特に、85歳以上では常に死亡リスクの方が末期腎不全のリスクよりも高かった[38)]。我が国でも、461人のステージＧ3～Ｇ5の平均観察期間3.2年のコホート研究で、尿蛋白の有無は末期腎不全のリスクに関与するが、年齢は死亡の決定的な因子で、65歳以上で尿蛋白のないステージＧ3では末期腎不全の発症はなかった[39)]。以上より、eGFRや尿蛋白の程度によって違いはあるが、高齢者では末期腎不全よりも死亡のリスクの方が高いと考えられる。たんぱく質制限は、腎機能低下の抑制と末期腎不全のリスク低減を目的にしていることから、高齢軽症CKDにおけるたんぱく質摂取量の目標値を一律に示すことは適切ではない。

高齢軽症CKDの個々の症例において、腎機能低下や末期腎不全のリスク及び死亡とのリスクを比較評価し、前者が高いと判断される症例であれば、たんぱく質の過剰な摂取を避けること、CKD重症化予防としては0.8～1.0 g/kg標準体重/日のたんぱく質を推奨することが標準的な食事療法である[7)]。なお、CKD重症化予防を目的とした食事療法を行うに当たっては、特に高齢者の場合、フレイルをはじめとした低栄養の発症リスクを常に念頭に置く必要がある。

ステージの進行とともに、たんぱく質制限を実施するのが標準的な食事療法であるが、これらの成績はステージによるたんぱく質摂取量とフレイルの合併頻度との関係を直接に証明するものではない。ステージの進行すなわち腎機能の低下に伴う、摂食量の低下、慢性炎症、運動量及び運動機能の低下、代謝性アシドーシスの関与、ビタミンＤの不足、二次性副甲状腺機能低下症など多くの因子が関与すると考えられている。

2-3-4 糖尿病性腎症におけるたんぱく質制限

腎症2期は、微量アルブミン尿の出現により定義される。日本人の腎症2期に対するたんぱく質制限の影響を検討した介入研究では、たんぱく質摂取量が1.2 g/kg 標準体重/日と比較して、0.8 g/kg 標準体重/日で尿中微量アルブミンが有意な減少を認めている[40)]。また、海外の腎症2期39人及び腎症1期121人を対象としたRCTでも、たんぱく質制限食（0.8 g/kg 理想体重/日）で尿中微量アルブミンが減少した[41)]。しかし、前者はわずか1週間の短期研究であり、長期の効果は不明である。また、後者では28か月の経過観察後の追跡研究も行われており、たんぱく質制限による微量アルブミン減少効果は消失し、GFRの低下抑制効果もなかった[42)]。また、たんぱく質制限のアドヒアランスが不良であることなどの問題点が指摘されている。さらに、正常アルブミン尿と顕性アルブミン尿の症例を含む13のRCTのメタ・アナリシスにおいても、たんぱく質摂取制限におけるeGFR低下の抑制効果は認められたが、尿蛋白の減少は明らかではなかった[27)]。以上より、たんぱく質制限は尿中微量アルブミンを減少させる可能性はあるが、腎症2期から3期への進展を予防できるという根拠は必ずしも十分とはいえない。

アメリカ糖尿病学会では、早期から0.8 g/kg 理想体重/日程度のたんぱく質摂取量とすること[43)]、「糖尿病治療ガイド2016-2017」では、腎症2期のたんぱく質摂取は20%エネルギー以下にすることが推奨されている[44)]。このうち後者における推奨は、現時点でたんぱく質摂取量を増加することが腎症の発症リスクを示す根拠はないものの、たんぱく質の過剰摂取による耐糖能異常や心血管疾患や脳卒中の増加などのリスクを回避するという考えに基づいている[45)]。この点に関連して、肥満の腎症1期を対象とした、25%のエネルギー制限を標準的な糖尿病食と比較したRCTでは、25%エネルギー制限群のたんぱく質摂取量は17.7%から20.1%エネルギーに増加したことが報告されている。一方で、標準的な糖尿病食群と比較して糸球体過剰濾過は軽減し、尿中アルブミンも前後比較で減少した[46)]。今後、腎症2期の症例においても同様の検討が必要であるが、20%エネルギー以下は妥当な推奨量と考えられる。

腎症3期は顕性アルブミン尿（持続性蛋白尿）への進展により定義されるが、この時期のたんぱく質制限の目的は腎機能低下の抑制と考えられる。13のRCTのメタ・アナリシスにおいて、たんぱく質摂取制限におけるeGFR低下の抑制効果が、特に顕性アルブミン尿群で認められており[27)]、「糖尿病治療ガイド2016-2017」でも、腎症3期において0.8〜1.0 g/kg 標準体重/日のたんぱく質制限が推奨されている[44)]。また、腎症ではステージG3aでも尿蛋白陽性のことが多く、その後の腎機能低下の可能性が高いことから、「慢性腎臓病に対する食事療法基準2014年版」及び「CKD診療ガイドライン2018」においても、ステージG3で0.8〜1.0 g/kg 標準体重/日のたんぱく質制限が推奨されている[1,7)]。一方で、前述のように2型糖尿病ではたんぱく質制限によるeGFR低下の抑制効果は認められなかったとする報告[28)]もあることから、今後のより詳細な検討が必要であると考えられる。

2-3-5 小児CKDにおけるたんぱく質制限

小児CKD患者では、腎機能への効果や小児の特性（身体の成長、学校給食などの集団生活）に与える影響についてのエビデンスが少ない。

2007年に発表されたメタ・アナリシス[47)]では、腎機能障害の進行抑制、成長障害（身長、体重）ともに対照群と比較して有意差なしと結論している。日本腎臓学会の「CKD診療ガイドライン2018」[1)]でも「小児CKDではたんぱく質摂取制限による腎機能障害進行の抑制効果は明らかではなく、行わないよう提案する」と結論している。

2-4 カリウム

腎機能が正常であれば、普段の食事からのカリウム摂取によって代謝異常（高カリウム血症）を起こすことはない。CKD では、ステージが進むにつれ、腎臓からのカリウム排泄量が減少し、また代謝性アシドーシスの合併によって高カリウム血症（血清カリウム値 5.5 mEq/L 以上）を起こす頻度が上昇する。高度な高カリウム血症（血清カリウム値 7 mEq/L 以上）は、不整脈による突然死の原因になる可能性があり、極めて危険である。「CKD 診療ガイドライン 2018」では、血清カリウム値（mEq/L）を 4.0 以上 5.5 未満にコントロールすることを提唱している[1)]。これは、この範囲外の群が総死亡と冠動脈疾患発症の複合エンドポイントを検討した臨床研究において、有意に危険因子であったことによる[48)]。血清カリウム値は、カリウム摂取量に大きな影響を受けるが、ほかにもミネラルコルチコイド、酸塩基平衡、腎尿細管機能、ナトリウム排泄量などに影響を受ける[6)]。また、CKD 患者は降圧薬や利尿薬の処方を受けることが多いが、レニン・アンジオテンシン・アルドステロン系抑制薬は血清カリウム値を上昇させ、利尿薬は血清カリウム値を低下させる作用がある[6)]。

血清カリウム値が 5.5 mEq/L 以上の場合には、カリウムの摂取制限が必要となるが、その量は、上記の理由で個人差が大きく、一概に決められない。危険がある場合には漠然とした制限をするのではなく、頻繁に測定して血清カリウム値が 4.0～5.4 mEq/L の範囲になるように調節する[1)]。

2-5 リン

腎臓は、リンやカルシウムの代謝調節に重要な役割を果たしており、腎機能の低下に伴って生じるリン・カルシウム・骨代謝異常は CKD-mineral and bone disorder（CKD-MBD）と呼ばれている。高リン血症を含む CKD-MBD は、心血管疾患の発症・重症化や生命予後及び腎機能の悪化に関係することが知られている[49-52)]。

「慢性腎臓病に対する食事療法基準 2014 年版」では、食事によるリン摂取制限の重要性が指摘されている[7)]。たんぱく質摂取量はリン摂取量と正の相関関係にあり、一般にたんぱく質 1 g 当たりのリンは約 15 mg とされる[53)]。つまり、リン摂取量はたんぱく質摂取量に影響され、たんぱく質制限を行うことは、リン制限につながると考えられる。しかしながら、CKD ステージのどの段階からどの程度リンを制限すればよいかについての科学的根拠は十分でなく、現時点では CKD における適切なリン摂取量を定めることは困難であり、「慢性腎臓病に対する食事療法基準 2014 年版」には、具体的な摂取量は推奨されていない[7)]。また、食品添加物としてのリンの使用量の表示義務がないため、食品添加物を考慮したリンの総摂取量の計算は難しい。さらに、リンの 24 時間尿中排泄量がリン摂取量を必ずしも反映しないという報告[54)]や、リン摂取量の血清リン値への影響が時間帯によって異なるとの報告[55)]もあり、リン摂取量の正確な評価は困難である。しかし、これはリンの摂取について指導せず放置してよいことを意味してはいない。加工食品などリンを多く含んでいる食品を大量に摂取している場合には、リンの過剰摂取が考えられるため、たんぱく質摂取とともに指導することが望まれる。

参考文献

1）日本腎臓学会 . エビデンスに基づく CKD 診療ガイドライン 2018. 東京医学社，2018.
2）Matsushita K, van der Velde M, Astor BC, *et al.* Association of estimated glomerular filtration rate and albuminuria with all-cause and cardiovascular mortality in general population cohorts: a collaborative meta-analysis. *Lancet* 2010; **375**: 2073-81.
3）Matsuo S, Imai E, Horio M, *et al.* Revised equations for estimated GFR from serum creatinine in Japan. *Am J Kidney Dis* 2009; **53**: 982-92.
4）Horio M, Imai E, Yasuda Y, *et al.* GFR estimation using standardized serum cystatin C in Japan. *Am J Kidney Dis* 2013; **61**: 197-203.
5）日本小児 CKD 研究グループ. 小児慢性腎臓病（小児 CKD）診断時の腎機能評価の手引き. 診断と治療社. 2014.
6）日本腎臓学会. CKD 診療ガイド 2012. 東京医学社，2012.
7）日本腎臓学会. 慢性腎臓病に対する食事療法基準 2014 年版. 東京医学社，2014.
8）Monteon FJ, Laidlaw SA, Shaib JK, *et al.* Energy expenditure in patients with chronic renal failure. *Kidney Int* 1986; **30**: 741-7.
9）Avesani CM, Draibe SA, Kamimura MA, *et al.* Decreased resting energy expenditure in non-dialysed chronic kidney disease patients. *Nephrol Dial Transplant* 2004; **19**: 3091-7.
10）Rodrigues CQD, Santos JAP, Quinto BMR, *et al.* Impact of metabolic syndrome on resting energy expenditure in patients with chronic kidney disease. *Clin Nutr ESPEN* 2016; **15**: 107-13.
11）Tsujimoto T, Sairenchi T, Iso H, *et al.* The dose-response relationship between body mass index and the risk of incident stage ≥3 chronic kidney disease in a general Japanese population: the Ibaraki prefectural health study (IPHS). *J Epidemiol* 2014; **24**: 444-51.
12）Hashimoto Y, Tanaka M, Okada H, *et al.* Metabolically healthy obesity and risk of incident CKD. *Clin J Am Soc Nephrol* 2015; **10**: 578-83.
13）Kuma A, Uchino B, Ochiai Y, *et al.* Relationship between abdominal adiposity and incident chronic kidney disease in young- to middle-aged working men: a retrospective cohort study. *Clin Exp Nephrol* 2018; **23**: 76-84.
14）Kopple JD. National kidney foundation K/DOQI clinical practice guidelines for nutrition in chronic renal failure. *Am J Kidney Dis* 2001; **37**: S66-70.
15）Cano NJ, Aparicio M, Brunori G, *et al.* ESPEN Guidelines on Parenteral Nutrition: adult renal failure. *Clin Nutr* 2009; **28**: 401-14.
16）Wright M, Jones C. Renal Association Clinical Practice Guideline on nutrition in CKD. *Nephron Clin Pract* 2011; **118**: c153-64.
17）Campbell KL, Johnson DW, Bauer JD, *et al.* A randomized trial of sodium-restriction on kidney function, fluid volume and adipokines in CKD patients. *BMC Nephrol* 2014; **15**: 57.
18）de Brito-Ashurst I, Perry L, Sanders TA, *et al.* The role of salt intake and salt sensitivity in the management of hypertension in South Asian people with chronic kidney disease: a randomised controlled trial. *Heart* 2013; **99**: 1256-60.

19) Kwakernaak AJ, Krikken JA, Binnenmars SH, *et al.* Effects of sodium restriction and hydrochlorothiazide on RAAS blockade efficacy in diabetic nephropathy: a randomised clinical trial. *Lancet Diabetes Endocrinol* 2014; **2**: 385-95.

20) Lin J, Hu FB, Curhan GC. Associations of diet with albuminuria and kidney function decline. *Clin J Am Soc Nephrol* 2010; **5**: 836-43.

21) Vegter S, Perna A, Postma MJ, *et al.* Sodium intake, ACE inhibition, and progression to ESRD. *J Am Soc Nephrol* 2012; **23**: 165-73.

22) Lambers Heerspink HJ, Holtkamp FA, Parving HH, *et al.* Moderation of dietary sodium potentiates the renal and cardiovascular protective effects of angiotensin receptor blockers. *Kidney Int* 2012; **82**: 330-7.

23) Thomas MC, Moran J, Forsblom C, *et al.* The association between dietary sodium intake, ESRD, and all-cause mortality in patients with type 1 diabetes. *Diabetes Care* 2011; **34**: 861-6.

24) Modification of Diet in Renal Disease Study Group. Effects of dietary protein restriction on the progression of moderate renal disease in the Modification of Diet in Renal Disease Study. *J Am Soc Nephrol* 1996; **7**: 2616-26.

25) Cianciaruso B, Pota A, Bellizzi V, *et al.* Effect of a low- versus moderate-protein diet on progression of CKD: follow-up of a randomized controlled trial. *Am J Kidney Dis* 2009; **54**: 1052-61.

26) Pan Y, Guo LL, Jin HM. Low-protein diet for diabetic nephropathy: a meta-analysis of randomized controlled trials. *Am J Clin Nutr* 2008; **88**: 660-6.

27) Nezu U, Kamiyama H, Kondo Y, *et al.* Effect of low-protein diet on kidney function in diabetic nephropathy: meta-analysis of randomised controlled trials. *BMJ Open* 2013; **3**.

28) Rughooputh MS, Zeng R, Yao Y. Protein Diet Restriction Slows Chronic Kidney Disease Progression in Non-Diabetic and in Type 1 Diabetic Patients, but Not in Type 2 Diabetic Patients: A Meta-Analysis of Randomized Controlled Trials Using Glomerular Filtration Rate as a Surrogate. *PLoS One* 2015; **10**: e0145505.

29) Fouque D, Laville M. Low protein diets for chronic kidney disease in non diabetic adults. *Cochrane Database Syst Rev* 2009: CD001892.

30) Kalantar-Zadeh K, Fouque D. Nutritional Management of Chronic Kidney Disease. *N Engl J Med* 2017; **377**: 1765-76.

31) Knight EL, Stampfer MJ, Hankinson SE, *et al.* The impact of protein intake on renal function decline in women with normal renal function or mild renal insufficiency. *Ann Intern Med* 2003; **138**: 460-7.

32) KDIGO. Clinical Practice Guideline for the Evaluation and Management of Chronic Kidney Disease. *Kidney int* 2013; **3**: 1-150.

33) Klahr S, Levey AS, Beck GJ, *et al.* The effects of dietary protein restriction and blood-pressure control on the progression of chronic renal disease. Modification of Diet in Renal Disease Study Group. *N Engl J Med* 1994; **330**: 877-84.

34) Metzger M, Yuan WL, Haymann JP, *et al.* Association of a Low-Protein Diet With Slower Progression of CKD. *Kidney Int Rep* 2018; **3**: 105-14.

35) Levey AS, de Jong PE, Coresh J, *et al.* The definition, classification, and prognosis of chronic kidney disease: a KDIGO Controversies Conference report. *Kidney Int* 2011; **80**: 17-28.

36) Paes-Barreto JG, Silva MI, Qureshi AR, *et al.* Can renal nutrition education improve adherence to a low-protein diet in patients with stages 3 to 5 chronic kidney disease? *J Ren Nutr* 2013; **23**: 164-71.

37) Rizzetto F, Leal VO, Bastos LS, *et al.* Chronic kidney disease progression: a retrospective analysis of 3-year adherence to a low protein diet. *Ren Fail* 2017; **39**: 357-62.

38) O'Hare AM, Choi AI, Bertenthal D, *et al.* Age affects outcomes in chronic kidney disease. *J Am Soc Nephrol* 2007; **18**: 2758-65.

39) Obi Y, Kimura T, Nagasawa Y, *et al.* Impact of age and overt proteinuria on outcomes of stage 3 to 5 chronic kidney disease in a referred cohort. *Clin J Am Soc Nephrol* 2010; **5**: 1558-65.

40) Narita T, Koshimura J, Meguro H, *et al.* Determination of optimal protein contents for a protein restriction diet in type 2 diabetic patients with microalbuminuria. *Tohoku J Exp Med* 2001; **193**: 45-55.

41) Pijls LT, de Vries H, Donker AJ, *et al.* The effect of protein restriction on albuminuria in patients with type 2 diabetes mellitus: a randomized trial. *Nephrol Dial Transplant* 1999; **14**: 1445-53.

42) Pijls LT, de Vries H, van Eijk JT, *et al.* Protein restriction, glomerular filtration rate and albuminuria in patients with type 2 diabetes mellitus: a randomized trial. *Eur J Clin Nutr* 2002; **56**: 1200-7.

43) Association AD. 10 Microvascular Complications and Foot Care. *Diabetes Care* 2018; **41**: S105-18.

44) 日本糖尿病学会．糖尿病治療ガイド 2016-2017．文光堂，2016.

45) 日本糖尿病学会．糖尿病診療ガイドライン 2016．南江堂，2016.

46) Ruggenenti P, Abbate M, Ruggiero B, *et al.* Renal and Systemic Effects of Calorie Restriction in Patients With Type 2 Diabetes With Abdominal Obesity: A Randomized Controlled Trial. *Diabetes* 2017; **66**: 75-86.

47) Chaturvedi S, Jones C. Protein restriction for children with chronic renal failure. *Cochrane Database Syst Rev* 2007: CD006863.

48) Korgaonkar S, Tilea A, Gillespie BW, *et al.* Serum potassium and outcomes in CKD: insights from the RRI-CKD cohort study. *Clin J Am Soc Nephrol* 2010; **5**: 762-9.

49) Bellasi A, Mandreoli M, Baldrati L, *et al.* Chronic kidney disease progression and outcome according to serum phosphorus in mild-to-moderate kidney dysfunction. *Clin J Am Soc Nephrol* 2011; **6**: 883-91.

50) Kestenbaum B, Sampson JN, Rudser KD, *et al.* Serum phosphate levels and mortality risk among people with chronic kidney disease. *J Am Soc Nephrol* 2005; **16**: 520-8.

51) Eddington H, Hoefield R, Sinha S, *et al.* Serum phosphate and mortality in patients with chronic kidney disease. *Clin J Am Soc Nephrol* 2010; **5**: 2251-7.

52) Larsson TE, Olauson H, Hagström E, *et al.* Conjoint effects of serum calcium and phosphate on risk of total, cardiovascular, and noncardiovascular mortality in the community. *Arterioscler Thromb Vasc Biol* 2010; **30**: 333-9.
53) Kalantar-Zadeh K, Gutekunst L, Mehrotra R, *et al.* Understanding sources of dietary phosphorus in the treatment of patients with chronic kidney disease. *Clin J Am Soc Nephrol* 2010; **5**: 519-30.
54) Stremke ER, McCabe LD, McCabe GP, *et al.* Twenty-Four-Hour Urine Phosphorus as a Biomarker of Dietary Phosphorus Intake and Absorption in CKD: A Secondary Analysis from a Controlled Diet Balance Study. *Clin J Am Soc Nephrol* 2018; **13**: 1002-12.
55) Ix JH, Anderson CA, Smits G, *et al.* Effect of dietary phosphate intake on the circadian rhythm of serum phosphate concentrations in chronic kidney disease: a cross-over study. *Am J Clin Nutr* 2014; **100**: 1392-7.

オリジナル資料

❶ 日本人の栄養所要量、食事摂取基準の沿革

日本人に必要な栄養素量設定の最初の試みは，栄養研究所の創設者である佐伯矩博士の著作「栄養」(大正 15 年）にみられる。以来，昭和 20 年頃までは主として栄養研究所において基礎的研究が行われ，日本人に対する栄養基準づくりが進められてきたが，その他いくつかの政府関係組織も戦争の長期化に伴う食糧難から，国民の栄養基準を作成し発表した。第 2 次大戦終了後の策定作業は一本化され，総理府経済安定本部，次いで科学技術庁の手を経て，昭和 44 年より厚生省の所管事項となり今日に至っている。以下にわが国における栄養所要量，食事摂取基準策定の経過の概要を記す。

○昭和 15 年（1940）

食糧報国連盟：日本国民食栄養規準〔年齢別（青少年期，成人期，老人期)，性別，労作別の熱量，たんぱく質所要基準〕，妊産婦，授乳婦栄養規準及び労作別職業分類を発表する。

○昭和 16 年 9 月，12 月（1941）

厚生科学研究所国民栄養部：日本人栄養要求量標準（年齢別・性別・労作別，及び妊婦・産婦・授乳婦別熱量及びたんぱく質規準）(表 1-2〜5）についてを発表（9 月)，さらに日本人栄養要求量標準補遺として同 12 月発育期労作別熱量及びたんぱく質要求量（表 2-1）ならびに日本人平均 1 人 1 日栄養要求量標準（熱量，糖質，蛋質，脂質，蛋質熱量比，動蛋熱量比）(表 2-1，2）を作成する。

○昭和 18 年（1943）

日本学術振興会（第 16 小委員会)：国民の栄養規準(熱量 2,150 カロリー，たんぱく質 97g)を作成する。

○昭和 19 年 7 月（1944）

食糧行政査察使栄養基準委員会：国民栄養規準ならびに作業強度別職種分類を作成する。

○昭和 19 年 9 月（1944）

調査研究動員本部：戦時最低栄養要求量（熱量 1,919 カロリー，たんぱく質 68g）を発表する。

○昭和 20 年 5，6 月（1945）

科学技術審議会：年齢別，性別戦時必需熱量及び必需たんぱく質，作業別戦時栄養規準を発表する。

○昭和 22 年 4 月（1947）

国民食糧及び栄養対策審議会（内閣)：日本人 1 人 1 日当たり所要摂取量（表 3-1）を発表する。

○昭和 24 年 6 月（1949）

国民食糧及び栄養対策審議会（経済安定本部)：日本人年齢，性別，労作別栄養（熱量及びたんぱく質）摂取基準量（表 4-2〜4）を発表する。

○昭和 27 年 5 月（1952）

資源調査会食糧部会（経済安定本部)：微量栄養素（無機質及びビタミン）摂取基準量（表 5-1）を発表する。

○昭和 29 年 1 月（1954）

総理府資源調査会：昭和 24 年策定の熱量及びたんぱく質摂取基準量，昭和 27 年策定の微量栄養素基準量及び昭和 25 年国勢調査による人口に基づいて日本人の栄養基準量（表 6-1）を策定し，同時に栄養所要量と栄養基準量の定義を明確にする。

○昭和 34 年 2 月（1959）

科学技術庁資源調査会：日本人の栄養所要量の改定（年齢別，性別，労作別栄養所要量）を勧告する*1。

○昭和 34 年 12 月（1959）

栄養審議会（厚生省)：昭和 34 年 2 月，科学技術庁資源調査会による日本人の栄養所要量に関する勧告を審議し，そのうち熱量所要量*1 を答申する。

○昭和 35 年 7 月（1960）

栄養審議会（厚生省)：昭和 34 年 2 月，科学技術庁資源調査会の日本人の栄養所要量に関する勧告を審議し，たんぱく質，無機質，ビタミンの各所要量*1 を答申する。また昭和 30 年の国勢調査による人口に基づいて日本人の 1 人 1 日当たり栄養基準量*1 を答申する。

○昭和 38 年 1 月（1963）

栄養審議会（厚生省)：昭和 36 年 4 月答申の「将来の日本人体位について」に基づいて昭和 45 年を目途とした栄養基準量*2 及び食糧厚生基準を答申する。

○昭和 44 年 8 月（1969)：昭和 45 年 5 月（1970）

栄養審議会（厚生省)：栄養審議会栄養所要量等策定委員会により改定された昭和 45 年の日本人の推計体位をもとにした日本人の栄養所要量（年齢・性・労作別及び妊婦・授乳婦別栄養所要量)*3 を審議し，答申する。さらに昭和 45 年 5 月，この日本人の栄

養所要量を基礎として昭和 50 年を目途とした栄養基準量[*3]を答申する。

○昭和 50 年 3 月（1975）

栄養審議会（厚生省）：栄養所要量等に関する策定委員会により改定された昭和 55 年の推計体位をもとにした日本人の栄養所要量（年齢・性・労作別及び妊婦・授乳婦別栄養所要量ならびに日本人平均 1 人 1 日当たり栄養所要量）[*4]を審議し，答申する。

○昭和 54 年 8 月（1979）

公衆衛生審議会栄養部会（厚生省）：栄養所要量策定検討会により改定された昭和 60 年の推計体位をもととした日本人の栄養所要量（年齢別・性別・労作別及び妊婦・授乳婦別所要量並びに日本人平均 1 人 1 日当たり栄養所要量）[*5]を審議答申する。

○昭和 59 年 8 月（1984）

公衆衛生審議会栄養部会（厚生省）：栄養所要量策定検討会により改定された昭和 65 年の推計体位をもととした日本人の栄養所要量（年齢別・性別・生活活動強度別及び妊婦・授乳婦別所要量等）[*6]を審議答申する。

○平成元年 9 月（1989）

公衆衛生審議会栄養部会（厚生省）：栄養所要量策定検討委員会により改定された平成 7 年の推計体位をもととした日本人の栄養所要量（年齢別・性別・生活活動強度別及び妊婦・授乳婦別所要量等）[*7]を審議答申する。

○平成 6 年 3 月（1994）

公衆衛生審議会健康増進栄養部会（厚生省）：栄養所要量策定検討委員会により改定された平成 12 年の推計体位をもととした日本人の栄養所要量（年齢別・性別・生活活動強度別及び妊婦・授乳婦別所要量等）[*8]を審議答申する。

○平成 11 年 6 月（1999）

公衆衛生審議会健康増進部会（厚生省）：栄養所要量策定検討会により改定された平成 9 年の体位をもととした日本人の栄養所要量（年齢別・性別及び妊婦・授乳婦別所要量等）[*9]を審議答申する。

○平成 16 年 10 月（2004）

平成17年度から平成21年度の5年間使用する「日本人の食事摂取基準（2005 年版）」が，「日本人の栄養所要量―食事摂取基準―策定検討会」においてとりまとめられた。

○平成 21 年 5 月（2009）

平成22年度から平成26年度の5年間使用する「日本人の食事摂取基準（2010 年版）」が，「日本人の食事摂取基準」策定検討会においてとりまとめられた。

○平成 26 年 3 月（2014）

平成27年度から平成31年度の5年間使用する「日本人の食事摂取基準（2015 年版）」が，「日本人の食事摂取基準（2015 年版）」策定検討会においてとりまとめられた。

○令和元年 12 月（2019）

令和 2 年度から令和 6 年度の 5 年間使用する「日本人の食事摂取基準（2020 年版）」が，「日本人の食事摂取基準」策定検討会においてとりまとめられた。

[*1] 昭和 34 年改定　日本人の栄養所要量（栄養審議会），[*2] 昭和 45 年を目途とした栄養基準量及び食糧構成基準（栄養審議会），[*3] 昭和 44 年改定　日本人の栄養所要量（栄養審議会），[*4] 昭和 50 年改定　日本人の栄養所要量（栄養審議会），[*5] 昭和 54 年改定　日本人の栄養所要量（公衆衛生審議会栄養部会），[*6] 第三次改定（昭和 59 年）日本人の栄養所要量（公衆衛生審議会栄養部会），[*7] 第四次改定（平成元年）日本人の栄養所要量（公衆衛生審議会健康増進栄養部会），[*8] 第五次改定（平成 6 年）日本人の栄養所要量（公衆衛生審議会健康増進栄養部会），[*9] 第六次改定（平成 11 年）日本人の栄養所要量―食事摂取基準―（公衆衛生審議会健康増進栄養部会）

表1．日本人榮養要求量標準*（昭和16年9月，厚生科學研究所國民榮養部）

表 1-1　標準身長及び體重

年齢（滿）	身長（cm） 男	身長（cm） 女	體重（kg） 男	體重（kg） 女
1	70.3	68.1	8.2	7.4
2	79.7	78.3	10.8	10.2
3	87.5	85.7	12.6	12.3
4	94.4	93.2	14.3	14.0
5	100.4	99.2	15.9	15.4
6	106.2	105.2	17.4	16.8
7	112.1	110.7	19.1	18.5
8	117.2	115.8	21.0	20.4
9	121.7	121.0	23.2	22.6
10	126.4	126.3	25.6	25.1
11	131.1	131.2	28.2	28.1
12	135.9	136.5	31.2	32.0
13	141.5	142.0	35.1	36.8
14	147.5	146.6	40.1	41.0
15	153.4	148.6	45.2	44.5
16	157.4	149.0	49.0	47.1
17	159.4	149.1	52.3	48.8
18	160.0	148.9	54.6	49.4
19	160.0	148.7	56.1	49.4
20	160.0	148.4	57.0	49.1
21～30	160.0	148.0	55.4	49.0
31～50	158.5	146.6	54.7	47.8
51～60	157.1	144.6	52.7	44.7
61以上	154.8	142.7	50.9	42.7

表 1-2　乳兒熱量要求量

乳兒期	體重1瓩當り1日熱量要求量	
	約　130～90カロリー	
滿1年	熱量1日要求量	蛋質1日要求量
	850カロリー	35グラム

表 1-3　年齢別・性別・熱量・蛋質1日要求量
（但2歳トハ1歳7ケ月ヨリ2歳6ケ月マデヲ云フ）

年齢（滿）	男子 熱量 カロリー	男子 蛋質 グラム	女子 熱量 カロリー	女子 蛋質 グラム
2	1,200	50	1,200	50
3	1,320	55	1,320	55
4	1,430	60	1,430	60
5	1,490	60	1,490	60
6	1,610	65	1,500	60
7	1,690	70	1,570	65
8	1,740	70	1,630	70
9	1,800	75	1,680	70
10	1,880	80	1,740	70
11	1,930	80	1,830	75
12	2,050	85	1,930	80
13	2,160	90	2,030	85
14	2,260	95	2,100	90
15	2,360	100	2,120	90
16	2,430	100	2,100	90
17～20	2,500	100	2,100	90
21～30	2,500	85	2,000	70
31～50	2,400	80	1,900	65
51～60	2,250	60	1,800	50
61以上	2,100	55	1,700	45

表 1-4　成年期及び老年期勞作別熱量・蛋質1日要求量

年齢別	勞作別	男子 熱量（カロリー）	男子 蛋質（グラム）	女子 熱量（カロリー）	女子 蛋質（グラム）
21～30	輕勞作	2,200	80	1,700	65
	中等勞作	2,500	85	2,000	70
	比較的重勞作	2,800	90	2,200	75
	重勞作	3,100	90	2,400	80
	最重勞作	3,450	105	—	—
31～50	輕勞作	2,100	75	1,600	60
	中等勞作	2,400	80	1,900	65
	比較的重勞作	2,700	85	2,100	70
	重勞作	3,000	90	2,300	75
	最重勞作	3,300	100	—	—
51～60	輕勞作	2,000	55	1,550	45
	中等勞作	2,250	60	1,800	50
	比較的重勞作	2,500	65	2,000	55
	重勞作	2,800	70	2,150	60
	最重勞作	—	—	—	—
61以上	輕勞作	1,800	50	1,450	40
	中等勞作	2,100	55	1,700	45
	比較的重勞作	2,350	60	1,850	50

* 榮養學雑誌　第1巻，第1號，藤本・露木：日本人榮養要求量標準の算定並に其の根據，参照
（字句及び書体は発表当時のまま掲載した。）

表 1-5　妊婦・産婦・授乳婦勞作別，年齢別熱量・蛋質１日要求量

年齢別	勞作別		妊婦 前期 1ケ月～5ケ月	妊婦 後期 6ケ月～10ケ月	産婦 分娩後3週間	授乳婦 前期 1ケ月～6ケ月	授乳婦 後期 7ケ月～12ケ月
21～30	輕勞作	熱量（カロリー）	2,050	2,200	1,900	2,050	2,200
		蛋質（グラム）	80	85	70	80	85
	中等勞作	熱量（カロリー）	2,400	2,600	2,200	2,400	2,600
		蛋質（グラム）	85	90	75	85	90
	比較的重勞作	熱量（カロリー）	2,650	2,850	—	2,650	2,850
		蛋質（グラム）	90	100	—	90	100
31～50	輕勞作	熱量（カロリー）	1,900	2,100	1,750	1,900	2,100
		蛋質（グラム）	70	80	65	70	80
	中等勞作	熱量（カロリー）	2,300	2,500	2,100	2,300	2,500
		蛋質（グラム）	80	85	70	80	85
	比較的重勞作	熱量（カロリー）	2,550	2,750	—	2,550	2,750
		蛋質（グラム）	85	90	—	85	90

表2. 日本人榮養要求量標準補遺*（昭和16年12月，厚生科學研究所國民榮養部）

表 2-1　發育期勞作別熱量・蛋質１日要求量

年齢別	勞作別	男子 熱量（カロリー）	男子 蛋質（グラム）	女子 熱量（カロリー）	女子 蛋質（グラム）
13歳	輕勞作	1,900	85	1,750	80
	中等勞作	2,160	90	2,030	85
	比較的重勞作	2,400	95	2,250	90
	重勞作	2,700	100	—	—
14	輕勞作	2,000	90	1,800	85
	中等勞作	2,260	95	2,100	90
	比較的重勞作	2,500	100	2,330	95
	重勞作	2,800	105	—	—
15	輕勞作	2,100	95	1,820	85
	中等勞作	2,360	100	2,120	90
	比較的重勞作	2,650	105	2,350	95
	重勞作	2,900	110	—	—
16	輕勞作	2,150	95	1,800	85
	中等勞作	2,430	100	2,100	90
	比較的重勞作	2,700	105	2,330	95
	重勞作	3,000	110	2,580	100
	最重勞作	3,350	120	—	—
17～20	輕勞作	2,200	95	1,800	95
	中等勞作	2,500	100	2,100	90
	比較的重勞作	2,800	105	2,330	95
	重勞作	3,100	115	2,580	100
	最重勞作	3,450	120	—	—

表 2-2　日本人平均１人１日榮養要求量標準**
（實用値）

糖質（グラム）	蛋質（グラム）	脂質（グラム）	熱量(カロリー)	蛋熱／總熱(%)	動蛋／總蛋(%)
370	70	20	2,000	14.5	25.0

年齢・體性・職業（勞働別）の外，妊産授乳婦等の榮養要求量及び天然榮養兒の控除割合竝に本邦食糧事情を考慮し，昭和５年及び昭和10年國勢調査による內地人口構成に適用して平均１人１日當り量を求め所謂 round numbers に修正したものなり。

表3. 日本人1人1日當り所要攝取量（昭和22年4月，國民食糧及び榮養對策審議會）

表 3-1　日本人１人１日當り所要攝取量

熱量	2,150 Cal.
蛋白質	75 g
脂肪	25 g
カルシウム（Ca）	1 g
鉄（Fe）	10 mg
ビタミンA	3,000 I.U.
ビタミンB_1	1 mg
ビタミンB_2	1 mg
ビタミンC	45 mg
食塩	15 g

*　榮養學雜誌，第１巻，第２號，57頁，國民榮養部
**　日本醫學及健康保險　第3220號（昭16，２月）　加藤正吉：國民適正食量算出の基礎に就いて

表4. 日本人年齢別，性別，労作別栄養（熱量および蛋白質）摂取基準量
（昭和24年6月，国民食糧及び栄養対策審議会〈経済安定本部〉）

表 4-1 日本人の平均体位基準値

年齢	男		女	
	身長(cm)	体重(kg)	身長(cm)	体重(kg)
新生児	50.2	3.05	49.3	2.97
0 歳	64.7	6.7	63.7	6.4
1	75.9	9.2	74.7	8.8
2	84.5	11.5	83.3	11.0
3	91.3	13.3	90.2	12.8
4	97.5	15.0	96.3	14.3
5	103.1	16.2	102.2	15.8
6	108.8	18.2	107.9	17.6
7	114.2	20.0	112.9	19.4
8	119.1	22.1	118.0	21.4
9	123.6	24.3	122.7	23.6
10	128.2	26.5	128.1	26.1
11	132.8	29.0	132.8	29.4
12	137.7	32.2	139.7	33.7
13	143.9	36.5	143.8	38.3
14	152.4	43.3	148.4	42.0
15	157.0	47.5	150.0	44.5
16	159.5	50.5	150.4	46.5
17	161.0	52.7	150.5	47.5
18	161.7	53.8	151.0	48.0
19	161.8	54.3	151.0	48.2
20	161.9	54.8	150.8	48.3
21 ～ 30	161.8	55.5	150.1	48.5
31 ～ 40	160.8	56.4	149.0	49.0
40 ～ 50	160.0	56.7	148.2	50.0
51 ～ 60	159.0	55.7	147.0	48.7
61 ～ 70	157.5	53.7	145.0	47.0
71 以上	155.0	51.2	142.5	44.0

（注）本表は日本人の体位を判定する上の暫定的統一基準を得るために設定されたものであり，厚生省衛生統計委員会の体力及び栄養に関する第8専門部会において承認採択されたものである。資料は満5歳以下を斎藤潔氏の昭和15年～17年間にわたる全国都鄙調査24,709人の平均を用い，満6歳より13歳間は文部省の昭和12年度全国学童統計の平均値を用い，満14歳より60歳までは一色嗣武氏の昭和2年～10年にわたる帝国生命保険会社の保険申込者男子103,870人，女子28,981人の平均値を保険年齢より満年齢に換算したものを用い，61歳以上は厚生省全国栄養調調査の昭和23年11月分調査の集計値に一定の補正を加えたるものを用いて作ったものである。ただし，女子21～30歳の体重は他の資料に照し若干修正した。

（資料）国民食糧及び栄養対策審議会：日本人年齢別，性別，労作別栄養（熱量及び蛋白質）摂取基準量改定の算出基礎，1949年.

表 4-2 日本人年齢別，性別熱量および蛋白質基準量

年齢	男		女	
	熱量（Cal.）	蛋白質（g）	熱量（Cal.）	蛋白質（g）
新生児	245	10	240	10
0 歳	720	25	680	25
1	1,060	35	980	35
2	1,280	45	1,180	40
3	1,420	50	1,320	45
4	1,500	50	1,400	50
5	1,560	55	1,460	50
6	1,690	60	1,590	55
7	1,770	60	1,640	60
8	1,830	65	1,700	60
9	1,900	65	1,750	60
10	1,950	70	1,830	65
11	2,030	70	1,930	70
12	2,130	75	2,040	70
13	2,250	80	2,110	75
14	2,490	90	2,230	80
15	2,580	90	2,230	80
16	2,630	90	2,220	80
17	2,640	95	2,210	80
18	2,650	95	2,190	80
19	2,650	95	2,190	80
20	2,650	95	2,180	75
21 ～ 30	2,580	85	2,140	70
31 ～ 40	2,560	85	2,070	70
41 ～ 50	2,500	80	2,040	65
51 ～ 60	2,390	80	1,990	65
61 ～ 70	2,200	70	1,700	55
71 以上	1,940	65	1,630	55

（注）1. 0歳とは生後満1年まで，1歳とは1年1日から満2歳までを指す。かつ栄養所要量の数値はその年間の中央値を示す。以下同じ。
2. 新生児は0歳中に含まれるが，生後2週間以内の状態を示すために，特に掲げたものである。
3. 0歳の蛋白質基準量は人工栄養の際は30gとする。

表 4-3 日本人成年労作別熱量および蛋白質基準量

労作別	男		女	
	熱量（Cal.）	蛋白質（g）	熱量（Cal.）	蛋白質（g）
軽労作	2,200	70	1,800	60
中労作	2,500	80	2,100	70
強労作	3,000	90	2,400	75
重労作	3,500	110	2,800	85
激労作	4,000	120	—	—

（注）21歳以上60歳までを成年とする。17歳から20歳までの発育期および61歳以上の老年期のものにて，特殊の労働に携わる場合は，中労作とその労作度との差額をそれぞれの年齢別基準量に付加するものとする。

表 4-4 妊婦・授乳婦熱量および蛋白質基準量

種別＼期別	妊娠期		授乳期
	前半期（5ヵ月まで）	後半期（6ヵ月以後）	全期（満1年まで）
熱量（Cal.）	2,400	2,700	3,000
蛋白質（g）	85	95	100

（注）妊娠および授乳は成年期として年齢別考慮を要せず，またこの両期間中は特殊な労働に従事せぬを原則として，労作別考慮を要せず。

表5. 日本人1人1日当り微量栄養素摂取基準量
（昭和27年5月，資源調査会〈経済安定本部〉）

表 5-1 日本人年齢別・性別・労作別無機質およびビタミン基準量

種類 / 性別，労作別，年齢別		カルシウム g	鉄 mg	食塩 g	ビタミンA* I.U.	ビタミンB_1（サイアミン） mg	ビタミンB_2（リボフラビン） mg	ナイアシン（ニコチン酸） mg	ビタミンC（アスコルビン酸） mg	ビタミンD I.U.
男（56kg）	軽労作	0.8	10	15	4,000	1.1	1.1	11	65	400
	中労作	0.8	10	15	4,000	1.3	1.3	13	65	400
	強労作	0.8	10	20	4,000	1.5	1.5	15	65	400
	重労作	0.8	10	20	4,000	1.8	1.8	18	65	400
	激労作	0.8	10	25	4,000	2.0	2.0	20	65	400
女（49kg）	軽労作	0.8	10	15	4,000	0.9	0.9	9	60	400
	中労作	0.8	10	15	4,000	1.1	1.1	11	60	400
	強労作	0.8	10	20	4,000	1.2	1.2	12	60	400
	重労作	0.8	10	20	4,000	1.4	1.4	14	60	400
妊婦	前半期	1.0	12	15	5,000	1.5	1.5	15	80	400
	後半期	1.5	15	15	5,000	1.8	1.8	18	100	400
授乳婦		2.0	15	20	7,000	2.0	2.0	20	150	400
小児（13歳未満）	1歳未満	1.0	6	1	1,500	0.4	0.4	4	25	400
	1～3歳	1.0	7	3	2,000	0.6	0.6	6	30	400
	4～6歳	1.0	8	6	2,500	0.8	0.8	8	40	400
	7～9歳	1.0	9	8	3,000	0.9	0.9	9	55	400
	10～12歳	1.2	10	10	4,000	1.0	1.0	10	70	400
青少年（13歳以上） 男	13～15歳	1.4	13	12	4,000	1.3	1.3	13	80	400
	16～20歳	1.4	13	15	5,000	1.3	1.3	13	90	400
女	13～15歳	1.3	13	12	4,000	1.1	1.1	11	75	400
	16～20歳	1.0	13	15	4,000	1.1	1.1	11	75	400

（注） * 同一国際単位I.U.で表示されたビタミンAの効力はカロチンによる場合は，ビタミンAによる場合の1/2である。

表6. 日本人1人1日当り栄養基準量（昭和29年1月，総理府資源調査会）

表 6-1 日本人1人1日当り栄養基準量

熱量	2,180 カロリー
蛋白質	73 g
カルシウム（Ca）	1.0 g
鉄（Fe）	10 mg
ビタミンA	3,700 I.U.
ビタミンB_1	1.2 mg
ビタミンB_2	1.2 mg
ナイアシン（ニコチン酸）	12 mg
ビタミンC	60 mg
ビタミンD	400 I.U.
食塩（NaCl）	13 g

（注）

1. 1人1日当り基準量は国民食糧及び栄養対策審議会によって昭和24年に策定された日本人の年齢別，性別，労作別の熱量及び蛋白質基準量並びに，資源調査会食糧部会によって昭和27年に策定された無機質及びビタミン基準量をもとにして，昭和25年国勢調査による総人口から算定されたものである。
2. 動物性蛋白質は，全蛋白質の30％以上。
3. 脂肪は当面の目標として1人1日30ｇ。
4. I.U.は国際単位の略号。

❷ 食事摂取基準を正しく理解し正しく活用するために

「日本人の食事摂取基準（2020年版）」策定検討会ワーキンググループ座長
東京大学大学院医学系研究科　社会予防疫学分野教授　佐々木敏

📖：は、本文関連ページを示す

1．食事摂取基準なのにエネルギー・栄養素？

食品群では基準は作れない

食品ではなく栄養素

『日本人の食事摂取基準（2020年版）』は、エネルギーと35種類の栄養素について摂取すべき量が検討され、このうちエネルギーと33種類の栄養素についてその量が定められています。不思議なのは、“食事”摂取基準なのに「栄養素」の量が定められていることです。

人は食事を取り食品を摂取しています。しかし、人のからだが必要とするのは、食品ではなく、エネルギーと栄養素です。たとえば、マグネシウムの摂取すべき量が食事摂取基準で定められています。しかし、マグネシウムを野菜から取ろうとパンから取ろうとからだは関知しません。それどころか、どちらから取ったかをからだは知らないのです。例えれば、食べ物は「栄養素を体の中に運ぶトラック」で荷台の荷物が栄養素です。

栄養摂取基準から食事摂取基準へ

適切なエネルギーと各栄養素を含むような食品群の重量を示せば食事摂取基準になるはずです。たとえば、肉類が○○ g、野菜類が○○ gといった具合です。このほうが給食計画も食事指導も簡単です。これは食品構成表と呼ばれ、かつて広く使われていて、給食計画にも食事指導にも便利なものでした。ところが、食品構成表だけに頼ると困った事態が起こります。その理由を次で考えてみます。

連立不定方程式

$x+3=7$　という方程式の解（答え）は4です。

$$\begin{cases} x+y=9 \\ x-y=3 \end{cases}$$

は連立方程式で、解は$x=6$、$y=3$です。

では、

$$\begin{cases} x+2y+3z=19 & \cdots\quad 式① \\ x+y+z=9 & \cdots\quad 式② \end{cases}$$

はどうでしょうか？　3つの未知数に対して方程式は2本しかありません。この場合、解は1つ（1組）ではなく無数にあります。（$x=1$、$y=6$、$z=2$）でも（$x=3$、$y=2$、$z=4$）でも成り立ちます。不定方程式です。この状況は献立作成や食事指導ととてもよく似ています。

表1は納豆とまあじと普通乳を使ってたんぱく質25gとカルシウム150mgを摂取したいと考えた場合です。パターンAのように納豆0g、まあじ110g、普通乳70gでも、パターンBのようにそれぞれ120g、30g、20gでもほぼ達成できます。あなたも新しいパターンXを作ってみてください。そして、先ほど紹介した連立不定方程式と見比べて、左辺の未知数が食品、右辺の数字が栄養素摂取量と同じ関係になっていることを確認してください。つまり、献立作成や食事指導とは連立不定方程式を作り、それを解く作業そのものです。しかも、実際には使用可能な食品の数は膨大にあり、かつ、考慮すべき栄養素が2種類だけということはありえません。つまり、とても複雑

な連立不定方程式を作って解く作業なのです。さらに、右辺は「○○以上」といった場合もあります。この場合、両辺は等号（＝）ではなく不等号（≦など）で結ばれ、方程式は不等式になります。献立作成や食事指導は連立不定不等式を作り、それを解く作業なのです。不等式では解は範囲で与えられるので、食品（の重さ）の選択の幅はさらに広がり、献立や食事指導の自由度はさらに増します。

食品の基準は一般人向け

難しいことを書きましたが、摂取すべきエネルギーと栄養素を満たす食品群の組み合わせは無数にあり、食品では数値は定められないことをわかっていただきたかったのです。ただし、食品構成表を「食品構成例」と考えて、一例として使うのは問題ありません。むしろ、例があるほうが他のパターンも考えやすいでしょう。

「野菜は○○グラム以上」などと聞くことがあります。これは無数にある好ましい食べ方の一例に過ぎません。これは、このような複雑な計算ができない一般の人に向けたメッセージです。栄養の専門職はこのことを理解したうえで、「野菜は○○グラム以上」といったメッセージをお使いくださるようにお願いいたします。「野菜は○○グラム以上がよい」とそのまま信じたら、“専門”職の肩書きが泣きます。

なぜ“食事”摂取基準なのか？

このように、基準は食品群ではなくエネルギーと栄養素でしか決められません。しかし、実際に私たちが食べるのは食品であり料理です。エネルギーと栄養素で考え、食品と料理を勧める（提供する）のが栄養業務です。そのための基準ですから食事摂取基準と呼ばれています。これは世界共通で、英語でも Dietary Reference Intakes と呼び、Nutrient（栄養素）ではなく、Dietary（食事）となっています。

表1　食品成分と栄養素の関係を理解するための計算例

（上）日本食品標準成分表 2015 年版（七訂）。（下）摂取量（献立）を考えるための計算例。

食品名	食品番号	食品100g当たり含有量	
		たんぱく質 (g)	カルシウム (mg)
納豆	04046	16.5	90
まあじ	10003	19.7	66
普通乳	13003	3.3	110

食品名	パターンA			パターンB			パターンX		
	食品 (g)	たんぱく質 (g)	カルシウム (mg)	食品 (g)	たんぱく質 (g)	カルシウム (mg)	食品 (g)	たんぱく質 (g)	カルシウム (mg)
納豆	0	0.0	0	120	19.8	108	？？？		
まあじ	110	21.7	73	30	5.9	20	？？？		
普通乳	70	2.3	77	20	0.7	22	？？？		
合計	180	24.0	150	170	26.5	150			
摂取したい量		25	150		25	150		20	450

2. 活用のための基礎概念（1）

食事摂取基準はセンターライン

ガイドライン、センターライン、食事摂取基準

食事摂取基準はガイドラインの一種です。ガイドラインには「指針」「基本方針」「指導目標」*1、「指標基準」「指針」*2 といった意味があります。これらから、「常に厳格に守らねばならないものではなさそうですが、疎かにもできないもののようだ」とわかります。これは、食事摂取基準の『基準』という語にも表れています。

ガイドラインは、たとえば、クルマの運転で言えば、センターラインや道路の両脇に引いてある白線（外側線）だと考えるとわかりやすいかもしれません。センターラインをまたいだからといってすぐに交通事故が起こるわけではありません。けれどもセンターラインを知らなかったらどうでしょうか？　こんな人に運転してもらっては困ります。センターラインを知っていて、常に少しだけ気にかけていれば大きくまたぐことはないでしょうし、たとえ少しまたいでも危ないと感じたらすぐにこちらの車線に戻るでしょう。外側線の役割もほぼ同じです。

クルマはセンターラインと外側線の間のどこかを走ります。どこを走るかは運転者に任されています。センターラインに寄ったり、場合によっては少しまたいで前のクルマを追い越したりするほうが安全かもしれません。ハンドルを握る人はその時その時の状況を観察してどのように運転するかを判断しています。以上の考察を食事摂取基準に当てはめてみると図 1 のようになります。

センターラインの太さは何センチだとか、外側線は道路脇から何センチのところに引かれているかはそれほどたいせつではありません。それよりも、センターラインや外側線が何のために引かれているのか、どういう状況でそれを守り、どういう状況で（勧めませんが）それをまたいでもよいかを理解するほうがはるかにたいせつです。食事摂取基準も同じです。

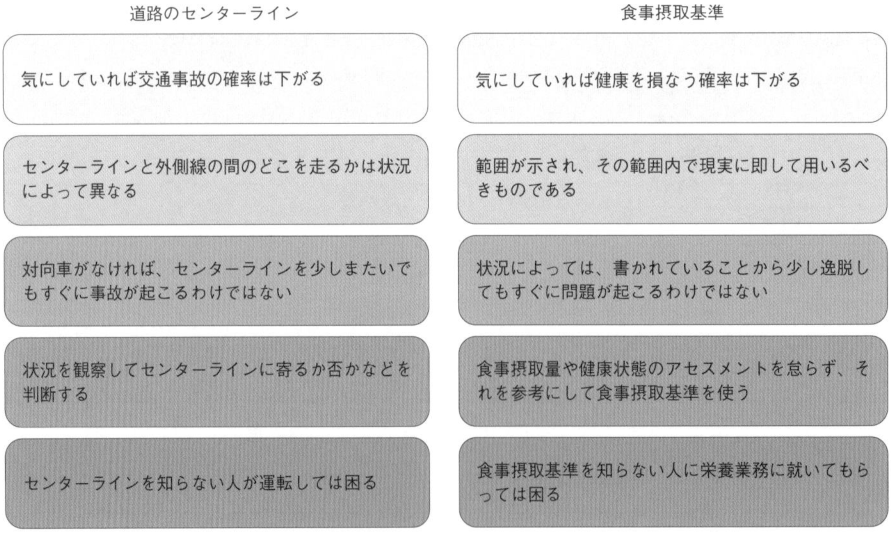

道路のセンターライン	食事摂取基準
気にしていれば交通事故の確率は下がる	気にしていれば健康を損なう確率は下がる
センターラインと外側線の間のどこを走るかは状況によって異なる	範囲が示され、その範囲内で現実に即して用いるべきものである
対向車がなければ、センターラインを少しまたいでもすぐに事故が起こるわけではない	状況によっては、書かれていることから少し逸脱してもすぐに問題が起こるわけではない
状況を観察してセンターラインに寄るか否かなどを判断する	食事摂取量や健康状態のアセスメントを怠らず、それを参考にして食事摂取基準を使う
センターラインを知らない人が運転しては困る	食事摂取基準を知らない人に栄養業務に就いてもらっては困る

図 1　道路のセンターラインと食事摂取基準の比較

佐々木敏．令和２年新年に思う　食事摂取基準の平成史．栄養と料理 2020; **86**(2): 115-9 から許可を得て転載．

ばらばらではなく分布

「必要量や目標量はひとりずつ違う。」と聞いたことがあります。その通りです。道路でも状況は一刻一刻変化しますから、クルマの運転も同じことです。だからといってセンターラインがいらないとはだれも考えないでしょう。ところが、その方は「なのに、食事摂取基準にはひとつの値しか書いてない。だから食事摂取基準は使えない。」とおっしゃいました。これには驚きましたが、この時に思いついたのは、この人は「分布」の概念を持っていないのではないかということでした。

「ひとりずつ違う」は「ばらばら」ではありません。「分布」があります。サイコロを振った時にどの目が出るかの確率はどの目も同じです（図2左）*[3]。これが「ばらばら」です。一方、10歳の日本人女児の身長は個人ごとに違いますが、140cm付近に集まっていてそこから上下に離れるにつれて人数が少なくなります（図2右）。分布があります。「10歳になる娘がいます。」と聞いたら「140cmくらいかな？」と想像できます。この分布を知っていれば「130cm」とか「150cm」とは考えないでしょう。しかし、「140cm」もおそらくはずれます。それでも、「130cm」や「150cm」よりはずれる程度は小さいはずです。エネルギーや栄養素の必要量や目標量の分布はサイコロ型ではなく身長型です。このことに気付けば、「必要量や目標量がひとりずつ違っても、その分布は身長型だから、必要量や目標量を個人ごとに正確に知りえない場合や個人ごとに対応できない場合に、食事摂取基準に書かれているひとつの値が役に立つ。」ことがわかるでしょう。さらに、「クラスの中では小さいほうで。」と聞いたら、「130cmくらいかな？」と想像するわけです。食事摂取状況のアセスメントができればもっと細かい対応もできます。

ガイドラインを厳密に守ってもぴたりとは当たらないものの、ガイドラインを気にしていればさまざまな状況において「大きくははずれていない答え」を出せます。これがガイドラインの最大の目的であり、ガイドラインが求めている使い方です。食事摂取基準も道路のセンターラインもこのように使ってください。

*[1] 広辞苑（第七版），2018，岩波書店．　*[2] ステッドマン医学大辞典（改訂第6版），2008，メジカルビュー社．
*[3] 正確にはこれも分布の一種です。

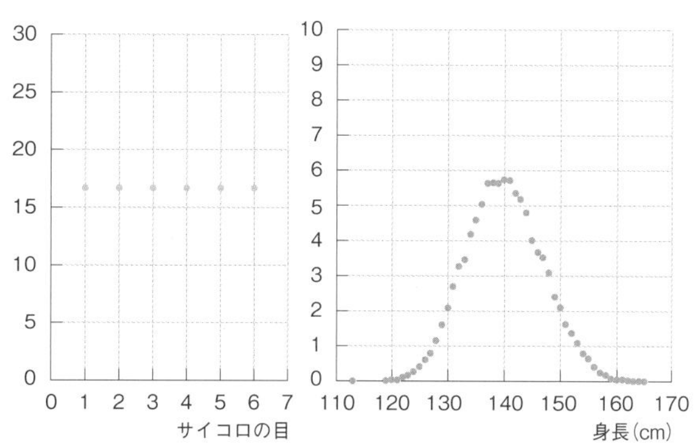

図2　サイコロを振った時にそれぞれの目が出る確率の分布（左）と10歳の日本人女児の身長の分布（右）

縦軸は割合（%）。
10歳の日本人女児の身長の分布は平成30年度学校保健統計調査（文部科学省総合教育政策局調査企画課）に基づく。

p.23〜24

3. 活用のための基礎概念（2）

「A-PDCA サイクル」と「照らし合わせて見る」

A-PDCA サイクル

PDCA サイクル（plan-do-check-act cycle）は、公衆栄養や栄養教育の分野で、実践のための理論モデルとしてしばしば用いられてきました。食事摂取基準でも総論の活用の項の冒頭で紹介されています（図 3）。注意すべきことが２つあります。

ひとつめは、計画（P）の前に「食事評価（assessment：A）」があることです。これは、計画（P）を立てるのに食事摂取状況のアセスメントの結果が必要なことを示しています。逆に言えば、食事摂取基準で示されている値（推定エネルギー必要量や推奨量など）だけで計画を立ててはならない（立てられない）ことを示しています。これは、図 4（食事摂取基準を用いた食事摂取状況のアセスメントの概要）に続きます。ただし、ここで言うところの「食事評価（A）」は、栄養素摂取量だけでなく、エネルギーの場合は体格（BMI）や体重の変化、小児の場合は成長曲線に照らした成長状況なども含まれると理解すべきでしょう。

ふたつめは、食事評価が２つ（２回）あることです。ひとつめは先ほど紹介したように計画（P）の前です。もうひとつは検証（C）の中です。つまり、C（検証）とは食事評価（A）を行うことです。ここで注意したいのは、この２つの食事評価（A）は、なまえが同じというだけでなく、全く同じことを行うべきだということです。検証（C）では、「計画どおりになっているか・・」と書かれていて、（計画（P）の前に行った食事評価（A_1））と（実施（D）の後（つまり検証（C））に行った食事評価（A_2））を比べれば、「計画（P）どおりになっているか否か」がわかります。$A_2 - A_1 \fallingdotseq P$（改善させたい程度） なら成功です。$A_2 - A_1 < P$ なら失敗（または不十分）です。$A_2 - A_1 > P$ なら予想以上の成功です。この結果を使って、改善策を考えます。すなわち、改善（A）を行います。このようにして、PDCA サイクルは回っていきます。

照らし合わせて見る

食事摂取基準は国や地域ごとに作られています。英語では Dietary Reference Intakes（略称は DRIs）です。Dietary は「食事の」、Intakes は「摂取」ですから、日本語とまったく同じです。Reference（リファレンス）だけがあまりなじみのない単語です。英和辞典によると「参照」とありました[*1]。こちらもあまりなじみがないので国語辞典を引いてみたら、「照らし合わせて見る」と説明してありました[*2]。日本は「基準」、英語は「照らし合わせて見る」、少しニュアンスが違います。

「基準」からは「守るべき」といった、やや強い印象を受けます。一方、「照らし合わせて見る」は、「何と何」を合わせる（比べる）のだろうと考えてしまいます。この答えは図 4（食事摂取基準を用いた食事摂取状況のアセスメントの概要）にあります。この図では、左側が「食事調査によって得られる摂取量」、右側が「食事摂取基準で示されている値」となっていて、大きく「比較」と書かれています。食事摂取基準というなまえですが、中身は Reference であることがわかります。

これは、右側（食事摂取基準で示されている値）の下に添えられている「それぞれの絶対量よりも、両者の差が重要である。」ということばに象徴されます。たとえば、食塩の目標量は成人男性が7.5g/日未満だから、「7.5g/日まで減塩しましょう。」と指導するのではなく、現在のおよその食塩摂取量を調べ、それが10g/日だったら、「2.5g/日減らしましょう。」と指導するわけです。そして、一定期間の後に食事調査を行い、その達成度を調べます。エネルギーの場合は、指示エネルギーを計算してそれを食べるように指導するのではなく、減らしたい体重とそれを達成するまでの期間を考え、エネルギー摂取量を何kcal/日減らすべきかを決めて、それを指導します。そして、予定期間の後に、その達成度を体重で測ります（補助的に食事を調べることもあります）。

これら2つの図が伝えようとしているもっともたいせつなメッセージは、食事摂取基準は、食事摂取基準だけを使う（活用する）ものではなく、食事アセスメントとセットで用いる（活用する）ものであること、そして、食事摂取基準を正しく活用するためには食事摂取基準自身の学習・教育と食事アセスメントの学習・教育が半分ずつ行われるべきだということです。指導的・教育的立場にある人たちにはこのような教育と研修を期待します。

*[1] 新英和大辞典（第六版），2002，研究社.　*[2] 広辞苑（第七版），2018，岩波書店.

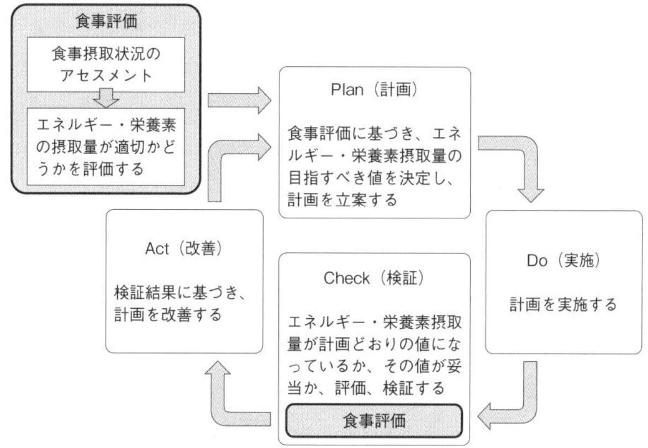

図3　食事摂取基準の活用とPDCAサイクル*

注意：左上の「食事評価」とCheck（検証）の中にある「食事評価」は同じものである。
*日本人の食事摂取基準（2020年版）では、総論 図6（p.23）。

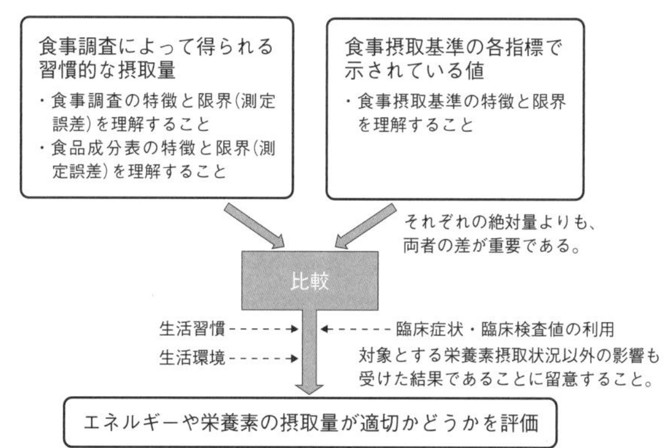

図4　食事摂取基準を用いた食事摂取状況のアセスメントの概要*

*日本人の食事摂取基準（2020年版）では、総論 図7（p.24）。

p.29～32

4．日間変動

個人の評価で大問題

習慣的摂取量

食事摂取基準は習慣的な摂取量を扱っています。短期間（1日間など）ではなく、習慣的なエネルギーや栄養素の摂取量が健康に影響を与えるからです。一方、食事アセスメントの日数には限界があります。食事記録法の場合は数日間が限度です。疑問は、1日間または数日間に摂取した栄養素量をもって習慣的な摂取量としてよいか否かです。

なお、集団の平均摂取量にはこの問題はあまり影響を与えません（注：分布幅には影響を与え、問題となります）。主に個人の習慣的な摂取量を知りたいときの問題だと考えてください。

エネルギー摂取量の日間変動

半秤量式食事記録法を用いて健康な成人男性3人のエネルギー摂取量を16日間にわたって観察した結果が総論、図10（p.29）にあります。最小でも100kcal程度、最大では1,000kcalくらい揺れているようすがわかります。日本人中年（40歳代）男性32人の16日間にわたるエネルギー摂取量の日間変動をまとめたのが図5です*。前日とのエネルギー摂取量の差（絶対値）は600kcal以下に集中していましたが、平均値は611kcalもありました。この結果は、1日間の食事記録を行ったとき、その前日か翌日に摂取した（する）エネルギー量はその日のエネルギー摂取量よりも600kcalくらい少ないか多いと推定するのが妥当なことを示しています。

エネルギーの過不足は、成人は体重の変化と体格指数（BMI）で、小児は成長曲線で測るとされています。これはこの理由によるところが大きいのでしょう。また、この現実を知ると、管理栄養士から「あなたへの指示エネルギーは1日当たり2,100kcalです。」と言われた患者さんは辛いだろうなあ・・と心配になります。

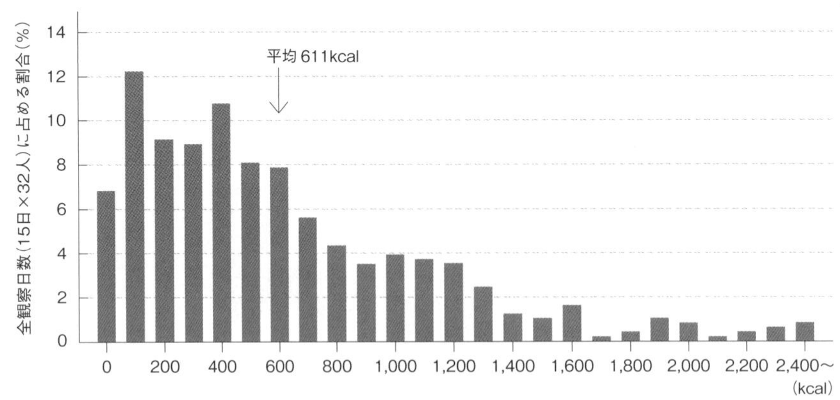

図5　前日とのエネルギー摂取量の差（絶対値）の分布

健康な中年（40歳代）男性32人を対象として行われた16日間の半秤量式食事記録法による調査。調査日は連続していない。
佐々木敏.「日間変動」を知る　習慣的な食事量の多い少ないは簡単にわかるか？　栄養と料理 2019; 85(5): 115-9から許可を得て転載.

栄養素はもっと揺れる

日本人女性（50~69歳）63人の16日間の摂取量を使って、個人の中の摂取量の揺れ（日間変動または個人内変動）を個人の間の摂取量の違い（個人差または個人間変動）と比べたのが図6です（文献1）。前者を個人内変動、後者を個人間変動と呼びます。簡単にいえば、数字が大きいほど個人内変動も個人間変動も大きく、個人内変動（横軸の値）が個人間変動（縦軸の値）よりも大きければ（つまり、直線y＝xよりも右下に点があれば）、「自分ととなりの人の摂取量の違い」よりも「きょうと明日の自分の摂取量の違い」のほうが大きいと読みます。エネルギーも栄養素もすべてこうなっています。「明日の自分よりもきょうの他人のほうがきょうの自分の食べ方に似ている」のは驚きです。私たちはこのほど大きく揺れて栄養素を摂取しているのです。この一例が総論、図10（p.29）です。食習慣・・・だれにでもなんとなくわかりますが、専門職が専門的・科学的に判断するのはとても難しいことなのです。

魅力的な、だが困った事実

図7はある成人女性の脂質摂取量です。この人の26日間平均値は26.6%エネルギーですから目標量の範囲に収まっています。ところが、1日ごとの摂取量を見ると、16日間の観察期間のうち、6日間は目標量を超えていて、4日間は目標量に達していません。1日間の摂取量を使えば指導のネタは尽きません。しかし、もちろんこんな指導をしてはなりません。

* 文献1のデータを用いて計算。

文献

1. Fukumoto A, Asakura K, Murakami K, *et al.* Within-and between-individual variation in energy and nutrient intake in Japanese adults: effect of age and sex difference on group size and number of records required for adequate dietary assessment. *J Epidemiol* 2013; **23**: 178-86.

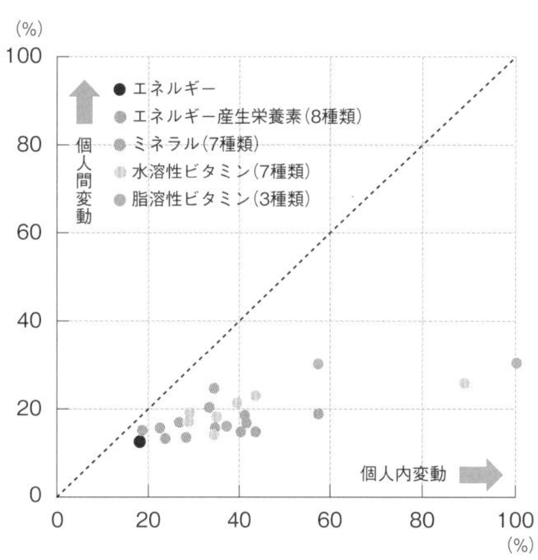

図6　前日とのエネルギー摂取量の差（絶対値）の分布

エネルギーと栄養素ごとにみた摂取量の個人内変動と個人間変動の相対的な割合。
日本人女性（50～69歳）63人を対象として行われた16日間の半秤量式食事記録法による調査。調査日は連続していない。

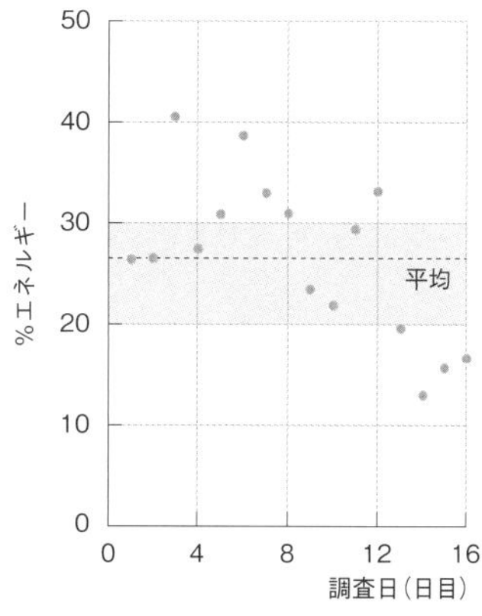

図7　ある日本人女性の脂質摂取量。16日間の半秤量式食事記録法による調査

調査日は連続していない。

p.26～27、69～70

5. 過小申告

摂取量≒申告摂取量÷0.8

過小申告→集団平均値（中央値）

日本人は何 kcal 食べているのか？　この場合、私たちは無条件に 1 人当たり、1 日当たりの「平均値」または「中央値」を考えます。

たとえば、日本人のエネルギー摂取量と聞けば、国民健康・栄養調査の結果を見ます。2018 年調査の 30～39 歳男性の平均エネルギー摂取量は 2,092kcal/日です。いままで私たちはこれを見たら、「30～39 歳の男性は平均値としてエネルギーを 2,092kcal/日摂取している」と理解してきました。一方、この年齢区分の推定エネルギー必要量（生活活動レベルはふつう（Ⅱ））は 2,650kcal/日です。これは毎日平均として 558kcal だけ食べ足りていないことを示しています。これではやせてしまいます、というか、生きてゆけません。けれども実際にはこの世代の男性ではやせよりもむしろ肥満が問題になっています。「もっと食べましょう！」と言いますか？　ますます太ります。この矛盾の原因が過小申告です。個人レベルでみれば過小申告も過大申告も両方起こりますが、平均としては過小申告に傾いています（注：過多申告と書かないので過少申告とも書かないようです）。

図 8（総論でも図 8）はこのようすを端的に示しています。男女ともに 18～50 歳くらいでおよそ 20% 程度の過小申告が起こっています。その後、年齢が上がるにつれて過小申告の程度は少なくなっていきますが、それでも 5% から 17% くらいの間を揺れていて、過小申告であることに変わりはありません。一方、8 歳くらいまではむしろ過大申告の傾向がありますが、このあたりの理由はまだ明らかにされていないようです。

以上より、「エネルギーの過不足の評価は体重の変化で行い、エネルギー摂取量では行わない。」と書かれている理由がここにもあることがわかります。まだわかっていないことも多く、また、食事アセスメント法の種類やその使い方によってかなりの違いがあると想像されますが、まずは「－ 20%」、というより、「÷ 0.8」と覚えておくと役に立つでしょう。

どのアセスメント法でだれが過小申告をするか？

二重標識水法で測ったエネルギー消費量と食事アセスメント法で得られたエネルギー摂取量の違いを検討した研究のまとめが図 9 です（本文ではエネルギーの章：図 12、p.70）。この図の見どころは、「第 3 者が観察」だけでほぼ正しく申告されていて他の 4 種類の食事アセスメント法（食事記録法、食物摂取頻度法、食事歴法、食事思い出し法）はすべて過小申告の傾向を示したこと、そして、肥満傾向が強い人ほど過小申告の程度が甚だしかったことの 2 つでしょう。

ところで、写真を撮れば過小申告は起こらないはずだと思っている人はいませんか？　だれが写真のシャッターは押すかを考えてみてください。写真を撮らなければ食べた証拠は残りません。ここが万歩計と違うところです。この理由で写真を撮る方法もやはり過小申告に傾くと考えるほうがよさそうです。スマホや AI が何でも解決してくれると期待するのは誤りです。

個人よりも集団で大問題

日間変動の揺れ幅に比べれば過小申告のずれ幅はごく小さなものです。したがって、個人の摂取量を知りたい場合にはそれほど大きな問題にはなりません。無視してもよいくらいです。その一方で、集団の平均摂取量を知りたい場合には無視できない問題を生みます。

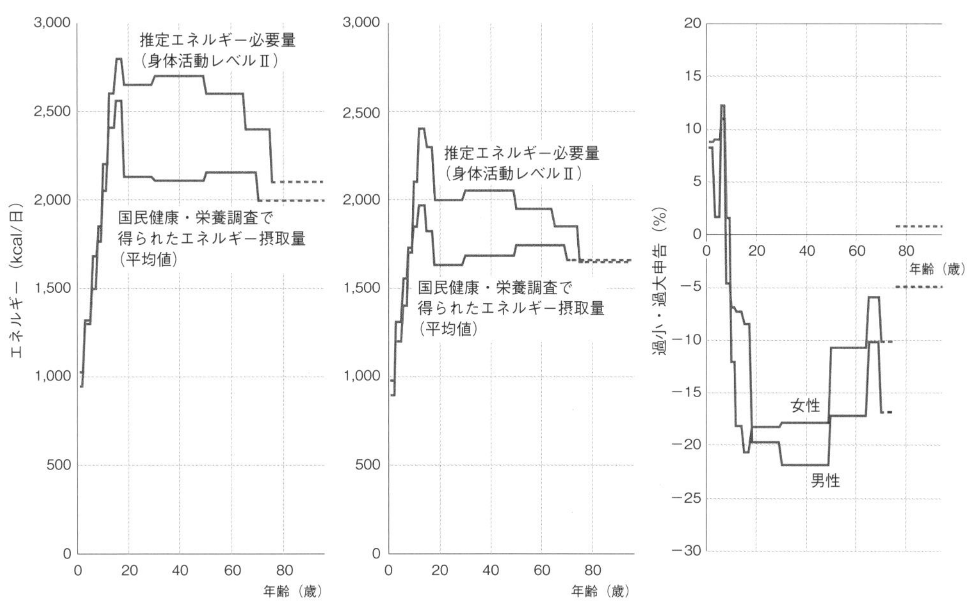

図8　平成28年国民健康・栄養調査（案分法による1日間食事記録法）によって得られた平均エネルギー摂取量（RE）と推定エネルギー必要量（身体活動レベルⅡ）（EER）の比較

（左）男性、（中）女性、（右）過小・過大申告率（男・女）：(RE − EER) / EER − 1（%）として計算してある。総論 図8（p.26）。

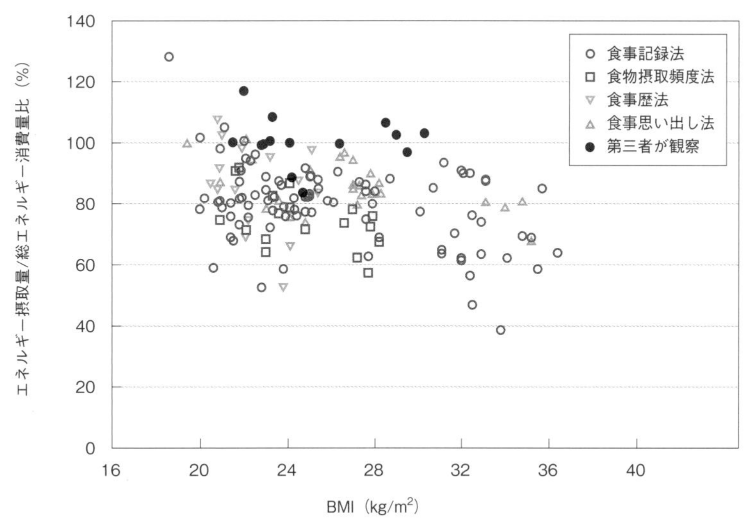

図9　食事アセスメント（特にエネルギー）における申告誤差（特に過小評価）

健康人を対象として食事アセスメントによって得られたエネルギー摂取量と二重標識水法によって測定された総エネルギー消費量を評価した81の研究におけるBMI（kg/m^2）とエネルギー摂取量/総エネルギー消費量比（%）の関連。エネルギー 図12（p.70）。

p.26〜28

6. エネルギー調整

エネルギー調整の意味と使い方

栄養素摂取量とエネルギー摂取量の強い相関

図 10（総論、図 9、p.28）は、成人女性を対象とした半秤量式食事記録で観察されたエネルギー、総脂質、カリウムの摂取量の相関です。上の２つの図ではエネルギー摂取量（kcal）が多い人は総脂質の摂取量（g）もカリウムの摂取量（mg）も多く、逆に、エネルギー摂取量が少ない人は総脂質の摂取量もカリウムの摂取量も少なくなっています。

端にいる人

総脂質でもカリウムでもよいのですが、上側の図を見て、図の中で左下と右上にいる人はそれぞれどのような人たちか想像してみてください。左下には、（1）体格が小さく、（2）身体活動レベルが低く、（3）食欲がなく、（4）過小申告した人などが考えられます。右上はこの逆です。左下に女性や高齢者、右上に男性や若年成人が集まることも想像されます。

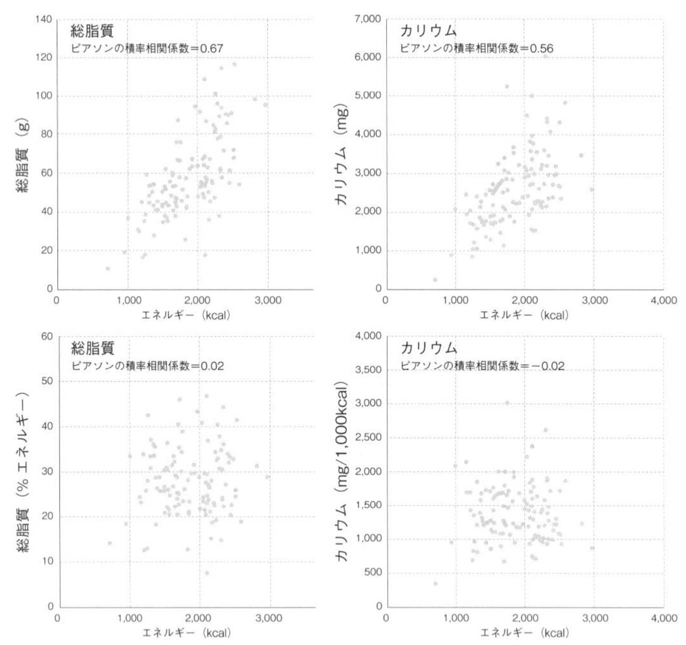

図 10　エネルギー摂取量と栄養素摂取量の相関

総論 図9、p.28。

どのような問題が起こるか？

たとえば、ナトリウムとカリウムのそれぞれの摂取量と血圧値の関連を調べるとします。または、高血圧の患者は（正常血圧者に比べて）ナトリウム摂取量が多くカリウム摂取量が少ないかを知りたいとします。血圧値とナトリウム摂取量（mg）とカリウム摂取量（mg）を比べても求める結果は得られません（誤った結果が出ます）。なぜならば、エネルギー摂取量（kcal）が多い人ほどナトリウム摂取量（mg）もカリウム摂取量（mg）も多い傾向にあるために、血圧値とナトリウム摂取量（mg）の間に正の相関があれば、血圧値とカリウム摂取量（mg）の間にもおそらく正の相関が観察されるでしょう。これではいけません。ただし、「カリウムは高血圧に予防的に働く」というメカニズムに反するからいけないのではありません。血圧値とナトリウムやカリウムと摂取量の関連を見ているのではなく、体格や身体活動や食欲や過小・過大申告や性別や年齢と血圧値の関連を見ていることになるからいけないのです。この概念図が図 11 です。

エネルギー調整済み栄養素摂取量

体格や身体活動や食欲や過小・過大申告や性別や年齢が摂取量に与えている影響をあらかじめ除いた栄養素の摂取量を計算して血圧値との関連を見なければいけません。このためのもっとも簡単な方法が栄養素の摂取量をエネルギー摂取量で割ることです。エネルギー摂取量を同じとしてそれぞれの栄養素はどのくらい摂取したかという見方です。エネルギー摂取量は体格、身体活動、食欲、過小・過大申告、性別、年齢のすべてと強い関連を示すために、「同じエネルギー摂取量だったら」という仮定を設けることでこれらの影響を減らせるわけです。

具体的には、次式のように、エネルギーを 1,000kcal 摂取した場合の摂取量を計算します。

（栄養素摂取量：g、mg など）÷（エネルギー摂取量：kcal）× 1,000

エネルギー産生栄養素では、1,000 の代わりに Atwater 係数（kcal/g 栄養素）を使って百分率（%）にすると、

［（栄養素摂取量：g、mg など）×（Atwater 係数）］÷（エネルギー摂取量：kcal）× 100

となり、これは、エネルギー産生栄養素に由来するエネルギーが総エネルギーに占める割合（% エネルギー）そのものです。これが図 10 左下です。総脂質もカリウムもエネルギー摂取量との相関が消えています。このようにしたうえで、何か他のもの（たとえば血圧値）との関連を見ます。

食事摂取基準での使い方

食事摂取基準では身体活動や食欲や過小申告の影響は考慮されていません。しかし、体重が大きく変化していないならばその人自身の必要エネルギーを摂取していると考えられます。それが推定エネルギー必要量に等しいという保証はありませんが、確率的にはもっとも近い値と考えてよいでしょう。そこで、

（栄養素摂取量：g、mg、μg）÷（エネルギー摂取量：kcal）×（推定エネルギー必要量：kcal）

と計算すれば、理想からはまだ遠いものの、栄養素摂取量（g、mg など）をそのまま使って栄養素摂取量の過不足を判断するよりはましだろうと考えられます。なお、エネルギー産生栄養素は総エネルギーに占める割合（% エネルギー）を使います。

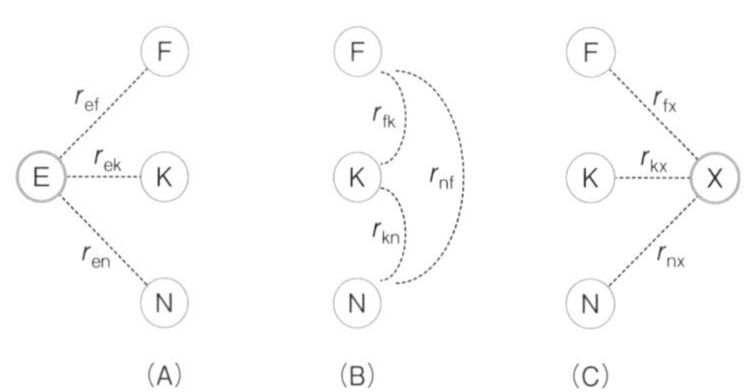

図 11　エネルギー摂取量と栄養素摂取量の間に強い相関が観察される場合に起こりうる問題を理解するための概念図

E＝エネルギー摂取量、F＝総脂質摂取量、K＝カリウム摂取量、N＝他の栄養素の摂取量、X＝何か他（たとえば血圧）の測定値。

r_{ij}＝変数 I と変数 J の間の関連の強さ（たとえば相関係数）。$r_{ef} ≒ r_{ek} ≒ r_{en}$ で、かつ、これらの関連がとても強い（相関係数が +1 または −1 に近い）場合は、$r_{fk} ≒ r_{kn} ≒ r_{nf}$ となり、かつ、$r_{fx} ≒ r_{kx} ≒ r_{nx}$ となる。

p.22

7. 丸めの規則

指標（数値）の誤差は少なくとも±5%

推奨量の誤差

40～59歳男性のたんぱく質の推奨量は65g/日です。習慣的な摂取量ですから毎日65gずつ食べなくてもよいのはご存知でしょう。では、推奨量は65g/日ちょうどなのでしょうか？　64g/日ではいけないでしょうか？　60では？　58では？　55では？　つまり、推奨量の許容誤差はどのくらいあるのでしょうか？　給食計画を立てる時にも食事指導をする時にも気になる点です。

たんぱく質の例

図12はたんぱく質（男性）の推定平均必要量と推奨量です。推定平均必要量は12歳以上のすべての年齢区分で50g/日です。なのに、推奨量は年齢区分によって違います。65歳を超えるところでなぜ少し下がるのでしょうか？　この問題を周りの人に尋ねてみました。すると、ほとんどの人が、「吸収率が下がるのか、筋肉の合成能力が下がるのか、それとも・・？」とまじめに考え始めました。このように考えること自体が誤りです。

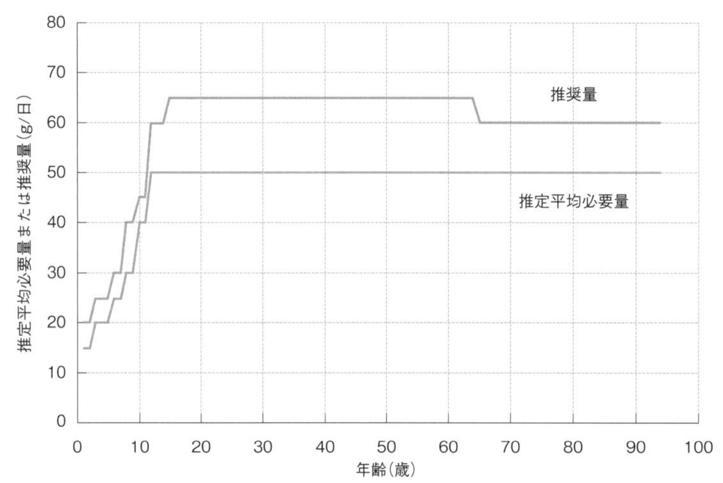

図12　たんぱく質（男性）の推定平均必要量と推奨量

推定平均必要量と推奨量

半数の人で不足が起こる（半数の人で充足している）摂取量が推定平均必要量です。ほとんど（およそ97.5%）の人で充足している摂取量が推奨量です。推定平均必要量を定め、その結果に基づいて推奨量を定めます（逆ではありません）。両者の間には、

推奨量＝推定平均必要量×（1＋2×変動係数）＝推定平均必要量×推奨量算定係数

という関係式が成り立っています（総論（p.4～5））。推奨量算定係数は栄養素ごとに決められていて、性・年齢区分にはかかわらず一定です（総論、表5（p.15））。ですから、推定平均必要量が同じなら推奨量も同じはずです。たんぱく質の場合は、推奨量＝推定平均必要量×1.25　です。

ですから、図 12 は不思議です。

数値の決め方と使い方

値を決めるために使われる研究結果が切りの良い数字である保障はありません。その数値を参照体重に合うようにしたものが推定平均必要量です。推奨量はさらに推奨量算定係数を掛け算します。いずれも切りの良い数値にはなかなかなりません。しかし、これでは使う人が困ります。そこで、ある程度切りの良い数値に丸めます。

表 2 はたんぱく質（男性、50～64 歳と 65～74 歳）の推定平均必要量と推奨量の算出過程です。推定平均必要量（EARc）も推奨量（RDAc）も切りの良い数値ではありません。これを 1 の桁が 0 か 5 になるように丸めたものが実際に使う推定平均必要量（EAR）と推奨量（RDA）です。（注意：たんぱく質は、その重要性を考慮して、例外的に四捨五入ではなく切り上げを使って丸めています。）計算値を見ると、推奨量（RDAc）が 50～64 歳では 60 をわずかに超えたのに対して、65～74 歳では 60 をわずかに下回っています。このわずかな違いが原因だったわけです。

「1 の桁が 0 か 5 になるように丸めた」ということは信頼幅が 5 であることを示しています。この事実は 60 と 65 の違いにそれほどこだわる必然性がない（深い意味を持たない）ことを示しています。丸めの方法は総論の表 9（p.22）にあります。この図から計算すると、誤差の許容範囲は元（丸める前）の値のおよそ± 5 %（幅として 10%）、最小およそ± 2 %（幅として 4 %）、最大およそ± 10%（幅として 20%）となります。なお、これは推奨量に留まらず、この丸めの方法を使ったすべての指標に共通する値です。

表 2　図 12 におけるたんぱく質（男性、50～64 歳と 65～74 歳）の推定平均必要量と推奨量の算出過程

	参照体重	維持必要量	利用効率	推定平均必要量（計算値）	推奨量算定係数	推奨量（計算値）	推定平均必要量（採用値）	推奨量算定係数（採用値）
単位	kg	g/kg 体重/日		g/日		g/日	g/日	g/日
記号	BW	RQ	EF	EARc	K	RDAc	EAR	RDA
計算式（計算方法）				BW×RQ÷EF		BW×RQ÷EF×K	1 の桁が 0 または 5 になるように EARc を切り上げ	1 の桁が 0 または 5 になるように RDAc を切り上げ
50～64（歳）	68	0.66	0.9	49.86666...	1.25	62.33333...	50	65
65～74（歳）	65	0.66	0.9	47.66666...	1.25	59.58333...	50	60

p.3〜7、33〜36

8. 栄養素の指標

数値よりも信号の色

栄養素の指標：使い分けていますか？

栄養素の指標は５つあります。推定平均必要量、推奨量、目安量、耐容上限量、目標量です。それぞれに定義があり、それぞれに特徴があり、それぞれに使い方があります。これは食事摂取基準の活用において基本中の基本です。

評価には数値よりも信号の色

必要量は人によって違います。分布があります。食事摂取基準で定められている数値は代表的な人を想定した代表的な値です。しかも困ったことに、現時点では、対象者（個人でも集団でも）の栄養素の必要量を現場で調べる方法はありません。したがって、どれくらい（1日当たり何gまたは何％エネルギー）摂取すればよいかはわかりません。食事摂取基準で定められた数値を信じるしかないわけです。

そこで、現在の食習慣（栄養素摂取量）が適切か否かを評価するためには、食事摂取基準で定められている数値（数字）を細かく考えすぎずに、次のように、良好（青信号）、要注意（黄色信号）、要改善（赤信号）の３つに分けるのが現実的であり、かつ、科学的だと考えられます（図13）。この方法によって、本当の必要量はわからないという問題や、食事アセスメント（食事調査）に存在する測定誤差の問題を可能な限り少なく抑えることができます。この考え方は集団給食など、食事を与える場合にもある程度利用できます。

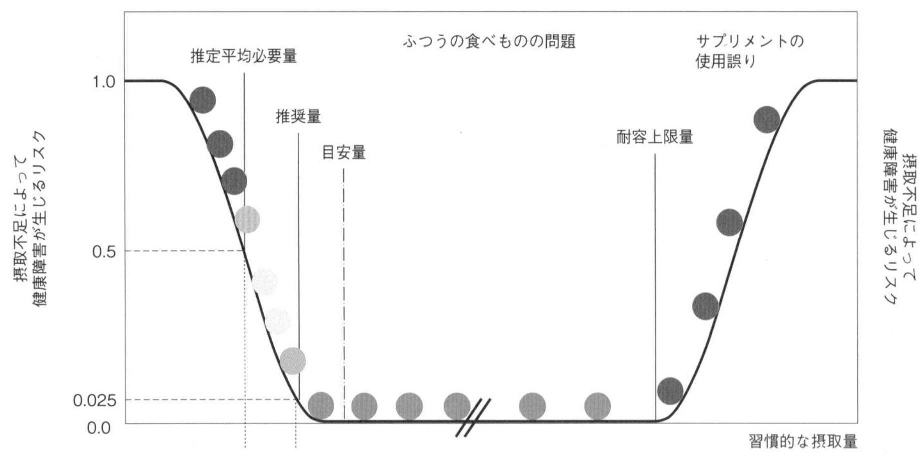

図13　栄養素の指標（推定平均必要量、推奨量、耐容上限量）を理解するための概念図

推定平均必要量と推奨量

現在の摂取量を X、推定平均必要量を E、推奨量を R とすると、$X < E$ ならば赤信号、$E < X < R$ ならば黄色信号、$R < X$ ならば青信号　とします。しかも、あまり杓子定規にならずに、X が R 付近ならば、他の情報も考慮して青か黄色かを選ぶのがよいでしょう。たいせつなのは、$R < X$ ならば青信号であり、「良好」と判断することです。同じように、$X < E$ ならば赤信号であり、「要改善」と判断します。

目標量

目標量についても、範囲で定められている栄養素は推定平均必要量・推奨量とほぼ同じ考えが使えます。つまり、現在の摂取量を X、目標量（下限）を L、目標量（上限）を U とすると、

$X < L$ ならば赤信号、$L < X < U$ ならば青信号、$U < X$ ならば赤信号　とします。

目標量の弱点は黄色信号を作れないことです。しかし、目標量は「めざす量」であって、必ずしもその値でなくてはならない強い理由はありません。したがって、目標量の範囲を少し広げて、その範囲を黄色信号にしてもよいかもしれません。この考え方は総論の図 4（目標量を理解するための概念図（p.6））に書かれています。この考え方に基づいて、生活習慣病と関連する栄養素摂取量の関連の概念図を描くと図 14 のようになります。目標量も範囲の端は明確ではありません。生活習慣病はいま問題視している栄養素以外の影響も受けています。これらも考慮して信号の色を決める・・これが現場に求められるアセスメント能力なのでしょう。

測定誤差も考慮済み

食事アセスメントには必ず測定誤差があります。過小申告と日間変動は食事アセスメントにおける代表的な測定誤差です。どちらでも、信号の色を使えば、少なくとも同じ色の範囲で起こった測定誤差の問題はなくなります。このように、一見大雑把に見える「数値から信号の色への変換」は測定誤差の処理も考慮された科学的なものなのです。

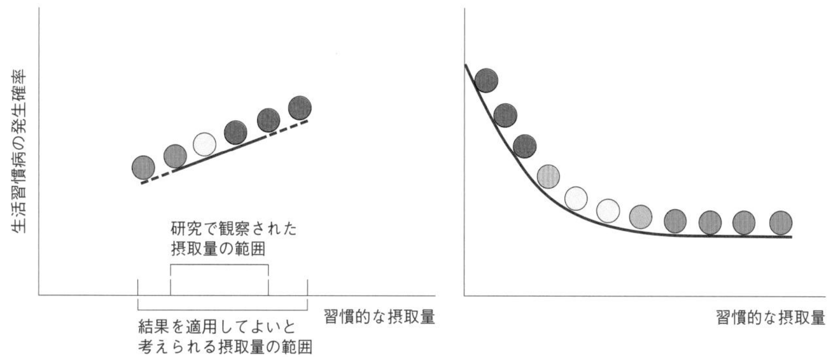

図 14　栄養素の指標（目標量）を理解するための概念図

（左）摂取量と発生確率の関連が直線の場合、（右）摂取量と発生確率の関連が曲線の場合。
どちらも明確な閾値（実線と点線の境目）は存在しないことが多い。したがって、黄色（黄緑色～橙色部分）がある。しかし、その数値は明らかではない。

p.8〜9

9. 系統的レビュー

メタ・アナリシスの長所と短所

系統的レビューとメタ・アナリシス

細胞や実験動物を用いる研究は「なぜ（メカニズム)」を教えてくれます。しかし、食べるべき「量」は教えてくれません。こちらは栄養疫学研究が教えてくれます。ところが、人を、しかも複数の人を扱い、多くの場合、実際の生活の場で行われる栄養疫学研究には数多くの誤差が混入します。研究方法や調査方法に弱点があるものもあります。そのために研究の結果は必ずしも一致しません。そこで、①科学的に正しい研究方法を用いて行われた研究を、②できるだけたくさん集め、③それらの結果をまとめて結論を得る、という方法を取ります。これが系統的レビュー（systematic review）です。③を「平均値」など数量で結果を示すとメタ・アナリシス（meta-analysis）と呼ばれます。

図 15 は食物繊維摂取量とその後の糖尿病発症率との関連を調べたコホート研究をまとめたメタ・アナリシスです（文献 1）。A から L の 12 の研究の結果をまとめると（◆)、相対危険は 0.85 で 1.0 よりも小さいので「食物繊維摂取量が多いほうが糖尿病発症率は低いかもしれない」と考えられ、さらに、その 95% 信頼区間の上限（◆の右端）も 1.0 よりも小さいので、「食物繊維摂取量が多いほうが糖尿病発症率は低かった」と言えます。

しかし、それぞれの研究結果には相当のばらつきがあり、ひとつ（または少数）の結果に頼って結論を導くことの危うさも教えてくれます。食事摂取基準の策定にメタ・アナリシスが不可欠なのは容易に理解できるでしょう。

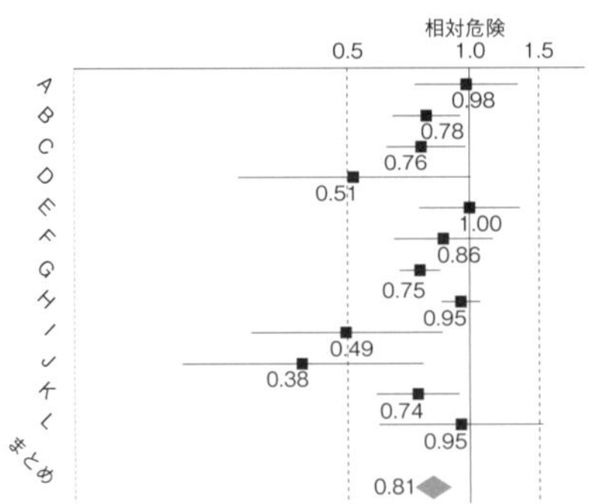

図 15　食物繊維摂取量とその後の糖尿病発症率との関連を調べたコホート研究をまとめたメタ・アナリシス（文献 1）

それぞれの研究において、食物繊維摂取量のちがいでいくつかの群に分けて糖尿病発症率を比較した結果。摂取量が最低だった群の発症率に比べた摂取量が最高だった群における発症率の比（相対危険）とその 95% 信頼区間。「まとめ」（図中の◆）は全体の結果を数量的にまとめた結果。

用量・反応型メタ・アナリシス

ところで、図 15 は、食物繊維摂取量のちがいでいくつか（多くは 5 つ）の群に分けて糖尿病発症率を比較した研究結果をまとめたものです。具体的に言えば、摂取量が最低だった群の発症率に比べた摂取量が最高だった群における発症率の比（相対危険）をまとめたものです。当然ながら、研究によって食物繊維摂取量は少しずつ違います。したがって、このような結果の見せ方では、食物繊維を何 g/日以上摂取すれば糖尿病を予防できるかはわかりません。

これに答えてくれるのが用量・反応型メタ・アナリシス（dose-response meta-analysis）です。用量・反応型メタ・アナリシスでは、横軸に用量（摂取量）を取り、縦軸に病気のリスクを取ります。図 16 は図 15 と同じデータを使って、用量（摂取量）・反応（糖尿病発症率）関係を図示したものです（文献 1）。20g/日を超えたあたりから発症率が急に下がります。食事摂取基準では、「何 g/日以上」というように数値を決めなくてはなりません。用量・反応型メタ・アナリシスが食事摂取基準の策定に役立ちそうなことは視覚的にも理解できるでしょう。しかし、この図 16 だけで食物繊維の目標量を決めるわけにはいきません。他の病気について調べた用量・反応型メタ・アナリシスも必要だからです。

メタ・アナリシスの限界

メタ・アナリシスにも弱点があります。図 15 はかなりばらつきの大きな研究をまとめて一つの結論を導いていました。本来、メタ・アナリシスは、同じ特徴を持つ人たちを対象として、同じ方法で同じものを測ったときにだけ（すべての研究が同じ摂取量だった時だけ）、研究結果を統合できます。しかし、薬のような人工物ではなく栄養素という自然物を（しかもそれを食事や料理という形で）、さらにかなり自由に摂取できる状態で、その健康影響を調べる栄養疫学研究では、このような条件を満たすのは至難の業です。したがって、栄養疫学研究のメタ・アナリシスはかなり無理をせざるをえないのが現状です。用量・反応型メタ・アナリシスでは、さらに条件が厳しくなり、さらに無理をしていると思われます。このような限界を考慮すれば、「メタ・アナリシスだから」、「たくさんの研究を集めたものだから」という理由だけで信頼してよいとは単純には言えません。さらに、栄養疫学研究は欧米諸国で進んできた学問で、日本ではまだあまり盛んではありません。図 15 にも図 16 にも日本人を調べた研究は含まれておらず、欧米人の結果を日本人に当てはめることになりかねません。このような限界を知ったうえで、食事摂取基準の数値を活用していただければ幸いです。それでも、質の悪い研究、しかもひとつだけの研究に比べればはるかに信頼に足るものだと言えます。

文献

1. Yao B, Fang H, Xu W, *et al*. Dietary fiber intake and risk of type 2 diabetes: a dose-response analysis of prospective studies. *Eur J Epidemiol* 2014; **29**: 79-88.

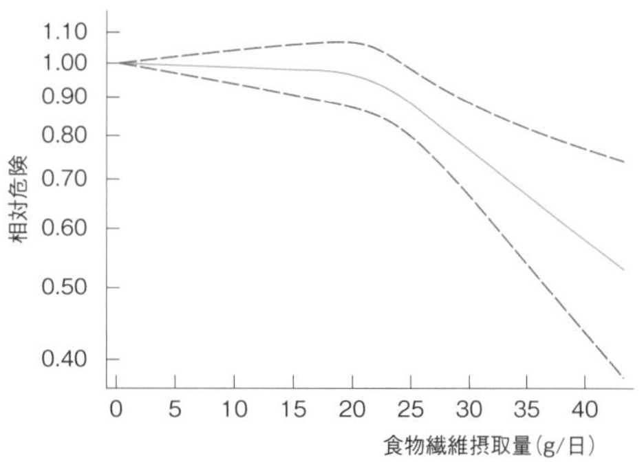

図 16　図 15 と同じデータを使った用量・反応型メタ・アナリシス（文献 1）

実線は相対危険、破線はその 95% 信頼区間。

p.54~61

10. 望ましいBMI

BMI<25 の意味は深い

エネルギーの指標

エネルギーの過不足を測る指標は体重の変化と体格です。小児では成長曲線に照らして決めます。推定エネルギー必要量は「参考表」です。では、どのような体格がよいのでしょうか？　そして、それはどのように決められたのでしょうか？

BMIとその後の総死亡率

体格指数（BMI）が寿命（類似の利用価値を持ち医療分野で頻繁に用いられる指標は総死亡率）に与える影響はさまざまなコホート研究で報告されています。日本人を対象として行われた代表的な２つの研究結果が図 16 です（エネルギー、図 3、p.57)。２つの図ともに、BMI が中間だった集団の総死亡率に対するそれぞれの BMI だった集団における総死亡率の比（ハザード比）として示されています。もっとも注目されるのは、２つの図で、すなわち、年齢によって、BMI と総死亡率の関連が大きく異なることです。具体的には、65~79 歳からのおよそ 11 年間の総死亡率を観察した（高齢者を対象とした）右の研究では、やせていた集団だけで総死亡率が上がっていて、太っていた集団の総死亡率は中間の BMI の集団とほとんど同じでした。なお、男性では少し下がっているようにみえますが、統計学的には有意な減少ではなく、総死亡率の低かったとは言えないそうです。その一方、50~64 歳からの 10 年間の総死亡率を観察した（中壮年を対象とした）左の研究では、やせていた集団でも太っていた集団でも総死亡率が上がっていました。左の研究では少しだけやせていた女性の総死亡率が男性に比べて低い傾向がありましたが、このような男女差は他の研究ではそれほど顕著でないので、あまり強調しないほうがよさそうです。

他のたくさんの研究もまとめると、表 3 左側のような結果（もっとも死亡率が低かった BMI）が導かれます。

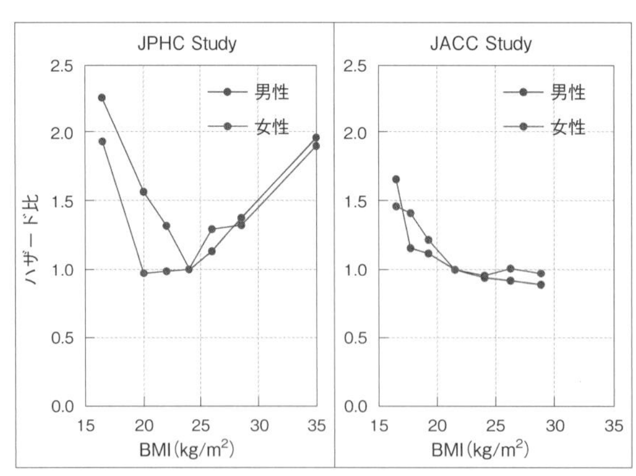

図 17　健康者を中心とした日本の代表的な２つのコホート研究及び７つのコホート研究のプール解析における、追跡開始時の BMI（kg/m^2）とその後の総死亡率との関係

40~59 歳の男女（19,500 人と 21,315 人）をその後 10 年間追跡した結果。
65~79 歳の男女（11,230 人と 15,517 人）をその後 11.2 年間追跡した結果。
エネルギー 図3（p.57)。

目標とするBMI

ところが、食事摂取基準として定められたのは、表3右側の「目標とするBMI」です。65歳以上で、下限は1.0kg/m^{2}だけ下げられて21.5とされ、上限は2.5kg/m^{2}も下げられて24.9とされています。エビデンスは左側なのに、なぜ、右側に変えられたのでしょうか？

まず上限についてです。生活習慣病のうち、食事摂取基準が具体的に扱っている4つ（高血圧、脂質異常症、2型糖尿病、慢性腎臓病）すべてで肥満がリスクとなっています。つまり、高齢者では肥満は総死亡率には影響を与えないにもかかわらず、これら生活習慣病の発症率は上がり、重症化予防も難しくなります。これは本人も大変ですし、医療費の観点からみても好ましいことではありません。そのために、上限が27.4から（肥満でない）24.9に修正したものと理解されます。

次は下限についてです。このためには本文（p.60）の図7（性・年齢階級別BMIの分布）が参考になります。この図を見ると、65歳以上女性と75歳男性のおよそ半数のBMIが22.5未満であることがわかります。エビデンスに基づけばこの年齢区分の半数の人の体重を増やさなければなりません。しかし、体重は脂肪体重と非脂肪体重の和であり、フレイル予防を考えれば脂肪体重よりも非脂肪体重（具体的には筋量と筋力）を増やすことがより重要と考えられます。ところが、その具体的な数値と具体的な方法を示せるだけのエビデンスはまだ蓄積されていないようです。このような理由により、22.5を強く勧める根拠はじゅうぶんでないと判断され、実際のBMIの分布を考慮して、下限を1.0だけ下げたものと理解されます。

加齢が進めば進むほど体格（BMI）が健康に与える影響は相対的に減り、他のさまざまな要因の影響が相対的に増します。しかし、体格（BMI）だけで健康や寿命が決まらないのは高齢者に限ったことではありません。表3（右）（本文では表2、p.61）の「目標とするBMI」の脚注に、「あくまでも参考として使用すべきである。」という注意書きはこのような理由によるのでしょう。

表3　観察疫学研究において報告された総死亡率が最も低かったBMIの範囲（左）と目標とするBMI（右）（ともに18歳以上、男女共通）

エネルギー 表1、表2（p.59, 61）から再構成した。

年齢（歳）	総死亡率が最も低かったBMI（kg/m^2）	目標とするBMI（kg/m^2）
18～49	18.5～24.9	18.5～24.9
50～64	20.0～24.9	20.0～24.9
65～74	22.5～27.4	21.5～24.9
75以上	22.5～27.4	21.5～24.9

p.67～68、83

11．本当のエネルギー必要量

30～40 kcal/kg 体重/日！

健康な人のエネルギー必要量

健康管理の基本は体重管理であり、体重管理はエネルギー管理です。したがって、栄養業務の基本にエネルギー管理があります。そのために、食事摂取基準では、性・年齢区分、身体活動レベル別に推定エネルギー必要量が示されています。けれども、これは参照体位の人を想定しているために、参照体位から著しく異なる体格を持った人には使いにくいのが実情です。そこで、しばしば体重 1 kg あたりで表現されます。単位は kcal/kg 体重/日です。対象者の体重を掛け算すれば必要エネルギー量になるので便利です。同じ重さでも筋肉のほうが脂肪よりもエネルギー消費量が多いので筋体重と脂肪体重の割合も考慮しなければいけませんが、概算には便利です。

エネルギー必要量は、体重が変わらなければ、（消化・吸収能力に支障がないと仮定すれば）エネルギー消費量にもエネルギー摂取量にも等しいと考えられます。したがって、体重が不変の状態でエネルギー消費量またはエネルギー摂取量を測定すればエネルギー必要量がわかります。ところが、エネルギー摂取量を調べる方法である食事調査（食事アセスメント）法には無視できないほど大きな申告誤差（特に過小申告）があるために、この目的には使えません。身体活動量を測り、それからエネルギー消費量を求める方法も類似の問題をかかえています。現時点でエネルギー消費量をもっとも正確に測れる方法が二重標識水法です。しかも、1 日だけでなく、一定期間（2 週間程度）のエネルギー消費量を測れます。そのために、二重標識水法はエネルギー必要量を測るための基準法として用いられています。

ほぼ健康者だけからなる集団のエネルギー消費量を二重標識水法で測定した結果のまとめが図 17 です。この図では、開発途上国で行われた研究、妊娠中の女性や授乳中の女性を対象とした研究、集団の BMI の平均値が 18.5 未満または 30kg/m^2 以上であった研究、集団の身体活動レベル（PAL：physical activity level）の平均値が 2.0 以上であった研究、性別が不明な研究、開発途上国の成人（この図では 20 歳以上）を対象とした研究は除外されているため、ほぼ健康でふつうの日常生活を送っている日本人に適用してもよいものと考えられます。

この図によれば、20 歳以上 80 歳未満の成人では、エネルギー消費量はほぼすべての研究で 30～40kcal/kg 体重/日の範囲に収まっていることがわかります。ここで示されている値は研究ごとのエネルギー消費量の代表値なので、個人ごとにはこの範囲からはずれる人もいるでしょうが、ほぼふつうの日常生活を送っている健康な日本人成人のエネルギー必要量もおそらく 30～40kcal/kg 体重/日の範囲にあるようだと覚えておくのは役に立つでしょう。

2 型糖尿病患者のエネルギー必要量

エネルギー管理がたいせつな生活習慣病の筆頭は 2 型糖尿病でしょう。では、体重がほぼ一定の 2 型糖尿病の人のエネルギー必要量はどのくらいでしょうか？ 「エネルギー必要量」は健康者と同じく、「体重を変化させない量」とします。図 18 が先ほどと同じように二重標識水法で測定した結果です。これは成人だけです。海外での研究は図 18 と同じく集団代表値ですが、日本人の結果は対象者ごとの結果です。横軸は体格指数（BMI）です。

この図によれば、多くのエネルギー消費量が30～45kcal/kg体重/日の範囲に収まっています。さらに、40kcal/kg体重/日以上を示した対象者はBMIが25kg/m^{2}未満に集中しています。結局、すべての体格に適用できるエネルギー消費量は30～40kcal/kg体重/日となるでしょう。つまり、2型糖尿病の患者の基本的なエネルギー必要量は健康な人とほぼ同じであるというわけです。

もっとやせるべき患者さんにはこれより少ないエネルギー摂取量を、もっと太るべき患者さんにはこれより多いエネルギー摂取量を考え、これに、腹囲や脂肪体重/非脂肪体重の比などの個人特性を加味して指示エネルギー（望ましいエネルギー摂取量）を決めます。そして、指示エネルギーを摂取してもらい、体重の変化を観察していきます。科学的にはこうなります。指示エネルギーを使わない（さらに科学的な）指導方法もありますが、こちらは「第3話 A-PDCAサイクル」をご覧ください。

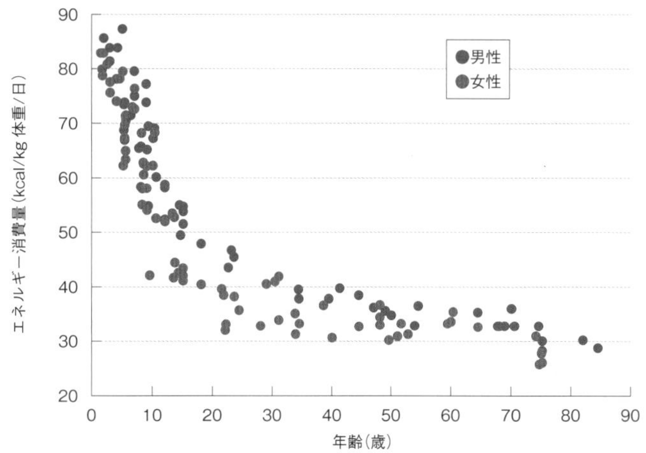

図18　年齢別にみたエネルギー消費量（kcal/kg体重/日）（集団代表値）*

*日本人の食事摂取基準（2020年版）では、エネルギー 図11（p.68）。

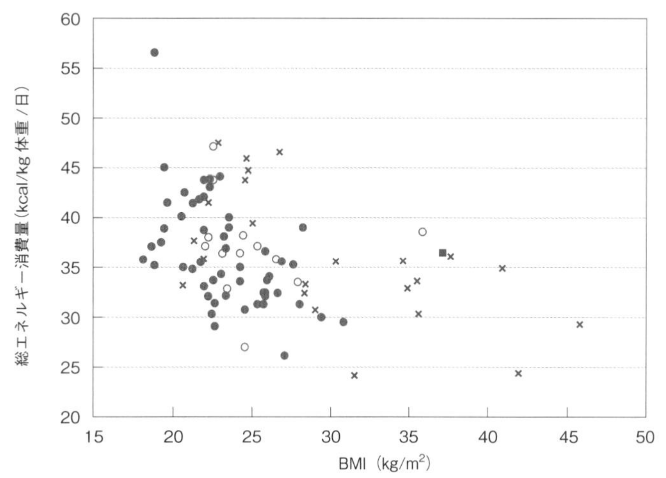

図19　二重標識水法による糖尿病患者の体重当たりの総エネルギー消費量*

×と■は集団代表値（日本人以外）。○と●は個人値（日本人）。

*日本人の食事摂取基準（2020年版）では、エネルギー 図15（p.83）。

p.113~114

12. たんぱく質

フレイル予防は推奨量か？目標量か？

フレイル

日本ではフレイルと呼んでいますが、英語では frailty です。Frailty の形容詞が frail です[*1]。食事摂取基準ではフレイルを健常状態と要介護状態の中間的な段階と位置づけています。高齢者人口が今後ますます増える日本では大きな社会問題です。

フレイルとたんぱく質摂取量

フレイルの定義はまだ統一されていませんが、「①体重減少、②主観的疲労感、③日常生活活動量の減少、④身体能力（歩行速度）の減弱、⑤筋力（握力）の低下のうち３項目が当てはまればフレイルとする」という定義があります。筋量（筋肉量）の減少と筋力の低下がほとんどの項目に関係していて、たんぱく質のたいせつさが容易に予想されます。

日本とアメリカで行われた２つの研究の結果は図 20 のとおりで、ほぼ予想どおりです（文献 1、2）。しかし、g/日（左図）と％エネルギー（右図）のどちらの単位を使うかで、２つの結果はじゅうぶんに一致していません。つまり、「たんぱく質は多めがよいみたいだ」とは言えても、その数値を定めるにはまだエビデンスが足りません。それどころか、フレイルの発症とたんぱく質摂取量の間に関連はないとした研究結果もあります（文献 3）。このような現状を踏まえて、食事摂取基準はフレイル予防を目的としたたんぱく質摂取量を定めていません。これは、フレイルの予防対策にたんぱく質はたいせつでないと言っているのではなく、まだはっきりとはわかっていないという意味です。

推奨量か？目標量か？

研究が増えてフレイル予防のためのたんぱく質の摂取量がわかったとします。では、それは推奨量でしょうか、それとも目標量でしょうか？　推奨量（と推定平均必要量）は対象としている栄養素の摂取不足を回避するための指標です。特徴は、この不足によって生じる健康障害は、他のいかなる原因によっても生じないことです。一方、目標量は生活習慣病の発症予防を目的とする指標です。生活習慣病の特徴のひとつに「原因が複数」があります。フレイルにはたんぱく質の摂取不足以外にも原因があります。したがって、フレイルの目標量を定めるとすれば、推奨量ではなく、目標量です。食事摂取基準を使う側は、ただ数値を待つのではなく、数値が定められた時にその数値を正しく使えるように、食事摂取基準の理論や基本をしっかりと理解しておきたいものです。

プロテイン・サプリメント

たんぱく質をサプリメントで取ればフレイルを予防できるでしょうか？　フレイルの予防効果や改善効果を観察するのはむずかしく、研究数はまだ少ないのですが、筋肉重量の変化を測った研究ならたくさんあり、メタ・アナリシスもあります（図 21）（文献 3）。（１）研究によって結果がかなり異なることと、（２）たんぱく質のサプリメントによって筋肉重量が増えるとは言えないことがわかります。このため、食事摂取基準ではフレイル予防のためにたんぱく質サプリメントの利用を勧めていません（禁じてもいません）。それにしても、「たんぱく質」という日本語があるのに、サプリメントの世界ではなぜわざわざ「プロテイン」と呼ぶのでしょうか？

*[1] 新英和大辞典（第六版），2002，研究社.

文献

1. Beasley JM, LaCroix AZ, Neuhouser ML, *et al*. Protein intake and incident frailty in the Women's Health Initiative observational study. *J Am Geriatr Soc* 2010; **58**: 1063-71.
2. Kobayashi S, Asakura K, Suga H, *et al*. High protein intake is associated with low prevalence of frailty among old Japanese women: a multicenter cross-sectional study. *Nutr J* 2013; **12**: 164-73.
3. Ten Haaf DSM, Nuijten MAH, Maessen MFH, *et al*. Effects of protein supplementation on lean body mass, muscle strength, and physical performance in nonfrail community-dwelling older adults: a systematic review and meta-analysis. *Am J Clin Nutr* 2018; **108**: 1043-59.

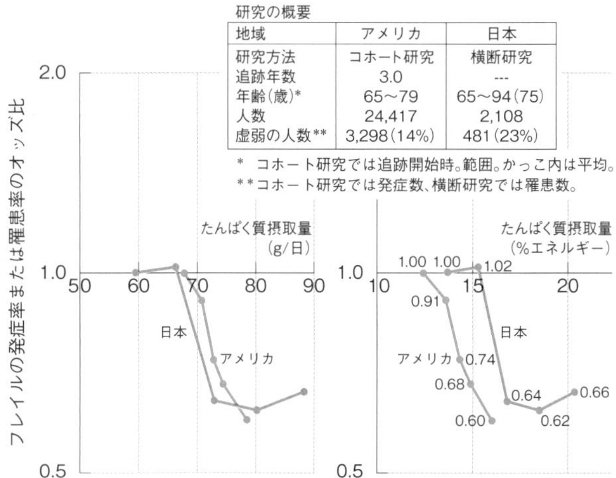

研究の概要

地域	アメリカ	日本
研究方法	コホート研究	横断研究
追跡年数	3.0	---
年齢（歳）*	65〜79	65〜94（75）
人数	24,417	2,108
虚弱の人数**	3,298（14%）	481（23%）

* コホート研究では追跡開始時。範囲。かっこ内は平均。
**コホート研究では発症数、横断研究では罹患数。

図 20　たんぱく質摂取量とフレイルの発症率または罹患率の関連（2 つの研究例）（文献 1，2）

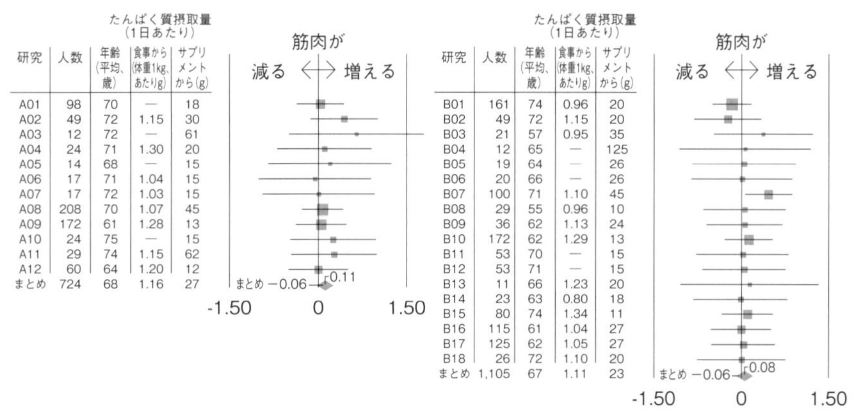

研究	人数	年齢（平均、歳）	たんぱく質摂取量（1日あたり）食事から（体重1kg、あたりg）	サプリメントから(g)
A01	98	70	—	18
A02	49	72	1.15	30
A03	12	72	—	61
A04	24	71	1.30	20
A05	14	68	—	15
A06	17	71	1.04	15
A07	17	72	1.03	15
A08	208	70	1.07	45
A09	172	61	1.28	13
A10	24	75	—	15
A11	29	74	1.15	62
A12	60	64	1.20	12
まとめ	724	68	1.16	27

研究	人数	年齢（平均、歳）	たんぱく質摂取量（1日あたり）食事から（体重1kg、あたりg）	サプリメントから(g)
B01	161	74	0.96	20
B02	49	72	1.15	20
B03	21	57	0.95	35
B04	12	65	—	125
B05	19	64	—	26
B06	20	66	—	26
B07	100	71	1.10	45
B08	29	55	0.96	10
B09	36	62	1.13	24
B10	172	62	1.29	13
B11	53	70	—	15
B12	53	71	—	15
B13	11	66	1.23	20
B14	23	63	0.80	18
B15	80	74	1.34	11
B16	115	61	1.04	27
B17	125	62	1.05	27
B18	26	72	1.10	20
まとめ	1,105	67	1.11	23

図 21　たんぱく質のサプリメントで筋肉重量がどのくらい増えるかを調べた無作為割付比較試験のメタ・アナリシス（文献 3）

左図は筋力トレーニングをせずに調べた 12 の研究の、右図は筋力トレーニングをしながら調べた 18 の研究のまとめ。横軸の■は非脂肪体重（kg）の標準化平均差（直線はその 95% 信頼区間）。筋肉重量の直接の変化量ではないが、＋は増加、－は減少と考えてよい。

佐々木敏.「飽和」という考え方を学ぶ：サルコペニアの予防にプロテイン・サプリメントは有効か？　栄養と料理 2019; **85** (3): 115-9. から許可を得て転載。

p.127〜151

13. 脂質の目標量

総脂質よりも脂肪酸

総脂質の目標量

総脂質の目標量（特にその上限）は、栄養業務でもっと気にされている指標ではないでしょうか？　一般的に「バランスのよい食事」と言う場合も総脂質を中心に考えていることが多いようです。では、この値はどのように決められたのでしょうか？　結論から言いますと、総脂質の目標量（上限）は飽和脂肪酸の目標量（上限）を参考にして決められ、総脂質の目標量（下限）はn-6系脂肪酸とn-3系脂肪酸の目安量を参考にして決められています（図22）。

不飽和脂肪酸と飽和脂肪酸

脂質はひとつの機能を持つ栄養素ではなく、共通した分子構造を持つ栄養素の集まりです。脂肪酸の主な機能は炭素間に不飽和結合がある（不飽和脂肪酸）かない（飽和脂肪酸）かによって大きく異なります。不飽和結合は反応性に富み、体内（臓器内）でさまざまな働きを担っています。一方、飽和結合しか持たない飽和脂肪酸はエネルギーの貯蔵や臓器の保護が主な役割です。困るのは、動脈硬化の原因にもなることです。このように、不飽和脂肪酸と飽和脂肪酸では働きが大きく異なるために、総脂質としてひとつの必要量や目標量を定めるのは困難です。ビタミン類（全13種類）にひとつの必要量を定められないのと同じ理屈です。

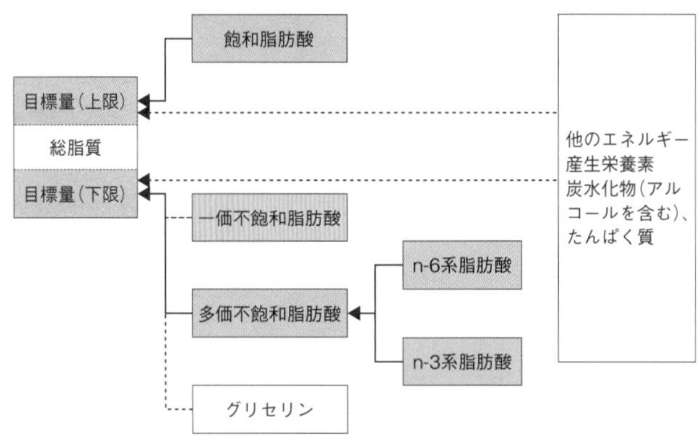

図22　総脂質の目標量（範囲）を決めるための概念図

実線は中心的に考慮されたことを、点線は補完的に考慮されたことを示す。

飽和脂肪酸から総脂質（目標量：上限）

飽和脂肪酸の目標量（上限）は動脈硬化など循環器疾患（主に心筋梗塞）発症予防の観点から決められています。ところが総脂質には、飽和脂肪酸における循環器疾患のようにその健康影響を示す直接的な指標がありません。したがって、飽和脂肪酸から間接的に推定する、つまり、飽和脂肪酸の目標量（上限）を越えないような値を推定するしかありません。したがって、注意すべきは総脂質よりも飽和脂肪酸だとわかります。エネルギー産生栄養素バランスの表に総脂質だけでなく飽和脂肪酸が併記されていたり、目標量のエビデンスレベルが総脂質よりも飽和脂肪酸のほうが高かったりするのもこのような理由によるようです。

不飽和脂肪酸から総脂質（目標量：下限）

目標量（下限）は、必須栄養素であるn-6系脂肪酸とn-3系脂肪酸を確実に確保するという観点から決められています。したがって、注意すべきは総脂質よりもn-6系脂肪酸とn-3系脂肪酸だとわかります。ただし、n-6系脂肪酸とn-3系脂肪酸は目安量で定められていて、目安量はその定義から「不足か否かがわかる摂取量」ではなく「充足だと確認できる摂取量」ですから、目標量（下限）はかなり安全を見込んだ数値だと考えられます。

エネルギー産生栄養素バランスの視点

総脂質の目標量の上限と下限は、それぞれ、炭水化物（アルコールを含む）とたんぱく質の合計の下限と上限に対応します。たんぱく質の摂取量の幅は総脂質や炭水化物の摂取量の幅に比べるとかなり狭いため、総脂質の目標量の上限と下限は、事実上、炭水化物（アルコールを含む）の下限と上限にほぼ対応します。炭水化物は主に穀類に由来し、穀類（特に精製された穀類）には他の食品（加工食品を除く）よりもビタミン類やミネラル類が比較的に乏しいという弱点があります。この点を考慮して炭水化物にあまりに偏りすぎないようにという配慮もなされています。

脂質から脂肪酸へ

以上より、総脂質の目標量（範囲）にそれほど強くこだわる必要はなさそうです。それよりも、n-6系脂肪酸とn-3系脂肪酸を目安量程度取り、飽和脂肪酸の摂取量を目標量（上限）よりも低く保つように注意するほうがたいせつです。脂質は総脂質で管理する時代から脂肪酸で管理する時代にすでに変わっているわけです。日本食品標準成分表が充実したおかげで各脂肪酸の摂取量のアセスメントや献立中の各脂肪酸含有量の計算がほぼ可能になったのはうれしい限りです（図23）。

ところで、動物性脂質という呼び方がかつて使われていました。飽和脂肪酸の食品成分表がなかった頃、飽和脂肪酸の代わりに使っていたことばです。食事指導には便利でしたが、今となっては昭和を感じさせる栄養学用語のひとつです。

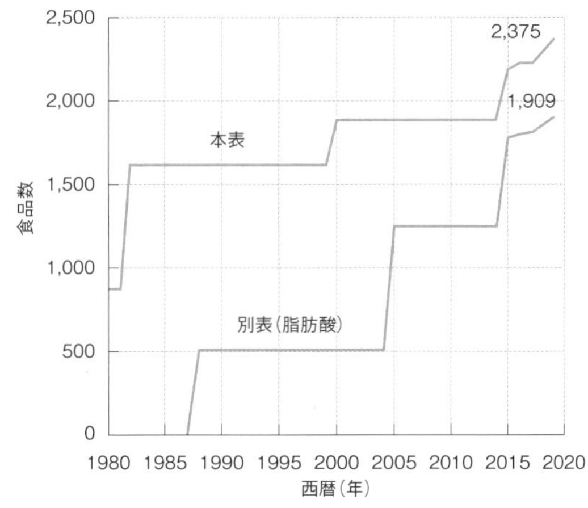

図23　日本食品標準成分表に収載された食品数の推移：本表と別表（脂肪酸）の比較

p.154〜155、158

14. 食物繊維の目標量

本当は 24g/日以上？

24g/日以上？

アメリカ / カナダの食事摂取基準（DRIs）は、食物繊維摂取量と主な生活習慣病の発症率や死亡率との関連を検討した栄養疫学研究を根拠として、14g/1,000kcal 以上（または 24g/日以上）を推奨しています。主な生活習慣病とは心筋梗塞、脳卒中、２型糖尿病、乳がん、胃がん、大腸がんなどです。これらに総死亡率も含めたデータがこの値の算定に使われています。日本人の食事摂取基準は、この値（24g/日以上）を基準として目標量を定めています。注意したいのは、この値（24g/日以上）の信頼度とこの値の使い方、ひいては目標量の信頼度とその使い方です。

閾値はあるか？

食物繊維摂取量と主な生活習慣病のリスクとの関連を調べた栄養疫学研究は世界中にたくさんあり、それをまとめたメタ・アナリシスも複数あります。用量・反応型メタ・アナリシスもあります。第９話（系統的レビュー）で紹介した糖尿病発症率との関連もそのひとつです。図 16（オリジナル資料 p.27）では、20g/日を超えたあたりから発症率が急に下がっていました。目標量を定めるためには、このように、その値以上でリスクなどが上がったり下がったりする点、すなわち閾値（いきち）が必要です。ところが、別の病気、たとえば、食物繊維摂取量と大腸がん・心筋梗塞の発症率との関連を調べたコホート研究の結果をまとめた用量・反応型メタ・アナリシスは図 24 のようになっています（文献 1、2)。

大腸がんは食物繊維を少しでも摂取すればその分だけ発症率が下がっています。このような場合、大腸がんの発症予防のために食物繊維を摂取することは勧められますが、何 g/日以上かの数値（目標量）は定まりません。心筋梗塞の結果は少し奇妙です。10g/日くらいまで下がっていた発症率はその後上昇に転じ、25g/日弱のところで、もう一度下がり始めます。このような結果が認められた場合には、結果をそのまま信じることはせず、集められた研究に偏りはなかったか、まとめ方は正しかったかなど、研究方法が適切だったか否かについてチェックをすべきです。

３つの病気だけでも結果は一致していません。このような不一致は当然です。それぞれの病気が異なる原因を持ち、それぞれの原因と異なる強さで関連しているからです。食事摂取基準では、国民全体を考えた場合、どの病気を優先して予防すべきかを考え、病気に優先順位と優先度をつけて、最終的な目標量を定めます。過剰摂取による健康障害も考慮しなければいけません。少なくとも、糖尿病、大腸がん、心筋梗塞という３つの代表的な生活習慣病の発症予防のためには 20g/日以上は必要なことがわかります。

目標量は真（究極）の目標量ではない

目標量は、日本人の食物繊維摂取量の中央値（14.6g/日）と 24g/日との中間値を参照値として定められています。つまり、この目標量は真（究極）の目標量ではなく、アメリカ/カナダで勧められている摂取量よりもかなり少ない値になっているわけです。だからといって、24g/日まで達しなければも発症予防にならないというわけではありません。たとえ 24g/日に達しなくてもそれ

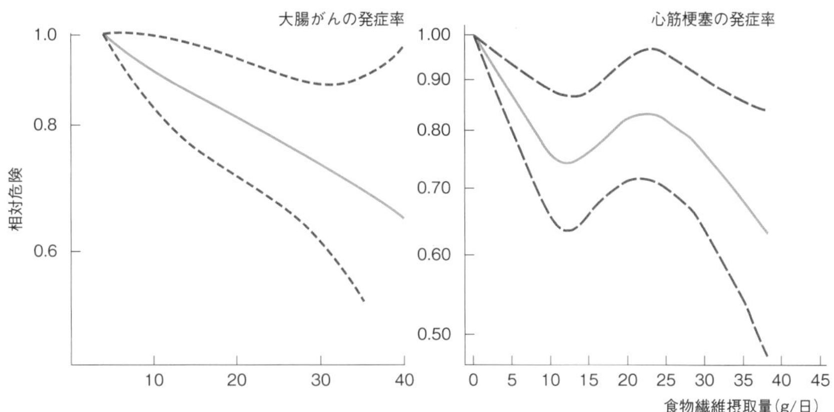

図 24　食物繊維摂取量と心筋梗塞（左）、大腸がん（右）の発症率との関連を調べたコホート研究の結果をまとめた用量・反応型メタ・アナリシス（文献 1，2）

実線は相対危険、点線はその 95% 信頼区間。
（注）それぞれ別に行われたメタ・アナリシスであるため、両者の比較は難しい。

なりの予防にはなると考えてよいわけです。その一方で、目標量を真（究極）の目標量と誤認してはいけません。目標量は通過点に過ぎないことをすべての人に知っていただきたいと思います。

さらに、図 1（オリジナル資料 p.12）をはじめ、食事摂取基準での目標量の策定に用いられた研究はほとんど通常の食品に由来する食物繊維を扱っています。そのために、同じ（またはそれ以上の）量の食物繊維をサプリメントや強化食品から摂取しても同等の健康利益を期待できるという保証はないと書かれています。これも注意したいポイントです。

（補足）便秘

食物繊維摂取量の目標量を定めるために使われた病気の中に便秘は入っていません。食物繊維摂取量と便秘との間に関連を認めた研究もあるが認めなかった研究もあるとしています。ただし、これは便秘の予防や治療に食物繊維は有効でないと言っているわけではありません。急いで研究を進めたい分野のひとつです。

文献

1. Aune D, Chan DS, Lau R, *et al*. Dietary fibre, whole grains, and risk of colorectal cancer: systematic review and dose-response meta-analysis of prospective studies. *BMJ* 2011; **343**: d6617.
2. Wu Y, Qian Y, Pan Y, *et al*. Association between dietary fiber intake and risk of coronary heart disease: A meta-analysis. *Clin Nutr* 2015; **34**: 603-11.

p.178~187

15. ビタミンD

紫外線＋食事

ビタミンDはビタミンか？

体内で合成できず食事から摂取しなければならない補酵素をビタミンと呼ぶのであれば、ビタミンDはビタミンではありません。紫外線を浴びれば皮下で合成できるからです。つまり、食事から摂取したビタミンDと皮下で合成したビタミンの合計量が必要量を満たしていればよいわけです。

測定が難しい

どれくらい紫外線を浴びているか（紫外線曝露量）を測るのはとても難しいことです。浴びた時間だけでなく、浴びた皮膚の面積、日照の角度も考慮しなくてはいけません。天気によっても紫外線の強さは異なります。このようにかなり複雑なので、私たちが習慣的に浴びている紫外線量はどのくらいでどのくらいのビタミンDが合成されているかはまだよくわかっていません。一方、ビタミンDは摂取量の日間変動がもっとも大きな栄養素のひとつです。そのために、数日間の食事アセスメントでは習慣的な摂取量はわかりません。このように、紫外線曝露量もビタミンD摂取量も両方とも測定がとても難しく、たとえ、体内に（たとえば血中濃度として）どのくらいのビタミンDがあればよいかがわかったとしても、どれくらい食べたらよいか、または、どれくらい紫外線を浴びたらよいかはわかりません。

紫外線曝露の効果

アメリカ/カナダの食事摂取基準では、必要なビタミンD摂取量を紫外線曝露がないという仮定で成人（70歳以下）15μg/日、71歳以上20μg/日としています。まったく日を浴びないということはほとんどありませんから、この値を必要摂取量とするわけにはいきません。ビタミンDの必要量（必要摂取量）はここから紫外線曝露によって合成されるビタミンDを差し引いた残りとなります。紫外線曝露によって合成されるビタミンD量が1年を通してほぼ一定で、個人差もあまりなければ支障にはなりません。紫外線曝露によって合成されるビタミンDの平均値（または中央値）を全体としてのビタミンD必要量から引けばよいからです。

紫外線曝露によって合成されるビタミンD量を測定した結果が図25です。季節により、時刻により、緯度によって、同じ量のビタミンDを合成するのに必要な時間が大きく異なることがわかります。7月の12時ごろならばどの地域でも5分以下とごく短時間ですが、12月の札幌の15時だと45.7時間、つまり、2日間近く必要です。これにさらに、1日に何時間（何分間）、日光を浴びるかの個人差や個人内の日間変動が加わります。ビタミンDの食事摂取基準を定めるのはほとんど不可能だとわかります。

摂取量の不一致

図26は食事記録法を用いて調べられたビタミンD摂取量の集団代表値（中央値）です。調査（A）の摂取量が相対的にかなり多く（調査（B）の摂取量が相対的にかなり少なく）なっています。困るのは両方とも弱点があることです。調査（A）は4地域だけです。調査（B）は11月の

ある1日だけです。調査（A）は研究として行われたのでかなりていねいに行われましたが、調査（B）は行政調査であり、そこまでのていねいさは求められません。一方、調査（A）の人数は性・年齢区分ごとに平均わずか61人ですが、調査（B）は3542人です。どちらを信頼すべきか難しいところです。このように、ビタミンD摂取量はその代表値すらまだよくわかっていないのです。

どうすべきか？

2020年版で定められた目安量は正確でないかもしれません。しかし、最大限のデータを使って慎重に定められたものです。したがって、現時点でもっとも正しいものと考えるべきであり、だからと言って、数値そのものには執着しすぎないほうがよいでしょう。本当に難しい栄養素です。

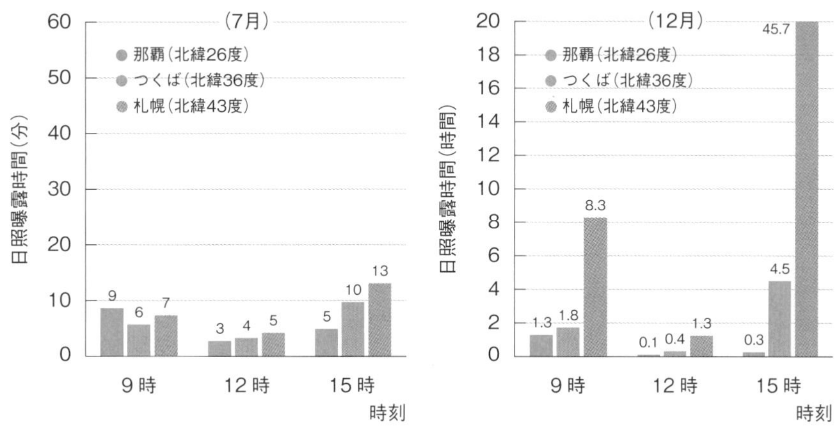

図25　5.5μgのビタミンD量を産生するために必要な日照曝露時間（分、時間）

脂溶性ビタミンの参考文献51)。

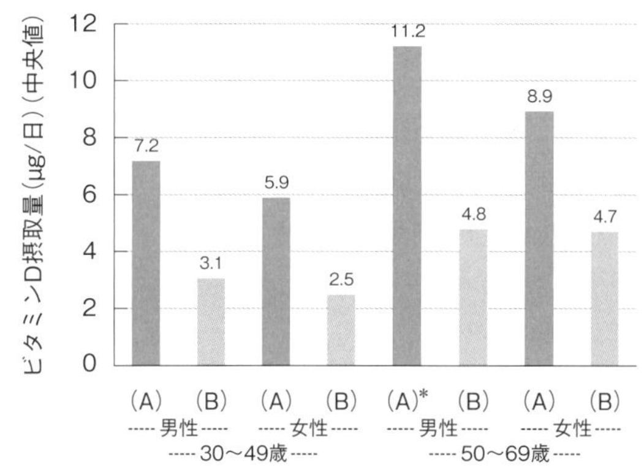

図26　調査期間及び調査方法が異なる２つの調査における成人ビタミンD摂取量（中央値）

調査（A）：全国4地域（16日間食事記録法）、調査日は4季節を4日間ずつ均等に含む。＊51～81歳。本文中の参考文献53)。

調査（B）：平成28年国民健康・栄養調査（1日間食事記録法）。調査日は11月のある1日。

p.14、209〜213

16. ビタミンB_1

必要量は飽和量

ビタミンB_1は飽和！

東日本大震災で犠牲になった方々と被災された方々のことを考えるたびに、あの大震災から学び未来の自然災害における被災者をひとりでも少なくする責任が私たちにはあるという思いを新たにさせられます。

避難所の食料支援はエネルギーの確保が最優先事項であると同時に衛生上の制限もあり、おにぎりや菓子パンなど主食に偏りがちでした。すると、エネルギーはじゅうぶんでもビタミンB_1の摂取量が少なくなってしまいます。このような状態においてビタミンB_1の推奨量を満たすのは難しいでしょう。では、このとき、避難されている人から脚気や何らかの健康障害が発生する恐れはあったでしょうか？　そして、それを避けるために、ビタミンB_1の強化食品（強化米）やサプリメントの利用を考慮すべきだったでしょうか？

ビタミンB_1の必要量は血中ビタミンB_1が最高濃度に達し、飽和した点とされています。1,000kcal当たり0.45mgです。これ以上摂取すればビタミンB_1は尿中に排泄されます。推奨量はこの1.2倍とされているので0.54mgとなります。一方、これ以上なら脚気が起こらないと考えられる摂取量とこれを下まわると脚気が出現する恐れがあると考えられる摂取量はそれぞれ1,000kcal当たり0.3mgと0.16mgだそうです。これをまとめると図27のようになります。このようなわけで、摂取量が推奨量を下回ったとしてもすぐに脚気を心配する必要は少なかったと判断してよいでしょう。

しかし、平時から摂食能力が低くビタミンB_1の不足が疑われていた人までこの中に入れてはいけません。また、食品構成が平時とは大きく異なるために、もしも脚気を心配される人がいたら、安心のためにビタミンB_1のサプリメントを飲んでいただくのは良いことでしょう。ビタミンB_1には過剰摂取の害はないからです。その一方で、避難所という特殊な環境の中で、「脚気？→栄養欠乏！→危ない！」と連想が働いてしまえば、不必要な不安をあおってしまう危険すらあります。食料支援の任に当たる栄養の専門職には食事摂取基準への正しい知識とともに、周りの状況を落ち着いて観察し大所高所から正しい判断を下す力が求められます。「食事は命と心の支え」ですから責任重大です。

推定平均必要量の決められ方は栄養素によって違う

すべての栄養素で「推奨量を下回っても問題は小さい」わけではありません。ビタミンB_1はむしろ例外です。推定平均必要量（そして推奨量）が定められている栄養素における推定平均必要量は次の４種類に大別されます。

a 集団内の半数の人に不足又は欠乏の症状が現れ得る摂取量をもって推定平均必要量とした栄養素、

b 集団内の半数の人で体内量が維持される摂取量をもって推定平均必要量とした栄養素、

c 集団内の半数の人で体内量が飽和している摂取量をもって推定平均必要量とした栄養素、

x 上記以外の方法で推定平均必要量が定められた栄養素、

です。

ビタミン B_1 は c に分類されます。一方、a に分類されている栄養素で上記の避難所のようなことが起こったらたいへんです。この場合は摂取量を増やすための対策が早急に求められます。

これらは栄養素ごとに本文に書かれていますが、非常時に食事摂取基準を正しく活用するうえでとてもたいせつなことなので、総論の表 4（基準を策定した栄養素と指標（1 歳以上）、p.14）でまとめられています。その一部を図 28 に示しておきます。必ずご確認ください。

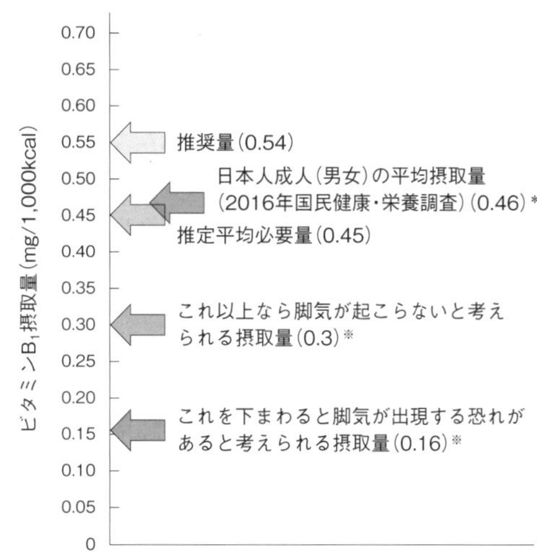

図 27　ビタミン B_1 摂取量（1,000kcal 当たり）と脚気の発生や推奨量との関連*

*平均ビタミン B_1 摂取量（mg）÷平均エネルギー摂取量（kcal）として計算した結果。

※ Bates CJ. 木村美恵子（訳）. チアミン. 最新栄養学［第 8 版］, Bowman BA, Russell RM（編）. ILSI Press 2001.（日本語版：建帛社、2002: 189-95）

ミネラル		リン	—	—	○	○	—
	微量	鉄	○x	○x	—	○	—
		亜鉛	○b	○b	—	○	—
		銅	○b	○b	—	○	—
		マンガン	—	—	○	○	—
		ヨウ素	○a	○a	—	○	—
		セレン	○a	○a	—	○	—
		クロム	—	—	○	○	—
		モリブデン	○b	○b	—	○	—

[1] 一部の年齢区分についてだけ設定した場合も含む。
[2] フレイル予防を図る上での留意事項を表の脚注として記載。
[3] 総エネルギー摂取量に占めるべき割合（% エネルギー）。
[4] 脂質異常症の重症化予防を目的としたコレステロールの量と、トランス脂肪酸の摂取に関する参考情報を表の脚注として記載。
[5] 脂質異常症の重症化予防を目的とした量を飽和脂肪酸の表の脚注に記載。
[6] 高血圧及び慢性腎臓病（CKD）の重症化予防を目的とした量を表の脚注として記載。
[7] 通常の食品以外の食品からの摂取について定めた。
[a] 集団内の半数の者に不足又は欠乏の症状が現れ得る摂取量をもって推定平均必要量とした栄養素。
[b] 集団内の半数の者で体内量が維持される摂取量をもって推定平均必要量とした栄養素。
[c] 集団内の半数の者で体内量が飽和している摂取量をもって推定平均必要量とした栄養素。
[x] 上記以外の方法で推定平均必要量が定められた栄養素。

図 28　総論の表（基準を策定した栄養素と指標（1 歳以上））の一部 *

*日本人の食事摂取基準（2020 年版）では、総論 表4（p.14）。

p.266〜270、306

17. ナトリウム（食塩）の目標量

本当はおよそ 1.5〜5.0g/日

不可避損失量

必要量を定める根拠のひとつに不可避損失量があります。不可避損失量とは摂取しなくても体外に出ていってしまう量のことです。つまり、不可避損失量を摂取していれば体内量は維持される（変わらない）ことになります。この考え方に基づくと、ナトリウムの推定平均必要量（成人）は多く見積もっても約 600mg/日、食塩相当量として 1.5g/日だそうです。これは本文中の表でも示されています。その一部を図 29 に示しておきます。本文によれば「この値には個人間変動が考慮されている」とあるので、推奨量とも読めます。つまり、「食塩は 1.5g/日食べればほぼじゅうぶん」らしいのです。

世界の目標量

目標量という呼び方はしていませんが、世界保健機関（WHO）（2012 年）は成人男女に対して 5 g/日未満を強く推奨しています。欧州心臓病学会と欧州高血圧学会（2018 年）でも 5 g/日以下を勧めています。アメリカ心臓協会（2010 年）は一般成人で 5.8g/日未満、ハイリスク者（高血圧、黒人、中高年）で 3.8g/日未満を推奨しています。海外は日本よりもかなり強い姿勢で減塩に臨もうとしていることがわかります。

どうやら、「本気で血圧を下げたければ（上げたくなければ）、5 g/日未満（少し妥協して 6 / 日未満）にする必要がある。」というのが世界のコンセンサスのようです。すると、上記の 1.5g/日と 5 g/日未満（または 6 g/日未満）が望ましい食塩摂取量の範囲（究極の目標量）となります。

今の目標量は真の目標量ではない

食事摂取基準では、「5 g/日」と「現在の日本人成人の摂取量（中央値）」の中間値を目標量（上限）としています。たとえば、30〜49 歳女性は、食塩摂取量（平成 28 年国民健康・栄養調査における中央値）8.3g/日を使って、(5+8.3) ÷ 2 = 6.65 ≒ 6.5g/日とされています。この計算過程は本文（表 1：p.268）で示されています。ご確認ください。つまり、目標量は真の（究極の）目標量ではありません。それどころか、「道半ば」の通過点に過ぎないわけです。

目標量の定義には「現在の日本人が当面の目標とすべき摂取量」とあります。キーワードは「当面」です。さらに、数値の策定方法の中には「実現可能性を考慮し、・・・」とあります。目標量は、実現可能性が考慮された「当面」の値であって、けっして、究極の値ではありません。

このように見てくると、今回の改定でナトリウムの目標量（成人）が男女ともに 0.5g/日（食塩相当量）下げられたことよりも、究極の目標量としての 1.5〜5g/日（食塩相当量）に注目し、どうやったらこの事実を全国民に知ってもらえるかを考えることのほうがたいせつだとわかります。目標量を真（究極）の最終ゴールと考えるのと通過点と考えるのとでは減塩に対する心構えが大きく違ってくると思われるからです。

目標量は数値よりも人生全体がたいせつ

ところで、活用上の留意点には「目標量だけを厳しく守ることは、生活習慣病予防の観点からは正しいことではない。」と書かれています。キーワードは「だけ」です。生活習慣病の発症予防は、目の前の目標量だけを見ていてはいけません。もっと広く見渡す力が問われます。食塩の摂取量は加齢による血圧の上昇量に強く関連していることが知られています（図30）（文献1）。極端な（しかも短期間の）減塩への挑戦よりも、高血圧の他の危険因子や食塩摂取にまつわるさまざまな要因も含めて、一生に摂取する合計食塩量をどこまで抑えられるかのほうがはるかにたいせつであることを教えてくれます。

文献

1. Intersalt Cooperative Research Group. Intersalt: an international study of electrolyte excretion and blood pressure. Results for 24 hour urinary sodium and potassium excretion. BMJ 1988; **297**: 319-28.

性別	男性		女性	
年齢等	推定平均必要量	目標量	推定平均必要量	目標量
18〜29（歳）	600（1.5）	(7.5未満)	600（1.5）	(6.5未満)
30〜49（歳）	600（1.5）	(7.5未満)	600（1.5）	(6.5未満)
50〜64（歳）	600（1.5）	(7.5未満)	600（1.5）	(6.5未満)
65〜74（歳）	600（1.5）	(7.5未満)	600（1.5）	(6.5未満)
75以上（歳）	600（1.5）	(7.5未満)	600（1.5）	(6.5未満)

図29　ナトリウムの食事摂取基準（一部）*mg/日（食塩相当量，g/日）

*日本人の食事摂取基準（2020年版）では、ミネラル（p.306）。

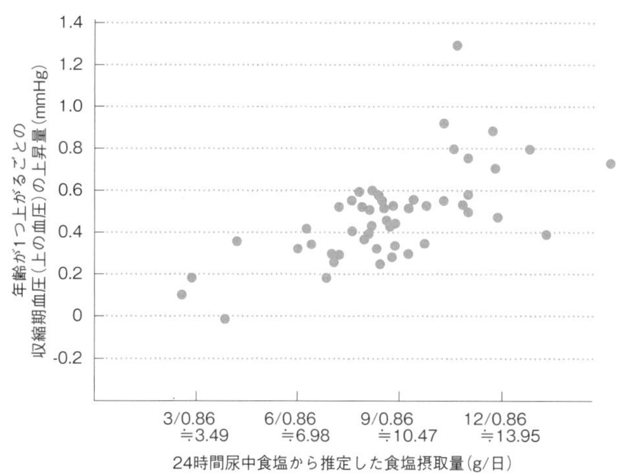

図30　食塩摂取量と加齢による血圧上昇の関連（文献1）

世界52地域、約1万人（地域ごとに約200人）の調査結果です。点はそれぞれの地域での値。各地域における平均的な食塩摂取量が横軸、平均的な加齢による血圧の上昇量が縦軸。

佐々木敏．佐々木敏の栄養データはこう読む！　疫学研究から読み解くぶれない食べ方．女子栄養大学出版部、2015年．p.93から許可を得て、改変したうえで引用。

p.171〜177、218〜221、266〜272

18. グラムよりモル

相当量と当量

相当量・当量とは何か？

「食塩（塩化ナトリウム：NaCl）の過剰摂取」と言うとき、私たちはナトリウム（Na）の過剰摂取について考えています。しかし、私たちが日常的に摂取しているのは、Na ではなく、食塩（塩化ナトリウム：NaCl）です。つまり、摂取している物質（この場合は食塩）はそのままでは栄養素としては働かず、別の物質に変わり、それが栄養素（この場合は Na）として働くことがあります。すると、両者の関係（具体的には重量の比）を知らなくてはなりません。つまり、何 g の食塩が 1 g の Na に相当するか（逆に、1 g の食塩が何 g の Na に相当するか）です。このあいだをつなぐのが相当量や当量です。食事摂取基準では、相当量は生化学反応を介さない場合、多くはミネラル類で用い、当量（または活性当量）は生化学反応を介する場合、多くはビタミン類で用いています。

相当量

Na の成人における推定平均必要量は 0.6g/日（食塩相当量として 1.5g/日）と書かれています。Na の重量を食塩の重量に換算するときに使う係数が 2.54 です。つまり、Na 1 g は食塩で 2.54g に相当します。これが食塩相当量です。では、なぜ 2.54 を掛け算するか説明できますか？　食塩は水の中で、$NaCl \rightarrow Na^+ + Cl^-$　のように、Na^+（Na イオン）と Cl^-（Cl イオン）になります。つまり、NaCl 1 個は Na^+ 1 個に相当します。そして、Na と NaCl がそれぞれ 6.02×10^{23} 個集まったときの重量（すなわち 1 モルずつ）が 23g と 58.5g であることを使うと、

$$Na : NaCl = 1\ g : xg = 23 : 58.5$$ 　となり、

$x = 58.5 \div 23 = 2.543478\cdots$、小数第 3 位で四捨五入すると 2.54 になります。ちなみに、Na は原子、NaCl は分子なので、28 と 58.5 はそれぞれ Na の原子量、NaCl の分子量と呼ばれる数値です。6.02×10^{23} はアボガドロ定数という定数です。原子量はメンデレーエフの周期表（周期律表）と呼ばれる元素の一覧表に載っています（図 31）。中学校の理科か高校の化学で習った人も多いはずです。メンデレーエフの周期表を見ればすべての元素の原子量がわかります。たとえば、水素（H）は 1、炭素（C）は 12、窒素（N）は 14、酸素（O）は 16 です。

ここで問題です。旨味物質のひとつ、グルタミン酸ナトリウムの相当量はいくらでしょうか？グルタミン酸ナトリウムは $HOOC(CH_2)_2CH(NH_2)COONa$ という分子式を持っています。もっと簡単に書けば $C_5H_8O_4NNa$、つまり、C、H、O、N、Na がそれぞれ 5、8、4、1、1 個ずつ集まってできています。したがって、分子量は図 31 を使えば 169 となります。ですから、

$$Na : C_5H_8O_4NNa = 1\ g : xg = 23 : 169$$ 　となり、

グルタミン酸ナトリウムの相当量は、$x = 169 \div 23 = 7.347826\cdots$（およそ 7.35）となります。

ところで、あなたは 2.54 を暗記しましたか？　2.54 と覚える勉強は効率がよくありません。数値ではなく、原子量と分子量の考え方を理解しておけば、どの栄養素に対しても、図 31 を使えば計算できます。2.54 を覚えるよりもはるかに応用力があります。

当量

水溶性ビタミンの一種であるナイアシンはナイアシンとして摂取する他に、摂取したトリプトファン（アミノ酸の一種である）から体内（肝臓）で生合成もされます。先ほど説明した相当量と違うところは、トリプトファン1個から1個のナイアシンができるのではなく、一部のトリプトファンだけがナイアシンに変わることです。そして、その重量比がおよそ60：1とされています。つまり、

体内で使われるナイアシン＝摂取したナイアシン＋摂取したトリプトファン÷60（すべて重量）

です。このためにはトリプトファンの摂取量や献立中の含有量が必要です。しかし、トリプトファンの食品成分表がまだ完備しておらずむずかしいのが現状です。そこで、「たんぱく質中にはトリプトファンが重量比としておよそ1％含まれている」という情報を使うと、摂取したナイアシンは、

摂取したナイアシン＋摂取したたんぱく質÷60÷1,000（すべて重量）

となり、単位を少し書きかえると、体内で使われるナイアシン（mg）は、

摂取したナイアシン（mg）＋摂取したたんぱく質÷60（g） となります。

「体内で使われるナイアシン」をナイアシン当量と呼び、ナイアシンの食事摂取基準はナイアシン当量で定められています。たとえば、ナイアシンを12mg、たんぱく質を72g摂取すると、12＋72÷60＝12＋1.2＝13.2gとなります。この値を推奨量や推定平均必要量と比べるわけです。

また、ビタミンAは、ビタミンAそのものであるレチノールだけでなく、β-カロテンやα-カロテン、クリプトキサンチンなどのカロテノイドも体内でビタミンAに変わります。トリプトファンと同じく、カロテノイドがすべてレチノールに変わるわけではなく、その変換率（変換効率）は重量比で、β-カロテンがおよそ1/6、α-カロテンがおよそ1/12、その他のカロテノイドがおよそ1/24と書かれています。したがって、体内で使われるレチノール（μg）は、

レチノール（μg）＋β-カロテン（μg）×1/6＋α-カロテン（μg）×1/12＋クリプトキサンチン（μg）×1/24＋その他のプロビタミンA（μg）×1/24　（右辺は摂取量）

となります。左辺をレチノール活性当量（またはレチノール当量）と呼びます。

化学・生化学が基本

相当量も当量も化学で習うモルの概念を応用したものです。そして、生物内で起こる化学反応を扱うのが生化学です。少し遠回りに見えるかもしれませんが、化学と生化学の基礎知識があれば食事摂取基準の中身を理解でき、正しく使えます。

		族																	
		1	2	3	4	5	6	7	8	9	10	11	12	13	14	15	16	17	18
周期	1	H(1)																	--
	2	--	--											--	C(12)	N(14)	O(16)	--	--
	3	Na(23)	Mg(24.3)											--	--	P(31)	--	Cl(35.5)	--
	4	K(39.1)	Ca(40.1)	--	--	--	Cr(52)	Mn(54.9)	Fe(55.8)	--	--	Cu(63.5)	Zn(65.4)	--	--	--	Se(79)	--	--
	5	--	--	--	--	--	Mo(96)	--	--	--	--	--	--	--	--	--	--	I(126.9)	--

図31　メンデレーエフの周期表（周期律表）。食事摂取基準が扱っている栄養素（ミネラル類とエネルギー産生栄養素ならびにビタミン類の主な構成元素）の原子記号と原子量

参考のために塩素を含む。栄養素の構成元素でも特殊なもの（たとえば、ビタミンB_{12}に含まれるコバルト（Co））は除いた。
空白セルには元々元素が存在しない。-- を付したセルの元素は表記を省略した。

p.1、3、10、各論の各栄養素、431〜487

19. 発症予防と重症化予防

臨床栄養に踏み込んだ食事摂取基準

発症予防と重症化予防

2015年版で「重症化予防」ということばが登場しました。重症化予防とは、すでに何らかの疾病（病気）にかかっている人（患者）がその疾患（病気）を重症化させないことです。したがって、これは治療の一部です。一方、現時点である疾患にもかかっていない人がその疾病にかからない（発症しない）ようにすることを発症予防と呼びます。発症予防はかつて一次予防と呼ばれていたものです（現在でも一次予防と呼びます）。発症予防（一次予防）が一般的に使う「予防」です。

臨床栄養に踏み込んだ食事摂取基準

食事摂取基準としては初めて、2015年版で、「生活習慣病とエネルギー・栄養素との関連」として重症化予防についての記述が加わりました。ところが、このページは「参考資料」として扱われ、正式な章とは認められませんでした。総論の冒頭、「対象とする個人及び集団の範囲」では、「疾患を有していたり、疾患に関する高いリスクを有していたりする個人及び集団に対して治療を目的とする場合は、食事摂取基準におけるエネルギー及び栄養素の摂取に関する基本的な考え方を必ず理解した上で、その疾患に関連する治療ガイドライン等の栄養管理指針を用いることになる。」と書かれていて、病者（患者）を扱う臨床栄養でも「食事摂取基準の基本的な考え方を必ず理解した上で」業務に臨むようにと書かれているのですが、残念ながら浸透したとは言いがたい状況にあると感じています。

2020年版では、内容はほとんど変わらないままに、「生活習慣病とエネルギー・栄養素との関連」が食事摂取基準の正式な章となっています。たとえそのごく一部ではあっても、臨床栄養が食事・栄養に関する包括的なガイドラインに正式に位置づけられたのは画期的なことであり、時代の動きを感じさせます。

発症予防と重症化予防：数値の違い

発症予防の指標が目標量です。現時点では重症化予防の指標には名称がありません。目標量もその概念や決め方について長い歴史を経て、その後に目標量と名付けられています。重症化予防はその指標の名称も含め、今後、基礎的な研究や議論を経てさまざまなことが明らかにされ、決められ、使われるようになることでしょう。

ところで、発症予防の指標（目標量）と重症化予防の指標の数値は違うのでしょうか？　同じでしょうか？　これは、生活習慣病に関連した食事指導や給食業務に就いている管理栄養士・栄養士にとって大きな疑問のはずです。

2020年版でこの2つを明確に区別しているのはナトリウム（食塩）とコレステロールの2つだけですが、いずれも、目標量は相対的に「緩やか」で、重症化予防は相対的に「厳しく」なっています（表4）。発症予防の当事者は将来その疾患にかかるかもしれませんが、他の疾患にかかるかもしれません。すなわち、予防すべき疾患はひとつではありません。複数の病気への発症予防をしなければならず、複数の目標量を守らなくてはなりません。一方、重症化予防の当事者はすでにこの（いま扱っている）疾患にかかっていて、この（！）疾患を重症化させないことが最優先課題です。他の疾患の発症予防の優先度はこれよりも低くなります。これは同時に、重症化予防においては、他の疾患の発症予防を目的とした目標量の遵守度を少し犠牲にしてもよいことを意味しています。したがって、目標量は相対的に「緩やか」で、重症化予防は相対的に「厳しく」なるわけです。

定量的ガイドラインと定性的ガイドライン

いくつか異なる解釈はありますが、定量的とは数値を示すこと、定性的とは数値は示さないで「多い」「小さい」「勧める」「勧めない」のように傾向や方向を示すに留めることと考えてよいでしょう。「食塩摂取量は 7.5g/日未満とする。」が定量的で、「減塩を強く勧める。」が定性的です。食事摂取基準は典型的な定量的ガイドラインです。一方、医療系の多くのガイドラインが定性的です。作るのはどちらがむずかしいかはおわかりでしょう。数値を決める分だけ、定量的ガイドラインのほうがたくさんの、そして質の高い研究が必要です。

2020 年版でも、重症化予防を扱った「生活習慣病とエネルギー・栄養素との関連」のページは定性的な書き方に留められています。これは、臨床栄養業務の多くが個別対応型であるのに対して、発症予防のほうは社会や集団を対象とすることが多いという違いがあり、そのために後者に比べて前者は個人ごとのばらつきを重視しなければならず、前者には定性的なガイドラインが、後者には定量的なガイドラインが求められるといったニーズの違いによるのかもしれません。

2020 年版は高血圧、脂質異常症、糖尿病、慢性腎臓病の 4 種類の生活習慣病に限られています。臨床現場の栄養業務から見ればごく一部分でしかありません。それでも、2020 年版が臨床栄養に踏み込んだ意義は大きく、温かい目で見守っていただけたら幸いです。

表 4　目標量（発症予防のための指標）と重症化予防のための指標の比較（成人のみ）

栄養素	目標量 （発症予防のための指標）	重症化予防のための指標
ナトリウム（食塩相当量）	男性 7.5g/日未満、 女性 6.5g/日未満	男女とも 6g/日未満
コレステロール	算定しない*	200mg/日未満**

* 許容されるコレステロール摂取量に上限が存在しないことを保証するものではないことに強く注意すべきである。
** 高 LDL コレステロール血症患者に限る。

p.431〜487

20. 生活習慣病とエネルギー・栄養素の関連

関連図の見方と使い方

生活習慣病の特徴

生活習慣病の特徴のひとつに「原因が複数ある」があります。これは、ひとつの病気にどのような原因があるかを並べてみて、それらの相対的な影響力の大小を比較し、影響力の大きな原因を重視し、影響力の小さな原因は優先度を落としてもよいことを示しています。

ところが、食事摂取基準は栄養素ごとに書かれているために、この相対的な重要度のちがいがわかりません。それ以前にひとつの病気にどの栄養素が関与しているのかを一度に見ることができません。栄養素と病気は縦糸と横糸の関係にあります。そこで、従来の栄養素別の記述に加えて、4種類の主な生活習慣病に限って、病気別の章が「生活習慣病とエネルギー・栄養素の関連」として加えられました。

エビデンス・レベルを見る

もっとも役立つのは、エネルギー・栄養素摂取と病気の関連が、文章だけでなく、図にまとめられていることでしょう。図で特に注目したいのは、エネルギー・栄養素摂取と病気の関連、それぞれについて相対的なエビデンス・レベルが付されていることです。これを使えばその病気の重症化予防に対して、どの栄養素を重視すればよいか（優先順位をどうすればよいか）がわかります。もうひとつは、この図が「特に重要なもの」に限られていることです。「最近の研究」でも「いまの流行り」でもありません。これからの研究全体を概観し、信頼できるものに限定し、さらに、その関連がある程度強い重要なものに限られていることです。

たとえば、図 32 は脂質異常症の図です。高いエビデンスがあるとされているのは、「肥満と脂質異常症の関連」と「飽和脂肪酸と高 LDL コレステロール血症」の 2 つです。この 2 つに特に注意して重症化予防に当たればよいわけです。飽和脂肪酸に比べると、多価不飽和脂肪酸と食事性コレステロールのエビデンスは低くなっています。関連はあるけれど、重症化予防時における優先度は飽和脂肪酸に劣るわけです。しかし、驚くのは、脂質（総脂質）はどのタイプの脂質異常症とも直接には関連していないことです。脂質（総脂質）はエネルギーと肥満を介して脂質異常症に関連しています。この関連の仕方は他のエネルギー産生栄養素と同じです。これは、脂質異常症の重症化予防に脂質（総脂質）はエネルギーとして脂質異常症に関連しているのであり、脂質（総脂質）という栄養素として関連しているわけではないことを示しています。そして、肥満がなければ、脂質（総脂質）のコントロールは不要であることを示しています。

高トリグリセライド血症（いわゆる高中性脂肪血症）を見てください。糖が（＋）で、糖の摂取が高トリグリセライド血症を悪くすることを示しています。つまり、糖を減らすべきです。すると、肥満のない人の場合、体重を保つために他のエネルギー産生栄養素をその分だけ増やさなくてはなりません。アルコールを勧めるわけにはいきませんし、たんぱく質の摂取量には個人差は少なく、それほど増やしたり減らしたりできません。結局、脂質を増やすことになります。これで（これが）良いのです。すなわち、肥満のない高トリグリセライド血症（高中性脂肪血症）の食事コントロールは「脂質（脂肪）を増やすこと」になります。

ところで、慢性腎臓病の図にはエビデンス・レベルが入っていません。意外に思われるかもしれませんが、どの栄養素がどの程度の強さで慢性腎臓病に関連しているかのエビデンスはまだじゅうぶんには蓄積されておらず、現時点ではエビデンス・レベルは入れられないと判断されたためです。

個人に照らし合わせる

しかし、目の前の人（患者さんなど）にこのままこの図を使うわけにはいきません。たとえ「肥満と脂質異常症の関連」が（＋＋）でも、肥満のない人には必要のない情報です。同様に、「飽和脂肪酸と高 LDL コレステロール血症」が（＋＋）でも、飽和脂肪酸の摂取量が少ない人にはあまり役に立つ情報ではありません。逆に、「食事性コレステロールと高 LDL コレステロール血症」が（＋）でも、食事性コレステロールの摂取量がとても多い人には飽和脂肪酸よりも重要な情報でしょう。

この図の正しい使い方は、対象者（患者さんなど）の食事アセスメントを行い、図に載っている栄養素の摂取量を調べ、この図のエビデンス・レベルと照らし合わせて、どの栄養素を優先してコントロールするかを決めることです。すなわち、重症化予防では、「食事摂取基準を用いた食事摂取状況のアセスメントの概要」の図（総論、図 7 （p.24））の右上、「食事摂取基準の各指標で示されている値」と書かれているところをこの図に入れ替えてよいものと考えられます。

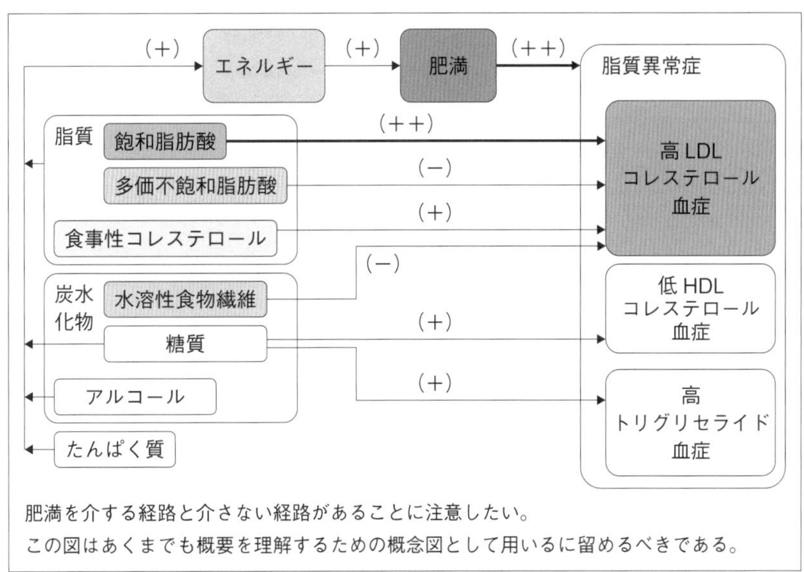

図 32　栄養素摂取と脂質異常症との関連（特に重要なもの）*

*日本人の食事摂取基準（2020 年版）では、3　生活習慣病とエネルギー・栄養素との関連. 3-2 脂質異常症. p.446。

索引

イタリック体の頁数は表のみの掲載。資の頁数はオリジナル資料の頁数を示す。

す

せ

そ

た

ち

て

と

な

に

ね

の

は

ひ

URL https://www.daiichi-shuppan.co.jp

上記の弊社ホームページにアクセスしてください。

＊訂正・正誤等の追加情報をご覧いただけます。

＊書籍の内容、お気づきの点、出版案内等に関するお問い合わせは、「ご意見・お問い合わせ」専用フォームよりご送信ください。

＊書籍のご注文も承ります。

＊書籍のデザイン、価格等は、予告なく変更される場合がございます。ご了承ください。

日本人の食事摂取基準（2020年版）

令和2（2020）年3月25日　初版第1刷発行
令和6（2024）年2月5日　初版第5刷発行

監修者　伊藤貞嘉　佐々木敏

発行者　井上由香

発行所　第一出版株式会社
〒105-0004 東京都港区新橋5-13-5 新橋MCVビル7階
電話 (03) 5473-3100　FAX (03) 5473-3166

表紙・本扉デザイン　谷元将泰

印刷・製本　エデュプレス

※ 著者の了解により検印は省略
定価は表紙に表示してあります。乱丁・落丁本は、お取替えいたします。

ISBN978-4-8041-1408-8　C1077